U0267466

Imaging Anatomy: Brain and Spine
脑和脊柱影像解剖学

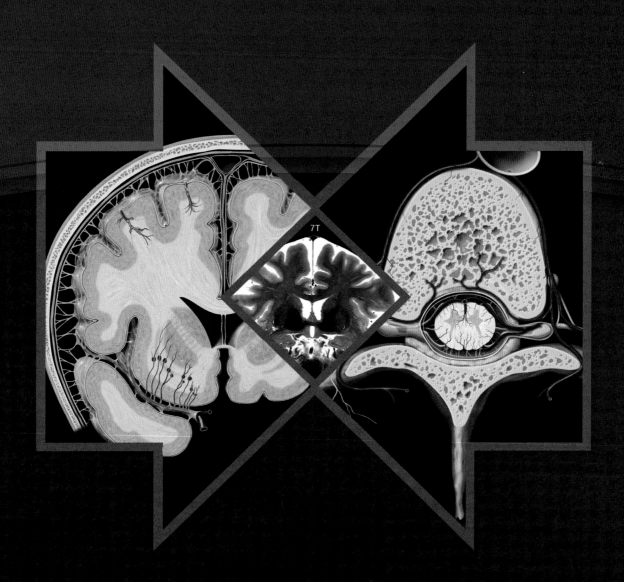

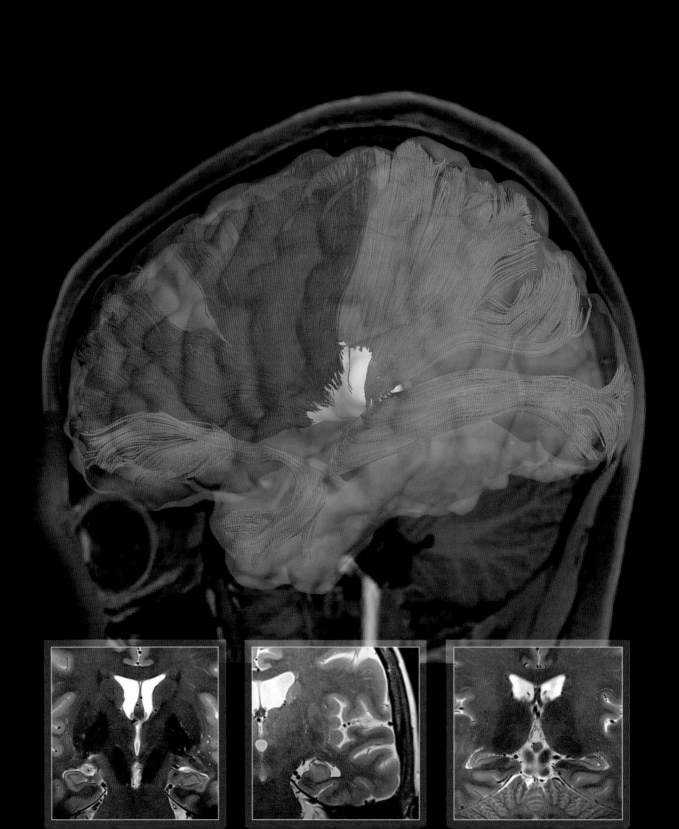

Imaging Anatomy: Brain and Spine

脑和脊柱影像解剖学

原　著　Anne G. Osborn

Karen L. Salzman

Jeffrey S. Anderson

Arthur W. Toga

Meng Law

Jeffrey S. Ross

Kevin R. Moore

主　译　卢　洁

副主译　张　苗　张　春　武春雪

李瑞利　黄　靖

北京大学医学出版社

NAO HE JIZHU YINGXIANG JIEPOUXUE

图书在版编目（CIP）数据

脑和脊柱影像解剖学 / （美）安妮·奥斯本（Anne G. Osborn）等原著；卢洁主译 .
—北京：北京大学医学出版社，2023.5
　　书名原文：Imaging Anatomy：Brain and Spine
　　ISBN 978-7-5659-2810-9

　　Ⅰ.①脑…　Ⅱ.①安…②卢…　Ⅲ.①颅脑损伤 – 影像诊断 – 人体解剖学
②脊柱病 – 影像诊断 – 人体解剖学　Ⅳ.① R651.104 ② R681.504

中国国家版本馆 CIP 数据核字（2023）第 007554 号

北京市版权局著作权合同登记号：图字 01-2022-6706

Elsevier (Singapore) Pte Ltd.
3 Killiney Road, #08-01 Winsland House I, Singapore 239519
Tel: (65) 6349-0200; Fax: (65) 6733-1817

脑和脊柱影像解剖学

主　　译：卢　洁
出版发行：北京大学医学出版社
地　　址：（100191）北京市海淀区学院路 38 号　北京大学医学部院内
电　　话：发行部 010-82802230；图书邮购 010-82802495
网　　址：http://www.pumpress.com.cn
E-mail：booksale@bjmu.edu.cn
印　　刷：北京信彩瑞禾印刷厂
经　　销：新华书店
责任编辑：畅晓燕　　责任校对：靳新强　　责任印制：李　啸
开　　本：889 mm×1194 mm　1/16　印张：42.75　字数：1480 千字
版　　次：2023 年 5 月第 1 版　2023 年 5 月第 1 次印刷
书　　号：ISBN 978-7-5659-2810-9
定　　价：450.00 元

版权所有，违者必究

（凡属质量问题请与本社发行部联系退换）

译者名单

主　译　卢　洁

副主译　张　苗　张　春　武春雪　李瑞利　黄　靖

译　者（按姓名汉语拼音排序）

毕　晟　曹燕翔　崔碧霄　崔亚东　候亚琴　李琼阁

李笑然　刘　敏　彭　靖　屈洪颖　任彦军　单　艺

宋天彬　王　曼　王振明　杨睿博　殷雅彦　於　帆

臧振享　翟　硕　张海琴　张　越　郑　冲

（作者单位均为首都医科大学宣武医院）

原著者名单

Anne G. Osborn, MD, FACR

University Distinguished Professor and
Professor of Radiology and Imaging Sciences
William H. and Patricia W. Child Presidential Endowed
Chair in Radiology
University of Utah School of Medicine
Salt Lake City, Utah

Karen L. Salzman, MD

Professor of Radiology and Imaging Sciences
Neuroradiology Section Chief and Fellowship Director
Leslie W. Davis Endowed Chair in Neuroradiology
University of Utah School of Medicine
Salt Lake City, Utah

Jeffrey S. Anderson, MD, PhD

Professor of Radiology and Imaging Sciences
Director of Functional Neuroimaging
Principal Investigator, Brain Network Laboratory
University of Utah School of Medicine
Salt Lake City, Utah

Arthur W. Toga, PhD

Professor
Departments of Ophthalmology, Neurology, Psychiatry
and Behavior Sciences, Radiology, and
Biomedical Engineering
Director of USC Mark and Mary Stevens Neuroimaging
and Informatics Institute
Director of USC Laboratory of Neuroimaging
Keck School of Medicine of USC
University of Southern California
Los Angeles, California

Meng Law, MD, MBBS, FRANZCR

Professor
Departments of Neurological Surgery and
Biomedical Engineering
USC Mark and Mary Stevens Neuroimaging and
Informatics Institute
Keck School of Medicine of USC
Viterbi School of Engineering of USC
University of Southern California
Los Angeles, California
Director of Radiology and Nuclear Medicine
Alfred Health
Professor and Chair of Radiology
Monash Electrical and Computer Systems Engineering
Department of Neuroscience
Monash School of Medicine, Nursing and
Health Sciences
Monash University
Melbourne, Australia

Jeffrey S. Ross, MD

Consultant
Neuroradiology Division
Department of Radiology
Mayo Clinic in Arizona
Professor of Radiology
Mayo Clinic College of Medicine
Phoenix, Arizona

Kevin R. Moore, MD

Pediatric Radiologist and Neuroradiologist
Primary Children's Hospital
Salt Lake City, Utah

Giuseppe Barisano, MD

Research Scientist
Laboratory of Neuro Imaging
USC Mark and Mary Stevens Neuroimaging and Informatics Institute
Keck School of Medicine of USC
University of Southern California
Los Angeles, California

Ryan P. Cabeen, PhD
Postdoctoral Scholar
Laboratory of Neuro Imaging
USC Mark and Mary Stevens Neuroimaging and Informatics Institute
Keck School of Medicine of USC
University of Southern California
Los Angeles, California

Adriene C. Eastaway, MD, MS
University of Utah School of Medicine
Salt Lake City, Utah

Edward P. Quigley, III, MD, PhD
Associate Professor
Radiology and Imaging Sciences
Adjunct Associate Professor Neurology
University of Utah Medical Center
Salt Lake City, Utah

Farshid Sepehrband, PhD, MS, BS
Assistant Professor
Laboratory of Neuro Imaging
USC Mark and Mary Stevens Neuroimaging and Informatics Institute
Keck School of Medicine of USC
University of Southern California
Los Angeles, California

Additional Contributing Authors

Philip R. Chapman, MD
Siddhartha Gaddamanugu, MD
Bronwyn E. Hamilton, MD
H. Ric Harnsberger, MD
Jared A. Nielsen, PhD
Lubdha M. Shah, MD
Aparna Singhal, MD
Surjith Vattoth, MD, FRCR

译者前言

解剖是现代医学的基础，脑和脊柱的影像解剖是神经科学和临床诊疗的基本知识。《脑和脊柱影像解剖学》(*Imaging Anatomy：Brain and Spine*) 由顶级专家团队编写，全书分为脑和脊柱两大部分。第一部分包括 9 章，介绍了颅脑、神经、血管以及脑网络的解剖和影像学表现；第二部分包括 4 章，介绍了脊柱、脊髓、脊神经以及血管的解剖和影像学表现。本书图文并茂，按照大体解剖和精细解剖两方面分层次讲解，基于超声、多排螺旋 CT 以及 1.5T、3T、7T 高场强 MR 和 DSA 影像的精美图片，从神经解剖发育、解剖功能、影像技术要点、影像特征等方面进行了翔实的描述，不仅有助于加深读者对神经影像解剖的认识，而且有助于理解成像技术对解剖功能的重要价值。本书适合国内广大影像科、神经内科、神经外科、病理科等医生及相关领域科研工作者阅读学习，能够指导临床和科研工作。

我们的翻译团队对原著进行了精读，查阅了大量相关文献，历经多轮翻译及审校，付出了很多心血。全书集中校稿时正值暑期，几位副主译舍弃了陪伴孩子和休息的时间，大家每天一起对书稿进行逐字逐句修改，尤其对于存疑和存异的部分，会集中讨论，并向神经外科、认知科学等专业领域专家请教，字斟句酌，反复推敲，直到满意为止。完成定稿的那天已经是凌晨 2 点，窗外突然下起滂沱大雨，感觉酣畅淋漓地表达了大家完成书稿的喜悦之情，至今仍记忆犹新！在此衷心感谢团队的辛苦付出，尤其衷心感谢团队家人给予的理解和支持！特别感谢宣武医院神经外科张鸿祺教授、中国科学院心理研究所李会杰教授给予的帮助！感谢本书编辑老师的辛勤工作！由于译者水平有限，难免存在疏漏、错误与不足，敬请广大同行批评指正。

卢 洁

首都医科大学宣武医院

2022.11

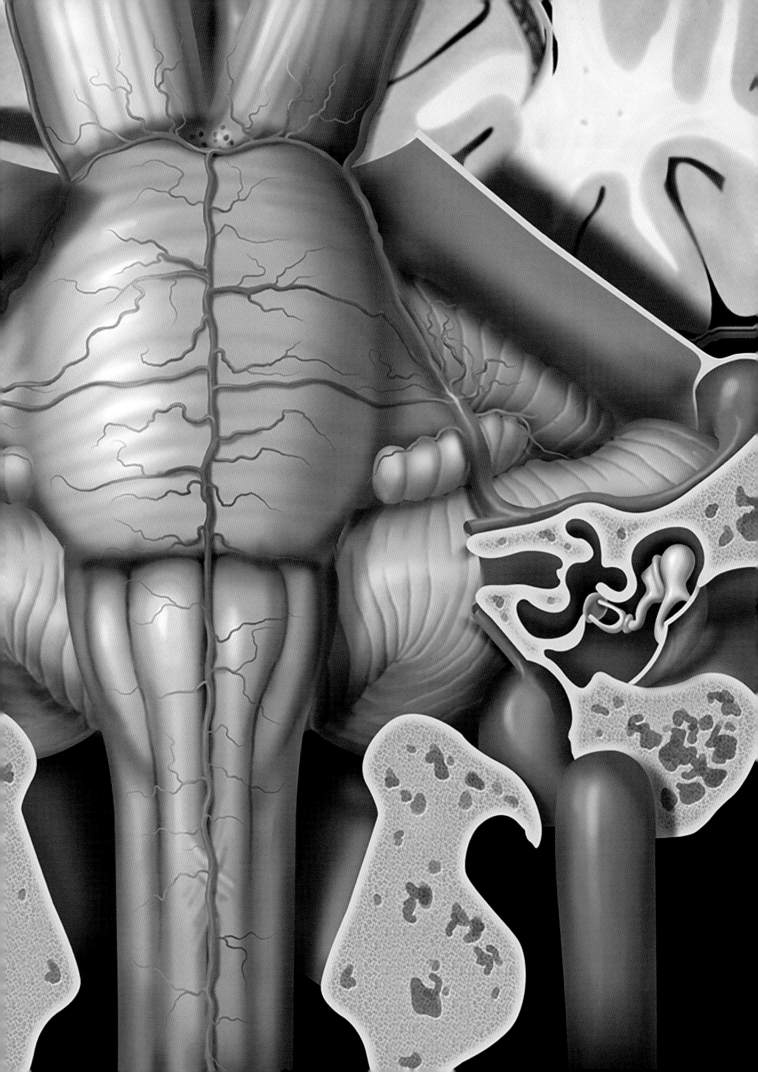

原著前言

解剖学和病理学是神经放射学的基础。我和 Ric Harnsberger 开始构思**影像诊断**和**影像解剖学**丛书时，我们已经意识到随着大家对脑功能、连接、大体解剖学理解的深入，以及成像技术的进步，该丛书需要不断更新和完善。虽然颅脑解剖学知识不会发生改变，但成像技术不断发展。十年前，3T MR 是最先进的设备，而现在已经普及使用，7T 及以上场强磁共振是最新的前沿检查手段。

新版《脑和脊柱影像解剖学》（头颈部已独立成册）使用 1.5T、3T MR 和 DSA 成像，提供了大量精美的图片。本书还包括了最先进的 7T MR 成像、纤维束成像和功能磁共振成像知识（解剖学、功能和连接），将会令读者耳目一新。随着成像技术的发展，脑血管图像更加美观和逼真。本书所展示的精美绝伦的图像，一部分是由 Edward Quigley 医生、Michael Bayona 医生和 Adriene Eastaway 医生提供。

超高场强 7T MR 图像由 Farshid Sepehrband、Ryan Cabeen、Giuseppe Barisano 和 Katherin Martin 提供。

本书脊柱部分由 Jeff Ross 和 Kevin Moore 医生进行了补充和更新，包括成人和儿童的解剖学，涵盖了中轴骨、腰丛和臂丛神经（CT、MR、DSA 和超声）。

我们希望本书能够帮助读者了解神经解剖学和功能的知识，对大家的日常临床工作有所帮助。

Anne G. Osborn，MD，FACR
University Distinguished Professor and Professor of Radiology and Imaging Sciences
William H. and Patricia W. Child Presidential Endowed Chair in Radiology
University of Utah School of Medicine
Salt Lake City，Utah

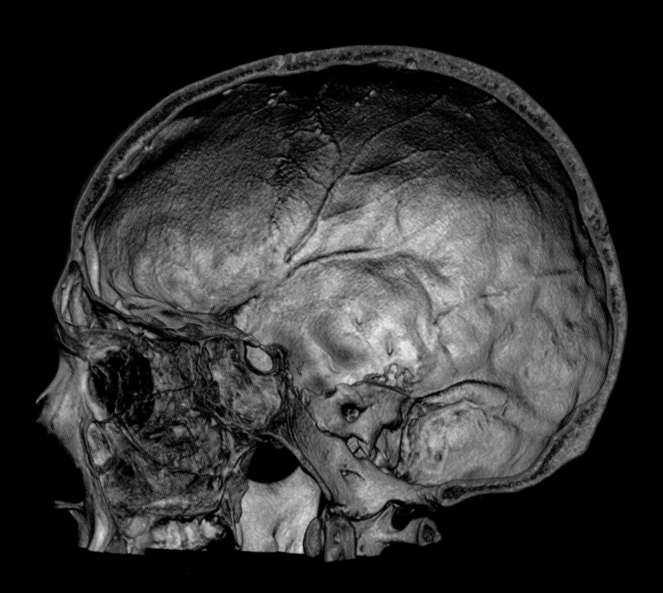

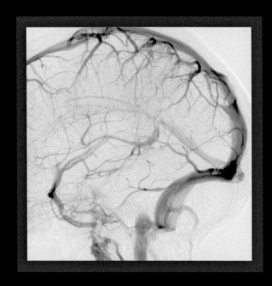

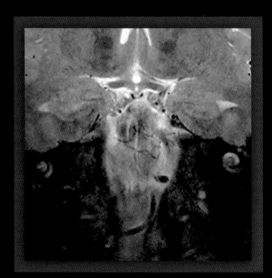

致 谢

责任编辑

Rebecca L. Bluth, BA

文本编辑

Arthur G. Gelsinger, MA
Nina I. Themann, BA
Terry W. Ferrell, MS
Megg Morin, BA
Kathryn Watkins, BA

图像编辑

Jeffrey J. Marmorstone, BS
Lisa A. M. Steadman, BS

绘 图

Richard Coombs, MS
Lane R. Bennion, MS
Laura C. Wissler, MA

美术指导和设计

Tom M. Olson, BA

制作编辑

Emily C. Fassett, BA
John Pecorelli, BS

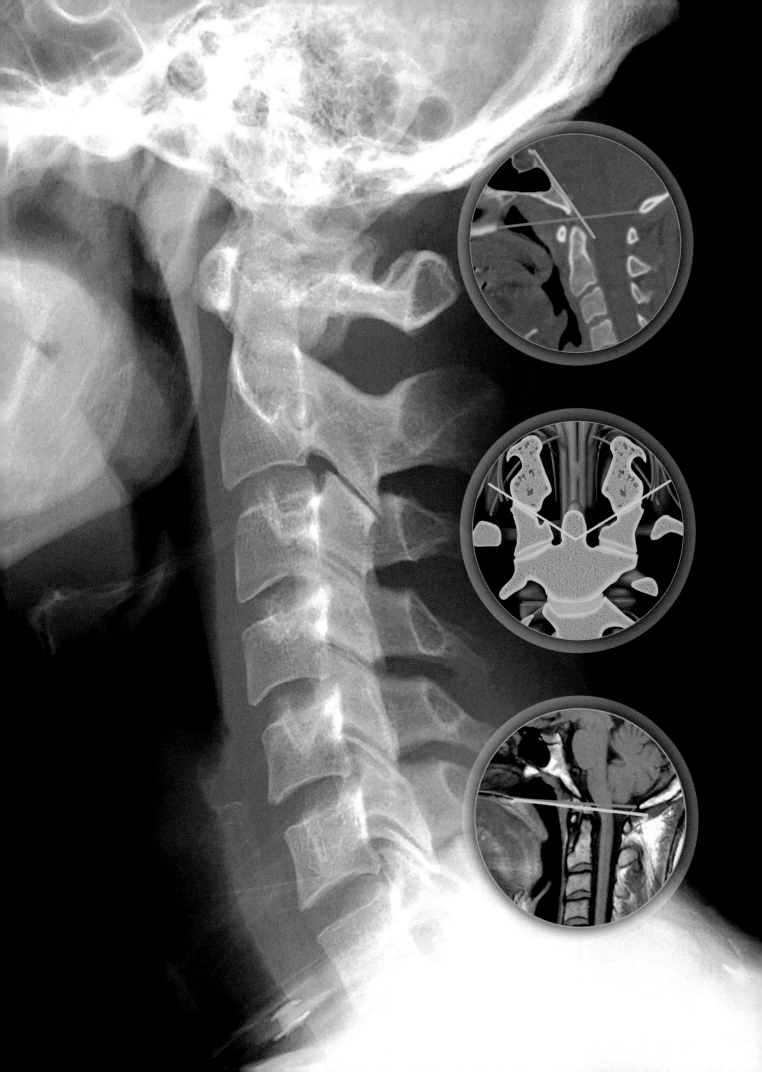

献　词

献给 Lucy（AGO）

献给我的生命之光：Sophia，Aubrey 和 Ian（KLS）

献给 Emma（JSA）

献给永远的家人（AWT）

献给母亲和父亲，Sue 和 Lawrence（ML）

献给 Peggy（JSR）

献给 Margaret，Hannah，Andrew 和 Carlie（KRM）

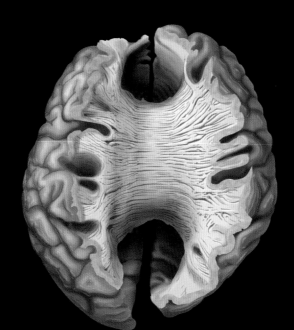

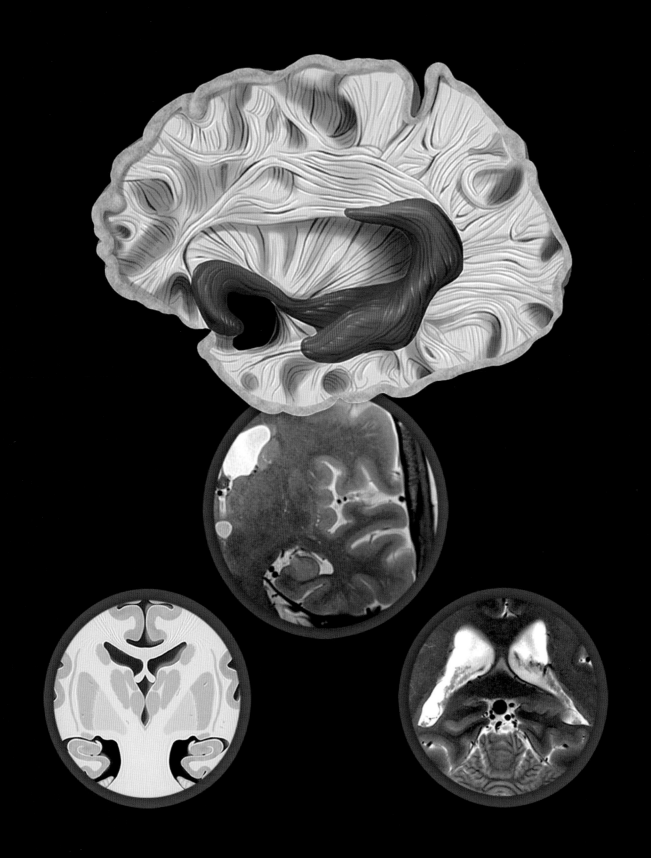

篇章目录

目 录

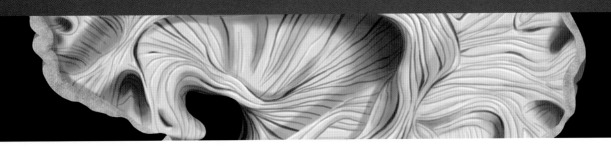

目　录

目　录

第一篇　脑

第一章　头皮、颅骨、脑膜

（曹燕翔　王振明　卢洁　译）

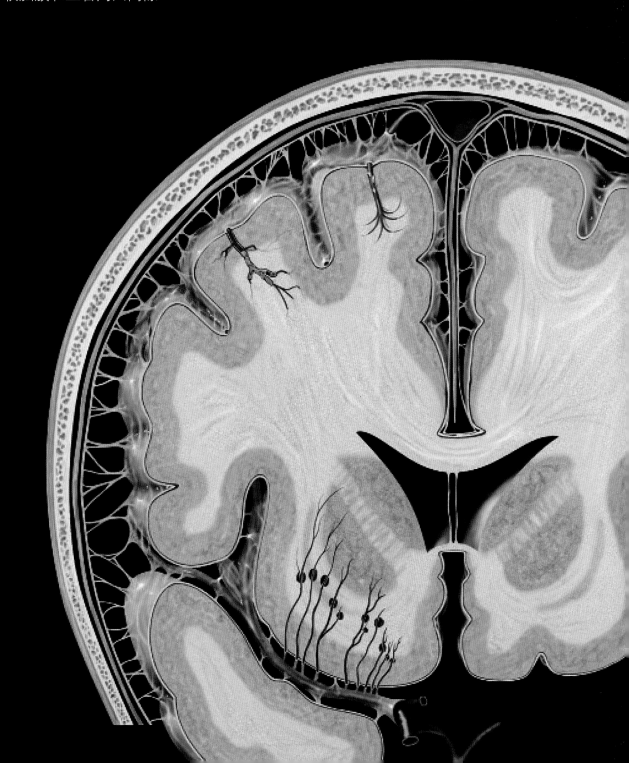

术语

定义

- 前囟
  - 矢状缝、冠状缝的交界处（新生儿前囟门位置）
- 人字缝尖
  - 矢状缝、人字缝交界处（新生儿后囟门位置）
- 翼点
  - H 形骨缝
    - 额骨、顶骨、蝶骨大翼、颞骨鳞部交界处
  - 位于前外侧，即蝶顶点、前外侧囟

大体解剖

概述

- 头皮
  - 头皮有 5 层
    - 皮肤
      - 表皮、真皮、毛发、皮脂腺
    - 皮下组织
      - 血管丰富的纤维脂肪组织
    - 颅外组织
      - 头皮肌肉、帽状腱膜
    - 腱膜下组织
      - 疏松结缔组织
    - 颅骨膜
      - 颅骨骨膜
      - 通过颅缝延续至硬脑膜外层
- 颅骨（由 28 块骨组成，大部分通过纤维颅缝连接）
  - 颅骨的 3 个部分
    - 颅盖骨
    - 颅底骨
    - 面颅骨
  - 颅盖骨由多块骨组成
    - 额骨
    - 成对的顶骨
    - 枕骨鳞部
    - 成对的颞骨鳞部
  - 连接颅盖骨的 3 个主要锯齿状纤维连接（颅缝）
    - 冠状缝
    - 矢状缝
    - 人字缝
  - 外板、内板
    - 两层薄而致密的皮质骨板
    - 两层骨板之间被板障（含骨髓的松质骨）分隔
  - 颅盖骨内面
    - 内衬硬脑膜外层（骨膜）
    - 可见脑膜血管压迹
    - 局部有较薄区域（蛛网膜颗粒）、孔（导静脉）

影像解剖

概述

- 头皮在 T1WI 上大多为高信号（脂肪）
- 颅骨内板、外板在 T1WI 上为低信号，板障骨髓富含脂肪，通常为高信号
  - 额骨
    - 额窦为含气的空腔，气化程度变异较大
    - 额骨常出现增厚、骨质增生（尤其在老年女性）
  - 顶骨
    - 矢状缝附近的顶骨骨质变薄，可见颗粒小凹（蛛网膜颗粒）
    - 内板通常略不规则（脑回压迹），并可见成对的脑膜中动脉与静脉压迹
  - 枕骨
    - 可见较深的上矢状窦沟、横窦沟
    - 枕内隆凸为窦汇的标志
  - 颞骨
    - 较薄，内表面可见脑膜中动脉压迹
    - 外表面可见颞浅动脉压迹

解剖影像相关问题

推荐成像方法

- 使用骨算法
  - 不是带骨窗的软组织算法!
  - 建议作为头颅 CT 扫描的常规流程
- 头颅 CT 平扫三维（3D）容积成像适用于显示颅骨的整体解剖及可疑颅缝早闭
- 磁共振（MR）增强的脂肪抑制成像有助于发现可疑颅骨、硬脑膜病变

影像诊断注意事项

- "颅骨增厚"最常见的原因是正常变异
- 显著的骨肥厚或骨质增生，尤其是额骨，常见于老年女性
- 颅骨的变薄、透亮区（孔、血管压迹、板障静脉湖）是正常表现（不应误认为是溶骨性转移灶）
- 血管压迹引起的骨皮质改变，通常不如急性颅骨骨折线那样锐利

胚胎学

胚胎发育

- 颅底骨通过软骨内骨化形成
- 颅盖骨通过膜内骨化形成
  - 第 30 天出现弯曲的间充质板
  - 向彼此方向和颅底延伸
  - 成对骨在中线处汇合形成额缝和矢状缝
    - 从骨化开始即存在冠状缝
  - 顶骨边缘的未骨化中心形成囟门
  - 婴儿出生后第 1 年颅盖骨快速增长
    - 如果出现单独的骨化中心则形成"缝间"骨（"wormian" bone）

示意图

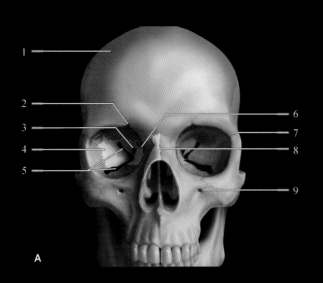

A

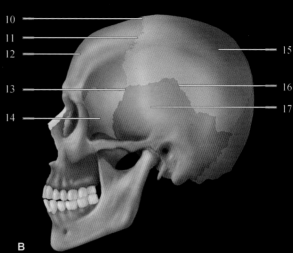

B

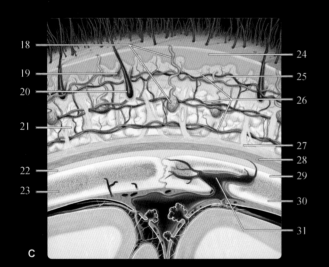

C

1	额骨	17	颞骨鳞部
2	眶上孔	18	汗腺和腺管
3	视神经管	19	皮脂腺
4	蝶骨大翼	20	毛囊
5	眶上裂、眶下裂	21	皮下纤维脂肪组织
6	泪骨	22	颅骨膜
7	颧额缝	23	板障
8	鼻骨、鼻骨间缝	24	表皮
9	眶下孔	25	真皮
10	前囟	26	浅层、深层血管丛
11	冠状缝	27	帽状腱膜
12	额骨	28	腱膜下疏松结缔组织
13	翼点	29	颅骨外板
14	蝶骨大翼	30	颅骨内板
15	顶骨	31	静脉"湖"
16	颞顶缝		

（A）颅骨前面观。额骨显示为紫色。蝶骨大翼和小翼由眶上裂隔开；视神经管位于眶上裂正上方，由骨性结构分隔形成。
（B）颅骨侧面观。翼点位于颅骨的侧面，额骨、蝶骨、顶骨和颞骨鳞部的交界处，是外侧裂和颅中窝手术入路的重要标志。（C）头皮和颅骨的横断面，头皮显示分为5层。皮肤由表皮和真皮组成，可见毛囊、皮脂腺、皮下纤维脂肪组织、汗腺、腺管以及浅层和深层皮肤血管丛

CT 平扫（NECT）轴位图像

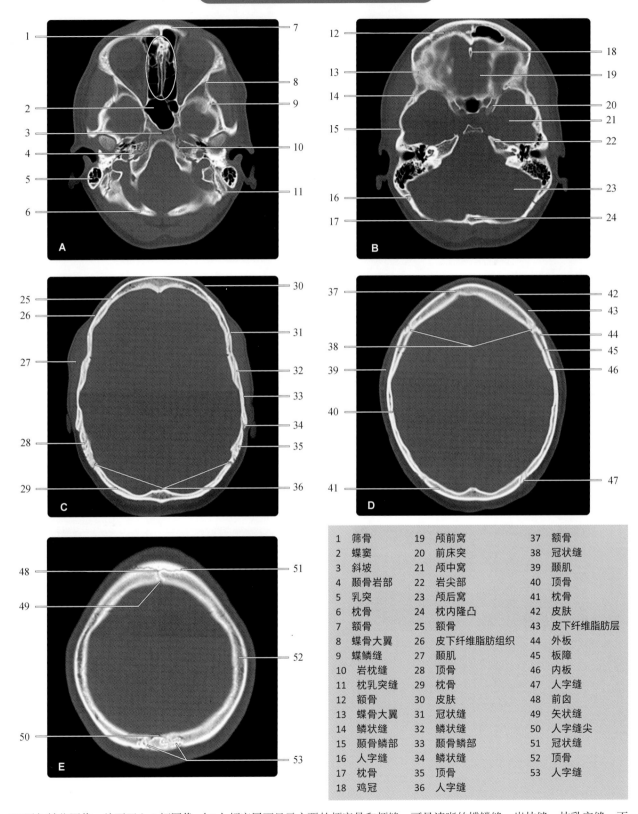

1	筛骨	19	颅前窝	37	额骨
2	蝶窦	20	前床突	38	冠状缝
3	斜坡	21	颅中窝	39	颞肌
4	颞骨岩部	22	岩尖部	40	顶骨
5	乳突	23	颅后窝	41	枕骨
6	枕骨	24	枕内隆凸	42	皮肤
7	额骨	25	额骨	43	皮下纤维脂肪层
8	蝶骨大翼	26	皮下纤维脂肪组织	44	外板
9	蝶鳞缝	27	颞肌	45	板障
10	岩枕缝	28	顶骨	46	内板
11	枕乳突缝	29	枕骨	47	人字缝
12	额骨	30	皮肤	48	前囟
13	蝶骨大翼	31	冠状缝	49	矢状缝
14	鳞状缝	32	鳞状缝	50	人字缝尖
15	颞骨鳞部	33	颞骨鳞部	51	冠状缝
16	人字缝	34	鳞状缝	52	顶骨
17	枕骨	35	顶骨	53	人字缝
18	鸡冠	36	人字缝		

CT 平扫轴位图像，从下至上 5 幅图像。（A）颅底层面显示主要的颅底骨和颅缝，可见清晰的蝶鳞缝、岩枕缝、枕乳突缝，不要与骨折相混淆。（B）颅底上部层面显示颅前窝、颅中窝和颅后窝，以及由额骨、蝶骨大翼、颞骨鳞部和枕骨形成的颅盖骨底部。（C）颅盖骨下部层面显示鳞状缝，为前后走行的线性结构，不要与骨折相混淆。颅盖骨主要由额骨、顶骨和枕骨组成，在此层面均可显示。（D）颅盖骨层面显示冠状缝和人字缝将额骨、顶骨和枕骨分开。颅骨由致密骨形成外板和内板，中间为板障。（E）颅盖骨上部层面显示冠状缝、矢状缝和人字缝将额骨、顶骨和枕骨分隔开。冠状缝与矢状缝交界处为前囟，矢状缝和人字缝在人字缝尖交汇

3T MR 矢状位 T1WI

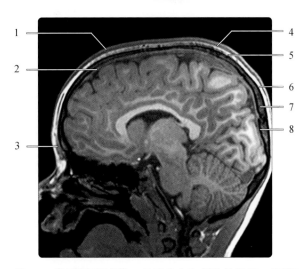

1	皮肤（表皮）
2	硬脑膜，上矢状窦
3	额肌
4	真皮
5	皮下纤维脂肪组织
6	颅骨外板
7	板障
8	内板

MR 矢状位 T1WI 的 1 mm 层厚容积成像，显示头皮和颅盖骨细节，能够区分皮肤（表皮、真皮）和皮下脂肪组织。板障内充满骨髓，位于低信号的外板和内板之间。此图为 8 岁儿童图像，造血骨髓呈低信号。成人骨髓在 T1WI 上呈高信号

CT 平扫三维容积重建图像（3D-VRT NECT）

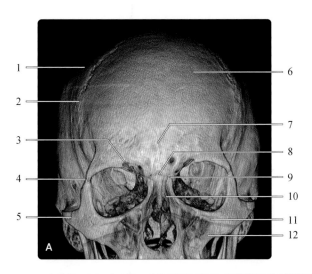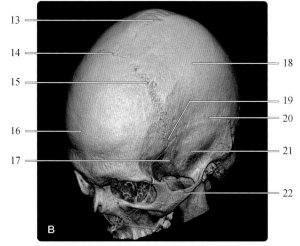

1 顶骨	7 额缝（闭合）	13 矢状缝	19 翼点
2 冠状缝	8 鼻额缝	14 前囟	20 颞顶（鳞状）缝
3 眶上切迹（通过三叉神经眼支）	9 额上颌缝	15 冠状缝	21 颞骨鳞部
4 颧额缝	10 鼻骨	16 额骨	22 颧颞缝
5 颧颞缝	11 颧上颌缝	17 颞浅动脉沟	
6 额骨	12 上颌骨	18 顶骨	

利用多层螺旋 CT 平扫数据的三维容积重建技术（volume rendering technique，VRT）重建的 6 幅图像。（A）颅骨前面观显示颅盖骨前部以额骨为主，包含颅前窝底（眶顶）结构。（B）前上面观显示冠状缝将额骨和顶骨分开，矢状缝将双侧的顶骨分开，颧弓由颞骨颧突和颧骨颞突构成

（接下页）

第
一
篇

脑

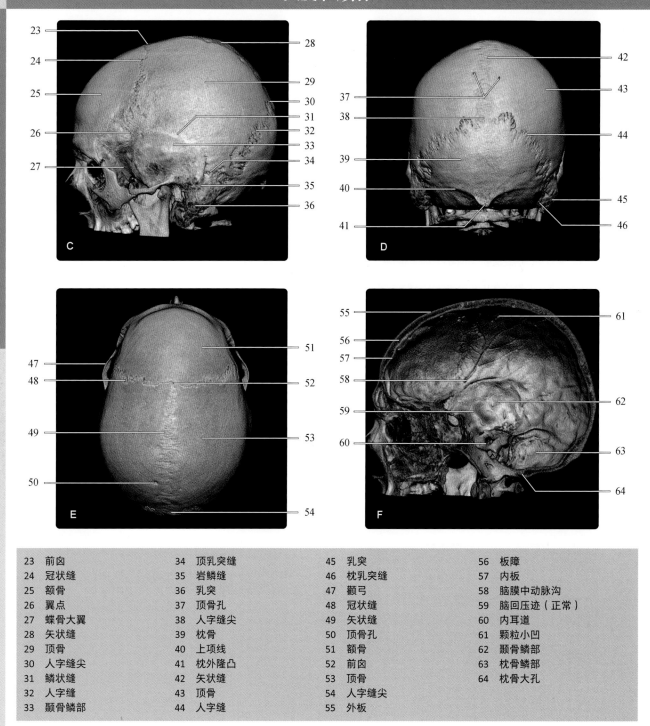

23	前囟	34	顶乳突缝
24	冠状缝	35	岩鳞缝
25	额骨	36	乳突
26	翼点	37	顶骨孔
27	蝶骨大翼	38	人字缝尖
28	矢状缝	39	枕骨
29	顶骨	40	上项线
30	人字缝尖	41	枕外隆凸
31	鳞状缝	42	矢状缝
32	人字缝	43	顶骨
33	颞骨鳞部	44	人字缝

45	乳突	56	板障
46	枕乳突缝	57	内板
47	颧弓	58	脑膜中动脉沟
48	冠状缝	59	脑回压迹（正常）
49	矢状缝	60	内耳道
50	顶骨孔	61	颗粒小凹
51	额骨	62	颞骨鳞部
52	前囟	63	枕骨鳞部
53	顶骨	64	枕骨大孔
54	人字缝尖		
55	外板		

续。（C）颅盖骨侧面主要由顶骨构成，小部分由额骨、蝶骨大翼、颞骨鳞部、枕骨及其间的颅缝构成。（D）颅骨后部由顶骨后部、枕骨鳞部构成。顶骨孔内走行导静脉，偶尔可见顶骨孔明显扩大。（E）颅骨上面观显示冠状缝和矢状缝。冠状缝将额骨和顶骨分开；矢状缝从前囟到人字缝尖，将双侧的顶骨分开。（F）颅骨侧位的内面观，可见脑膜中动脉沟。颅盖骨可见致密的内板、外板和中间的板障。顶骨旁矢状面周围可见多个大小不一的颗粒状凹陷（颗粒小凹），并可见蛛网膜颗粒向内延伸

术语

定义
- "硬脑膜"（厚脑膜）
- "柔脑膜"（薄脑膜）：蛛网膜、软脑膜
- 硬膜外间隙（extradural space，EDS）
  - 硬脑膜、颅骨之间的潜在腔隙；见于病理状态（感染、血肿等）
- 硬膜下间隙（subdural space，SDS）
  - 硬脑膜、蛛网膜之间的潜在腔隙；见于病理状态
- 蛛网膜下腔（subarachnoid space，SAS）
  - 蛛网膜、软脑膜之间的正常脑脊液（cerebrospinal fluid，CSF）填充的间隙
- 软脑膜下间隙（subpial space，SPS）
  - 软脑膜、皮质胶质细胞之间的潜在腔隙
- 血管周围间隙（perivascular space，PVS）
  - 内衬软脑膜、沿穿通动脉走行、由组织间液（interstitial fluid，ISF）填充的凹陷
  - 脑"类淋巴"系统的关键组成部分

大体解剖

概述
- 脑组织被 3 层脑膜包裹
  - **硬脑膜**
    - 致密的纤维胶原组织
    - 2 层：外层（骨膜）和内层（脑膜）
    - 除了静脉窦，其他部位紧密贴合；在颅缝处紧密附着于颅骨
    - 外层形成颅骨内板的骨膜
    - 内层向内折叠
      - 形成大脑镰、小脑幕等结构
      - 延续至颅外（进入眼眶，通过枕骨大孔进入椎管）
    - 在其他孔隙内，硬脑膜与脑神经或周围神经外膜、颈动脉或椎动脉外膜紧密结合
    - 硬脑膜血供丰富，具有广泛的颅外、颅内吻合
      - 脑膜中动脉及其分支
      - 颈内动脉（internal carotid artery，ICA）海绵窦段或小脑幕缘支
      - 椎动脉的脑膜后支
      - 颈外动脉（external carotid artery，ECA）穿过颅骨的脑膜分支
    - 静脉周围间隙收集脑组织间液，汇入**硬脑膜淋巴管**
      - 硬脑膜淋巴管是大脑**"类淋巴"**系统的一部分
      - 清除脑实质周围的间质液体
      - **由硬脑膜、血管旁间隙引流至颈部淋巴管**
  - **蛛网膜**
    - 膜菲薄，几乎透明
    - 外表面松散附着于硬脑膜，很容易分离
    - 蛛网膜与硬脑膜伴行，不深入脑沟内
    - 蛛网膜下腔位于蛛网膜、软脑膜之间，其内有丝状小梁穿过
    - 蛛网膜绒毛（颗粒）＝内皮衬附的蛛网膜延伸＋突入硬脑膜窦的蛛网膜下腔
  - **软脑膜**
    - 最内层的柔脑膜
    - 覆盖脑组织，内陷于脑沟内
    - 沿穿通皮质动脉进入脑组织，形成**血管周围间隙（Virchow-Robin 间隙）**
    - 血管周围间隙内的脑脊液、组织间液通过 AQP4 水通道循环交换

影像解剖

概述
- **硬脑膜**
  - 毛细血管内皮缺乏紧密连接，因此大分子（如对比剂）容易渗入硬脑膜
  - 正常情况下 CT 增强、磁共振 T1 增强图像可见硬脑膜强化
    - 膜光滑，厚 1～2 mm
    - 邻近颅顶部强化最明显，颞叶下方无明显增强
    - 1.5T MR 增强扫描显示断续强化，3T MR 增强扫描典型表现为沿颅骨内侧面的连续强化
- **蛛网膜**
  - 正常情况下不显示
  - 累及硬脑膜和蛛网膜的病变，两者均增厚，影像上难以区分
  - 蛛网膜颗粒通常表现为硬脑膜静脉窦（最常见于横窦、乙状窦）内的圆形或卵圆形改变，呈脑脊液样密度或信号强度
  - 蛛网膜下腔内的桥接小梁或血管偶尔可在 3T MR T2WI 上或在病理性扩大的情况下看到（如 Sturge-Weber 综合征）
- 影像通常难以显示软脑膜，但穿支血管由蛛网膜下腔进入脑实质，邻近的软脑膜内陷，小血管周围形成软脑膜间隙，即血管周围间隙，常见于前连合周围、基底节、中脑、深部脑白质，影像表现为线形或卵圆形的脑脊液样改变

解剖影像相关问题

推荐成像方法
- MR 轴位、冠状位 T1 增强扫描

影像诊断注意事项
- "巨大"的圆形或卵圆形蛛网膜颗粒（长达 1～2 cm）
  - 可见于硬脑膜静脉窦，属于正常变异
  - 含有脑脊液，内部常可见穿通静脉，偶见少量脑组织
  - 不要误认为血栓
  - FLAIR 序列可能无法将其完全抑制
- CT 增强、MR T1 增强图像上，小脑幕周围及其内部的静脉非常明显
  - 不要误认为动静脉瘘

参考文献

1. Semyachkina-Glushkovskaya O et al: Blood-brain barrier, lymphatic clearance, and recovery: Ariadne's thread in labyrinths of hypotheses. Int J Mol Sci. 19(12), 2018

示意图

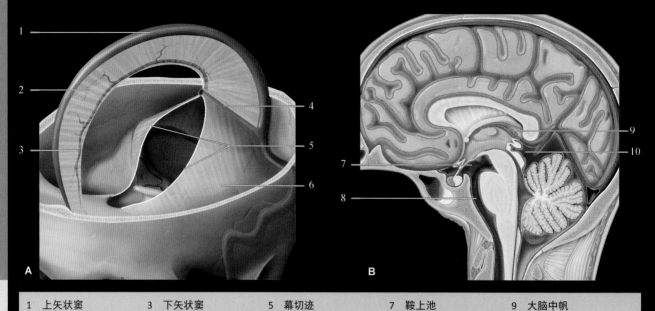

1	上矢状窦	3	下矢状窦	5	幕切迹	7	鞍上池	9	大脑中帆
2	大脑镰	4	直窦	6	小脑幕	8	桥前池	10	四叠体池

（ A ）斜矢状位图像主要显示硬脑膜窦与大脑镰、小脑幕的关系。大脑镰向前至鸡冠，向后沿中线至直窦，位于两侧大脑半球之间，向后、向上延伸。小脑幕在幕顶与大脑镰相交，并向下弯曲至横窦。小脑幕附着于岩尖前部，向前延伸至前床突，幕切迹呈 U 形。（ B ）矢状位图像显示颅骨软脑膜包绕的脑脊液池（蓝色）。蛛网膜与颅骨内板周围的硬脑膜为紫色，软脑膜（橙色）紧贴大脑表面并深入脑沟

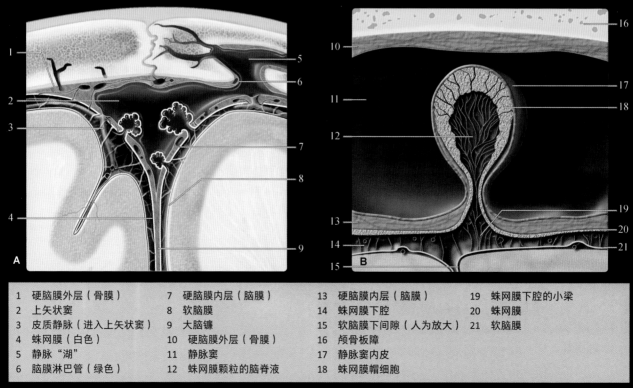

1	硬脑膜外层（骨膜）	7	硬脑膜内层（脑膜）	13	硬脑膜内层（脑膜）	19	蛛网膜下腔的小梁
2	上矢状窦	8	软脑膜	14	蛛网膜下腔	20	蛛网膜
3	皮质静脉（进入上矢状窦）	9	大脑镰	15	软脑膜下间隙（人为放大）	21	软脑膜
4	蛛网膜（白色）	10	硬脑膜外层（骨膜）	16	颅骨板障		
5	静脉"湖"	11	静脉窦	17	静脉窦内皮		
6	脑膜淋巴管（绿色）	12	蛛网膜颗粒的脑脊液	18	蛛网膜帽细胞		

（ A ）冠状位显示上矢状窦，位于硬脑膜的外层和内层之间。蛛网膜颗粒从蛛网膜下腔伸入上矢状窦。脑膜淋巴管（绿色）为脑"类淋巴系统"的一部分，将液体从组织间液或脑脊液间室内引流至颈深部淋巴结。（ B ）显示伸入硬脑膜静脉窦的蛛网膜颗粒。脑脊液从蛛网膜下腔进入蛛网膜颗粒，周围被覆蛛网膜帽细胞。蛛网膜帽细胞内通道延伸至静脉窦内皮，将脑脊液引流入静脉。注意脑蛛网膜下腔内存在众多小梁结构及小动脉、小静脉

脑 膜

1.5T MR 轴位 T1 增强图像

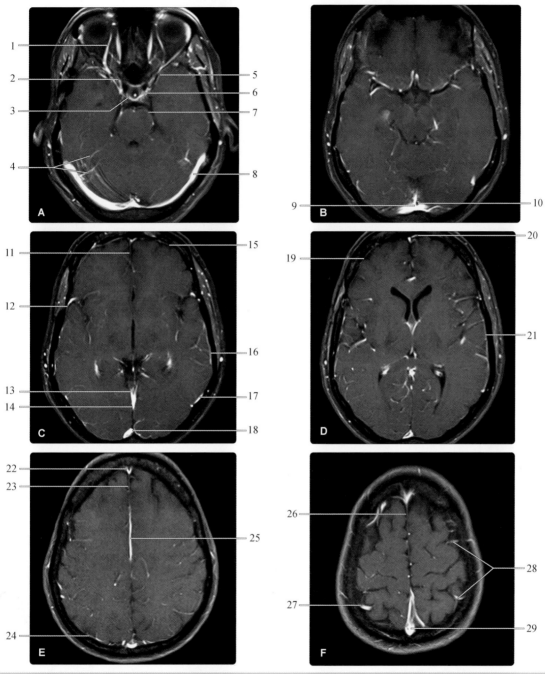

1	眼上静脉	7	脑桥静脉丛（不是软脑膜）	13	小脑幕顶点	19	硬脑膜（正常强化）	25	下矢状窦
2	硬脑膜进入视神经管	8	横窦	14	直窦	20	额部皮质静脉	26	大脑镰
3	海绵窦	9	窦汇	15	硬脑膜（正常强化）	21	硬脑膜	27	Trolard 静脉
4	小脑幕，幕静脉	10	蛛网膜颗粒	16	硬脑膜	22	上矢状窦	28	皮质浅静脉
5	硬脑膜（正常强化）	11	大脑镰	17	皮质浅静脉	23	大脑镰	29	上矢状窦
6	鞍隔	12	大脑中浅静脉	18	上矢状窦	24	硬脑膜（正常强化）		

1.5T MR 轴位 T1 增强图像，从下至上 6 幅图像。（A）显示正常脑膜的强化。与蛛网膜微血管不同，硬脑膜微血管缺乏毛细血管内皮的紧密连接，因此正常情况下可见硬脑膜强化。（B）除硬脑膜静脉窦处的脑膜外，硬脑膜的外层和内层彼此黏附。静脉窦内的静脉血流相对缓慢，因此正常情况下明显强化。蛛网膜颗粒呈脑脊液信号，在明显强化的窦汇内显示为充盈缺损。（C）大脑镰包裹分别位于上缘和下缘的上矢状窦和下矢状窦。小脑幕顶点呈 "Y" 形。注意正常情况下，上矢状窦的信号可以表现为不均匀。（D）硬脑膜正常强化表现为菲薄、光滑、不连续、双侧对称（冠状位显示最佳）。强化的皮质浅静脉走行于蛛网膜下腔内，经过潜在的硬膜下间隙，引流入硬脑膜静脉窦。皮质浅静脉的典型表现为较粗、强化明显的血管，分支延伸至脑沟内。（E）半卵圆中心层面显示大脑镰，以及胼胝体上方明显强化的下矢状窦。（F）颅顶层面显示呈三角形的上矢状窦，后部较前部宽。此处可见 Trolard 静脉，在脑表面从外侧裂向上走行至上矢状窦

1.5T MR 冠状位 T1 增强图像

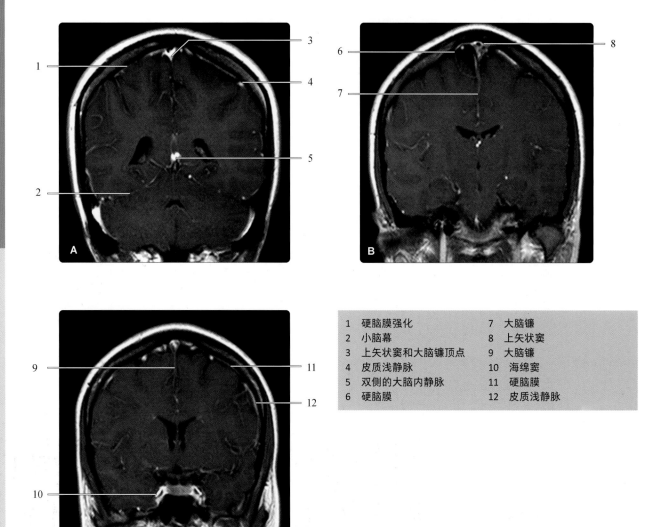

1 硬脑膜强化	7 大脑镰
2 小脑幕	8 上矢状窦
3 上矢状窦和大脑镰顶点	9 大脑镰
4 皮质浅静脉	10 海绵窦
5 双侧的大脑内静脉	11 硬脑膜
6 硬脑膜	12 皮质浅静脉

1.5T MR 冠状位 T1 增强图像，从后至前 3 幅图像显示硬脑膜的正常强化。（**A**）硬脑膜在上矢状窦附近最厚，向颅底扫描呈不连续改变。蛛网膜微血管有紧密连接，是血脑屏障的一部分，通常不强化。（**B**）正常的硬脑膜强化表现为菲薄、光滑、不连续改变，强化程度低于毗邻的静脉窦。大脑镰和小脑幕均为硬脑膜折返形成，因此正常情况下也会强化。（**C**）硬脑膜强化在顶叶附近最明显，颞叶周围及其下方不明显。注意硬脑膜强化程度低于海绵窦

3T MR 冠状位 T2WI

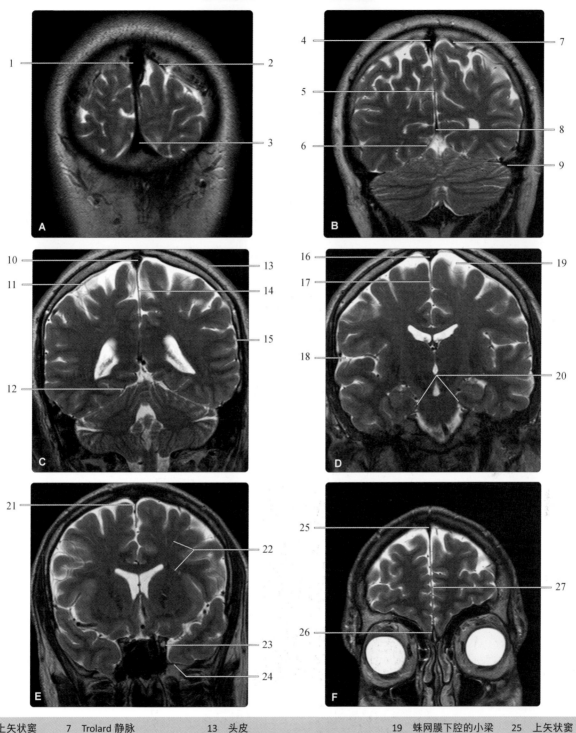

1	上矢状窦	7	Trolard 静脉	13	头皮	19	蛛网膜下腔的小梁	25	上矢状窦
2	皮质浅静脉	8	直窦	14	大脑镰	20	小脑幕	26	鸡冠
3	窦汇	9	横窦	15	硬脑膜外层、颅骨内板呈低信号	21	大脑镰	27	大脑镰
4	上矢状窦	10	上矢状窦	16	上矢状窦	22	血管周围间隙		
5	大脑镰	11	蛛网膜下腔内皮质静脉	17	大脑镰	23	海绵窦外侧壁		
6	小脑幕	12	小脑幕	18	大脑外侧裂	24	硬脑膜		

3T MR 冠状位 T2WI，从后至前 6 幅图像。（A）清晰显示硬脑膜、皮质静脉汇入上矢状窦。（B）显示直窦被大脑镰和小脑幕包绕。小脑幕走行于岩嵴和横窦顶部上方，在中线与大脑镰汇合，形成直窦。（C）硬脑膜外层和颅骨内板紧密附着，MR 上均表现为线状低信号，二者难以区分。但硬脑膜内层的折返很容易分辨，形成了大脑镰和小脑幕。（D）小脑幕 2 叶间可见幕切迹，中脑和基底动脉走行于其内。（E）半卵圆中心可见线状高信号的数个血管周围间隙。软脑膜沿穿支血管内陷，形成血管周围间隙，其内含有组织间液。（F）额叶层面可见大脑镰与鸡冠相连。上矢状窦前部比后部小。即使高分辨率 3T 图像，也无法显示覆盖大脑皮质的软脑膜

术语

缩写

- 血管周围间隙（PVS）

同义词

- Virchow-Robin 间隙（VRS）
  - 注意：文献中血管周围间隙有时指壁内动脉周围的引流通路，而"血管旁间隙（paravascular space）"用于 Virchow-Robin 间隙

定义

- 表面衬以软脑膜的充满液体的结构，伴随血管进入（穿支动脉）或离开（引流静脉）大脑皮质

大体解剖

概述

- 柔脑膜：薄脑膜（蛛网膜、软脑膜）
  - 蛛网膜：半透明的蛛网状组织，松散附着于硬脑膜的内表面
  - 软脑膜：脑膜最内层，由覆盖大脑表面的薄膜（厚度为 1～2 个细胞直径）组成
    - 软脑膜细胞在蛛网膜下腔（SAS）和大脑之间形成解剖屏障
    - 软脑膜在蛛网膜下腔和大脑之间发挥调节作用（胞饮作用、酶活性）
- 蛛网膜下腔
  - 充满脑脊液（CSF）的蛛网膜（外壁）与软脑膜（内壁）之间的间隙
  - 内含穿支动、静脉
  - 许多丝状小梁从蛛网膜延伸至软脑膜，被软脑膜包裹，形成桥索状结构，连接软脑膜和蛛网膜
- 血管周围间隙
  - 伴随中小动脉进入脑实质
  - 扁平的软脑膜细胞层沿穿支动脉内陷
    - 基底节和中脑的血管周围间隙由双层软脑膜排列而成，是双层软脑膜之间的空隙
    - 皮质和白质的血管周围间隙由单层软脑膜排列而成，位于软脑膜与血管外膜之间
    - 血管周围间隙在通过皮质时不明显（即使 7T MR 也难以显示），在通过皮层下白质时扩大
    - 筛孔状的软脑膜在毛细血管水平消失，因此毛细血管周围没有血管周围间隙
  - 血管周围间隙内的液体成分尚不清楚
    - 组织间液（ISF）沿血管周围间隙和壁内间隔流出
    - 蛛网膜下腔的脑脊液通过血管周围软脑膜上的窗孔进入血管周围间隙
  - 大多数血管周围间隙为 1～2 mm，但也可能很大
  - 免疫活性淋巴细胞和单核细胞通过毛细血管后微静脉壁，进入静脉周围间隙
    - 静脉周围的软脑膜不完整，多个软脑膜细胞呈簇状散在分布，因此，静脉周围间隙与软脑膜下间隙相通

影像解剖

概述

- 血管周围间隙位于脑内各部位
  - 最常见部位
    - 前连合周围
    - 基底节下 1/3
    - 前穿质
    - 大脑半球白质（半卵圆中心）
    - 中脑（黑质周围）
  - 其他部位
    - 最外囊
    - 岛叶皮层下白质
    - 齿状核
- 血管周围间隙可见于任何年龄段，随年龄增长更加明显或普遍
- 1.5T MR 可以显示，3T 和 7T MR 显示更清晰
  - 通常 ≤ 5 mm，但也可达 2～3 cm，为正常变异
  - 显示为圆形、卵圆形或线形（取决于血管周围间隙与扫描平面的方向）
    - FLAIR 序列上通常信号被抑制（25% 呈环状稍高信号）
    - 不强化（偶见中央血管呈线性强化）
    - 穿过皮质时难以显示，只有进入皮层下白质内才能够显示
    - 所有序列均与脑脊液呈等信号

解剖关系

- 软脑膜穿过脑组织并形成血管周围间隙，会沿着中、小动脉内陷
- 软脑膜将蛛网膜下腔与脑实质分隔开

内容物

- 血管周围间隙内充满与脑脊液等信号的液体

正常变异、异常

- 巨大的（"膨胀的"）血管周围间隙可能会有占位效应，形成梗阻性脑积水，类似肿瘤引起的改变
  - 通常表现为大小各异的簇状脑脊液样囊肿
  - FLAIR 序列上信号被抑制，不强化
- 白质内明显扩大的血管周围间隙有时属于正常变异，易误认为病变；患者通常无症状
- 基底节区常见多发弥漫扩大的血管周围间隙，双侧对称分布；患者通常无症状

解剖影像相关问题

推荐成像方法

- FLAIR 序列有助于区分血管周围间隙和腔隙性脑梗死

影像诊断注意事项

- 岛叶下白质和颞叶常见明显的血管周围间隙，不应误认为是脱髓鞘或髓鞘发育不良疾病
- 血管周围间隙可以通过软脑膜内衬细胞的孔隙与蛛网膜下腔相通
  - 有些软脑膜病变，如癌变和感染，可以渗透至血管周围间隙
  - 即使广泛蛛网膜下腔出血，也不会进入血管周围间隙

软脑膜和血管周围间隙

示意图

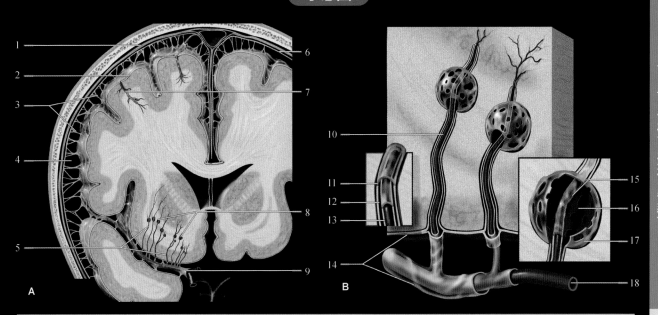

1	硬脑膜	7	带软脑膜鞘的皮质穿支动脉	13	软脑膜内层
2	软脑膜	8	血管周围间隙	14	软脑膜覆盖脑组织和蛛网膜下腔内动脉
3	丝状、片状小梁连接蛛网膜下腔	9	大脑中动脉周围的软脑膜膜状细胞鞘	15	软脑膜内层
4	蛛网膜下腔	10	外侧豆纹动脉	16	扩大的血管周围间隙
5	外侧豆纹动脉	11	软脑膜外层	17	软脑膜外层
6	蛛网膜	12	血管周围间隙	18	大脑中动脉

（**A**）冠状位图像显示脑膜与脑组织、蛛网膜下腔的关系。硬脑膜内层（脑膜）和蛛网膜紧密但松散地附着在一起。软脑膜（非蛛网膜）覆盖在皮质表面，伴随穿支动脉穿过皮质。蛛网膜下腔内桥接的丝状小梁和血管，均被覆薄的软脑膜状细胞。外侧豆纹动脉通过前穿质进入基底节区，豆纹动脉周围可见大量轻度扩大的血管周围间隙（PVS）。（**B**）局部放大图像显示基底节下 1/3 处明显的 PVS，PVS 由 2 层软脑膜组成，形成"软脑膜间"分隔。在基底节区，这些 PVS 末端局部扩大很常见

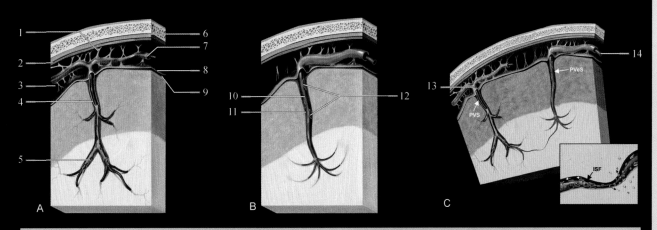

1	丝状桥接小梁（被覆软脑膜状细胞）	6	硬脑膜	11	小静脉周围间隙
2	蛛网膜	7	蛛网膜下腔内动脉（被软脑膜状细胞包绕）	12	静脉周围软脑膜细胞簇
3	蛛网膜下腔	8	软脑膜	13	皮质穿支动脉
4	血管周围间隙（位于软脑膜与血管之间）	9	软脑膜下间隙（人为放大）	14	皮质浅静脉
5	软脑膜的窗孔	10	皮质静脉		

（**A**）局部放大图像显示脑膜和皮质穿支动脉。值得注意的是，软脑膜覆盖蛛网膜下腔内的血管和小梁，也覆盖于脑表面，伴随动脉穿过皮质。软脑膜将血管周围间隙与蛛网膜下腔分离，二者之间通过软脑膜的窗孔交通。（**B**）显示皮质静脉。虽然蛛网膜下腔内的血管和小梁都被一薄层软脑膜状细胞包裹，但引流的皮质静脉周围软脑膜不完整，只有不连续的、孤立的软脑膜细胞簇围绕，因此小静脉周围间隙（perivenular spaces，PVeS）与脑实质直接相邻。（**C**）显示动脉（PVS）和静脉（PVeS）血管周围间隙之间的关系。筛孔状的软脑膜在毛细血管水平消失，组织间液（ISF）经动脉周围间隙引流。活化的淋巴细胞（插图，小箭头）从毛细血管后微静脉渗出至周围的脑实质

软脑膜和血管周围间隙

7T MR 轴位 T2WI

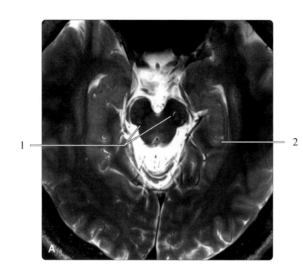

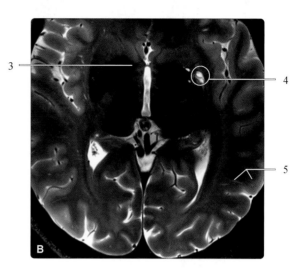

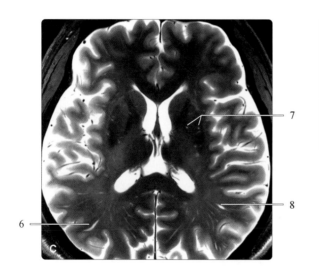

1　中脑血管周围间隙
2　部分融合的海马沟内的脑脊液
3　前连合
4　外侧豆纹动脉周围的血管周围间隙
5　皮层下白质内的血管周围间隙
6　扩大（但正常）的血管周围间隙
7　点状血管周围间隙
8　扩大（但正常）的血管周围间隙

7T MR 轴位 T2WI，从下至上 3 幅图像。（ A ）1 例青年受试者的血管周围间隙结构。中脑可见血管周围间隙，颞叶内侧可见较大的高信号，代表部分融合的海马沟内的脑脊液，是一种正常的先天性变异，不要误认为血管周围间隙或腔隙性梗死灶。（ B ）血管周围间隙最常见于前连合、基底节的下 1/3 处。（ C ）此层面颞叶后部和枕叶深部白质内的血管周围间隙呈线状，部分血管周围间隙虽看起来较大，但仍为正常表现。苍白球区域可见点状血管周围间隙。值得注意的是，即使 7T MR 成像，血管周围间隙在穿过皮质时也难以显示，只有穿过皮质到达皮层下白质时才能够显示

7T MR 冠状位 T2WI

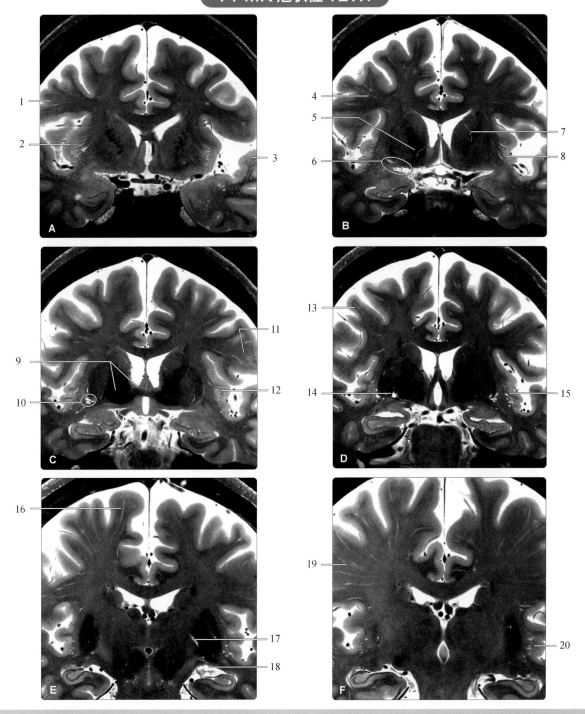

1	半卵圆中心血管周围间隙	8 最外囊（岛叶下白质）血管周围间隙
2	岛叶下区血管周围间隙	9 前连合
3	左颞叶皮层下白质血管周围间隙	10 外侧豆纹动脉血管周围间隙
4	半卵圆中心血管周围间隙	11 半卵圆中心血管周围间隙
5	豆纹穿支动脉的血管周围间隙	12 皮层下白质内血管周围间隙
6	前穿质外侧豆纹动脉的血管周围间隙	13 半卵圆中心血管周围间隙
7	豆纹穿支动脉的血管周围间隙	14 基底节血管周围间隙

15 皮层下白质内血管周围间隙
16 皮层下血管周围间隙
17 沿豆纹动脉走行的血管周围间隙
18 脉络膜裂囊肿
19 半卵圆中心血管周围间隙
20 最外囊（岛叶下白质）血管周围间隙

7T MR 冠状位 T2WI，从前至后 6 幅图像。（**A**）显示 1 例青年患者的正常血管周围间隙结构。（**B**）双层软脑膜伴随穿支动脉（图中为豆纹动脉）通过前穿质进入基底节，在此层面显示尤为清晰。基底节和中脑的血管周围间隙由 2 层软脑膜包绕。（**C**）血管周围间隙常呈簇分布，尤其基底节下部及前连合周围。某些区域血管周围间隙较少见，如前连合前部的基底节。此层面半卵圆中心仍可见血管周围间隙。（**D**）皮质下和深部白质以及基底节穿支动脉周围可见线状血管周围间隙。（**E**）左侧海马可见单发、明显的脑脊液聚集，可能是脉络膜裂囊肿。豆纹动脉旁可见血管周围间隙。（**F**）放射冠和半卵圆中心的血管周围间隙通常很明显，此层面呈条纹状脑脊液信号。FLAIR 序列上（未提供）这些信号会被完全抑制

7T MR 冠状位和轴位 T2WI

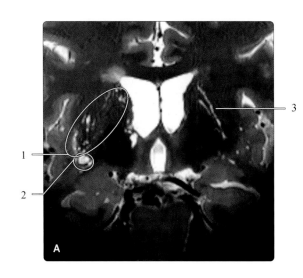

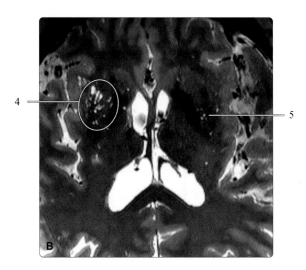

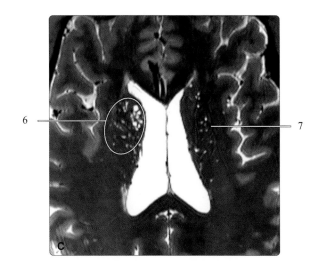

1　血管周围间隙形成筛孔状结构
2　外侧豆纹动脉周围扩大的血管周围间隙
3　沿豆纹动脉的血管周围间隙
4　筛孔状结构的血管周围间隙
5　点状血管周围间隙
6　筛孔状结构的血管周围间隙
7　点状血管周围间隙

（A）MR 图像显示正常变异的血管周围间隙。7T MR 冠状位 T2-SPACE 序列显示一例老年患者的筛孔状结构，又名 état criblé，是一种正常变异，特征性改变是基底节内多发弥漫性扩大的血管周围间隙，患者通常无症状。（B）同一例患者的轴位 T2-SPACE 序列图像，右侧基底节可见多发点状血管周围间隙，扩大的血管周围间隙旁可见血管结构。（C）筛孔状结构通常双侧对称，但本病例右侧更加明显

3T MR 矢状位 T1WI、轴位 T2WI 及轴位 FLAIR

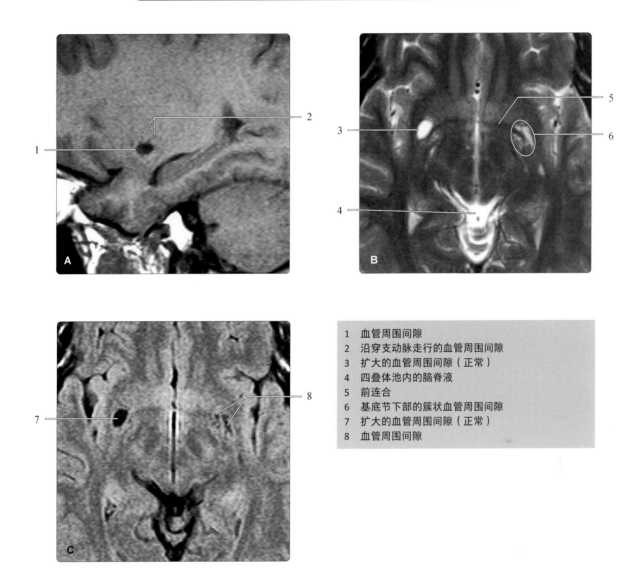

1　血管周围间隙
2　沿穿支动脉走行的血管周围间隙
3　扩大的血管周围间隙（正常）
4　四叠体池内的脑脊液
5　前连合
6　基底节下部的簇状血管周围间隙
7　扩大的血管周围间隙（正常）
8　血管周围间隙

MR 不同序列 3 幅图像，显示血管周围间隙的信号差异。（A）矢状位 T1WI 显示扩大的血管周围间隙为低信号，几乎与脑脊液信号相同。血管周围间隙上缘可见线样穿支动脉。（B）轴位 T2WI 显示扩大的血管周围间隙呈高信号，与四叠体池和第三脑室内的脑脊液信号相同。前连合周围的基底节下部与岛叶下白质内可见许多较小的血管周围间隙。（C）轴位 FLAIR 显示血管周围间隙内的液体信号被抑制，周围脑实质信号正常。血管周围间隙边缘有时可以看见高信号的薄边，为正常表现

第一篇 脑

第二章 幕上脑解剖

（李笑然 臧振享 殷雅彦 李瑞利 黄靖 卢洁 译）

术语

定义

- 脑回：大脑皮质复杂的卷曲结构
- 沟（裂隙）：分隔脑回的填满脑脊液的沟槽或裂隙
- 脑盖：额叶、颞叶与顶叶伸出或包绕岛叶的部分

大体解剖

大脑半球

- 两个半球，通常大小相似，由连合纤维连接
  - 由很深的中间纵裂（半球间裂）隔开
  - 大脑镰位于半球间裂内
- 外层卷曲的灰质覆盖于白质表面
- 中央沟将额叶、顶叶分开
- 外侧裂将上面的额叶、顶叶和下面的颞叶分开
- 深部灰质核团（基底节、丘脑），中间为脑室

脑叶

- 额叶：大脑半球前部；中央沟前方，外侧裂上方
- 顶叶：大脑半球后部；中央沟后方，顶枕沟前方
- 枕叶：顶枕沟后方
- 颞叶：大脑外侧裂下方、角回前部
- 岛叶：隐藏在外侧裂深部的皮质区域，被额叶、颞叶、顶叶覆盖

影像解剖

概述

- 额叶
  - 中央沟将额叶、顶叶分开
  - **中央前回包含初级运动皮质**
    - 这一区域的运动投射特点是左右交叉，即一侧躯体运动投射至对侧皮质相应的功能区（如左侧身体对应右侧皮质）
    - 负责头面部运动的皮质位于初级运动皮质靠外侧的部分，负责下肢和足运动的皮质位于初级运动皮质靠内侧的部分
  - 前运动区皮质：位于中央前回前部的脑回（运动皮质）
  - 其余 3 个主要脑回：额上回、额中回、额下回，由额上沟和额下沟分开
- 顶叶
  - 中央沟后方
  - 顶枕沟将其与枕叶分开（内侧面）
  - **中央后回：初级躯体感觉皮质**（这一区域的感觉投射特点是左右交叉、上下倒置）
    - 一侧躯体感觉投射至对侧皮质相应的功能区
    - 头面部（脸、舌、嘴唇）的感觉投射于中央后回下部，躯干、上肢的感觉投射于中央后回上外侧，下肢的感觉投射于中央后回内侧
  - 顶上小叶和顶下小叶位于中央后回后方

- 缘上回位于大脑外侧裂后方
- 角回位于缘上回腹侧
- 顶叶内表面为楔前叶
- 枕叶
  - 顶枕沟后方
  - **初级视觉皮质**位于枕叶内侧
  - 楔叶位于内表面
- 颞叶
  - 外侧裂下方
  - 颞上回：**包含初级听觉皮质**
  - 颞中回：连接听觉、躯体感觉与视觉的联合通路
  - 颞下回：高级视觉联合区
  - 包含边缘系统的主要亚区
    - 海马旁回在内表面，延续至钩回
- 岛叶
  - 位于大脑外侧裂深部，被额叶、颞叶、顶叶覆盖
  - 躯体感觉功能
- 边缘系统
  - 胼胝体下、扣带回、海马旁回
  - 扣带回向胼胝体周围延伸；在嘴部（前部）逐渐变细，进入终板旁回、胼胝体下区域
  - 海马，包括齿状回、阿蒙角
- 大脑底部
  - 眶回覆盖额叶底部；内侧直回
  - 嗅球或嗅束位于嗅沟内
- 白质纤维束：有 3 种主要类型的纤维
  - **联络纤维**：连接同侧大脑半球的不同皮质区域
    - 扣带为长联络纤维，位于扣带回下方
  - **连合纤维**：连接双侧大脑皮质的纤维
    - 胼胝体是最大的连合纤维，连接双侧大脑半球
  - **投射纤维**：连接大脑皮质与深部灰质核团、脑干、小脑和脊髓
    - 内囊是最主要的投射纤维
- 基底节
  - 双侧的深部灰质核团
  - 尾状核、壳核、苍白球
- 丘脑：间脑最大的灰质核团，位于第三脑室两侧，是很多感觉通路的中继站

解剖影像相关问题

推荐成像方法

- MR 多平面成像显示大脑半球最佳
- 1.5T 或 3T MR 弥散张量成像（diffusion tensor imaging, DTI）显示脑白质最佳
- MR 高分辨率冠状位 T2、T1 容积成像和 FLAIR 序列显示边缘系统最佳
- MR 多平面成像显示基底节和丘脑最佳
- 弥散成像有助于评价幕上病变

示意图

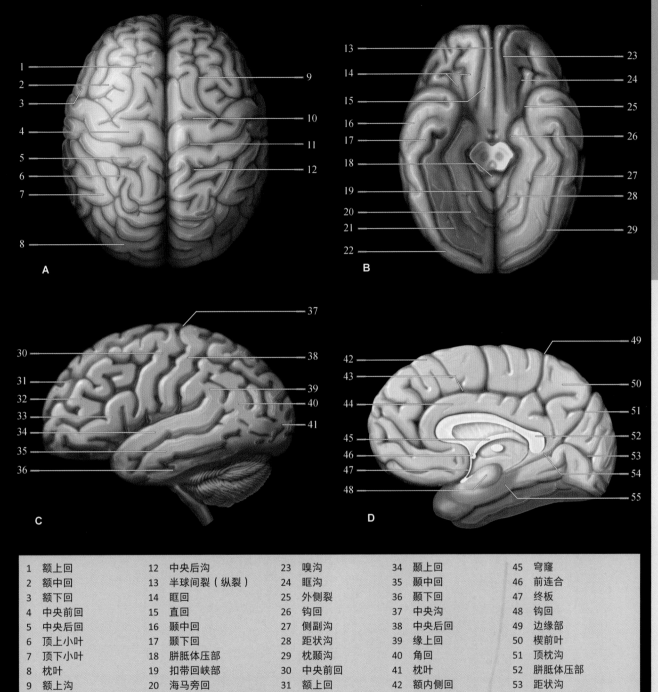

1	额上回	12	中央后沟	23	嗅沟	34	颞上回	45	穹窿
2	额中回	13	半球间裂（纵裂）	24	眶沟	35	颞中回	46	前连合
3	额下回	14	眶回	25	外侧裂	36	颞下回	47	终板
4	中央前回	15	直回	26	钩回	37	中央沟	48	钩回
5	中央后回	16	颞中回	27	侧副沟	38	中央后沟	49	边缘部
6	顶上小叶	17	颞下回	28	距状沟	39	缘上回	50	楔前叶
7	顶下小叶	18	胼胝体压部	29	枕颞沟	40	角回	51	顶枕沟
8	枕叶	19	扣带回峡部	30	中央前回	41	枕叶	52	胼胝体压部
9	额上沟	20	海马旁回	31	额上回	42	额内侧回	53	距状沟
10	中央前沟	21	枕颞内侧回	32	额中回	43	扣带沟	54	扣带回峡部
11	中央沟	22	枕颞外侧回	33	额下回	44	扣带回	55	海马旁回

（A）大脑半球表面解剖图。左侧为脑回和脑叶；右侧为脑沟。中央沟将额叶与顶叶分开。额叶的中央前回为初级运动皮质，顶叶的中央后回为初级感觉皮质。CT 和 MR 图像可识别中央沟。（B）大脑半球底面解剖图。眶回覆盖额叶基底部；直回位于最内侧；嗅球或嗅道（未显示）位于嗅沟内；大脑外侧裂将额叶与颞下回分开；钩回为颞叶的内侧边界，并与海马旁回延续；侧副沟将海马旁回与枕颞内侧回（梭状回或舌回）分开。（C）大脑半球外侧面解剖图。额叶从额极向中央沟延伸。缘上回和角回是顶叶的一部分，缘上回具有躯体感觉功能，而角回在听觉、视觉输入和语言理解中具有重要作用。颞上回包含初级听觉皮质，形成颞盖。岛叶皮质位于大脑外侧裂内，其上覆盖额叶、颞叶和顶叶。（D）大脑半球内侧面解剖图。胼胝体是主要的连合纤维，穹窿和扣带回是边缘系统的重要部分，穹窿从海马体伞向丘脑前部、乳头体和隔区延伸，扣带回与情绪的形成、处理、学习和记忆有关

CT 增强轴位图像

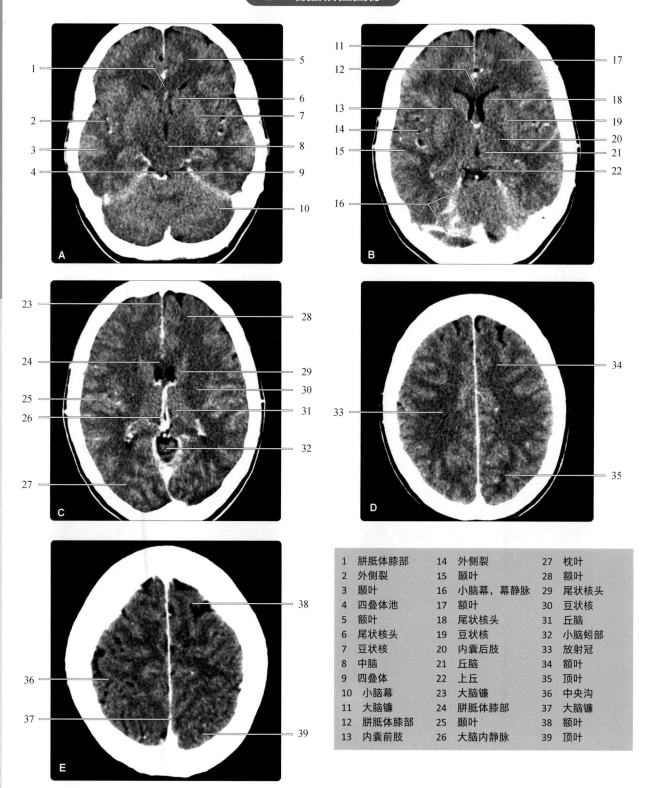

1 胼胝体膝部	14 外侧裂	27 枕叶
2 外侧裂	15 颞叶	28 额叶
3 颞叶	16 小脑幕，幕静脉	29 尾状核头
4 四叠体池	17 额叶	30 豆状核
5 额叶	18 尾状核头	31 丘脑
6 尾状核头	19 豆状核	32 小脑蚓部
7 豆状核	20 内囊后肢	33 放射冠
8 中脑	21 丘脑	34 额叶
9 四叠体	22 上丘	35 顶叶
10 小脑幕	23 大脑镰	36 中央沟
11 大脑镰	24 胼胝体膝部	37 大脑镰
12 胼胝体膝部	25 颞叶	38 额叶
13 内囊前肢	26 大脑内静脉	39 顶叶

CT 增强轴位图像，从下至上 5 幅图像。（A）显示额叶、颞叶和基底节。内囊前肢将尾状核与豆状核（包括壳核和苍白球）分开，内囊后肢包含皮质脊髓束，将丘脑与豆状核分开。（B）基底节层面，包括尾状核、豆状核与苍白球，也可显示内囊前肢、内囊膝部和内囊后肢。内囊是进出大脑皮质的主要投射纤维，呈扇形，向外形成放射冠。丘脑与第三脑室相邻，内囊将丘脑与基底节分开。（C）侧脑室水平层面，显示丘脑和大脑内静脉。大脑镰位于半球间裂内，枕叶位于后方，其下为小脑，枕叶内包含初级视觉皮质。（D）放射冠（半卵圆中心层面）由皮质至脑干的放射状投射纤维组成。放射冠与内囊相连，此层面及以上层面不显示枕叶。（E）中央沟将额叶与顶叶分隔。初级运动皮质位于额叶中央前回，初级躯体感觉皮质位于顶叶中央后回。CT 可以显示大脑外侧裂和中央沟，但 MR 可以更清晰地分辨脑沟和脑回结构

大脑半球概述

MR 轴位 T1WI

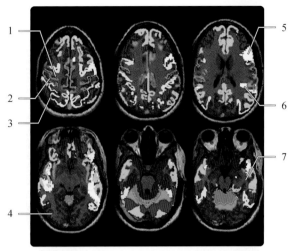

1	中央前回
2	中央后回
3	顶内沟
4	枕下回
5	额下回
6	颞上回
7	颞下回

MR 轴位 T1WI 显示不同结构对应的功能网络：白色＝语言网络，浅蓝色＝默认网络，紫色＝执行控制网络，深蓝色＝边缘系统，绿色＝突显或新奇网络，黄色＝注意网络，橙色＝感觉、运动和听觉网络，红色＝视觉网络

3T MR 轴位 T1WI

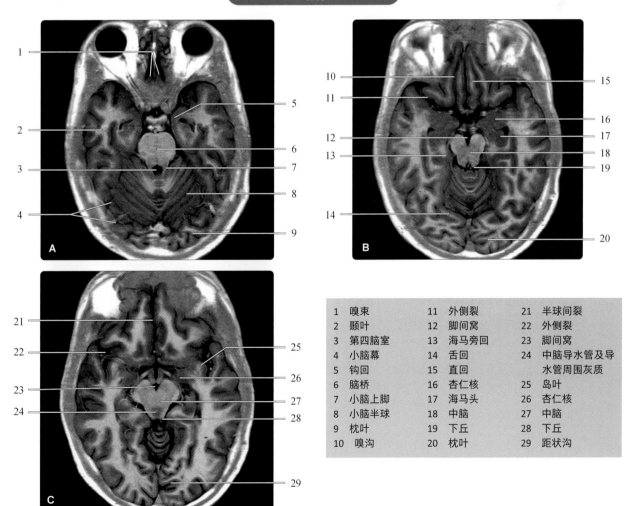

1	嗅束	11	外侧裂	21	半球间裂
2	颞叶	12	脚间窝	22	外侧裂
3	第四脑室	13	海马旁回	23	脚间窝
4	小脑幕	14	舌回	24	中脑导水管及导
5	钩回	15	直回		水管周围灰质
6	脑桥	16	杏仁核	25	岛叶
7	小脑上脚	17	海马头	26	杏仁核
8	小脑半球	18	中脑	27	中脑
9	枕叶	19	下丘	28	下丘
10	嗅沟	20	枕叶	29	距状沟

MR 轴位 T1WI，从下至上 9 幅图像，显示大脑半球结构。（**A**）显示部分枕叶位于斜行的小脑幕上方。钩回为颞叶的内侧边界，与海马旁回延续。（**B**）额叶基底面由眶回构成。嗅球或嗅束位于嗅沟下，海马体位于杏仁核的后部和下部，侧副沟将海马旁回与枕颞内侧回（梭状回或舌回）分开。（**C**）中脑水平层面显示外侧裂将额叶和颞叶分隔开，岛叶皮质位于外侧裂深部，其上覆盖额叶、颞叶和顶叶，距状沟被枕叶后部的初级视觉皮质包绕

（接下页）

23

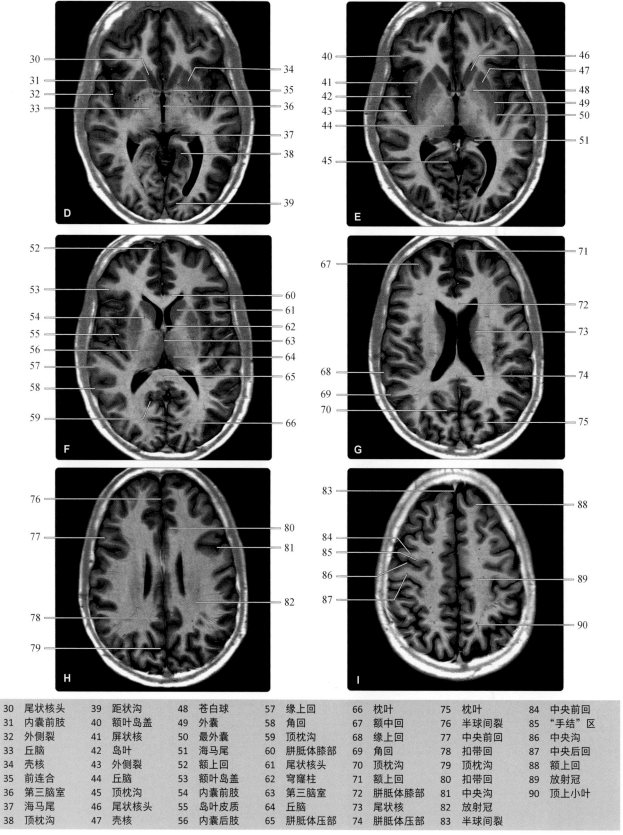

30	尾状核头	39	距状沟	48	苍白球	57	缘上回	66	枕叶	75	枕叶	84	中央前回
31	内囊前肢	40	额叶岛盖	49	外囊	58	角回	67	额中回	76	半球间裂	85	"手结"区
32	外侧裂	41	屏状核	50	最外囊	59	顶枕沟	68	缘上回	77	中央前回	86	中央沟
33	丘脑	42	岛叶	51	海马尾	60	胼胝体膝部	69	角回	78	扣带回	87	中央后回
34	壳核	43	外侧裂	52	额上回	61	尾状核头	70	顶枕沟	79	顶枕沟	88	额上回
35	前连合	44	丘脑	53	额叶岛盖	62	穹窿柱	71	额上回	80	扣带回	89	放射冠
36	第三脑室	45	顶枕沟	54	内囊前肢	63	第三脑室	72	胼胝体膝部	81	中央沟	90	顶上小叶
37	海马尾	46	尾状核头	55	岛叶皮质	64	丘脑	73	尾状核	82	放射冠		
38	顶枕沟	47	壳核	56	内囊后肢	65	胼胝体压部	74	胼胝体压部	83	半球间裂		

续。（D）基底节下部层面，显示内囊前肢将尾状核头和豆状核分开。前连合是主要的连合纤维，位于第三脑室前部终板穹窿前方。前连合前部连接前穿质和嗅束，后部连接颞叶、杏仁核和终板。（E）基底节和丘脑层面。与壳核相比，苍白球信号稍高；顶枕沟将顶叶和枕叶分开；海马尾环绕中脑和丘脑；外囊位于苍白球与屏状核之间，最外囊位于屏状核与岛叶之间。（F）基底节上部层面，显示顶叶的缘上回和角回。（G）显示尾状核体位于侧脑室体的外侧。顶枕沟将顶叶和枕叶分开。（H）大脑半球被包含大脑镰的纵裂分隔开。从内囊发出的纤维呈扇形向上延伸至大脑皮质组成放射冠（半卵圆中心层面）。（I）显示大脑镰位于半球间裂内，大脑镰为硬脑膜皱襞，其内包含上矢状窦。MR上中央沟显示清晰，分隔额叶和顶叶。代表中央前回手部运动的"手结"区，通常沿中央前回的后缘走行

第一篇　脑

3T MR 冠状位 T1WI

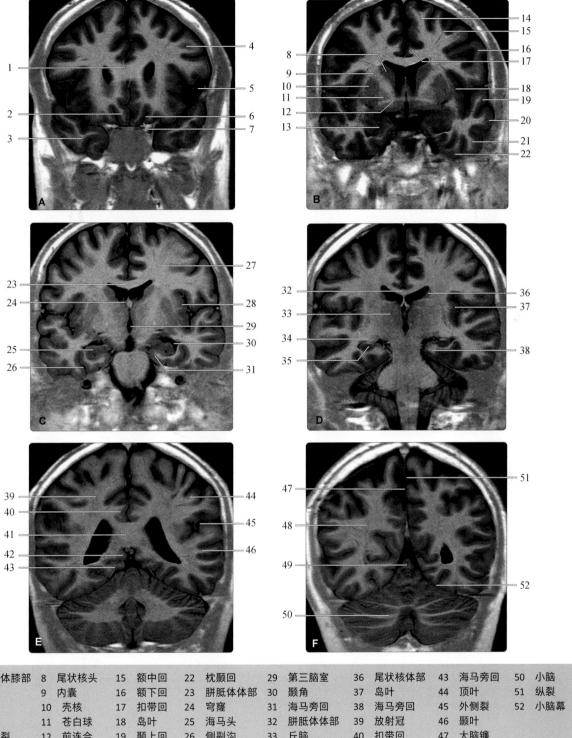

1	胼胝体膝部	8	尾状核头	15	额中回	22	枕颞回	29	第三脑室	36	尾状核体部	43	海马旁回	50	小脑
2	直回	9	内囊	16	额下回	23	胼胝体体部	30	颞角	37	岛叶	44	顶叶	51	纵裂
3	颞叶	10	壳核	17	扣带回	24	穹窿	31	海马旁回	38	海马旁回	45	外侧裂	52	小脑幕
4	额叶	11	苍白球	18	岛叶	25	海马头	32	胼胝体体部	39	放射冠	46	颞叶		
5	外侧裂	12	前连合	19	颞上回	26	侧副沟	33	丘脑	40	扣带回	47	大脑镰		
6	嗅沟	13	杏仁核	20	颞中回	27	放射冠	34	外侧膝状体	41	胼胝体压部	48	放射冠		
7	嗅束	14	额上回	21	颞下回	28	岛叶	35	海马体	42	扣带回	49	小脑蚓部		

MR 冠状位 T1WI，从前至后 6 幅图像，显示大脑半球。（A）胼胝体膝部。嗅束位于嗅沟内，嗅沟为大脑底部直回的外侧缘。（B）内囊前肢与前连合。尾状核头与壳核相邻；额叶与颞叶清晰显示，岛叶被额叶和颞叶覆盖。冠状位图像可以清晰显示颞上、中、下回与额上、中、下回。（C）海马头部的上表面呈分叶状。穹窿体位于胼胝体下方，侧副沟分隔海马旁回和内侧枕颞回（梭状回）。（D）颞叶后部的内面由海马体和海马旁回构成；可见参与视觉通路的丘脑核——外侧膝状体，视辐射从外侧膝状体向后方走行至枕叶。（E）显示胼胝体压部，扣带回位于压部的上、下方，呈拱状环绕压部。海马旁回后部与扣带回延续，外侧裂将上方的顶叶与下方的颞叶分开。（F）此层可见半球间裂、大脑镰和小脑幕。小脑幕是硬脑膜褶皱，将颅内结构分隔为幕上和幕下两部分，与上方的大脑镰延续

3T MR 矢状位 T1WI

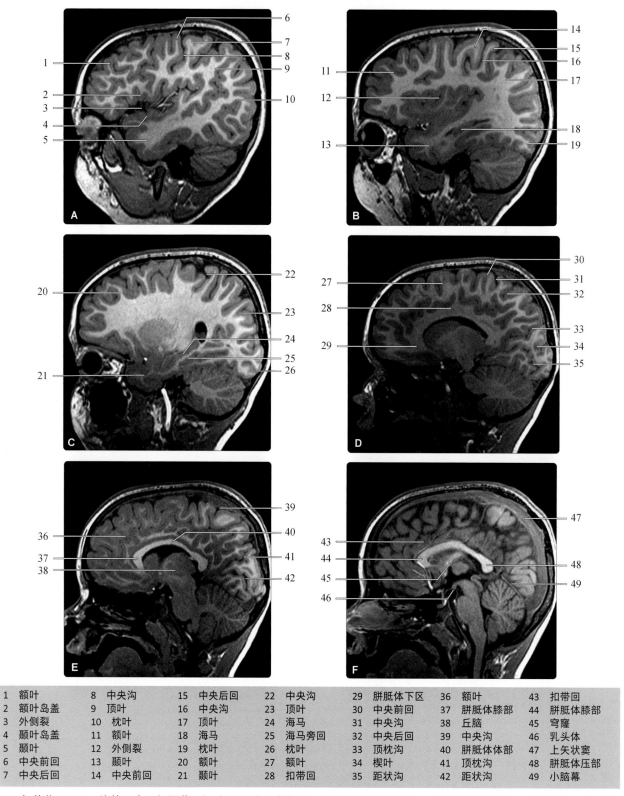

1	额叶	8	中央沟	15	中央后回	22	中央沟	29	胼胝体下区	36	额叶	43	扣带回
2	额叶岛盖	9	顶叶	16	中央沟	23	顶叶	30	中央前回	37	胼胝体膝部	44	胼胝体膝部
3	外侧裂	10	枕叶	17	顶叶	24	海马	31	中央沟	38	丘脑	45	穹窿
4	颞叶岛盖	11	额叶	18	海马	25	海马旁回	32	中央后回	39	中央沟	46	乳头体
5	颞叶	12	外侧裂	19	枕叶	26	枕叶	33	顶枕沟	40	胼胝体体部	47	上矢状窦
6	中央前回	13	颞叶	20	额叶	27	额叶	34	楔叶	41	顶枕沟	48	胼胝体压部
7	中央后回	14	中央前回	21	颞叶	28	扣带回	35	距状沟	42	距状沟	49	小脑幕

MR 矢状位 T1WI，从外至内 6 幅图像。（A）显示大脑外侧裂，其上界为额叶岛盖，下界为颞叶岛盖，外侧裂内包含大脑中动脉的脑岛段（M2）和岛盖段（M3）。（B）显示中央沟分隔中央前回与中央后回，定位中央沟和中央前回（初级运动皮质）对制订术前计划尤为重要。颞角旁为海马体部。（C）内侧颞叶层面显示海马和海马旁回。沿海马上缘的白质为海马伞，海马伞在胼胝体的下方和前方弯曲为穹窿，终止于乳头体。外侧裂将颞叶与额叶、顶叶分开。（D）显示中央沟，其前部与中央前回（运动皮质）相连，后部与中央后回（感觉皮质）相连。楔叶的边界由顶枕沟和距状沟组成；扣带回围绕胼胝体，从终板旁回和胼胝体下方呈喙状延续至颞叶的海马旁回。（E）中央沟分隔额叶和顶叶。顶枕沟位于大脑半球内侧，分隔顶叶和枕叶。（F）正中矢状位显示穹窿和乳头体结构。大脑半球位于小脑幕上方，由反折的硬脑膜结构将脑组织分为幕上和幕下两部分。双侧大脑半球通过最大的连合纤维——胼胝体彼此连接

3T MR 轴位 T2WI

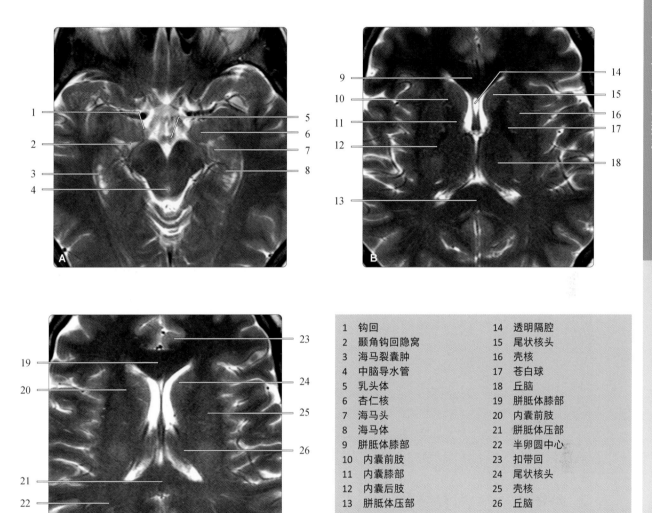

1	钩回	14	透明隔腔
2	颞角钩回隐窝	15	尾状核头
3	海马裂囊肿	16	壳核
4	中脑导水管	17	苍白球
5	乳头体	18	丘脑
6	杏仁核	19	胼胝体膝部
7	海马头	20	内囊前肢
8	海马体	21	胼胝体压部
9	胼胝体膝部	22	半卵圆中心
10	内囊前肢	23	扣带回
11	内囊膝部	24	尾状核头
12	内囊后肢	25	壳核
13	胼胝体压部	26	丘脑

MR 轴位 T2WI，从下至上 3 幅图像。（**A**）显示海马和杏仁核。海马裂囊肿（海马沟残迹）是正常变异，颞角在海马体的前上部将海马与杏仁核分隔开。（**B**）基底节和丘脑层面。老年患者的壳核由于髓鞘含量增加、局部铁沉积，因此与其他深部灰质核团相比呈低信号。苍白球与内囊的信号相同。此层面可见内囊前肢、膝部和后肢，前肢包含额叶-脑桥和丘脑-皮质的投射纤维，内囊膝部包含皮质延髓束，内囊后肢包含皮质脊髓束。（**C**）丘脑上部层面。胼胝体的神经纤维辐射至大脑半球的半卵圆中心（横断面呈半卵圆形，是大脑半球中心的白质）

3T MR 冠状位 T2WI

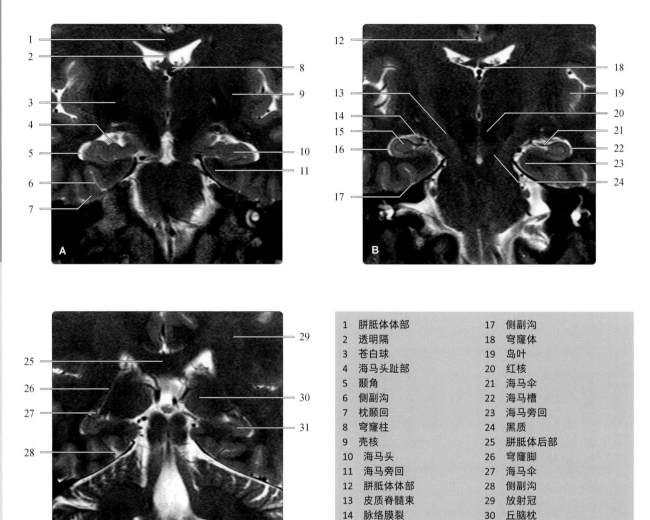

1	胼胝体体部	17	侧副沟
2	透明隔	18	穹窿体
3	苍白球	19	岛叶
4	海马头趾部	20	红核
5	颞角	21	海马伞
6	侧副沟	22	海马槽
7	枕颞回	23	海马旁回
8	穹窿柱	24	黑质
9	壳核	25	胼胝体后部
10	海马头	26	穹窿脚
11	海马旁回	27	海马伞
12	胼胝体体部	28	侧副沟
13	皮质脊髓束	29	放射冠
14	脉络膜裂	30	丘脑枕
15	海马体	31	海马尾
16	颞角		

MR 冠状位 T2WI，从前至后 3 幅图像，显示边缘系统。（A）此层面显示颞角钩回隐窝将杏仁核与海马体分隔开。海马头可以通过趾状突起（又称海马趾，海马头的标志）进行识别；侧副沟将海马旁回与枕颞回（梭状回）分开。（B）此层面显示海马体的正常结构。穹窿体在丘脑上方形成 2 个前柱，前柱卷曲至室间孔（Monro 孔）前方，将纤维投射至乳头体、丘脑前部和分隔区。白质纤维束从内囊穿过大脑脚至脑桥。（C）丘脑后部（丘脑枕）层面可见海马尾部（海马最小的部分）。海马伞起自海马体，形成穹窿脚，穹窿脚附着于胼胝体压部

影像解剖

脑叶

- 额叶
  - 延伸至中央沟
  - 外侧裂将额叶的下外侧与颞叶分隔
- 顶叶
  - 内侧由顶枕沟与枕叶分隔
- 颞叶：包含听觉皮质
- 枕叶：包含视觉皮质（例如 V1、V2、V3）
- 岛叶：参与内感受
  - 被额叶、顶叶和颞叶岛盖覆盖

脑沟

- 额部
  - 额上沟和额下沟
    - 额叶眼区位于中央前沟与额上沟的连接区域
  - 中央前沟、中央沟、中央后沟
  - 嗅沟
    - 内含嗅球，集中传导与传递嗅觉信息
  - 眶沟：H 形沟，将眶回分为内侧、前侧、外侧和后侧
- 顶部
  - 扣带沟从终板旁回至峡部围绕胼胝体
    - 边缘支向上延伸，紧靠中央沟后方
  - 顶下沟由扣带沟延续而来，并分隔楔前叶与扣带回后部
  - 顶枕沟是楔叶与楔前叶的分界线，也是顶叶与枕叶的分界线
  - 顶内沟分隔顶上小叶与顶下小叶
    - 主要功能：知觉-运动协调（指导眼球运动）和多模态注意力
- 颞部
  - 侧副沟
    - 大部分为内侧颞沟
    - 位于海马旁回的外侧
  - 颞上沟、颞中沟、颞下沟
- 枕部
  - 枕颞沟将位于外侧的颞下回与位于内侧的枕颞回分隔
  - 距状沟将楔叶与梭状回和舌回分隔
    - 初级视觉皮质包绕
  - 枕外侧沟位于背外侧表面
  - 月状沟位于枕叶外侧
  - 枕叶前上缘为枕横沟

脑回

- 额叶
  - 扣带回
    - 前扣带回皮质（cingulate cortex，CC）：处理突显（salience）、疼痛、奖励、情感和冲动控制
    - 后扣带回皮质：自我认知、陈述性记忆与语义功能
    - 压后皮质：负责情景记忆与空间导航
  - 直回
  - 眶回
    - 处理反应抑制、奖励、错误、情感和评估
  - 额下回
    - 眶部
    - 三角部和岛盖部：Broca 区（语言表达）
  - 额中回
    - 前额叶背外侧皮质的一部分
    - 执行功能、工作记忆和注意力
  - 额上回
    - 运动前区皮质的一部分：负责运动的计划和执行
    - 辅助运动区
  - 中央前回：包含初级运动皮质
- 顶叶
  - 中央后回：包含躯体感觉皮质
  - 顶上小叶
  - 顶下小叶
    - 缘上回：视觉词汇识别
    - 角回：语义语言、计算
  - 楔前叶：顶叶内侧、顶枕沟上方
  - 扣带回
    - 胼胝体与扣带回之间的内表面
    - 前扣带回皮质、后扣带回皮质（腹侧和背侧）、压后皮质
- 颞叶
  - 颞下回
  - 颞中回
    - 海马：位于内侧
    - 情景记忆和语义记忆
    - 运动知觉和注意力
  - 颞上回
    - 颞平面：颞上回表面的 Wernicke 脑区（语言理解）
    - 颞横回：初级听觉皮质
  - 海马旁回
    - 钩回：海马旁回前端向后的弯曲，初级嗅区的一部分，包含杏仁核
- 枕叶
  - 楔叶：从对侧视网膜上部接收下部视野的视觉信息
    - 位于枕叶内侧、距状沟上方
  - 舌回：对应于初级视觉皮质的下 1/2，接收双眼对侧视野上象限的视觉信息
    - 位于枕叶内侧、距状沟下方
  - 枕上回、枕中回、枕下回
  - 枕颞内侧回（梭状回）和枕颞外侧回
    - 视觉处理腹侧通路的一部分，涉及面部的处理

脑回和脑沟轴位图像

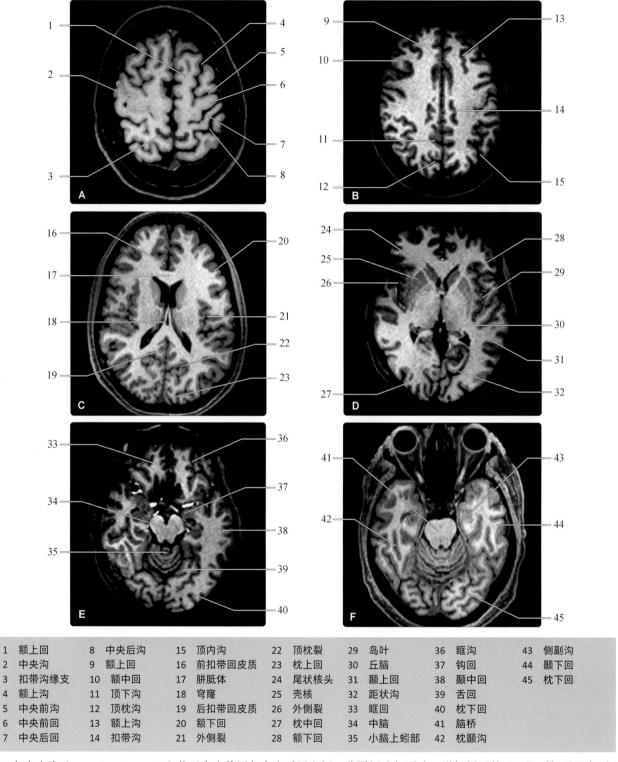

1	额上回	8	中央后沟	15	顶内沟	22	顶枕裂	29	岛叶	36	眶沟	43	侧副沟
2	中央沟	9	额上回	16	前扣带回皮质	23	枕上回	30	丘脑	37	钩回	44	颞下回
3	扣带沟缘支	10	额中回	17	胼胝体	24	尾状核头	31	颞上回	38	颞中回	45	枕下回
4	额上沟	11	顶下沟	18	穹窿	25	壳核	32	距状沟	39	舌回		
5	中央前沟	12	顶枕沟	19	后扣带回皮质	26	外侧裂	33	眶回	40	枕下回		
6	中央前回	13	额上回	20	额下回	27	枕中回	34	中脑	41	脑桥		
7	中央后回	14	扣带沟	21	外侧裂	28	额下回	35	小脑上蚓部	42	枕颞沟		

（**A**）中央沟（central sulcus，CS）位于中央前回与中央后回之间，分隔额叶与顶叶，形似倒置的"Ω"，易于识别。额叶几乎占大脑半球的 1/2。扣带沟缘支位于大脑半球的上表面，形态似胡须，它可作为一个识别其前部中央沟的界标。（**B**）顶内沟（intraparietal sulcus，IPS）与中央后沟相交，类似额上沟与中央前沟相交，呈"T"形。顶内沟将顶叶分为顶上小叶和顶下小叶。扣带回层面显示额上回和额中回。顶内沟是缘上回与角回的背侧连接点。（**C**）胼胝体层面显示额下回。左侧额下回（Broca 区）的局灶病变导致非流利性失语症，表现为语速减慢，但语义正常。左侧颞后上回（Wernicke 区）的局灶病变导致无法明确表达语言内容，但语法和韵律正常。（**D**）丘脑层面显示颞上回，颞上回有两条斜行的隆起：分别为构成初级听觉皮质的颞横回和其后方的颞平面。（**E**）中脑层面显示颞中回。海马位于颞中回内侧，与记忆和学习的巩固有关。即使双侧海马损伤，程序性记忆依然能够保留。内嗅皮质位于颞叶内侧。（**F**）脑桥层面显示颞下回，颞中回与颞下回均参与语义记忆加工、语言加工、视觉感知和不同感官信息的整合；此外这些结构也与识别和整合面部信息有关，是腹侧视觉通路的一部分，主要识别物体"是什么"；颞下回也参与形成心理意象

脑回和脑沟矢状位图像

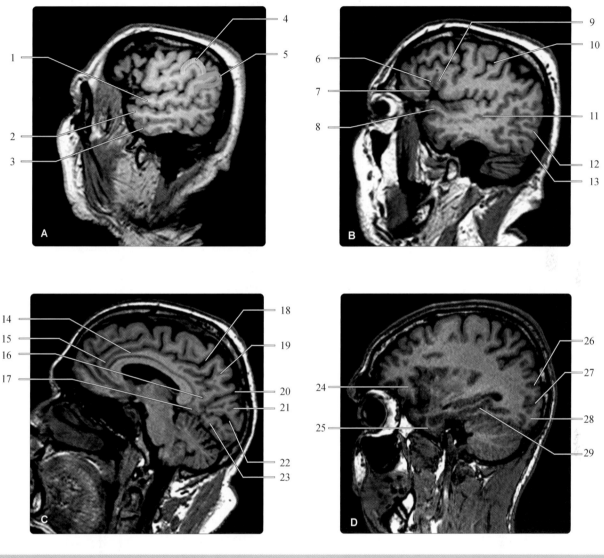

1 颞上回	9 额下回岛盖部	17 峡部（压后皮质）	25 枕颞回（梭状回）
2 颞中回	10 中央沟	18 扣带沟缘支	26 枕横沟
3 颞下回	11 颞上沟	19 楔前叶	27 枕外侧沟
4 缘上回	12 枕中回	20 顶枕沟	28 枕下回
5 角回	13 枕下回	21 楔叶	29 枕颞沟
6 额下回三角部	14 扣带回	22 距状沟	
7 额下回眶部	15 前扣带回皮质	23 舌回	
8 颞上回	16 后扣带回皮质	24 额下回	

（A）顶下小叶由缘上回（外侧裂末端）和角回（颞上沟末端）组成。缘上回在词汇识别方面起重要作用，包括语义和音韵；角回参与词语赋意；这两个脑区控制任务的执行顺序。顶上小叶位于顶内沟上方。（B）额下回分为三角部、眶部和岛盖部，三角部和岛盖部组成 Broca 区。（C）初级视觉皮质位于枕叶距状沟边缘，视网膜投射区位于枕极，同侧视网膜周围和对侧视野的功能区多位于沿距状沟前部走行的皮质。（D）内侧枕颞回（梭状回）负责视觉处理，尤其是面部处理，还负责对熟悉物体的次级分类识别，也负责颜色和词汇的处理

脑回和脑沟解剖

脑回和脑沟冠状位图像

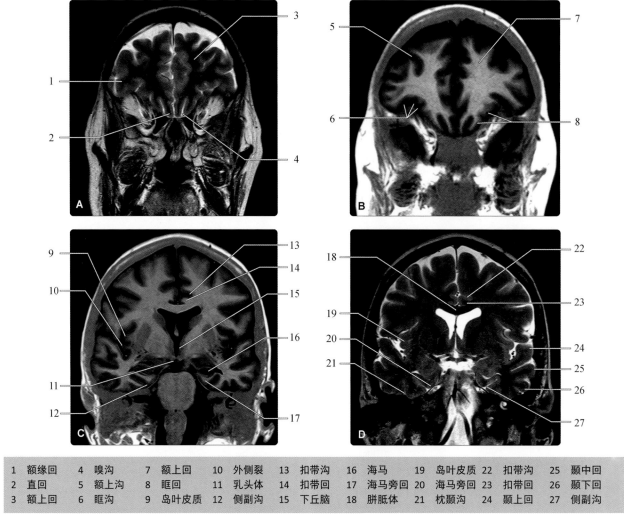

1	额缘回	4	嗅沟	7	额上回	10	外侧裂	13	扣带沟	16	海马	19	岛叶皮质	22	扣带沟	25	颞中回
2	直回	5	额上沟	8	眶回	11	乳头体	14	扣带回	17	海马旁回	20	海马旁回	23	扣带回	26	颞下回
3	额上回	6	眶沟	9	岛叶皮质	12	侧副沟	15	下丘脑	18	胼胝体	21	枕颞沟	24	颞上回	27	侧副沟

（A）直回位于额叶最内侧和下侧，其边界为下方的嗅沟和上方的眶上沟；嗅球和嗅束位于嗅沟内。（B）眶额叶皮质位于大脑半球额部的腹侧面，是前额叶皮质的一部分，接收来自丘脑背内侧核的大细胞部发出的投射纤维。这个脑区接收所有感官形式的输入：味觉、嗅觉、躯体感觉、听觉和视觉；评估味觉和嗅觉的奖励机制。眶额叶皮质受损可影响面部及声音的识别、学习和激励-强化的正反馈。（C）海马结构由海马、齿状回和相关白质（海马槽、海马伞和穹窿）组成。内嗅皮质沿海马旁回走行，下托是内嗅皮质与海马之间的过渡。（D）外侧沟是颞叶上缘的边界，后者由颞上回、颞中回和颞下回组成。枕颞沟将颞下回内侧缘与梭状回外侧缘分开。梭状回的内侧是侧副沟，其内侧至侧副沟，海马旁回形成颞叶下表面的内侧边界

MR 轴位 T1WI

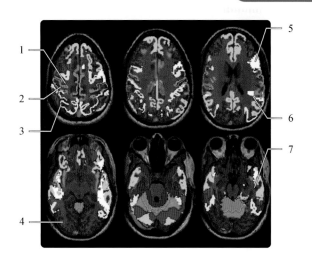

1	中央前回
2	中央后回
3	顶内沟
4	枕下回
5	额下回
6	颞上回
7	颞下回

MR 轴位 T1WI 显示不同结构对应的脑功能网络：白色＝语言网络，浅蓝色＝默认网络，紫色＝执行控制网络，深蓝＝边缘系统，绿色＝突显/新奇网络，黄色＝注意网络，橙色＝感觉、运动和听觉网络，红色＝视觉网络

脑回和脑沟解剖

脑回和脑沟

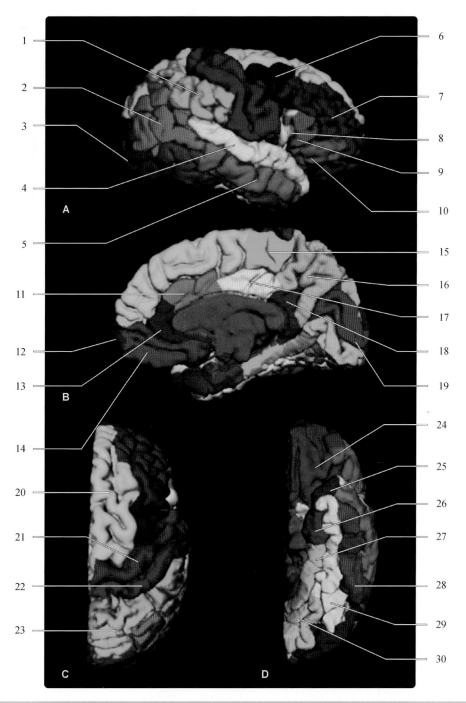

1	缘上回	7	额中回头侧	13	前扣带回头侧	19	楔叶	25	颞极
2	顶下小叶	8	额下回岛盖部	14	眶额叶内侧	20	额上回	26	内嗅区
3	枕外侧叶	9	额下回三角部	15	中央旁小叶	21	中央前回	27	海马旁回
4	颞上回	10	额下回眶部	16	楔前叶	22	中央后回	28	颞下回
5	颞中回	11	前扣带回尾侧	17	后扣带回	23	顶上小叶	29	梭状回
6	额中回尾侧	12	额极	18	扣带回峡部	24	眶额叶	30	舌回

同一被试者右侧大脑半球表面的渲染图：外侧观（**A**）、内侧观（**B**）、上面观（**C**）和下面观（**D**）。图像使用 FreeSurfer 软件的 Desikan-Killiany 图谱重建

脑回和脑沟

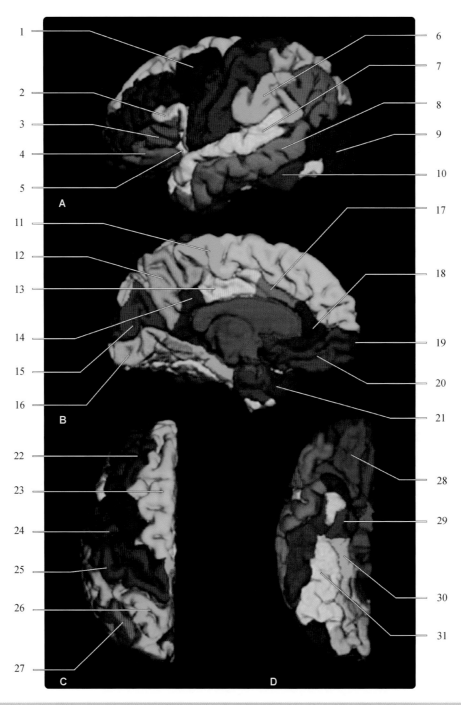

1	额中回尾侧	7	颞上回	13	后扣带回	19	额极	25	中央后回	31	梭状回

1	额中回尾侧	7	颞上回	13	后扣带回	19	额极	25	中央后回	31	梭状回
2	额下回岛盖部	8	颞中回	14	扣带回峡部	20	眶额叶内侧	26	顶上小叶		
3	额下回三角部	9	枕外侧叶	15	楔叶	21	颞极	27	顶下小叶		
4	额下回眶部	10	颞下回	16	舌回	22	额中回头侧	28	眶额叶		
5	岛叶	11	中央旁小叶	17	前扣带回尾侧	23	额上回	29	内嗅区		
6	缘上回	12	楔前叶	18	前扣带回头侧	24	中央前回	30	海马旁回		

同一被试者左侧大脑半球表面渲染图：外侧观（**A**）、内侧观（**B**）、上面观（**C**）和下面观（**D**）。图像使用 FreeSurfer 软件的 Desikan-Killiany 图谱重建

白质纤维束

大体解剖

概述

- 白质纤维束分为**联络纤维、连合纤维和投射纤维**
- **联络纤维**（有长有短）
  - 短纤维（弓状或"U"形纤维）连接邻近脑回，走行与脑沟长轴平行
  - 长纤维形成束状，广泛连接脑回
    - **扣带**：扣带回内长且弯曲的纤维束，连接部分额叶、顶叶和颞叶
    - **钩状束**：连接额叶运动语言区、眶回与颞叶皮质
    - **上纵（弓状）束**：连接额叶、顶叶、颞叶和枕叶皮质
    - **下纵束**：连接颞叶和枕叶皮质，构成矢状层
    - **枕额上束**：连接枕叶和额叶，位于胼胝体下方
    - **枕额下束**：下方连接枕叶和额叶；后部形成矢状层，连接枕叶和大脑其他部分
- **连合纤维**
  - **胼胝体**
    - 最大的连合纤维，连接双侧大脑半球
    - 四个部分：嘴部、膝部、体部、压部
    - 嘴部纤维向外侧延伸，连接额叶的眶面
    - 膝部纤维呈小钳状向前弯曲，连接额叶外侧和内侧
    - 体部纤维横向走行，与放射冠的投射纤维广泛连接
    - **毯**：由体部、部分压部纤维组成，分布在侧脑室的后部和下部
    - 大多数压部纤维弯曲至枕叶，呈钳状
  - **前连合**
    - 横向走行，排列紧密，为有髓鞘的纤维束
    - 穿过穹隆前部，附着于第三脑室前壁
    - 向外侧分为两支纤维束
    - 前束至前穿质、嗅束
    - 较大的后束呈扇形延伸至颞叶
  - **后连合**：较小，在松果体后部横行连接中脑、丘脑或下丘脑
- **投射纤维**
  - **放射冠**：纤维束从内囊呈扇形形成放射冠，最后投射至全脑皮质
  - **内囊**：为纤维进出大脑皮质的主要通道
    - **内囊前肢**：额叶脑桥纤维、丘脑皮质投射纤维
    - **内囊膝部**：皮质延髓纤维
    - **内囊后肢**：皮质脊髓束，从前至后依次控制上肢、躯干和下肢运动
  - **皮质脊髓束**：主要传出投射纤维，连接运动皮质和脑干、脊髓
    - 汇合至放射冠，继续穿过内囊后肢至大脑脚和外侧索
  - **皮质延髓束**：主要传出投射纤维，连接运动皮质至脑干、脊髓
    - 汇合至放射冠，再从放射冠至内囊膝部，再至大脑脚，终止于颅内运动神经核团
  - **皮质脑桥束**：传递运动信息至脑桥
  - **皮质丘脑束**：连接整个大脑皮质和丘脑

影像解剖

概述

- 髓鞘形成遵循从下至上、从中心至外周、从后至前的顺序
- MR 信号取决于髓鞘发育程度
- 有完整髓鞘的白质 T1WI 呈高信号，T2WI 呈低信号

白质发育规律

- 白质发育的不同阶段，T1WI 和 T2WI 的信号不同
  - 6 个月以前 T1WI 显示最佳
  - 6 个月以后 T2WI 显示最佳
- 新生儿
  - T1WI：新生儿的表现与成人 T2WI 类似
    - 白质信号低于灰质
    - 随着髓鞘发育，白质信号逐渐升高
  - T2WI：新生儿的表现与成人 T1WI 类似
    - 白质信号高于灰质
    - T2WI 可评估小脑和脑干发育程度
- 前 6 个月
  - T1WI
    - 3 个月：内囊前肢、小脑白质呈高信号
    - 4 个月：胼胝体压部呈高信号
    - 6 个月：胼胝体膝部呈高信号
    - 8 个月：除了大部分周围纤维，其余部位表现接近成人
- 6 ~ 18 个月
  - T2WI 信号
    - 6 个月：胼胝体压部呈低信号
    - 8 个月：胼胝体膝部呈低信号
    - 11 个月：内囊前肢呈低信号
    - 14 个月：额叶深部白质呈低信号
    - 18 个月：除了大部分周围纤维，其余部位表现接近成人

胼胝体病变

- 胼胝体发育不全是一种半球间连接障碍的先天性疾病
  - 包括完全性发育缺失（胼胝体缺失）、发育不全（部分胼胝体）、发育不良（薄胼胝体）、发育障碍（畸形胼胝体）
- T1WI 和 DTI 正中矢状位显示胼胝体病变最佳

示意图

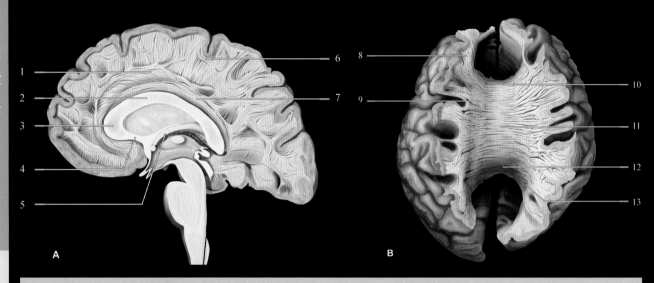

1	上纵束	4	胼胝体嘴部	7	扣带	10	胼胝体膝部	13	枕钳
2	胼胝体体部	5	穹窿	8	额钳	11	胼胝体体部		
3	胼胝体膝部	6	短弓状纤维	9	胼胝体连合纤维	12	胼胝体压部		

（A）矢状位图像显示中线区白质纤维束。胼胝体为最大的连合纤维，连接大脑半球之间相应的皮质区域。穿过胼胝体体部的纤维为横向走行，穿过胼胝体膝部和压部的纤维分别向前和向后走行至大脑半球的前后两极。扣带是联络纤维，起于胼胝体嘴部下方的内侧皮质，走行于扣带回内，围绕胼胝体并向外延伸至海马旁回和钩回。（B）最大的白质纤维束——胼胝体的上面观，连接双侧大脑半球相应的皮质区域。邻近中线的胼胝体纤维为左右走行，远离中线的胼胝体纤维呈扇形，与投射纤维和联络纤维融合

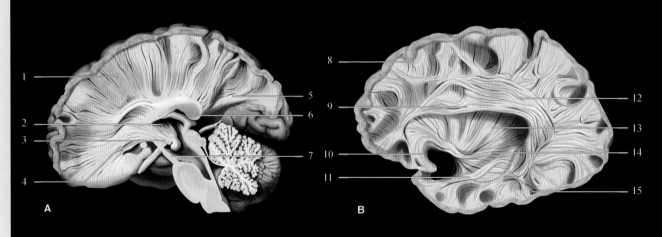

1	放射冠	5	枕钳	9	扣带	13	外囊		
2	内囊	6	胼胝体压部	10	钩束	14	枕额下束		
3	皮质红核束	7	大脑脚	11	枕额下束	15	下纵束		
4	皮质下丘脑束	8	短弓状纤维	12	上纵束				

（A）矢状面显示主要的投射纤维，将皮质与深部灰质核团、脑干、小脑和脊髓相连，包括传出纤维（离开皮质）和传入纤维（移向皮质）。传出纤维由各个方向汇合而成，形成紧密的皮层下白质即放射冠，放射冠与内囊相连。内囊包含皮质的大部分投射纤维，主要包括皮质脊髓束、皮质延髓束和皮质脑桥束。视辐射从外侧膝状核延伸至枕叶。（B）矢状面外侧观显示联络同侧大脑半球皮质的联络纤维。上纵束是最大的联络纤维，连接额叶、颞叶、顶叶和枕叶的皮质

白质纤维束

3T MR 弥散纤维束追踪成像：健康成年人

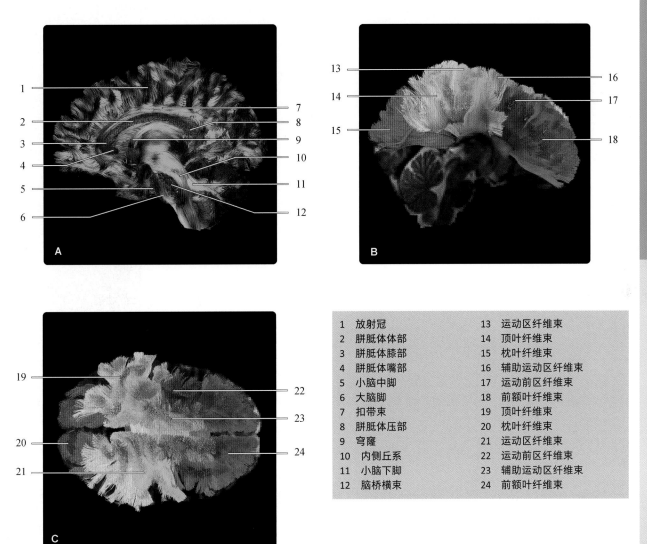

1	放射冠	13	运动区纤维束
2	胼胝体体部	14	顶叶纤维束
3	胼胝体膝部	15	枕叶纤维束
4	胼胝体嘴部	16	辅助运动区纤维束
5	小脑中脚	17	运动前区纤维束
6	大脑脚	18	前额叶纤维束
7	扣带束	19	顶叶纤维束
8	胼胝体压部	20	枕叶纤维束
9	穹窿	21	运动区纤维束
10	内侧丘系	22	运动前区纤维束
11	小脑下脚	23	辅助运动区纤维束
12	脑桥横束	24	前额叶纤维束

3 幅白质纤维束的三维重建图像。(A) 中线层面显示全脑纤维束，可见多条纤维通路，包括胼胝体、扣带、穹窿、小脑中脚、大脑脚、内侧丘系、小脑下脚和放射冠。(B) 胼胝体侧面观。纤维束以不同颜色标记所属皮质，包括枕叶、顶叶、运动区、运动前区、辅助运动区和前额叶皮质。(C) 胼胝体上面观。纤维束以不同颜色标记所属皮质，包括枕叶、顶叶、运动区、运动前区、辅助运动区和前额叶皮质

3T MR 弥散纤维束追踪成像：健康成年人

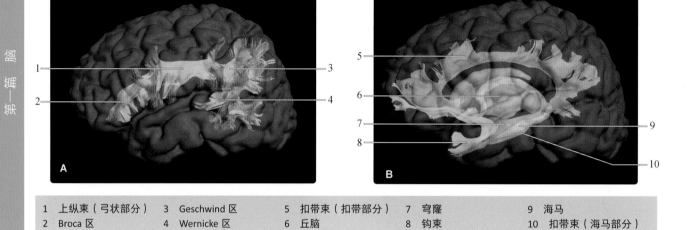

1	上纵束（弓状部分）	3	Geschwind 区	5	扣带束（扣带部分）	7	穹窿	9	海马
2	Broca 区	4	Wernicke 区	6	丘脑	8	钩束	10	扣带束（海马部分）

2 幅纤维束追踪图像，显示白质的三维结构。（A）显示部分上纵束。上纵束纤维通路连接额叶下部 Broca 区、颞叶后部 Wernicke 区、顶叶下部 Geschwind 区，传递语言加工处理信息。（B）显示边缘系统的纤维束连接。钩束、扣带束和穹窿组成 Papez 环的一部分；穹窿连接海马体上部与其他大脑区域，扣带束连接海马体下部与顶叶和额叶；钩束连接颞叶和额叶结构，与扣带束形成环路

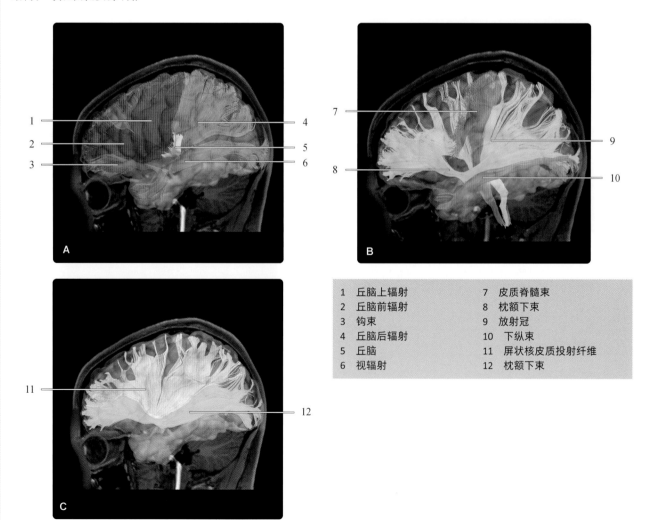

1	丘脑上辐射	7	皮质脊髓束
2	丘脑前辐射	8	枕额下束
3	钩束	9	放射冠
4	丘脑后辐射	10	下纵束
5	丘脑	11	屏状核皮质投射纤维
6	视辐射	12	枕额下束

3 幅纤维束追踪图像，显示白质的三维结构。（A）显示丘脑辐射和钩束。（B）显示下纵束、枕额下束、放射冠、皮质脊髓束，将内囊与外囊通路分开。（C）外囊纤维束主要包括屏状核皮质投射纤维和枕额下束

白质纤维束

3T 轴位 DTI：典型成年人

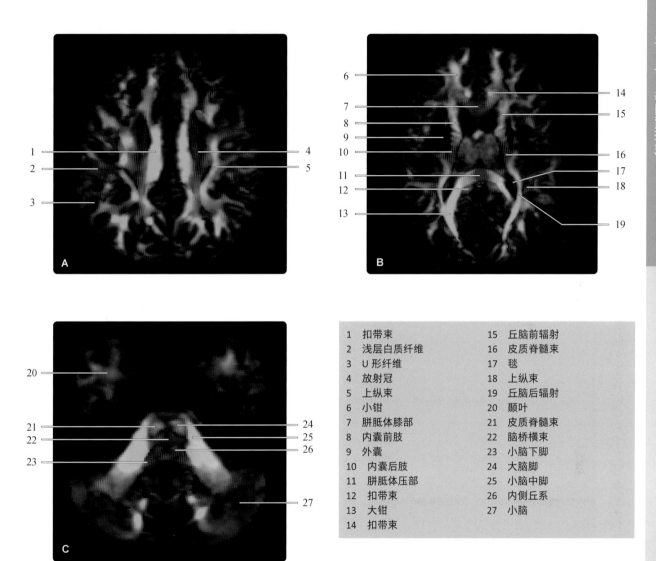

1	扣带束	15	丘脑前辐射
2	浅层白质纤维	16	皮质脊髓束
3	U 形纤维	17	毯
4	放射冠	18	上纵束
5	上纵束	19	丘脑后辐射
6	小钳	20	颞叶
7	胼胝体膝部	21	皮质脊髓束
8	内囊前肢	22	脑桥横束
9	外囊	23	小脑下脚
10	内囊后肢	24	大脑脚
11	胼胝体压部	25	小脑中脚
12	扣带束	26	内侧丘系
13	大钳	27	小脑
14	扣带束		

3 幅轴位弥散张量成像（DTI），清晰显示白质信息，彩色编码表示白质通路（T1WI 和 T2WI 上信号相同）的不同方向。（A）胼胝体上方层面可见放射冠、扣带和上纵束。（B）丘脑层面可见内囊与外囊，丘脑前辐射通过内囊前肢，皮质脊髓束通过内囊后肢。同时显示胼胝体及小钳、大钳和毯。小钳通过胼胝体膝部连接额叶，大钳通过胼胝体压部连接枕叶，毯通过胼胝体体部连接颞叶。（C）脑干层面显示小脑中脚与同侧小脑半球的连接，并可见小脑下脚、内侧丘系、脑桥横束、大脑脚和皮质脊髓束

3T 冠状位 DTI：典型成年人

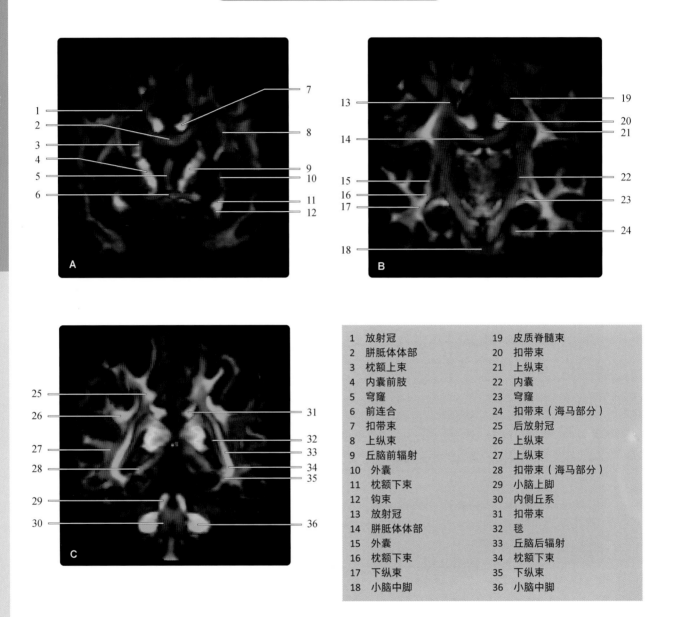

1	放射冠	19	皮质脊髓束
2	胼胝体体部	20	扣带束
3	枕额上束	21	上纵束
4	内囊前肢	22	内囊
5	穹窿	23	穹窿
6	前连合	24	扣带束（海马部分）
7	扣带束	25	后放射冠
8	上纵束	26	上纵束
9	丘脑前辐射	27	上纵束
10	外囊	28	扣带束（海马部分）
11	枕额下束	29	小脑上脚
12	钩束	30	内侧丘系
13	放射冠	31	扣带束
14	胼胝体体部	32	毯
15	外囊	33	丘脑后辐射
16	枕额下束	34	枕额下束
17	下纵束	35	下纵束
18	小脑中脚	36	小脑中脚

3 幅冠状位 DTI，清晰显示白质信息，彩色编码表示白质通路（T1WI 和 T2WI 上信号相同）的不同方向。（**A**）前连合水平显示内囊、丘脑辐射、放射冠、穹窿、扣带回及其他联络纤维。（**B**）海马水平显示穹窿、内囊、外囊、连接海马的扣带束及其他纤维通路。（**C**）显示丘脑辐射和毯，以及邻近的枕额下束和下纵束，上纵束纵行向下弯曲进入颞叶

3T 矢状位 DTI：典型成年人

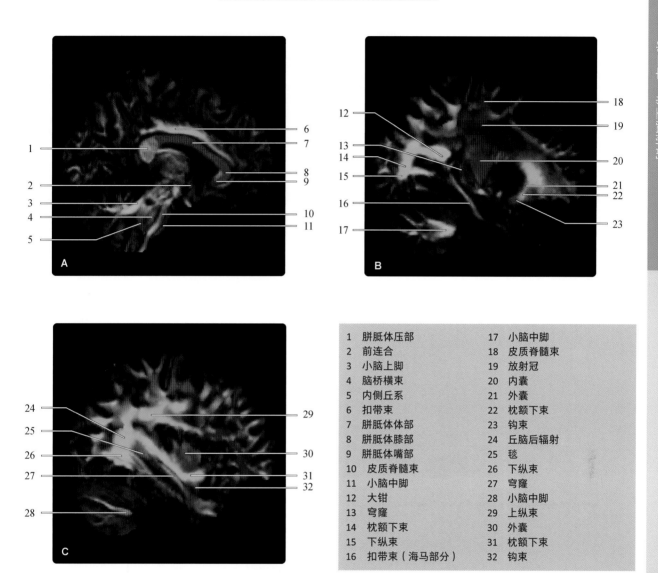

1	胼胝体压部	17	小脑中脚
2	前连合	18	皮质脊髓束
3	小脑上脚	19	放射冠
4	脑桥横束	20	内囊
5	内侧丘系	21	外囊
6	扣带束	22	枕额下束
7	胼胝体体部	23	钩束
8	胼胝体膝部	24	丘脑后辐射
9	胼胝体嘴部	25	毯
10	皮质脊髓束	26	下纵束
11	小脑中脚	27	穹窿
12	大钳	28	小脑中脚
13	穹窿	29	上纵束
14	枕额下束	30	外囊
15	下纵束	31	枕额下束
16	扣带束（海马部分）	32	钩束

3 幅矢状位 DTI，清晰显示白质信息，彩色编码表示白质通路（T1WI 和 T2WI 上信号相同）的不同方向。（**A**）正中矢状位层面显示胼胝体、前连合、扣带束和脑干通路。（**B**）海马水平层面显示穹窿、扣带束（海马部分）、大钳、下纵束和小脑中脚，枕额下束、下纵束和钩束于外囊聚拢。（**C**）显示下纵束、穹窿、丘脑后辐射、小脑中脚和上纵束，枕额下束和钩束于外囊聚拢

第二章　幕上脑解剖

3T MR 轴位 T1WI 和 T2WI：32 周早产儿

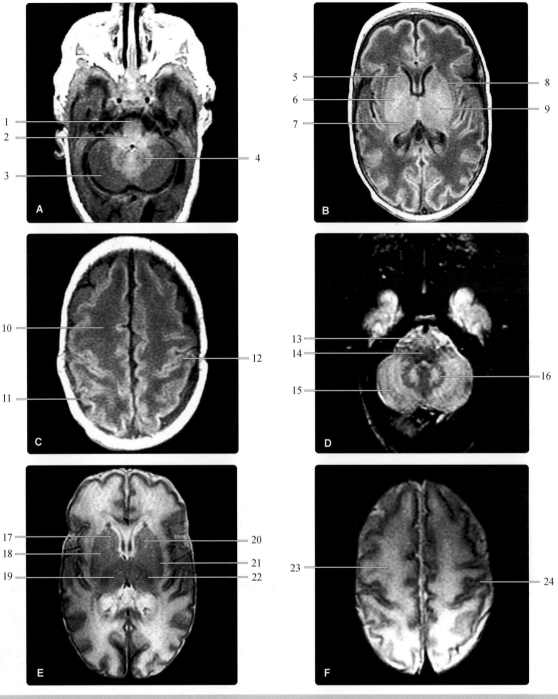

1	脑干腹侧（前侧）	5	尾状核头	9	内囊后肢	13	脑干腹侧	17	尾状核头	21	外侧的壳核
2	脑干背侧	6	豆状核	10	放射冠	14	脑干背侧	18	豆状核	22	丘脑腹外侧部
3	小脑半球下部	7	丘脑	11	皮层下白质	15	小脑半球下部	19	丘脑	23	放射冠
4	齿状核	8	内囊前肢	12	中央沟	16	齿状核	20	内囊区域	24	中央沟

　　32 周早产儿，MR 轴位 T1WI，从下至上 3 幅图像（A～C）。（A）颅后窝层面。T1WI 显示小脑上脚和小脑下脚呈高信号，小脑中脚髓鞘化不完全，与脑白质信号相似，呈稍低信号。与脑干腹侧相比，脑干背侧的 T1WI 信号相对较高。（B）内囊层面。与豆状核相比，内囊呈相对低信号。外侧裂可清楚显示，白质低信号与髓鞘缺乏有关。（C）放射冠层面，由于完全无髓鞘，放射冠 T1WI 呈低信号；脑沟明显，提示发育不成熟；大脑皮质 T1WI 和 T2WI 上信号均匀。

　　32 周早产儿，MR 轴位 T2WI，从下至上 3 幅图像（D～F）。（D）显示颅后窝结构。与无髓鞘的脑桥腹侧（前部）相比，脑干背侧（后部）在 T2WI 上呈相对低信号（暗）。小脑上脚和下脚在 T2WI 上呈低信号。小脑中脚在 T2WI 上呈稍高信号，类似于大脑白质。（E）内囊水平层面。丘脑和基底节呈相对低信号，此胎龄的早产儿内囊通常在 T2WI 呈高信号，本例早产儿的内囊仍难以识别。外侧的壳核和丘脑腹外侧部呈相对低信号。（F）放射冠层面，与灰质相比，未髓鞘化的白质呈高信号

白质纤维束

3T MR 轴位 T1WI 和 T2WI：新生儿

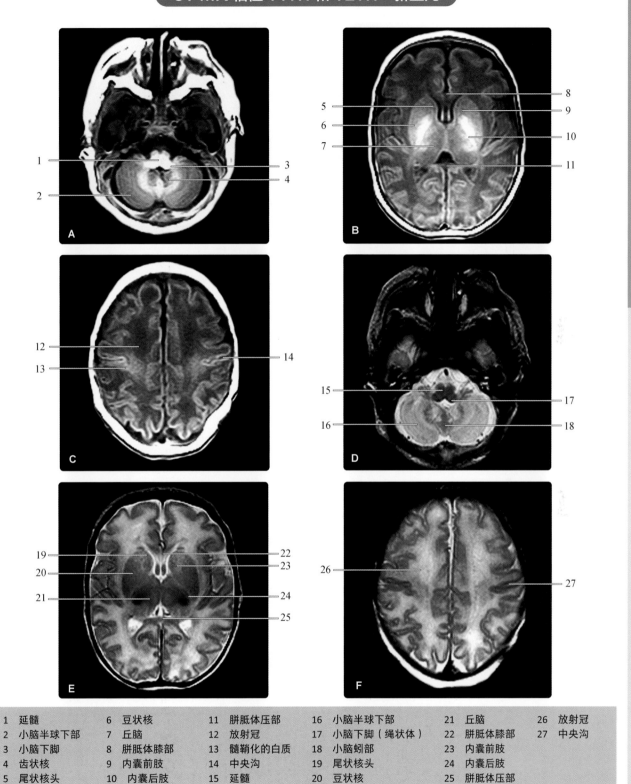

1	延髓	6	豆状核	11	胼胝体压部	16	小脑半球下部
2	小脑半球下部	7	丘脑	12	放射冠	17	小脑下脚（绳状体）
3	小脑下脚	8	胼胝体膝部	13	髓鞘化的白质	18	小脑蚓部
4	齿状核	9	内囊前肢	14	中央沟	19	尾状核头
5	尾状核头	10	内囊后肢	15	延髓	20	豆状核
21	丘脑	26	放射冠				
22	胼胝体膝部	27	中央沟				
23	内囊前肢						
24	内囊后肢						
25	胼胝体压部						

足月新生儿，MR 轴位 T1WI，从下至上 3 幅图像（A～C）。（A）显示颅后窝结构。T1WI 显示小脑上脚和小脑下脚呈高信号，小脑中脚仍然未髓鞘化，与脑白质信号相似，呈稍低信号。与脑干腹侧相比，脑干背侧的 T1WI 信号相对较高。（B）内囊水平层面。与内囊前肢相比，内囊后肢呈稍高信号。外侧丘脑与丘脑的其余部分相比，信号相对较高。（C）放射冠层面，在出生后不久，中央前回及其周围由于髓鞘形成，信号增高；大脑白质的其余部分仍旧是低信号，与髓鞘缺乏有关。

足月新生儿，MR 轴位 T2WI，从下至上 3 幅图像（D～F）。（D）显示颅后窝结构。刚出生时，小脑上脚和小脑下脚呈低信号，小脑蚓部与小脑其他部位相比呈低信号。T2WI 对评估颅后窝结构成熟程度更敏感。（E）内囊水平层面。内囊后肢和外侧的壳核内见片状低信号。丘脑腹外侧部在出生时也呈低信号（暗）。刚出生时，胼胝体未髓鞘化，胼胝体髓鞘化顺序是从后向前。（F）放射冠层面，与灰质相比，未髓鞘化的白质呈高信号。中央前回和后回皮质可见轻度低信号，为正常影像表现

3T MR 轴位 T1WI 和 T2WI：3 月龄

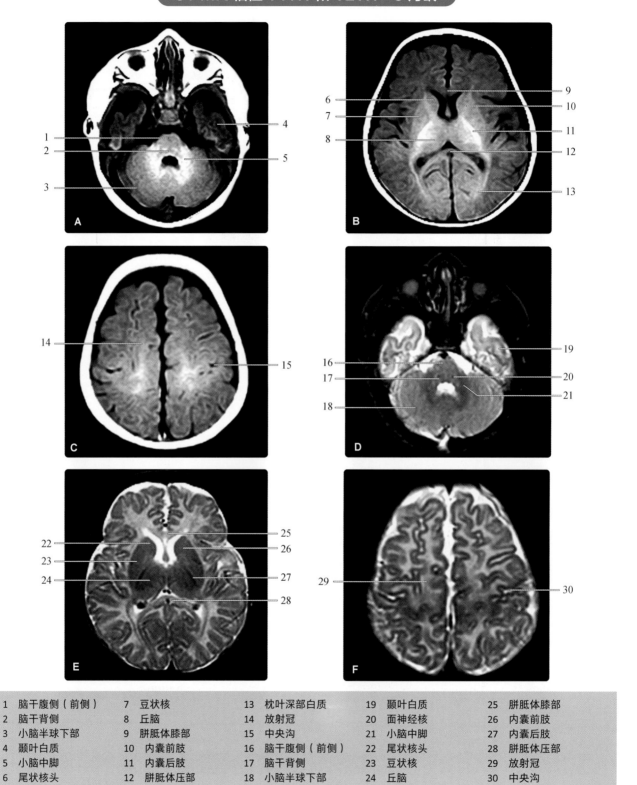

1	脑干腹侧（前侧）	7	豆状核	13	枕叶深部白质	19	颞叶白质	25	胼胝体膝部
2	脑干背侧	8	丘脑	14	放射冠	20	面神经核	26	内囊前肢
3	小脑半球下部	9	胼胝体膝部	15	中央沟	21	小脑中脚	27	内囊后肢
4	颞叶白质	10	内囊前肢	16	脑干腹侧（前侧）	22	尾状核头	28	胼胝体压部
5	小脑中脚	11	内囊后肢	17	脑干背侧	23	豆状核	29	放射冠
6	尾状核头	12	胼胝体压部	18	小脑半球下部	24	丘脑	30	中央沟

　　正常 3 月龄婴儿，MR 轴位 T1WI，从下至上 3 幅图像（A～C）。（A）显示颅后窝结构。小脑结构外观在 3 个月大时已接近成人。与脑干腹侧相比，脑干背侧仍呈稍高信号。（B）内囊水平层面。内囊前肢呈稍高信号，内囊后肢呈高信号。胼胝体仍然未髓鞘化，胼胝体压部将在第 4 个月时髓鞘化呈高信号。深部白质约在出生后 3 个月起开始髓鞘化，枕叶深部白质最先开始形成髓鞘。（C）放射冠层面，与灰质相比，未髓鞘化的白质呈低信号。深部白质髓鞘化的顺序是从后向前。

　　正常 3 月龄婴儿，MR 轴位 T2WI，从下至上 3 幅图像（D～F）。（D）显示颅后窝结构。脑神经核团呈稍低信号，包括展神经（CNⅥ）、面神经（CNⅦ）和前庭蜗神经（CNⅧ）。与脑干腹侧相比，脑干背侧信号稍低，约 5 个月后变为等信号。小脑中脚在 3 个月时呈低信号。（E）内囊水平层面。内囊后肢呈低信号。内囊成熟的顺序为从后向前。胼胝体、深部及皮层下白质仍未髓鞘化。（F）放射冠层面，与灰质相比，未髓鞘化的白质呈高信号。新生儿脑白质 T2WI 信号与成人 T1WI 信号相似

白质纤维束

3T MR 轴位 T1WI 和 T2WI：6 月龄

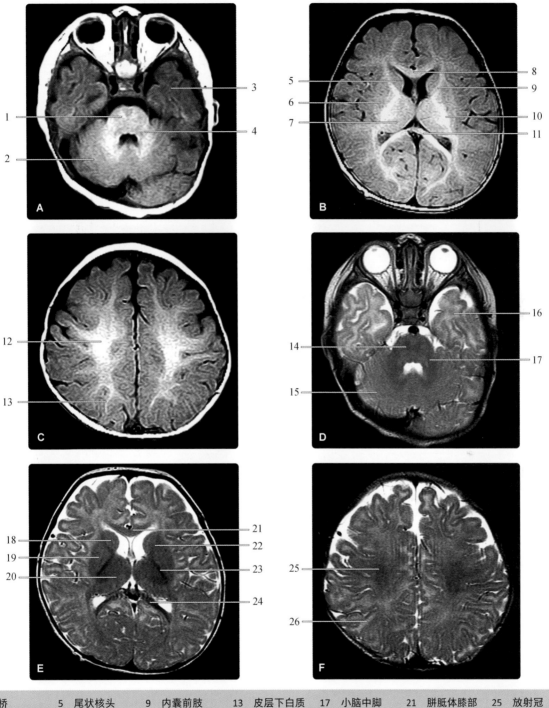

1	脑桥	5	尾状核头	9	内囊前肢	13	皮层下白质	17	小脑中脚	21	胼胝体膝部	25	放射冠
2	小脑	6	豆状核	10	内囊后肢	14	脑桥	18	尾状核头	22	内囊前肢	26	皮层下白质
3	颞叶白质	7	丘脑	11	胼胝体压部	15	小脑	19	豆状核	23	内囊后肢		
4	小脑中脚	8	胼胝体膝部	12	放射冠	16	颞叶白质	20	丘脑	24	胼胝体压部		

　　正常 6 月龄婴儿，MR 轴位 T1WI，从下至上 3 幅图像（A ～ C）。（A）显示颅后窝结构。小脑结构外观在 3 个月大时接近成人。在此年龄段，脑桥腹侧（前侧）的信号强度与成年人相同。（B）内囊水平层面。胼胝体膝部和压部可见高信号。内囊均为高信号。出生时，只有内囊后肢是高信号，3 个月大时，内囊前肢也呈高信号。（C）放射冠层面，白质逐渐成熟，皮层下白质呈高信号，特别是枕叶和顶叶区域。深部白质成熟的顺序为从后向前，枕叶深部白质最先成熟，额叶和颞叶白质最后成熟。

　　正常 6 月龄婴儿，MR 轴位 T2WI，从下至上 3 幅图像（D ～ F）。（D）显示颅后窝结构。约 5 个月时，脑干腹侧与脑干背侧信号相似，本例脑桥信号均匀。约 4 个月时小脑脚呈低信号，与成人相似。（E）内囊水平层面。与内囊前肢相比，内囊后肢信号稍低。内囊与胼胝体成熟的顺序均为从后向前。与胼胝体膝部相比，胼胝体压部呈稍低信号。（F）放射冠层面，深部白质信号稍低，皮层下白质成熟最晚，成熟顺序从后部的枕叶开始，向前延伸至额叶和颞叶

白质纤维束

3T MR 轴位 T1WI 和 T2WI：9 月龄

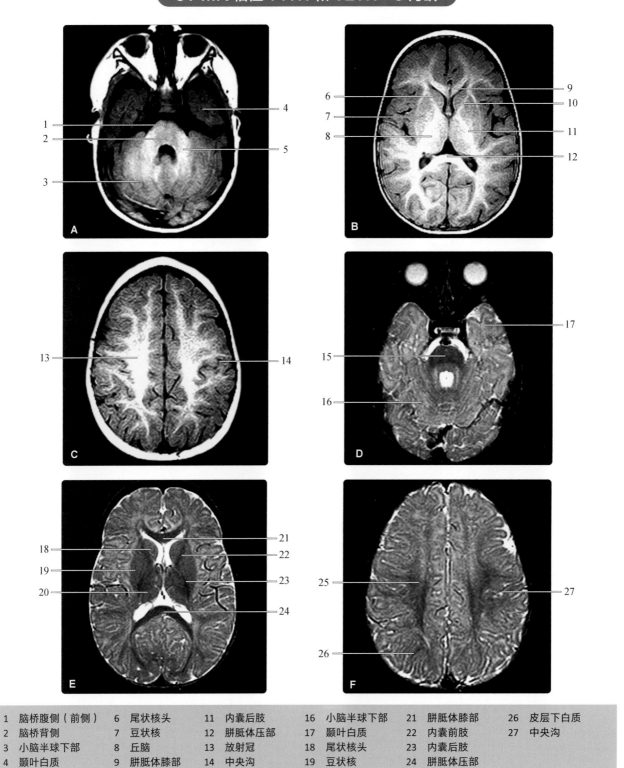

1	脑桥腹侧（前侧）	6	尾状核头	11	内囊后肢	16	小脑半球下部	21	胼胝体膝部	26	皮层下白质
2	脑桥背侧	7	豆状核	12	胼胝体压部	17	颞叶白质	22	内囊前肢	27	中央沟
3	小脑半球下部	8	丘脑	13	放射冠	18	尾状核头	23	内囊后肢		
4	颞叶白质	9	胼胝体膝部	14	中央沟	19	豆状核	24	胼胝体压部		
5	小脑中脚	10	内囊前肢	15	脑桥	20	丘脑	25	放射冠		

正常 9 月龄婴儿，MR 轴位 T1WI，从下至上 3 幅图像（A～C）。（A）显示颅后窝结构。脑干和小脑信号与成人相同，颞叶白质仍未髓鞘化。（B）内囊水平层面，外观接近成人。与基底节和丘脑相比，内囊和胼胝体白质呈高信号，信号特点与成人相似。与枕叶白质相比，额叶皮层下白质和深部白质髓鞘化程度不足。（C）放射冠层面，可见皮层下白质与深部白质髓鞘进一步形成。额叶和颞叶白质最后完全髓鞘化，与顶叶白质相比信号略低。出生 8 个月后，T1 上白质信号改变细微。

正常 9 月龄婴儿，MR 轴位 T2WI，从下至上 3 幅图像（D～F）。（D）显示颅后窝结构。婴儿 8 个月大时小脑白质开始出现低信号，但直到约 18 个月大时的表现才与成人相同。（E）内囊水平层面，内囊前肢与后肢呈低信号。内囊前肢持续增粗，直到第 10 个月左右。约 8 月时，胼胝体开始形成髓鞘。（F）放射冠层面。皮层下白质与深部白质髓鞘部分形成，从枕叶区域向前达额叶和颞叶区域。9～12 个月时，枕叶皮层下白质的髓鞘开始形成，颞叶白质髓鞘形成最晚

白质纤维束

3T MR 轴位 T1WI 和 T2WI：12 月龄

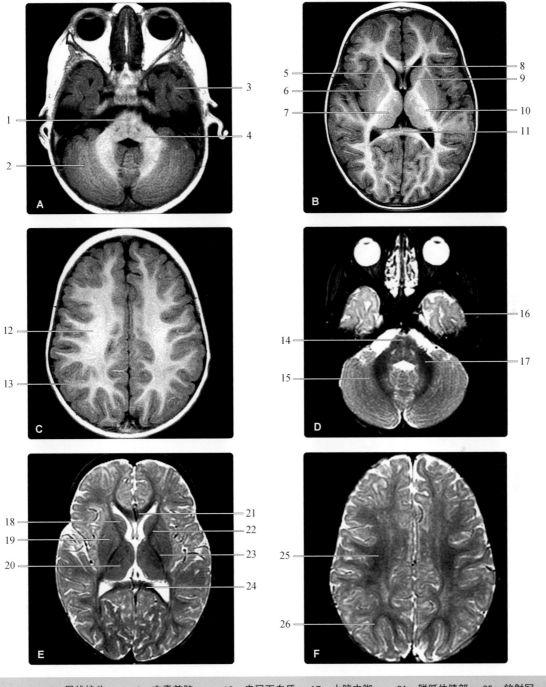

1	脑桥	5	尾状核头	9	内囊前肢	13	皮层下白质	17	小脑中脚	21	胼胝体膝部	25	放射冠
2	小脑	6	豆状核	10	内囊后肢	14	脑桥	18	尾状核头	22	内囊前肢	26	皮层下白质
3	颞叶白质	7	丘脑	11	胼胝体压部	15	小脑	19	豆状核	23	内囊后肢		
4	小脑中脚	8	胼胝体膝部	12	放射冠	16	颞叶白质	20	丘脑	24	胼胝体压部		

正常 12 月龄婴儿，MR 轴位 T1WI，从下至上 3 幅图像（A～C）。（A）显示颅后窝结构。小脑信号特点已与成人表现相同，脑桥腹侧（前侧）的信号强度与成人相同，颞叶白质还未成熟。（B）内囊水平层面，内囊信号特点接近成人。与基底节和丘脑相比，内囊和胼胝体的白质呈高信号。与外侧的壳核相比，苍白球呈稍高信号。（C）放射冠层面。皮层下白质和深部白质信号与成人相似。皮层下白质成熟时间较晚，从枕叶后部开始，向前延伸至额叶和颞叶。

正常 12 月龄婴儿，MR 轴位 T2WI，从下至上 3 幅图像（D～F）。（D）显示颅后窝结构。小脑呈树枝状分布，小脑叶皮层下白质在 6～8 个月时开始出现低信号，直到 18 个月左右发育完成。颞叶白质仍未发育成熟。（E）内囊水平层面，在 12 个月时内囊前肢与后肢呈低信号。基底节和丘脑相对于白质呈稍低信号。此年龄段大部分脑皮质和下方白质信号相同，T1WI 能够更好地识别结构异常。（F）放射冠层面，中线旁区域及枕叶白质信号减低。白质发育成熟首先为枕叶区域，然后向前进展

白质纤维束

3T MR 轴位 T1WI 和 T2WI：18 月龄

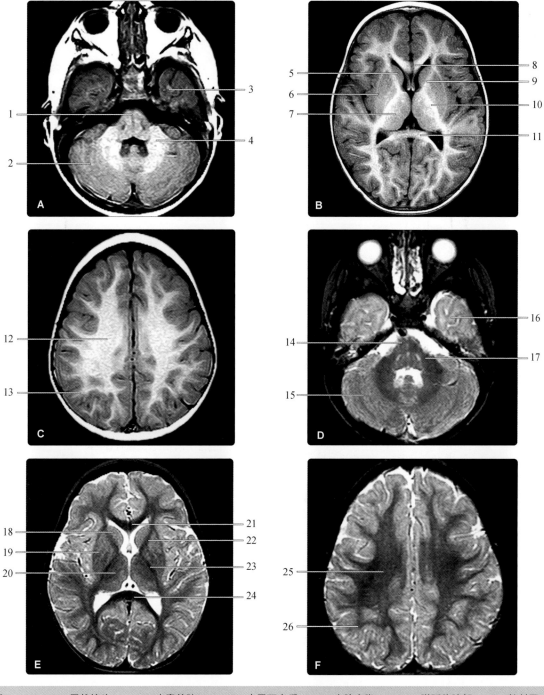

1	脑桥	5	尾状核头	9	内囊前肢	13	皮层下白质	17	小脑中脚	21	胼胝体膝部	25	放射冠
2	小脑	6	豆状核	10	内囊后肢	14	脑桥	18	尾状核头	22	内囊前肢	26	皮层下白质
3	颞叶白质	7	丘脑	11	胼胝体压部	15	小脑	19	豆状核	23	内囊后肢		
4	小脑中脚	8	胼胝体膝部	12	放射冠	16	颞叶白质	20	丘脑	24	胼胝体压部		

  正常 18 月龄婴儿，MR 轴位 T1WI，从下至上 3 幅图像（A ～ C）。（A）显示颅后窝结构。颅后窝结构信号特点与成人相同。颞叶和额叶白质最后形成髓鞘，11 ～ 12 个月时信号特点与成人相同。（B）内囊水平层面。基底节、丘脑和白质纤维束信号特点与成人相同。在 6 个月时，胼胝体信号特点与成人相同，3 个月时内囊信号特点与成人相同。（C）放射冠层面。深部白质和皮层下白质呈高信号，与成人相似。11 ～ 12 个月 T1WI 髓鞘化的白质信号与成人相似，18 个月 T2WI 信号与成人相似。

  正常 18 月龄婴儿，MR 轴位 T2WI，从下至上 3 幅图像（D ～ F）。（D）显示颅后窝结构，脑干和小脑信号特点已与成人相同。颞叶皮层下白质最晚发育成熟，在 22 ～ 24 个月时完全发育成熟。（E）内囊水平层面，内囊与胼胝体信号特点已与成人相同。额叶和颞叶的白质发育成熟最晚，T2 上仍呈相对高信号，尤其是颞叶。（F）放射冠层面。深部白质和皮层下白质呈低信号。虽然信号不均匀，但大部分皮层下白质已呈低信号

白质纤维束

3T MR 轴位 T1WI 和 T2WI：3 岁

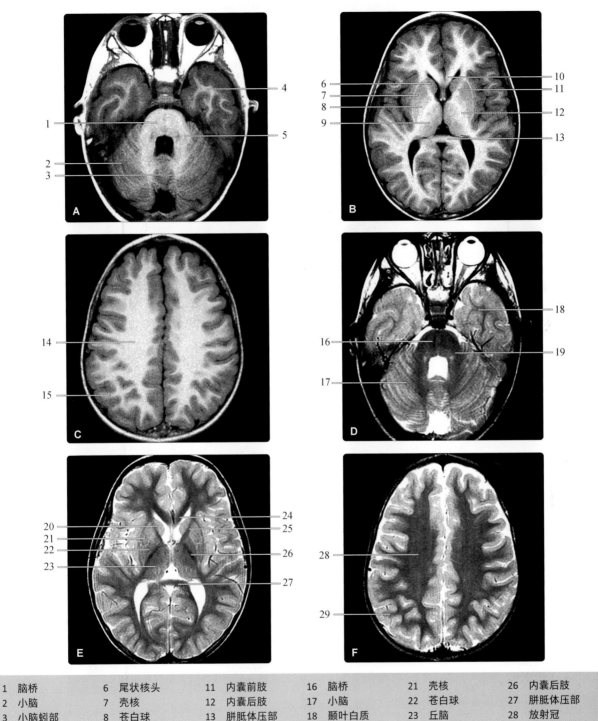

1	脑桥	6	尾状核头	11	内囊前肢	16	脑桥	21	壳核	26	内囊后肢
2	小脑	7	壳核	12	内囊后肢	17	小脑	22	苍白球	27	胼胝体压部
3	小脑蚓部	8	苍白球	13	胼胝体压部	18	颞叶白质	23	丘脑	28	放射冠
4	颞叶白质	9	丘脑	14	放射冠	19	小脑中脚	24	胼胝体膝部	29	皮层下白质
5	小脑中脚	10	胼胝体膝部	15	皮层下白质	20	尾状核头	25	内囊前肢		

正常 3 岁儿童，MR 轴位 T1WI，从下至上 3 幅图像（A ~ C）。（A）显示颅后窝信号特点已与成人相似。小脑白质发育成熟，呈分叶状改变，T1WI 比 T2WI 显示更早。约在 3 月龄时，小脑在 T1WI 上表现为发育成熟，但是 T2WI 对评估脑干的成熟程度更敏感。（B）内囊水平层面，内囊、胼胝体和深部灰质核团（包括基底节和丘脑）表现与成人相同。T1WI 上颞叶皮层下白质在 11 ~ 12 个月已发育成熟。（C）放射冠层面。深部白质和皮层下白质表现与成人相似。虽然 2 岁时常规 MR 图像表现与成人相似，但功能研究表明髓鞘完全形成要延续至青春期。

正常 3 岁儿童，MR 轴位 T2WI，从下至上 3 幅图像（D ~ F）。（D）显示颅后窝结构信号特点已与成人相似，颞叶皮层下白质已经成熟。（E）内囊水平层面，影像表现已经接近成人。苍白球 10 岁时呈低信号，与正常铁沉积有关。（F）放射冠层面。深部白质和皮层下白质信号特点与成人相似。内囊区的纤维束呈扇形投射至大脑皮质，形成放射冠。T2WI 对评估 6 个月后的大脑成熟程度更有优势。18 个月时除大多数周围纤维外，其余可达正常成人外观

3T MR 冠状位 STIR

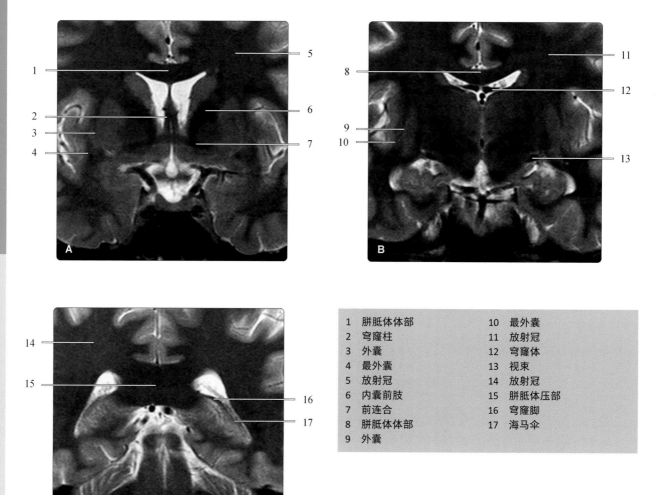

1	胼胝体体部	10	最外囊
2	穹窿柱	11	放射冠
3	外囊	12	穹窿体
4	最外囊	13	视束
5	放射冠	14	放射冠
6	内囊前肢	15	胼胝体压部
7	前连合	16	穹窿脚
8	胼胝体体部	17	海马伞
9	外囊		

MR 冠状位 STIR 图像，从前至后 3 幅图像，显示白质纤维束。（A）显示前连合穿过终板，前连合的前部纤维连接嗅球和嗅核，后部纤维连接颞中回和颞下回。内囊前肢位于尾状核头和豆状核之间，发出投射纤维至丘脑（丘脑皮质投射）和额桥束。（B）显示穹窿体，穹窿是与海马和边缘系统相关的主要纤维束。（C）显示胼胝体压部和穹窿脚。海马伞沿着胼胝体压部的下面继续延伸，形成穹窿脚，穹窿脚沿胼胝体体部下方向前延伸，两侧纤维交叉形成穹窿体

白质纤维束

3T MR MP-RAGE T1WI：胼胝体部分发育不全

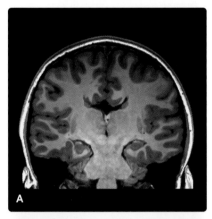

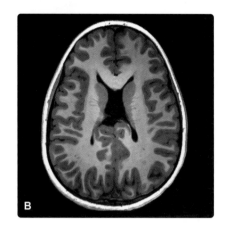

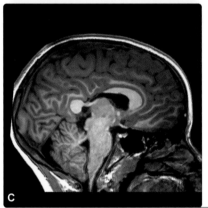

3 幅 MR T1WI 显示胼胝体部分发育不全。（A）冠状位显示胼胝体部分缺如。（B）轴位显示胼胝体体后部异常。（C）矢状位显示胼胝体部分发育不全，尤其是胼胝体体后部缺如

3T MR DTI：胼胝体部分发育不全

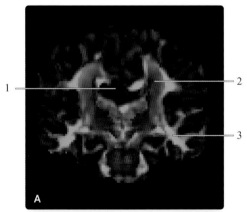

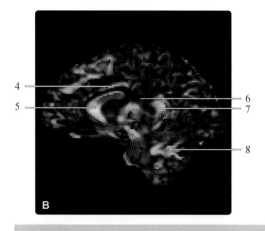

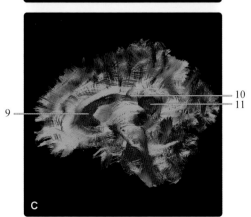

1	胼胝体发育不全	7	完整的胼胝体压部
2	放射冠	8	小脑
3	颞叶	9	完整的胼胝体膝部和前部
4	扣带束	10	胼胝体部分发育不全
5	完整的胼胝体膝部和前部	11	胼胝体压部
6	胼胝体发育不全		

胼胝体部分发育不全患者的 3 幅 DTI 图像。（A）冠状位显示胼胝体纤维于中线处缺如，标记红色的纤维束为胼胝体左右方向走行的纤维束。（B）矢状位显示胼胝体部分发育不全，胼胝体体后部缺如。（C）DTI 纤维束重建图，正中矢状位显示胼胝体体后部缺如，而扣带束完整

基底节和丘脑

术语

定义

- 基底节（basal ganglia，BG）：大脑半球下部的皮质下核团
  - 参与动机、运动控制
  - 豆状核：包括壳核与苍白球（globus pallidus，GP）
  - 纹状体：尾状核＋壳核＋苍白球；新纹状体＝壳核＋尾状核
  - 狭义定义不包含屏状核、杏仁体
- 丘脑：成对的卵圆形核团，为大部分感觉通路的中继站
- 下丘脑：核团、纤维束复杂，维持基底节正常功能

大体解剖

概述

- 基底节：尾状核、壳核、苍白球
  - 内囊前肢将尾状核头与苍白球和壳核分隔开
  - 内囊后肢将丘脑与基底节分隔开
- 尾状核：呈 C 形弯曲状，尾状核头大，体部呈锥形，尾部向下弯曲
  - 尾状核头形成侧脑室前角的底或侧壁
  - 尾状核体边缘与侧脑室平行
  - 尾部向下角弯曲，位于侧脑室顶部
  - 尾状核与丘脑之间由深沟（界沟）分隔；其终板位于室管膜深处，参与形成脉络膜裂
  - 尾状核前部与前穿质上方的壳核下部相连续，壳核的后下部位于尾状核尾部
- 壳核：位于苍白球外侧，被外髓板分隔开
- 苍白球：由两部分组成
  - 外侧、内侧部分由内髓板分隔
  - 髓磷脂含量高于壳核（T2 信号较低）
- 丘脑：卵圆形核团，从 Monro 孔延伸至中脑四叠体
  - 丘脑内侧形成第三脑室侧壁
  - 外侧被内囊包绕
  - 可细分为核群（前侧、内侧、外侧）、膝状体（外侧、内侧）和丘脑枕
    - 核群可进一步被细分为 10 个核
    - 内髓板分隔内侧核群、外侧核群与前侧核群
    - 外髓板分隔外侧核群、网状核
  - 膝状体
    - 外侧膝状体：从丘脑后部（视觉系统的一部分）向腹侧投射的卵圆形结构
    - 内侧膝状体：沿丘脑后部（听觉系统的一部分），位于外侧膝状体的内侧
  - 丘脑枕：占据丘脑尾部 1/3，悬于上丘
  - 中间块（丘脑间黏合）：经第三脑室连接丘脑
- 下丘脑
  - 与帕金森病和投掷症有关
  - 包括网状核
  - 呈凸透镜状，位于红核外上侧
  - 网状核：包绕外侧丘脑的薄壳形细胞带，由外髓板与之分开

血供

- 基底节：多为豆纹动脉
- 丘脑：主要来自后交通动脉、基底动脉、大脑后动脉 P1 段
  - 大的丘脑穿支动脉（Percheron 动脉或丘脑旁正中动脉）可供应双侧丘脑内侧

影像解剖

概述

- CT：深部灰质核团与白质相比呈高密度，与皮质相比呈等密度
  - 常见点状或密集的球状钙化
  - 钙化位于苍白球内侧，通常对称分布
  - 常见于中老年患者
- MR
  - 随正常老化基底节发生铁沉积
    - 刚出生时脑内无铁沉积
    - 随年龄增长，T2WI 上信号强度减低
    - 20 岁起苍白球信号开始减低，30 岁时信号趋于恒定
    - 80 岁时壳核呈低信号，与苍白球低信号一致

解剖影像相关问题

推荐成像方法

- MR（轴位、冠状位）是最佳、最全面的成像方法，CT 平扫可以显示钙化
- DWI、T2* 为有价值的辅助序列

临床意义

- 基底节障碍以运动、肌张力和姿态异常为特征
- 壳核是高血压脑出血最常见的部位
- 除海马外，苍白球是大脑对缺氧最敏感的区域
- 基底节是脑卒中的常见部位，尤其是腔隙性脑梗死和高血压脑出血

基底节和丘脑

示意图

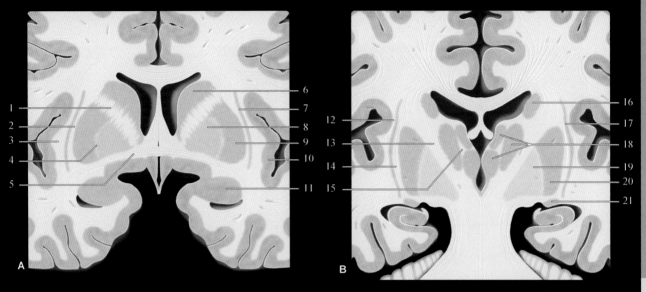

1 内囊	4 外髓板	7 屏状核	10 岛叶皮质	13 内囊	16 尾状核头	19 苍白球
2 外囊	5 前连合	8 苍白球	11 杏仁核	14 外囊	17 屏状核	20 壳核
3 最外囊	6 尾状核头	9 壳核	12 最外囊	15 内髓板	18 丘脑核	21 尾状核尾部

（A）冠状位图显示位于前连合和侧脑室额角水平的基底节。尾状核头位于额角侧壁，通过内囊前肢与苍白球（GP）和壳核分隔开。外髓板将壳核与苍白球分开。苍白球有两个部分（外侧和内侧），由内髓板分隔开（未显示）。（B）冠状位图显示基底节和丘脑。丘脑核群分为3组：外侧群、内侧群和前群。内髓板将这些主要的丘脑核群分开。常规成像方法无法显示这些丘脑核群

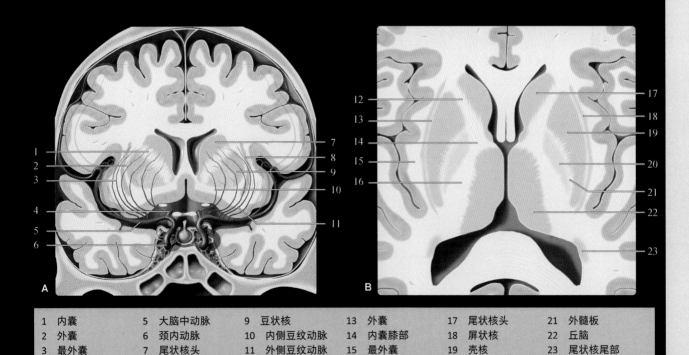

1 内囊	5 大脑中动脉	9 豆状核	13 外囊	17 尾状核头	21 外髓板
2 外囊	6 颈内动脉	10 内侧豆纹动脉	14 内囊膝部	18 屏状核	22 丘脑
3 最外囊	7 尾状核头	11 外侧豆纹动脉	15 最外囊	19 壳核	23 尾状核尾部
4 大脑前动脉	8 屏状核	12 内囊前肢	16 内囊后肢	20 苍白球	

（A）冠状位侧脑室额角层面，显示基底节由两循环血管供血。内侧豆纹动脉供应尾状核头、壳核前部、苍白球和内囊前肢，外侧豆纹动脉供应大部分苍白球、壳核和内囊。需要注意基底节缺乏侧支供血。（B）轴位基底节和丘脑层面，显示内囊将尾状核、丘脑与壳核、苍白球分开。内囊前肢主要包含来自额叶的纤维，内囊膝部包含皮质延髓束和丘脑纤维，内囊后肢包含皮质脊髓束和丘脑纤维。支配上肢的纤维位于内囊后肢的前部，支配下肢的纤维位于内囊后肢的后部

53

基底节和丘脑

CT 增强轴位图像

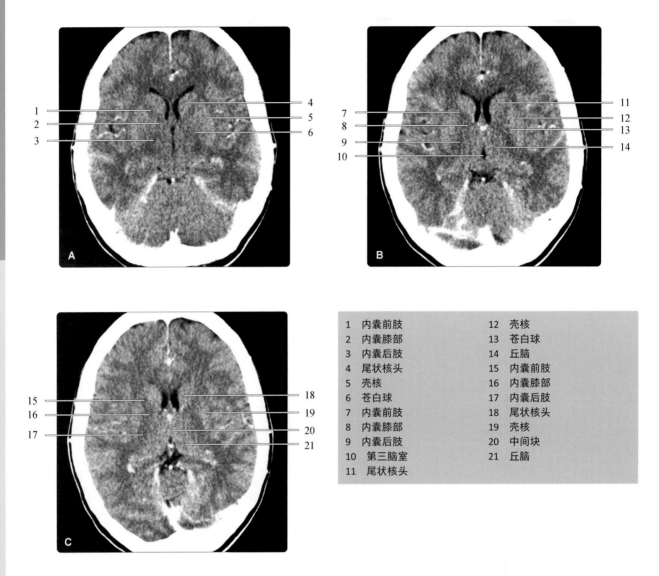

1　内囊前肢	12　壳核
2　内囊膝部	13　苍白球
3　内囊后肢	14　丘脑
4　尾状核头	15　内囊前肢
5　壳核	16　内囊膝部
6　苍白球	17　内囊后肢
7　内囊前肢	18　尾状核头
8　内囊膝部	19　壳核
9　内囊后肢	20　中间块
10　第三脑室	21　丘脑
11　尾状核头	

CT 增强轴位图像，从下至上 3 幅图像，显示基底节和丘脑。（A）内囊呈低密度，有助于区分尾状核头与壳核和苍白球。CT 图像不能分辨外囊、屏状核和最外囊。基底节和丘脑是高血压脑出血和腔隙性脑梗死的常见部位，这些病变 CT 均可显示，因此 CT 平扫是初步评估基底节可疑脑卒中的首选检查。（B）显示较大的尾状核头前部位于侧脑室前角的底部和侧壁。CT 根据位置和密度的细微差别分开壳核和苍白球，苍白球的密度通常略低于壳核。（C）显示向后方延伸的丘脑，中间块（丘脑间黏合）穿过第三脑室连接双侧丘脑

基底节和丘脑

3T MR 轴位 T1WI

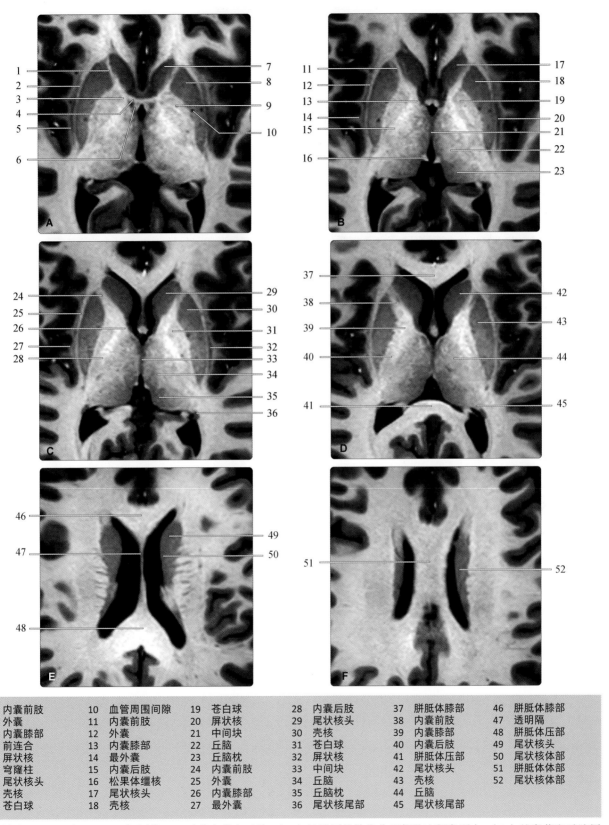

1	内囊前肢	10	血管周围间隙	19	苍白球	28	内囊后肢	37	胼胝体膝部	46	胼胝体膝部
2	外囊	11	内囊前肢	20	屏状核	29	尾状核头	38	内囊前肢	47	透明隔
3	内囊膝部	12	外囊	21	中间块	30	壳核	39	内囊膝部	48	胼胝体压部
4	前连合	13	内囊膝部	22	丘脑	31	苍白球	40	内囊后肢	49	尾状核头
5	屏状核	14	最外囊	23	丘脑枕	32	屏状核	41	胼胝体压部	50	尾状核体部
6	穹窿柱	15	内囊后肢	24	内囊前肢	33	中间块	42	尾状核头	51	胼胝体体部
7	尾状核头	16	松果体缰核	25	外囊	34	丘脑	43	壳核	52	尾状核体部
8	壳核	17	尾状核头	26	内囊膝部	35	丘脑枕	44	丘脑		
9	苍白球	18	壳核	27	最外囊	36	尾状核尾部	45	尾状核尾部		

MR 轴位 T1WI，从下至上 6 幅图像，显示基底节和丘脑。（A）显示尾状核头位于侧脑室额角下方。（B）基底节和丘脑层面，清晰显示尾状核、壳核和苍白球，并可见横穿第三脑室的中间块（丘脑间黏合），以及连接嗅觉冲动和脑干核群的缰核，壳核外侧依次为外囊、屏状核、最外囊和岛叶皮质。（C）显示内囊前肢、膝部和内囊后肢。内囊膝部包含皮质延髓束和丘脑纤维，内囊后肢包含皮质脊髓束和丘脑纤维，内囊由豆纹动脉供血。（D）基底节偏上层面可见胼胝体膝部及压部。尾状核头和尾部在侧脑室周围呈弧形曲线，尾状核的尾部位于颞叶的侧脑室顶部，尾状核与丘脑通过终纹和丘纹静脉在前部分隔开。壳核比苍白球大，且位置偏上。（E）半卵圆中心水平层面，显示尾状核头和体部包绕侧脑室。尾状核位于额叶，环绕脑室，终止于颞叶的杏仁核。（F）显示尾状核头与体部，与侧脑室平行

3T MR 冠状位 T1WI

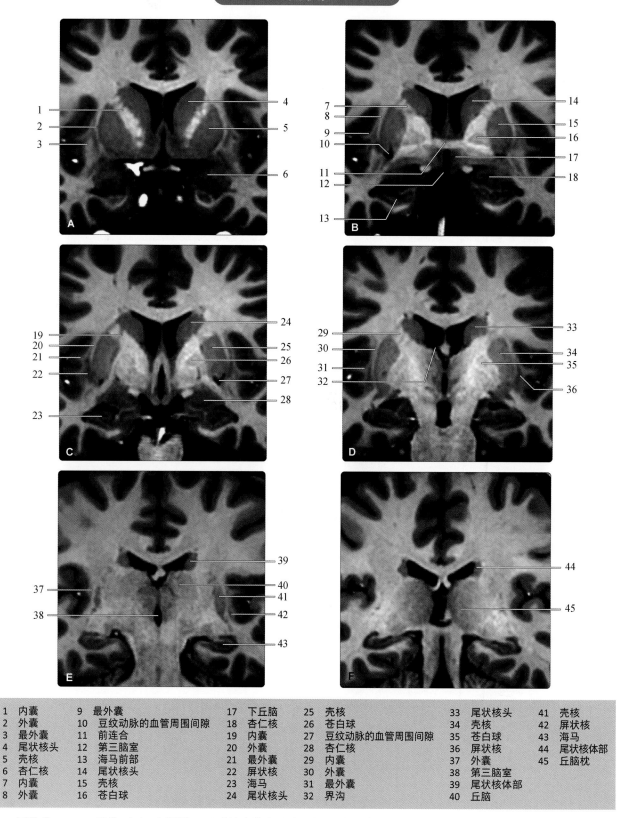

1	内囊	9	最外囊	17	下丘脑	25 壳核	33 尾状核头	41 壳核
2	外囊	10	豆纹动脉的血管周围间隙	18	杏仁核	26 苍白球	34 壳核	42 屏状核
3	最外囊	11	前连合	19	内囊	27 豆纹动脉的血管周围间隙	35 苍白球	43 海马
4	尾状核头	12	第三脑室	20	外囊	28 杏仁核	36 屏状核	44 尾状核体部
5	壳核	13	海马前部	21	最外囊	29 内囊	37 外囊	45 丘脑枕
6	杏仁核	14	尾状核头	22	屏状核	30 外囊	38 第三脑室	
7	内囊	15	壳核	23	海马	31 最外囊	39 尾状核体部	
8	外囊	16	苍白球	24	尾状核头	32 界沟	40 丘脑	

MR 冠状位 T1WI，从前至后 6 幅图像，显示基底节和丘脑。（A）在前穿质上方，尾状核头下部与壳核的最下部相连。（B）前连合水平层面。内囊前肢将尾状核头与壳核、苍白球分开，苍白球的髓磷脂含量高，导致苍白球和壳核的信号强度差异，常规影像无法区分苍白球的外侧部和内侧部。（C）第三脑室后部层面，可见基底节由尾状核、壳核与苍白球组成。基底节典型的病理改变包括缺氧缺血性损伤和中毒代谢性损伤，T1WI、T2WI 和 DWI 序列有助于诊断。（D）显示基底节和丘脑。尾状核头与丘脑间的界沟包含丘纹静脉与终纹，终纹是杏仁核最重要的传出纤维，位于丘纹静脉下方，但常规成像无法显示。（E）显示丘脑与第三脑室相邻，丘脑包含三个主要核群（前群、内侧群和外侧群），常规成像上无法区分。其他丘脑核包括外侧膝状体和内侧膝状体，高分辨率图像可以显示。底丘脑核位于红核的上外侧，在运动障碍中起重要作用。（F）显示尾状核体部，与侧脑室平行。丘脑枕占据丘脑的后 1/3

3T MR 轴位 T2WI

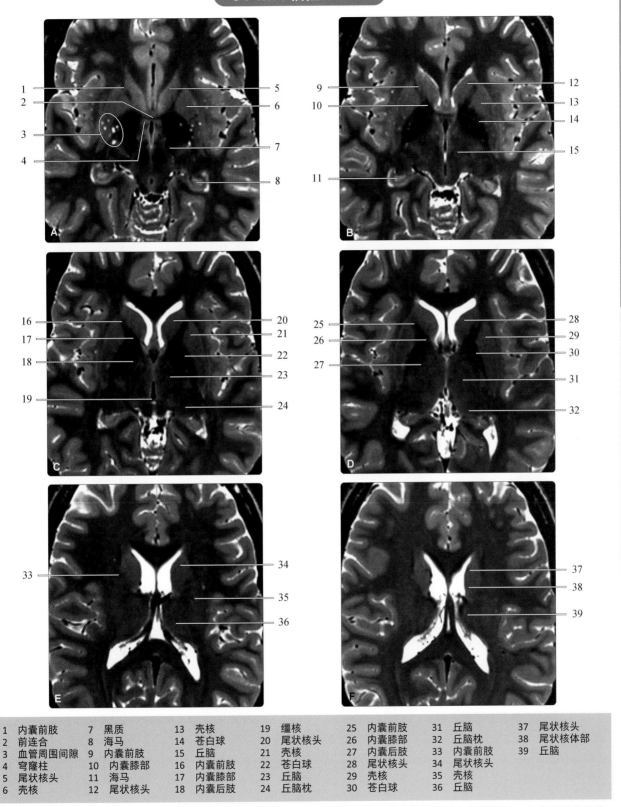

1	内囊前肢	7	黑质	13	壳核	19	缰核	25	内囊前肢	31	丘脑	37	尾状核头
2	前连合	8	海马	14	苍白球	20	尾状核头	26	内囊膝部	32	丘脑枕	38	尾状核体部
3	血管周围间隙	9	内囊前肢	15	丘脑	21	壳核	27	内囊后肢	33	内囊前肢	39	丘脑
4	穹窿柱	10	内囊膝部	16	内囊前肢	22	苍白球	28	尾状核头	34	尾状核头		
5	尾状核头	11	海马	17	内囊膝部	23	丘脑	29	壳核	35	壳核		
6	壳核	12	尾状核头	18	内囊后肢	24	丘脑枕	30	苍白球	36	丘脑		

MR 轴位 T2WI，从下至上 6 幅图像。（A）显示位于侧脑室底部的尾状核头。前连合外侧是血管周围间隙的典型好发部位，为正常变异。各序列上血管周围间隙与脑脊液信号相同，周围无胶质细胞增生或水肿，无强化。黑质位于中脑大脑脚内。（B）基底节层面，苍白球由于生理性的铁沉积，与其他深部灰质核团相比呈低信号。（C）基底节和丘脑偏上层面，可见内囊由前肢、膝部和后肢组成。缰核作为上丘脑的一部分，传导嗅觉冲动至脑干，缰核附着于松果体。（D）基底节和丘脑的更上方层面。偶尔可见丘脑穿支动脉：Percheron 动脉或丘脑旁正中动脉，向双侧丘脑内侧供血，穿支动脉闭塞可导致双侧丘脑内侧梗死，影像学表现与肿瘤类似，如淋巴瘤或神经胶质瘤。（E）显示丘脑上部及尾状核和壳核的上部。内囊前肢将尾状核头与壳核分开，内囊后肢将丘脑与苍白球和壳核分开。（F）半卵圆中心水平层面可见尾状核包绕侧脑室。亨廷顿病的特点是不自主运动，影像学特点是双侧尾状核萎缩，导致侧脑室额角外侧面向外膨起呈"车厢样"改变

7T MR 冠状位 T2-TSE 图像

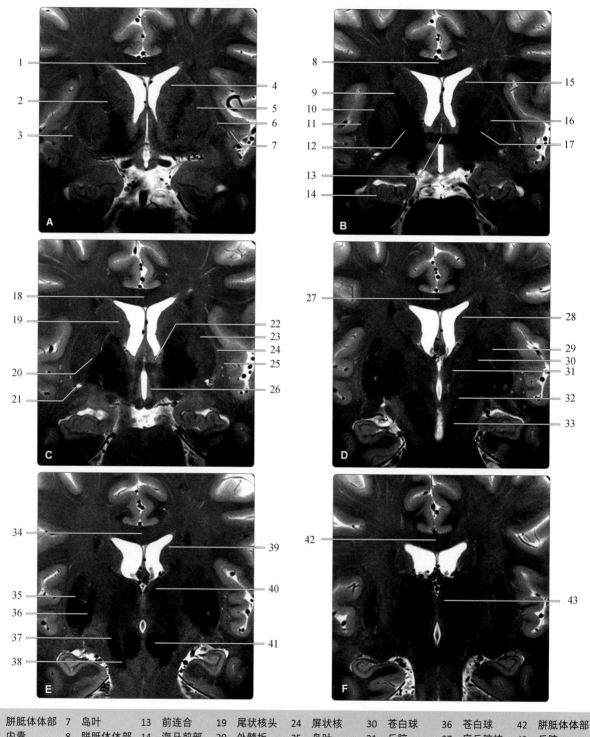

1	胼胝体体部	7	岛叶	13	前连合	19	尾状核头	24	屏状核	30	苍白球	36	苍白球	42	胼胝体体部
2	内囊	8	胼胝体体部	14	海马前部	20	外髓板	25	岛叶	31	丘脑	37	底丘脑核	43	丘脑
3	最外囊	9	内囊	15	尾状核头	21	血管周围	26	下丘脑	32	底丘脑核	38	黑质		
4	尾状核头	10	外囊	16	壳核		间隙	27	胼胝体体部	33	黑质	39	尾状核体部		
5	壳核	11	最外囊	17	外髓板	22	丘脑	28	尾状核体部	34	胼胝体体部	40	丘脑		
6	屏状核	12	苍白球	18	胼胝体体部	23	壳核	29	壳核	35	壳核	41	红核		

MR 冠状位 2D T2-TSE 图像，从前至后 6 幅图像。（A）显示尾状核头与其下方的壳核在前穿质上方相连，尾状核与壳核的其他连接也沿内囊前肢走行。（B）前连合水平层面显示苍白球信号低于壳核，与苍白球的铁沉积有关。外髓板将壳核与苍白球分隔开。苍白球包括外侧和内侧两部分，常规成像难以分辨。（C）内囊前肢水平层面，岛叶位于大脑外侧裂的底部深处，被岛盖覆盖。岛叶与丘脑、杏仁核、嗅觉系统和边缘系统有广泛联系。（D）丘脑后部层面显示底丘脑核，形似凸透镜，位于内囊内侧、红核上外侧，对维持基底节的正常功能起重要作用，与帕金森病和投掷症有关。（E）丘脑层面，显示富含色素的多巴胺能神经元核——黑质，帕金森病是基底节最常见的病理改变，与黑质多巴胺能神经元变性及壳核、尾状核中多巴胺的二次消耗有关。（F）丘脑层面显示丘脑枕，占据丘脑的后 1/3。丘脑枕被认为是一个整合核，其功能尚不清楚

尸体标本 7T MR 轴位 T1WI

1 图像伪影（气泡）
2 尾状核
3 壳核
4 丘脑
5 内囊前肢
6 外囊
7 屏状核
8 最外囊
9 内囊后肢

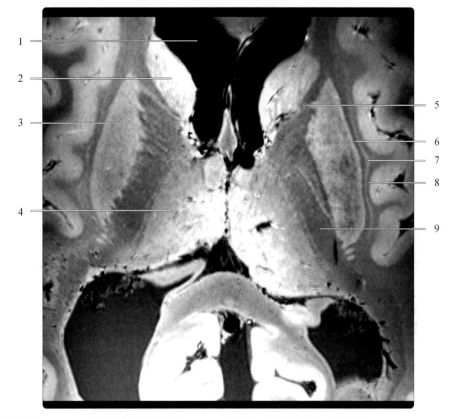

7T MR 各向同性 200 μm 高分辨率采集图像，T1WI 清晰显示尸体标本的基底节

1 内囊前肢
2 苍白球（内侧部）
3 内囊后肢
4 壳核
5 苍白球（外侧部）
6 屏状核

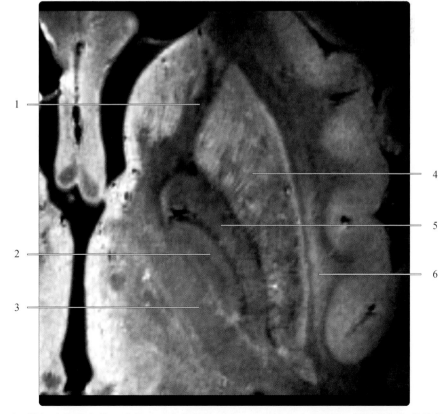

7T MR 高分辨率 T1WI 显示尸体标本的基底节，清晰显示壳核的轴突束，以及苍白球内侧部、外侧部等细节结构

基底节和丘脑

传入与传出纤维

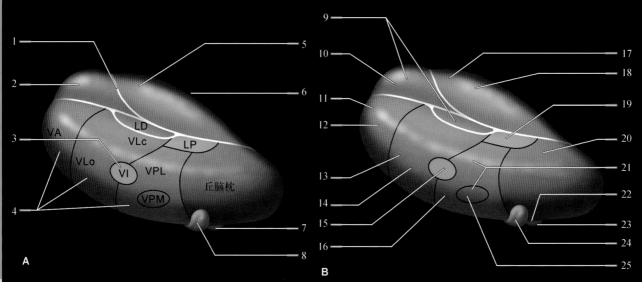

1　内髓板	8　外侧膝状体	15　小脑皮质丘脑传入纤维	22　下丘，外侧丘系
2　前群	9　扣带回	16　内侧丘系，脊髓丘脑束	23　41、42 区
3　腹中间核	10　乳头丘脑束，穹窿	17　前额叶皮质	24　17 区，视神经束
4　腹侧核	11　苍白球，黑质	18　杏仁核，颞叶皮质	25　三叉丘脑束
5　背内侧核	12　6 区，额叶皮质	19　顶上小叶	
6　丘脑间黏合	13　齿状核，苍白球，黑质	20　18、19 区和顶下小叶	
7　内侧膝状体	14　4 区	21　1、2、3 区	

（A）中继核接收特定的传入纤维，并投射至大脑皮质的不同功能区。中继核参与初级感觉，反馈小脑的信号和基底节的输出信号。联络神经核接收来自联络区的大部分传入纤维并投射回大脑皮质。非特异性核团，包括髓板内核和丘脑中线核，可投射至整个大脑皮质。（B）丘脑核含有通过丘脑调节的抑制性中间神经元（氨基丁酸能和肽能），此外神经调质-神经递质系统（如 5-羟色胺和去甲肾上腺素系统）在丘脑核内存在终端

连接

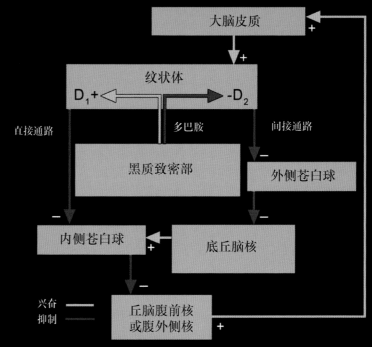

直接通路始于皮质至纹状体的输入信号。纹状体抑制内侧苍白球，内侧苍白球抑制丘脑功能。间接通路始于皮质至纹状体的输入信号。纹状体抑制外侧苍白球，外侧苍白球抑制底丘脑核功能

其他深部灰质核团

影像解剖

概述

- **红核（red nucleus，RN）**
  - **中脑**前侧成对的圆形核
  - 位于黑质（substantia nigra，SN）背内侧
  - T2 上呈低信号，与含铁量高有关
  - 通过红核脊髓束支配肢体**运动**
  - **齿状核-红核-橄榄核环路**的一部分（Guillain-Mollaret 解剖三角）
    - 损伤可导致以腭肌阵挛为特征的肥大性下橄榄核变性（hypertrophic olivary degeneration，HOD）
  - 分为尾侧**大细胞部**（mcRN）和头侧**小细胞部**（pcRN），后者占据红核的大部分
    - 传入纤维来自大脑皮质的远端树突、小脑深部核的近端树突以及核周体
  - **mcRN 主要连接运动区和运动前区皮质**（上肢和下肢）以及**小脑中央核**
    - 交叉的红核脊髓束连接远端（尤其是屈肌）的脊髓运动神经元、中间神经元
    - 参与与肢体远端独立运动的持续时间、幅度和速度相关的活动
  - **pcRN** 接收初级、额叶和辅助运动皮质的传入纤维
    - 皮质红核束的传入纤维 90% 来自大脑皮质的第 V 层
    - 经中央被盖束投射至延髓橄榄复合体
    - 主要传出纤维至下橄榄核
    - 接收来自扣带回皮质和顶叶皮质的部分纤维
    - 负责复杂的、而非简单的运动协调功能，也可能涉及非运动功能
- **基底前脑**由数个古皮质结构组成，包括**无名质、斜角回和终板旁回**
  - 无名质和斜角回位于前穿质的后 1/2 处
  - 终板旁回位于斜角回内侧、胼胝体下区后方
  - **Meynert 基底核（nucleus basalis of Meynert，NB）**
    - 属于无名质
    - 大的胆碱能神经元
    - 从 Meynert 基底核投射至大脑皮质
  - 斜角回的 Broca 斜角带核团
  - 终板旁回的内侧和外侧隔核
    - 由 Broca 斜角带核团和隔核向海马形成胆碱能神经投射
- **蓝斑（locus coeruleus，LC）**
  - 位于**头侧脑桥**的第四脑室底旁，延伸至中脑下丘水平
    - 在滑车神经核水平蓝斑细胞最密集
    - 中枢神经系统中最大的去甲肾上腺素能神经元群
  - 兴奋性投射至
    - 大部分大脑皮质
    - 基底前脑的胆碱能神经元
    - 丘脑皮质投射的神经元
    - 中缝背核 5- 羟色胺能神经元
    - 脑桥脚和背外侧被盖核的胆碱能神经元
  - 抑制性投射至促进睡眠的基底前脑和腹外侧核视前区的 GABA 能神经元
  - 与调节注意力状态有关
  - 调节唤醒和自主活动
    - 直接投射至脊髓
    - 向自主核的投射：迷走神经背核、疑核、延髓头端腹外侧核、Edinger-Westphal 核、中缝尾侧核、涎核、室旁核、杏仁核
    - 通过这些投射，蓝斑激活引起交感神经活动的增加和副交感神经活动的减少
- **黑质（SN）**：两个核团，分别为**致密部（pars compacta，SNPc）**和**网状部（pars reticulata，SNPr）**
  - 中脑内小的曲线状结构，位于红核前外侧和大脑脚内侧
  - 延伸至中脑后，由脑桥延伸至丘脑下区
  - **致密部**含有**多巴胺能神经元**，产生黑色的黑色素，大体标本上呈黑色
    - 致密部与灰质信号强度相同
    - 黑质致密部位于黑质网状部和红核之间
    - 帕金森病（PD）功能失调时明显萎缩
  - **网状部**在 T2、磁敏感加权成像呈低信号，与含铁量高有关
  - A9 多巴胺能系统的一部分
    - A9 多巴胺能纤维直径不等（20 ～ 40 μm），从内侧丘系延伸至大脑脚外侧
  - 纹状体的感觉运动区投射至腹外侧苍白球和腹外侧黑质致密部细胞柱
  - 中央纹状体的投射集中终止于苍白球和腹侧致密部
  - 腹侧纹状体投射到腹侧苍白球、腹侧被盖区（ventral tegmental area，VTA）和细胞密集的致密部
  - 致密部产生的多巴胺能促进运动
- **中脑腹侧被盖区（VTA）**
  - 中脑腹侧、黑质的内侧
  - 异质神经元群，A10 多巴胺能系统的一部分
    - A10 多巴胺能纤维位于中脑腹内侧，由直径较小（15 ～ 30 μm）的无髓鞘轴突组成，在前脑内侧束上升
    - 合成多巴胺，传送至伏隔核（nucleus accumbens，NA）

- 　○ 通过**中脑边缘通路**与边缘皮质相互连接
  - 包括伏隔核、杏仁核、扣带皮质和海马复合体
- 　○ 传出和传入纤维与前额叶皮质、岛叶皮质，以及部分感觉、运动和联络区（**中脑皮质通路**）相联系，与丘脑和下丘脑的各种核团相联系
- 　○ 与中缝背核、蓝斑、各种脑干神经核、上丘、网状导水管周围灰质和脊髓相互连接
- 　○ 中脑腹侧被盖区接受背外侧被盖核（在脑干、脑桥中）的谷氨酸能输入和脑桥脚被盖的胆碱能输入
- **屏状核**
  - 　○ 最外囊和外囊之间的**皮层下灰质**，矢状走行，弯曲片状
    - 壳核的外侧和岛叶皮质的内侧
    - 主要细胞类型：1 型为大细胞，其树突被棘状突起覆盖，与同侧和对侧大脑皮质相互连接
  - 　○ 分为三个功能区：连接体表感觉和运动皮质的前背侧区、后背侧区（视觉皮质）和腹侧区（听觉皮质）
  - 　○ 完整视野的视网膜拓扑图和对应的躯体感觉图
  - 　○ 腹侧屏状核与边缘结构相连，如杏仁核、下托和扣带回皮质
  - 　○ 可以同步不同的感知、认知和运动模式

解剖影像相关问题

推荐成像方法

- 多巴胺释放可使用 PET 直接成像：中脑腹侧被盖区、黑质
- MR T1WI 可以利用去甲肾上腺素能神经元产生的神经黑色素识别蓝斑
  - 　○ T1WI 呈高信号

影像诊断注意事项

- 轴位 T2WI 低信号区与黑质的解剖位置并不完全重叠

临床意义

- **红核**
  - 　○ 静息状态下参与突显和执行控制相关的认知环路
  - 　○ 红核梗死可导致**运动症状**（如震颤、共济失调、辨距困难、张力减退、轮替运动不能）和**认知症状**（如智力下降、语言流畅性下降、离散记忆障碍）
    - 运动障碍是由红核周围的小脑上脚或其上方的基底节区、丘脑病变造成
  - 　○ 红核–橄榄核束中断，导致肌阵挛运动
- **无名质**
  - 　○ 年龄相关性无名质萎缩
    - **正常衰老**伴随由树突、突触和轴突变性及营养支持减少引起的胆碱能功能丧失
    - 基因表达减少、细胞内信号转导障碍和细胞骨架转运均介导胆碱能细胞萎缩，均会导致年龄相关功能衰退
    - 基底前脑的胆碱能细胞在病理性认知障碍中发生显著**退变**，如帕金森病、唐氏综合征（**Down syndrome，DS**）、进行性核上性麻痹、克–雅脑病、**Korsakoff** 综合征、外伤性脑损伤等
    - 黑质萎缩反映 Meynert 基底核退化，阿尔茨海默病（AD）患者和非阿尔茨海默病的痴呆患者都很明显
    - Meynert 基底核胆碱能神经元的变性对认知功能下降起重要作用
    - 阿尔茨海默病患者 Meynert 基底核神经元明显缺失
    - 脑皮质胆碱乙酰转移酶活性弥漫丧失与 Meynert 基底核缺失相关
    - 根据胆碱能和神经营养信号级联进行药物干预，可早期改善胆碱能不足，延缓疾病进展
- **蓝斑**
  - 　○ 由于去甲肾上腺素能神经元的进行性丧失，蓝斑内神经元密度**随年龄增长而降低**
  - 　○ 投射至额叶皮质和海马的蓝斑神经元数量随年龄增长而减少
    - 老年人记忆障碍与蓝斑功能丧失有关
  - 　○ 在许多**神经退行性疾病**，蓝斑均发生病理性改变
    - PD、AD、亨廷顿病、进行性核上性麻痹、路易体病、唐氏综合征、匹克病、肌萎缩侧索硬化症
- 内侧黑质 / 腹侧被盖区复合体尾部和右侧黑质外侧部的核团，主要参与奖励预期信息的调节
  - 　○ 内侧黑质 / 腹侧被盖区的头侧部分主要参与新奇信息调节
  - 　○ 内侧黑质 / 腹侧被盖区参与新奇与奖励信息的整合，或调节与奖励相关的新奇信息的记忆过程
    - 与通常的预期奖励刺激相比，新奇刺激可增强内侧黑质 / 腹侧被盖区与中线边缘区（包括伏隔核和海马）、初级视觉皮质的功能连接

参考文献

1. An H et al: Quantifying iron deposition within the substantia nigra of Parkinson's disease by quantitative susceptibility mapping. J Neurol Sci. 386:46-52, 2018
2. Du G et al: Distinct progression pattern of susceptibility MRI in the substantia nigra of Parkinson's patients. Mov Disord. 33(9):1423-31, 2018
3. Meijer FJA et al: Clinical application of brain MRI in the diagnostic work-up of Parkinsonism. J Parkinsons Dis. 7(2):211-7, 2017
4. Telford R et al: MR anatomy of deep brain nuclei with special reference to specific diseases and deep brain stimulation localization. Neuroradiol J. 27(1):29-43, 2014
5. Nioche C et al: Functional connectivity of the human red nucleus in the brain resting state at 3T. AJNR Am J Neuroradiol. 30(2):396-403, 2009

其他深部灰质核团

深部灰质核团：3T MR T2WI 和示意图

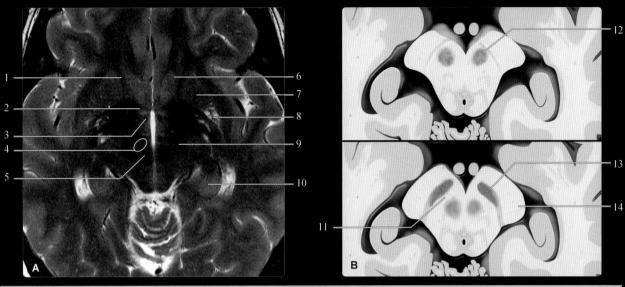

1	内囊前肢	4	腹侧被盖区	7	壳核	10	海马	13	黑质网状部
2	前连合	5	红核	8	血管周围间隙	11	黑质致密部	14	大脑脚
3	穹窿柱	6	尾状核头	9	黑质	12	红核		

（A）MR 轴位 T2WI，显示尾状核头位于侧脑室底部。在前连合外侧的典型位置可见血管周围间隙，是正常变异。血管周围间隙与脑脊液在所有脉冲序列上信号相同，周围无胶质细胞增生或水肿，无强化。黑质位于中脑内、大脑脚内侧，网状部核团 T2 低信号与铁含量有关。（B）帕金森病（上）与正常人（下）轴位示意图比较，显示黑质体积萎缩、神经黑色素减少，特别是致密部缺失。大脑脚后部的低信号区是网状部（SNPr），网状部与红核之间的等信号区域是黑质致密部（SNPc），黑质致密部变窄是帕金森病的重要影像学特征

深部灰质核团：示意图和 3T MR T1WI

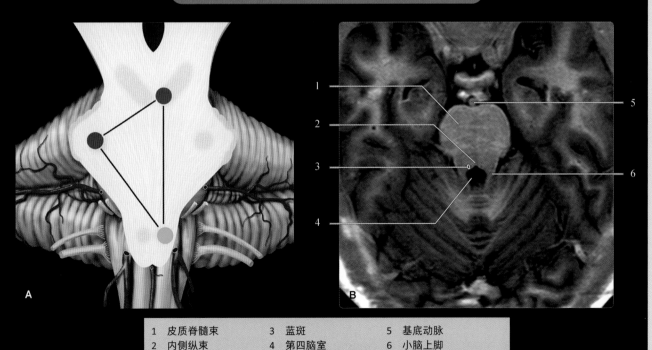

1	皮质脊髓束	3	蓝斑	5	基底动脉
2	内侧纵束	4	第四脑室	6	小脑上脚

（A）中脑、脑桥和延髓的冠状位，显示 Guillain-Mollaret 解剖三角，由同侧下橄榄核（绿色）、对侧小脑齿状核（蓝色）和同侧红核（红色）组成，代表齿状核-红核-橄榄核环路。这些核团损伤通常导致肥大性下橄榄核变性，齿状核-红核-橄榄核环路损伤的患者可表现为腭肌阵挛。（B）脑桥和小脑上部层面，显示内侧纵束（medial longitudinal fasciculus，MLF）位于脑干背侧近中线处，参与眼外肌运动，多发性硬化症或脑卒中患者也会出现内侧纵束损伤

第二章　幕上脑解剖

深部灰质核团：3T MR T1WI

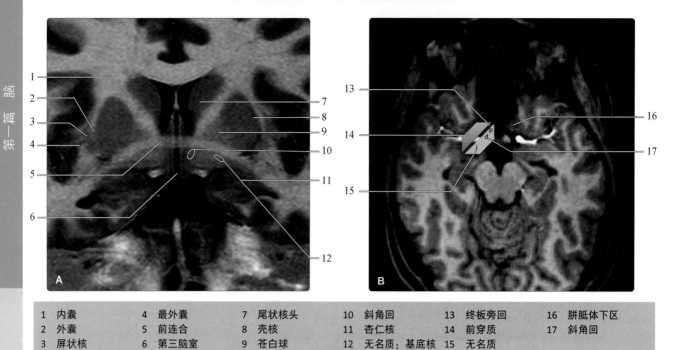

1 内囊	4 最外囊	7 尾状核头	10 斜角回	13 终板旁回	16 胼胝体下区
2 外囊	5 前连合	8 壳核	11 杏仁核	14 前穿质	17 斜角回
3 屏状核	6 第三脑室	9 苍白球	12 无名质；基底核	15 无名质	

（A）前连合水平层面显示内囊前肢，将尾状核头与壳核和苍白球分开。苍白球和壳核信号强度不同，与苍白球髓磷脂含量增加有关，常规影像学无法区分苍白球的外侧和内侧。基底核位于苍白球下方的无名质内，位于苍白球连合下区和下丘脑的上外侧。（B）轴位 MP-RAGE 图像显示基底前脑的组成部分：无名质（i）、斜角回（d）和终板旁回（p）。无名质和斜角回呈线状排列于前穿质的后 1/2 处，而终板旁回位于斜角回的内侧、胼胝体下区后方

深部灰质核团：基底前脑

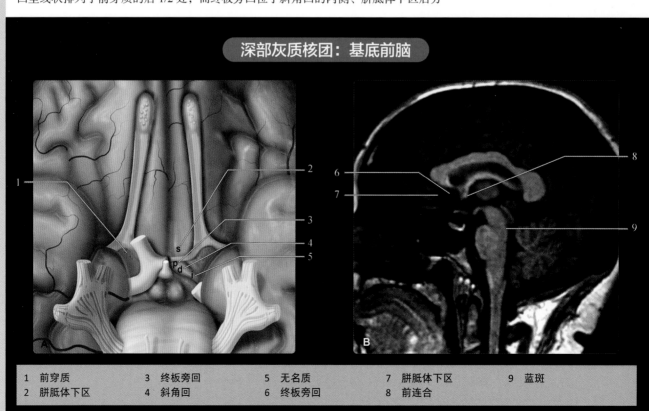

1 前穿质	3 终板旁回	5 无名质	7 胼胝体下区	9 蓝斑
2 胼胝体下区	4 斜角回	6 终板旁回	8 前连合	

（A）轴位示意图显示基底前脑的组成部分：无名质（i）、斜角回（d）和终板旁回（p）。无名质和斜角回呈线状排列于前穿质的后 1/2 处，而终板旁回位于斜角回内侧、胼胝体下区（s）后方。（B）MR 矢状位 MP-RAGE 图像显示基底前脑的灰质核团。病理性认知障碍如帕金森病、唐氏综合征、进行性核上性麻痹、克-雅脑病和外伤性脑损伤可见基底前脑胆碱能细胞变性。老年性记忆障碍与蓝斑功能丧失有关，蓝斑的病理改变见于许多神经退行性疾病

术语

定义

- 边缘叶
  - 属于旧皮质
  - 神经细胞层数比新皮质少
  - 主要功能为记忆、嗅觉、情感
  - 由胼胝体下区、扣带回、海马旁回＋海马、齿状回、下托、内嗅皮质组成
- 边缘系统
  - 边缘叶
  - 部分皮质下结构（如杏仁核、乳头体、隔核等）

大体解剖

概述

- **边缘叶**由间脑、基底节周围的脑组织呈 **C** 形环绕
- 外带
  - 最大
  - 从颞叶延伸至额叶，由以下部分组成
    - 钩回（海马旁回前端）
    - 海马旁回（后颞叶内侧翼状结构，组成扣带回峡部）
    - 扣带回（海马旁回的前上延续）
    - 胼胝体下区（旁嗅区）是扣带回的前下延续
  - 胼胝体沟（与颞叶海马沟延续）上方的弯曲结构
- 中间带
  - 从颞叶延伸至额叶，由以下部分组成
    - 海马主要结构（阿蒙角）
    - 齿状回
    - 胼胝体上回（灰被，从胼胝体、海马旁回周围的齿状体／海马延伸至终板旁回的灰质狭长带）
    - 终板旁回（胼胝体嘴下方）
  - 胼胝体沟下方、胼胝体上方的弯曲结构
- 内带
  - 最小
  - 从颞叶延伸至乳头体
  - 由穹窿、海马伞组成

影像解剖

概述

- 海马
  - 颞叶内侧的弯曲结构，向颞角底部隆起
  - 由两个相连的 **U** 形灰质结构组成
    - 位于偏上外侧的海马主要结构（阿蒙角），呈**倒 U** 形
    - 位于偏下内侧的齿状回，呈 **U** 形
  - 有三个解剖亚区
    - 头部（海马脚）：最前部，横向走行；上面有 3 ～ 4 个海马趾

- 体部：圆柱形，旁矢状方向走行
- 尾部：位于最后部；在胼胝体压部周围弯曲变细，在胼胝体上方形成灰被

- 阿蒙角（海马主要结构）
  - 分为 4 个亚区（依据主要细胞层的组织学类型）
    - CA1（Sommer 区）：小锥体细胞（最脆弱，常受缺氧、内侧颞叶硬化的影响）
    - CA2：大锥体细胞形成的狭窄致密带
    - CA3：大锥体细胞形成的宽松带
    - CA4（终板）：结构疏松的内部结构，被齿状回包裹
  - 参与形成下托
    - 下托向海马旁回新皮质（内嗅皮质）过渡
  - 被一层传出纤维、海马槽覆盖
    - 海马槽与侧脑室颞角相邻
    - 组成海马伞→穹窿脚
- 穹窿
  - 来自海马体的初级传出系统
  - 由四部分组成
    - 脚部（胼胝体压部下方的弓状结构，构成侧脑室内侧壁的一部分）
    - 连合（连接脚）
    - 体部（由脚汇集而成，附于透明隔下表面）
    - 柱状结构（乳头体、丘脑前部、隔核下方的曲线状结构）
- 杏仁核
  - 侧脑室颞角正前方、钩回内侧大的灰质核团复合体
  - 尾状核尾部终止于杏仁核
  - 主要传出结构是终纹
    - 终纹呈弓状位于丘脑、尾状核之间的沟内
    - 形成脉络膜裂的一侧边缘（另一侧边缘为穹窿）

解剖影像相关问题

推荐成像方法

- 垂直于海马体长轴的斜位 MR 成像最佳
  - 冠状位 T1 容积成像（如 MP-RAGE 或 SPGR 序列）：≤ 1 mm
  - 冠状位 T2 高分辨成像：平面分辨率≤ 0.4 mm，层厚≤ 2 mm
  - 冠状位 FLAIR 全脑成像：1 ～ 3 mm

影像诊断注意事项

- 正常变异：海马沟融合不完全→海马内侧含有脑脊液的"囊肿"
- 超高场 MR（如 7T MR）磁场不均匀会影响颞叶周围信号，影响部分边缘系统
  - 采用并联发射头线圈可以改善这一问题

示意图

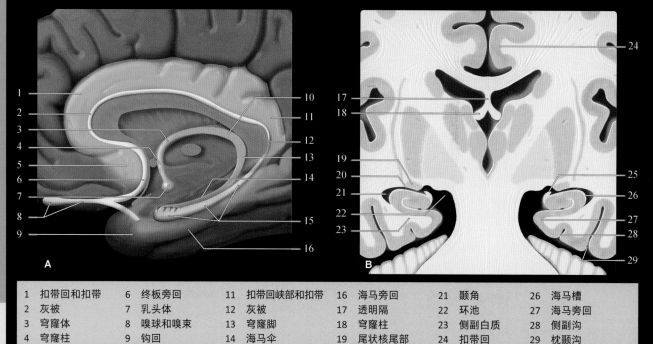

A

B

1	扣带回和扣带	6	终板旁回	11	扣带回峡部和扣带	16	海马旁回	21	颞角	26	海马槽
2	灰被	7	乳头体	12	灰被	17	透明隔	22	环池	27	海马旁回
3	穹窿体	8	嗅球和嗅束	13	穹窿脚	18	穹窿柱	23	侧副白质	28	侧副沟
4	穹窿柱	9	钩回	14	海马伞	19	尾状核尾部	24	扣带回	29	枕颞沟
5	胼胝体下区	10	穹窿连合	15	海马头、体、尾	20	脉络膜裂	25	海马伞		

（A）矢状位显示边缘系统：外带（蓝色）为海马旁回和扣带回，中带（黄色）为海马和灰被，内带（紫色）为海马伞和穹窿。海马位于内侧颞叶，主要被海马旁回覆盖。海马体延伸至胼胝体压部，变成一层薄薄的灰质，即灰被，灰被沿胼胝体上部延伸至靠近前连合处。海马背侧的海马伞继续形成穹窿，穹窿向下呈拱状至乳头体。（B）冠状位显示第三脑室前部和穹窿柱。扣带是位于扣带回深处的重要联络纤维，不能与扣带回分离。灰被，即沿胼胝体上部延伸的灰质，影像上通常无法显示

示意图和组织学切片

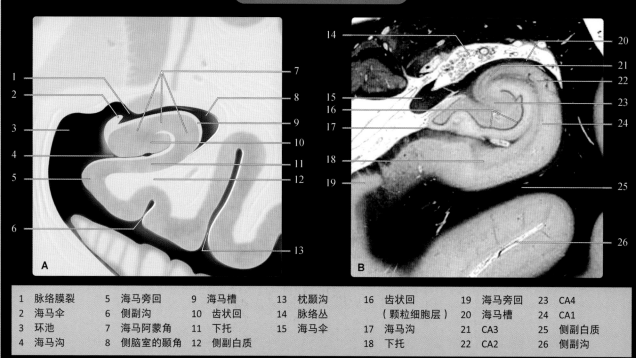

A

B

1	脉络膜裂	5	海马旁回	9	海马槽	13	枕颞沟	16	齿状回	19	海马旁回	23	CA4
2	海马伞	6	侧副沟	10	齿状回	14	脉络丛		（颗粒细胞层）	20	海马槽	24	CA1
3	环池	7	海马阿蒙角	11	下托	15	海马伞	17	海马沟	21	CA3	25	侧副白质
4	海马沟	8	侧脑室的颞角	12	侧副白质			18	下托	22	CA2	26	侧副沟

（A）冠状位显示海马及其周围结构。海马是位于颞叶内侧的弯曲结构，由两个 U 形灰质结构、齿状回（dentate gyrus，DG）和阿蒙角（cornu ammonis，CA）组成，彼此相连。根据宽度、细胞大小和细胞密度进一步将阿蒙角细分为 4 部分。阿蒙角与下托融合，后者与内嗅皮质（位于前部）和海马旁回毗邻。白质束从阿蒙角发出形成海马槽，汇聚形成海马伞。（B）海马冠状位组织切片显示阿蒙角和齿状回灰质。阿蒙角分为 CA1、CA2、CA3 和 CA4。CA4 被齿状回包裹，海马槽含有来自阿蒙角的传出纤维，这些纤维沿海马伞和穹窿走行。齿状回由分子层、颗粒细胞层（granular cell layer，GCL）和锥体层组成

边缘系统

尸体标本 16.4T 超高场强 MR 图像

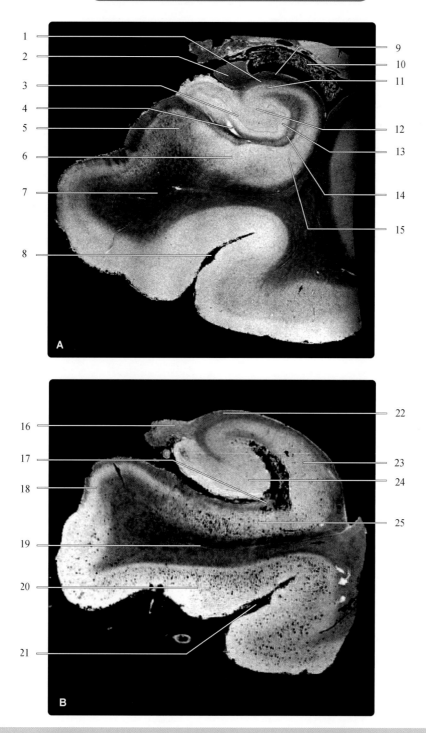

1	角质层	6	下托	11	CA2/CA3	16	海马伞	21	侧副沟
2	海马伞	7	侧副白质	12	CA4	17	分子辐射层	22	海马槽
3	齿状回（颗粒细胞层）	8	侧副沟	13	齿状回（分子层）	18	内嗅皮质	23	CA1
4	血管	9	海马槽	14	分子辐射层	19	侧副白质	24	齿状回
5	旁下托	10	脉络丛	15	CA1（锥体层）	20	海马旁回	25	下托

（**A**）尸体标本，海马 MR T1WI（16.4T），显示阿蒙角和齿状回的灰质连接。阿蒙角区的分子辐射层延伸至旁下托，齿状回由分子层、颗粒细胞层和锥体层组成。（**B**）Braak Ⅵ型阿尔茨海默病患者尸体标本，海马 T1 加权 MR（16.4T）图像。患者阿蒙角区的分子辐射层明显萎缩，可见下托、内嗅皮质和海马旁回的点状低信号，极有可能是微出血和（或）铁沉积

3T MR 冠状位 T1WI

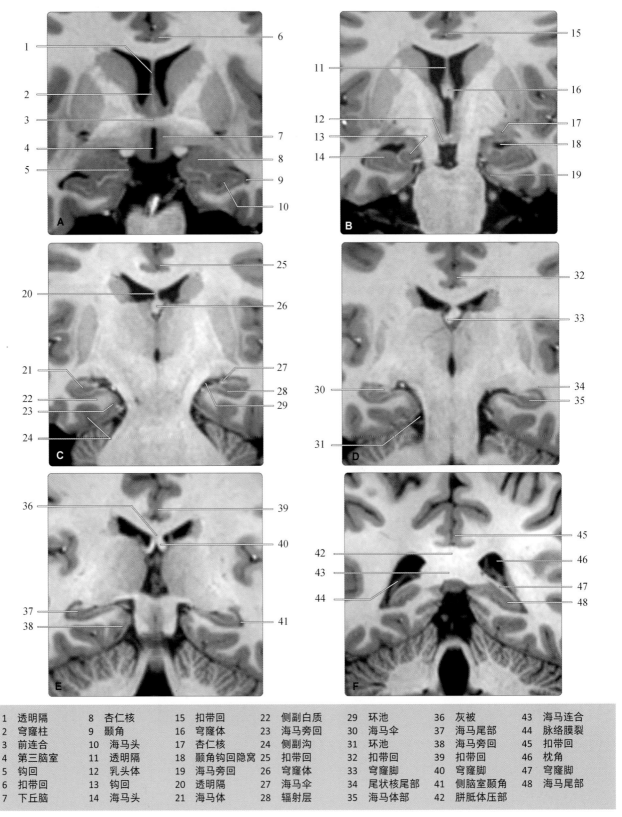

1	透明隔	8	杏仁核	15	扣带回	22	侧副白质	29	环池	36	灰被	43	海马连合
2	穹窿柱	9	颞角	16	穹窿体	23	海马旁回	30	海马伞	37	海马尾部	44	脉络膜裂
3	前连合	10	海马头	17	杏仁核	24	侧副沟	31	环池	38	海马旁回	45	扣带回
4	第三脑室	11	透明隔	18	颞角钩回隐窝	25	扣带回	32	扣带回	39	扣带回	46	枕角
5	钩回	12	乳头体	19	海马旁回	26	穹窿体	33	穹窿脚	40	穹窿脚	47	穹窿脚
6	扣带回	13	钩回	20	透明隔	27	海马伞	34	尾状核尾部	41	侧脑室颞角	48	海马尾部
7	下丘脑	14	海马头	21	海马体	28	辐射层	35	海马体部	42	胼胝体压部		

MR 冠状位 T1WI，从前至后 6 幅图像，显示边缘系统。（**A**）可见杏仁核位于海马的前上部、颞叶内侧、钩回的外侧。尾状核的尾部终止于杏仁核，海马（海马头）位于杏仁核后部，前连合区包含颞叶皮质、杏仁核和终纹的交叉纤维。（**B**）第三脑室后部层面，显示海马头表面的海马趾。海马与杏仁核被颞角钩回隐窝分开，钩回连接海马体内侧和杏仁核。（**C**）更后方层面显示海马体部，海马头在该层面已消失。海马体内侧与环池毗邻，外侧与侧脑室颞角相接。（**D**）通过丘脑中部的更后方层面显示穹窿脚，在前部连接形成穹窿体。海马体部通常显示正常的海马内部结构。（**E**）丘脑后部层面显示海马尾部。尾部是海马最窄的部分，向后方延伸。灰被是胼胝体上方的微小灰质区域。（**F**）胼胝体压部层面，显示海马伞，形成穹窿脚，后者附着于胼胝体压部的前表面，胼胝体下方两个穹窿脚相连形成穹窿连合（海马连合）

7T MR 冠状位 T2WI

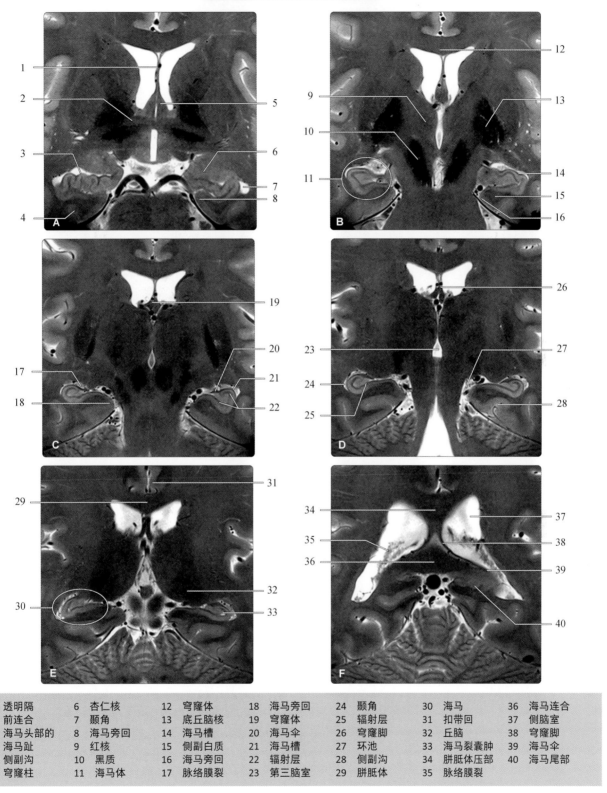

1	透明隔	6	杏仁核	12	穹窿体	18	海马旁回	24	颞角	30	海马	36	海马连合
2	前连合	7	颞角	13	底丘脑核	19	穹窿体	25	辐射层	31	扣带回	37	侧脑室
3	海马头部的	8	海马旁回	14	海马槽	20	海马伞	26	穹窿脚	32	丘脑	38	穹窿脚
	海马趾	9	红核	15	侧副白质	21	海马槽	27	环池	33	海马裂囊肿	39	海马伞
4	侧副沟	10	黑质	16	海马旁回	22	辐射层	28	侧副沟	34	胼胝体压部	40	海马尾部
5	穹窿柱	11	海马体	17	脉络膜裂	23	第三脑室	29	胼胝体	35	脉络膜裂		

MR 冠状位 T2WI，从前至后 6 幅图像，显示边缘系统。（A）海马头可通过上表面的海马趾结构识别。杏仁核与海马由颞角的钩回隐窝或海马体的海马槽分开。（B）后方层面显示海马体部，已看不到头部的海马趾结构。穹窿体跨越丘脑上方分裂形成 2 个前柱，在 Monro 孔前方弯曲，将纤维传送至乳头体、丘脑前部和隔区。（C）更后方层面显示海马体正常结构。辐射层主要构成阿蒙角和齿状回之间的白质，其正常结构丧失是内侧颞叶硬化的主要特征之一，其他特征包括 T2 信号增高和体积萎缩。（D）丘脑后部层面，显示穹窿脚。海马体结构正常，外界为侧脑室颞角，内界为环池。约 90% 内侧颞叶硬化患者累及海马体部，其中 CA1 和 CA4 区受累为最典型特征，阿蒙角和齿状回也可能受累。（E）丘脑后部（丘脑枕）层面，显示海马体部向尾部的过渡，尾部是海马最狭窄的部分。本例可见双侧海马裂囊肿，导致海马结构轻度扭曲，囊肿为良性病变，代表部分未融合的海马沟。（F）胼胝体压部层面，显示起自海马的海马伞，形成穹窿脚。穹窿脚附着于胼胝体压部前方，胼胝体下方 2 个穹窿脚相连形成海马连合（穹窿连合）

7T MR 冠状位 T2WI

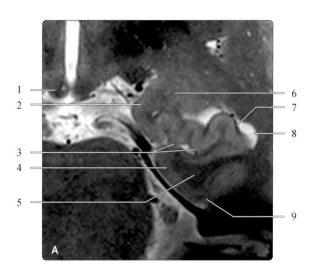

A

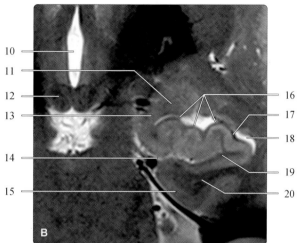

B

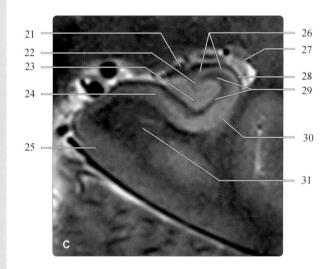

C

1	乳头体	19	辐射层
2	钩回	20	侧副白质
3	外侧海马趾	21	海马伞
4	海马旁回	22	CA4
5	侧副白质	23	齿状回
6	杏仁核	24	下托
7	海马槽	25	海马旁回
8	颞角	26	CA2 和 CA3
9	侧副沟	27	脉络丛
10	第三脑室	28	海马槽
11	杏仁核	29	辐射层
12	乳头体	30	CA1
13	钩回	31	侧副白质
14	钩回沟		
15	内嗅皮质		
16	内侧海马趾		
17	海马槽		
18	颞角		

MR 高分辨率冠状位 T2WI，显示边缘系统前部。（A）显示杏仁核位于海马头部的前上方，与海马由颞角的钩回隐窝或海马槽分开，钩回连接内侧海马和杏仁核。（B）海马头部图像，显示其上表面典型的海马趾结构，以及第三脑室下方的乳头体，严重内侧颞叶硬化患者乳头体、穹窿萎缩。（C）海马体层面，显示正常海马结构。成年人海马沟通常闭合，海马旁回（内嗅皮质）为扣带回在胼胝体压部下方和胼胝体体部上方的连续结构，是边缘叶的一部分。7T 高分辨率 T2 像可分辨 CA2、CA3 和 CA4 结构

3T MR 轴位 T2WI

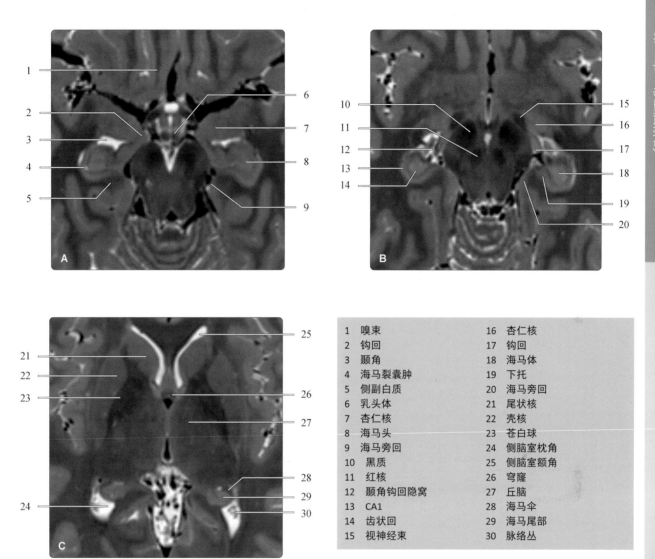

1	嗅束	16	杏仁核
2	钩回	17	钩回
3	颞角	18	海马体
4	海马裂囊肿	19	下托
5	侧副白质	20	海马旁回
6	乳头体	21	尾状核
7	杏仁核	22	壳核
8	海马头	23	苍白球
9	海马旁回	24	侧脑室枕角
10	黑质	25	侧脑室额角
11	红核	26	穹窿
12	颞角钩回隐窝	27	丘脑
13	CA1	28	海马伞
14	齿状回	29	海马尾部
15	视神经束	30	脉络丛

MR 轴位 T2WI，从下至上 3 幅图像，显示海马和杏仁核。（A）大脑脚层面，海马沟未闭合形成海马裂囊肿（残存海马沟），囊肿通常双侧存在，位于齿状回和阿蒙角之间，这种正常变异发生率为 10% ~ 15%。（B）显示海马头和海马体。颞角的钩回隐窝将杏仁核与海马分开，乳头体位于脚间池内，钩回形成鞍上池的外侧边界。（C）中脑上部 / 第三脑室下部层面，显示下丘脑、穹窿和嗅束。海马尾部在中脑周围向后弯曲，底丘脑核位于红核的前外侧，形似杏仁

3T MR 矢状位 T1WI

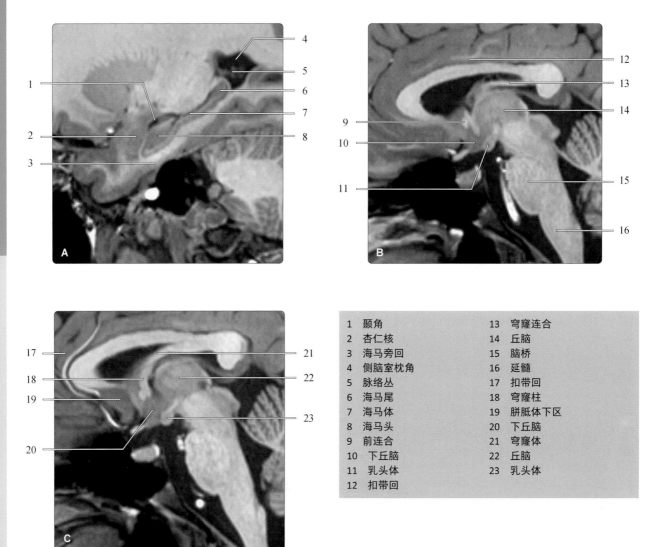

1	颞角	13	穹窿连合
2	杏仁核	14	丘脑
3	海马旁回	15	脑桥
4	侧脑室枕角	16	延髓
5	脉络丛	17	扣带回
6	海马尾	18	穹窿柱
7	海马体	19	胼胝体下区
8	海马头	20	下丘脑
9	前连合	21	穹窿体
10	下丘脑	22	丘脑
11	乳头体	23	乳头体
12	扣带回		

MR 矢状位 T1WI，从外至内 3 幅图像，显示海马和杏仁核。（A）显示颞角将杏仁核前部和海马头后部分开。（B）内侧层面显示穹窿连合在胼胝体体部下方延伸。断面图可见前连合在第三脑室前部的穹窿柱前方穿过，分为小的前束，连接前穿质和嗅束，而较大的后束连接内侧颞叶、杏仁核和终纹。（C）正中矢状位图像显示穹窿体，在丘脑前部分裂成穹窿柱。穹窿终止于丘脑前部、乳头体和隔区，扣带回继续向前延伸形成胼胝体下区

老年人及阿尔茨海默病患者 3T MR 图像

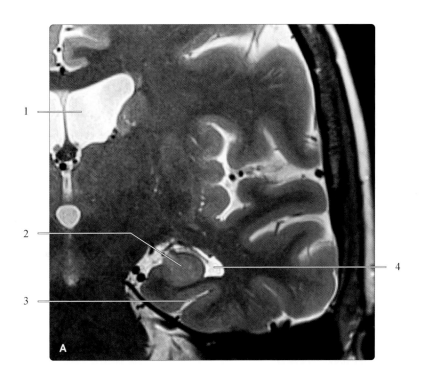

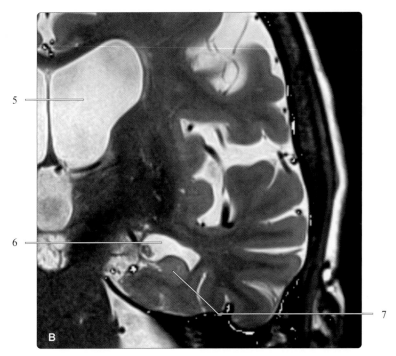

1	侧脑室	3	侧副沟	5	侧脑室	7	海马
2	海马	4	侧脑室颞角	6	侧脑室颞角		

（A）女，79 岁，认知水平正常，3T MR 冠状位 T2WI，侧脑室颞角和外侧区域可见生理性增宽，侧副沟也随年龄增长而轻度增宽。（B）女，83 岁，阿尔茨海默病患者，3T MR 冠状位 T2WI，侧脑室呈病理性增宽，海马萎缩（Courtesy Alzheimer's Disease Neuroimaging Initiative.）

蝶鞍、垂体和海绵窦

术语

缩写

- 腺垂体（adenohypophysis，AH），神经垂体（neurohypophysis，NH）

同义词

脑垂体（pituitary gland = hypophysis）

大体解剖

概述

- 蝶鞍（蝶骨底中线区域的凹陷）
  - 前缘：蝶鞍结节、前床突
  - 后缘：鞍背、后床突
  - 硬脑膜部分
    - 鞍膈形成顶部并覆盖蝶鞍
    - 中央有一大小不定的漏斗状开放通道
    - 垂体窝底覆盖硬脑膜
    - 硬脑膜反折形成两侧海绵窦内侧壁
- 脑垂体
  - 腺垂体（前叶）
    - 占垂体的 80%，包裹在神经垂体的前外侧
    - 包括前部（远侧部或腺体部）、中间部和结节部
    - 功能：细胞分泌生长激素、催乳素及其他激素
    - 血供：静脉（下丘脑的垂体门静脉）
  - 中间部
    - 小于垂体的 5%，位于腺垂体和神经垂体之间
    - 包括来自下丘脑、漏斗部的轴突
    - 功能：向腺垂体和神经垂体运输及释放激素
  - 神经垂体（后叶）
    - 占垂体的 20%
    - 包括后部（神经部）和漏斗柄，与下丘脑的正中隆起相连
    - 含有垂体细胞、下丘脑垂体束的轴突
    - 功能：储存来自下丘脑的血管升压素和催产素
    - 血供：动脉（垂体上、下动脉）
- 海绵窦
  - 成对的、分隔成多个相互交通小腔的硬脑膜静脉窦，无瓣膜
    - 通过海绵窦间斜坡静脉丛、基底静脉窦彼此相通，后方经岩上窦至横窦
    - 经导静脉向下引流至翼静脉丛，经岩下窦引流至颈内静脉
    - 外侧壁较厚，内侧壁较薄，包围海绵窦，使之与垂体分隔
    - 后方硬脑膜壁包围 Meckel 腔［腔内衬覆蛛网膜，由脑脊液填充，向桥前池延伸；内含 CNV（三叉神经）束和三叉神经节］
  - 静脉分支
    - 眼上静脉、眼下静脉
    - 蝶顶窦
  - 内容物（静脉血、脑神经、颈内动脉和交感神经丛）
    - CNⅢ（动眼神经）：位于硬脑膜外侧壁内上方（动眼神经池）
    - CNⅣ（滑车神经）：位于动眼神经下方
    - V1（眼神经，三叉神经分支）：位于海绵窦外侧壁滑车神经下方
    - V2（上颌神经，三叉神经分支）：是海绵窦外侧壁最下方的脑神经
    - V3（下颌神经，三叉神经分支）：不进入海绵窦（经 Meckel 腔向下进入卵圆孔）
    - CNⅥ（展神经）：在海绵窦内与颈内动脉相邻

影像解剖

概述

- 脑垂体
  - 腺体均匀强化，强化程度略低于海绵窦
    - 15%～20% 正常人在 MR T1 增强图像可偶然发现充盈缺损改变（囊肿、无功能微腺瘤）
  - 神经垂体通常为短 T1 信号（表现为垂体后叶"亮点"），由神经分泌颗粒（不是脂肪！）引起
- 海绵窦（DSA 显影存在多样性）
  - 增强 CT、MR T1WI 表现为明显均匀强化
  - 硬脑膜外侧壁平坦或呈凹面
  - 即使 3T MR 也很难显示硬脑膜内侧壁

解剖影像相关问题

推荐成像方法

- MR 适用于垂体、下丘脑成像
  - 冠状位或矢状位，2～3 mm，小视野
    - T1WI、T2WI 平扫
    - 脂肪抑制 T1 增强图像有助于鉴别强化组织与术后脂肪填塞
  - 快速团注对比剂"动态"扫描，逐层连续扫描 5～10 秒 / 期

正常变异

- 正常垂体的大小、形态因年龄和性别而异
  - 儿童 ≤ 6 mm，男性和绝经后妇女 8 mm，年轻女性生理性肥大上限为 10 mm（可向上隆起），妊娠期和哺乳期妇女 12～14 mm
- "空"蝶鞍
  - 蛛网膜局部突出，脑脊液进入蝶鞍
  - 正常垂体变扁，向鞍底后下方移位
  - 很少有症状（可能与特发性颅内高压有关）

影像诊断注意事项

- 旁正中颈内动脉可能与鞍内动脉瘤混淆，可压迫垂体
- 前床突气腔形成可能与颈内动脉动脉瘤混淆
- 颅底骨髓（短 T1）不对称可能与病理性改变混淆：脂肪抑制 MR 或 CT 有助于二者鉴别
- 鞍上"亮点"通常是异位神经垂体，也可以是脂肪瘤等，但少见

蝶鞍、垂体和海绵窦

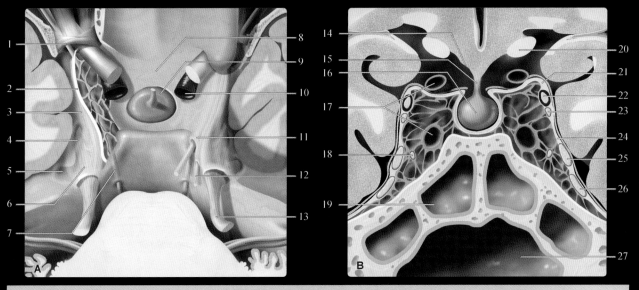

1	展神经经眶上裂出海绵窦	8	鞍膈
2	海绵窦，外侧硬脑膜壁	9	垂体
3	三叉神经第一分支（眼支或V1）	10	颈内动脉
4	三叉神经第二分支（上颌支或V2）	11	动眼神经（CNⅢ）池
5	三叉神经第三分支（下颌支或V3）	12	滑车神经（CNⅣ）池
6	Meckel 腔内的三叉神经节	13	三叉神经（CNV）池
7	Dorello 管内的展神经	14	下丘脑灰结节

15	漏斗部	22	动眼神经（CNⅢ）
16	垂体	23	滑车神经（CNⅣ）
17	颈内动脉	24	海绵窦外侧壁
18	展神经（CNⅥ）	25	三叉神经第一分支（眼支）
19	蝶窦	26	三叉神经第二分支（上颌支）
20	视束	27	鼻咽
21	蛛网膜		

（A）蝶鞍的轴位图，上面观显示蝶鞍和鞍旁解剖。去除覆盖右侧海绵窦的硬脑膜，可以更好地显示三叉神经和展神经。左侧海绵窦内显示所有脑神经，三叉神经下颌支（V3）不通过海绵窦，而是经 Meckel 腔向下进入卵圆孔。注意海绵窦不是一个单独的静脉通道，而是被纤维小梁分隔成许多相互交通的小腔，形如海绵。（B）冠状位图显示海绵窦内容物。以下脑神经从上至下穿过海绵窦外侧壁：动眼神经、滑车神经、三叉神经的眼支和上颌支。唯一在海绵窦内走行的脑神经是展神经

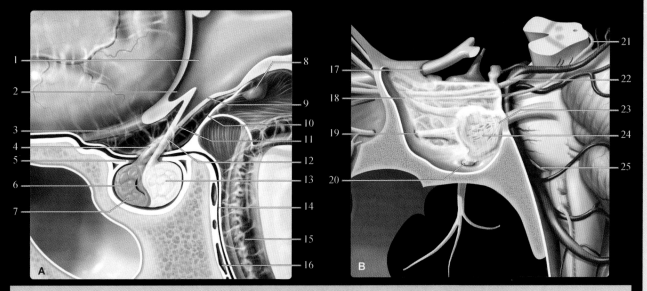

1	第三脑室	7	远侧部
2	第三脑室视神经隐窝	8	乳头体
3	视神经	9	下丘脑灰结节
4	结节部	10	Liliequist 膜
5	鞍膈	11	下丘脑正中隆起
6	中间部	12	漏斗部（垂体柄）

13	神经部
14	蛛网膜
15	基底动脉
16	斜坡静脉丛
17	视神经（CNⅡ）进入视神经管
18	三叉神经眼支（CNV1）

19	三叉神经上颌支（CNV2）	23	Meckel 腔
	进入圆孔	24	三叉神经节
20	三叉神经下颌支（CNV3）	25	展神经（CNⅥ）
	进入卵圆孔		
21	滑车神经（CNⅣ）		
22	动眼神经（CNⅢ）		

（A）正常垂体侧位图。腺垂体（75%～80%）由结节部、中间部和远侧部组成，神经垂体（20%～25%）由漏斗部和位于下丘脑正中隆起的神经部组成。骨膜的硬膜层覆盖鞍底。（B）侧位图显示鞍区脑神经。动眼神经、滑车神经、三叉神经眼支和上颌支位于海绵窦外侧硬脑膜壁内。展神经走行于海绵窦内，毗邻颈内动脉（未显示）。Meckel 腔是充满脑脊液、由硬脑膜和蛛网膜反折形成的间隙，与桥前池连通，内含三叉神经束和三叉神经节

3T MR 轴位 T1 增强图像

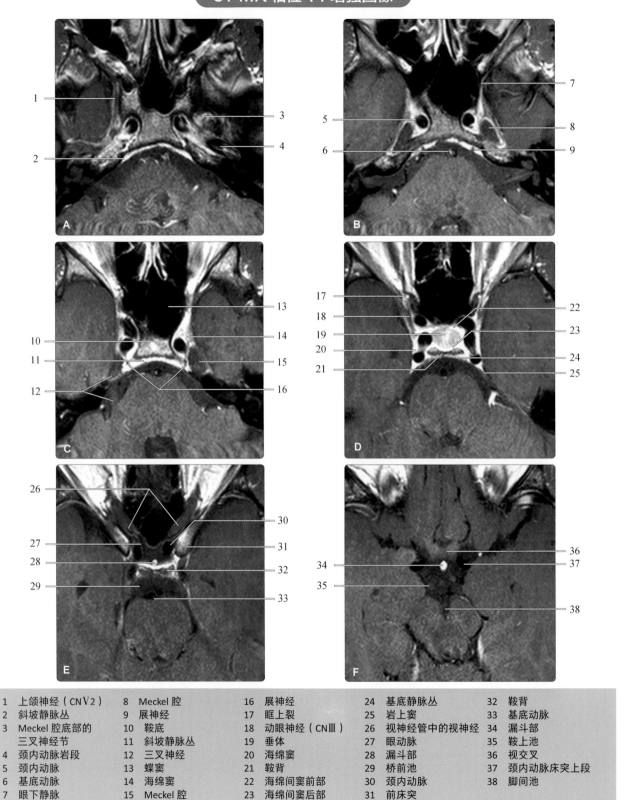

1	上颌神经（CN V 2）	8	Meckel 腔	16	展神经	24	基底静脉丛	32	鞍背
2	斜坡静脉丛	9	展神经	17	眶上裂	25	岩上窦	33	基底动脉
3	Meckel 腔底部的	10	鞍底	18	动眼神经（CN Ⅲ）	26	视神经管中的视神经	34	漏斗部
	三叉神经节	11	斜坡静脉丛	19	垂体	27	眼动脉	35	鞍上池
4	颈内动脉岩段	12	三叉神经	20	海绵窦	28	漏斗部	36	视交叉
5	颈内动脉	13	蝶窦	21	鞍背	29	桥前池	37	颈内动脉床突上段
6	基底动脉	14	海绵窦	22	海绵间窦前部	30	颈内动脉	38	脚间池
7	眼下静脉	15	Meckel 腔	23	海绵间窦后部	31	前床突		

MR 轴位 T1 增强图像，从下至上 6 幅图像，显示颅底、海绵窦。（A）可见向前进入圆孔的右侧上颌神经及左侧三叉神经节，下颌神经（CN V3）在下方通过卵圆孔（未显示）。（B）Meckel 腔位于海绵窦后方、下方和外侧，硬脑膜形成海绵窦外侧壁后部，也形成 Meckel 腔内侧上 1/3，并将这两个结构分隔开。注意此处展神经在进入 Dorello 管之前，表现为斜坡静脉丛内的充盈缺损。（C）双侧展神经通过 Dorello 管进入后部海绵窦，可见右侧三叉神经进入 Meckel 腔。（D）由眶上裂出海绵窦的脑神经有 CN Ⅲ、CN Ⅳ、CN Ⅵ和 CN V1。（E）视神经管中的视神经位于前床突前内侧和眶上裂上内侧，蝶骨小翼根构成"视柱"，分隔视神经管与眶上裂。颈动脉海绵窦段位于前床突后内侧。注意眼动脉起源于颈内动脉，位于颈内动脉海绵窦段（下方）与硬膜内段（上方）过渡区上方。（F）垂体漏斗部位于视交叉后方的鞍上池内，增强后明显强化，是其典型表现，外侧可见颈内动脉床突上段（或终段）

3T MR 冠状位 T2WI

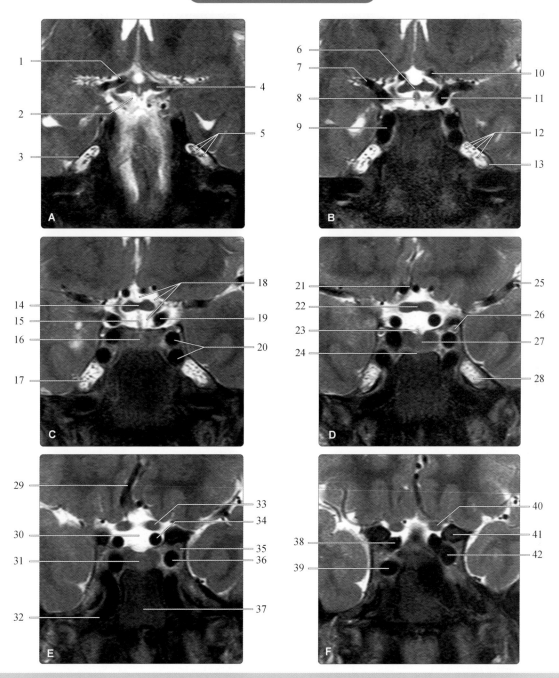

1	右侧大脑前动脉（A1 段）	12	Meckel 腔内三叉神经束	23	垂体柄	34	左侧颈内动脉床突上段
2	鞍上池	13	三叉神经节	24	鞍底	35	左侧动眼神经
3	Meckel 腔的外侧硬脑膜壁	14	视交叉	25	大脑中动脉膝部	36	左侧颈内动脉海绵窦段
4	左侧视束	15	漏斗部	26	左侧动眼神经，池	37	蝶骨底
5	Meckel 腔内三叉神经束	16	垂体	27	垂体	38	右侧颈内动脉床突上段
6	视交叉	17	Meckel 腔	28	Meckel 腔	39	右侧颈内动脉海绵窦段
7	右侧大脑中动脉（M1 段）	18	鞍上池	29	右侧大脑前动脉（A2 段）	40	左侧视神经
8	漏斗部	19	左侧颈内动脉床突上段	30	鞍上池	41	左侧前床突
9	颈内动脉	20	左侧颈内动脉海绵窦段	31	垂体	42	左侧颈内动脉海绵窦段
10	左侧大脑前动脉（A1 段）	21	前交通动脉	32	右侧颈内动脉岩段		（前膝部）
11	左侧颈内动脉床突上段	22	视交叉	33	左侧视神经		

MR 冠状位 T2WI，从后至前 6 幅图像。（A）显示鞍上池内后方的视神经束，以及大脑前动脉、颈内动脉床突上段。（B）可见后方的视交叉和部分垂体漏斗部，也显示颈内动脉、大脑中动脉和大脑前动脉。薄层图像上 Meckel 腔内可见独立的三叉神经根。（C）鞍上池内视交叉水平层面，显示正常垂体和局部的血管解剖。下方和外侧显示 Meckel 腔的正常位置和外观，海绵窦内的垂体和静脉血流在 T2WI 上信号几乎相同。（D）显示垂体前叶、海绵窦、Meckel 腔和鞍上池的正常形态。可见动眼神经（CNⅢ）和视神经（CNⅡ），以及连接两侧大脑前动脉的前交通动脉和左侧大脑中动脉膝部。（E）鞍上池最前方可见正常视神经（CNⅡ）、动眼神经（CNⅢ）、颈内动脉海绵窦段和大脑前纵裂内的大脑前动脉。（F）前床突形成蝶鞍的前外侧边界，可见位于前床突内侧的正常视神经，及左侧颈内动脉海绵窦段的前膝部

3T MR 冠状位 T1 增强图像

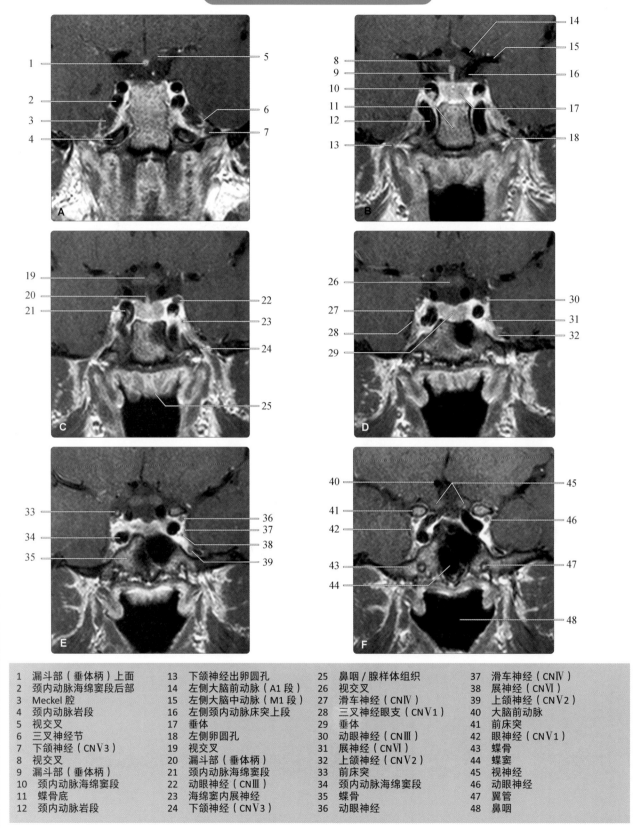

1	漏斗部（垂体柄）上面	13	下颌神经出卵圆孔	25	鼻咽 / 腺样体组织	37	滑车神经（CNⅣ）
2	颈内动脉海绵窦段后部	14	左侧大脑前动脉（A1 段）	26	视交叉	38	展神经（CNⅥ）
3	Meckel 腔	15	左侧大脑中动脉（M1 段）	27	滑车神经（CNⅣ）	39	上颌神经（CNⅤ2）
4	颈内动脉岩段	16	左侧颈内动脉床突上段	28	三叉神经眼支（CNⅤ1）	40	大脑前动脉
5	视交叉	17	垂体	29	垂体	41	前床突
6	三叉神经节	18	左侧卵圆孔	30	动眼神经（CNⅢ）	42	眼神经（CNⅤ1）
7	下颌神经（CNⅤ3）	19	视交叉	31	展神经（CNⅥ）	43	蝶骨
8	视交叉	20	漏斗部（垂体柄）	32	上颌神经（CNⅤ2）	44	蝶窦
9	漏斗部（垂体柄）	21	颈内动脉海绵窦段	33	前床突	45	视神经
10	颈内动脉海绵窦段	22	动眼神经（CNⅢ）	34	颈内动脉海绵窦段	46	动眼神经
11	蝶骨底	23	海绵窦内展神经	35	蝶骨	47	翼管
12	颈内动脉岩段	24	下颌神经（CNⅤ3）	36	动眼神经	48	鼻咽

MR 对比增强 T1WI，从后至前 6 幅图像，显示蝶鞍区。（A）显示 Meckel 腔。三叉神经下颌支（V3）位于正常强化的三叉神经节下方。（B）显示垂体漏斗部进入腺体。右侧显示下颌神经（三叉神经第三分支）穿过卵圆孔，进入上方的咀嚼肌间隙。颅外肿瘤可不破坏颅底结构，直接侵犯或沿神经周围间隙播散入颅内。（C）可见左侧卵圆孔。可见海绵窦内的第 3 和第 6 组脑神经，但所有脑神经在此图均显示不清。（D）显示动眼神经、展神经和上颌神经。脑垂体较海绵窦的静脉血强化程度低。（E）正常的脑神经经过海绵窦，由上至下依次为动眼神经、滑车神经、展神经、眼神经（V1）和上颌神经（V2）。第 4 组脑神经（滑车神经）很小、难以显示，通常在海绵窦外侧，位于展神经外侧、动眼神经和三叉神经之间。（F）动眼神经穿过眶上裂前，在海绵窦前部清晰显示。蝶骨翼管内包含翼管动脉和神经。视神经进入视神经管前，位于前床突内侧

3T MR 矢状位 T2WI

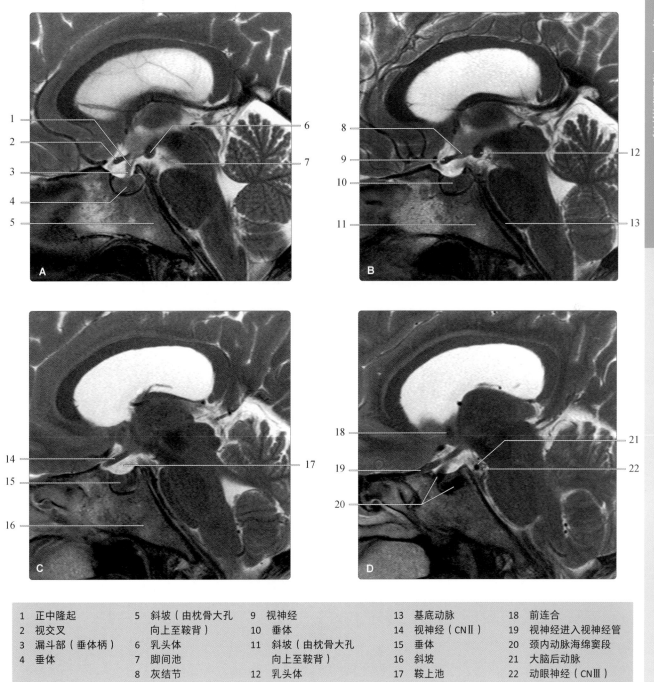

1	正中隆起	5	斜坡（由枕骨大孔	9	视神经	13	基底动脉	18	前连合
2	视交叉		向上至鞍背）	10	垂体	14	视神经（CN Ⅱ）	19	视神经进入视神经管
3	漏斗部（垂体柄）	6	乳头体	11	斜坡（由枕骨大孔	15	垂体	20	颈内动脉海绵窦段
4	垂体	7	脚间池		向上至鞍背）	16	斜坡	21	大脑后动脉
		8	灰结节	12	乳头体	17	鞍上池	22	动眼神经（CN Ⅲ）

MR 矢状位脂肪抑制 T2WI，由中线至外侧的 4 幅图像。（A）显示正常蝶鞍骨性边界：蝶骨和斜坡（底）、前外侧的前床突、前部的鞍结节、鞍背和后床突。垂体位于蝶鞍内，通过垂体柄和下丘脑相连。下丘脑的正中隆起是神经垂体的一部分。（B）下丘脑的灰结节位于前部视交叉和后部乳头体之间。其腹侧面有小凹陷和隆起，但影像上表现为光滑平坦、略下凹的结构。如发生增厚或结节，需怀疑存在病变。漏斗部为灰结节下行至垂体的部分。（C）视神经穿过鞍上池。注意本例患者蝶窦气化不良，是一种正常的解剖变异，但会使经蝶窦的手术治疗更困难。（D）可见视神经进入视神经管的后部。鞍上池和脚间池在正常情况下是相通的。如图所示，颈内动脉海绵窦段和部分垂体在旁正中层面图像上会发生容积平均效应，不应被误认为异常。动眼神经在前方走行于上方的大脑后动脉和下方的小脑上动脉之间

3T MR 矢状位脂肪抑制 T1WI

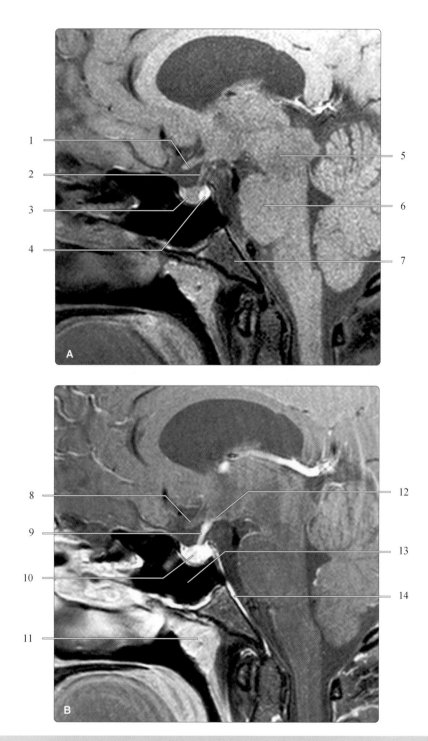

1	视交叉	4	神经垂体的"亮点"	7	斜坡	10	垂体	13	蝶窦
2	漏斗部（垂体柄）	5	中脑	8	视交叉	11	鼻咽腺样体组织	14	斜坡静脉丛
3	腺垂体（垂体前叶）	6	脑桥	9	漏斗部（垂体柄）	12	灰结节		

（A）通过蝶鞍中线的 MR 矢状位脂肪抑制 T1 平扫图像，显示神经垂体的短 T1 信号［垂体后部"亮点"（posterior pituitary "bright spot"，PPBS）］，PPBS 与神经分泌颗粒、血管升压素和催产素有关，不是脂肪，因此不会被抑制。本例蝶窦气化良好。（B）同一病例 MR 正中矢状位脂肪抑制 T1 增强图像，显示正常垂体及垂体柄强化。位于垂体柄和乳头体之间的灰结节和下丘脑，因缺乏血脑屏障也可见强化，靠近颅底中央的鼻咽组织可见正常强化

松果体区

术语

同义词
- 松果体、松果腺
- 后连合：上丘脑连合

定义
- 上丘脑：间脑的背核

大体解剖

概述
- 松果体区的主要组成部分
  - 松果体
  - 第三脑室后隐窝
  - 大脑内静脉、Galen 静脉；脉络膜后动脉内侧支
  - 上丘脑、四叠体（顶盖）、胼胝体
  - 硬脑膜、蛛网膜
- 松果体
  - 非成对的中线区**内分泌器官**，位于四叠体池内，上丘之间
  - 结构
    - 借松果体柄附于间脑和第三脑室后壁
    - 松果体柄由上板层、下板层组成（形成第三脑室松果体隐窝的上、下缘）
    - 上、下板层分别连接缰连合与后连合，使与松果体连接
    - 位于大脑镰下
  - 血供：主要来自**脉络膜后动脉**内侧支、大脑后动脉 P2 段（缺少血-脑屏障）
  - 内容物：松果体实质细胞（松果腺细胞），一些神经胶质细胞（主要为星形胶质细胞）
  - 功能：尚未完全清楚，可能包括
    - **褪黑素**的分泌，调节人类的**睡眠 / 觉醒**周期
    - **生殖**功能的调节，如青春期的起始
- 松果体联系
  - 缰连合：连接缰核、杏仁核和海马
  - 后连合：连接背侧丘脑、上丘、顶盖前核及其他核团，内侧纵束纤维也穿过此处
  - 丘脑髓纹：连接两个缰核的纤维
  - 缰核：嗅觉中枢、脑干和松果体的中转站
  - 室旁核：连接下丘脑、海马、杏仁核、脑干、隔核及终纹
  - 颈上神经节交感神经纤维
  - 被盖背侧非肾上腺素能神经束

解剖关系
- 松果体边界
  - **上部**：中间帆池及大脑内静脉
  - **下部**：中脑顶盖上丘
  - **前部**：松果体及松果体上隐窝、第三脑室
  - **后部和上部**：Galen 静脉
  - **后部和下部**：小脑上池

影像解剖

概述
- 松果体缺乏血-脑屏障，注入对比剂后强化
- CT
  - 随年龄增加，常见松果体**钙化**
    - 常见球状或同心层状钙化
    - 发生率随年龄增加（1 岁＜ 3%、10 岁 7%、18 岁 33%、老年人＞ 50%）
    - 中心钙化，一般≤ 10 mm
    - 大的、环状的或"爆米花样"异常钙化，可能提示潜在肿瘤
  - 缰连合有时钙化（侧方投影呈"C"形）
- MR
  - 典型均匀增强
  - 偶然发现的、非肿瘤性松果体内囊肿常见
    - 通常富含蛋白（FLAIR 上为高信号）
    - 可为结节状、新月形或环状强化

解剖影像相关问题

推荐成像方法
- MR：最佳方法为薄层矢状位增强扫描（1 mm）、小视野（16 cm）
- T2 薄层图像，包括 FIESTA、CISS 等，有助于鉴别起源于松果体或顶盖的占位

影像诊断注意事项
- 良性、非肿瘤性松果体囊肿常见
  - 大多适度管理，随访建议尚存在争议
  - 单房单纯性小囊肿最常见（常规影像），通常无须随访
  - 若＞ 1 cm、出血或不典型强化，建议随访；有些学者建议基于临床表现进行随访
  - 大囊肿可引起症状（导致脑积水或 Parinaud 综合征）
- 松果体囊肿可误认为肿瘤（松果体细胞瘤），反之亦然
- 外生性中脑顶盖占位与原发性松果体区肿瘤表现相似（松果体肿瘤通常压迫顶盖，并使其向下移位）。

临床意义
- **Parinaud 综合征**
  - 松果体区肿块压迫顶盖引起的中脑背侧或上丘综合征
  - 无法垂直凝视，尝试聚焦时眼球震颤，假性阿盖尔-罗伯逊（Argyll-Robertson）瞳孔
  - 松果体区肿瘤的典型表现（生殖细胞瘤和松果体实质肿瘤）
- **松果体卒中**
  - 突然发作的剧烈头痛，视力问题
  - 松果体囊肿或松果体肿瘤出血

示意图

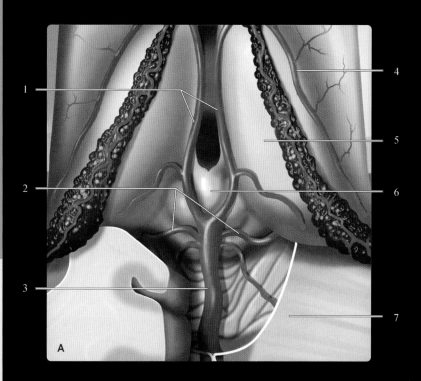

1　大脑内静脉
2　基底静脉
3　Galen 静脉
4　末端静脉
5　丘脑
6　松果体
7　小脑幕
8　穹窿
9　第三脑室顶部脉络丛
10　第三脑室的松果体上隐窝
11　第三脑室的松果体隐窝
12　上、下丘顶盖板
13　大脑内静脉，位于中间帆池内
14　缰连合
15　松果体
16　后连合
17　脉络膜后动脉内侧支

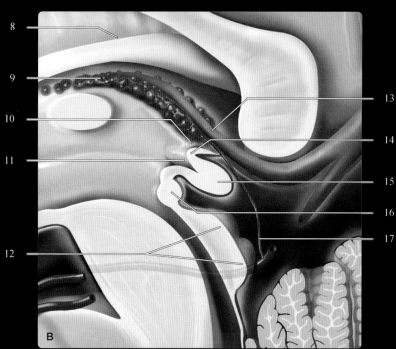

（A）中线图显示松果体区解剖结构。松果体上面观（移除胼胝体和穹窿），显示大脑内静脉从室间孔向后延伸，穿过松果体上方的中间帆池，向后形成 Galen 静脉。（B）正中矢状位图像显示正常松果体区解剖。松果体柄分为两层，上板层将松果体上方连接至缰连合，与杏仁核和海马连接；下板层将松果体附着在后连合，沟通丘脑、上丘、顶盖和缰核的众多核团，并且包含内侧纵束的交叉纤维。脉络膜后动脉内侧支来自大脑后动脉 P2 段，为松果体主要的供血动脉

松果体区

3T MR 冠状位和矢状位 T2WI

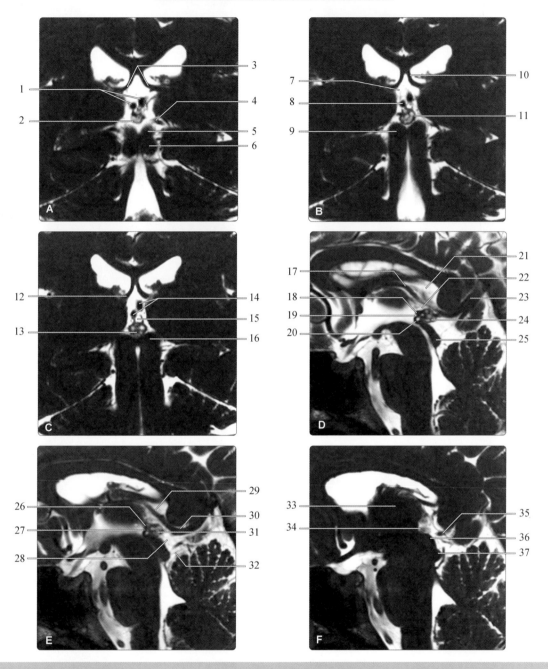

1 大脑内静脉	11 松果体	21 大脑中间帆池	31 松果体
2 松果体	12 右侧穹窿脚	22 第三脑室的松果体上隐窝	32 小脑上池
3 穹窿	13 松果体	23 Galen 静脉	33 丘脑
4 基底静脉	14 大脑内静脉	24 松果体	34 松果体（边缘）
5 上丘	15 第三脑室的松果体上隐窝	25 顶盖（四叠体板）	35 基底静脉和 Galen 静脉的汇合处
6 下丘	16 左侧上丘	26 缰连合	36 上丘
7 中间帆	17 大脑内静脉	27 松果体柄下板层	37 下丘
8 大脑内静脉	18 缰连合	28 四叠体池	
9 上丘	19 第三脑室的松果体隐窝	29 大脑内静脉，位于中间帆池内	
10 穹窿	20 后连合	30 Galen 静脉	

　　MR 冠状位 T2WI，从后至前 3 幅图像（**A～C**）。（**A**）显示上、下丘和松果体后部。（**B**）松果体层面显示腺体内有多个小囊肿，高分辨率扫描常见。松果体位于中脑顶盖上丘的正上方，因为这种毗邻关系，外生性顶盖占位与原发性松果体区肿瘤难以鉴别，薄层矢状位和（或）冠状位成像是评估此区域病变的最佳序列。（**C**）显示第三脑室的松果体上隐窝，是充满液体的小间隙，位于下方松果体和上方大脑内静脉之间。大脑内静脉穿过大脑中间帆池。

　　MR 矢状位 T2WI，从内至外 3 幅图像（**D～F**）。（**D**）松果体正中层面显示多发小囊肿，常见于高分辨率图像。注意缰连合和后连合，分别通过上板层和下板层连接松果体。可见第三脑室后部的隐窝：松果体上方的松果体上隐窝和前方的松果体隐窝。（**E**）正常松果体位于顶盖正上方，可见松果体柄的下板层连接松果体和后连合。大脑内静脉引流入后方的 Galen 静脉。（**F**）松果体侧面观，可见中脑顶盖的上丘和下丘

位置和边界

位置

- 中央后回
- 中央沟后部
- 中央后沟前部

边界

- 喙侧：中央沟底
- 尾侧：中央后沟底
- 外侧和腹侧：稍高于顶叶岛盖和外侧沟
- 内侧和背侧：中央旁小叶
- 邻近皮质为初级运动皮质（4区）、次级躯体感觉皮质（43区）、缘上回（40区）、顶上皮质（5和7区）

功能

躯体感觉

- 精细触觉
- 纹理
- 尺寸和形状
- 本体感觉（躯体运动或位置觉）
- 振动觉
- 伤害感受（痛觉）
- 温觉
- 躯体感觉定位图描绘的是1、2、3区所代表的身体感觉分布
- 刺激的对侧感知
  - 例如，触摸躯体左侧导致右侧初级躯体感觉皮质激活，反之触摸躯体右侧导致左侧初级躯体感觉皮质激活

结构连接

皮质连接

- 次级躯体感觉皮质（43区）
- 顶上小叶（5和7区）
- 初级运动皮质（4区）

皮质下连接

- 丘脑腹后外侧核接收和传导躯体和四肢的感觉信息
- 丘脑腹后内侧核接收和传导头部和颈部的感觉信息
- 基底节

功能连接

共激活脑区

- 初级运动皮质（4区）
- 运动前区皮质（6区）
- 辅助运动区（6区）
- 顶上小叶（5、7区）
- 前扣带回皮质（24、32、33区）
- 丘脑
- 小脑

相关文献关键词（NeuroSynth）

- 感觉运动（sensorimotor）、运动（motor）、手指（finger）、手（hand）、躯体感觉（somatosensory）、触觉（tactile）、运动（movements）、叩击（tapping）、练习（practice）、肌肉（muscles）

1、2、3 脑区相关疾病

感觉缺失、感觉迟钝、感觉异常

- 感觉运动皮质定位图（sensorimotor homunculus）上任何皮质受损均可引起感觉异常，根据皮质损伤的位置，可判断发生感觉障碍的相应部位

幻肢综合征

- 截肢后出现异常、烦躁的感觉

参考文献

1. Gallo S et al: The causal role of the somatosensory cortex in prosocial behaviour. Elife. 7, 2018
2. Legon W et al: Transcranial focused ultrasound modulates the activity of primary somatosensory cortex in humans. Nat Neurosci. 17(2):322-9, 2014
3. Martuzzi R et al: Human finger somatotopy in areas 3b, 1, and 2: a 7T fMRI study using a natural stimulus. Hum Brain Mapp. 35(1):213-26, 2014
4. Sánchez-Panchuelo RM et al: Regional structural differences in functionally parcellated Brodmann areas of human primary somatosensory cortex. Neuroimage. 93 Pt 2:221-30, 2014
5. Duerden EG et al: Localization of pain-related brain activation: a meta-analysis of neuroimaging data. Hum Brain Mapp. 34(1):109-49, 2013
6. Kuehn E et al: Judging roughness by sight-A 7-tesla fMRI study on responsivity of the primary somatosensory cortex during observed touch of self and others. Hum Brain Mapp. 34(8):1882-95, 2013
7. Moore CI et al: Neocortical correlates of vibrotactile detection in humans. J Cogn Neurosci. 25(1):49-61, 2013
8. Vierck CJ et al: Role of primary somatosensory cortex in the coding of pain. Pain. 154(3):334 44, 2013
9. Bao R et al: Within-limb somatotopic organization in human SI and parietal operculum for the leg: an fMRI study. Brain Res. 1445:30-9, 2012
10. Sanchez-Panchuelo RM et al: Within-digit functional parcellation of Brodmann areas of the human primary somatosensory cortex using functional magnetic resonance imaging at 7 tesla. J Neurosci. 32(45):15815-22, 2012
11. Van Essen DC et al: Parcellations and hemispheric asymmetries of human cerebral cortex analyzed on surface-based atlases. Cereb Cortex. 22(10):2241-62, 2012
12. Juenger H et al: Early determination of somatosensory cortex in the human brain. Cereb Cortex. 21(8):1827-31, 2011
13. Langner R et al: Modality-specific perceptual expectations selectively modulate baseline activity in auditory, somatosensory, and visual cortices. Cereb Cortex. 21(12):2850-62, 2011
14. Marcus DS et al: Informatics and data mining tools and strategies for the human connectome project. Front Neuroinform. 5:4, 2011
15. Schweisfurth MA et al: Functional MRI indicates consistent intra-digit topographic maps in the little but not the index finger within the human primary somatosensory cortex. Neuroimage. 56(4):2138-43, 2011
16. Simões-Franklin C et al: Active and passive touch differentially activate somatosensory cortex in texture perception. Hum Brain Mapp. 32(7):1067-80, 2011
17. Stringer EA et al: Differentiation of somatosensory cortices by high-resolution fMRI at 7 T. Neuroimage. 54(2):1012-20, 2011
18. Serino A et al: Touch and the body. Neurosci Biobehav Rev. 34(2):224-36, 2010
19. Simonyan K et al: Abnormal activation of the primary somatosensory cortex in spasmodic dysphonia: an fMRI study. Cereb Cortex. 20(11):2749-59, 2010
20. Roy A et al: Synchrony: a neural correlate of somatosensory attention. J Neurophysiol. 98(3):1645-61, 2007
21. Blankenburg F et al: Evidence for a rostral-to-caudal somatotopic organization in human primary somatosensory cortex with mirror-reversal in areas 3b and 1. Cereb Cortex. 13(9):987-93, 2003
22. Grefkes C et al: Human somatosensory area 2: observer-independent cytoarchitectonic mapping, interindividual variability, and population map. Neuroimage. 14(3):617-31, 2001
23. Geyer S et al: Areas 3a, 3b, and 1 of human primary somatosensory cortex. Neuroimage. 10(1):63-83, 1999

躯体感觉皮质：位置与共激活区

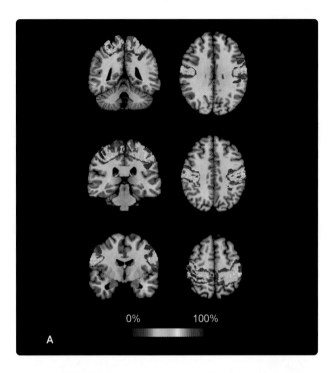

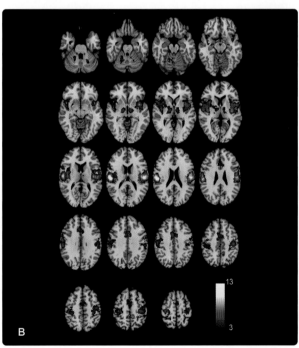

（A）躯体感觉皮质冠状位和轴位脑功能图，该定量概率图来源于 Talairach 模板，与 Brodmann 1、2、3 区特有的细胞特性相对应（数据来源：SPM 解剖工具箱）。（B）感觉运动皮质的共激活图，显示 NeuroSynth 数据库 4000 多项研究报道的与"躯体感觉"相关的共激活脑区

初级躯体感觉皮质（1、2、3区）

躯体感觉皮质：功能连接

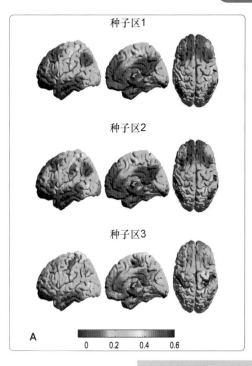

种子区1

种子区2

种子区3

A

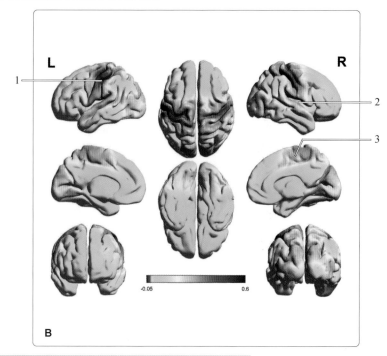

L　　R

1　中央后回　　2　听觉皮质　　3　辅助运动区

（A）1016 例 18～30 岁健康志愿者的 fMRI 平均功能连接图，显示以双侧 Brodmann 1、2、3 区为种子点与全脑的功能连接。数据来源于 1000 个功能连接组和 ADHD-200 数据集，采用 MATLAB 的 WFU PickAtlas 工具箱定义种子点，脑功能连接图使用 BrainNet 软件显示。（B）人类脑连接组计划 1003 例健康志愿者的 fMRI 平均功能连接图，表面渲染图显示以左侧 Brodmann 3 区为种子点的全脑相关性。采用 MATLAB 的 WFU PickAtlas 工具箱定义种子点，脑功能连接图使用 BrainNet 软件显示

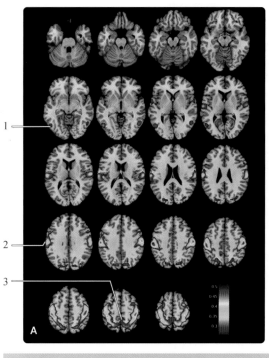

A

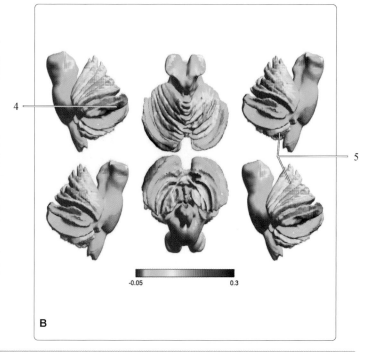

B

1　颞枕皮质　　2　中央后回　　3　辅助运动区　　4　联络皮质区　　5　小脑感觉运动区

（A）人类脑连接组计划 1003 例健康志愿者的 fMRI 平均功能连接图，显示以双侧 Brodmann 2 区为种子点的全脑相关性。采用 MATLAB 的 WFU PickAtlas 工具箱定义种子点。（B）人类脑连接组计划 1003 例健康志愿者的 fMRI 平均脑功能连接图，小脑表面渲染图显示以双侧 Brodmann 1 区为种子点的相关性。采用 MATLAB 的 WFU PickAtlas 工具箱定义种子点，脑功能连接图使用 BrainNet 软件显示

初级躯体感觉皮质（1、2、3区）

Brodmann1、2、3区位置

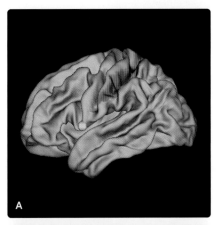

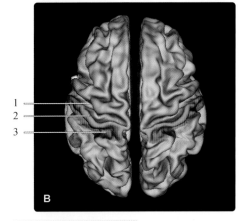

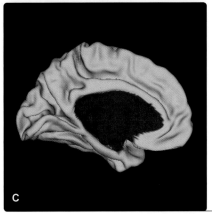

1	Brodmann 3 区
2	Brodmann 1 区
3	Brodmann 2 区

（A）躯体感觉皮质表面渲染图外侧面，粉色表示Brodmann 1 区，深粉色表示 Brodmann 2 区（数据来源：Connectome Workbench）。（B）躯体感觉皮质表面渲染图背侧面，粉色表示 Brodmann 1 区，深粉色表示 Brodmann 2 区，浅粉色表示 Brodmann 3 区（数据来源：Connectome Workbench）。（C）躯体感觉皮质表面渲染图内侧面，粉色表示 Brodmann 1 区，深粉色表示 Brodmann 2 区（数据来源：Connectome Workbench）

躯体感觉皮质：位置

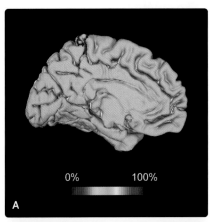

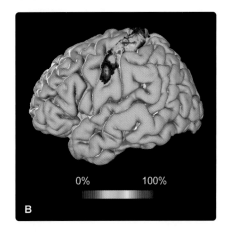

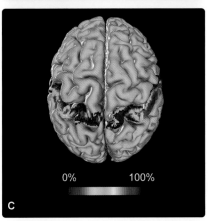

（A）初级躯体感觉皮质脑功能图内侧面，该定量概率图来源于 Talairach 模板，与 Brodmann 1、2、3 区特有的细胞特性相对应（数据来源：JuBrain Cytoarchitectonic Atlas Viewer）。（B）初级躯体感觉皮质脑功能图外侧面。（C）初级躯体感觉皮质脑功能图背侧面

初级运动皮质（4区）

位置和边界

位置
- 中央沟前表面和中央前回上部

边界
- 尾侧：中央沟
- 喙侧：中央前回
- 内侧：扣带沟
- 外侧：外侧沟
- 邻近皮质为初级躯体感觉皮质（1、2、3区）、运动前区皮质和辅助运动区（6区）、顶上皮质（5区）、后扣带回皮质（31区）、岛叶旁区（43区）

功能

运动
- 发起躯体随意运动
- 控制对侧运动
  - 例如：左侧初级运动皮质的激活导致右侧躯体运动，反之亦然
- 运动皮质定位图（motor homunculus）
  - 在初级运动皮质（4区）所代表的躯体运动图
  - 同一脑区可能支配多个躯体部位的运动
  - 同一躯体部位的运动可能由多个脑区支配

意象和观察
- 参与意象和观察运动（尚有争议）

结构连接

输入
- 初级躯体感觉皮质（1、2、3区）
  - 提供感觉输入作为运动输出的反馈
- 次级躯体感觉皮质（5、7区）
  - 联合多模态感觉信息传达运动输出
- 运动前区和辅助运动区（6区）
  - 规划运动输出
  - 执行复杂运动任务
- 小脑和基底节（通过丘脑）
  - 涉及运动学习和协调

输出
- 皮质脊髓束
  - 下行纤维至延髓形成锥体，在锥体下端大部分交叉至对侧，形成皮质脊髓侧束，支配对侧躯体运动
  - 支配脊髓的 α 运动神经元和中间神经元
  - 控制躯体肌肉的第一传导通路
- 皮质延髓束
  - 支配脑神经相关核团
  - 控制面部、口部和喉部肌肉的第一传导通路
- 皮质脑桥束
  - 支配脑桥核
  - 小脑参与的最重要的传导通路

功能连接

共激活脑区
- 辅助运动区（6区）
- 运动前区皮质（6区）
- 小脑
- 丘脑
- 豆状核
- 大脑脚

4区相关疾病

疾病
- 上运动神经元综合征
  - 初级运动皮质的锥体神经元或投射至脊髓的相应轴突受到损伤（如脑卒中或脑外伤）
  - 急性症状
    - 肌张力消失
    - 反射消失
  - 慢性症状
    - 痉挛状态
    - 精细运动能力差
    - 反射减退
  - 肌萎缩侧索硬化症
  - 幻肢痛
  - 帕金森病
  - 注意力缺陷多动障碍

治疗和恢复
- 电刺激
- 物理治疗和力量训练
- 药物
- 躯体功能定位具有可塑性，可在损伤后重塑

参考文献

1. Svoboda K et al: Neural mechanisms of movement planning: motor cortex and beyond. Curr Opin Neurobiol. 49:33-41, 2018
2. Kawai R et al: Motor cortex is required for learning but not for executing a motor skill. Neuron. 86(3):800-12, 2015
3. Li N et al: A motor cortex circuit for motor planning and movement. Nature. 519(7541):51-6, 2015
4. Hétu S et al: The neural network of motor imagery: an ALE meta-analysis. Neurosci Biobehav Rev. 37(5):930-49, 2013
5. Szameitat AJ et al: Cortical activation during executed, imagined, observed, and passive wrist movements in healthy volunteers and stroke patients. Neuroimage. 62(1):266-80, 2012
6. Galea JM et al: Dissociating the roles of the cerebellum and motor cortex during adaptive learning: the motor cortex retains what the cerebellum learns. Cereb Cortex. 21(8):1761-70, 2011
7. Rehme AK et al: The role of the contralesional motor cortex for motor recovery in the early days after stroke assessed with longitudinal FMRI. Cereb Cortex. 21(4):756-68, 2011
8. Diers M et al: Mirrored, imagined and executed movements differentially activate sensorimotor cortex in amputees with and without phantom limb pain. Pain. 149(2):296-304, 2010
9. Lindenberg R et al: Bihemispheric brain stimulation facilitates motor recovery in chronic stroke patients. Neurology. 75(24):2176-84, 2010
10. Enzinger C et al: Brain activity changes associated with treadmill training after stroke. Stroke. 40(7):2460-7, 2009
11. Meier JD et al: Complex organization of human primary motor cortex: a high-resolution fMRI study. J Neurophysiol. 100(4):1800-12, 2008
12. Newton JM et al: Reliable assessment of lower limb motor representations with fMRI: use of a novel MR compatible device for real-time monitoring of ankle, knee and hip torques. Neuroimage. 43(1):136-46, 2008
13. Graziano MS et al: Mapping behavioral repertoire onto the cortex. Neuron. 56(2):239-51, 2007

初级运动皮质（4区）

初级运动皮质：位置与共激活区

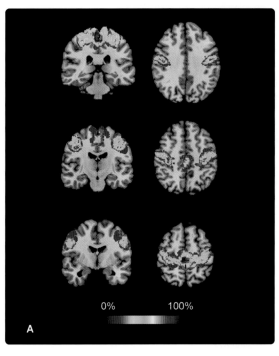

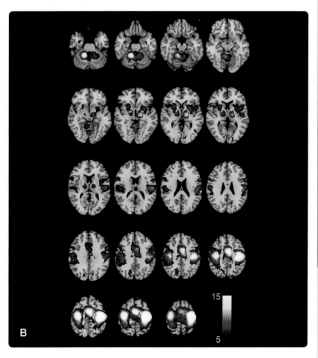

（A）初级运动皮质冠状位和轴位脑功能图，该定量概率图来源于 Talairach 模板，与 Brodmann 4 区特有的细胞特性相对应（数据来源：SPM 解剖工具箱）。（B）手部运动的共激活图，显示 NeuroSynth 数据库 4000 多项研究报道的与"手部运动"相关的共激活脑区（种子区：x = − 24，y = − 32，z = 60）

右侧初级运动皮质的功能连接

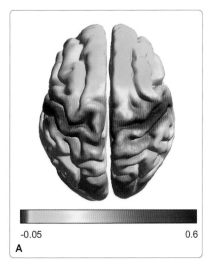

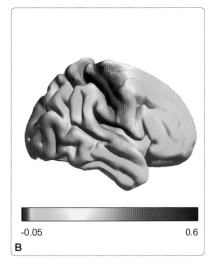

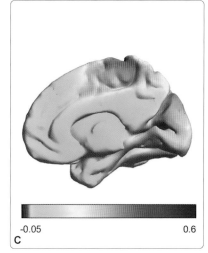

（A）人类脑连接组计划 1003 例健康志愿者的 fMRI 平均脑功能连接图，表面渲染图显示以右侧 Brodmann 4 区为种子点的全脑相关性。采用 MATLAB 的 WFU PickAtlas 工具箱定义种子点，脑功能连接图使用 BrainNet 软件显示。（B）外侧面显示以右侧 Brodmann 4 区为种子点的全脑相关性。（C）内侧面显示以右侧 Brodmann 4 区为种子点的全脑相关性

初级运动皮质的功能连接

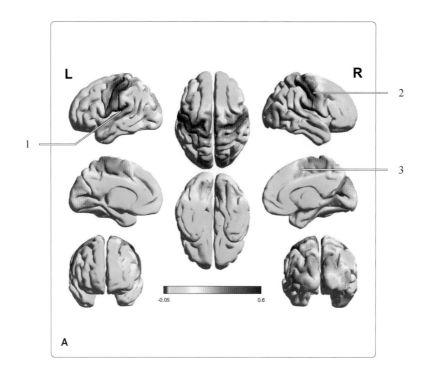

1 听觉皮质
2 中央前回
3 辅助运动区
4 小脑运动区

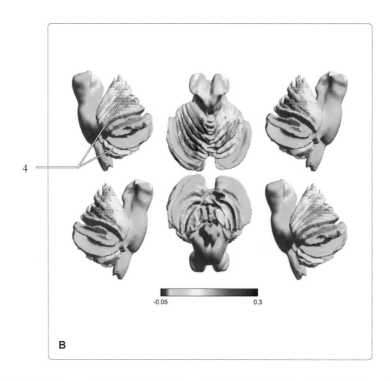

（A）人类脑连接组计划 1003 例健康志愿者的 fMRI 平均脑功能连接图，表面渲染图显示以左侧 Brodmann 4 区为种子点的全脑相关性。采用 MATLAB 的 WFU PickAtlas 工具箱定义种子点，脑功能连接图使用 BrainNet 软件显示。（B）小脑表面渲染图显示以双侧 Brodmann 4 区为种子点的相关性

初级运动皮质的功能连接

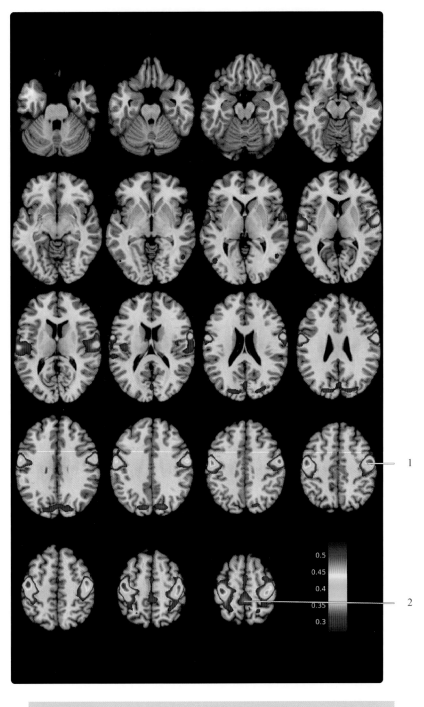

| 1 | 中央前回 | 2 | 辅助运动区 |

人类脑连接组计划 1003 例健康志愿者的 fMRI 平均脑功能连接图，显示以双侧 Brodmann 4 区为种子点的相关性，采用 MATLAB 的 WFU PickAtlas 工具箱定义种子点

初级运动皮质：位置

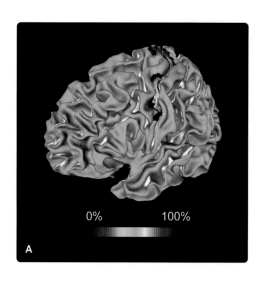

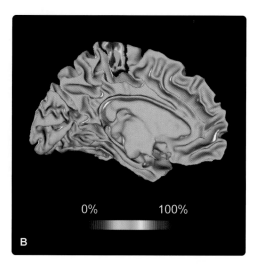

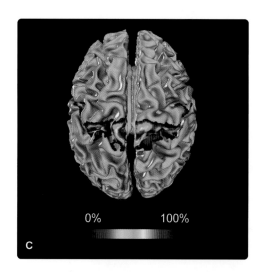

（A）初级运动皮质（4区）脑功能图外侧面，该定量概率图来源于 Talairach 模板，与 Brodmann 4 区特有的细胞特性相对应（数据来源：JuBrain Cytoarchitectonic Atlas Viewer）。（B）初级运动皮质（4区）脑功能图内侧面。（C）初级运动皮质（4区）脑功能图背侧面

位置和边界

位置

- 顶内沟的内侧壁
- 顶上小叶
- 楔前叶
- 旁中央小叶后部

边界

- 外侧和喙侧：中央后沟
- 外侧：顶内沟
- 内侧和喙侧：内侧面延伸至中央沟下方
- 内侧和腹侧：顶下沟
- 内侧和尾侧：顶枕沟
- 邻近皮质为后扣带回皮质（31区）、初级运动皮质（4区）、初级躯体感觉皮质（2区）、顶下小叶（39、40区）、视觉皮质（19区）

功能

复杂或高级视觉信息

- 数字信息处理
- 注意视觉刺激和转移注意力
- 物体识别（如物体细节或特征）

多感觉注意与运动规划

- 整合各种感觉的传入信息
- 整合感觉信息进行运动规划

记忆

- 保持视觉刺激的信息记忆，如记忆物体的位置
- 提取情景记忆
- 区分熟悉事物和新事物

结构连接

皮质

- 顶下小叶（39、40区）
- 颞上回和颞上沟（22区）
- 运动前区皮质（6区）
- 辅助运动区（6区）
- 前额叶上部皮质（8区）
- 初级运动皮质（4区）
- 前扣带回皮质（24、32和33区）
- 后扣带回皮质（23、31区）
- 视觉皮质（17、18和19区）

皮质下

- 丘脑核团
- 纹状体

功能连接

共激活脑区

- 顶下小叶（39、40区）
- 辅助运动区（6区）
- 额叶眼区（6区）
- 初级躯体感觉皮质（1、2和3区）
- 初级运动皮质（4区）
- 前额叶背外侧皮质（9、46区）
- 后扣带回皮质（23、31区）
- 脑岛（13区）
- 颞上回（22区）
- 颞中回（21区）
- 梭状回（37区）
- 视觉皮质（17、18和19区）
- 海马旁回（28、34、35和36区）
- 丘脑
- 小脑
- 豆状核

相关文献关键词（NeuroSynth）

- 视觉运动（visuomotor）、眼睛扫视（saccade）、切换（switch）、手（hands）、空间的（spatial）、眼睛（eye）、到达（reaching）、提示（cue）、目标（target）、注意（attention）

5、7区相关疾病

阅读障碍

- 阅读障碍的病理生理机制可能与顶上小叶涉及的视觉注意障碍有关

参考文献

1. Caspari N et al: Functional similarity of medial superior parietal areas for shift-selective attention signals in humans and monkeys. Cereb Cortex. 28(6):2085-99, 2018

2. Huk AC et al: The role of the lateral intraparietal area in (the study of) decision making. Annu Rev Neurosci. 40:349-72, 2017

3. Van Essen DC et al: Parcellations and hemispheric asymmetries of human cerebral cortex analyzed on surface-based atlases. Cereb Cortex. 22(10):2241-62, 2012

4. Zhang S et al: Functional connectivity mapping of the human precuneus by resting state fMRI. Neuroimage. 59(4):3548-62, 2012

5. Marcus DS et al: Informatics and data mining tools and strategies for the human connectome project. Front Neuroinform. 5:4, 2011

6. Peyrin C et al: Superior parietal lobule dysfunction in a homogeneous group of dyslexic children with a visual attention span disorder. Brain Lang. 118(3):128-38, 2011

7. Anderson JS et al: Topographic maps of multisensory attention. Proc Natl Acad Sci U S A. 107(46):20110-4, 2010

8. Blankenburg F et al: Studying the role of human parietal cortex in visuospatial attention with concurrent TMS-fMRI. Cereb Cortex. 20(11):2702-11, 2010

9. Harrison A et al: "What" and "where" in the intraparietal sulcus: an FMRI study of object identity and location in visual short-term memory. Cereb Cortex. 20(10):2478-85, 2010

10. Nelson SM et al: A parcellation scheme for human left lateral parietal cortex. Neuron. 67(1):156-70, 2010

11. Santens S et al: Number processing pathways in human parietal cortex. Cereb Cortex. 20(1):77-88, 2010

12. Sestieri C et al: Attention to memory and the environment: functional specialization and dynamic competition in human posterior parietal cortex. J Neurosci. 30(25):8445-56, 2010

13. Szczepanski SM et al: Mechanisms of spatial attention control in frontal and parietal cortex. J Neurosci. 30(1):148-60, 2010

14. Silver MA et al: Topographic maps in human frontal and parietal cortex. Trends Cogn Sci. 13(11):488-95, 2009

15. Xu Y et al: Selecting and perceiving multiple visual objects. Trends Cogn Sci. 13(4):167-74, 2009

16. Scheperjans F et al: Probabilistic maps, morphometry, and variability of cytoarchitectonic areas in the human superior parietal cortex. Cereb Cortex. 18(9):2141-57, 2008

17. Scheperjans F et al: Observer-independent cytoarchitectonic mapping of the human superior parietal cortex. Cereb Cortex. 18(4):846-67, 2008

18. Choi HJ et al: Cytoarchitectonic identification and probabilistic mapping of two distinct areas within the anterior ventral bank of the human intraparietal sulcus. J Comp Neurol. 495(1):53-69, 2006

19. Tanabe HC et al: The sensorimotor transformation of cross-modal spatial information in the anterior intraparietal sulcus as revealed by functional MRI. Brain Res Cogn Brain Res. 22(3):385-96, 2005

顶上皮质：位置与共激活区

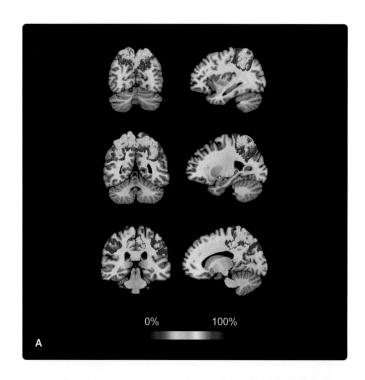

A

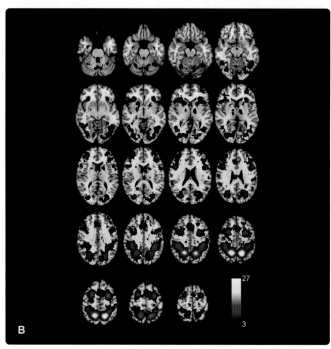

B

（A）躯体感觉联络皮质冠状位和矢状位脑功能图，该定量概率图来源于 Talairach 模板，与 Brodmann 5、7 区特有的细胞特性相对应（数据来源：SPM 解剖工具箱）。（B）Brodmann 5 区和 7 区的共激活图，显示 NeuroSynth 数据库 4000 多项研究报道的与大脑 5 区和 7 区内的体素质心共同激活的脑区。图像是左、右共激活图的平均值

顶上皮质（5、7 区）

Brodmann 5 区的功能连接

1　内侧顶上小叶
2　颞中回
3　顶内沟

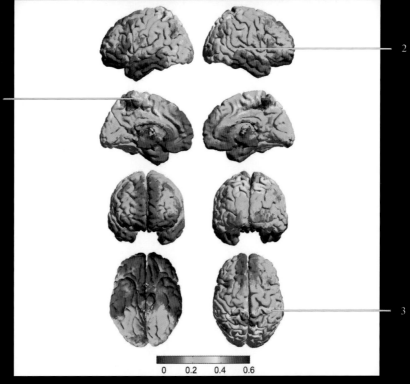

1016 例 18 ～ 30 岁健康志愿者的 fMRI 平均脑功能连接图，显示以双侧 Brodmann 5 区为种子点的全脑相关性。数据来源于 1000 个功能连接组和 ADHD-200 数据集，采用 MATLAB 的 WFU PickAtlas 工具箱定义种子点，脑功能连接图使用 BrainNet 软件显示

Brodmann 7 区的功能连接

1　楔前叶
2　额上回

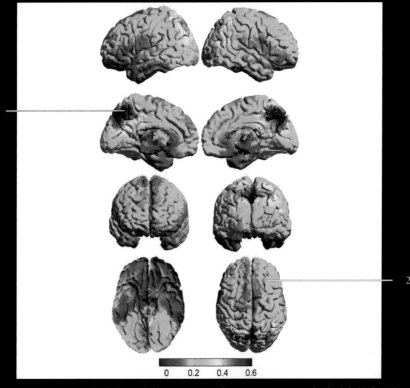

1016 例 18 ～ 30 岁健康志愿者的 fMRI 平均功能连接图，显示以双侧 Brodmann 7 区为种子点的全脑相关性。数据来源于 1000 个功能连接组和 ADHD-200 数据集，采用 MATLAB 的 WFU PickAtlas 工具箱定义种子点，脑功能连接图使用 BrainNet 软件显示

顶上皮质功能连接

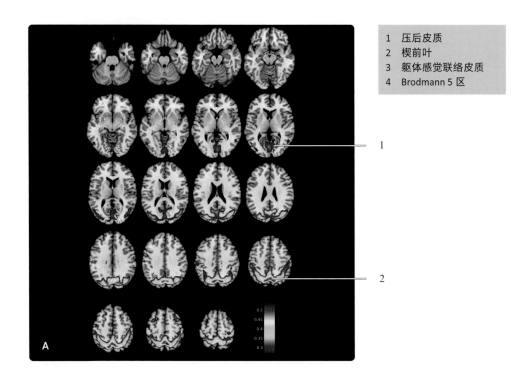

1　压后皮质
2　楔前叶
3　躯体感觉联络皮质
4　Brodmann 5 区

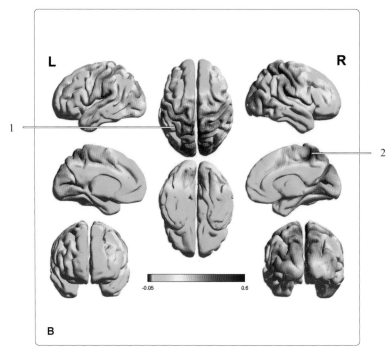

（A）人类脑连接组计划 1003 例健康志愿者的 fMRI 平均脑功能连接图，显示以双侧 Brodmann 7 区为种子点的全脑相关性，采用 MATLAB 的 WFU PickAtlas 工具箱定义种子点。（B）表面渲染图显示以右侧 Brodmann 5 区为种子点的全脑相关性

顶上皮质位置

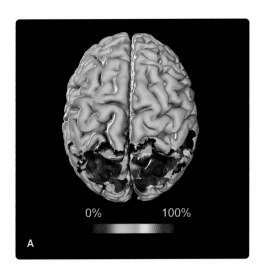

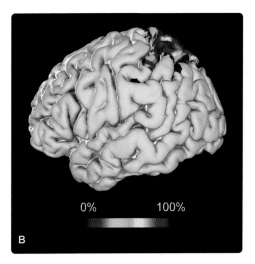

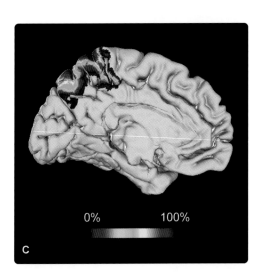

（A）躯体感觉联络皮质脑功能图背侧面，该定量概率图来源于 Talairach 模板，与 Brodmann 5、7 区特有的细胞特性相对应（数据来源：JuBrain Cytoarchitectonic Atlas Viewer）。（B）躯体感觉联络皮质脑功能图外侧面。（C）躯体感觉联络皮质脑功能图内侧面

位置和边界

位置

- 背侧运动前区皮质
  - 额下回和额中回的尾部以及额下沟
  - 包括额上沟与中央前沟汇合处的额叶眼区
  - 喙侧至初级运动皮质手部区（4区），尾侧至前额叶上部皮质（8区）
- 腹侧运动前区皮质
  - 额上回中外侧的尾部和额上沟
  - 喙侧至初级运动皮质面部区（4区），尾侧至Broca区（特别是44区）
- 辅助运动区
  - 额上回的尾侧和内侧部分
  - 喙侧至初级运动皮质腿部区（4区），尾侧至前辅助运动区
- 前辅助运动区
  - 额上回内侧部分
  - 喙侧至辅助运动区，尾侧至前额叶上部皮质（8区）

边界

- 尾侧：中央前回
- 内侧和腹侧：扣带沟
- 外侧和腹侧：外侧沟
- 喙侧：额下回（44区）、额中回（9区）和额上回（8区）的腹侧部分
- 邻近皮质为前扣带回皮质（24、32区）、后扣带回皮质（31区）、初级运动皮质（4区）、岛叶旁皮质（43区）、额下回（44区）、前额叶背外侧皮质（9区）和前额叶上部皮质（8区）

功能

动作

- 辅助运动区主要参与自身产生和控制的运动
- 运动前区皮质主要参与外界刺激所产生的运动
- 运动规划
- 协调动作顺序
- 自发眼球运动
- 运动技能获得
- 动作执行时机
- 运动灵活性
  - 抑制动作
  - 改变动作计划
  - 发起新动作

意象和观察

- 被动观察和意象动作执行

结构连接

皮质连接

- 初级感觉运动皮质（1、2、3区）
- 顶上皮质（5、7区）
- 缘上回（40区）
- 眶额叶皮质（11区）

皮质下连接

- 皮质脊髓束和皮质延髓束
  - 与初级运动皮质相比，皮质脊髓束和皮质延髓束为神经冲动的次级来源
  - 躯干肌肉的稳定性
- 丘脑
- 基底节

功能连接

共激活脑区

- 初级感觉运动皮质（1、2、3、4区）
- 顶内沟（5、7区）
- 前额叶背外侧皮质（9、46区）
- 前脑岛（13区）
- 梭状回（37区）
- 视觉皮质（17、18、19区）
- 丘脑
- 壳核
- 苍白球
- 小脑

相关文献关键词（NeuroSynth）

- 眼睛扫视（saccade）、眼（eye）、移动（shift）、运动（movement）、空间的（spatial）、执行（execution）、负荷（load）、位置（position）、注意力（attention）

6区相关疾病

疾病

- 辅助运动区综合征：辅助运动区损伤，尤其双侧损伤
- 导致语言（前辅助运动区）或自发运动（辅助运动区）障碍
- 运动前区皮质受损，导致从视觉或语言中学习选择或执行动作困难

治疗和恢复

- 急性损伤后6周内，症状通常会改善或消失

参考文献

1. Genon S et al: The heterogeneity of the left dorsal premotor cortex evidenced by multimodal connectivity-based parcellation and functional characterization. Neuroimage. 170:400-11, 2018
2. Rossi-Pool R et al: Decoding a decision process in the neuronal population of dorsal premotor cortex. Neuron. 96(6):1432-46.e7, 2017
3. Hoffstaedter F et al: The "what" and "when" of self-initiated movements. Cereb Cortex. 23(3):520-30, 2013
4. Hétu S et al: The neural network of motor imagery: an ALE meta-analysis. Neurosci Biobehav Rev. 37(5):930-49, 2013
5. Duque J et al: Dissociating the role of prefrontal and premotor cortices in controlling inhibitory mechanisms during motor preparation. J Neurosci. 32(3):806-16, 2012
6. Molenberghs P et al: Brain regions with mirror properties: a meta-analysis of 125 human fMRI studies. Neurosci Biobehav Rev. 36(1):341-9, 2012
7. Zhang S et al: Resting-state functional connectivity of the medial superior frontal cortex. Cereb Cortex. 22(1):99-111, 2012
8. Marcus DS et al: Informatics and data mining tools and strategies for the human connectome project. Front Neuroinform. 5:4, 2011
9. Schilbach L et al: Eyes on me: an fMRI study of the effects of social gaze on action control. Soc Cogn Affect Neurosci. 6(4):393-403, 2011
10. Shannon BJ et al: Premotor functional connectivity predicts impulsivity in juvenile offenders. Proc Natl Acad Sci U S A. 108(27):11241-5, 2011
11. Stadler W et al: Predicting and memorizing observed action: differential premotor cortex involvement. Hum Brain Mapp. 32(5):677-87, 2011

运动前区皮质和辅助运动区（6区）

运动前区皮质：位置与共激活区

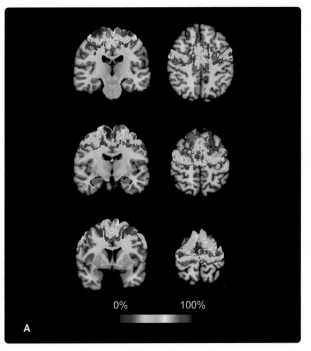

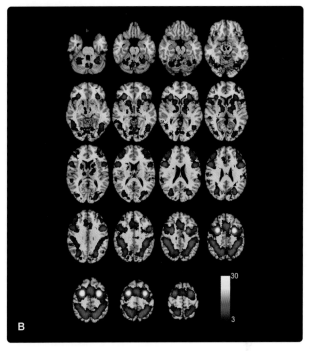

（A）运动前区皮质和辅助运动区的脑功能图。该定量概率图来源于 Talairach 模板，与 Brodmann 6 区特有的细胞特性相对应（数据来源：SPM 解剖工具箱）。（B）Brodmann 6 区的共激活图，显示 NeuroSynth 数据库 4000 多项研究报道的与大脑 6 区内的体素质心共同激活的脑区。图像是左、右共激活图的平均值

运动前区皮质的功能连接

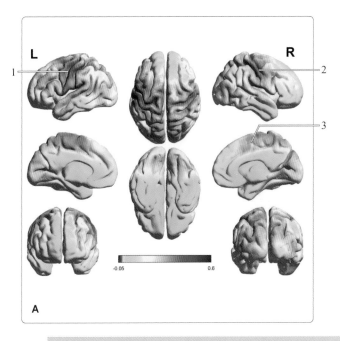

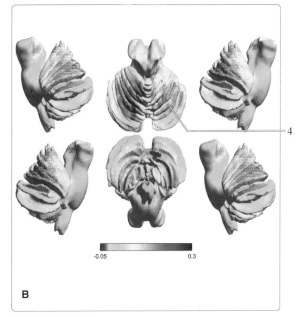

| 1　运动前区皮质 | 2　Rolandic（感觉运动）皮质 | 3　辅助运动区 | 4　小脑运动区 |

（A）人类脑连接组计划 1003 例健康志愿者的 fMRI 平均脑功能连接图，表面渲染图显示以左侧 Brodmann 6 区为种子点的全脑相关性。采用 MATLAB 的 WFU PickAtlas 工具箱定义种子点，脑功能连接图使用 BrainNet 软件显示。（B）人类脑连接组计划 1003 例健康志愿者的 fMRI 平均脑功能连接图，小脑表面渲染图显示以双侧 Brodmann 6 区为种子点的相关性。采用 MATLAB 的 WFU PickAtlas 工具箱定义种子点，脑功能连接图使用 BrainNet 软件显示

运动前区皮质的功能连接

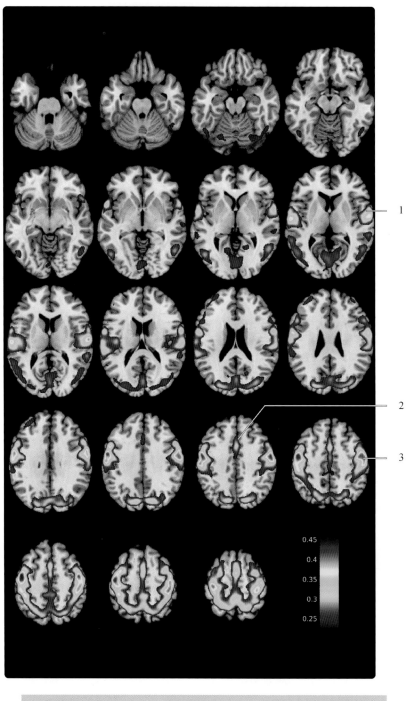

1 外侧感觉运动皮质	2 辅助运动区	3 运动前区皮质

人类脑连接组计划 1003 例健康志愿者的 fMRI 平均脑功能连接图，显示以双侧 Brodmann 6 区为种子点的全脑相关性，采用 MATLAB 的 WFU PickAtlas 工具箱定义种子点

运动前区皮质：位置

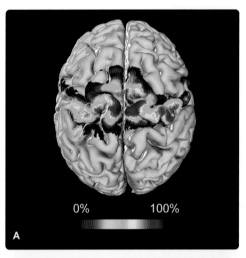

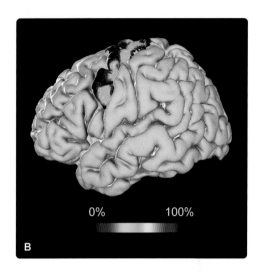

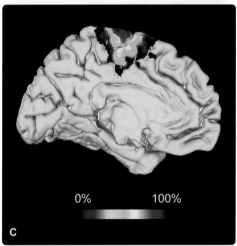

（A）运动前区皮质和辅助运动区细胞结构表面渲染图背侧面。该定量概率图来源于以尸体为标本的 Talairach 模板，对应 Brodmann 6 区特有的细胞特性（数据来源：JuBrain Cytoarchitectonic Atlas Viewer）。（B）运动前区皮质和辅助运动区细胞结构表面渲染图外侧面。（C）运动前区皮质和辅助运动区细胞结构表面渲染图内侧面

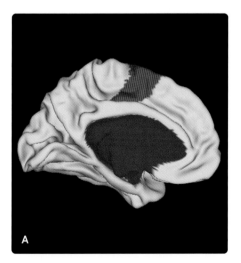

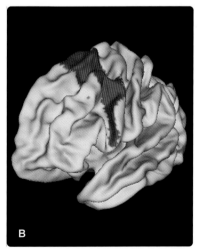

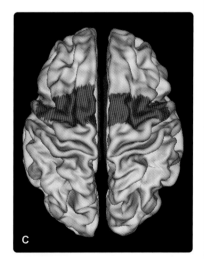

（A）运动前区皮质和辅助运动区表面渲染图内侧面，粉色表示 Brodmann 6 区（数据来源：Connectome Workbench）。（B）运动前区皮质和辅助运动区表面渲染图斜外侧面。（C）运动前区皮质和辅助运动区表面渲染图背侧面

前额叶上部皮质（8区）

位置和边界

位置
- 额中回尾部
- 内侧和外侧额上回尾部

边界
- 内侧：扣带沟
- 外侧：额下沟
- 喙侧：额上回和额中回的中部
- 尾侧：额上回和额中回的尾部
- 邻近皮质为前扣带回皮质（32区）、运动前区皮质（6区）、前辅助运动区（6区）和前额叶背外侧皮质（9区）

功能

心理理论
- 推测或推断他人的精神状态

模拟未来事件
- 通过建立基于人格特征的模型预测他人的行为
- 设想和规划未来的事件

自我参照过程
- 自传体记忆（即回忆过去的个人经历）
- 自我对话

结构连接

皮质
- 运动前区皮质（6区）
- 前额叶背外侧皮质（9、46区）
- 额下回（44、45和47区）
- 前扣带回皮质（32区）
- 额极（10区）
- 压后扣带回皮质（30区）
- 后扣带回皮质（23、31区）
- 海马旁回（28、34、35和36区）
- 颞上回和颞上沟（22区）
- 顶下小叶（39、40区）
- 岛叶（13区）

皮质下
- 背内侧丘脑核

功能连接

共激活脑区
- 额极（10区）
- 前扣带回皮质（24、32、33区）
- 前额叶背外侧皮质（9、46区）
- 后扣带回皮质（23、31区）
- 楔前叶（5区）
- 顶下小叶（39、40区）

- 颞中回（21区）
- 额下回（44、45、47区）

相关文献关键词（NeuroSynth）
- 默认（default）、颜色（colors）、静息态（resting state）、反应性（reactivity）、金钱（money）、阅读障碍（dyslexia）、愿景（vision）、后续（subsequent）、自传的（autobiographical）、过去（past）、关联（associative）

8区相关疾病

阿尔茨海默病
- β淀粉样蛋白沉积于默认网络脑区，包括前额叶上部皮质

孤独症
- 特点是难以感受和理解他人的情绪和情感

重度抑郁症
- 特点是思维反刍和自我专注

参考文献

1. Harrison BJ et al: Human ventromedial prefrontal cortex and the positive affective processing of safety signals. Neuroimage. 152:12-8, 2017
2. Wegrzyn M et al: Auditory attention enhances processing of positive and negative words in inferior and superior prefrontal cortex. Cortex. 96:31-45, 2017
3. Hassabis D et al: Imagine all the people: how the brain creates and uses personality models to predict behavior. Cereb Cortex. 24(8):1979-87, 2014
4. Laurent HK et al: A cry in the dark: depressed mothers show reduced neural activation to their own infant's cry. Soc Cogn Affect Neurosci. 7(2):125-34, 2012
5. Samson F et al: Enhanced visual functioning in autism: an ALE meta-analysis. Hum Brain Mapp. 33(7):1553-81, 2012
6. Spreng RN et al: I remember you: a role for memory in social cognition and the functional neuroanatomy of their interaction. Brain Res. 1428:43-50, 2012
7. Van Essen DC et al: Parcellations and hemispheric asymmetries of human cerebral cortex analyzed on surface-based atlases. Cereb Cortex. 22(10):2241-62, 2012
8. Marcus DS et al: Informatics and data mining tools and strategies for the human connectome project. Front Neuroinform. 5:4, 2011
9. Andrews-Hanna JR et al: Functional-anatomic fractionation of the brain's default network. Neuron. 65(4):550-62, 2010
10. Spreng RN et al: Default network activity, coupled with the frontoparietal control network, supports goal-directed cognition. Neuroimage. 53(1):303-17, 2010
11. Spreng RN et al: Patterns of brain activity supporting autobiographical memory, prospection, and theory of mind, and their relationship to the default mode network. J Cogn Neurosci. 22(6):1112-23, 2010
12. Buckner RL et al: Cortical hubs revealed by intrinsic functional connectivity: mapping, assessment of stability, and relation to Alzheimer's disease. J Neurosci. 29(6):1860-73, 2009
13. Spreng RN et al: The common neural basis of autobiographical memory, prospection, navigation, theory of mind, and the default mode: a quantitative meta-analysis. J Cogn Neurosci. 21(3):489-510, 2009
14. Buckner RL et al: The brain's default network: anatomy, function, and relevance to disease. Ann N Y Acad Sci. 1124:1-38, 2008
15. Buckner RL et al: Self-projection and the brain. Trends Cogn Sci. 11(2):49-57, 2007
16. Buckner RL et al: Molecular, structural, and functional characterization of Alzheimer's disease: evidence for a relationship between default activity, amyloid, and memory. J Neurosci. 25(34):7709-17, 2005
17. Maldjian JA et al: An automated method for neuroanatomic and cytoarchitectonic atlas-based interrogation of fMRI data sets. Neuroimage. 19(3):1233-9, 2003

脑 第一编

前额叶上部皮质：位置与共激活区

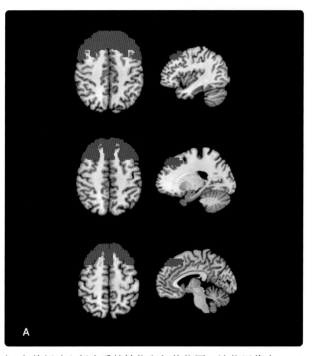 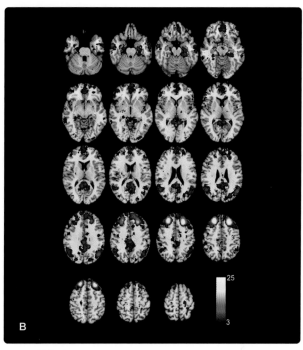

（A）前额叶上部皮质的轴位和矢状位图，该位置代表 Brodmann 8 区（数据来源：WFU PickAtlas）。（B）Brodmann 8 区共激活图，显示 NeuroSynth 数据库 4000 多项研究报道的与大脑 8 区体素质心共同激活的脑区。图像是左、右共激活图的平均值

前额叶上部皮质的功能连接

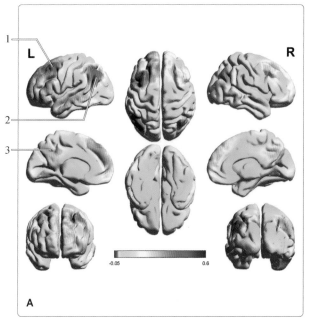 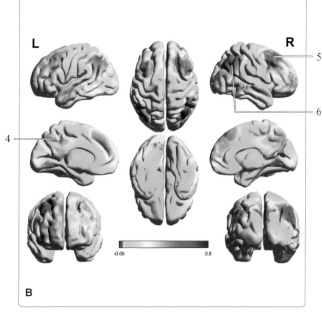

| 1 | 前额叶上部 | 3 | 楔前叶 | 5 | 前额叶上部 |
| 2 | 颞顶交界区 | 4 | 楔前叶 | 6 | 颞顶交界区 |

（A）人类脑连接组计划 1003 例健康志愿者的 fMRI 平均脑功能连接图，表面渲染图显示以左侧 Brodmann 8 区为种子点的全脑相关性。采用 MATLAB 的 WFU PickAtlas 工具箱定义种子点，脑功能连接图使用 BrainNet 软件显示。（B）人类脑连接组计划 1003 例健康志愿者的 fMRI 平均脑功能连接图，表面渲染图显示以右侧 Brodmann 8 区为种子点的全脑相关性。采用 MATLAB 的 WFU PickAtlas 工具箱定义种子点，脑功能连接图使用 BrainNet 软件显示

前额叶上部皮质的功能连接

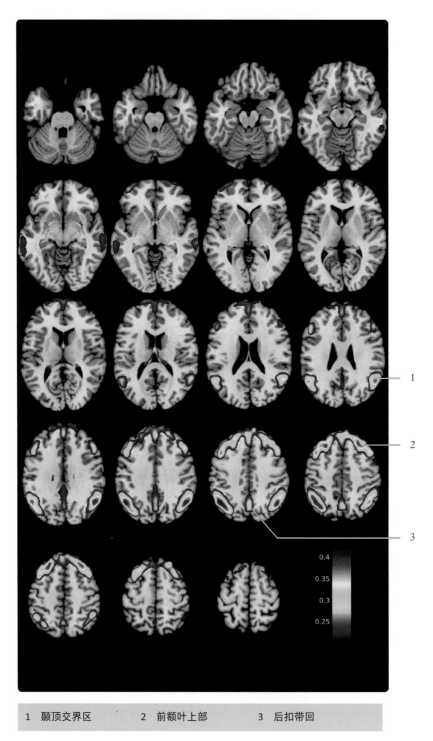

1　颞顶交界区	2　前额叶上部	3　后扣带回

人类脑连接组计划 1003 例健康志愿者的 fMRI 平均脑功能连接图，显示以双侧 Brodmann 8 区为种子点的全脑相关性，采用 MATLAB 的 WFU PickAtlas 工具箱定义种子点

前额叶上部皮质（8区）

前额叶上部皮质的功能连接

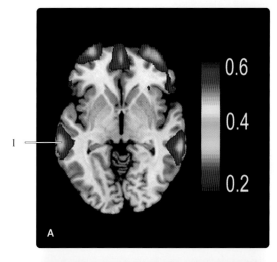

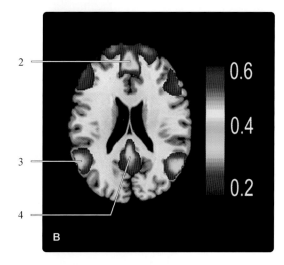

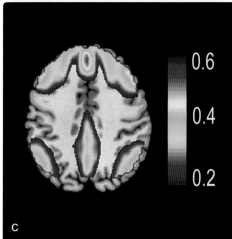

1　颞下回
2　前额叶内侧
3　颞顶交界区
4　楔前叶

（**A**）1016 例 18～30 岁健康志愿者的 fMRI 平均功能连接图，经前连合层面的轴位图像显示以双侧 Brodmann 8 区为种子点的全脑相关性。数据来源于 1000 个功能连接组和 ADHD-200 数据集，采用 MATLAB 的 WFU PickAtlas 工具箱定义种子点。（**B**）经穹窿体层面的轴位图像显示 Brodmann 8 区的功能连接。（**C**）经侧脑室上方层面的轴位图像显示 Brodmann 8 区的功能连接

前额叶上部皮质位置

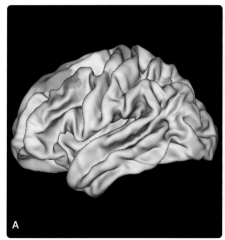

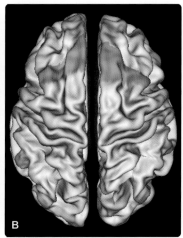

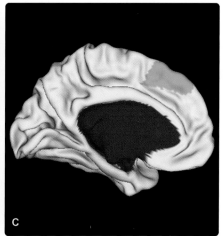

（**A**）外侧面显示额叶眼区的 Brodmann 8 区（数据来源：Connectome Workbench）。（**B**）背侧面显示额叶眼区的 Brodmann 8 区。（**C**）内侧面显示额叶眼区所在的 Brodmann 8 区

位置与边界

位置
- 额中回
- 额上回中部（内、外侧）

边界
- 喙侧：额极
- 尾侧：额中回尾部
- 外侧与腹侧：额下沟
- 内侧与背侧：扣带沟
- 邻近皮质为额极（10区）、额下回（44、45、47区）、运动前区皮质（6区）、前额叶上部皮质（8区）以及前扣带回皮质（32区）

功能

记忆
- 工作记忆时对熟悉的刺激进行编码及提取
- 工作记忆时对事物的更新
- 注意力分散的情况下保留记忆

计划
- 为完成任务对事件进行排序

决策
- 模式识别和比较
- 对决策进行风险评估

结构连接

皮质连接
- 顶下小叶（39、40区）
- 运动前区皮质（6区）
- 颞上回（22区）
- 眶额叶皮质（11区）

皮质下连接
- 丘脑背内侧核
- 基底节
- 海马
- 腹侧被盖区

功能连接

共激活脑区
- 前额叶上部皮质（8区）
- 前脑岛（13区）
- 丘脑
- 基底节
- 顶上皮质（5、7区）
  - 顶内沟
  - 楔前叶
- 顶下小叶（39、40区）
  - 缘上回（40区）
  - 角回（39区）
- 扣带回皮质（23、24、31、32和33区）

相关文献关键词（NeuroSynth）

执行（execution）、准备（preparation）、监控（monitoring）、计划（planning）、顺序（sequence）、图像（imagery）、动作（movements）、工作记忆（working memory）、结果（outcome）、计数（counting）

9区和46区相关疾病

重度抑郁症
- 重复经颅磁刺激治疗抑郁症常用的刺激部位
- 抗抑郁药物治疗使脑活动减低恢复至正常

创伤后应激障碍
- 患者对预期的负面事件出现脑活动减低

精神分裂症
- 脑活动增加预示患者对认知行为的治疗反应更好
- 诱导练习引起患者背外侧前额叶的脑活动减低

成瘾
- 吸烟成瘾者的前额叶背外侧皮质参与奖赏通路

参考文献

1. Klaus J et al: The role of left dorsolateral prefrontal cortex in language processing. Neuroscience. 377:197-205, 2018
2. Dedoncker J et al: A systematic review and meta-analysis of the effects of transcranial direct current stimulation (tDCS) over the dorsolateral prefrontal cortex in healthy and neuropsychiatric samples: influence of stimulation parameters. Brain Stimul. 9(4):501-17, 2016
3. Jarbo K et al: Converging structural and functional connectivity of orbitofrontal, dorsolateral prefrontal, and posterior parietal cortex in the human striatum. J Neurosci. 35(9):3865-78, 2015
4. Brunoni AR et al: Working memory improvement with non-invasive brain stimulation of the dorsolateral prefrontal cortex: a systematic review and meta-analysis. Brain Cogn. 86:1-9, 2014
5. Blumenfeld RS et al: Lateral prefrontal cortex is organized into parallel dorsal and ventral streams along the rostro-caudal axis. Cereb Cortex. 23(10):2457-66, 2013
6. Galván A et al: Greater risk sensitivity of dorsolateral prefrontal cortex in young smokers than in nonsmokers. Psychopharmacology (Berl). 229(2):345-55, 2013
7. Hayashi T et al: Dorsolateral prefrontal and orbitofrontal cortex interactions during self-control of cigarette craving. Proc Natl Acad Sci U S A. 110(11):4422-7, 2013
8. Aupperle RL et al: Dorsolateral prefrontal cortex activation during emotional anticipation and neuropsychological performance in posttraumatic stress disorder. Arch Gen Psychiatry. 69(4):360-71, 2012
9. Baumgartner T et al: Dorsolateral and ventromedial prefrontal cortex orchestrate normative choice. Nat Neurosci. 14(11):1468-74, 2011
10. Blumenfeld RS et al: Putting the pieces together: the role of dorsolateral prefrontal cortex in relational memory encoding. J Cogn Neurosci. 23(1):257-65, 2011
11. Kaller CP et al: Dissociable contributions of left and right dorsolateral prefrontal cortex in planning. Cereb Cortex. 21(2):307-17, 2011
12. Marcus DS et al: Informatics and data mining tools and strategies for the human connectome project. Front Neuroinform. 5:4, 2011
13. Staudinger MR et al: Dorsolateral prefrontal cortex modulates striatal reward encoding during reappraisal of reward anticipation. Cereb Cortex. 21(11):2578-88, 2011
14. Fales CL et al: Antidepressant treatment normalizes hypoactivity in dorsolateral prefrontal cortex during emotional interference processing in major depression. J Affect Disord. 112(1-3):206-11, 2009
15. Hare TA et al: Self-control in decision-making involves modulation of the vmPFC valuation system. Science. 324(5927):646-8, 2009
16. Koenigs M et al: The functional neuroanatomy of depression: distinct roles for ventromedial and dorsolateral prefrontal cortex. Behav Brain Res. 201(2):239-43, 2009
17. Qin S et al: Acute psychological stress reduces working memory-related activity in the dorsolateral prefrontal cortex. Biol Psychiatry. 66(1):25-32, 2009
18. Ruge H et al: Attention, intention, and strategy in preparatory control. Neuropsychologia. 47(7):1670-85, 2009

前额叶背外侧皮质（9、46区）

前额叶背外侧皮质共激活区

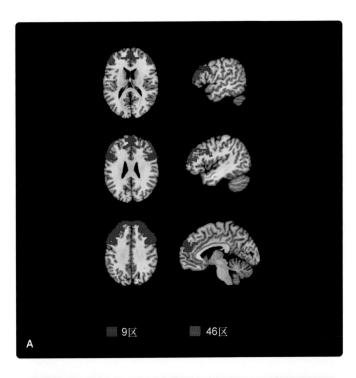

9区　　46区

A

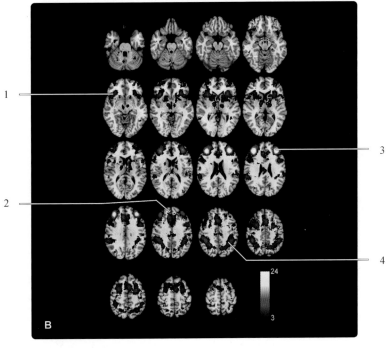

B

| 1 | 前岛叶皮质 | 3 | 前额叶背外侧皮质 |
| 2 | 前扣带回皮质 | 4 | 顶内沟 |

（A）轴位及矢状位图像显示前额叶背外侧皮质 Brodmann 9、46 区的相对位置（数据来源：WFU PickAtlas）。（B）Brodmann 9、46 区共激活图，显示 NeuroSynth 数据库 4000 多项研究报道的与 9 区和 46 区体素质心共同激活的脑区。图像是左、右共激活图的平均值

前额叶背外侧皮质（9、46区）

前额叶背外侧皮质的功能连接

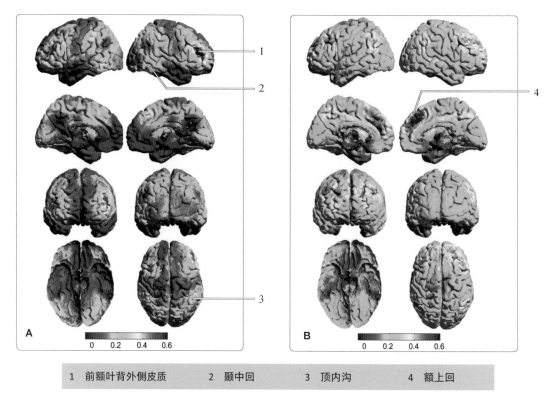

1 前额叶背外侧皮质	2 颞中回	3 顶内沟	4 额上回

（A）1016 例 18～30 岁健康志愿者的 fMRI 平均功能连接图，显示以双侧 Brodmann 46 区为种子点的全脑相关性。数据来源于 1000 个功能连接组和 ADHD-200 数据集，采用 MATLAB 的 WFU PickAtlas 工具箱定义种子点，脑功能连接图使用 BrainNet 软件显示。（B）显示以双侧 Brodmann 9 区为种子点的全脑相关性

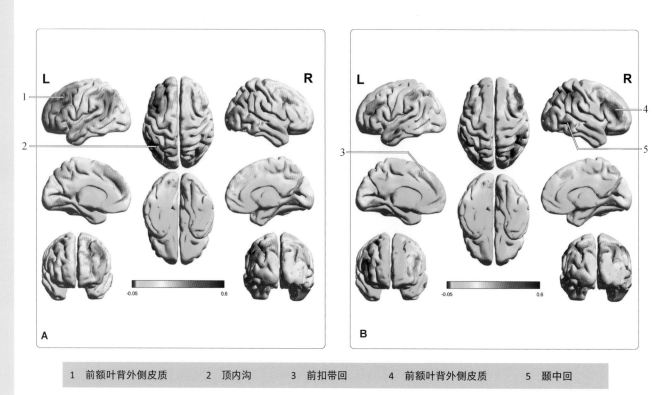

1 前额叶背外侧皮质	2 顶内沟	3 前扣带回	4 前额叶背外侧皮质	5 颞中回

（A）人类脑连接组计划 1003 例健康志愿者的 fMRI 平均脑功能连接图，表面渲染图显示以左侧 Brodmann 9 区为种子点的全脑相关性。采用 MATLAB 的 WFU PickAtlas 工具箱定义种子点，脑功能连接图使用 BrainNet 软件显示。（B）显示以右侧 Brodmann 46 区为种子点的全脑相关性

双侧前额叶背外侧皮质的功能连接

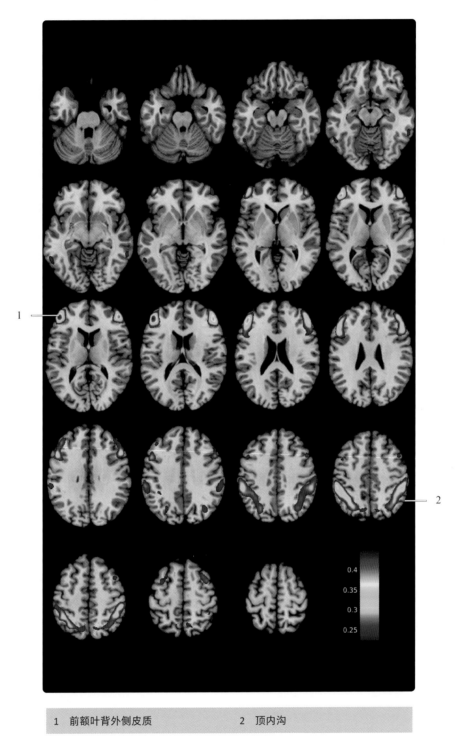

1	前额叶背外侧皮质	2	顶内沟

人类脑连接组计划 1003 例健康志愿者的 fMRI 平均脑功能连接图，显示以双侧 Brodmann 46 区为种子点的全脑相关性，采用 MATLAB 的 WFU PickAtlas 工具箱定义种子点

Brodmann 9 区和 46 区

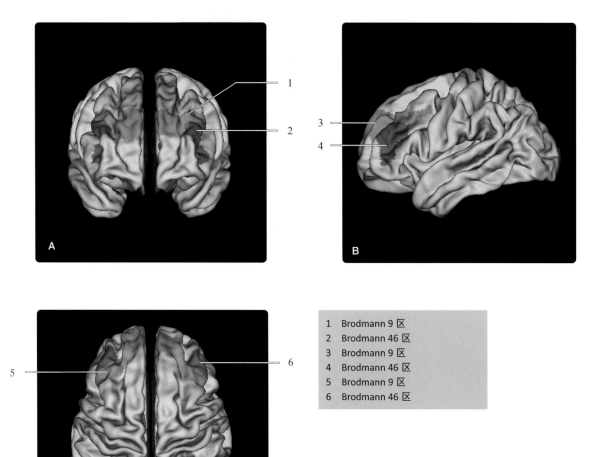

1	Brodmann 9 区
2	Brodmann 46 区
3	Brodmann 9 区
4	Brodmann 46 区
5	Brodmann 9 区
6	Brodmann 46 区

（A）额叶表面渲染图正面显示 Brodmann 9 和 46 区（数据来源：Connectome Workbench）。（B）Brodmann 9 区和 46 区表面渲染图外侧面。（C）Brodmann 9 区和 46 区表面渲染图背侧面

额极（10 区）

术语

缩写
- 额极（frontal pole，Fp）

位置和边界

位置
- 前额叶皮质的大部分喙侧区域
- 包括额缘沟、额上回头部、小部分额中回

边界
- 没有精确的解剖标志
  - 在喙侧和外侧面以额中回（46 区）和额上回（9 区）为边界
  - 尾侧以 32 区喙侧至扣带回为界
  - 腹侧以 11 区为界（嗅沟喙侧）
- 10 区中存在两个不同的细胞结构区域
  - Fp1 向外侧、喙侧延伸
  - Fp2 位于内侧 Fp，比 Fp1 更靠近尾侧

功能

Fp1
- 认知
- 工作记忆
- 感知

Fp2
- 情感处理
- 精神
- 社会认知

额极功能
- 猕猴的电生理学研究表明，额极参与信息整合过程
- 病变数据
  - Fp 参与目标导向行为，并对未来事件进行选择
- 拟议功能
  - 进行多任务处理时依然维持原有目标

比较解剖学
- 与其他灵长类动物相比，人类该区域的体积和细胞密度增大
- 从系统发育角度而言，是较新的区域

抽象功能
- 更抽象的认知功能区在前额叶皮质和额极皮质的位置更靠前

结构连接

示踪 / 弥散张量成像研究
- 人类和猕猴 10 区传入、传出纤维的特征尚不明确
- 与背外侧、眶额和内侧前额叶皮质相互连接
- 分级、喙尾侧连接
  - 喙侧额区与中间额区相连，中间额区依次与更尾侧额区相连

功能连接

共激活脑区
  - 内侧 Fp（尤其是 Fp2）与默认网络协同激活
    - 后扣带回皮质（23、31 区）
    - 顶下小叶（39、40 区）
    - 颞下回（20 区）

相关文献关键词（NeuroSynth）
- 错误相关（error related）、意图（intentions）、记忆（remember）、想法（thoughts）、上下文相关的（contextual）、突显（salient）、自传的（autobiographical,）、数量（amount）、正确（correct）、压力（stress）、非语言的（nonverbal）

10 区相关疾病

大脑前动脉缺血
- 内侧前额叶区和扣带回区（尤其是额极支）为常见损伤部位

外伤
- 额极损伤不会影响已经熟练掌握的高级认知任务
- 额极损伤影响接受新任务，可能会导致行为改变

参考文献

1. Eickhoff SB et al: Topographic organization of the cerebral cortex and brain cartography. Neuroimage. 170:332-47, 2018
2. Mansouri FA et al: Managing competing goals - a key role for the frontopolar cortex. Nat Rev Neurosci. 18(11):645-57, 2017
3. Glasser MF et al: A multi-modal parcellation of human cerebral cortex. Nature. 536(7615):171-8, 2016
4. Mansouri FA et al: Behavioral consequences of selective damage to frontal pole and posterior cingulate cortices. Proc Natl Acad Sci U S A. 112(29):E3940-9, 2015
5. Neubert FX et al: Connectivity reveals relationship of brain areas for reward-guided learning and decision making in human and monkey frontal cortex. Proc Natl Acad Sci U S A. 112(20):E2695-704, 2015
6. Orr JM et al: Organization of the human frontal pole revealed by large-scale DTI-based connectivity: implications for control of behavior. PLoS One. 10(5):e0124797, 2015
7. Bludau S et al: Cytoarchitecture, probability maps and functions of the human frontal pole. Neuroimage. 93 Pt 2:260-75, 2014
8. Van Essen DC et al: Parcellations and hemispheric asymmetries of human cerebral cortex analyzed on surface-based atlases. Cereb Cortex. 22(10):2241-62, 2012
9. Marcus DS et al: Informatics and data mining tools and strategies for the human connectome project. Front Neuroinform. 5:4, 2011
10. Semendeferi K et al: Spatial organization of neurons in the frontal pole sets humans apart from great apes. Cereb Cortex. 21(7):1485-97, 2011
11. Tsujimoto S et al: Frontal pole cortex: encoding ends at the end of the endbrain. Trends Cogn Sci. 15(4):169-76, 2011
12. Burgess PW et al: The gateway hypothesis of rostral prefrontal cortex (area 10) function. Trends Cogn Sci. 11(7):290-8, 2007
13. John JP et al: A proposal for MRI-based parcellation of the frontal pole. Brain Struct Funct. 212(3-4):245-53, 2007
14. Gilbert SJ et al: Differential functions of lateral and medial rostral prefrontal cortex (area 10) revealed by brain-behavior associations. Cereb Cortex. 16(12):1783-9, 2006
15. Gilbert SJ et al: Functional specialization within rostral prefrontal cortex (area 10): a meta-analysis. J Cogn Neurosci. 18(6):932-48, 2006
16. Maldjian JA et al: An automated method for neuroanatomic and cytoarchitectonic atlas-based interrogation of fMRI data sets. Neuroimage. 19(3):1233-9, 2003
17. Okuda J et al: Thinking of the future and past: the roles of the frontal pole and the medial temporal lobes. Neuroimage. 19(4):1369-80, 2003
18. Vogeley K et al: Automated image analysis of disturbed cytoarchitecture in Brodmann area 10 in schizophrenia. Schizophr Res. 62(1-2):133-40, 2003

Brodmann 10 区：额极

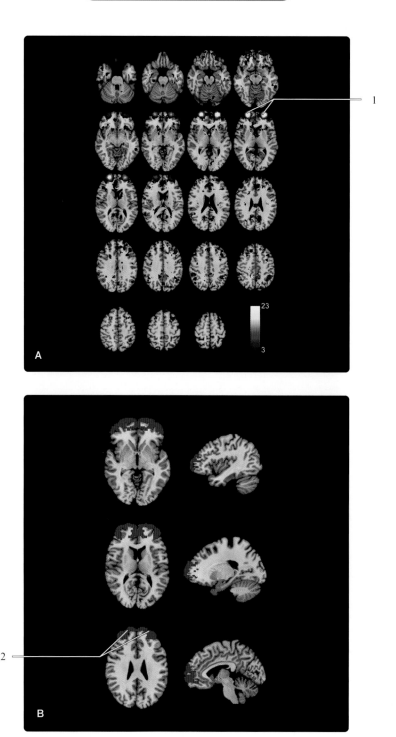

| 1　10 区：额极 | 2　10 区：额极 |

（A）Brodmann 10 区共激活图，显示 NeuroSynth 数据库 4000 多项研究报道的与 Brodmann 10 区体素质心共同激活的脑区。图像是左、右共激活图的平均值。（B）轴位、矢状位图显示额极皮质，即 Brodmann 10 区的相对位置（WFU PickAtlas）

额极（10区）

左侧 Brodmann 10 区的功能连接

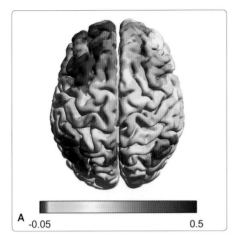

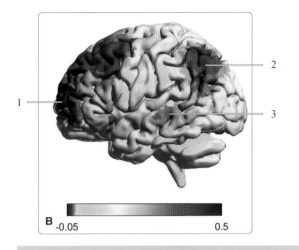

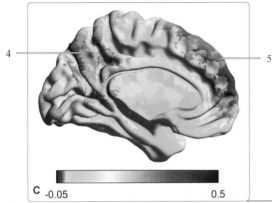

1	额极	3	颞中回	5	额上回
2	颞顶交界区	4	楔前叶		

（A）人类脑连接组计划 1003 例健康志愿者的 fMRI 平均脑功能连接图，表面渲染图上面观显示以左侧 Brodmann 10 区为种子点的全脑相关性。采用 MATLAB 的 WFU PickAtlas 工具箱定义种子点，脑功能连接图使用 BrainNet 软件显示。（B）左侧 Brodmann 10 区功能连接图外侧面观，该区与颞顶交界区、颞中回以及默认网络的一些脑区有连接。（C）左侧 Brodmann 10 区功能连接图左内侧面观，该区与默认网络的楔前叶以及额上回存在功能连接

右侧 Brodmann10 区的功能连接

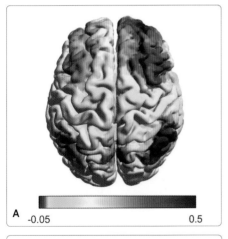

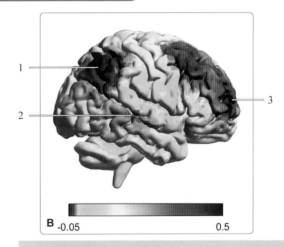

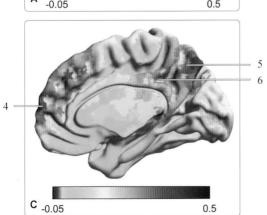

1	颞顶交界区	3	额极	5	楔前叶
2	颞中回	4	额极	6	后扣带回

（A）人类脑连接组计划 1003 例健康志愿者的 fMRI 平均脑功能连接图，表面渲染图上面观显示以右侧 Brodmann 10 区为种子点的全脑相关性。采用 MATLAB 的 WFU PickAtlas 工具箱定义种子点，脑功能连接图使用 BrainNet 软件显示。（B）右侧 Brodmann 10 区功能连接图外侧面观，与该区功能连接最强的默认网络脑区是颞顶交界区、额上回以及颞中回和颞下回。（C）右侧 Brodmann 10 区功能连接图右内侧面观，与该区功能连接最强的默认网络脑区是额上回、后扣带回以及内侧顶上小叶区域

功能连接：双侧额极

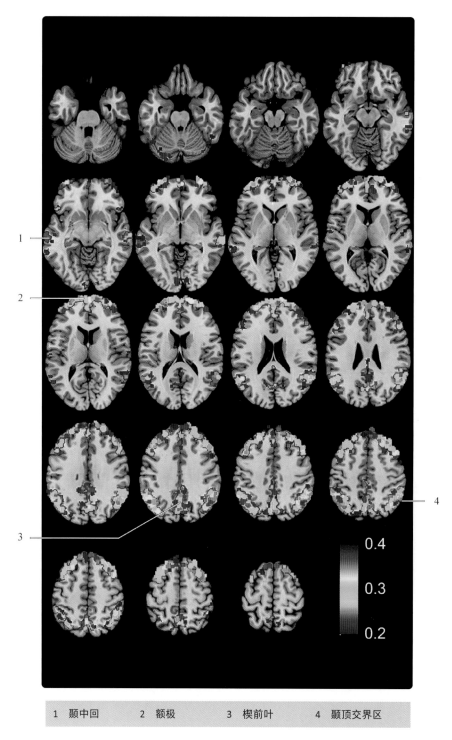

| 1 颞中回 | 2 额极 | 3 楔前叶 | 4 颞顶交界区 |

人类脑连接组计划 1003 例健康志愿者的 fMRI 平均脑功能连接图。图像显示以双侧 Brodmann 10 区为种子点的全脑相关性。fMRI 图像后处理使用 MATLAB 的 WFU PickAtlas 工具箱定义种子点

额极（10区）

额极：渲染图

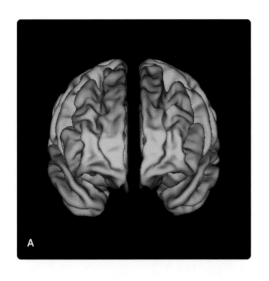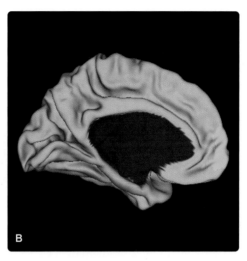

1　10区：额极

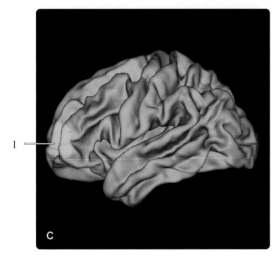

（A）额极皮质表面渲染图正面观，青色表示 Brodmann 10 区（数据来源：Connectome Workbench）。（B）额极皮质表面渲染图内侧面，青色表示 Brodmann 10 区（数据来源：Connectome Workbench）。（C）额极皮质表面渲染图外侧面，青色表示 Brodmann 10 区（数据来源：Connectome Workbench）

眶额叶皮质（11 区）

位置和边界

位置
- 颅前窝内的额下叶腹侧
- 包括眶回和直回
- 眶额叶皮质是 fMRI 研究磁化率伪影最重要的脑区之一

边界
- 背侧：额极（10 区）
- 尾侧：膝下扣带回皮质（25 区）和前扣带回皮质（32 区）
- 外侧：与眶部（47 区）和岛叶（13 区）相连

细分
- 内侧和外侧眶额叶皮质的功能和细胞结构不同

功能

情绪加工
- 眶额叶皮质代表刺激的愉悦感

决策与预测
- 眶额叶病变导致决策障碍
- 眶额叶皮质需要对结果进行奖励并启动决策

反应抑制
- 外侧眶额叶皮质参与反应抑制的启动

评估、奖励和适应行为
- 获得惩罚后外侧眶额叶皮质更加活跃
- 获得奖励后内侧眶额叶皮质更加活跃
- 越复杂、抽象的奖励或惩罚，眶额叶皮质越活跃

多模态感觉整合与享乐体验
- 后外侧眶额叶皮质整合多模态的感觉信息
- 享乐奖励在外侧眶额叶皮质更靠前的位置编码
- 处理抽象刺激的奖励（如音乐、社交、金钱）

结构连接

内侧眶额叶
- 后扣带回皮质（23、31 区）、压后扣带回皮质（29、30 区）、海马旁回（28、34、35、36 区）和海马

外侧眶额叶
- 杏仁核、嗅觉皮质、味觉皮质（43 区）、岛叶（13 区）、伏隔核、腹侧被盖区、颞下回（20 区）、躯体感觉皮质（1、2、3 区）、听觉皮质（41、42 区）和视觉联合皮质（18、19 区）

功能连接

共激活脑区
- 内侧眶额叶：默认网络，即后扣带回皮质（23、31 区）/ 楔前叶（5、7 区）、颞顶交界区（39、40 区）、内侧颞叶皮质、外侧颞叶皮质（20、21 和 22 区）、前扣带回皮质（24、32、33 区）
- 外侧眶额叶：前额叶背外侧皮质（9、46 区）、内侧颞叶、颞极（38 区）、前岛叶（13 区）

相关文献关键词（NeuroSynth）
- 选择（choices）、记忆（memories）、回忆（recollection）、概念（concepts）、拒绝（rejection）、可卡因（cocaine）、自我报告（self-reported）、消极的（negative）、积极的（positive）、电影（movie）、决定（decision）、主观的（subjective）

11 区相关疾病

脑外伤
- 常见于闭合性颅脑损伤

额窦疾病
- 由感染和肿瘤等原因引起
- 可能会导致脑炎或眶额叶皮质受压

成瘾
- 刺激动物的眶额叶皮质会使其对药物依赖成瘾

双侧眶额叶损伤
- 会造成严重的学习障碍，也会造成奖赏通路异常

参考文献

1. Saez RA et al: Distinct roles for the amygdala and orbitofrontal cortex in representing the relative amount of expected reward. Neuron. 95(1):70-77.e3, 2017
2. Stalnaker TA et al: What the orbitofrontal cortex does not do. Nat Neurosci. 18(5):620-7, 2015
3. Smith DG et al: Enhanced orbitofrontal cortex function and lack of attentional bias to cocaine cues in recreational stimulant users. Biol Psychiatry. 75(2):124-31, 2014
4. Wilson RC et al: Orbitofrontal cortex as a cognitive map of task space. Neuron. 81(2):267-279, 2014
5. Van Essen DC et al: Parcellations and hemispheric asymmetries of human cerebral cortex analyzed on surface-based atlases. Cereb Cortex. 22(10):2241-62, 2012
6. Uylings HB et al: 3-D cytoarchitectonic parcellation of human orbitofrontal cortex correlation with postmortem MRI. Psychiatry Res. 183(1):1-20, 2010
7. Schoenbaum G et al: A new perspective on the role of the orbitofrontal cortex in adaptive behaviour. Nat Rev Neurosci. 10(12):885-92, 2009
8. Kringelbach ML: The human orbitofrontal cortex: linking reward to hedonic experience. Nat Rev Neurosci. 6(9):691-702, 2005
9. Hornak J et al: Reward-related reversal learning after surgical excisions in orbito-frontal or dorsolateral prefrontal cortex in humans. J Cogn Neurosci. 16(3):463-78, 2004
10. Maldjian JA et al: An automated method for neuroanatomic and cytoarchitectonic atlas-based interrogation of fMRI data sets. Neuroimage. 19(3):1233-9, 2003
11. O'Doherty J et al: Abstract reward and punishment representations in the human orbitofrontal cortex. Nat Neurosci. 4(1):95-102, 2001
12. Bechara A et al: Emotion, decision making and the orbitofrontal cortex. Cereb Cortex. 10(3):295-307, 2000
13. Cavada C et al: The anatomical connections of the macaque monkey orbitofrontal cortex. A review. Cereb Cortex. 10(3):220-42, 2000
14. Volkow ND et al: Addiction, a disease of compulsion and drive: involvement of the orbitofrontal cortex. Cereb Cortex. 10(3):318-25, 2000

眶额叶皮质（11 区）

眶额叶皮质：位置与共激活区

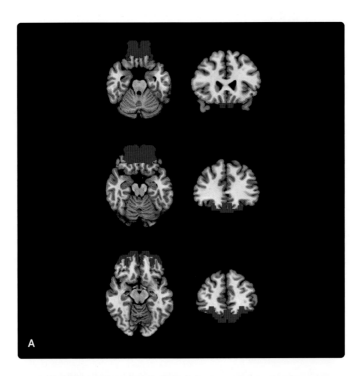

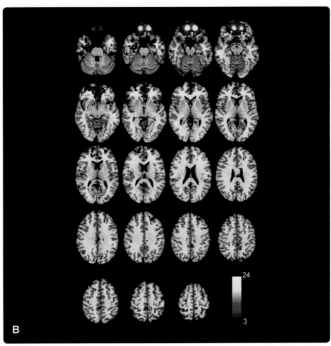

（A）轴位和冠状位图显示眶额叶皮质 Brodmann 11 区的相对位置（数据来源：WFU PickAtlas）。（B）Brodmann 11 区共激活图，显示 NeuroSynth 数据库 4000 多项研究报道的与 11 区体素质心共同激活的脑区。图像是左、右共激活图的平均值

眶额叶皮质（11 区）

左侧眶额叶皮质的功能连接

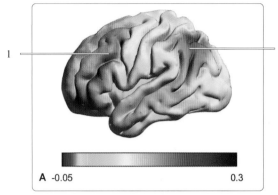

A -0.05　　0.3

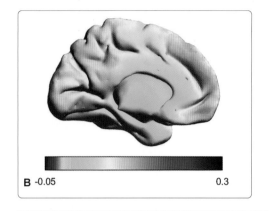

B -0.05　　0.3

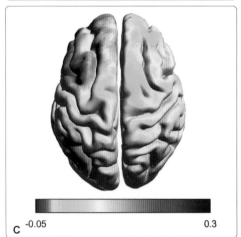

C -0.05　　0.3

1	前额叶背外侧
2	顶下小叶

（A）人类脑连接组计划 1003 例健康志愿者的 fMRI 平均脑功能连接图，表面渲染图外侧面显示以左侧 Brodmann 11 区为种子点的全脑相关性。采用 MATLAB 的 WFU PickAtlas 工具箱定义种子点，脑功能连接图使用 BrainNet 软件显示。（B）内侧面显示以左侧 Brodmann 11 区为种子点的全脑相关性。（C）上面显示以左侧 Brodmann 11 区为种子点的全脑相关性

右侧眶额叶皮质的功能连接

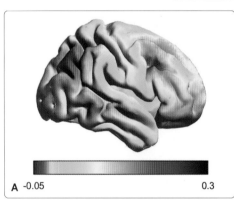

A -0.05　　0.3

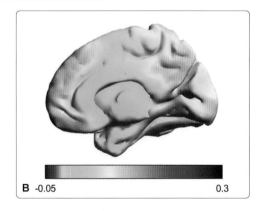

B -0.05　　0.3

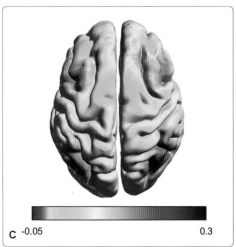

C -0.05　　0.3

（A）人类脑连接组计划 1003 例健康志愿者的 fMRI 平均脑功能连接图，表面渲染图外侧面显示以右侧 Brodmann 11 区为种子点的全脑相关性。采用 MATLAB 的 WFU PickAtlas 工具箱定义种子点，脑功能连接图使用 BrainNet 软件显示。（B）内侧面显示以右侧 Brodmann 11 区为种子点的全脑相关性。（C）上面显示以右侧 Brodmann 11 区为种子点的全脑相关性

眶额叶皮质（11区）

双侧眶额叶皮质的功能连接

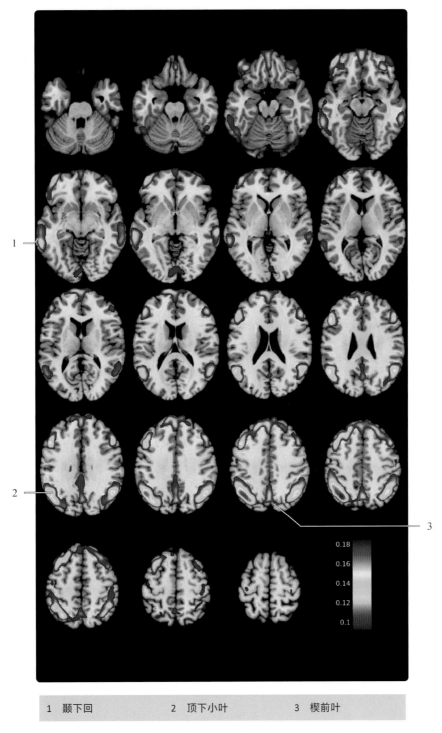

1 颞下回	2 顶下小叶	3 楔前叶

人类脑连接组计划 1003 例健康志愿者的 fMRI 平均脑功能连接图，显示以双侧 Brodmann 11 区为种子点的全脑相关性，采用 MATLAB 的 WFU PickAtlas 工具箱定义种子点

眶额叶皮质：位置

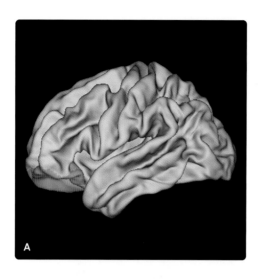
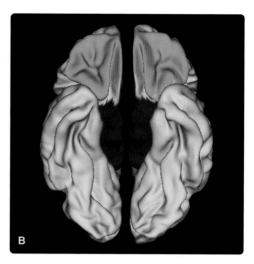

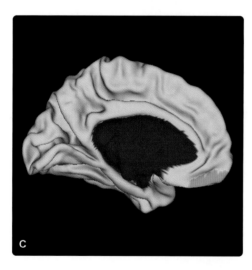

（A）眶额叶皮质表面渲染图外侧面，紫色表示 Brodmann 11 区（数据来源：Connectome Workbench）。（B）眶额叶皮质表面渲染图腹侧面。（C）眶额叶皮质表面渲染图内侧面

位置和边界

位置

- 顶叶岛盖前部（次级躯体感觉皮质，43 区）
- 外侧沟下部的皮质（岛叶，13 区）

边界

- 尾侧和腹侧：颞叶岛盖
- 尾侧和背侧：顶叶岛盖
- 喙侧和背侧：额叶岛盖
- 被颞极（38 区）、颞上回（22 区）、听觉皮质（41、42 区）、初级躯体感觉皮质（1、2、3 区）、运动前区皮质（6 区）、额下回（44、45、47 区）和眶额叶皮质（11 区）所包围

功能

内感受

- 渴
- 缺氧
- 性唤起
- 参与食物摄取和消化的器官膨胀
- 心跳
- 发痒

显著性

- 新刺激的呈现
- 任务完成度监控

情绪

- 悲伤、厌恶、恐惧等消极情绪和积极的刺激、快乐、爱、共情等

躯体感觉

- 精细触觉
  - 次级躯体感觉皮质（43 区）和岛叶（13 区）是感觉联合皮质，而初级躯体感觉皮质（1、2 和 3 区）是感觉皮质
  - 岛叶的躯体图代表主观的躯体感觉和运动体验
- 纹理感知
  - 伤害感觉（疼痛感知）
  - 热感觉（温度感知）
  - 躯体感觉工作记忆
  - 感觉和运动加工的整合
  - 本体感觉

音乐

- 节律、音高和音色
- 唱歌

味觉

- 味觉感知的处理

时间处理

- 在显著的情感体验中，对时间流逝的感知变得更加敏感
- 时间同步

结构连接

皮质

- 前扣带回皮质（24、32 和 33 区）

- 眶额叶皮质（11 区）
- 颞叶皮质（20、21 和 22 区）
- 视觉皮质（17、18 和 19 区）
- 额下回（44 和 45 区）
- 顶下小叶（39 和 40 区）
- 顶上小叶（5 和 7 区）
- 运动前区皮质（6 区）
- 辅助运动区（6 区）
- 初级躯体感觉皮质（1、2 和 3 区）
- 内嗅皮质（28、35 和 36 区）

皮质下

- 丘脑腹内侧核
- 丘脑腹后下核
- 杏仁核
- 海马
- 基底节

功能连接

共激活脑区

- 前扣带回皮质（24、32 和 33 区）
- 辅助运动区（6 区）
- 运动前区皮质（6 区）
- 初级运动皮质（4 区）
- 初级躯体感觉皮质（1、2 和 3 区）
- 前额叶背外侧皮质（9 区和 46 区）
- 眶额叶皮质（11 区）
- 视觉皮质（17、18 和 19 区）
- 丘脑
- 基底节
- 小脑

相关文献关键词（NeuroSynth）

- 疼痛（pain）、有害的（noxious）、不愉快的（unpleasant）、躯体感觉（somatosensory）、热（heat）、温度（temperature）、刺激（stimulation）、声音的（vocal）、触觉的（tactile）、评级（rating）、音高（pitch，）、感觉（sensation）

13 区和 43 区相关疾病

纤维肌痛综合征

- 无法调节疼痛刺激

成瘾

- 岛叶与有意识的吸毒冲动有关

焦虑状态

- 焦虑状态下的过度活跃
  - 广泛性焦虑障碍
  - 创伤后应激障碍
  - 社交焦虑障碍
  - 特定恐惧症

参考文献

1. Uddin LQ et al: Structure and function of the human insula. J Clin Neurophysiol. 34(4):300-6, 2017
2. Craig AD: How do you feel—now? The anterior insula and human awareness. Nat Rev Neurosci. 10(1):59-70, 2009

岛叶和岛叶旁区（13、43 区）

岛叶：位置与共激活区

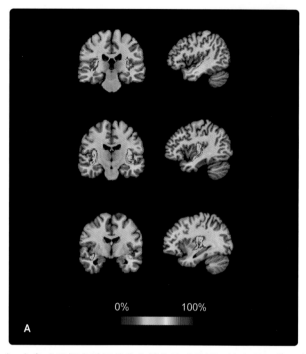 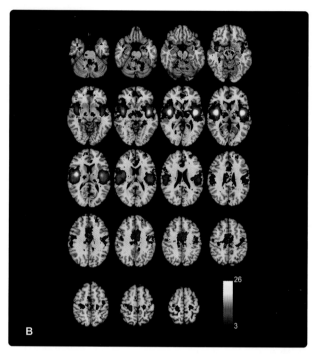

（**A**）岛叶后部皮质冠状位和轴位脑功能图，该定量概率图来源于 Talairach 模板，与 Brodmann 13 区特有的细胞特性相对应（数据来源：SPM 解剖工具箱）。（**B**）Brodmann 13 和 43 区共激活图，显示 NeuroSynth 数据库 4000 多项研究报道的与 13 和 43 区体素质心共同激活的脑区。图像是左、右共激活图的平均值

岛叶的功能分割

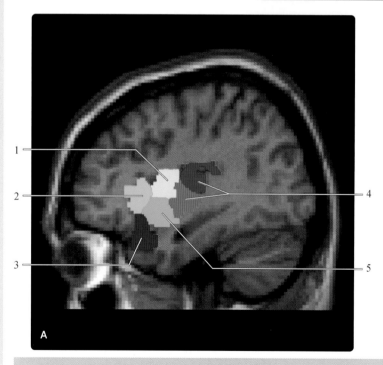

1　中上岛叶（新奇发现、显著的外部刺激、味觉、嗅觉）
2　前上岛叶（对外部刺激的注意、味觉、嗅觉、焦虑）
3　前下岛叶（对内部刺激的注意）
4　后岛叶（多模态感觉和运动整合、疼痛、感觉、语音识别）
5　中下岛叶（情感显著性）

（**A**）岛叶被分为 6 个区域（上、下、前、中、后）。基于聚类方法的脑功能分析，前岛叶区域与背侧注意网络（上）和默认网络（下）连接性最强，中岛叶区域与显著性网络（上）和内侧颞叶以及边缘结构（下）的连接性最强，后岛叶区域与躯体运动、听觉和视觉皮质的连接性最强。（**B**）显示岛叶是与大脑皮质各亚区连接程度最强的脑区

岛叶和岛叶旁区（13、43 区）

岛叶的功能亚区和位置

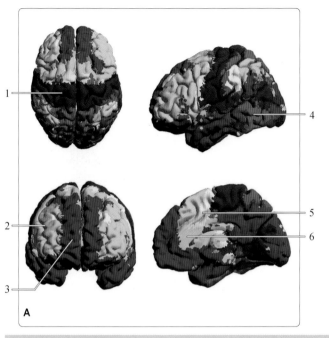

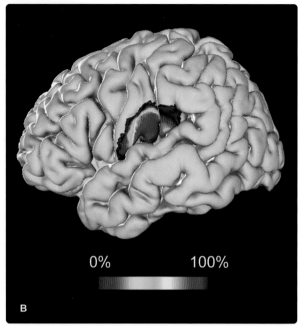

| 1 | 与后上岛叶的最强连接 | 3 | 与前下岛叶的最强连接 | 5 | 与中上岛叶的最强连接 |
| 2 | 与前上岛叶的最强连接 | 4 | 与后下岛叶的最强连接 | 6 | 与中下岛叶的最强连接 |

（A）大脑皮质图显示与各皮质区域连接性最强的岛叶脑区。（B）味觉皮质脑功能图外侧面，该定量概率图来源于 Talairach 模板，与 Brodmann 43 区特有的细胞特性相对应（数据来源：JuBrain Cytoarchitectonic Atlas Viewer）

13 区的功能连接

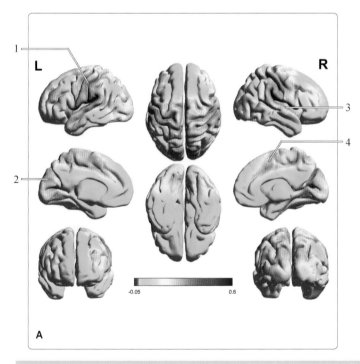

| 1 感觉运动皮质 | 2 视觉皮质 | 3 听觉皮质 | 4 前扣带回 | 5 岛叶 | 6 辅助运动区 | 7 感觉运动皮质 |

（A）人类脑连接组计划 1003 例健康志愿者的 fMRI 平均脑功能连接图，表面渲染图显示以左侧 Brodmann 13 区为种子点的全脑相关性。采用 MATLAB 的 WFU PickAtlas 工具箱定义种子点，脑功能连接图使用 BrainNet 软件显示。（B）显示以双侧 Brodmann 13 区为种子点的全脑相关性

13和43区：位置

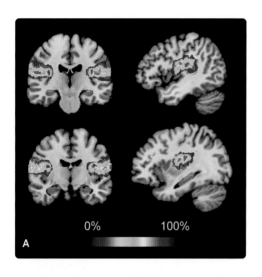

0%　100%

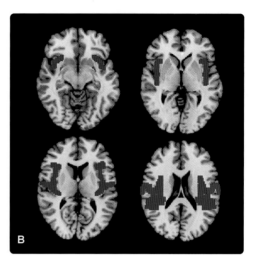

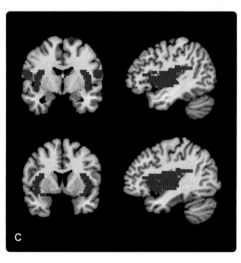

（A）味觉皮质冠状位和矢状位脑功能图，该定量概率图来源于 Talairach 模板，与 Brodmann 43 区特有的细胞特性相对应（数据来源：SPM 解剖工具箱）。（B）轴位图显示岛叶 Brodmann 13 区（蓝色）和岛叶旁区 Brodmann 43 区（红色）的相对位置（数据来源：WFU PickAtlas）。（C）冠状位和矢状位图显示岛叶 Brodmann 13 区（蓝色）和岛叶旁区 Brodmann 43 区（红色）的相对位置（数据来源：WFU PickAtlas）

初级视觉和视觉联合皮质（17、18、19 区）

位置和边界

位置

- 枕叶
  - 舌回
  - 楔叶
  - 枕极
  - 梭状回后部
  - 枕上回
  - 枕中回
  - 枕下回
  - 枕降回（Ecker 降回）

边界

- 内侧：顶枕沟
- 腹侧：枕前切迹
- 外侧：顶枕沟和枕前切迹连线
- 邻近皮质为顶上小叶（7 区）、后扣带回皮质（30 区）、颞下回（20 区）、梭状回（37 区）、角回（39 区）

功能

视觉

- 边缘检测
- 定向选择性
- 运动感知
- 颜色感知
- 整合视觉信息，完成视觉信息处理过程（例如，17、18 和 19 区至顶叶皮质的"where 或 how 通路"，以及 17、18 和 19 区至颞叶皮质的"what 通路"），将视觉特征与相关知觉整合
- fMRI 视网膜脑图可显示初级视觉皮质（17 区），以及视觉联合皮质（18 和 19 区）

结构连接

皮质

- 顶上小叶（5 和 7 区）与扣带回相连
- 颞极（38 区）、颞下回前部（20 区）、颞中回前部（21 区）和海马旁回（28、35 和 36 区）与下纵束相连
- 额下回（44、45、47 区）、眶额叶皮质（11 区）和额极（10 区）与下额枕束相连

皮质下

- 丘脑外侧膝状体核
- 海马和杏仁核与下纵束相连
- 丘脑枕核

功能连接

共激活脑区

- 辅助运动区（6 区）
- 运动前区皮质（6 区）
- 额叶眼区（6 区）
- 前扣带回皮质（24、32 和 33 区）
- 颞上回（22 区）
- 额下回（44、45、47 区）
- 梭状回（37 区）
- 小脑
- 丘脑
- 顶内沟（5、7 区）

相关文献关键词（NeuroSynth）

- 视觉（visual）、运动（motion）、知觉（perception）、视频（videos）、生物的（biological）、物体（object）、身体（body）、眼睛（eye）、注意力（attention）、干扰物（distractor）

17、18、19 区相关疾病

皮质盲

- 按病变程度会导致视野偏盲或全盲
- 一侧视觉皮质病变导致对侧眼失明

参考文献

1. Han Y et al: The logic of single-cell projections from visual cortex. Nature. 556(7699):51-6, 2018
2. Iacaruso MF et al: Synaptic organization of visual space in primary visual cortex. Nature. 547(7664):449-52, 2017
3. Weiner KS et al: The cytoarchitecture of domain-specific regions in human high-level visual cortex. Cereb Cortex. 27(1):146-61, 2017
4. Cross ES et al: The influence of visual training on predicting complex action sequences. Hum Brain Mapp. 34(2):467-86, 2013
5. Kujovic M et al: Cytoarchitectonic mapping of the human dorsal extrastriate cortex. Brain Struct Funct. 218(1):157-72, 2013
6. Bedny M et al: A sensitive period for language in the visual cortex: distinct patterns of plasticity in congenitally versus late blind adults. Brain Lang. 122(3):162-70, 2012
7. Brooks SJ et al: Exposure to subliminal arousing stimuli induces robust activation in the amygdala, hippocampus, anterior cingulate, insular cortex and primary visual cortex: a systematic meta-analysis of fMRI studies. Neuroimage. 59(3):2962-73, 2012
8. Kuchinsky SE et al: Word intelligibility and age predict visual cortex activity during word listening. Cereb Cortex. 22(6):1360-71, 2012
9. Langner R et al: Staying responsive to the world: modality-specific and -nonspecific contributions to speeded auditory, tactile, and visual stimulus detection. Hum Brain Mapp. 33(2):398-418, 2012
10. Samson F et al: Enhanced visual functioning in autism: an ALE meta-analysis. Hum Brain Mapp. 33(7):1553-81, 2012
11. Schölvinck ML et al: The influence of spontaneous activity on stimulus processing in primary visual cortex. Neuroimage. 59(3):2700-8, 2012
12. Van Essen DC et al: Parcellations and hemispheric asymmetries of human cerebral cortex analyzed on surface-based atlases. Cereb Cortex. 22(10):2241-62, 2012
13. Chapman CS et al: Mental blocks: fMRI reveals top-down modulation of early visual cortex when obstacles interfere with grasp planning. Neuropsychologia. 49(7):1703-17, 2011
14. Marcus DS et al: Informatics and data mining tools and strategies for the human connectome project. Front Neuroinform. 5:4, 2011
15. Schmid C et al: The neural basis of visual dominance in the context of audio-visual object processing. Neuroimage. 55(1):304-11, 2011
16. Szwed M et al: Specialization for written words over objects in the visual cortex. Neuroimage. 56(1):330-44, 2011
17. Rottschy C et al: Ventral visual cortex in humans: cytoarchitectonic mapping of two extrastriate areas. Hum Brain Mapp. 28(10):1045-59, 2007
18. Amunts K et al: Brodmann's areas 17 and 18 brought into stereotaxic space-where and how variable? Neuroimage. 11(1):66-84, 2000

初级视觉和视觉联合皮质（17、18、19 区）

视觉皮质：位置与共激活区

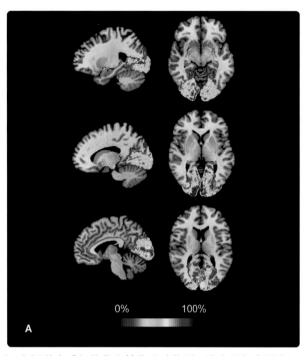

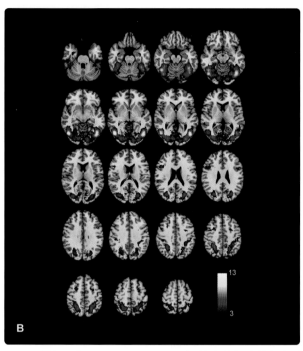

（A）视觉皮质矢状位和轴位脑功能图，该定量概率图来源于 Talairach 模板，与 Brodmann 17 和 18 区特有的细胞特性相对应（数据来源：SPM 解剖工具箱）。（B）视觉皮质的共激活图，显示 NeuroSynth 数据库 4000 多项研究报道的与"视觉"相关的共同激活的脑区

视觉皮质：功能连接

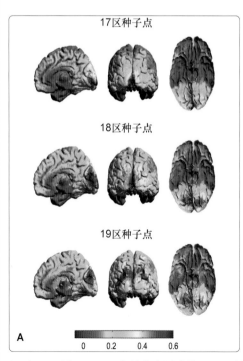

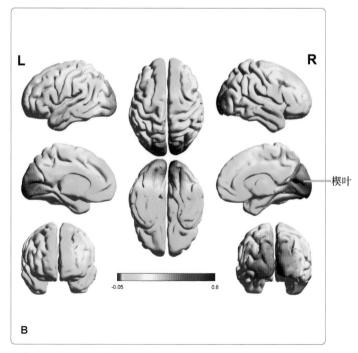

（A）1016 例 18 ～ 30 岁健康志愿者的 fMRI 平均脑功能连接图，显示以双侧 Brodmann 17、18、19 区为种子点的全脑相关性。数据来源于 1000 个功能连接组和 ADHD-200 数据集，采用 MATLAB 的 WFU PickAtlas 工具箱定义种子点，脑功能连接图使用 BrainNet 软件显示。（B）人类脑连接组计划 1003 例健康志愿者的 fMRI 平均脑功能连接图，表面渲染图显示以右侧 Brodmann 17 区为种子点的全脑相关性。采用 MATLAB 的 WFU PickAtlas 工具箱定义种子点，脑功能连接图使用 BrainNet 软件显示

第一篇　脑

视觉皮质：功能连接

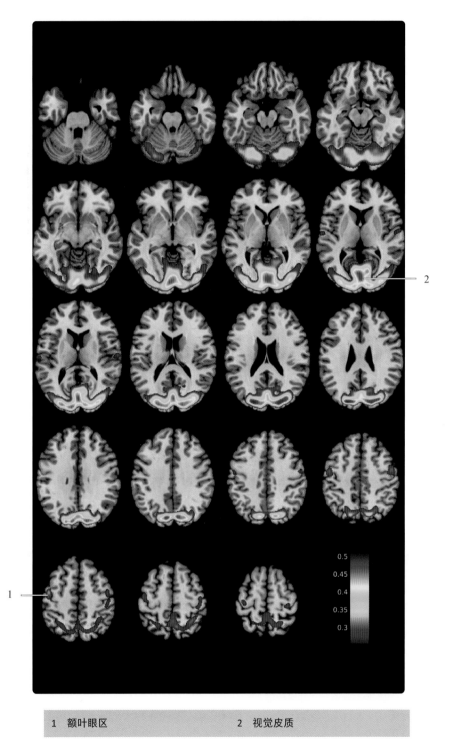

| 1 | 额叶眼区 | 2 | 视觉皮质 |

人类脑连接组计划 1003 例健康志愿者的 fMRI 平均脑功能连接图，显示以双侧 Brodmann 18 区为种子点的全脑相关性，采用 MATLAB 的 WFU PickAtlas 工具箱定义种子点

初级视觉和视觉联合皮质（17、18、19 区）

视觉皮质：位置和亚区

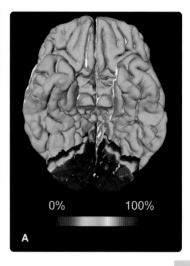
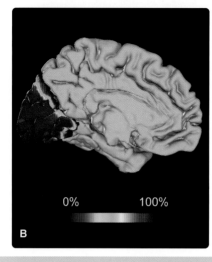
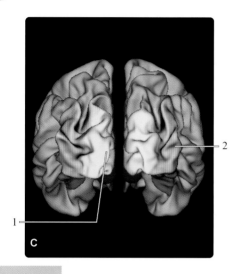

1 Brodmann 17/18 区	2 Brodmann 19 区

（ A ）视觉皮质脑功能表面渲染图腹侧面，该定量概率图来源于 Talairach 模板，与 Brodmann 17、18、19 区特有的细胞特性相对应（数据来源：JuBrain Cytoarchitectonic Atlas Viewer）。（ B ）视觉皮质脑功能表面渲染图内侧面，该定量概率图来源于 Talairach 模板，与 Brodmann 17、18、19 区特有的细胞特性相对应（数据来源：JuBrain Cytoarchitectonic Atlas Viewer）。（ C ）视觉皮质表面渲染图后面，黄色代表 Brodmann 17 和 18 区，金色代表 Brodmann 19 区（数据来源：Connectome Workbench）

功能视觉亚区

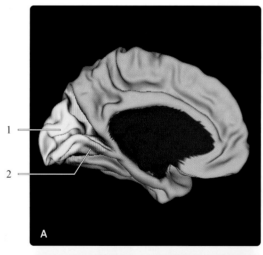
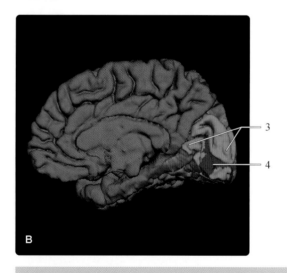
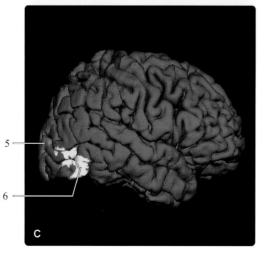

1	Brodmann 17/18 区	4	V1
2	Brodmann 19 区	5	V2/V3
3	V2/V3	6	V5/MT

（ A ）视觉皮质的表面渲染图内侧面，黄色代表 Brodmann 17 和 18 区，金色代表 Brodmann 19 区（数据来源：Connectome Workbench）。（ B ）使用 FreeSurfer 软件分析，单个受试者数据创建的表面渲染图内侧面，显示初级视觉皮质（V1，红色）和纹状体外视觉皮质（V2/V3，蓝色）。（ C ）使用 FreeSurfer 软件分析，单个受试者数据创建的表面渲染图外侧面，显示纹状体外视觉皮质（V2/V3，蓝色）和 V5/ 颞中回（MT）区域（黄色）

位置和边界

位置

- 颞叶，从颞极皮质后缘至颞枕交界处
  - 初级听觉皮质（41、42区）位于颞上回部分

边界

- 喙侧：由颞极（38区）延伸约2.5 cm
- 内侧和尾侧：颞枕沟将颞枕部37区（后方）和外嗅皮质36区（前方）与20、21区分开
- 颞上沟将颞上回22区与颞中回21区分开
- 颞下沟将颞下回20区与颞中回21区分开
- 颞上回22区向尾侧延伸至角回（39区）

功能

功能复杂

- 听觉联络区位于上方，视觉联络区位于下方，多模态和注意联合皮质位于后方和颞极
- 部分特定脑区功能明确，例如颞中回区和Wernicke区

听觉处理

- 颞上回和颞中回包含具有高级听觉特征识别功能的听觉联合皮质

语言

- Wernicke区（颞上回和颞中回后部、颞上沟后部）在接收语言信息时激活

运动感知和注意力

- 运动刺激激活颞中回区，参与背侧注意网络

高级视觉处理（腹侧通路，通常称为"what通路"）

- 颞下回皮质负责复杂视觉特征的处理

社会认知

- 社会认知任务引起颞上沟和额极脑区激活

结构连接

输入

- 视觉输入来自外侧枕叶（"what通路"）：梭状回（37区）和纹外皮质（18和19区）
- 听觉输入来自初级听觉皮质（41、42区），传至颞上回和颞中回

相互连接

- 语言区（Broca、Wernicke区）与额下回（44、45和47区）、颞叶、顶下小叶（39和40区）和岛叶（13区）皮质具有紧密连接
- 注意力脑区：颞中回外侧和颞下回的默认网络，颞中回后部的背侧注意网络

功能连接

共激活脑区

- 注意控制网络与颞中回区
- 感觉运动网络与初级听觉皮质（41、42区）附近的颞上回
- Wernicke区附近的语言网络
- 默认网络与颞下回和颞中回皮质前部

相关文献关键词（NeuroSynth，21区）

- 自我参照（self-referential）、文本（text）、老年人（elderly）、参与（engagement）、检索（retrieval）、思想（thought）、归因（attribution）、故事（story）、概念的（conceptual）、语句的（lexical）、心理理论（theory of mind）

20、21、22区相关疾病

Wernicke失语症

- 是一种流利性失语症，不能理解他人的语言，说话时语言流利，但言语杂乱、无意义

参考文献

1. Bonilha L et al: Temporal lobe networks supporting the comprehension of spoken words. Brain. 140(9):2370-80, 2017
2. Murphy C et al: Fractionating the anterior temporal lobe: MVPA reveals differential responses to input and conceptual modality. Neuroimage. 147:19-31, 2017
3. Van Essen DC et al: Parcellations and hemispheric asymmetries of human cerebral cortex analyzed on surface-based atlases. Cereb Cortex. 22(10):2241-62, 2012
4. Dahl CD et al: Spatial organization of multisensory responses in temporal association cortex. J Neurosci. 29(38):11924-32, 2009
5. Hein G et al: Superior temporal sulcus-it's my area: or is it? J Cogn Neurosci. 20(12):2125-36, 2008
6. Hickok G et al: The cortical organization of speech processing. Nat Rev Neurosci. 8(5):393-402, 2007
7. Zilbovicius M et al: Autism, the superior temporal sulcus and social perception. Trends Neurosci. 29(7):359-66, 2006
8. Kable JW et al: Conceptual representations of action in the lateral temporal cortex. J Cogn Neurosci. 17(12):1855-70, 2005
9. Kraemer DJ et al: Musical imagery: sound of silence activates auditory cortex. Nature. 434(7030):158, 2005
10. Catani M et al: Occipito-temporal connections in the human brain. Brain. 126(Pt 9):2093-107, 2003
11. Maldjian JA et al: An automated method for neuroanatomic and cytoarchitectonic atlas-based interrogation of fMRI data sets. Neuroimage. 19(3):1233-9, 2003
12. Buckner RL et al: Functional MRI evidence for a role of frontal and inferior temporal cortex in amodal components of priming. Brain. 123 Pt 3:620-40, 2000
13. Kim JJ et al: An MRI-based parcellation method for the temporal lobe. Neuroimage. 11(4):271-88, 2000
14. Nobre AC et al: Word recognition in the human inferior temporal lobe. Nature. 372(6503):260-3, 1994
15. Lüders H et al: Basal temporal language area. Brain. 114 (Pt 2):743-54, 1991

颞叶皮质（20、21、22区）

颞叶皮质：位置与共激活区

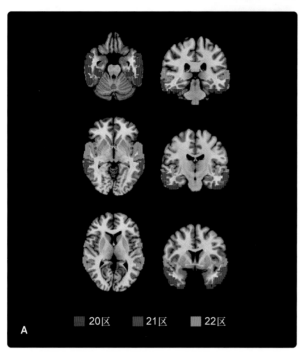 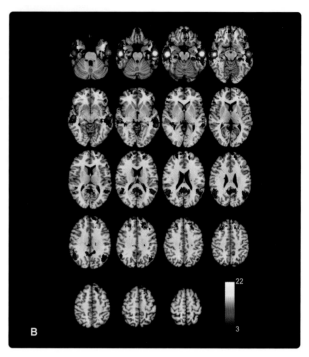

（A）轴位和冠状位图像分别显示颞上回、颞中回和颞下回 Brodmann 22、21、20 区的相对位置（数据来源：WFU PickAtlas）。（B）Brodmann 20、21 和 22 区共激活图显示，在 NeuroSynth 数据库的 4000 多项研究中，与 20、21 和 22 区体素质心共激活的脑区。图像是左、右共激活图的平均值

颞叶皮质功能连接

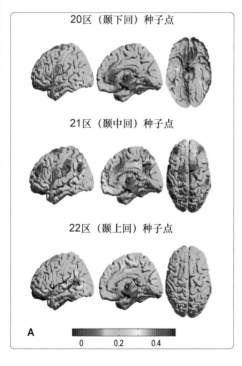 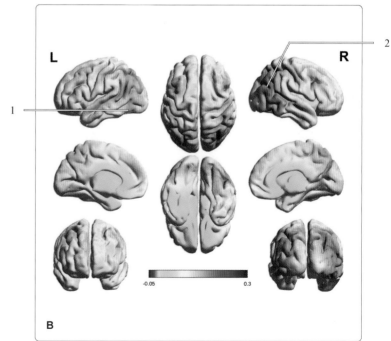

| 1 颞下回 | 2 角回 |

（A）1016 例 18～30 岁健康志愿者的 fMRI 平均脑功能连接图，显示以双侧 Brodmann 20、21 和 22 区为种子点的全脑相关性。数据来源于 1000 个功能连接组和 ADHD-200 数据集，采用 MATLAB 的 WFU PickAtlas 工具箱定义种子点，脑功能连接图使用 BrainNet 软件显示。（B）人类脑连接组计划 1003 例健康志愿者的 fMRI 平均脑功能连接图，显示以右侧 Brodmann 20 区为种子点的全脑相关性。采用 MATLAB 的 WFU PickAtlas 工具箱定义种子点，脑功能连接图使用 BrainNet 软件显示

颞叶皮质功能连接

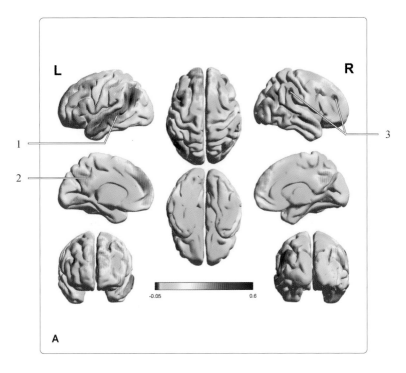

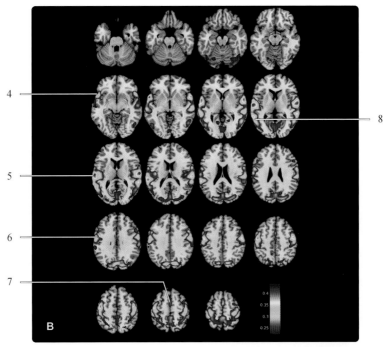

1	颞中回	4	额下回	7	前辅助运动区
2	楔前叶	5	颞上回	8	后颞上沟
3	执行网络：缘上回和前额叶背外侧皮质	6	外侧运动前区		

（A）人类脑连接组计划 1003 例健康志愿者的 fMRI 平均脑功能连接图，显示以左侧 Brodmann 21 区为种子点的全脑相关性。采用 MATLAB 的 WFU PickAtlas 工具箱定义种子点，脑功能连接图使用 BrainNet 软件显示。（B）显示以双侧 Brodmann 22 区为种子点的全脑相关性

Brodmann 20、21、22 区

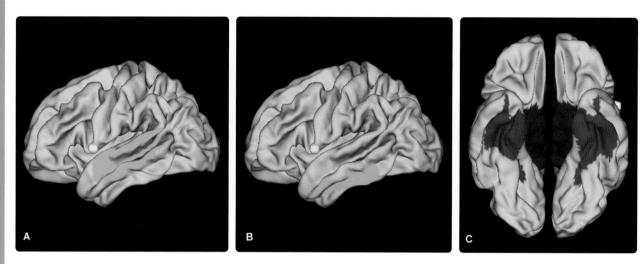

（A）颞上回表面渲染图外侧面，绿色表示 Brodmann 22 区（数据来源：Connectome Workbench）。（B）颞中回表面渲染图外侧面，绿色表示 Brodmann 21 区（数据来源：Connectome Workbench）。（C）颞下回表面渲染图腹侧面（去除小脑），橄榄绿表示 Brodmann 20 区（数据来源：Connectome Workbench）

颞回和颞沟

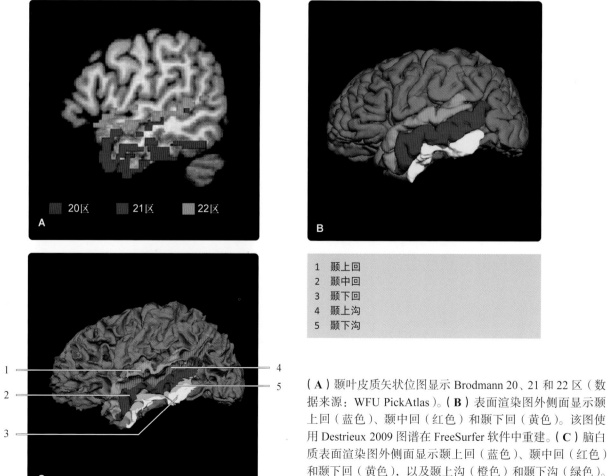

| | 20区 | 21区 | 22区 |

1	颞上回
2	颞中回
3	颞下回
4	颞上沟
5	颞下沟

（A）颞叶皮质矢状位图显示 Brodmann 20、21 和 22 区（数据来源：WFU PickAtlas）。（B）表面渲染图外侧面显示颞上回（蓝色）、颞中回（红色）和颞下回（黄色）。该图使用 Destrieux 2009 图谱在 FreeSurfer 软件中重建。（C）脑白质表面渲染图外侧面显示颞上回（蓝色）、颞中回（红色）和颞下回（黄色），以及颞上沟（橙色）和颞下沟（绿色）。该图使用 Destrieux 2009 图谱在 FreeSurfer 软件重建

后扣带回皮质（23、31 区）

位置和边界

位置
- 后扣带回
- 与邻近楔前叶和压后皮质功能相关

边界
- 腹侧：胼胝体压部的腹侧边缘（压后区 29、30 区向腹侧延伸）
- 喙侧：中、后扣带回的分界位于胼胝体中点至中央沟与边缘沟的平面之间
- 背侧：顶下沟将楔前叶（7 区内侧部）与后扣带回皮质分开
- 尾侧：顶枕沟
- 邻近皮质为前扣带回皮质（24 区）、初级运动皮质（4 区）、辅助运动区（6 区）、压后扣带回皮质（29 和 30 区）、视觉皮质（19 区）

功能

自我参照认知
- 默认网络的中线区域（即前额叶内侧、后扣带回、颞顶交界区、颞叶外侧）处理内在定向思维

陈述性记忆
- 默认网络的颞叶内侧子系统（即海马旁区、压后皮质、后顶下小叶皮质）参与从记忆中构建心理场景的过程

内部叙事
- 默认网络（尤其是左颞顶交界区和后扣带回）与左侧大脑半球语言区之间的功能连接，负责语言的语义信息处理功能

结构连接

楔前叶前部
- 顶上小叶皮质（5 和 7 区）、旁中央小叶和运动皮质（4 区）

楔前叶中部
- 前额叶背外侧皮质（9 和 46 区）、前额叶背内侧皮质和顶下小叶（39 和 40 区）

楔前叶后部
- 纹外视觉皮质（18 和 19 区）

后扣带回腹侧
- 颞叶内侧、颞叶外侧皮质（20、21 和 22 区）、顶下小叶（39 和 40 区）、前额叶内侧皮质

功能连接

共激活脑区
- 默认网络脑区：前额叶内侧皮质、顶下小叶（39 和 40 区）、颞叶外侧皮质、海马和海马旁回（28、34、35 和 36 区）、颞极（38 区）

相关文献关键词（NeuroSynth）
- 自我参照（self-referential）、自传的（autobiographical）、人物（person）、自我（self）、回忆（recollection）、默认（default）、道德的（moral）、记忆（memory）、面部的（facial）、感觉（sensation）、情景的（episodic）、检索（retrieval）、视角（perspective）

23 和 31 区相关疾病

阿尔茨海默痴呆
- 后扣带回皮质功能连接减低，局部萎缩
- 默认网络功能连接异常早于行为变化

癫痫
- 海马和后扣带回之间的功能连接，能预测颞叶切除术后的改善情况

孤独症、唐氏综合征、精神分裂症
- 很多神经发育疾病和神经精神疾病出现后扣带回的功能连接异常

参考文献

1. Cunningham SI et al: Structural and functional connectivity of the precuneus and thalamus to the default mode network. Hum Brain Mapp. 38(2):938-56, 2017
2. Guterstam A et al: Posterior cingulate cortex integrates the senses of self-location and body ownership. Curr Biol. 25(11):1416-25, 2015
3. Mansouri FA et al: Behavioral consequences of selective damage to frontal pole and posterior cingulate cortices. Proc Natl Acad Sci U S A. 112(29):E3940-9, 2015
4. Khalsa S et al: The structural and functional connectivity of the posterior cingulate cortex: comparison between deterministic and probabilistic tractography for the investigation of structure-function relationships. Neuroimage. 102 Pt 1:118-27, 2014
5. Taylor VA et al: Impact of meditation training on the default mode network during a restful state. Soc Cogn Affect Neurosci. 8(1):4-14, 2013
6. Mars RB et al: On the relationship between the "default mode network" and the "social brain". Front Hum Neurosci. 6:189, 2012
7. Anderson JS et al: Connectivity gradients between the default mode and attention control networks. Brain Connect. 1(2):147-57, 2011
8. Marcus DS et al: Informatics and data mining tools and strategies for the human connectome project. Front Neuroinform. 5:4, 2011
9. Petrella JR et al: Default mode network connectivity in stable vs progressive mild cognitive impairment. Neurology. 76(6):511-7, 2011
10. Andrews-Hanna JR et al: Functional-anatomic fractionation of the brain's default network. Neuron. 65(4):550-62, 2010
11. Greicius MD et al: Resting-state functional connectivity reflects structural connectivity in the default mode network. Cereb Cortex. 19(1):72-8, 2009
12. Buckner RL et al: The brain's default network: anatomy, function, and relevance to disease. Ann N Y Acad Sci. 1124:1-38, 2008
13. Fransson P et al: The precuneus/posterior cingulate cortex plays a pivotal role in the default mode network: evidence from a partial correlation network analysis. Neuroimage. 42(3):1178-84, 2008
14. Cavanna AE et al: The precuneus: a review of its functional anatomy and behavioural correlates. Brain. 129(Pt 3):564-83, 2006
15. Greicius MD et al: Default-mode network activity distinguishes Alzheimer's disease from healthy aging: evidence from functional MRI. Proc Natl Acad Sci U S A. 101(13):4637-42, 2004

后扣带回：位置与共激活区

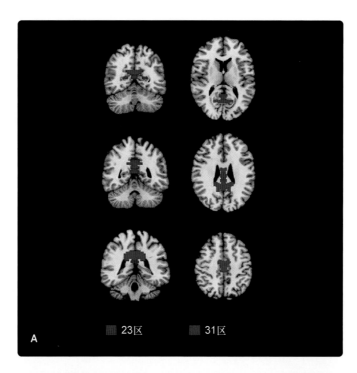

23区　　31区

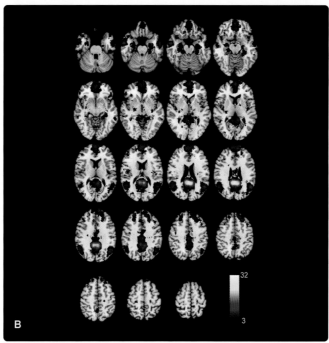

（A）冠状位和轴位图像显示后扣带回皮质23区和31区的相对位置（数据来源：WFU PickAtlas）。（B）Brodmann 23区和31区共激活图，显示NeuroSynth数据库4000多项研究报道的与23区和31区体素质心共同激活的脑区。图像是左、右共激活图的平均值

后扣带回皮质（23、31区）

右侧后扣带回皮质的功能连接

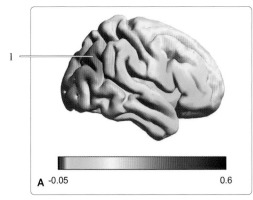

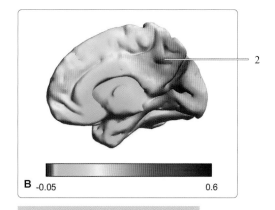

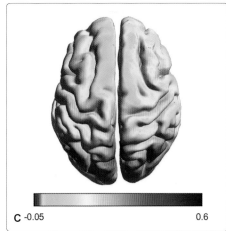

| 1 | 颞顶交界区 |
| 2 | 后扣带回 |

（A）人类脑连接组计划 1003 例健康志愿者的 fMRI 平均脑功能连接图，表面渲染图外侧面显示以右侧 Brodmann 31 区为种子点的全脑相关性。采用 MATLAB 的 WFU PickAtlas 工具箱定义种子点，脑功能连接图使用 BrainNet 软件显示。（B）表面渲染图内侧面显示以右侧 Brodmann 31 区为种子点的全脑相关性。（C）表面渲染图上面显示以右侧 Brodmann 31 区为种子点的全脑相关性

后扣带回皮质的功能连接

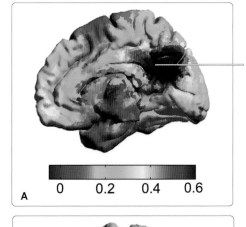

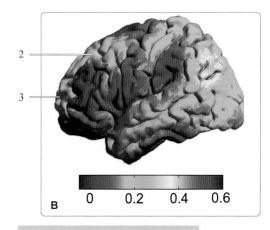

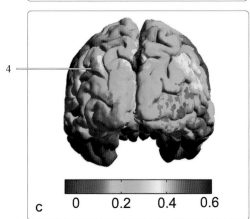

1	后扣带回
2	额上回
3	额极
4	颞顶交界区

（A）表面渲染图内侧面显示 Brodmann 31 区的功能连接。脑功能连接图使用 BrainNet 软件显示。（B）表面渲染图左外侧面显示 Brodmann 31 区的功能连接。（C）表面渲染图后面显示 Brodmann 31 区的功能连接，与颞顶交界区默认网络的连接强度高于 23 区

后扣带回皮质的功能连接

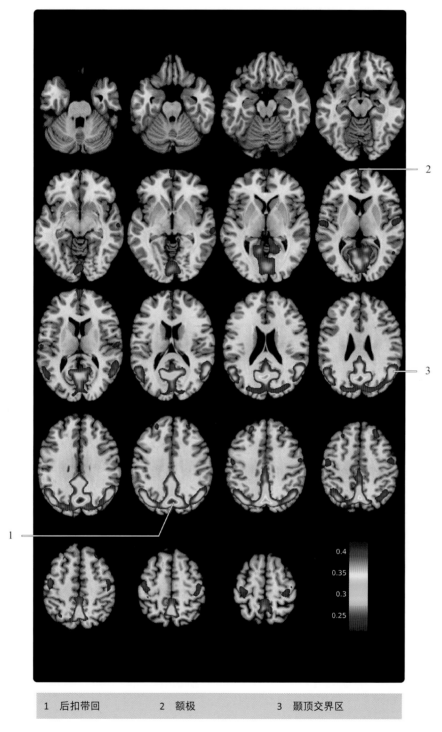

1	后扣带回	2	额极	3	颞顶交界区

人类脑连接组计划 1003 例健康志愿者的 fMRI 平均脑功能连接图，显示以双侧 Brodmann 31 区为种子点的全脑相关性，该区域由 MATLAB 的 WFU PickAtlas 工具箱界定

后扣带回皮质：位置和连接

1　Brodmann 31 区
2　Brodmann 23 区

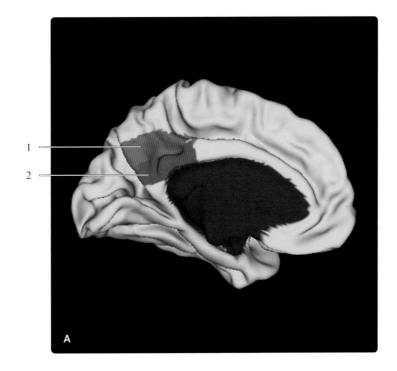

A

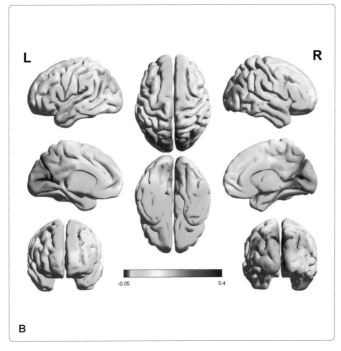

B

（A）额下回表面渲染图显示 Brodmann 23 区（蓝色）和 31 区（紫色）。31 区包括后扣带回背侧皮质，23 区包括后扣带回腹侧皮质（数据来源：Connectome Workbench）。（B）人类脑连接组计划 1003 例健康志愿者的 fMRI 平均脑功能连接图，表面渲染图显示以左侧 Brodmann 23 区为种子点的全脑相关性。采用 MATLAB 的 WFU PickAtlas 工具箱定义种子点，脑功能连接图使用 BrainNet 软件显示

前扣带回皮质（24、32、33区）

位置和边界

位置
- 胼胝体膝部至边缘沟水平的扣带回
- 33区：扣带回的胼胝体面
- 24区：扣带回中部，向尾侧延伸
- 32区：外扣带回，向喙侧延伸

边界
- 背侧：以扣带沟为界
- 喙侧：包括膝前扣带回皮质，与膝下扣带回（25区）相连续
- 尾侧：前、后扣带回的边界尚不确定
  - 前扣带回皮质（anterior cingulate cortex，ACC）与后扣带回皮质（posterior cingulate cortex，PCC）的边界位于胼胝体中点与边缘沟之间
- 邻近皮质为膝下扣带回皮质（25区）、眶额叶皮质（11区）、额极（10区）、前额叶背外侧皮质（9区）、前额叶上部皮质（8区）、辅助运动区（6区）、后扣带回皮质（23、31区）

分区
- 前扣带回皮质
- 中扣带回皮质（mid cingulate cortex，MCC）：可分为前区和后区
  - 也称为尾侧或背侧前扣带回皮质
  - 功能、细胞结构和连接与前扣带回皮质不同
  - 前、中扣带回皮质的组织学边界将前扣带回皮质一分为二
- 扣带回有约30个细胞结构区

功能

情绪感知和调节
- 快乐情绪在前扣带回皮质的膝前部活动更强，悲伤情绪在前扣带回皮质的膝下部活动更强

突显检测（salience detection）
- 中扣带回皮质和双侧中上岛叶是突显网络的核心脑区
- 情绪显著变化时，前扣带回皮质前部和岛叶下部激活

共情
- 共情式推理（empathic reasoning）过程中前扣带回皮质激活，但是否由共情或显著刺激引起尚不清楚
- 前岛叶是共情式推理的核心脑区

冲动控制
- 前扣带回负责反应抑制和冲动控制

自主、温度和疼痛感知
- 前扣带回参与整合内感受信息

奖励、评价和决策制定
- 前扣带回皮质后部和中扣带回皮质参与错误检测（error detection）

结构连接

相互连接
- 岛叶（13区）、辅助运动区（6区）、后扣带回皮质（23和31区）、额极（10区）、前额叶背外侧皮质（9和46区）、纹状体、眶额叶皮质（11区）、杏仁核

功能连接

共激活脑区
- 腹侧注意网络：前中岛叶（13区）、前额叶背外侧皮质（9和46区）、额下回（44、45、47区）、顶下小叶（39、40区）

相关文献关键词（NeuroSynth）
- 痛苦的（painful）、自主的（automatic）、有害的（noxious）、热（heat）、金钱（money）、阶段的（phasic）、眼睛扫视（saccadic）、主观的（subjective）、推理（inference）、冲击（shock）、温度（temperature）

24、32、33区相关疾病

成瘾
- 成瘾人群在错误检测、冲动控制过程中前扣带回皮质激活减低

精神病学
- 强迫障碍、精神分裂症、疼痛综合征、惊恐障碍、创伤后应激障碍和注意力缺陷多动障碍患者，前扣带回皮质的功能连接和激活发生异常

参考文献

1. Braem S et al: The role of anterior cingulate cortex in the affective evaluation of conflict. J Cogn Neurosci. 29(1):137-49, 2017
2. Heilbronner SR et al: Dorsal anterior cingulate cortex: a bottom-up view. Annu Rev Neurosci. 39:149-70, 2016
3. Shenhav A et al: Dorsal anterior cingulate cortex and the value of control. Nat Neurosci. 19(10):1286-91, 2016
4. Barthas F et al: The anterior cingulate cortex is a critical hub for pain-induced depression. Biol Psychiatry. 77(3):236-45, 2015
5. Chudasama Y et al: The role of the anterior cingulate cortex in choices based on reward value and reward contingency. Cereb Cortex. 23(12):2884-98, 2013
6. Van Essen DC et al: Parcellations and hemispheric asymmetries of human cerebral cortex analyzed on surface-based atlases. Cereb Cortex. 22(10):2241-62, 2012
7. Yu C et al: Functional segregation of the human cingulate cortex is confirmed by functional connectivity based neuroanatomical parcellation. Neuroimage. 54(4):2571-81, 2011
8. Beckmann M et al: Connectivity-based parcellation of human cingulate cortex and its relation to functional specialization. J Neurosci. 29(4):1175-90, 2009
9. Taylor KS et al: Two systems of resting state connectivity between the insula and cingulate cortex. Hum Brain Mapp. 30(9):2731-45, 2009
10. Vogt BA et al: Cingulate Neurobiology and Disease. New York: Oxford University Press, 2009
11. Margulies DS et al: Mapping the functional connectivity of anterior cingulate cortex. Neuroimage. 37(2):579-88, 2007
12. McCormick LM et al: Anterior cingulate cortex: an MRI-based parcellation method. Neuroimage. 32(3):1167-75, 2006
13. Forman SD et al: Opiate addicts lack error-dependent activation of rostral anterior cingulate. Biol Psychiatry. 55(5):531-7, 2004
14. Carter CS et al: Anterior cingulate cortex, error detection, and the online monitoring of performance. Science. 280(5364):747-9, 1998

前扣带回皮质

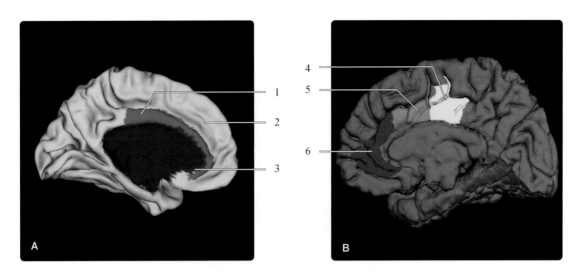

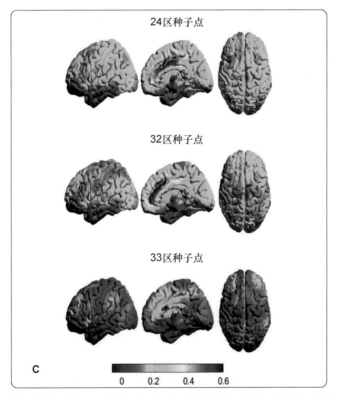

24区种子点

32区种子点

33区种子点

C

0   0.2   0.4   0.6

1	Brodmann 24 区	3	Brodmann 33 区	5	中扣带回皮质（前部）
2	Brodmann 32 区	4	中扣带回皮质（后部）	6	前扣带回皮质

（A）额下回表面渲染图内侧面显示 Brodmann 24 区（蓝色）、32 区（淡蓝色）和 33 区（紫色）。Brodmann 脑区包括前扣带回皮质和中扣带回皮质（数据来源：Connectome Workbench）。（B）表面渲染图内侧面，应用 Destrieux 图谱显示前扣带回皮质（红色）、中扣带回皮质前部（蓝色）和中扣带回皮质后部（黄色）。（C）1016 例 18～30 岁健康志愿者的 fMRI 平均脑功能连接图，显示以双侧 Brodmann 24、32、33 区为种子点的相关性。数据来源于 1000 个功能连接组和 ADHD-200 数据集，采用 MATLAB 的 WFU PickAtlas 工具箱定义种子点，脑功能连接图使用 BrainNet 软件显示

前扣带回皮质：共激活区

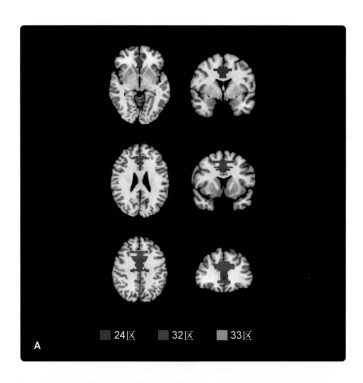

24区　32区　33区

A

1　额岛叶皮质
2　前扣带回皮质

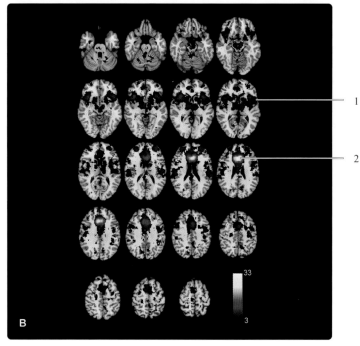

1

2

B

（A）前扣带回皮质轴位和冠状位图像显示 Brodmann 24、32、33 区（数据来源：WFU PickAtlas）。（B）Brodmann 24、32、33 区共激活图，显示 NeuroSynth 数据库 4000 多项研究报道的与 24、32、33 区体素质心共同激活的脑区。图像是左、右共激活图的平均值

左侧前扣带回皮质的功能连接

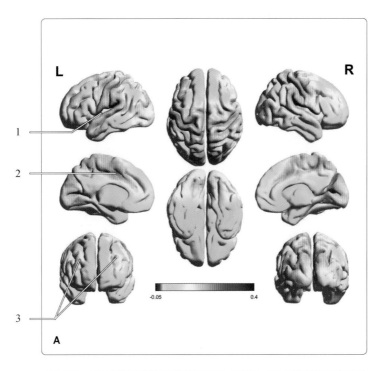

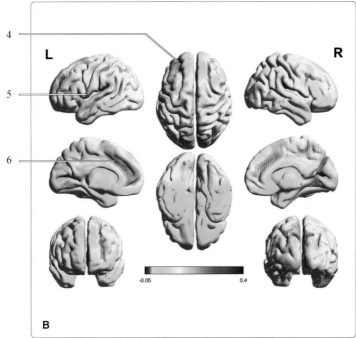

1	前岛叶	3	前额叶背外侧	5	前岛叶
2	前扣带回背侧	4	额中回	6	前扣带回腹侧

（A）人类脑连接组计划 1003 例健康志愿者的 fMRI 平均脑功能连接图，表面渲染图外侧面显示以左侧 Brodmann 24 区为种子点的全脑相关性。采用 MATLAB 的 WFU PickAtlas 工具箱定义种子点，脑功能连接图使用 BrainNet 软件显示。（B）显示以左侧 Brodmann 32 区为种子点的全脑相关性

功能连接：双侧 Brodmann 24 区

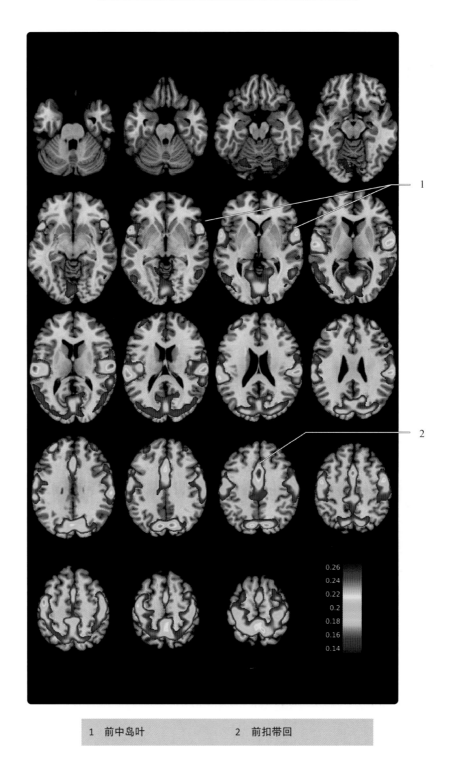

1 前中岛叶	2 前扣带回

人类脑连接组计划 1003 例健康志愿者的 fMRI 平均脑功能连接图。图像显示以双侧 Brodmann 24 区为种子点的相关性，该区域由 MATLAB 的 WFU PickAtlas 工具箱界定

功能连接：双侧 Brodmann 32 区

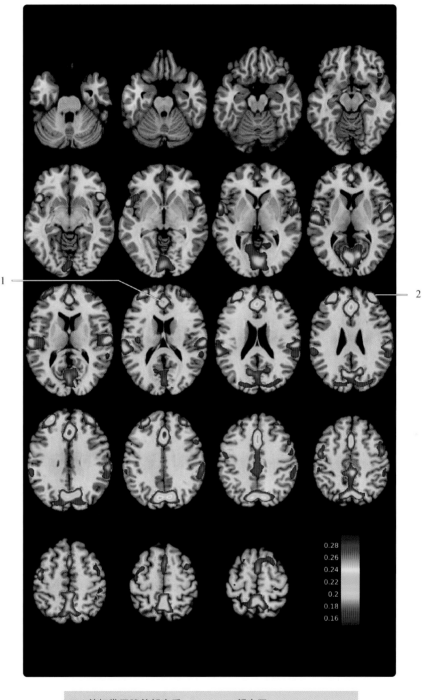

| 1 | 前扣带回膝前部皮质 | 2 | 额中回 |

人类脑连接组计划 1003 例健康志愿者的 fMRI 平均脑功能连接图，显示以双侧 Brodmann 32 区为种子点的全脑相关性，该区域由 MATLAB 的 WFU PickAtlas 工具箱界定

膝下扣带回皮质（25 区）

位置和边界

位置
- 胼胝体嘴部和膝部前缘，包括膝前和膝下扣带回

边界
- 扣带回腹侧至胼胝体膝部
- 邻近皮质为岛叶（13 区）、眶额叶皮质（11 区）、前扣带回皮质（24、32 和 33 区）

功能

情绪突显与调节
- 膝下扣带回皮质激活程度与情绪刺激强度有关
- 负责抑制负面情绪
- 与前扣带回皮质协同调节情绪突显

道德判断
- 与违背社会价值观行为的内疚感有关
- 与预期的决策失望有关

评价
- 判断社会或经济价值时，膝前或膝下扣带回皮质激活

社交能力
- 调节下丘脑前部催产素的释放

心智化
- 默认网络中前额叶内侧的一部分，主要参与关注内部刺激

结构连接

基于结构连接的 2 个亚区
- 膝前扣带回皮质
  - 前额叶内侧皮质和额极（10 区）
  - 中扣带回皮质前部
- 膝下扣带回皮质
  - 伏隔核
  - 杏仁核
  - 下丘脑
  - 眶额叶皮质（11 区）
  - 通过钩束传递的杏仁核-下丘脑连接

功能连接

共激活脑区
- 眶额叶皮质（11 区）、额极（10 区）、楔前叶（5 和 7 区）、顶叶下叶（39 和 40 区）、下丘脑、杏仁核

相关文献关键词（NeuroSynth）
- 积极的（positive）、情绪（emotion）、奖励（reward）、渴望（craving）、消极的（negative）、金钱（money）、压力（stress）、成瘾（addiction）、预期（anticipation）、选择（choice）、突显（salience）、多巴胺（dopamine）、抑郁（depression）、结果（outcome）、决策（decision making）

25 区相关疾病

抑郁症
- 任务态功能磁共振成像（fMRI）研究显示膝下前扣带回皮质过度激活
- 膝下前扣带回与默认网络的连接度高，与抑郁症的病程呈正相关
- 抑郁症患者左侧膝下扣带灰质体积减少
- 膝下扣带回是难治性抑郁症深部脑刺激治疗的效应靶点
  - 膝下扣带回较膝前扣带回更有效，其与边缘系统具有更多的功能连接
- 促炎性细胞因子作用于膝下扣带回皮质，导致抑郁症加重

参考文献

1. McMullen DP: Where to target? The precision medicine approach to brain stimulation. Biol Psychiatry. 84(1):e1-2, 2018
2. Argyelan M et al: Subgenual cingulate cortical activity predicts the efficacy of electroconvulsive therapy. Transl Psychiatry. 6:e789, 2016
3. Clark DL et al: Intrinsic local beta oscillations in the subgenual cingulate relate to depressive symptoms in treatment-resistant depression. Biol Psychiatry. 80(11):e93-4, 2016
4. Vergani F et al: Anatomic connections of the subgenual cingulate region. Neurosurgery. 79(3):465-72, 2016
5. Bratman GN et al: Nature experience reduces rumination and subgenual prefrontal cortex activation. Proc Natl Acad Sci U S A. 112(28):8567-72, 2015
6. Van Essen DC et al: Parcellations and hemispheric asymmetries of human cerebral cortex analyzed on surface-based atlases. Cereb Cortex. 22(10):2241-62, 2012
7. Kravitz DJ et al: A new neural framework for visuospatial processing. Nat Rev Neurosci. 12(4):217-30, 2011
8. Marcus DS et al: Informatics and data mining tools and strategies for the human connectome project. Front Neuroinform. 5:4, 2011
9. Harrison NA et al: Inflammation causes mood changes through alterations in subgenual cingulate activity and mesolimbic connectivity. Biol Psychiatry. 66(5):407-14, 2009
10. Matthews S et al: Inhibition-related activity in subgenual cingulate is associated with symptom severity in major depression. Psychiatry Res. 172(1):1-6, 2009
11. Zahn R et al: Subgenual cingulate activity reflects individual differences in empathic concern. Neurosci Lett. 457(2):107-10, 2009
12. Zahn R et al: The neural basis of human social values: evidence from functional MRI. Cereb Cortex. 19(2):276-83, 2009
13. Johansen-Berg H et al: Anatomical connectivity of the subgenual cingulate region targeted with deep brain stimulation for treatment-resistant depression. Cereb Cortex. 18(6):1374-83, 2008
14. Fehr E et al: Social neuroeconomics: the neural circuitry of social preferences. Trends Cogn Sci. 11(10):419-27, 2007
15. Amodio DM et al: Meeting of minds: the medial frontal cortex and social cognition. Nat Rev Neurosci. 7(4):268-77, 2006
16. Maldjian JA et al: An automated method for neuroanatomic and cytoarchitectonic atlas-based interrogation of fMRI data sets. Neuroimage. 19(3):1233-9, 2003
17. Rolls ET et al: Activity of primate subgenual cingulate cortex neurons is related to sleep. J Neurophysiol. 90(1):134-42, 2003
18. Botteron KN et al: Volumetric reduction in left subgenual prefrontal cortex in early onset depression. Biol Psychiatry. 51(4):342-4, 2002
19. Hirayasu Y et al: Subgenual cingulate cortex volume in first-episode psychosis. Am J Psychiatry. 156(7):1091-3, 1999

膝下扣带回：位置与共激活区

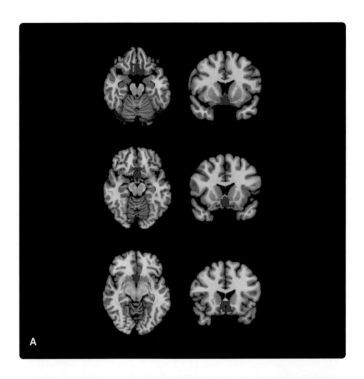

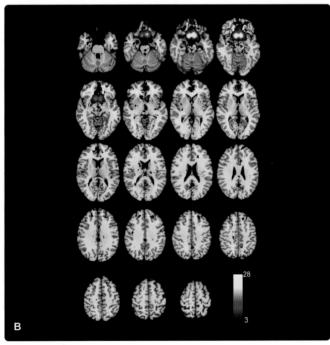

（A）冠状位和轴位图像显示膝下扣带回皮质 Brodmann 25 区的相对位置（数据来源：WFU PickAtlas）。（B）Brodmann 25 区共激活图，显示 NeuroSynth 数据库 4000 多项研究报道的与 25 区体素质心共同激活的脑区。图像是左、右共激活图的平均值

膝下扣带回皮质的功能连接

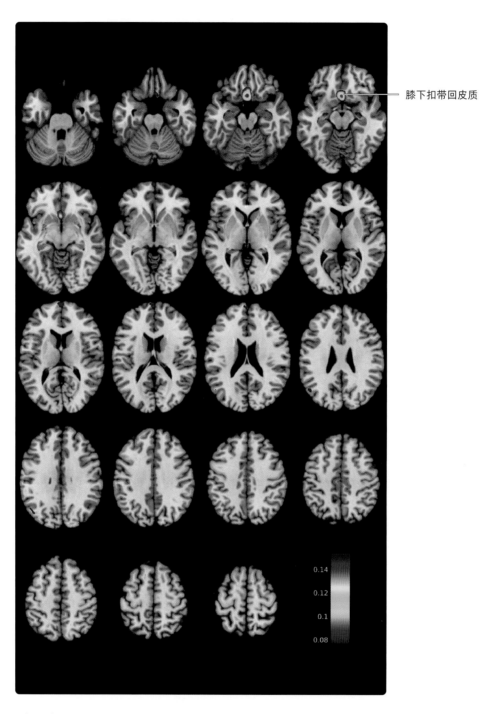

膝下扣带回皮质

人类脑连接组计划 1003 例健康志愿者的 fMRI 平均脑功能连接图，显示以双侧 Brodmann 25 区为种子点的相关性，该区域由 MATLAB 的 WFU PickAtlas 工具箱界定

膝下扣带回皮质（25 区）

右侧膝下扣带回皮质的功能连接

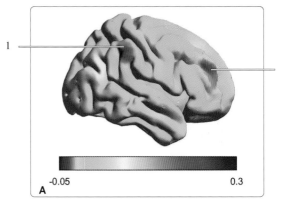

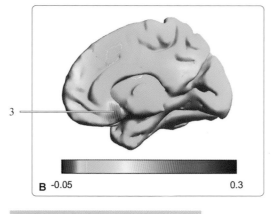

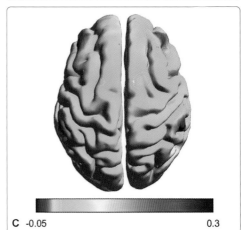

1 缘上回
2 前额叶背外侧皮质
3 膝下扣带回皮质

（A）人类脑连接组计划 1003 例健康志愿者的 fMRI 平均脑功能连接图，表面渲染图外侧面显示以右侧 Brodmann 25 区为种子点的全脑相关性。采用 MATLAB 的 WFU PickAtlas 工具箱定义种子点，脑功能连接图使用 BrainNet 软件显示。（B）表面渲染图内侧面显示以右侧 Brodmann 25 区为种子点的全脑相关性。（C）表面渲染图上面显示以右侧 Brodmann 25 区为种子点的全脑相关性

左侧膝下扣带回皮质的功能连接

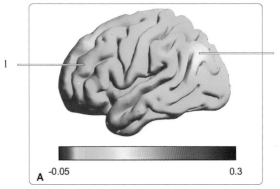

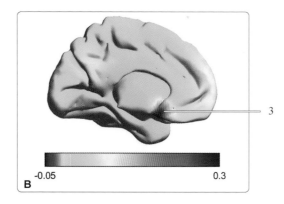

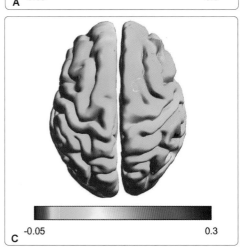

1 前额叶背外侧皮质
2 角回
3 膝下扣带回皮质

（A）人类脑连接组计划 1003 例健康志愿者的 fMRI 平均脑功能连接图，表面渲染图外侧面显示以左侧 Brodmann 25 区为种子点的全脑相关性。采用 MATLAB 的 WFU PickAtlas 工具箱定义种子点，脑功能连接图使用 BrainNet 软件显示。（B）表面渲染图内侧面显示以左侧 Brodmann 25 区为种子点的全脑相关性。（C）表面渲染图上面显示以左侧 Brodmann 25 区为种子点的全脑相关性

第
一
篇
　
脑

膝下扣带回皮质：小脑功能连接

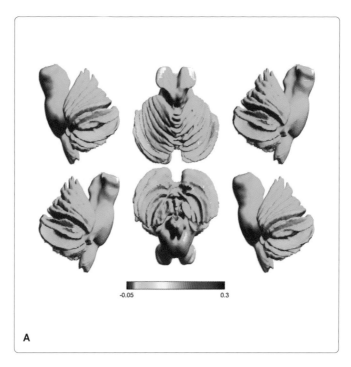

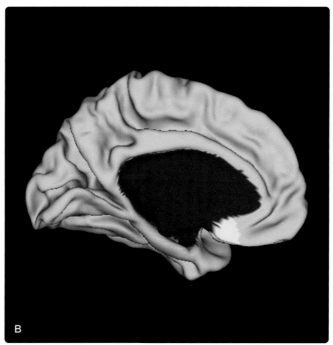

（A）人类脑连接组计划 1003 例健康志愿者的 fMRI 平均脑功能连接图，小脑表面渲染图显示以双侧 Brodmann 25 区为种子点的相关性。采用 MATLAB 的 WFU PickAtlas 工具箱定义种子点，脑功能连接图使用 BrainNet 软件显示。（B）膝下扣带回皮质表面渲染图内侧面，青色表示 Brodmann 25 区（数据来源：Connectome Workbench）

压后扣带回皮质（29，30 区）

位置和边界

位置

- 位于胼胝体压部后方的中线旁（扣带回峡部）
- 腹外侧毗邻海马旁皮质（36 区）
- 26 区占据大部分喙侧，29 区位于中部（胼胝体沟内），30 区占据更多尾侧压后扣带回皮质（扣带回凸面）

边界

- 背侧：沿胼胝体后部延伸的后扣带回皮质（23 区）
- 腹侧：顶枕沟和距状沟的内侧汇合处

功能

视觉感知与导航

- 压后扣带回皮质位于距状沟和顶枕沟交界处，与初级和次级视觉皮质非常接近
- 在想象和观察场景以及抽象导航（mental navigation）时，压后扣带回皮质明显激活
  - 在熟悉的地方更加活跃（可能是对地点和环境的长期记忆）
  - 压后部病变患者可以识别场景，但不能进行地理位置的导航，即使在熟悉的地方也无法定位
  - 对头部的方向和空间位置进行定位

情景记忆

- 与内嗅皮质、海马旁皮质（28、34、35 和 36 区）相连，可能参与长期的语言、空间和视觉记忆的存储和提取

情绪知觉

- 情绪处理的功能成像研究通常出现激活

关注内部刺激

- 在幻想、静息状态以及关注内部刺激时激活
- 压后扣带回皮质使默认网络与海马连接

结构连接

相互连接

- 眶额叶皮质（11 区）
- 前额叶背外侧皮质（9、46 区）
- 后扣带回皮质（23、31 区）
- 海马旁皮质（28、34、35 和 36 区）
- 顶内沟（5、7 区）
- 屏状核
- 颞上沟（22 区）
- 海马下托
- 丘脑前核和外侧核

Papez 环路

- 丘脑前核→扣带回→海马旁皮质→内嗅皮质→下托→穹窿→乳头丘脑束→丘脑前核
- 早期认为处理情绪刺激，目前认为更多与记忆相关

功能连接

共激活脑区

- 视觉皮质包括舌回和纹外视觉皮质（18、19 区）
- 默认网络：后扣带回皮质（23、31 区），顶下小叶（39、40 区），与内侧前额叶可见微弱共激活
- 海马旁皮质和内嗅皮质

相关文献关键词（NeuroSynth）

- 默认（default）、阅读器（readers）、回忆（recall）、情景（episode）、图片（photographs）、吸烟（smoking）、记忆（remember）、渴望（craving）、言语的（verbal）、语义的（semantic）、性别（sex）、单词（words）、隐蔽的（covert）、风险（risk）

29、30 区相关疾病

阿尔茨海默病痴呆

- 轻度认知障碍患者压后扣带回皮质早期代谢减低

空间导航障碍（失忆症）

- 即使在熟悉的环境中，患者也难以定向
- 双侧压后扣带回皮质位于中线，因此比双侧内嗅皮质损伤更常见

参考文献

1. Kaboodvand N et al: The retrosplenial cortex: a memory gateway between the cortical default mode network and the medial temporal lobe. Hum Brain Mapp. 39(5):2020-34, 2018
2. Mao D et al: Hippocampus-dependent emergence of spatial sequence coding in retrosplenial cortex. Proc Natl Acad Sci U S A. 115(31):8015-8, 2018
3. Shine JP et al: The human retrosplenial cortex and thalamus code head direction in a global reference frame. J Neurosci. 36(24):6371-81, 2016
4. Katche C et al: Functional integrity of the retrosplenial cortex is essential for rapid consolidation and recall of fear memory. Learn Mem. 20(4):170-3, 2013
5. Katche C et al: On the role of retrosplenial cortex in long-lasting memory storage. Hippocampus. 23(4):295-302, 2013
6. Auger SD et al: Retrosplenial cortex codes for permanent landmarks. PLoS One. 7(8):e43620, 2012
7. Kononenko NL et al: Presubiculum layer III conveys retrosplenial input to the medial entorhinal cortex. Hippocampus. 22(4):881-95, 2012
8. Kravitz DJ et al: A new neural framework for visuospatial processing. Nat Rev Neurosci. 12(4):217-30, 2011
9. Greicius MD et al: Resting-state functional connectivity reflects structural connectivity in the default mode network. Cereb Cortex. 19(1):72-8, 2009
10. Vann SD et al: What does the retrosplenial cortex do? Nat Rev Neurosci. 10(11):792-802, 2009
11. Epstein RA: Parahippocampal and retrosplenial contributions to human spatial navigation. Trends Cogn Sci. 12(10):388-96, 2008
12. Maldjian JA et al: An automated method for neuroanatomic and cytoarchitectonic atlas-based interrogation of fMRI data sets. Neuroimage. 19(3):1233-9, 2003
13. Maddock RJ: The retrosplenial cortex and emotion: new insights from functional neuroimaging of the human brain. Trends Neurosci. 22(7):310-6, 1999

压后扣带回皮质：位置与共激活区

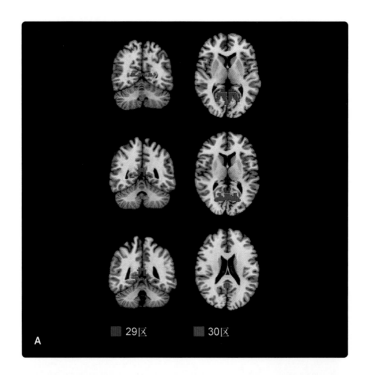

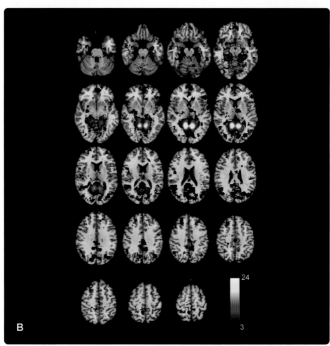

（A）冠状位和轴位图像显示压后扣带回皮质 Brodmann 29 区和 30 区的相对位置（数据来源：WFU PickAtlas）。
（B）Brodmann 29 区和 30 区的共激活图，显示 NeuroSynth 数据库 4000 多项研究报道的与 29 区和 30 区体素质心共同激活的脑区。图像是左、右共激活图的平均值

压后扣带回皮质（29，30区）

压后扣带回皮质：功能连接

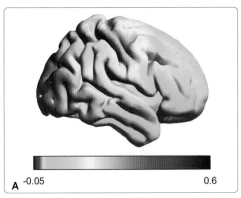

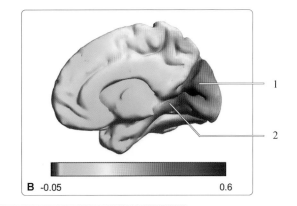

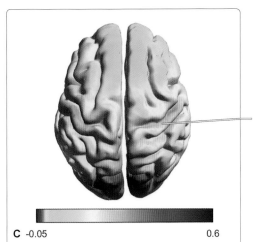

1 枕叶皮质
2 压后扣带回皮质
3 Rolandic 皮质

人类脑连接组计划 1003 例健康志愿者的 fMRI 平均脑功能连接图，采用 MATLAB 的 WFU PickAtlas 工具箱定义种子点，脑功能连接图使用 BrainNet 软件显示。（A）表面渲染图外侧面显示以右侧 Brodmann 30 区为种子点的全脑相关性。（B）表面渲染图内侧面显示以右侧 Brodmann 30 区为种子点的全脑相关性。（C）表面渲染图上面显示以右侧 Brodmann 30 区为种子点的全脑相关性

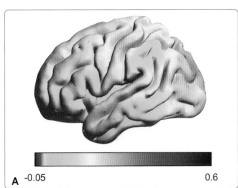

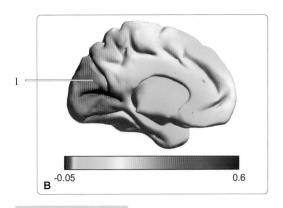

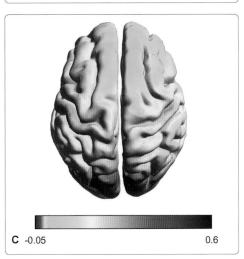

1 楔叶

人类脑连接组计划 1003 例健康志愿者的 fMRI 平均脑功能连接图，采用 MATLAB 的 WFU PickAtlas 工具箱定义种子点，脑功能连接图使用 BrainNet 软件显示。（A）表面渲染图外侧面显示以左侧 Brodmann 30 区为种子点的全脑相关性。（B）表面渲染图内侧面显示以左侧 Brodmann 30 区为种子点的全脑相关性。（C）表面渲染图上面显示以左侧 Brodmann 30 区为种子点的全脑相关性

压后扣带回皮质（29，30 区）

压后扣带回皮质：功能连接

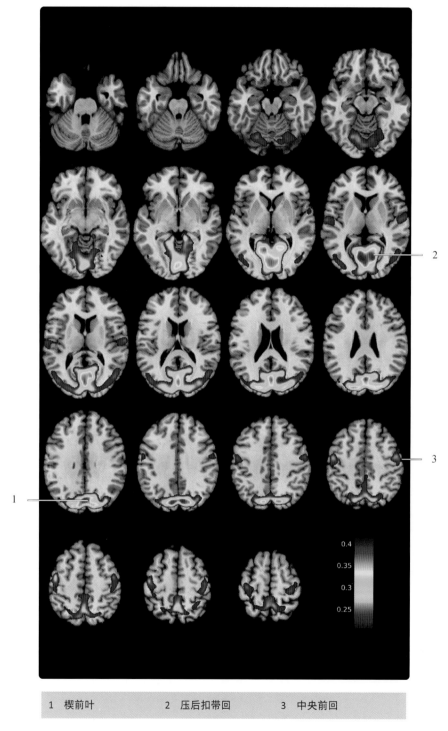

| 1 | 楔前叶 | 2 | 压后扣带回 | 3 | 中央前回 |

人类脑连接组计划 1003 例健康志愿者的 fMRI 平均脑功能连接图，显示以双侧 Brodmann 30 区为种子点的全脑相关性。fMRI 图像后处理使用 MATLAB 的 WFU PickAtlas 工具箱定义种子点

压后扣带回皮质：位置和小脑功能连接

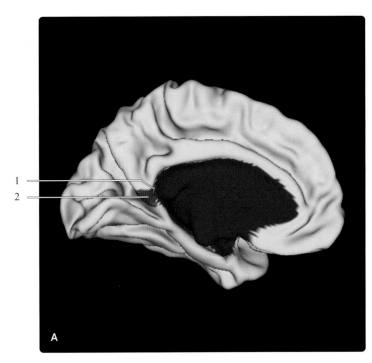

1 Brodmann 26 区
2 Brodmann 29 和 30 区

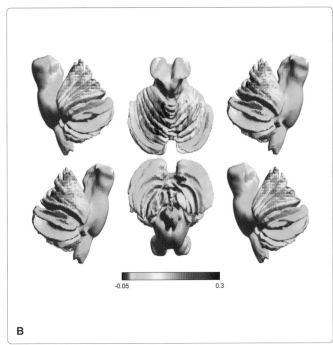

-0.05　　0.3

（A）压后扣带回皮质表面渲染图内侧面，粉色表示 Brodmann 26 区，紫色表示 Brodmann 29 和 30 区（数据来源：Connectome Workbench）。（B）人类脑连接组计划 1003 例健康志愿者的 fMRI 平均脑功能连接图，小脑表面渲染图显示以双侧 Brodmann 30 区为种子点的相关性。采用 MATLAB 的 WFU PickAtlas 工具箱定义种子点，脑功能连接图使用 BrainNet 软件显示

位置和边界

位置

- 28、34、35 和 36 区：海马旁回，从海马向外和向后延伸
  - 28 区（腹侧内嗅区）和 34 区（背侧内嗅区）：与海马下托相邻
  - 35 区（嗅周皮质）和 36（外嗅皮质、海马旁皮质）：占据海马旁回外侧部和梭状回前部

边界

- 内嗅皮质（28、34 区）：由海马旁回的前内侧部组成
  - 通过海马裂与海马分隔
  - 在海马裂腹内侧缘与下托交界处
  - 通过侧副沟与嗅周皮质分隔
  - 幕切迹是 28 区和 34 区的分界线
  - 后部毗邻压后扣带回
- 嗅周皮质（35 区）：紧邻内嗅皮质外侧
  - 包括侧副沟内侧壁
  - 喙侧以颞极（38 区）为界
    - 前缘即侧副沟前缘，岛阈前 2 ～ 3 mm（从尾侧至颞极约 24 mm）
- 外嗅皮质（36 区）：位于嗅周皮质的尾侧
  - 相同术语：外嗅皮质、后嗅皮质、海马旁皮质
  - 包括梭状回前内侧部
  - 外侧缘为枕颞沟，将嗅周皮质与颞下回皮质（20 区）分隔开
  - 尾侧以梭状回（37 区）为界

功能

空间导航

- 内嗅皮质包含编码空间位置的网格细胞和编码方向的路径细胞，负责描绘空间位置和轨迹

嗅觉

- 初级嗅觉皮质位于内嗅皮质前缘，与杏仁核前缘平齐

视觉场景

- 在观察场景过程中，侧副沟后方的海马旁区激活

记忆

- 连接海马和新皮质，参与记忆编码和提取
- 海马包含 2 条记忆通路
  - 视觉记忆：后海马旁至内侧内嗅区
  - 非视觉记忆：嗅周至外侧内嗅区

结构连接

内嗅皮质

- 海马、杏仁核、嗅周皮质、前额叶皮质、压后扣带回皮质（29 区和 30 区）

嗅周、外嗅皮质

- 杏仁核、基底节、嗅觉、前额叶皮质、感觉联想、眶额叶皮质（11 区）

功能连接

共激活脑区

- 嗅周和内嗅：颞中回和颞下回皮质（20、21 区）、颞极（38 区）、海马头
- 后海马旁：后扣带回皮质（23、31 区）、前额叶内侧皮质、顶下小叶（39、40 区）、海马体

相关文献关键词（NeuroSynth）

- 自传的（autobiographical）、概念（concepts）、记忆（memories）、参与（engaged）、回忆（recall）、感觉（sensation）、癫痫（epilepsy）、记忆（remember）、静息状态（resting state）、药物（drugs）、困难（difficulty）、知识（knowledge）

28、34 ～ 36 区相关疾病

阿尔茨海默痴呆

- 内嗅皮质是最早出现病理变化的部位，萎缩最严重

癫痫（内侧颞叶硬化）

- 海马、杏仁核、内嗅或嗅周皮质受累

参考文献

1. Gu Y et al: A map-like micro-organization of grid cells in the medial entorhinal cortex. Cell. 175(3):736-50.e30, 2018
2. Diehl GW et al: Grid and nongrid cells in medial entorhinal cortex represent spatial location and environmental features with complementary coding schemes. Neuron. 94(1):83-92.e6, 2017
3. Augustinack JC et al: Predicting the location of human perirhinal cortex, Brodmann's area 35, from MRI. Neuroimage. 64:32-42, 2013
4. Jacobs J et al: Direct recordings of grid-like neuronal activity in human spatial navigation. Nat Neurosci. 16(9):1188-90, 2013
5. Libby LA et al: Differential connectivity of perirhinal and parahippocampal cortices within human hippocampal subregions revealed by high-resolution functional imaging. J Neurosci. 32(19):6550-60, 2012
6. Van Essen DC et al: Parcellations and hemispheric asymmetries of human cerebral cortex analyzed on surface-based atlases. Cereb Cortex. 22(10):2241-62, 2012
7. Jacobs J et al: A sense of direction in human entorhinal cortex. Proc Natl Acad Sci U S A. 107(14):6487-92, 2010
8. Fischl B et al: Predicting the location of entorhinal cortex from MRI. Neuroimage. 47(1):8-17, 2009
9. Kahn I et al: Distinct cortical anatomy linked to subregions of the medial temporal lobe revealed by intrinsic functional connectivity. J Neurophysiol. 100(1):129-39, 2008
10. Amunts K et al: Cytoarchitectonic mapping of the human amygdala, hippocampal region and entorhinal cortex: intersubject variability and probability maps. Anat Embryol (Berl). 210(5-6):343-52, 2005
11. Hafting T et al: Microstructure of a spatial map in the entorhinal cortex. Nature. 436(7052):801-6, 2005
12. Fyhn M et al: Spatial representation in the entorhinal cortex. Science. 305(5688):1258-64, 2004
13. Pruessner JC et al: Volumetry of temporopolar, perirhinal, entorhinal and parahippocampal cortex from high-resolution MR images: considering the variability of the collateral sulcus. Cereb Cortex. 12(12):1342-53, 2002
14. Brown MW et al: Recognition memory: what are the roles of the perirhinal cortex and hippocampus? Nat Rev Neurosci. 2(1):51-61, 2001
15. Frank LM et al: Trajectory encoding in the hippocampus and entorhinal cortex. Neuron. 27(1):169-78, 2000
16. Epstein R et al: The parahippocampal place area: recognition, navigation, or encoding? Neuron. 23(1):115-25, 1999
17. Insausti R et al: MR volumetric analysis of the human entorhinal, perirhinal, and temporopolar cortices. AJNR Am J Neuroradiol. 19(4):659-71, 1998

海马旁回：位置与共激活区

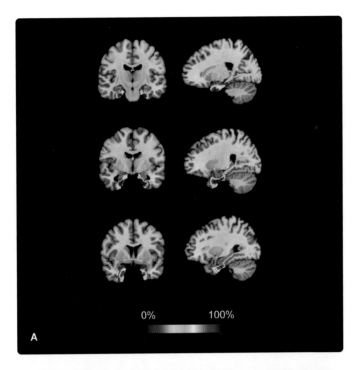

0%　　　　100%

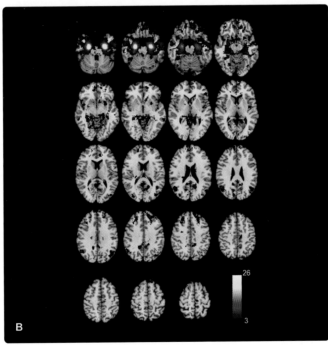

（A）海马旁回冠状位和矢状位脑功能图。该定量概率图来源于 Talairach 模板，与 Brodmann 28、34、35 和 36 区特有的细胞特性相对应（数据来源：SPM 解剖工具箱）。（B）Brodmann 28、34、35 和 36 区共激活图，显示 NeuroSynth 数据库 4000 多项研究报道的与 28、34、35 和 36 区体素质心共同激活的脑区。图像是左、右共激活图的平均值

双侧 36 区的功能连接

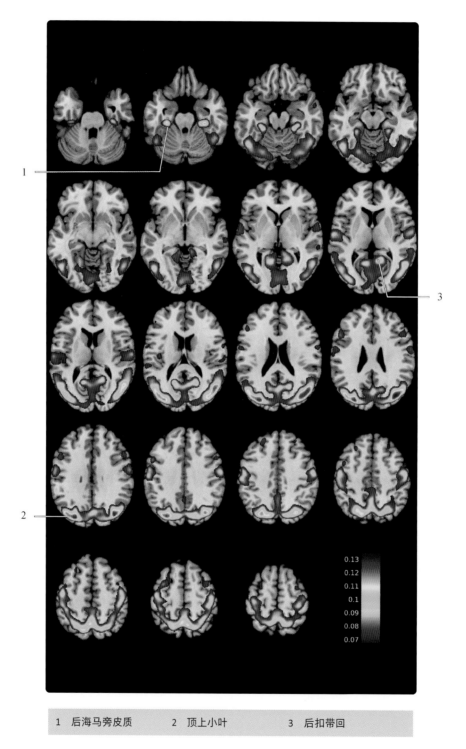

1 后海马旁皮质	2 顶上小叶	3 后扣带回

人类脑连接组计划 1003 例健康志愿者的 fMRI 平均脑功能连接图，表面渲染图显示以双侧 Brodmann 36 区为种子点的相关性。fMRI 图像后处理使用 MATLAB 的 WFU PickAtlas 工具箱定义种子点

海马旁回（28、34、35、36 区）

28 区和 34 区的功能连接

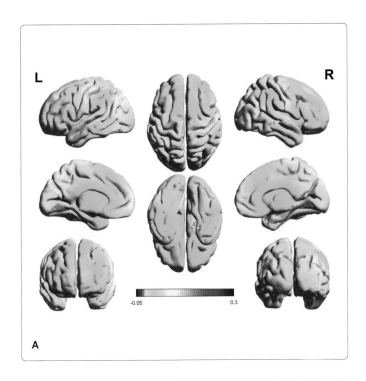

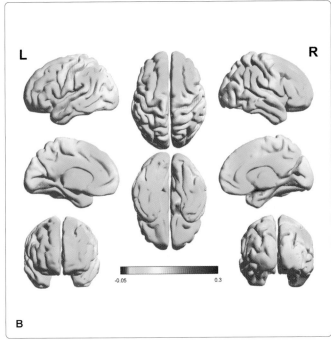

（A）人类脑连接组计划 1003 例健康志愿者的 fMRI 平均脑功能连接图，表面渲染图显示以左侧 Brodmann 28 区为种子点的全脑相关性。采用 MATLAB 的 WFU PickAtlas 工具箱定义种子点，脑功能连接图使用 BrainNet 软件显示。（B）显示以右侧 Brodmann 34 区为种子点的全脑相关性

海马旁回：位置与功能连接

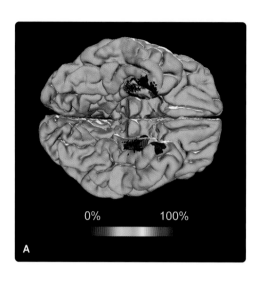

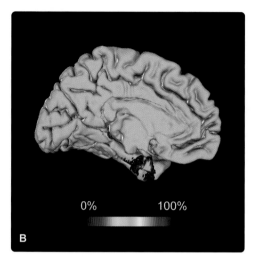

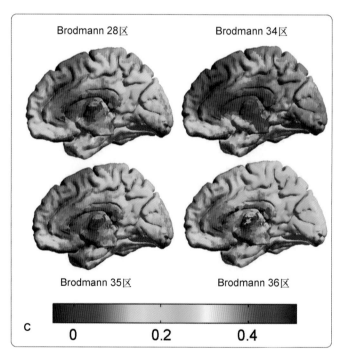

（A）海马旁回脑功能表面渲染图腹侧面，该定量概率图来源于 Talairach 模板，与 Brodmann 28、34、35 和 36 区特有的细胞特性相对应（数据来源：SPM 解剖工具箱）。（B）海马旁回脑功能表面渲染图内侧面，该定量概率图来源于 Talairach 模板，与 Brodmann 28、34、35 和 36 区特有的细胞特性相对应（数据来源：SPM 解剖工具箱）。（C）1016 例 18～30 岁健康志愿者的 fMRI 平均脑功能连接图，显示以双侧 Brodmann 28、34、35 和 36 区为种子点的全脑相关性。数据来源于 1000 个功能连接组和 ADHD-200 数据集，采用 MATLAB 的 WFU PickAtlas 工具箱定义种子点，脑功能连接图使用 BrainNet 软件显示

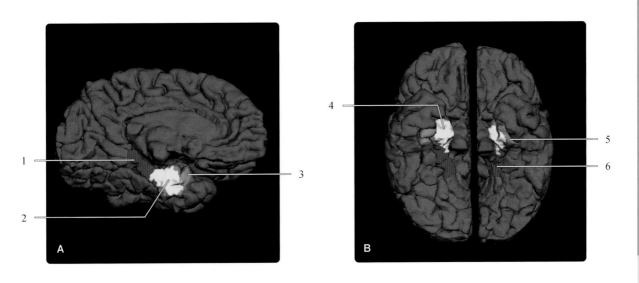

海马旁回：亚区

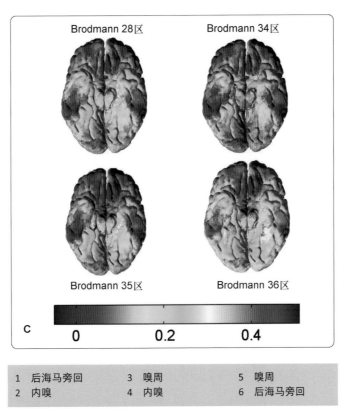

| 1 | 后海马旁回 | 3 | 嗅周 | 5 | 嗅周 |
| 2 | 内嗅 | 4 | 内嗅 | 6 | 后海马旁回 |

（**A**）海马旁回的左内斜位渲染图（FreeSurfer 软件处理）。黄色代表内嗅皮质，蓝色代表嗅周皮质，红色代表后海马旁皮质。（**B**）海马旁回的下面观。（**C**）去除小脑的腹侧表面渲染图，显示与 Brodmann 28 区和 34 ～ 36 区的功能连接（由 BrainNet 软件生成）

位置和边界

位置

- 于枕下回前部、舌回前外侧、海马旁回内侧、颞下回下外侧连接颞叶和枕叶

边界

- 梭状回以侧副沟为边界与海马旁回（35区）分隔
- 梭状回以枕颞沟为边界与颞下回（20区）分隔
- 前缘以颞角、侧副沟和杏仁核为边界
- 被颞叶皮质（20、21和22区）、视觉皮质（19区）和顶下小叶（39区）包绕

细胞结构区域

- hOC4v：纹外视觉皮质（V4）
- FG1：位于梭状回内侧、hOC4v前方
- FG2：位于梭状回外侧、hOC4v前方，包括梭状回面孔区（fusiform face area，FFA）

功能

高阶视觉处理

- "what"通路的一部分
- 纹外视觉皮质的一部分，参与复杂视觉特征的提取和加工
- 纹外视觉区hOC4v涉及梭状回后部的大部分
  - hOC4v参与视觉刺激的颜色感知

面孔和物体的识别

- 梭状回面孔区（FFA）包含对面部敏感的神经元
  - 位于梭状回中后部外侧缘
- 当看到人的面孔或类似图片时，邻近的脑区激活（纹外体区）
- 其他负责面孔加工的脑区包括枕部面孔区（枕下回）、颞上沟和颞前极
- 梭状回面孔区并非仅用于面孔识别，也负责对物体次级分类的识别。例如，从事汽车相关行业的工作人员看到汽车时，梭状回面孔区也会激活
- 面部敏感的神经元，与颜色敏感的神经元相邻

视觉词形区

- 颞叶基底语言区（视觉词形区）位于左侧梭状回中、后部
- 不仅参与语言加工，也参与字母、单词识别及其他高级视觉识别任务
- 梭状回负责字母的局部形状处理，舌回与整体形状处理有关

结构连接

面孔识别网络

- 枕部面孔区、颞上沟、前颞极（38区）、杏仁核

视觉网络

- 纹外视觉皮质，顶上小叶的视觉注意区（5区和7区）

功能连接

共激活脑区

- 纹外视觉皮质、颞中回、颞上回后内侧（视觉注意）、后岛叶（13区）

相关文献关键词（NeuroSynth）

- 语句的（lexical）、面孔（face）、正交的（orthographic）、面部的（facial）、文字（words）、语义的（semantic）、图片（picture）、阅读（reading）、房子（houses）、表情（expressions）、照片（photographs）、视觉的（visual）

37区相关疾病

面容失认症

- 虽然梭状回面孔区病变与面容失认症相关，但如果梭状回面孔区正常，其他脑区异常也可发生面容失认
- 通常由双侧梭状回面孔区病变引起
- 参与面孔识别的脑区还包括枕下回、颞上沟、杏仁核和颞极区

孤独症

- 梭状回面孔区的自发脑活动和功能连接降低

参考文献

1. Weiner KS et al: On object selectivity and the anatomy of the human fusiform gyrus. Neuroimage. 173:604-9, 2018
2. Lorenz S et al: Two new cytoarchitectonic areas on the human mid-fusiform gyrus. Cereb Cortex. 27(1):373-85, 2017
3. Schalk G et al: Facephenes and rainbows: causal evidence for functional and anatomical specificity of face and color processing in the human brain. Proc Natl Acad Sci U S A. 114(46):12285-90, 2017
4. Caspers J et al: Cytoarchitectonical analysis and probabilistic mapping of two extrastriate areas of the human posterior fusiform gyrus. Brain Struct Funct. 218(2):511-26, 2013
5. McGugin RW et al: High-resolution imaging of expertise reveals reliable object selectivity in the fusiform face area related to perceptual performance. Proc Natl Acad Sci U S A. 109(42):17063-8, 2012
6. Van Essen DC et al: Parcellations and hemispheric asymmetries of human cerebral cortex analyzed on surface-based atlases. Cereb Cortex. 22(10):2241-62, 2012
7. Marcus DS et al: Informatics and data mining tools and strategies for the human connectome project. Front Neuroinform. 5:4, 2011
8. Nestor A et al: Unraveling the distributed neural code of facial identity through spatiotemporal pattern analysis. Proc Natl Acad Sci U S A. 108(24):9998-10003, 2011
9. Saygin ZM et al: Anatomical connectivity patterns predict face selectivity in the fusiform gyrus. Nat Neurosci. 15(2):321-7, 2011
10. Taylor JC et al: Functional MRI analysis of body and body part representations in the extrastriate and fusiform body areas. J Neurophysiol. 98(3):1626-33, 2007
11. Peelen MV et al: Selectivity for the human body in the fusiform gyrus. J Neurophysiol. 93(1):603-8, 2005
12. McCandliss BD et al: The visual word form area: expertise for reading in the fusiform gyrus. Trends Cogn Sci. 7(7):293-9, 2003
13. Price CJ et al: The myth of the visual word form area. NeuroImage. 19(3):473-81, 2003
14. Gauthier I et al: Activation of the middle fusiform 'face area' increases with expertise in recognizing novel objects. Nat Neurosci. 2(6):568-73, 1999
15. McCarthy G et al: Face-specific processing in the human fusiform gyrus. J Cogn Neurosci. 9(5):605-10, 1997

梭状回（37 区）

梭状回（37 区）共激活区

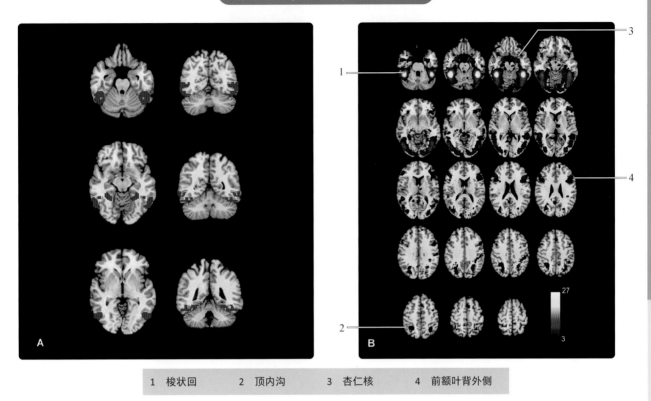

| 1　梭状回 | 2　顶内沟 | 3　杏仁核 | 4　前额叶背外侧 |

（**A**）轴位和冠状位图显示梭状回 Brodmann 37 区的相对位置（数据来源：WFU PickAtlas）。（**B**）Brodmann 37 区共激活图，显示 NeuroSynth 数据库 4000 多项研究报道的与 37 区体素质心共同激活的脑区。图像是左、右共激活图的平均值

梭状回（37 区）的功能连接

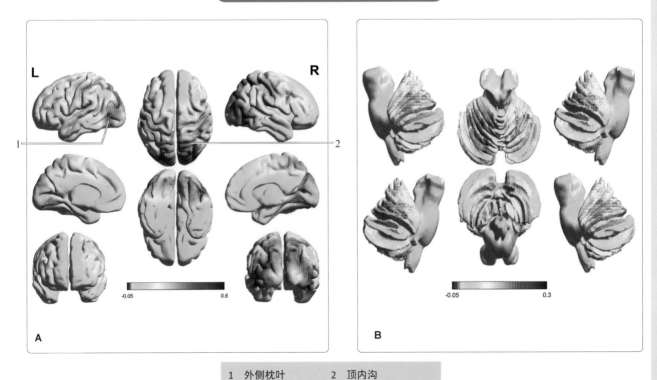

| 1　外侧枕叶 | 2　顶内沟 |

（**A**）人类脑连接组计划 1003 例健康志愿者的 fMRI 平均功能连接图，表面渲染图显示以右侧 Brodmann 37 区为种子点的全脑相关性。采用 MATLAB 的 WFU PickAtlas 工具箱定义种子点，脑功能连接图使用 BrainNet 软件显示。（**B**）小脑表面渲染图显示以双侧 Brodmann 37 区为种子点的全脑相关性

双侧梭状回的功能连接

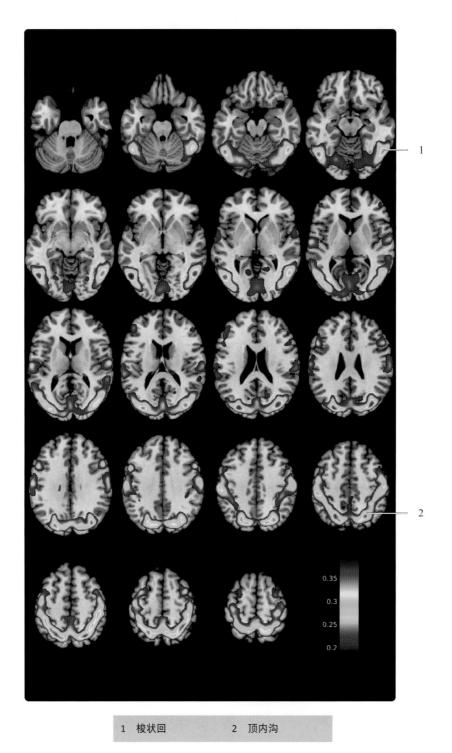

| 1 | 梭状回 | 2 | 顶内沟 |

人类脑连接组计划 1003 例健康志愿者的 fMRI 平均功能连接图，显示以双侧 Brodmann 37 区为种子点的全脑相关性，采用 MATLAB 的 WFU PickAtlas 工具箱定义种子点

37 区概率图

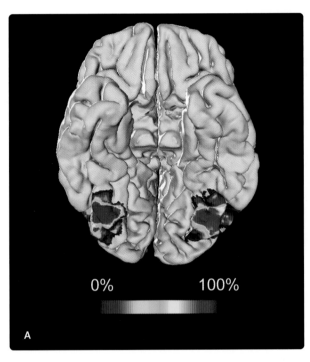

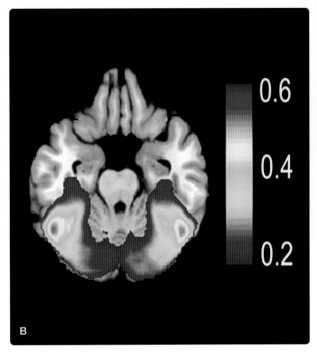

（A）梭状回（37 区）脑功能表面渲染图腹侧面。（B）小脑上脚水平的轴向层面显示 1016 例 18 ～ 30 岁健康志愿者的 fMRI 平均功能连接图，图像显示以双侧 Brodmann 37 区为种子点的全脑相关性。数据来源于 1000 个功能连接组和 ADHD-200 数据集，采用 MATLAB 的 WFU PickAtlas 工具箱定义种子点

梭状回（37 区）

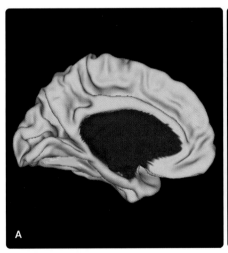

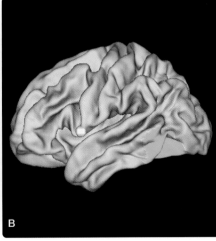

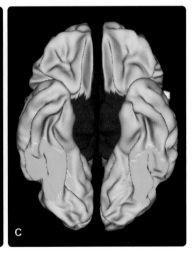

（A）梭状回表面渲染图内侧面，绿色表示 Brodmann 37 区（数据来源：Connectome Workbench）。（B）梭状回表面渲染图外侧面。（C）梭状回表面渲染图腹侧面

颞极（38 区）

位置和边界

位置
- 颞叶喙侧的大部分
- 只存在于人类和非人类灵长类动物

边界
- 喙侧：嗅周皮质
- 外侧：杏仁核

功能

多模态感觉或情感整合
- 整合多模态感觉信息和眶额叶皮质、杏仁核的情感信息

面孔识别与社会处理
- 梭状回面孔区，以及颞下沟、颞上沟和颞极的面孔识别区
- 颞极在面孔识别中增加了情感信息

心智理论
- 心智化、想象他人心理状态的广泛研究中显示颞极激活

记忆
- 右侧颞极与情绪和社会记忆有关，左侧颞极与语义记忆和面孔命名有关
- 激活可能与错误的记忆有关

复杂对象的命名
- 双侧颞极

结构连接

眶额叶皮质和杏仁核
- 由钩束连接

基底前脑和下丘脑
- 与其他旁边缘脑区（paralimbic regions）相似

多模态感觉皮质
- 与听觉（41 和 42 区）、视觉（17、18 和 19 区）、躯体感觉（1、2 和 3 区）和嗅觉联合皮质相互连接

岛叶
- 特别是腹侧岛叶（13 区）

功能连接

共激活脑区
- 内侧颞叶、颞上回（22 区）、颞上沟、外侧额下回（44、45 和 47 区）、顶上小叶（5 和 7 区）、纹外视觉皮质
- 颞极磁敏感伪影较重，会影响 fMRI 结果的准确性

相关文献关键词（NeuroSynth）
- 自我参照（self-referential）、场景（scenarios）、故事（story）、记忆（memories）、概念的（conceptual）、自我（self）、思维（thinking）、心智理论（theory of mind）、人物（person）、视角（perspective）、概念（concepts）、视频（videos）、社会的（social）、检索（retrieval）、归因（attribution）

38 区相关疾病

创伤性脑损伤
- 闭合性脑损伤中常见的是颞极挫伤

语义性痴呆
- 腹侧颞叶（尤其是颞极）的萎缩和低代谢，通常不对称
- 右侧颞叶前部受累与社交情绪失调相关

Klüver–Bucy 综合征
- 恐惧反应减少、本能亢进、性欲亢进、情感迟钝
- 可能由双侧杏仁核、眶额叶皮质和颞极皮质病变引起

神经外科手术损伤
- 颞叶切除术常切除颞极前部，或者动脉瘤夹闭时受损

参考文献

1. Abel TJ et al: Role of the temporal pole in temporal lobe epilepsy seizure networks: an intracranial electrode investigation. J Neurosurg. 129(1):165-73, 2018
2. Collins JA et al: Focal temporal pole atrophy and network degeneration in semantic variant primary progressive aphasia. Brain. 140(2):457-71, 2017
3. Chadwick MJ et al: Semantic representations in the temporal pole predict false memories. Proc Natl Acad Sci U S A. 113(36):10180-5, 2016
4. Sajjadi SA et al: Diffusion tensor magnetic resonance imaging for single subject diagnosis in neurodegenerative diseases. Brain. 136(Pt 7):2253-61, 2013
5. Van Essen DC et al: Parcellations and hemispheric asymmetries of human cerebral cortex analyzed on surface-based atlases. Cereb Cortex. 22(10):2241-62, 2012
6. Acosta-Cabronero J et al: Atrophy, hypometabolism and white matter abnormalities in semantic dementia tell a coherent story. Brain. 134(Pt 7):2025-35, 2011
7. Binder JR et al: Mapping anterior temporal lobe language areas with fMRI: a multicenter normative study. Neuroimage. 54(2):1465-75, 2011
8. Marcus DS et al: Informatics and data mining tools and strategies for the human connectome project. Front Neuroinform. 5:4, 2011
9. Tsapkini K et al: The function of the left anterior temporal pole: evidence from acute stroke and infarct volume. Brain. 134(Pt 10):3094-105, 2011
10. Blaizot X et al: The human parahippocampal region: I. Temporal pole cytoarchitectonic and MRI correlation. Cereb Cortex. 20(9):2198-212, 2010
11. Ross LA et al: Social cognition and the anterior temporal lobes. Neuroimage. 49(4):3452-62, 2010
12. Simmons WK et al: The selectivity and functional connectivity of the anterior temporal lobes. Cereb Cortex. 20(4):813-25, 2010
13. Seeley WW et al: Neurodegenerative diseases target large-scale human brain networks. Neuron. 62(1):42-52, 2009
14. Olson IR et al: The enigmatic temporal pole: a review of findings on social and emotional processing. Brain. 130(Pt 7):1718-31, 2007
15. Maldjian JA et al: An automated method for neuroanatomic and cytoarchitectonic atlas-based interrogation of fMRI data sets. Neuroimage. 19(3):1233-9, 2003

颞极：位置与共激活区

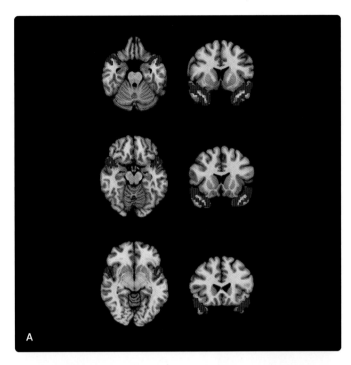

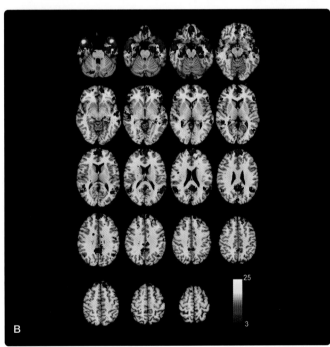

（A）冠状位和轴位图像显示颞极 Brodmann 38 区的相对位置（数据来源：WFU PickAtlas）。（B）Brodmann 38 区共激活图，显示 NeuroSynth 数据库 4000 多项研究报道的与 38 区体素质心共同激活的脑区。图像是左、右共激活图的平均值

颞极（38区）

右侧颞极的功能连接

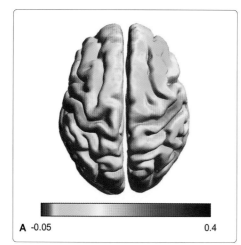

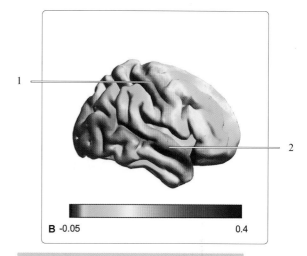

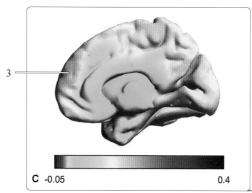

1　Rolandic 皮质（中央沟）周围区域
2　颞上回
3　额上回

（A）人类脑连接组计划 1003 例健康志愿者的 fMRI 平均功能连接图，表面渲染图上面显示以右侧 Brodmann 38 区为种子点的全脑相关性。采用 MATLAB 的 WFU PickAtlas 工具箱定义种子点，脑功能连接图使用 BrainNet 软件显示。（B）表面渲染图外侧面显示以右侧 Brodmann 38 区为种子点的全脑相关性。（C）表面渲染图内侧面显示以右侧 Brodmann 38 区为种子点的全脑相关性

左侧颞极的功能连接

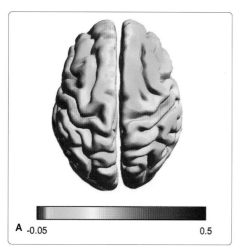

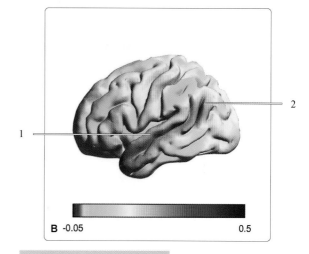

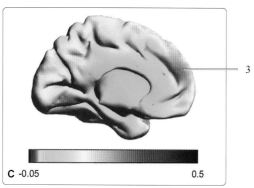

1　颞上回
2　角回
3　额上回

（A）人类脑连接组计划 1003 例健康志愿者的 fMRI 平均功能连接图，表面渲染图上面显示以左侧 Brodmann 38 区为种子点的全脑相关性。采用 MATLAB 的 WFU PickAtlas 工具箱定义种子点，脑功能连接图使用 BrainNet 软件显示。（B）表面渲染图外侧面显示以左侧 Brodmann 38 区为种子点的全脑相关性。（C）表面渲染图内侧面显示以左侧 Brodmann 38 区为种子点的全脑相关性

双侧颞极的功能连接

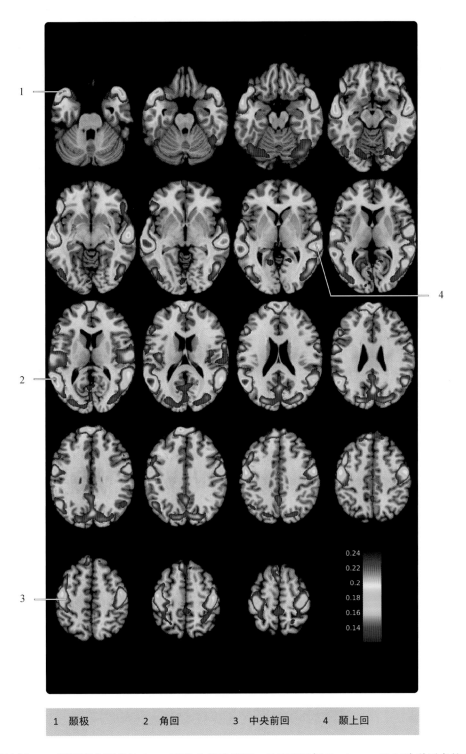

1 颞极	2 角回	3 中央前回	4 颞上回

人类脑连接组计划 1003 例健康志愿者的 fMRI 平均功能连接图，显示以双侧 Brodmann 38 区为种子点的全脑相关性，采用 MATLAB 的 WFU PickAtlas 工具箱定义种子点

颞极（38区）

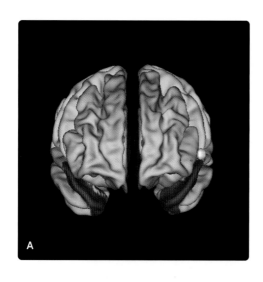
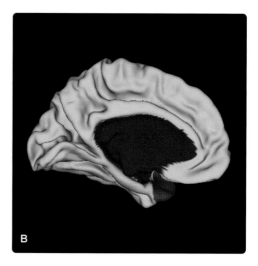

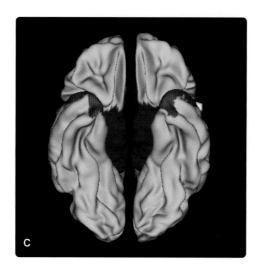

（**A**）颞极表面渲染图正面，红色表示 Brodmann 38 区（数据来源：Connectome Workbench）。（**B**）颞极表面渲染图内侧面。（**C**）颞极表面渲染图腹侧面

位置和边界

位置

- 39 区（角回）
  - 顶下小叶的尾侧部分
- 40 区（缘上回）
  - 顶下小叶的喙侧部分
- 顶下小叶包含 7 个不同的细胞结构区

边界

- 39 区
  - 尾侧：19 区（顶枕沟）
  - 喙侧：40 区
  - 背侧：顶内沟
  - 角回是颞上沟尾侧（caudal superior temporal sulcus，cSTS）周围的皮质
    - 颞上沟尾侧在顶下小叶有 3 个分支：前支、中央支和后支
- 40 区
  - 尾侧：39 区
  - 喙侧：中央后沟
  - 背侧：顶内沟
  - 腹侧：岛叶环形沟的尾侧

功能

阅读

- 39 区整合视觉和听觉信息，进行语义加工
  - 角回是阅读网络的核心中枢，特别是颞上沟尾侧中央支和后支之间的皮质
- 40 区参与单词发音的表达

心算

- 在数学推导、事实检索时，39 区激活

行动意识

- 右侧 39 区处理预期行动和实际行动之间的差异

听觉音调记忆

- 左侧 40 区直流电刺激会干扰音调记忆

听觉注意

- 40 区（顶内沟外侧）处理对听觉刺激的注意

结构连接

39 区

- 通过弓状束连接 Broca 区和 Wernicke 区
- 与颞叶后部有广泛的相互连接

40 区

- 与腹侧运动前区皮质连接

功能连接

共激活脑区

- 39 区
  - 默认网络（后扣带回、颞下回、内侧前额叶）

- 40 区
  - 腹侧注意网络（额下回 / 运动前区、背外侧前额叶、颞中回、前扣带回、上岛叶）

相关文献关键词（NeuroSynth）

- 思考（thinking）、停止（stop）、意识（awareness）、单词（word）、视角（perspective）、检索（retrieved）、流畅性（fluency）、默认（default）、回忆（recollection）、游戏（game）、抑制（inhibition）、自动的（automatic）、语义的（semantic）、韵律的（prosodic）、故事（story）

39、40 区相关疾病

半侧空间忽视

- 常见于右侧半球腹侧注意网络损伤

阅读障碍

- 角回与枕叶和颞叶语言区的功能分离

角回综合征

- 感觉性失语症、失读伴失写症、手指失认症、结构性失用症（Gerstmann 综合征）伴左侧角回损伤

参考文献

1. Igelström KM et al: The inferior parietal lobule and temporoparietal junction: a network perspective. Neuropsychologia. 105:70-83, 2017
2. Krall SC et al: The role of the right temporoparietal junction in attention and social interaction as revealed by ALE meta-analysis. Brain Struct Funct. 220(2):587-604, 2015
3. Strombach T et al: Social discounting involves modulation of neural value signals by temporoparietal junction. Proc Natl Acad Sci U S A. 112(5):1619-24, 2015
4. Caspers S et al: Organization of the human inferior parietal lobule based on receptor architectonics. Cereb Cortex. 23(3):615-28, 2013
5. Segal E et al: Functional activation during reading in relation to the sulci of the angular gyrus region. Eur J Neurosci. 38(5):2793-801, 2013
6. Segal E et al: The morphology and variability of the caudal rami of the superior temporal sulcus. Eur J Neurosci. 36(1):2035-53, 2012
7. Van Essen DC et al: Parcellations and hemispheric asymmetries of human cerebral cortex analyzed on surface-based atlases. Cereb Cortex. 22(10):2241-62, 2012
8. Marcus DS et al: Informatics and data mining tools and strategies for the human connectome project. Front Neuroinform. 5:4, 2011
9. Uddin LQ et al: Dissociable connectivity within human angular gyrus and intraparietal sulcus: evidence from functional and structural connectivity. Cereb Cortex. 20(11):2636-46, 2010
10. Grabner RH et al: To retrieve or to calculate? Left angular gyrus mediates the retrieval of arithmetic facts during problem solving. Neuropsychologia. 47(2):604-8, 2009
11. Stoeckel C et al: Supramarginal gyrus involvement in visual word recognition. Cortex. 45(9):1091-6, 2009
12. Caspers S et al: The human inferior parietal lobule in stereotaxic space. Brain Struct Funct. 212(6):481-95, 2008
13. Farrer C et al: The angular gyrus computes action awareness representations. Cereb Cortex. 18(2):254-61, 2008
14. Caspers S et al: The human inferior parietal cortex: cytoarchitectonic parcellation and interindividual variability. Neuroimage. 33(2):430-48, 2006
15. Maldjian JA et al: An automated method for neuroanatomic and cytoarchitectonic atlas-based interrogation of fMRI data sets. Neuroimage. 19(3):1233-9, 2003
16. Horwitz B et al: Functional connectivity of the angular gyrus in normal reading and dyslexia. Proc Natl Acad Sci U S A. 95(15):8939-44, 1998

顶下小叶：位置与共激活区

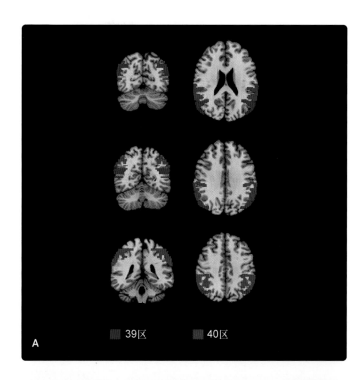

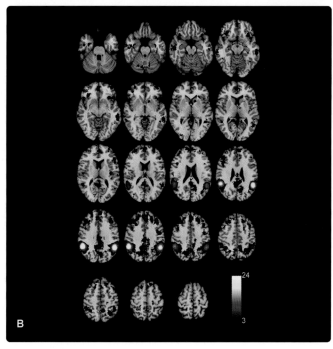

（A）冠状位和轴位图像分别显示角回 Brodmann 39 区和缘上回 Brodmann 40 区的相对位置（数据来源：WFU PickAtlas）。
（B）Brodmann 39 和 40 区共激活图，显示 NeuroSynth 数据库 4000 多项研究报道的与 39 和 40 区体素质心共同激活的脑区。
图像是左、右共激活图的平均值

顶下小叶（39、40 区）

39 区：功能连接

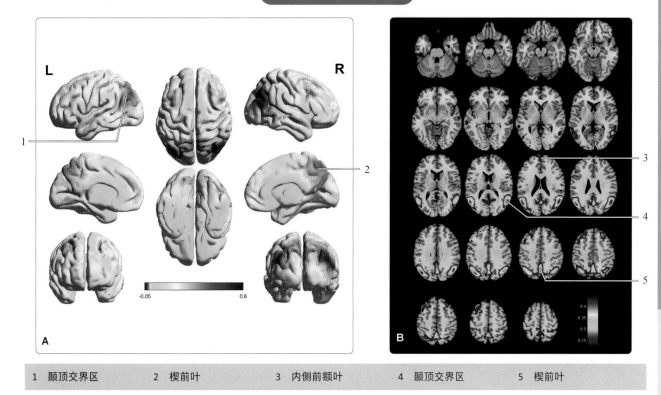

1	颞顶交界区	2	楔前叶	3	内侧前额叶	4	颞顶交界区	5	楔前叶

（A）人类脑连接组计划 1003 例健康志愿者的 fMRI 平均功能连接图，表面渲染图显示以右侧 Brodmann 39 区为种子点的全脑相关性。采用 MATLAB 的 WFU PickAtlas 工具箱定义种子点，脑功能连接图使用 BrainNet 软件显示。（B）以双侧 Brodmann 39 区为种子点的全脑相关性

40 区：功能连接

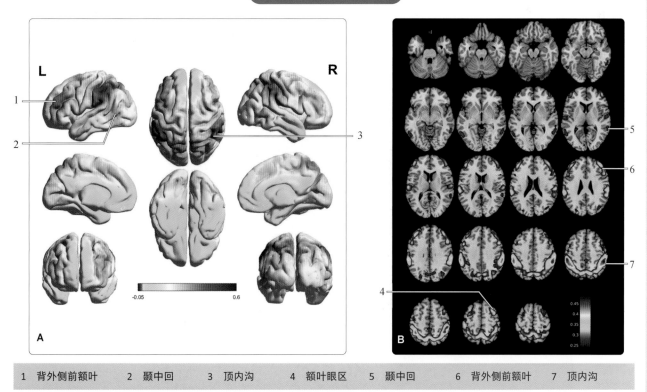

1	背外侧前额叶	2	颞中回	3	顶内沟	4	额叶眼区	5	颞中回	6	背外侧前额叶	7	顶内沟

（A）人类脑连接组计划 1003 例健康志愿者的 fMRI 平均功能连接图，表面渲染图显示以左侧 Brodmann 40 区为种子点的全脑相关性。采用 MATLAB 的 WFU PickAtlas 工具箱定义种子点，脑功能连接图使用 BrainNet 软件显示。（B）以双侧 Brodmann 40 区为种子点的全脑相关性

顶下小叶（39、40区）

角回和缘上回位置

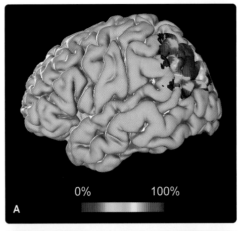

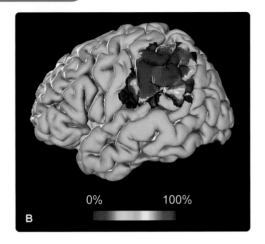

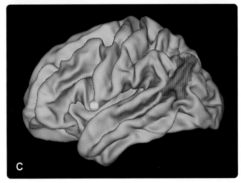

（A）角回脑功能表面渲染图外侧面，该定量概率图来源于 Talairach 模板，与 Brodmann 39 区特有的细胞特性相对应（数据来源：SPM 解剖工具箱）。（B）缘上回脑功能表面渲染图外侧面，与 Brodmann 40 区特有的细胞特性相对应。（C）角回的外侧面图，焦橙色表示 Brodmann 39 区

39 区和 40 区位置

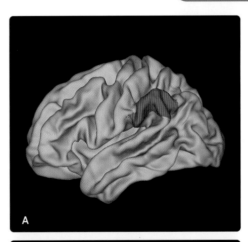

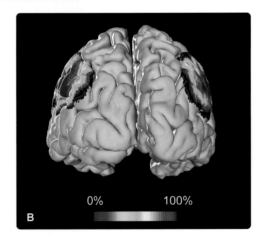

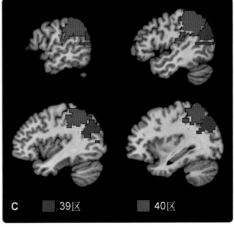

（A）缘上回外侧面图，红色表示 Brodmann 40 区（数据来源：Connectome Workbench）。（B）角回脑功能表面渲染图后面。该定量概率图来源于 Talairach 模板，与 Brodmann 39 区特有的细胞特性相对应（数据来源：SPM 解剖工具箱）。（C）顶下小叶矢状位显示 Brodmann 39 和 40 区（数据来源：WFU PickAtlas）

初级听觉和听觉联合皮质（41、42 区）

位置和边界

位置
- 颞横回（Heschl 回）：初级听觉皮质（41 区）
  - 位于沿颞上回中部的外侧裂深处
- 42 区：单模态听觉联合皮质
  - 包含在颞平面内，位于 41 区外侧
  - 右侧颞平面向背侧角回延伸，较左侧明显
    - 听觉联合皮质还包括 22 区的前部，而 22 区后部是 Wernicke 区
  - 位于 22 区（颞上回）内侧

边界
- 41 区：第一颞沟（喙侧）和 Heschl 沟（尾侧）的外侧
- 42 区：与 41 区的分界为 Heschl 沟
  - 与 22 区的分界为颞上回的上外侧缘
- 邻近皮质为岛叶和岛叶旁区（13 区和 43 区）、颞上回（22 区）和缘上回（40 区）

功能

听觉感知
- 41 区内含有 3 个细胞结构亚区
- 初级听觉皮质占据 Heschl 回的内侧 2/3
- 初级听觉皮质的声音定位图（tonotopic maps）为高频偏内、低频偏外
  - 颞平面内听觉联合皮质也有声音定位图，类似于视觉皮质的视网膜脑图
- 高级听觉感知包括声音的频率、音色和特征

结构连接

听觉输入
- 丘脑内侧膝状体核
  - 听觉输入：CNⅧ核→上橄榄核→下丘→内侧膝状体核→初级听觉皮质

听觉输出和相互连接
- 听觉联合皮质：颞上回和颞中回（21 和 22 区）
- 岛叶尾侧：整合多模态感觉信息
- 顶内沟外侧（40 区）：听觉注意

功能连接

共激活脑区
- 颞上回（22 区）
- 辅助运动区（6 区）
- 后扣带回皮质（23 和 31 区）
- 丘脑内侧膝状体核
- 感觉运动皮质（1、2、3 和 4 区）
- 枕叶舌回
- 小脑半球外侧部

相关文献关键词（NeuroSynth）
- 听觉的（auditory）、视听的（audiovisual）、声音（sound）、言语（speech）、音高（pitch）、音调（tones）、声音的（vocal）、噪声（noise）、耳朵（ear）、整合（integration）、精神躯体的（psychophysical）

41、42 区相关疾病

皮质性听力损失
- 特别是双侧听觉皮质损伤
- 听觉创伤时可能会出现声音定位图重组

耳蜗和外周性听力损失
- 视觉刺激可激活耳聋患者的听觉皮质

耳鸣
- 声音定位图脑区的重组会诱发噪声性耳鸣
  - 听觉皮质神经元自发放电频率增加
  - 其病理生理学改变与幻肢痛类似

视力丧失
- 失明后，听觉皮质和声音定位图的激活范围增大

参考文献

1. Allen EJ et al: Encoding of natural timbre dimensions in human auditory cortex. Neuroimage. 166:60-70, 2018
2. Allen EJ et al: Representations of pitch and timbre variation in human auditory cortex. J Neurosci. 37(5):1284-93, 2017
3. Kato HK et al: Network-level control of frequency tuning in auditory cortex. Neuron. 95(2):412-23.e4, 2017
4. Tang C et al: Intonational speech prosody encoding in the human auditory cortex. Science. 357(6353):797-801, 2017
5. Lakatos P et al: Global dynamics of selective attention and its lapses in primary auditory cortex. Nat Neurosci. 19(12):1707-17, 2016
6. De Martino F et al: Frequency preference and attention effects across cortical depths in the human primary auditory cortex. Proc Natl Acad Sci USA. 112(52):16036-41, 2015
7. Prigge MD et al: Longitudinal Heschl's gyrus growth during childhood and adolescence in typical development and autism. Autism Res. 6(2):78-90, 2013
8. Langers DR et al: Mapping the tonotopic organization in human auditory cortex with minimally salient acoustic stimulation. Cereb Cortex. 22(9):2024-38, 2012
9. Roberts LE et al: Ringing ears: the neuroscience of tinnitus. J Neurosci. 30(45):14972-9, 2010
10. Woods DL et al: Functional maps of human auditory cortex: effects of acoustic features and attention. PLoS One. 4(4):e5183, 2009
11. Upadhyay J et al: Function and connectivity in human primary auditory cortex: a combined fMRI and DTI study at 3 Tesla. Cereb Cortex. 17(10):2420-32, 2007
12. Dorsaint-Pierre R et al: Asymmetries of the planum temporale and Heschl's gyrus: relationship to language lateralization. Brain. 129(Pt 5):1164-76, 2006
13. Formisano E et al: Mirror-symmetric tonotopic maps in human primary auditory cortex. Neuron. 40(4):859-69, 2003
14. Finney EM et al: Visual stimuli activate auditory cortex in the deaf. Nat Neurosci. 4(12):1171-3, 2001
15. Morosan P et al: Human primary auditory cortex: cytoarchitectonic subdivisions and mapping into a spatial reference system. Neuroimage. 13(4):684-701, 2001
16. Shapleske J et al: The planum temporale: a systematic, quantitative review of its structural, functional and clinical significance. Brain Res Brain Res Rev. 29(1):26-49, 1999
17. Mühlnickel W et al: Reorganization of auditory cortex in tinnitus. Proc Natl Acad Sci U S A. 95(17):10340-3, 1998
18. Romani GL et al: Tonotopic organization of the human auditory cortex. Science. 216(4552):1339-40, 1982

听觉皮质：位置和共激活区

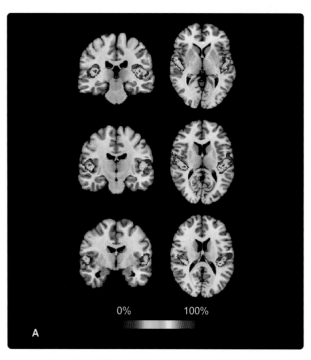
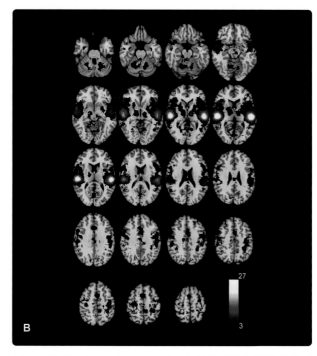

（A）听觉皮质冠状位和轴位脑功能图。该定量概率图来源于 Talairach 模板，与 Brodmann 41 和 42 区特有的细胞特性相对应（数据来源：SPM 解剖工具箱）。（B）Brodmann 41、42 区共激活图，显示 NeuroSynth 数据库 4000 多项研究报道的与 41、42 区体素质心共同激活的脑区。图像是左、右共激活图的平均值

听觉皮质的功能连接

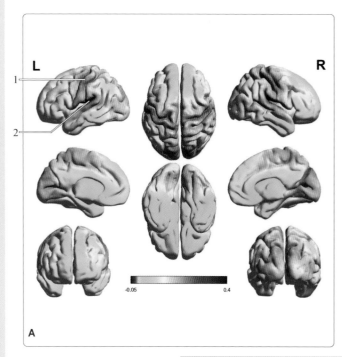
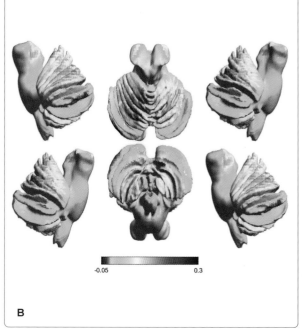

| 1 | 感觉运动皮质 | 2 | 听觉皮质 |

（A）人类脑连接组计划 1003 例健康志愿者的 fMRI 平均功能连接图，表面渲染图显示以右侧 Brodmann 41 区为种子点的全脑相关性。采用 MATLAB 的 WFU PickAtlas 工具箱定义种子点，脑功能连接图使用 BrainNet 软件显示。（B）小脑表面渲染图显示以双侧 Brodmann 42 区为种子点的相关性

第一篇　脑

初级听觉皮质的功能连接

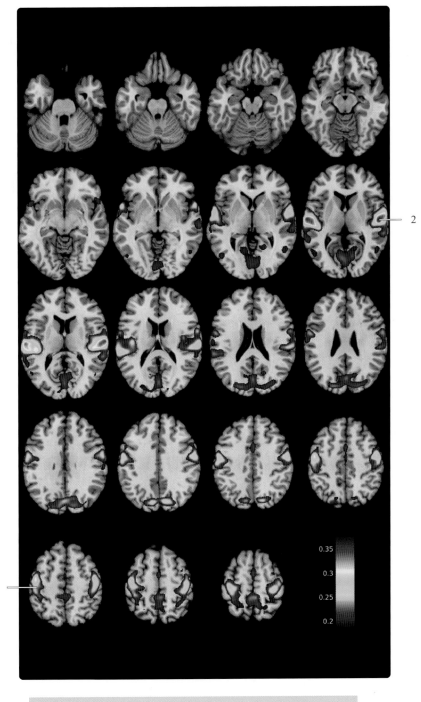

| 1 | Rolandic 皮质（中央沟）周围区域 | 2 | Heschl 回 |

人类脑连接组计划 1003 例健康志愿者的 fMRI 平均功能连接图，显示以双侧 Brodmann 41 区为种子点的全脑相关性，采用 MATLAB 的 WFU PickAtlas 工具箱定义种子点

听觉皮质的位置

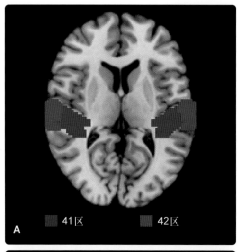

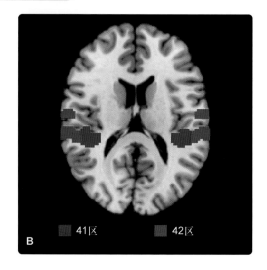

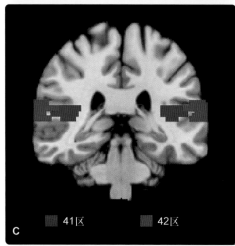

（A）岛叶下部水平听觉皮质的轴位图，显示 Brodmann 41 区和 42 区（数据来源：WFU PickAtlas）。（B）岛叶上部水平听觉皮质的轴位图，显示 Brodmann 41 区和 42 区（数据来源：WFU PickAtlas）。（C）小脑中脚水平听觉皮质的冠状位图，显示 Brodmann 41 区和 42 区（数据来源：WFU PickAtlas）

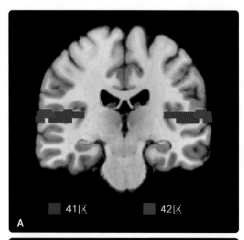

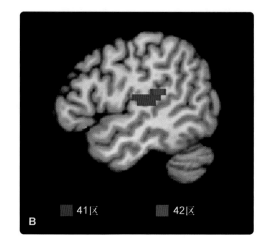

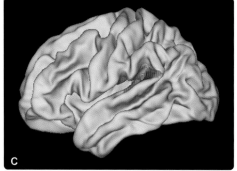

（A）海马和丘脑水平听觉皮质的冠状位图，显示 Brodmann 41 区和 42 区（数据来源：WFU PickAtlas）。初级听觉皮质的输入来自丘脑内侧膝状体核。（B）41 区外侧缘水平听觉皮质的矢状位图，显示 Brodmann 41 区和 42 区（数据来源：WFU PickAtlas）。Heschl 回位于颞上回内侧的中后部，颞平面内侧。（C）初级听觉和听觉联合皮质表面渲染图外侧面，显示 Brodmann 41 区和 42 区（数据来源：Connectome Workbench）

额下回（44、45、47 区）

位置和边界

位置
- 44 区（额下回岛盖部）
  - 额下回（inferior frontal gyrus，IFG）的尾侧部分，与运动前区皮质的喙侧（6 区）相邻
- 45 区（额下回三角部）
  - 与 47 区的背侧、44 区的喙侧相邻
- 47 区（额下回眶部）
  - 位于额下回的喙侧或腹侧，与眶额叶皮质（11 区）相邻

边界
- 经典分界基于眶部、三角部和岛盖部，目前已有更精确的方法

功能

表达性语言（Broca 区）
- 额下回的语音加工更偏向背侧（44、45 区），语义加工更偏向腹侧（45、47 区）

反应抑制
- 右侧额下回是停止信号范式（stop-signal paradigms）的关键脑区

注意
- 腹侧注意网络的右侧额下回部分，损伤可导致半侧空间忽视

其他假说
- 工作记忆、同理心、运动表象（额下回更后部的功能）

细胞结构相似性
- 44、45 区具有高度相似的神经递质或调质，与 47 区不同

结构连接

与语言区域的相互联系（左侧＞右侧）
- 局部连接：与 44、8、9 区相邻的外侧运动前区（6 区）
  - 44 区和 6 区的激活经常难以区分
- 背侧通路：弓状束连接颞上回和颞中回（21 和 22 区）及顶下小叶（39 和 40 区）
  - 人体最大的白质纤维通路
- 腹侧通路：最外囊至颞上回和颞中回（21 和 22 区）
- 额斜束：连接额下回至前扣带回皮质（24、32 和 33 区）和前辅助运动区（6 区）
  - 在原发性进行性失语中萎缩

同源的左-右连接
- 左-右同源区域之间有强大的胼胝体连接

局部连接
- 钩束介导岛叶（13 区）、颞极（38 区）和内侧颞叶的连接

功能连接

共激活脑区
- 眶额叶皮质（11 区）、颞上回和颞中回（21 和 22 区）、角回（39 区）、缘上回（40 区）、外侧运动前区皮质（6 区）、前扣带回皮质（24、32 和 33 区）

相关文献关键词（NeuroSynth）
- 左侧半球：单词（word）、语言（language）、语义的（semantic）、动词（verb）、句子（sentence）、语句的（lexical）、阅读器（readers）、语音的（phonological）
- 右侧半球：疼痛（pain）、音节（syllable）、皮肤（skin）、停止（stop）、冲击（shock）、数字的（numerical）、同理心（empathy）、有害的（noxious）

44、45、47 区相关疾病

Broca 失语症
- 语言流利性差，语言理解能力相对完整

参考文献

1. Karl Zilles et al: Cytoarchitectonic and receptorarchitectonic organization in Broca's region and surrounding cortex. In Petkov C et al: Current Opinion in Behavioral Sciences. 2018; vol. 21: 93-105. https://www.sciencedirect.com/science/article/pii/S235215461730133X. Published June 2018. Accessed October 2019
2. Jakobsen E et al: Automated individual-level parcellation of Broca's region based on functional connectivity. Neuroimage. 170:41-53, 2018
3. Catani M et al: A novel frontal pathway underlies verbal fluency in primary progressive aphasia. Brain. 136(Pt 8):2619-28, 2013
4. Amunts K et al: Architecture and organizational principles of Broca's region. Trends Cogn Sci. 16(8):418-26, 2012
5. Van Essen DC et al: Parcellations and hemispheric asymmetries of human cerebral cortex analyzed on surface-based atlases. Cereb Cortex. 22(10):2241-62, 2012
6. Marcus DS et al: Informatics and data mining tools and strategies for the human connectome project. Front Neuroinform. 5:4, 2011
7. Tyler LK et al: Left inferior frontal cortex and syntax: function, structure and behaviour in patients with left hemisphere damage. Brain. 134(Pt 2):415-31, 2011
8. Ford A et al: Structural connectivity of Broca's area and medial frontal cortex. Neuroimage. 52(4):1230-7, 2010
9. Friederici AD: Pathways to language: fiber tracts in the human brain. Trends Cogn Sci. 13(4):175-81, 2009
10. Kilner JM et al: Evidence of mirror neurons in human inferior frontal gyrus. J Neurosci. 29(32):10153-9, 2009
11. Shamay-Tsoory SG et al: Two systems for empathy: a double dissociation between emotional and cognitive empathy in inferior frontal gyrus versus ventromedial prefrontal lesions. Brain. 132(Pt 3):617-27, 2009
12. Costafreda SG et al: A systematic review and quantitative appraisal of fMRI studies of verbal fluency: role of the left inferior frontal gyrus. Hum Brain Mapp. 27(10):799-810, 2006
13. Amunts K et al: Analysis of neural mechanisms underlying verbal fluency in cytoarchitectonically defined stereotaxic space--the roles of Brodmann areas 44 and 45. Neuroimage. 22(1):42-56, 2004
14. Kier EL et al: MR imaging of the temporal stem: anatomic dissection tractography of the uncinate fasciculus, inferior occipitofrontal fasciculus, and Meyer's loop of the optic radiation. AJNR Am J Neuroradiol. 25(5):677-91, 2004
15. Maldjian JA et al: An automated method for neuroanatomic and cytoarchitectonic atlas-based interrogation of fMRI data sets. Neuroimage. 19(3):1233-9, 2003
16. McDermott KB et al: A procedure for identifying regions preferentially activated by attention to semantic and phonological relations using functional magnetic resonance imaging. Neuropsychologia. 41(3):293-303, 2003

额下回：位置与共激活区

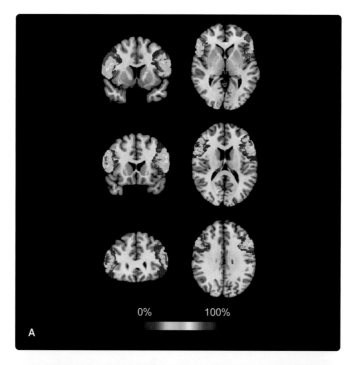

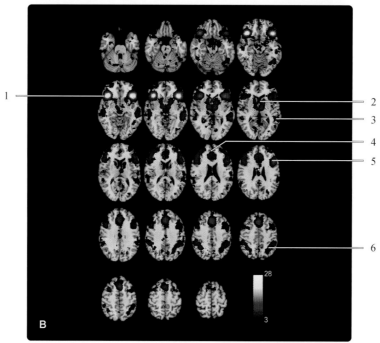

1	额下回	3	颞中回后部皮质	5	前额叶背外侧皮质
2	尾状核头	4	前扣带回膝前部皮质	6	顶内沟

（A）额下回后部脑功能图，该定量概率图来源于 Talairach 模板，与 Brodmann 44、45 区特有的细胞特性相对应（数据来源：SPM 解剖工具箱）。（B）Brodmann 44、45 和 47 区共激活图，显示 NeuroSynth 数据库 4000 多项研究报道的与 44、45 和 47 区体素质心共同激活的脑区。图像是左、右共激活图的平均值

额下回（44、45、47区）

额下回的功能连接

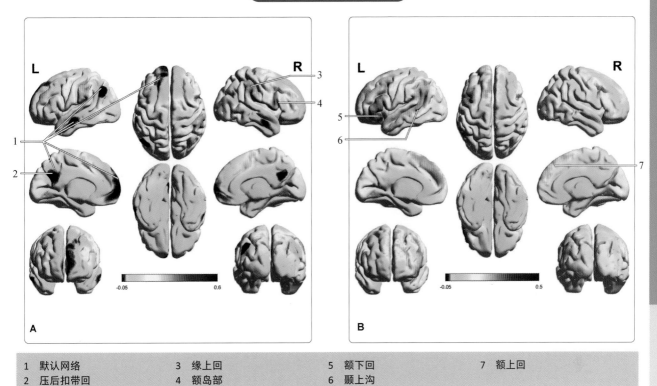

| 1 | 默认网络 | 3 | 缘上回 | 5 | 额下回 | 7 | 额上回 |
| 2 | 压后扣带回 | 4 | 额岛部 | 6 | 颞上沟 | | |

（A）人类脑连接组计划 1003 例健康志愿者的 fMRI 平均功能连接图，表面渲染图显示以右侧 Brodmann 44 区为种子点的全脑相关性，采用 MATLAB 的 WFU PickAtlas 工具箱定义种子点，脑功能连接图使用 BrainNet 软件显示。（B）以左侧 Brodmann 47 区为种子点的全脑相关性

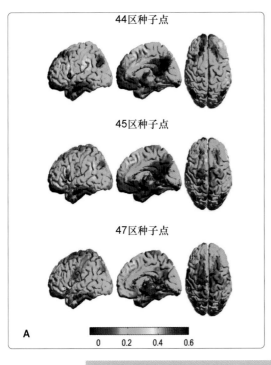

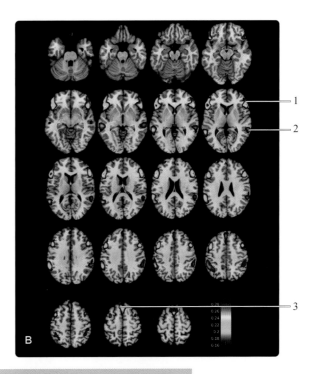

| 1 | 额下回（Broca 区） | 2 | 颞上沟（Wernicke 区） | 3 | 额上回 |

（A）1016 例 18～30 岁健康志愿者的 fMRI 平均功能连接图，显示以双侧 Brodmann 44、45 和 47 区为种子点的全脑相关性。数据来源于 1000 个功能连接组和 ADHD-200 数据集，采用 MATLAB 的 WFU PickAtlas 工具箱定义种子点，脑功能连接图使用 BrainNet 软件显示。（B）人类脑连接组计划 1003 例健康志愿者的 fMRI 平均功能连接图，显示以双侧 Brodmann 45 区为种子点的全脑相关性，采用 MATLAB 的 WFU PickAtlas 工具箱定义种子点

额下回（44、45、47区）

Brodmann 44、45、47区

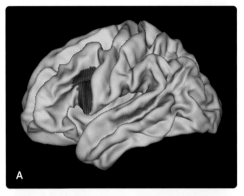

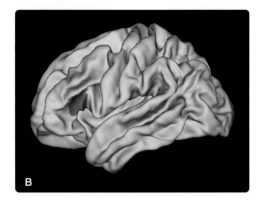

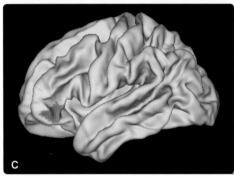

（**A**）额下回表面渲染图外侧面，紫色表示 Brodmann 44 区额下回岛盖部（数据来源：Connectome Workbench）。（**B**）额下回表面渲染图外侧面，紫罗兰色表示 Brodmann 45 区额下回三角部。（**C**）额下回表面渲染图外侧面，橙色表示 Brodmann 47 区额下回眶部

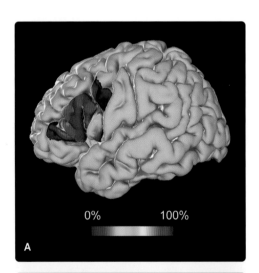

0%   100%

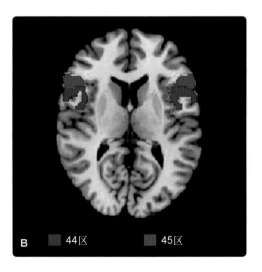

44区   45区

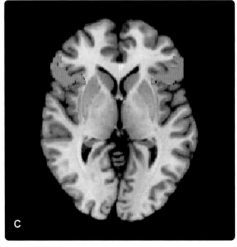

（**A**）Broca 区脑功能表面渲染图外侧面，该定量概率图来源于 Talairach 模板，与 Brodmann 44、45 区特有的细胞特性相对应（数据来源：SPM 解剖工具箱）。（**B**）额下回后部水平的轴位图，显示 Brodmann 44 和 45 区（数据来源：WFU PickAtlas）。（**C**）额下回眶部水平的轴位图，显示 Brodmann 47 区（数据来源：WFU PickAtlas）

第一篇 脑

第三章 脑网络解剖

（屈洪颖 於帆 黄靖 李瑞利 卢洁 译）

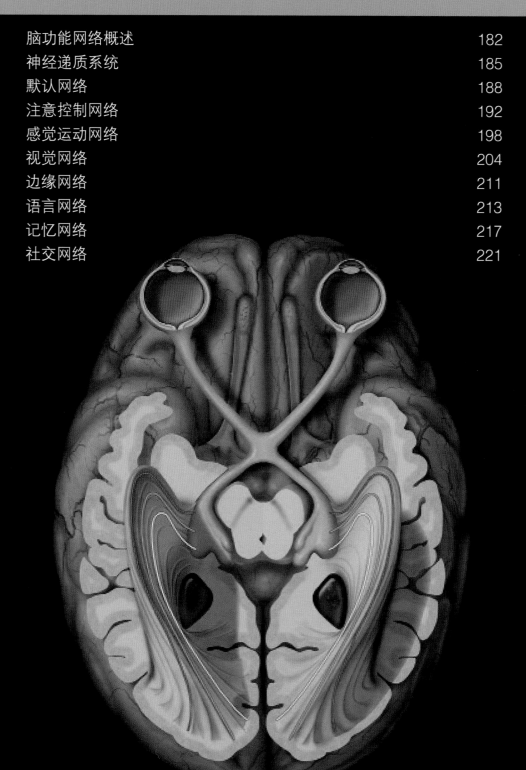

影像解剖

概述

- 目前研究提出的众多脑网络具有相似的共性特征，大脑至少存在以下 5 大核心网络

默认网络

- 脑区：后扣带回 / 楔前叶、内侧前额叶、顶下小叶（颞顶交界区）、颞下回、海马
- 功能：与感知内在刺激、自省、对事物的评价及判断能力有关

注意控制网络

- 子网络：背侧注意网络、腹侧注意网络、突显网络
- 脑区：额叶眼动区、顶内沟、背外侧前额叶、岛叶上部、颞中回、顶下小叶、额下回、外侧眶额回、前扣带回
- 功能：与关注外界刺激、发现新刺激、工作记忆、模式化操作有关

视觉网络

- 脑区：枕叶、丘脑外侧膝状体核、顶叶后内侧区
- 功能：与感知视觉刺激、发现运动或特征性事物、视觉注意力有关

感觉运动网络

- 子网络：感觉运动网络、听觉网络
- 脑区：中央前回和中央后回、初级听觉皮质、运动前区皮质、辅助运动区、丘脑腹后外侧核
- 功能：与体感和听觉刺激的感知、肌肉运动的规划和执行有关

边缘网络

- 脑区：脑干、杏仁核、内侧颞叶、岛叶、眶额叶、下丘脑、基底节、伏隔核
- 功能：与情绪感知、动机、学习能力、奖励系统有关

解剖影像相关问题

推荐成像方法

- 目前有许多分析脑网络的图像后处理算法
  - 自动分割算法仍在研究中，尚未商业化

成像方法

- 独立成分分析
  - 确定 BOLD 时间序列中的独立时间成分，然后定位每个时间成分的体素
  - 不同脑网络之间可能有空间重叠
  - 可以使用标准脑模板自动匹配识别常见脑网络的特定成分
  - 通过将组内时间序列进行连接并使用双回归分析，使个体具有匹配的成分
- 分层聚类（hierarchical clustering）
  - 基于相似的连接，将小的脑区进行整合，形成区域间相似的树状图
  - 树状图可以进行任意分割，从而获取不同层次的细节信息
- 社区发现算法（community detection）
  - Infomap、k-means（k- 均值聚类）、最大期望值算法和其他聚类算法识别出与其余脑区具有相似功能连接的体素集
  - 执行基于质心、分布或密度的聚类

影像诊断注意事项

- 由于 fMRI 具有固有噪声，聚类或者分割方法均无法处理单个被试数据，除非进行长时间 BOLD 数据采集

临床意义

- 应用最新的聚类和网络识别算法，可以对术前静息态 BOLD 数据自动分析处理，生成脑网络图像
  - 需将范式研究转向脑网络解剖（多个脑区协同工作），而不是仅关注局部单一脑区（单独脑区的功能）
  - 可以通过功能网络连接识别脑区的分界（如功能连接由语言网络转变为突显网络，可以区分岛叶前部和 Broca 区）
- 功能连接异常能够反映神经发育和神经精神障碍的改变

参考文献

1. Arslan S et al: Human brain mapping: a systematic comparison of parcellation methods for the human cerebral cortex. Neuroimage. 170:5-30, 2018
2. Braga RM et al: Parallel Interdigitated distributed networks within the individual estimated by intrinsic functional connectivity. Neuron. 95(2):457-71.e5, 2017
3. Glasser MF et al: A multi-modal parcellation of human cerebral cortex. Nature. 536(7615):171-8, 2016
4. Gordon EM et al: Generation and Evaluation of a cortical area parcellation from resting-state correlations. Cereb Cortex. 26(1):288-303, 2016
5. Finn ES et al: Functional connectome fingerprinting: identifying individuals using patterns of brain connectivity. Nat Neurosci. 18(11):1664-71, 2015
6. Laumann TO et al: Functional system and areal organization of a highly sampled individual human brain. Neuron. 87(3):657-70, 2015
7. Choi EY et al: The organization of the human striatum estimated by intrinsic functional connectivity. J Neurophysiol. 108(8):2242-63, 2012
8. HD-200 Consortium: The ADHD-200 Consortium: a model to advance the translational potential of neuroimaging in clinical neuroscience. Front Syst Neurosci. 6:62, 2012
9. Buckner RL et al: The organization of the human cerebellum estimated by intrinsic functional connectivity. J Neurophysiol. 106(5):2322-45, 2011
10. Power JD et al: Functional network organization of the human brain. Neuron. 72(4):665-78, 2011
11. Yeo BT et al: The organization of the human cerebral cortex estimated by intrinsic functional connectivity. J Neurophysiol. 106(3):1125-65, 2011
12. Biswal BB et al: Toward discovery science of human brain function. Proc Natl Acad Sci U S A. 107(10):4734-9, 2010
13. He Y et al: Uncovering intrinsic modular organization of spontaneous brain activity in humans. PLoS One. 4(4):e5226, 2009
14. Smith SM et al: Correspondence of the brain's functional architecture during activation and rest. Proc Natl Acad Sci U S A. 106(31):13040-5, 2009

脑功能网络分区

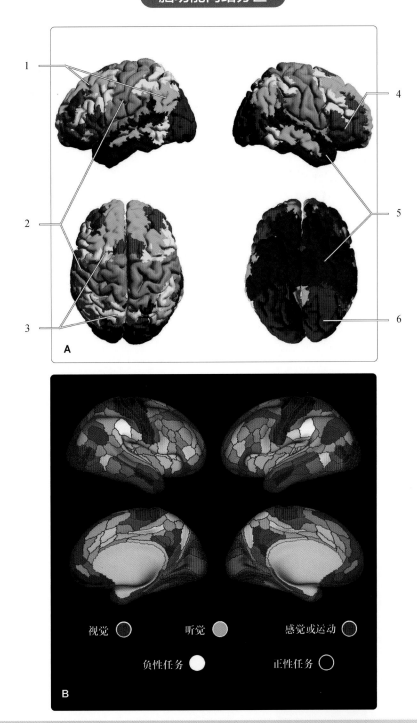

1 默认网络	3 背侧注意网络	5 边缘网络
2 感觉运动网络	4 腹侧注意 / 突显网络	6 视觉网络

（**A**）大脑皮质分为 6 个脑网络（默认网络、感觉运动网络、背侧注意网络、腹侧注意 / 突显网络、边缘网络、视觉网络）。一项 1353 名受试者的图像数据研究，纳入受试者年龄为 7 ～ 40 岁（数据来自 1000 个功能连接组计划和 ADHD-200 数据集）。Infomap 聚类算法分析小脑幕上灰质 7266 个节点中每对节点之间功能连接表现出最佳的分割匹配。结果显示将皮质分为 18 个成分是最佳的分割方式，边缘网络由第 6 至第 18 成分组成。（**B**）另一种大脑皮质的分割方法，将每个大脑半球分割为 180 个脑区（图片引自 Glasser et al, 2016）。根据机器学习分析功能连接变化、任务 fMRI 数据以及大脑皮质结构 T1WI、T2WI 的信号特点对皮质进行分区。应用半自动分类器分析新纳入的被试数据，同源脑区的识别率为 99.6%，并且与文献报道的细胞结构和组织病理学分区具有高度一致性

小脑网络分区

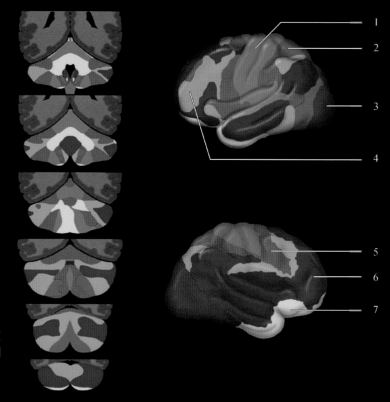

1　感觉运动网络
2　背侧注意网络
3　视觉网络
4　腹侧注意网络
5　突显网络
6　默认网络
7　边缘网络

小脑功能网络分区。根据小脑亚区与大脑皮质之间功能连接的不同，将小脑划分为 7 个网络，用不同颜色标识（图片引自 Buckner et al，2011）

功能网络的个体差异

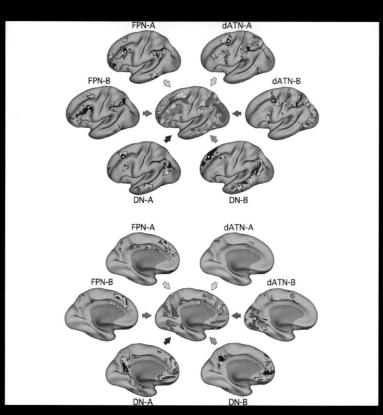

脑功能子网络不同个体之间的差异性。图像显示受试者 1（上部）和受试者 2（下部）额顶网络（FPN）、背侧注意网络（dATN）、默认网络（DN）的不同脑区分布（图片引自 Braga et al，2017 under Creative Commons license.）

第一篇　脑

影像解剖

概述

- 谷氨酸和 γ-氨基丁酸（γ-aminobutyric acid，GABA）是脑内主要的神经递质
  - 谷氨酸是脑内主要的兴奋性神经递质
    - 谷氨酸兴奋性毒性主要与谷氨酸产生过量有关
  - GABA 是脑内主要的抑制性神经递质
    - 甘氨酸是脊髓主要的抑制性神经递质
  - GABA/谷氨酸平衡假说是许多精神与神经发育障碍疾病的病理生理基础
- 神经调节通路还可由其他神经递质、神经肽及激素介导

多巴胺

- 由黑质（substantia nigra，SN）、腹侧被盖区、下丘脑合成
- 5 种类型受体（$D_1 \sim D_5$）
  - D_1 样效应（D_1、D_5）以及 D_2 样效应（D_2、D_3、D_4）
  - D_1 受体分布于海马、尾状核、壳核、伏隔核、下丘脑、黑质网状部、嗅结节、额叶和颞叶皮质
  - D_2 受体分布于基底节、脑隔膜、腹侧被盖区、伏隔核
  - 突触前 D_2 受体通过负反馈作用调节多巴胺的释放
- 黑质纹状体通路
  - 起源于中脑黑质致密部
  - 连接黑质与背侧纹状体（尾状核和壳核）
  - 主要控制锥体外系运动，其次是性和动机
  - 通过直接通路与间接通路调节运动功能：直接通路通过减少纹状体-丘脑通路间的 GABA 递质促使运动发生，间接通路通过增加纹状体-丘脑通路间的 GABA 递质抑制运动发生
  - 在奖励、强化记忆与学习中起次要作用
- 中脑边缘系统通路
  - 脑内主要的奖励及愉悦情绪回路
  - 起源于腹侧被盖区
  - 投射至腹侧纹状体（特别是伏隔核）、丘脑、梨状皮质、杏仁核、外侧隔核
  - 由奖励性刺激（食物、音乐、性、新奇的事物、宗教、浪漫事物和与父母的亲密关系、幸福愉悦感）激活
  - 滥用药物可以直接或间接激活
- 中脑皮质通路
  - 起源于腹侧被盖 A10 区，投射至额叶皮质（特别是眶额回和扣带）、隔-海马区
  - 调控工作记忆及注意力（剂量依赖性：过度激活时会导致记忆力受损）
- 结节漏斗通路
  - 起源于下丘脑弓状核、室旁核，投射至垂体正中隆起

  - 抑制催乳素释放

去甲肾上腺素

- 蓝斑核和外侧被盖区产生，由多巴胺转化而来
  - 清醒状态去甲肾上腺为基线水平，睡眠时不活跃（特别是快速眼动期），疼痛、恐惧或烦躁不安时升高
- 投射至脊髓、小脑、下丘脑（视前区）、顶盖区、丘脑、基底节、杏仁核、嗅球以及大脑皮质
- 激活促进"战斗或逃跑"式交感神经-自主反应、性行为、觉醒、警觉、食欲控制
- 与肾上腺分泌的肾上腺素对人体的作用相似
- α_1、α_2 以及 β_1、β_2、β_3 受体
  - α_1、α_2 受体广泛分布于大脑以及脑血管内
  - β_1 受体主要分布于皮质，β_2 受体主要分布于小脑

5-羟色胺

- 中缝核的尾侧（15%）和嘴侧（85%）合成
- 投射至杏仁核（基底核）、伏隔核、纹状体、丘脑、下丘脑、小脑、脊髓、大脑皮质（腹内侧和背外侧前额叶）
- 调节情绪、认知、呼吸、进食、运动、记忆、社会功能
- 受体包括 5-HT 1 至 5-HT 7，许多受体又包含多种亚型（如 5-HT 1A ～ F）
  - 个别受体亚型的功能尚不完全清楚
- 类似物（裸盖菇素）或刺激物［摇头丸（MDMA）］可引起情绪高涨、社交、幻觉、亢奋、食欲减退、躁动、口干、高热

乙酰胆碱

- 由前脑基底部（如基底核）、内侧隔群、脑桥被盖核合成
- 广泛投射至脑内，遍及整个大脑，主要包括嗅球、下丘脑、海马、杏仁核、中脑顶盖、丘脑和大脑皮质
- 作用于毒蕈碱和烟碱受体（脑内主要为 M_1 受体）
- 调节觉醒、注意力以及记忆功能

次要神经递质

- **组胺**：由乳头结节核产生（下丘脑后部），广泛投射至脑内
  - 参与觉醒、垂体神经内分泌功能、进食、认知、睡眠-觉醒行为的调节
- **ATP**：神经元-胶质细胞和胶质细胞-胶质细胞信号传导中的介质
  - 通过突触 P2X 受体发挥神经调节功能

神经肽系统

- 内源性**阿片类物质**由神经元释放，包括脑啡肽、强啡肽和内啡肽
  - 阿黑皮素原（内啡肽前体）由下丘脑弓状核和延髓孤束核合成，广泛投射至中枢神经系统

- 其他前体（PENK、PDYN、PNOC）广泛存在于新皮质、海马、丘脑、基底节、下丘脑、脑干
- 阿片类物质（外界合成和内源性）激活 3 种阿片类物质受体：μ、δ、κ
  - μ、δ 受体存在于前扣带回、杏仁核、中脑导水管周围灰质、延髓，具有镇痛作用
  - δ 受体在缺氧状态下有神经保护作用
  - μ 受体主要介导愉悦情绪的产生（抑制 GABA 释放，促进伏隔核多巴胺释放）
    - 与 κ 受体具有相反的作用
- 具有镇痛、呼吸抑制、血管升压素释放、维持心血管稳态、促进欣快感产生的作用

- **催产素和精氨酸加压素（arginine-vasopressin，AVP）** 在下丘脑内合成，由垂体后叶（神经垂体）释放
  - 有伤害性感受、镇痛、社交功能、促进泌乳的作用
  - 催产素受体和精氨酸加压素受体（V_{1a}、V_{1b}、V_2）主要分布于具有社会决策作用的脑区：下丘脑腹内侧、终纹床核、伏隔核、前脑基底部、杏仁核
- 存在于大脑、肠道内的多种神经肽：胆囊收缩素、神经肽 Y、生长抑素、血管活性肠肽、P 物质、神经紧张素、神经肽 Y、甘丙肽

内源性大麻素系统

- 内源性大麻素主要是具有大麻素受体的脂类
  - 大麻素和 2-AG 被酶解，释放至细胞外间隙
  - 与 CB_1、CB_2 受体相结合（正常人中枢神经系统 CB_2 可能没有作用）
  - CB_1 受体主要存在于大脑皮质、基底节、海马和小脑
- δ-9- 四氢大麻酚（delta-9-THC）是一种 CB_1 的有效激动剂
  - 四氢大麻酚（THC）是 μ- 和 δ- 阿片受体的变构调节剂
  - THC 通过促进多巴胺的合成和释放，产生欣快感
- 其他的大麻素，大麻二酚（cannabidiol，CBD）最常见，对 CB_1 受体有较弱的或无亲和力
  - THC 和 CBD 对大脑具有相反作用，欣快感主要由 THC 介导产生
- 脑内也有少量的萜类化合物，神经活性尚不明确

神经内分泌通路

- 下丘脑-垂体轴：由下丘脑分泌促释放因子，经体液运输，作用于垂体前叶（腺垂体）
  - 生长激素释放激素（GHRH）和生长抑素，控制生长激素的分泌
  - 多巴胺促进催乳素分泌
  - 促性腺激素释放激素（GnRH）促进促卵泡激素（FSH）、黄体生成素（LH）的分泌

- 促甲状腺激素释放激素（TRH）促进促甲状腺激素（TSH）的分泌
- 促肾上腺皮质激素释放激素（CRH）促进促肾上腺皮质激素（ACTH）的分泌

临床意义

- 运动障碍
  - 黑质-纹状体多巴胺能神经元丢失导致运动的发起及控制障碍
  - 抗精神病药物阻断 D_2 受体，可引发帕金森病样症状
  - 黑质-纹状体多巴胺能神经元过度激活，导致舞蹈症、抽搐和运动障碍
- 重度抑郁症
  - 由多巴胺、去甲肾上腺素、阿片类物质、5- 羟色胺通过多种机制共同调控
- 精神分裂症
  - 中脑边缘系统的多巴胺能神经元过度活跃，导致精神分裂症的阳性症状（需要 D_2 受体阻滞剂治疗）
- 精神分裂症的阴性症状主要是由于中脑皮质的多巴胺能神经元受到阻滞
- 阿尔茨海默病
  - 与前脑基底部的胆碱能神经元缺失有关
- 成瘾
  - 与多巴胺能边缘系统的调节和可塑性有关

参考文献

1. Bruinsma TJ et al: The relationship between dopamine neurotransmitter dynamics and the blood-oxygen-level-dependent (BOLD) signal: a review of pharmacological functional magnetic resonance imaging. Front Neurosci. 12:238, 2018
2. Covey DP et al: Endocannabinoid modulation of dopamine neurotransmission. Neuropharmacology. 124:52-61, 2017
3. Harmer CJ et al: How do antidepressants work? New perspectives for refining future treatment approaches. Lancet Psychiatry. 4(5):409-18, 2017
4. Lu HC et al: An introduction to the endogenous cannabinoid system. Biol Psychiatry. 79(7):516-25, 2016
5. Shamay-Tsoory S et al: Understanding the oxytocin system and its relevance to psychiatry. Biol Psychiatry. 79(3):150-2, 2016
6. Barth C et al: Sex hormones affect neurotransmitters and shape the adult female brain during hormonal transition periods. Front Neurosci. 9:37, 2015
7. Berridge KC et al: Pleasure systems in the brain. Neuron. 86(3):646-64, 2015
8. Herring BE et al: Is aspartate an excitatory neurotransmitter? J Neurosci. 35(28):10168-71, 2015
9. Tuominen L et al: Mapping neurotransmitter networks with PET: an example on serotonin and opioid systems. Hum Brain Mapp. 35(5):1875-84, 2014
10. Benarroch EE: Endogenous opioid systems: current concepts and clinical correlations. Neurology. 79(8):807-14, 2012
11. Khakh BS et al: Neuromodulation by extracellular ATP and P2X receptors in the CNS. Neuron. 76(1):51-69, 2012
12. Charnay Y et al: Brain serotonergic circuitries. Dialogues Clin Neurosci. 12(4):471-87, 2010
13. Nuutinen S et al: Histamine in neurotransmission and brain diseases. Adv Exp Med Biol. 709:95-107, 2010
14. Berridge KC et al: Dissecting components of reward: 'liking', 'wanting', and learning. Curr Opin Pharmacol. 9(1):65-73, 2009
15. Wang HY et al: beta-Amyloid(1-42) binds to alpha7 nicotinic acetylcholine receptor with high affinity. Implications for Alzheimer's disease pathology. J Biol Chem. 275(8):5626-32, 2000
16. Fonnum F: Glutamate: a neurotransmitter in mammalian brain. J Neurochem. 42(1):1-11, 1984

神经递质系统

主要神经递质系统分布图

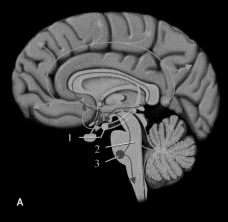

A

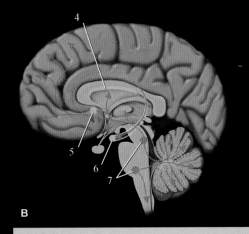

B

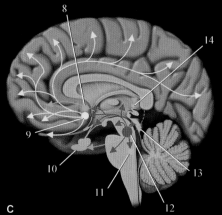

C

1	杏仁核
2	蓝斑
3	外侧被盖区去甲肾上腺素（NE）细胞系统
4	纹状体
5	伏隔核
6	杏仁核
7	中缝核
8	内侧隔核
9	基底核
10	海马
11	中缝核背侧
12	脑桥核团
13	顶盖
14	内侧缰核

（A）蓝斑、外侧被盖区合成分泌去甲肾上腺素，箭头显示去甲肾上腺素的分泌位点与其他脑区的突触连接。去甲肾上腺素能神经元广泛投射至脑干、丘脑、新皮质、小脑、下丘脑和脊髓。（B）中缝核的5-羟色胺能神经元投射至脑干、纹状体、丘脑、下丘脑、眶额回、前扣带回皮质、小脑、杏仁核、伏隔核和脊髓。（C）脑内胆碱能神经通路。乙酰胆碱由内侧隔核、基底核和脑桥被盖核合成分泌，广泛投射至大脑皮质、丘脑、脑干、海马、杏仁核、内侧缰核和视神经束

多巴胺能通路分布图和多巴胺转运体显像

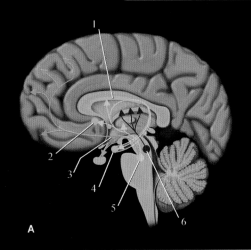

A

B

1	纹状体	3	下丘脑	5	腹侧被盖区	7	尾状核
2	伏隔核	4	杏仁核	6	黑质	8	壳核

（A）多巴胺能神经传递的4条通路。黑质纹状体通路（蓝色）起始于黑质，投射至纹状体背侧。中脑边缘系统通路（黄色）连接腹侧被盖区与腹侧纹状体、杏仁核。中脑皮质通路连接腹侧被盖A10区与额叶皮质。结节漏斗通路起始于下丘脑弓状核、室旁核，投射至垂体正中隆起。（B）SPECT-CT应用DaTscan（碘氟烷123）成像，显示双侧纹状体的正常活性。DaTscan测量尾状核和壳核多巴胺转运体的结合情况（Courtesy K. Morton，MD.）

影像解剖

概述

- 静息状态下激活的一组脑区
- 包括3个子网络：背内侧前额叶、内侧颞叶、核心脑区
  - 背内侧前额叶子系统：与个体理解自己与他人的心理状态（心智理论）以及社会推理有关。包括颞顶交界区、颞极、颞叶下外侧脑区
  - 内侧颞叶子系统：与情景记忆及自传体记忆、意象、空间导航有关。包括内侧颞叶、压后皮质、膝下腹内侧脑区
  - 核心脑区：与个人的自省、心理思考、未来规划以及道德判断有关。包括楔前叶、内侧前额叶皮质，是默认网络（default mode network，DMN）的核心节点
- 左侧半球优势主导与核心语言区域的相互连接，促进语义记忆和内部叙事
- 大鼠、非人类灵长类动物的脑内发现类似人类DMN的脑区
- 也称为任务抑制网络（task-negative network）

网络中枢脑区

- 后扣带回/楔前叶
- 内侧前额叶
- 顶下小叶（颞顶交界区）
- 颞下回
- 海马

功能

- 关注内在刺激
- 处理内部叙事（自言自语）
- 自传体式或语义记忆
- 心智游移
- 自我参照、自省
- 冥想
- 未来规划
- 情绪认知
- 社会认知
- 道德判断

解剖影像相关问题

推荐成像方法

- 默认网络脑区可以通过BOLD成像。人体接受外界刺激，完成任务时默认网络脑区功能抑制；而人体进行自传体记忆、冥想或者关注内在刺激时默认网络功能激活

影像诊断注意事项

- 一些预处理步骤（如全脑信号回归）可能会夸大默认网络与注意网络之间的负相关

临床意义

- 痴呆：轻度认知障碍及阿尔茨海默病，默认网络各核心节点之间功能连接减低
  - 阿尔茨海默病神经病理物质（淀粉样斑块）沉积最早发生默认网络脑区
- 重度抑郁症：默认网络的内侧前额叶节点过度活跃，在执行注意任务时内侧前额叶的脑活动不能被抑制
- 孤独症：默认网络的前部与后部核心节点之间功能连接减低，执行注意任务时默认网络的脑活动不能被有效抑制
- 精神分裂症：执行注意任务时默认网络受抑制的程度减弱
- 意识障碍（持续植物状态、浅昏迷、睡眠状态）：默认网络功能连接减低程度与逐渐恶化的意识状态相关

参考文献

1. Braga RM et al: Parallel interdigitated distributed networks within the individual estimated by intrinsic functional connectivity. Neuron. 95(2):457-71.e5, 2017
2. Anticevic A et al: The role of default network deactivation in cognition and disease. Trends Cogn Sci. 16(12):584-92, 2012
3. Buckner RL: The serendipitous discovery of the brain's default network. Neuroimage. 62(2):1137-45, 2012
4. Spencer MD et al: Failure to deactivate the default mode network indicates a possible endophenotype of autism. Mol Autism. 3(1):15, 2012
5. Sestieri C et al: Episodic memory retrieval, parietal cortex, and the default mode network: functional and topographic analyses. J Neurosci. 31(12):4407-20, 2011
6. Andrews-Hanna JR et al: Functional-anatomic fractionation of the brain's default network. Neuron. 65(4):550-62, 2010
7. Sheline YI et al: Amyloid plaques disrupt resting state default mode network connectivity in cognitively normal elderly. Biol Psychiatry. 67(6):584-7, 2010
8. Spreng RN et al: Patterns of brain activity supporting autobiographical memory, prospection, and theory of mind, and their relationship to the default mode network. J Cogn Neurosci. 22(6):1112-23, 2010
9. Sheline YI et al: The default mode network and self-referential processes in depression. Proc Natl Acad Sci U S A. 106(6):1942-7, 2009
10. Uddin LQ et al: Functional connectivity of default mode network components: correlation, anticorrelation, and causality. Hum Brain Mapp. 30(2):625-37, 2009
11. Buckner RL et al: The brain's default network: anatomy, function, and relevance to disease. Ann N Y Acad Sci. 1124:1-38, 2008
12. Fair DA et al: The maturing architecture of the brain's default network. Proc Natl Acad Sci U S A. 105(10):4028-32, 2008
13. Fransson P et al: The precuneus/posterior cingulate cortex plays a pivotal role in the default mode network: evidence from a partial correlation network analysis. Neuroimage. 42(3):1178-84, 2008
14. Harrison BJ et al: Consistency and functional specialization in the default mode brain network. Proc Natl Acad Sci U S A. 105(28):9781-6, 2008
15. Mason MF et al: Wandering minds: the default network and stimulus-independent thought. Science. 315(5810):393-5, 2007
16. Raichle ME et al: A default mode of brain function: a brief history of an evolving idea. Neuroimage. 37(4):1083-90; discussion 1097-9, 2007
17. Greicius MD et al: Default-mode network activity distinguishes Alzheimer's disease from healthy aging: evidence from functional MRI. Proc Natl Acad Sci U S A. 101(13):4637-42, 2004
18. Greicius MD et al: Functional connectivity in the resting brain: a network analysis of the default mode hypothesis. Proc Natl Acad Sci U S A. 100(1):253-8, 2003
19. Raichle ME et al: A default mode of brain function. Proc Natl Acad Sci U S A. 98(2):676-82, 2001

默认网络脑区

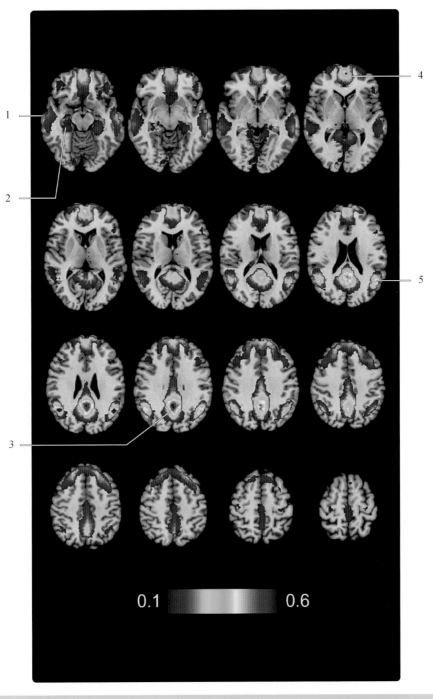

0.1 ▬▬▬▬ 0.6

| 1 颞叶下外侧区 | 2 海马 | 3 后扣带回 / 楔前叶 | 4 内侧前额叶 | 5 颞顶交界区 |

默认网络脑区来源于 1353 名受试者以 6 个脑网络分割的全脑功能连接。脑区中的体素是根据与 4 个种子点（后扣带回 / 楔前叶、内侧前额叶、双侧颞顶交界区）的平均功能连接强度来着色的。除了种子区外，该网络的其他中心点还包括双侧颞下回和双侧海马

默认网络与注意控制网络

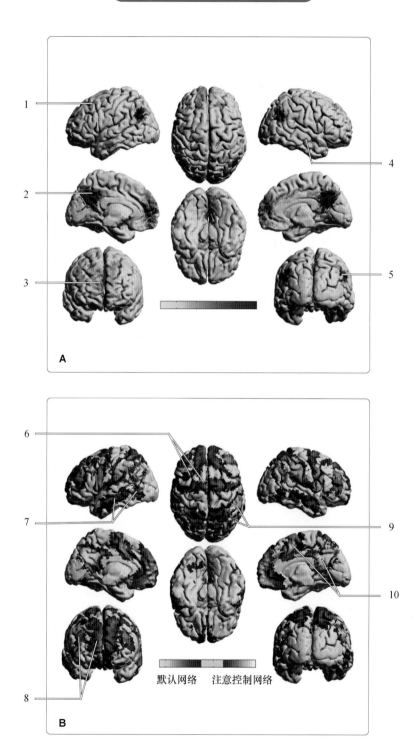

默认网络　　注意控制网络

1 上侧前额叶	3 内侧前额叶	5 颞顶交界区	7 颞叶核心节点	9 顶叶核心节点
2 后扣带回/楔前叶	4 颞叶下外侧区	6 额上回核心节点	8 前额叶核心节点	10 扣带回核心节点

（A）组成默认网络的脑区（基于1353名受试者全脑功能图像进行的脑网络分割）。（B）组成默认网络以及注意控制网络的脑区。这两大网络的皮质相互关联，而且默认网络内的核心节点也是注意控制网络的核心节点

默认网络的个体差异

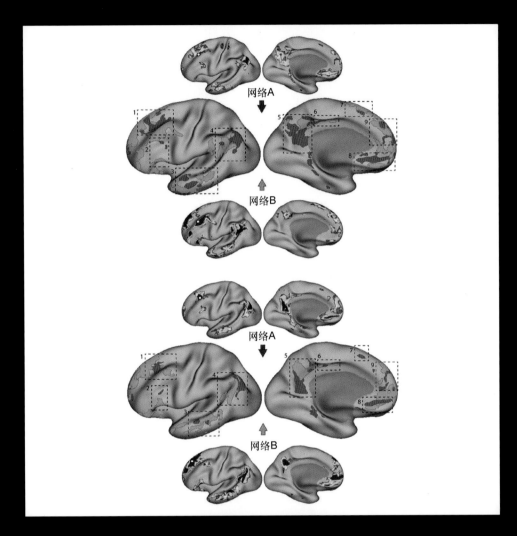

默认网络包括前部、后部子网络，图中2名受试者（上图和下图）显示，由于子网络部分脑区位置存在个体差异，因此大样本组分析研究对所有数据进行平均化处理，会限制检测子网络的能力（图片引自 Braga et al，2017 under Creative Commons license.）

术语

定义

- 工作记忆：对呈现于大脑的客观事物、认知或刺激进行处理和加工，包括对刺激的复述、分析和比较
- 半侧空间忽略：脑损伤后患者不能注意到损伤对侧的视觉、听觉、触觉刺激，通常指右半球损伤患者对左侧刺激的注意缺损
- 注意控制网络：背侧注意网络、腹侧注意网络和突显注意网络（又称任务正激活网络）的联合，参与控制注意力和工作记忆

影像解剖

概述

- 注意、工作记忆、执行控制和新颖性检测的脑网络具有重叠脑区，负责处理和分析外部刺激
- 网络的每个节点
  - 包含认知空间的"地图"，在空间上与其他节点相连
  - 描绘不同类型外部刺激的认知信息
- 3个注意子网络：背侧注意网络、腹侧注意网络和突显网络

背侧注意网络

- 专注力和目标导向行为的自发控制
- 顶内沟（intraparietal sulcus，IPS）
  - 按感觉模态整合认知空间信息
  - IPS激活引起感觉皮质相关脑区同步激活，进而"关注"空间信息和感觉模态信息
  - IPS不同亚区间以及和对侧IPS间可能存在注意力竞争，最活跃的脑区加工注意内容
- 额叶眼区（frontal eye field，FEF）和辅助眼区（supplementary eye field，SEF）
  - 指向感兴趣刺激的眼球运动
  - 也包括SEF区
- 颞中回（middle temporal，MT）
  - 处理外部刺激的动态变化，如运动感知
- 前额叶背外侧皮质
  - 在工作记忆任务、处理多个目标表征、外部或抽象刺激的认知运作时激活

腹侧注意网络

- 相关刺激的再定向控制
- 缘上回和角回
  - 顶内沟（背侧注意网络）的侧方延伸
- 额下回
  - 与背侧注意网络的额叶眼区/辅助眼区偏侧化相关
- 腹侧注意网络具有右侧偏侧化优势，类似于左半球的Broca区和Wernicke区

突显网络

- 参与发现新奇或显著的刺激
- 当遇到新奇刺激、显著刺激或奖赏刺激时，前岛叶（额岛叶皮质）和前扣带回活跃；与从腹侧被盖至伏隔核和大脑皮质的中脑边缘系统奖赏通路有关
  - 无论刺激是何种形式，突显网络都会被显著激活
- 前岛叶
  - 前岛叶上部与外部刺激的新奇性相关
  - 前岛叶下部与情绪刺激的新奇性有关，与边缘区联系更多
- 前扣带回
  - 背侧前扣带回与新的外部刺激相关
  - 腹侧（膝前）前扣带回与情绪调节有关

辅助注意区

- 小脑注意区
  - 双侧小脑半球上外侧和下外侧与皮质注意控制网络的连接最显著
  - 单纯小脑注意区损伤，不会导致明显的与注意相关的后遗症
- 基底节
  - 皮质下奖赏通路可能通过基底节与皮质注意网络相互作用
  - 多巴胺可明显调节注意力和显著性感知
  - 基底节损伤可导致意志缺失症（冷漠而无烦躁）
  - 参与调节与注意力相关的动机驱动、奖励和唤醒

上纵束白质通路

- 额叶眼区（FEF）和顶内沟（IPS）间最主要的额顶注意网络连接通路

弓状束同源白质通路

- 腹侧注意网络的额下回与下顶叶区域之间的右侧优势连接
- 右侧半球加工注意力信息，与左侧半球的语言通路相似

解剖影像相关问题

推荐成像方法

- 突显任务
  - Oddball范式（视觉或听觉）：随机呈现常见刺激和罕见刺激，刺激出现的频率有显著差异
- 工作记忆任务
  - N-back任务：将刺激与先前呈现的刺激进行比较
  - 同步听觉系列加法测验（paced auditory serial addition test，PASAT）任务：将连续出现的一串数字中的最后两个相加
  - Sternberg任务：先给受试者显示一组字母或数字，然后测试字母或数字，询问受试者该字母或数字是否显示过

- 反应抑制任务
  - Go/no Go 范式：随机交替呈现两个不同动作，要求受试者对其中的某个刺激做反应（Go 反应），而对另一个刺激不反应（no Go 反应）
- 空间注意任务
  - 在复杂的图形中找到镶嵌或隐蔽在其中的简单图形
  - 眼动任务：用眼睛跟踪屏幕上移动的光标，而不是注视固定点
  - 模式比较：比较屏幕上两个图像，发现两者的差异

影像诊断注意事项

- 注意力缺陷可能误认为抑郁、动机缺乏、脑干功能障碍和警觉性缺乏

临床意义

不同感觉模态的注意

- 视觉注意位于 IPS 内侧，听觉注意位于 IPS 外侧，躯体感觉注意位于 IPS 前部
- 其他注意中枢根据不同的感觉模态也有相似表现

注意中枢之间的拓扑连接

- 每个注意控制网络中枢都有对应的子区域，包括视觉、听觉、体感和其他刺激，每个子区域都有一个或更多的空间图
- 各中心通过拓扑连接与其他中心相连，以保持形态和空间特定的组织结构
- 注意区通常位于与初级感觉区在空间上"等距"的联合皮质
  - 信息流从初级感觉皮质到单模态感觉联合皮质再到多模态联合皮质

内部和外部刺激注意的梯度

- 注意控制网络与默认网络呈负相关：当一个网络活跃时，另一个网络往往不活跃
  - 内部刺激（默认网络）与外部刺激（注意控制网络）在活跃程度上相互竞争
  - 使注意焦点在内部和外部刺激之间转换
- 由共激活到抑制另一个网络的两个网络间功能连接的梯度实现

注意缺陷相关疾病

- 空间忽略
  - 最常见的是右半球损伤后腹侧注意网络（包括 Broca 区和 Wernicke 区的同源区）和连接白质通路损伤
    - 正如语言通常是左半球主导，大多数人的注意力是右半球主导
  - 右侧的腹侧注意网络受损会导致再定向、目标检测和觉醒的广泛受损（与空间的特定区域无关）

- 右侧腹侧注意网络损伤也可导致背侧注意网络失衡，左侧＞右侧，以及左侧显著性检测和空间注意的缺陷
- 右侧背侧注意网络损伤可导致目标驱动的注意力转移和眼动，但一般不会造成完全性的空间忽略综合征
- 注意力缺陷多动障碍
  - 岛叶和前扣带回皮质之间的功能连接增强
  - 前扣带回和后扣带回／楔前叶之间的功能连接减低

参考文献

1. Dugué L et al: Specific visual subregions of TPJ mediate reorienting of spatial attention. Cereb Cortex. 28(7):2375-90, 2018
2. Zhou Y et al: The hierarchical organization of the default, dorsal attention and salience networks in adolescents and young adults. Cereb Cortex. 28(2):726-37, 2018
3. Kucyi A et al: Dynamic brain network correlates of spontaneous fluctuations in attention. Cereb Cortex. 27(3):1831-40, 2017
4. Rosenberg MD et al: A neuromarker of sustained attention from whole-brain functional connectivity. Nat Neurosci. 19(1):165-71, 2016
5. Shine JM et al: Temporal metastates are associated with differential patterns of time-resolved connectivity, network topology, and attention. Proc Natl Acad Sci U S A. 113(35):9888-91, 2016
6. Uddin LQ: Salience processing and insular cortical function and dysfunction. Nat Rev Neurosci. 16(1):55-61, 2015
7. Bray S et al: Structural connectivity of visuotopic intraparietal sulcus. Neuroimage. 82:137-45, 2013
8. Nielsen JA et al: An evaluation of the left-brain vs. right-brain hypothesis with resting state functional connectivity magnetic resonance imaging. PLoS One. 8(8):e71275, 2013
9. Spreng RN et al: Intrinsic architecture underlying the relations among the default, dorsal attention, and frontoparietal control networks of the human brain. J Cogn Neurosci. 25(1):74-86, 2013
10. Petersen SE et al: The attention system of the human brain: 20 years after. Annu Rev Neurosci. 35:73-89, 2012
11. Anderson JS et al: Connectivity gradients between the default mode and attention control networks. Brain Connect. 1(2):147-57, 2011
12. Corbetta M et al: Spatial neglect and attention networks. Annu Rev Neurosci. 34:569-99, 2011
13. Thiebaut de Schotten M et al: A lateralized brain network for visuospatial attention. Nat Neurosci. 14(10):1245-6, 2011
14. Anderson JS et al: Topographic maps of multisensory attention. Proc Natl Acad Sci U S A. 107(46):20110-4, 2010
15. Verdon V et al: Neuroanatomy of hemispatial neglect and its functional components: a study using voxel-based lesion-symptom mapping. Brain. 133(Pt 3):880-94, 2010
16. Reynolds JH et al: The normalization model of attention. Neuron. 61(2):168-85, 2009
17. Dosenbach NU et al: A dual-networks architecture of top-down control. Trends Cogn Sci. 12(3):99-105, 2008
18. Seeley WW et al: Dissociable intrinsic connectivity networks for salience processing and executive control. J Neurosci. 27(9):2349-56, 2007
19. Swisher JD et al: Visual topography of human intraparietal sulcus. J Neurosci. 27(20):5326-37, 2007
20. Fox MD et al: Spontaneous neuronal activity distinguishes human dorsal and ventral attention systems. Proc Natl Acad Sci U S A. 2006 Jun 27;103(26):10046-51. Epub 2006 Jun 20. Erratum in: Proc Natl Acad Sci U S A. 103(36):13560, 2006
21. Silver MA et al: Topographic maps of visual spatial attention in human parietal cortex. J Neurophysiol. 2005 Aug;94(2):1358-71. Epub 2005 Apr 7. Erratum in: J Neurophysiol. 95(2):1291, 2006
22. Busse L et al: The spread of attention across modalities and space in a multisensory object. Proc Natl Acad Sci U S A. 102(51):18751-6, 2005
23. Fox MD et al: The human brain is intrinsically organized into dynamic, anticorrelated functional networks. Proc Natl Acad Sci U S A. 102(27):9673-8, 2005
24. Corbetta M et al: Control of goal-directed and stimulus-driven attention in the brain. Nat Rev Neurosci. 3(3):201-15, 2002

双侧顶内沟和双侧前岛叶4个脑区为种子点的功能连接。色标显示1019名健康对照受试者种
子点的平均功能连接（范围：0.15～0.40）。包括背侧注意网络中枢［额叶眼区（FEF）、顶内沟（IPS）、颞中回（MT）和
前额叶背外侧皮质］、腹侧注意网络（额下回、角回和缘上回）和突显网络（前岛叶、前扣带回皮质）。

核心注意脑区

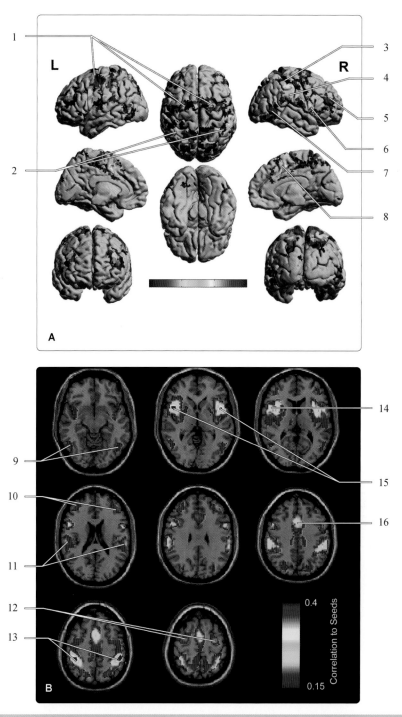

1	额叶眼区	5	前额叶背外侧皮质	9	颞中回	13	顶内沟
2	顶内沟	6	额下回	10	前额叶背外侧皮质	14	额下回
3	顶内沟	7	颞中回	11	缘上回/角回	15	前岛叶
4	缘上回/角回	8	前扣带回皮质	12	额叶眼区	16	前扣带回皮质

（A）注意控制网络中枢。以双侧顶内沟和双侧前岛叶4个脑区为种子点的功能连接。色标显示1019名健康对照受试者种
子点的平均功能连接（范围：0.15～0.40）。包括背侧注意网络中枢［额叶眼区（FEF）、顶内沟（IPS）、颞中回（MT）和
前额叶背外侧皮质］、腹侧注意网络（额下回、角回和缘上回）和突显网络（前岛叶、前扣带回皮质）。（B）与上图同一组
数据，轴位可以更好地显示前岛叶中枢节点。亮红色表示用于分析的种子点位置

注意控制网络

认知空间的拓扑结构

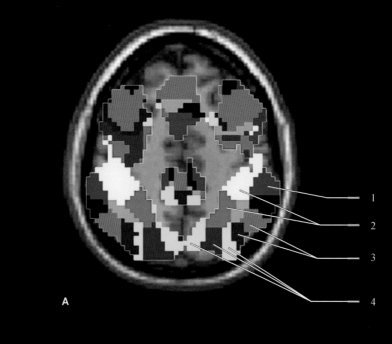

A

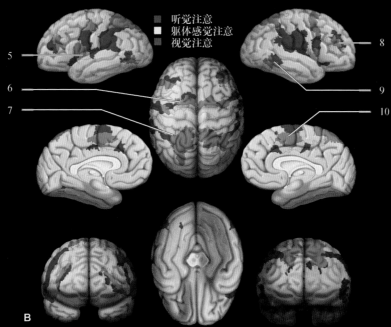

B

听觉注意
躯体感觉注意
视觉注意

| 1 | 听觉注意 | 3 | 认知 / 内部刺激注意 | 5 | 前岛叶 | 7 | 顶内沟 | 9 | 颞中回 |
| 2 | 躯体感觉 / 运动注意 | 4 | 视觉注意 | 6 | 额叶眼区 | 8 | 前额叶背外侧皮质 | 10 | 前 / 中扣带回 |

（A）认知空间的顶内沟（IPS）图显示听觉、视觉、躯体感觉、内部和多模态刺激注意的区域。每个子区域可能包含一个或多个拓扑结构，如视觉注意区（IPS1、IPS2、IPS3、IPS4）。注意控制网络的其他中枢也显示不同感觉模态的相应子区域，这些分区与 IPS 形成拓扑结构连接。（B）显示注意控制网络，其中每个网络节点的子区域显示与视觉、听觉和躯体感觉皮质的最大连通性。网络的每个中枢与其他网络中枢形成拓扑结构连接，以便功能相似的子区域有最密切的连接

注意相关子网络

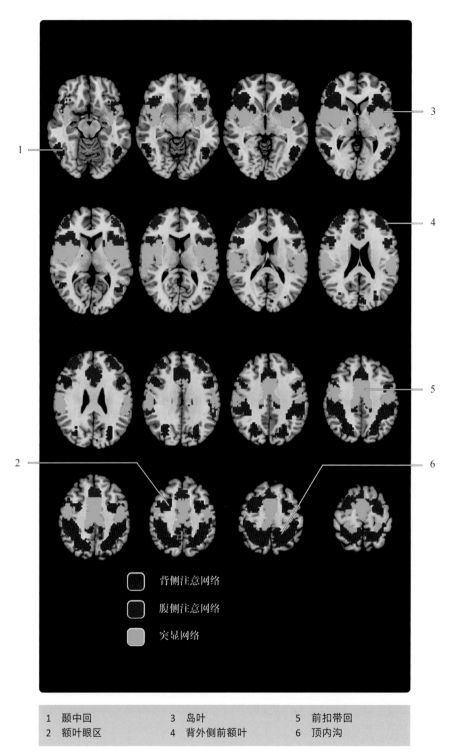

1	颞中回	3	岛叶	5	前扣带回
2	额叶眼区	4	背外侧前额叶	6	顶内沟

图例：
- 背侧注意网络
- 腹侧注意网络
- 突显网络

图中显示注意控制网络的子网络。注意控制网络是基于 1353 名受试者中以双侧顶内沟（IPS）和双侧岛叶上部 4 个脑区为种子点，且与全脑相关性＞ 0.15 的体素区域组成。计算该区域每个体素到 7266 个灰质区域的功能连接，使用基于与大脑其余部分相似连接性的 k- 均值算法将体素分成 3 个簇。蓝色体素显示背侧注意网络的特征性分布，包括 FEF（额叶眼区）、IPS（顶内沟）和 MT（颞中回）区域。绿色体素显示突显网络的特征性分布，包括岛叶和前扣带回背侧区。红色体素分布与腹侧注意网络一致，包括背外侧前额叶、额下回、前扣带回腹侧和缘上回区

注意网络相关脑区的偏侧性

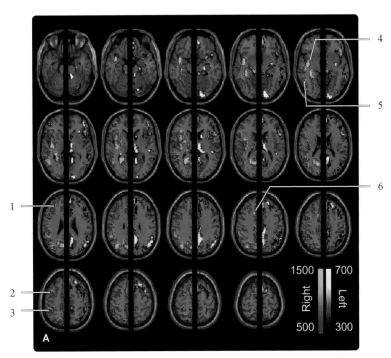

1 前额叶背外侧皮质
2 额叶眼区
3 顶内沟
4 前岛叶
5 颞中回
6 前扣带回

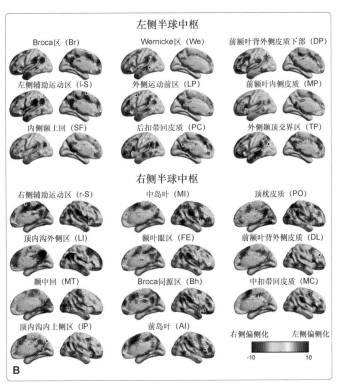

左侧半球中枢

Broca区（Br）　　Wernicke区（We）　　前额叶背外侧皮质下部（DP）

左侧辅助运动区（l-S）　外侧运动前区（LP）　前额叶内侧皮质（MP）

内侧额上回（SF）　后扣带回皮质（PC）　外侧颞顶交界区（TP）

右侧半球中枢

右侧辅助运动区（r-S）　中岛叶（MI）　　顶枕皮质（PO）

顶内沟外侧区（LI）　额叶眼区（FE）　前额叶背外侧皮质（DL）

颞中回（MT）　　Broca同源区（Bh）　中扣带回皮质（MC）

顶内沟内上侧区（IP）　前岛叶（AI）　　　右侧偏侧化　　左侧偏侧化

（A）基于 1011 例个体样本量显示的双侧半球功能连接增强的节点。右侧半球中枢包括组成大脑注意网络的脑区，这些区域是右侧优势（图片引自 Nielsen et al, 2013）。（B）显示与右侧优势节点的功能连接。以黑点为种子点的功能连接，右半球中连接更强的区域用冷色调表示，左半球中连接更强的区域用暖色调表示（图片引自 Nielsen et al, 2013）

感觉运动网络

术语

缩写

- 初级运动皮质（primary motor cortex，PMC）
- 运动前区皮质（permotor cortex area，PMA）
- 辅助运动区（supplementary motor area，SMA）
- 深部灰质核团［基底节（basal ganglia，BG）、红核、丘脑底核、脑干］

影像解剖

概述

- 中央前回的初级运动皮质（M1，4区）
  - 大部分皮质脊髓束和皮质延髓束的起源，特别是控制运动的脑神经纤维
  - 投射至丘脑和基底节
    - 其输入来自丘脑腹外侧核、感觉皮质区、运动前区
    - 运动皮质对应明确的躯体结构
    - 运动可以由最低强度的电刺激产生
    - 更倾向于表现特定的运动、动作，而不是具体某块肌肉的运动
  - 来自辅助运动区、运动前区、基底节、小脑的并行输入
  - 主要负责执行功能及一些运动的规划
  - 发生病变会导致对侧痉挛性无力，最突出的是四肢远端
- 运动前区皮质（6区）位于 M1 前，与运动皮质有许多相同的连接
  - 大部分输出至 M1，小部分输出至脑干和脊髓
  - 通过丘脑腹侧前核和腹外侧核，接收感觉联合皮质的输入和基底节的反馈
  - 与 M1 的简单动作相比，电刺激产生更复杂的运动，刺激强度也更高
  - 主要负责运动的启动和计划
    - 根据外部刺激形成复杂的运动计划
  - 通过整合感官信息指导身体的动作
  - 与单纯中央前回病变相比，此区病变导致无力症状较轻，而痉挛症状更重
- 辅助运动区（SMA）：额上回内侧区（Brodmann 6区）初级运动皮质前、扣带沟上的区域
  - 内侧以脑中线为界，前方以胼胝体嘴部作垂线为界
  - 通过 V 线（穿过前连合后缘的垂线）分为喙侧和尾侧
    - 喙侧 SMA（前 SMA）在单词生成和工作记忆任务时激活
    - 尾侧 SMA 在运动和感觉任务时激活
    - 喙侧 SMA 在学习新的顺序任务时尤其活跃
    - 尾侧 SMA 在连续运动过程中活跃

- SMA 接收运动皮质、运动前区皮质以及感觉皮质的输入
- 投射至 M1、基底节、丘脑、脑干和对侧的 SMA
- 参与运动的启动、复杂动作的规划及协调双手动作
  - 根据内部提示生成运动计划，自主运动反应
- 该脑区病变可导致运动启动不能（意志缺失）、运动性失用症、短暂性无力
  - 会导致严重缺陷，6周后改善（SMA 综合征）
- 复杂的运动和热感觉任务时，对侧 SMA 后部激活
- 单词生成和工作记忆任务时，SMA 前部激活，尤其左侧
- 基底节
  - 运动皮质-纹状体-丘脑回路存在空间重叠和分离
    - 参与意向性运动时选择性选取运动皮质的神经元信息
    - 易被连续或内部刺激的运动激活，而不是被重复或外部刺激的运动激活
  - 与运动速度有关
    - 基底节-丘脑-运动回路对于控制自发运动中连续手指运动的速率起重要作用，但对外部触发运动不起作用
- 丘脑
  - 主要影响起源于大脑皮质运动区和运动前区的下行皮质延髓束和皮质脊髓束运动通路
    - 除了网状丘脑核外，所有丘脑核主要投射至大脑皮质
- 小脑
  - 在同侧运动的自主执行、运动学习、精细运动控制、前庭运动功能方面发挥作用
  - 双侧小脑皮质上部和下部各有 2 个不同的运动核

解剖关系

- 大脑网络对运动的躯体感觉输入进行整合
  - 例如，肌肉的本体感觉-触觉信息如何形成对自身身体运动的感知
  - 本体感觉-触觉共刺激信息激活顶下小叶、颞上沟、岛叶-屏状核区和小脑
    - 检测两种动觉信息之间的空间一致性，涉及顶下小叶激活
    - 检测皮质下核团与岛叶激活的时间一致性，时间一致性与不同刺激的相对同步性有关
    - 颞上沟参与生物运动知觉
- 功能连接
  - 神经元自发放电（即使静息状态下）增加局部血流量，引起 MR 信号波动，通过输出传递影响远隔部位神经元
    - 通过计算所选大脑区域参照时间内每个体素

的协方差，可以检测与所选区域具有联络性的神经元

- 学习的早期阶段：初级感觉运动皮质、运动前区、辅助运动区的广泛激活
  - 与后期学习阶段相比，这些区域之间的一致性增强

组织学

- 大脑新皮质由表层至深层分为6层：分子层（第1层）、外颗粒层（第2层）、外锥体细胞层（第3层）、内颗粒层（第4层）、内锥体细胞层（第5层）、多形细胞层（第6层）
  - 初级运动皮质为无颗粒皮质，第3层和第5层最发达，第4层和第6层几乎检测不到
  - 初级感觉皮质为颗粒皮质，第4层和第6层发达
  - 上述两种皮质的髓鞘含量均高于其他相邻皮质

解剖影像相关问题

推荐成像方法

- MR轴位显示中央沟
  - 额上沟呈垂直走行，与水平走行的中央沟相交呈L形
  - 中央沟的"手结（hand knob）"征，代表参与手部运动的运动神经元，形如倒置的 Ω
  - 中央沟的内侧端位于后扣带回边缘支的前外侧，形如小胡须
- 中央沟的平均皮质厚度较厚
- 快速FLAIR成像上正常脑组织Rolandic区（中央沟）周围皮质信号普遍较低

影像诊断注意事项

- 颅内病变及其引起的占位效应和水肿导致结构扭曲，应用正常解剖标志难以定位功能区

临床应用

临床意义

- 术前规划
  - fMRI定位感觉运动功能区与侵入性神经外科方法具有高度一致性
  - 仅就手部运动功能而言，研究发现fMRI定位的敏感性和特异性分别为88%和87%

发展

- fMRI可以描述出生后1年内感觉运动系统的不同发育阶段
- 足月婴儿被动接受感觉运动刺激时，其双侧感觉运动皮质激活

- 血氧水平依赖（BOLD）信号可以升高或降低
- 出生后第3～9个月，主要为对侧感觉运动皮质激活（例如BOLD反应升高）
- 先天性疾病
  - 脑裂畸形患者未受影响侧大脑半球的激活增加，可能反映M1的功能重组

功能成像任务

- 手
  - 单侧或双侧手指敲击引起上外侧中央沟周围皮质手指或手区的稳定激活
  - 复杂手指敲击任务广泛激活运动区和运动前区，包括M1、腹侧运动前区和背侧运动前区
- 足部运动
  - 足/踝关节运动引起中央沟上部末端皮质和旁中央小叶皮质的激活
  - 足部运动激活Rolandic区周围皮质上部（非内侧），内侧面由骶神经激活
- 舌头运动或皱唇
  - 舌头在紧闭的嘴内来回运动，可激活皮质延髓束相关的运动皮质
  - 皱唇可激活感觉运动皮质下方中央沟周围脑区
- 感觉
  - 通过用检查者指尖或使用摩擦设备刺激受试者的单手或双手
  - BOLD激活位于躯体感觉区
  - 镇静/无意识患者（例如儿童或昏迷状态）
  - 缺乏上肢运动控制的患者（如神经功能障碍或脑瘫）
  - 术前规划 ± 术中fMRI在神经导航的应用
- 弥散张量成像
  - 最大后验概率算法的纤维束成像可以有效检测皮质运动区的位置和皮质脊髓束的走行，为术前规划提供依据
  - 皮质脊髓束位于内囊后肢的后1/3处

参考文献

1. Hou BL et al: Quantitative comparisons on hand motor functional areas determined by resting state and task BOLD fMRI and anatomical MRI for pre-surgical planning of patients with brain tumors. Neuroimage Clin. 11:378-87, 2016
2. Buckner RL et al: The organization of the human cerebellum estimated by intrinsic functional connectivity. J Neurophysiol. 106(5):2322-45, 2011
3. Bizzi A et al: Presurgical functional MR imaging of language and motor functions: validation with intraoperative electrocortical mapping. Radiology. 248(2):579-89, 2008

运动概观

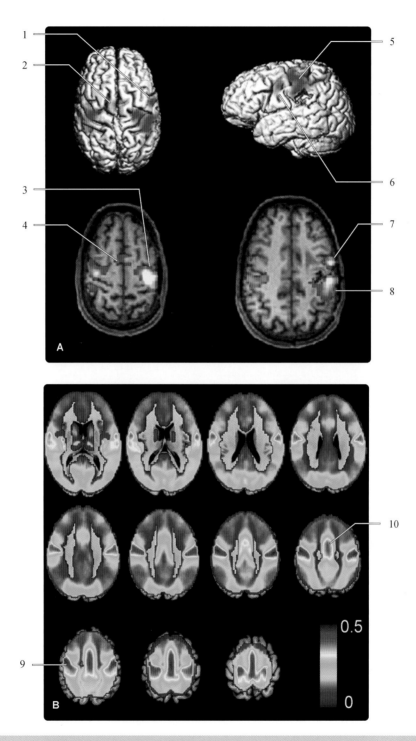

1	运动前区	3	运动区	5	运动区	7	运动前区	9	初级运动区；M1
2	辅助运动区	4	辅助区	6	运动前区	8	运动区	10	辅助运动区

（A）复杂手指运动任务的 3D 表面渲染图（上部）和轴位 MP-RAGE 与血氧水平依赖（BOLD）的叠加图像（下部）显示运动皮质、运动前区以及辅助运动区激活。（B）静息态 fMRI 显示左、右侧中央前回之间的功能连接。功能连接可以根据大脑各区域活动之间的时间相关性分析，此例显示初级运动皮质的功能连接

感觉运动网络

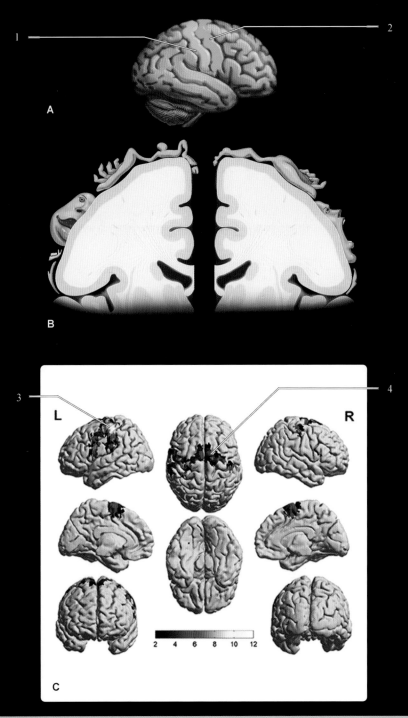

躯体感觉皮质示意图

1　中央后回（躯体感觉皮质）　　2　中央前回（初级运动皮质）　　3　初级运动皮质激活　　　4　辅助运动区激活

（A）大脑半球外侧面观显示中央前回（绿色）和中央后回（蓝色）。（B）冠状位显示中央后回（左侧）的躯体感觉脑区和中央前回（右侧）的运动脑区激活。这种躯体特定区的组织也称为"皮质定位图（homunculus）"，如图所示头部偏向于皮质外侧，而足部则偏向于皮质上内侧。面部和手部相对应的皮质区域大小不成比例，反映这些区域的敏感性和灵活性。（C）BOLD 叠加的表面渲染 3D 图像，29 名受试者的右手指运动（拇指依次与其他手指对指运动），组分析显示的运动功能区激活

感觉运动网络：功能激活

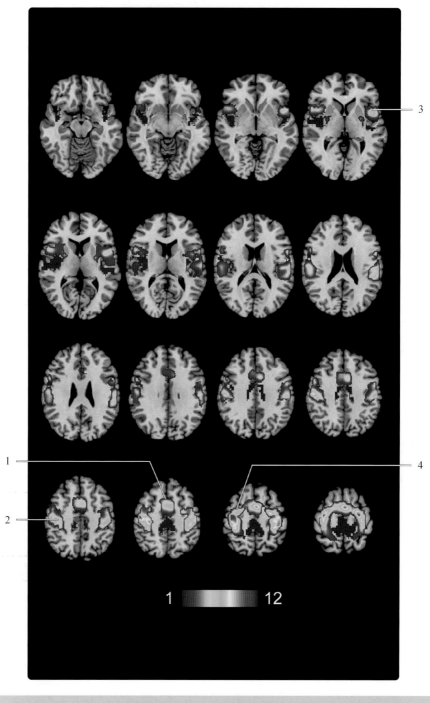

1 辅助运动区	2 初级运动皮质	3 听觉皮质	4 运动皮质手区

彩色区域显示感觉运动网络内的体素群，图像基于 1353 名受试者全脑功能连接的 6-网络划分法。该网络的体素基于 t-统计量，对 26 名受试者的双侧手指敲击任务激活脑区进行着色。基于任务的脑区激活与功能连接的脑区分布类似

小脑运动区

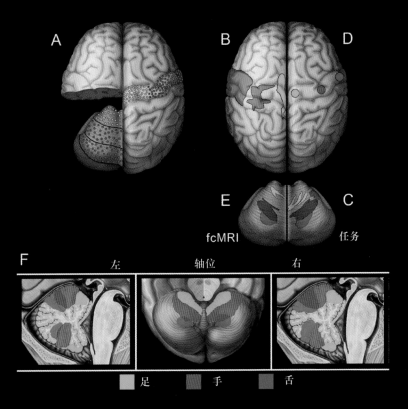

图 A 显示左、右大脑半球对足、手和面部刺激后生理性反应的躯体运动表现。图 B 显示通过任务态 fMRI 分析足、手和舌运动引起的大脑躯体运动拓扑结构图。图 C 显示对侧小脑前叶反向的躯体运动拓扑图。图 D 显示任务态 fMRI 中的种子点。图 E 显示基于对侧大脑功能连接 MRI（functional connectivity MRI，fcMRI）的小脑躯体运动图。图 F 显示小脑内躯体运动区的矢状位和轴位示意图（图片引自 R.Buckner，2011.）

影像解剖

概述

- 视网膜→视神经→视交叉→视束→外侧膝状体核（lateral geniculate nucleus，LGN）→视辐射（optic radiation，OR）→视觉皮质
- 视网膜成像倒置和反向：上部视觉空间投射至视网膜下部，下部视觉空间投射至视网膜上部
  - 右侧视觉空间投射至眼睛的左半视网膜，左侧视觉空间投射至眼睛的右半视网膜
  - 中央注视点落在视网膜中央凹，是视觉最敏锐的区域，集中了初级视觉皮质 50% 的视纤维和视细胞
  - 黄斑围绕中央凹
- 视网膜神经节细胞的轴突汇聚成视神经
- 视交叉的部分纤维交叉至对侧
  - 每只眼睛的内侧视网膜纤维负责颞侧视野，双侧视网膜纤维于视交叉处交叉
- 视束中视网膜神经节细胞的轴突在丘脑外侧膝状体核形成突触
  - 少量纤维进入上丘和顶盖前区
  - 由丘脑枕核和外侧后核中转投射至脑干、外侧顶叶皮质、额叶眼区
- 外侧膝状体核轴突形成视辐射，由 3 束白质纤维束组成
  - 下束或腹侧束（Meyer 袢）从外侧膝状体核伸出，向前穿过颞角前端的上半部
    - 沿侧脑室壁向后方转折汇合于距状裂下唇
    - 颞角位于 Meyer 袢前 5.0 mm±3.9 mm
    - 通常 Meyer 袢的前部距颞极约 28 mm
  - 中央束自外侧膝状体核向外侧发出，并沿侧脑室壁向后方延伸至视觉皮质
  - 背束直接向后延伸，汇入距状裂皮质上部
- 视觉皮质几乎包含整个枕叶，从初级感觉区沿距状沟和枕极，至后顶叶和颞叶
  - 上部病变→对侧下象限视野缺损
  - 下部病变→对侧上象限视野缺损
- 初级视觉皮质的输入通过 2 个通路投射至视觉联合皮质的纹状体外区
  - 背侧通路（"where" 通路）从 V1/V2 延伸至 V3，进入顶叶后内侧
    - 处理刺激的空间定位、视觉注意、空间意识、触碰和抓取的协调
  - 腹侧通路（"what" 通路）从 V1/V2 延伸至 V4、V5/颞中回（MT）和前下颞叶
    - 处理视觉刺激的复杂特征检测、运动感知、分析形式、识别颜色、面孔、字母
- 多个双侧视觉处理区域，每个区域均有完整的视觉空间视网膜定位图［V1、V2、V3、V4、V5/MT、V6、顶内沟（IPS）区域］
  - 其他视觉和空间注意网络：占据 1/4 皮质，包括颞叶、顶叶和额叶皮质

初级（纹状体）视觉皮质（V1）

- 接收视觉感觉输入的第一个皮质区域
- 位于距状沟附近
- 中央凹的视觉位于枕极，中央凹周围的视觉则向前延伸

纹外视觉皮质（V2、V3、V4、V5/MT）

- V2（Brodmann 18 区）：紧邻 V1，视网膜图像倒置
- V3（Brodmann 19 区）：V2 前上方，背侧流的一部分
  - 逐步进行更抽象的特征提取
  - 进一步分为 V3A 和 V3B
- V4（Brodmann 19 区）：外侧枕叶皮质内 V2 前方，腹侧流的一部分
  - 外侧枕叶：沿 V3 前方枕外侧皮质的 LO-1、LO-2 视网膜图
  - 腹侧枕叶，人类 V4：VO-1、VO-2、hV4 视网膜图沿 V3 前方的枕叶内下侧皮质分布
- V5（Brodmann 19 区）：颞枕交界区的颞中回，处理运动、颜色和注意感知；腹侧流的一部分
- V6（Brodmann 19 区）：沿顶枕沟（内侧运动区，类似于灵长类动物的中背区），背侧流的一部分

丘脑外侧膝状体核

- 通过丘脑后外侧缘的上丘轴向切面，能够显示核团
- 视束的终点
- 突触后纤维沿 Meyer 袢向前内侧延伸，然后沿视辐射向后方延伸，穿过视觉皮质
- 其他纤维通过枕叶舌回延伸至初级视觉皮质 4 层

顶内沟（IPS0/V7、IPS1、IPS2、IPS3、IPS4）

- 后顶叶区域处理刺激注意
- 顶内沟（IPS）内侧的视觉注意区域
- 具有完整视觉空间视网膜定位图的多个区域（IPS0、IPS1、IPS2、IPS3、IPS4）

额叶眼区

- 控制对显著目标的注意力和眼球运动
- 辅助眼区参与控制眼球扫视运动
- IPS 和 MT 区的连接涉及视觉、听觉、躯体感觉和认知刺激的注意控制

复杂视觉区

- 颞下回皮质的梭状回面孔区处理面部识别
- 海马旁区处理对特定建筑、地标和视觉场景的识别
- 纹状体外区主要识别身体部位
- 枕颞叶皮质负责选择性识别
- 特定区域处理字母、数字和单词

解剖影像相关问题

推荐成像方法

- 语言阅读和图片命名任务中视觉皮质激活
- fMRI 视网膜定位图可提供个体受试者视野与其皮质代表区之间对应关系的详细信息
  - 基于视觉系统的功能结构定位功能成像数据
  - 显示健康和受损大脑视觉区域的视网膜定位特性
  - "视觉刺激任务"：激活期间显示棋盘格，休息期间显示空白屏幕
  - 环形或轮状刺激可显示视觉偏心（中心视野 *vs.* 周围视野）
  - 旋转刺激可以表征视角，识别初级视觉皮质（V1）和纹外视觉皮质（V2/V3）的边界
- 弥散张量纤维束成像可以显示视神经、视交叉和视辐射，包括 Meyer 祥

影像诊断注意事项

- fMRI 视觉系统成像前应检查视力
- 纹外区域的解剖存在广泛的个体差异
- 对于更复杂的纹外区域，如 V5/MT、梭状回面孔区、IPS，可能存在功能重叠

临床意义

- 血管祥（P1 段）可压迫视束，导致其他原因无法解释的象限盲
- 术前进行视野检测，有助于手术保留 V1/V2 视网膜定位图和中央凹视觉、视辐射
- DTI 是术前定位视辐射的最佳选择
- 视交叉病变→双颞侧视野缺损
- 眼睛、视网膜、视神经病变→单眼视野缺损
- 视束、外侧膝状体核或视皮质病变→同向视野缺损
- 前颞叶切除术的并发症：视辐射受损导致视野缺损，特别是 Meyer 祥前束

参考文献

1. Killian NJ et al: Grid cells map the visual world. Nat Neurosci. 21(2):161-2, 2018
2. Deen B et al: Organization of high-level visual cortex in human infants. Nat Commun. 8:13995, 2017
3. Fairhall SL et al: Spatiotopic updating across saccades revealed by spatially-specific fMRI adaptation. Neuroimage. 147:339-45, 2017
4. Griffis JC et al: Retinotopic patterns of functional connectivity between V1 and large-scale brain networks during resting fixation. Neuroimage. 146:1071-83, 2017
5. Iacaruso MF et al: Synaptic organization of visual space in primary visual cortex. Nature. 547(7664):449-52, 2017
6. Mackey WE et al: Visual field map clusters in human frontoparietal cortex. Elife. 6, 2017
7. Smith IT et al: Stream-dependent development of higher visual cortical areas. Nat Neurosci. 20(2):200-8, 2017
8. Striem-Amit E et al: Sensorimotor-independent development of hands and tools selectivity in the visual cortex. Proc Natl Acad Sci U S A. 114(18):4787-92, 2017
9. Weiner KS et al: The cytoarchitecture of domain-specific regions in human high-level visual cortex. Cereb Cortex. 27(1):146-61, 2017
10. Ko H et al: The emergence of functional microcircuits in visual cortex. Nature. 496(7443):96-100, 2013
11. Baldassarre A et al: Individual variability in functional connectivity predicts performance of a perceptual task. Proc Natl Acad Sci U S A. 109(9):3516-21, 2012
12. Gaglianese A et al: Evidence of a direct influence between the thalamus and hMT+ independent of V1 in the human brain as measured by fMRI. Neuroimage. 60(2):1440-7, 2012
13. Mandelstam SA: Challenges of the anatomy and diffusion tensor tractography of the Meyer loop. AJNR Am J Neuroradiol. 33(7):1204-10, 2012
14. Pietrasanta M et al: The corpus callosum and the visual cortex: plasticity is a game for two. Neural Plast. 2012:838672, 2012
15. Chadick JZ et al: Differential coupling of visual cortex with default or frontal-parietal network based on goals. Nat Neurosci. 14(7):830-2, 2011
16. Wandell BA et al: Imaging retinotopic maps in the human brain. Vision Res. 51(7):718-37, 2011
17. Wendt J et al: The functional connectivity between amygdala and extrastriate visual cortex activity during emotional picture processing depends on stimulus novelty. Biol Psychol. 86(3):203-9, 2011
18. Zou Q et al: Functional connectivity between the thalamus and visual cortex under eyes closed and eyes open conditions: a resting-state fMRI study. Hum Brain Mapp. 30(9):3066-78, 2009
19. Saygin AP et al: Retinotopy and attention in human occipital, temporal, parietal, and frontal cortex. Cereb Cortex. 18(9):2158-68, 2008
20. Sherbondy AJ et al: Identifying the human optic radiation using diffusion imaging and fiber tractography. J Vis. 8(10):12, 2008
21. Shmuel A et al: Neuronal correlates of spontaneous fluctuations in fMRI signals in monkey visual cortex: implications for functional connectivity at rest. Hum Brain Mapp. 29(7):751-61, 2008
22. Yacoub E et al: High-field fMRI unveils orientation columns in humans. Proc Natl Acad Sci U S A. 105(30):10607-12, 2008
23. Wandell BA et al: Visual field maps in human cortex. Neuron. 56(2):366-83, 2007
24. Yacoub E et al: Robust detection of ocular dominance columns in humans using Hahn Spin Echo BOLD functional MRI at 7 Tesla. Neuroimage. 37(4):1161-77, 2007
25. Nir Y et al: Widespread functional connectivity and fMRI fluctuations in human visual cortex in the absence of visual stimulation. Neuroimage. 30(4):1313-24, 2006
26. Astafiev SV et al: Extrastriate body area in human occipital cortex responds to the performance of motor actions. Nat Neurosci. 7(5):542-8, 2004
27. Hampson M et al: Changes in functional connectivity of human MT/V5 with visual motion input. Neuroreport. 15(8):1315-9, 2004
28. Sereno MI et al: Borders of multiple visual areas in humans revealed by functional magnetic resonance imaging. Science. 268(5212):889-93, 1995

视觉通路

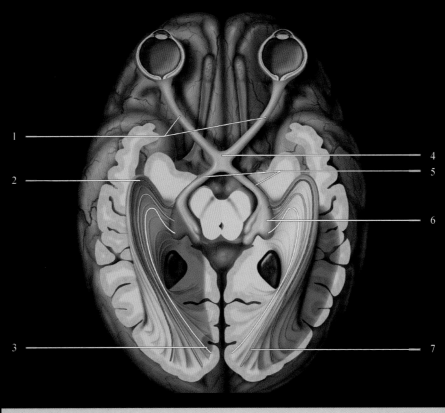

1	视神经	3	背侧束	5	视束	7	中央束
2	Meyer 袢下束（腹侧束）	4	视交叉	6	外侧膝状体		

视辐射示意图显示 Meyer 袢下束（腹侧束）、中央束和背侧束。Meyer 袢在侧脑室颞角周围形成宽的前环和侧环，然后绕过后角至枕叶皮质。下束纤维进入颞叶钩状区，形成位于岛叶边缘或颞干的钩状束。上束和中央束分别穿过顶叶和上颞叶，至初级视觉皮质。上部纤维传输视网膜上象限的信息，下部纤维传输视网膜下象限的信息。中央束包含黄斑纤维（视网膜中央区域）

视觉网络

视觉皮质和视辐射

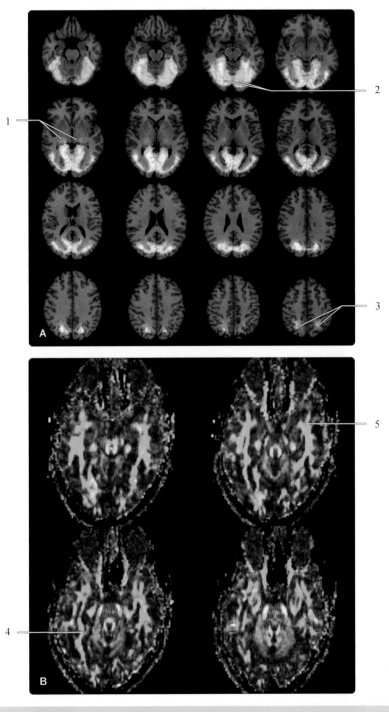

| 1 | 外侧膝状体核 | 3 | 视觉注意区域（顶内沟内侧） | 5 | Meyer 祥 |
| 2 | 初级视觉皮质 | 4 | 视辐射 | | |

（A）基于1353名受试者的全脑功能连接显示视觉网络，包括纹状体和纹外视觉皮质、内侧顶叶视觉注意区和丘脑外侧膝状体核。（B）DTI各向异性分数轴位彩图显示视辐射纤维，主要是前后方向。可能有假阳性纤维束，例如视辐射前方的投射实际为下枕额纤维。DTI使用体素大小为 1 ～ 3 mm³，但轴突大小约 0.01 mm，因此，一个体素的信号代表数千个轴突，其方向各异

视野映射

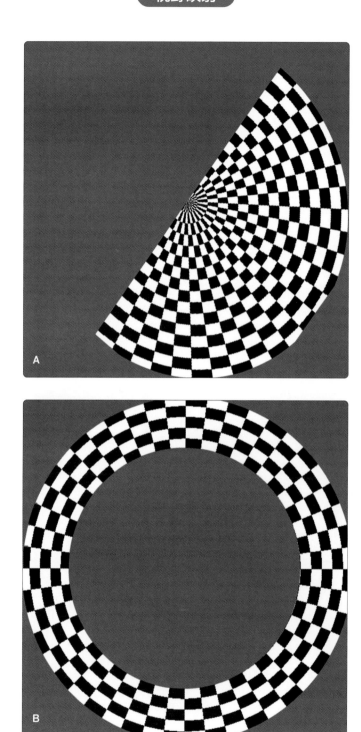

（A）用于视野映射的半视野旋转刺激。半个（或楔形）棋盘格围绕视野旋转的视觉刺激，受试者将眼睛聚焦在图像中心，大脑激活的时间可以完成视觉空间角度图。（B）用于视野偏心映射的扩展环刺激。扩展环刺激从视野的中心逐渐扩大，而受试者的眼睛将注意力集中在图像中心，大脑激活的时间可以完成视觉刺激偏心图

半视野

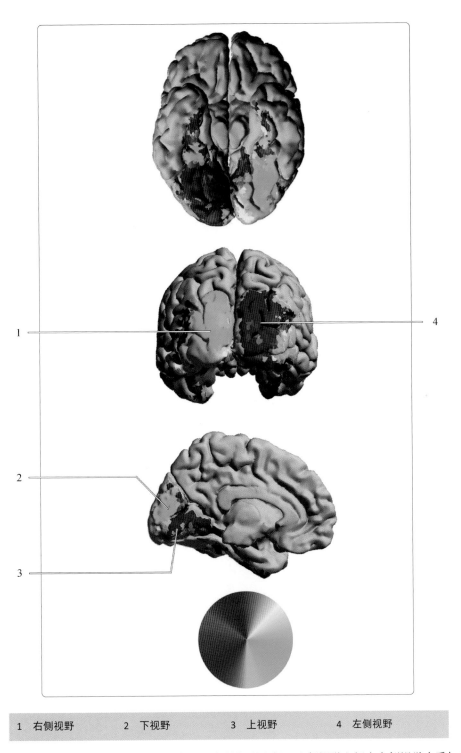

1 右侧视野	2 下视野	3 上视野	4 左侧视野

视觉空间的角度图，圆圈的颜色表示对应视觉皮质每个颜色的视觉空间。左侧视觉空间由右侧视觉皮质加工，右侧视觉空间由左侧视觉皮质加工，上视野倒置位于距状沟下方的初级视觉皮质，下视野由距状沟上方的皮质区域加工

视觉偏心图

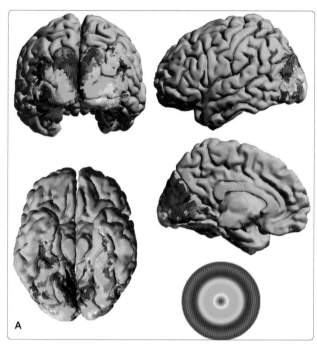

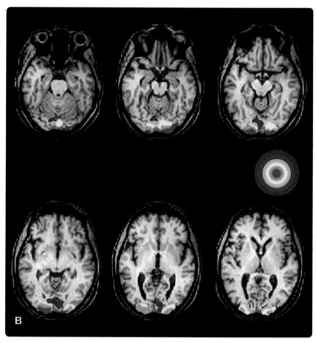

（A）视野偏心度示意图，彩色圆圈代表视觉空间图。中央凹视觉，即视觉空间的中心，位于初级视觉皮质的枕极，视觉皮质前部处理视觉空间的周边视觉。（B）显示基于偏心刺激的视野图。彩色圆圈代表视觉空间图，fMRI 图像显示每个偏心刺激对应的激活脑区

视觉皮质亚区

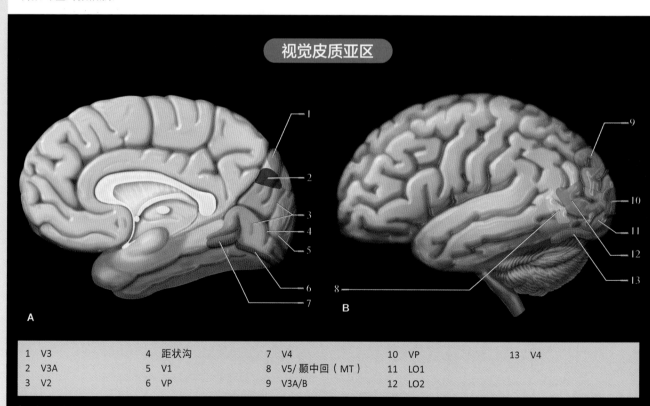

1	V3	4	距状沟	7	V4	10	VP	13	V4
2	V3A	5	V1	8	V5/ 颞中回（MT）	11	LO1		
3	V2	6	VP	9	V3A/B	12	LO2		

（A）视觉处理区（V1、V2、V3、V4、V5/MT、V6、顶内沟区域）都有完整的视觉空间视网膜定位图，并且每个区域的激活主要依赖于初级视觉皮质。纹外皮质区投射到颞叶和顶叶皮质联合区。腹侧流（包括 V4）从 V1 至颞下回，负责高分辨率视觉和物体识别。背侧流［包括颞中回（MT）］从 V1 至顶叶，负责分析视觉场景中物体之间的运动和位置关系。（B）这些视觉处理区负责视觉场景的不同方面。颞中回神经元对移动物边缘的方向做出反应，而不考虑颜色。V4 区的神经元对视觉刺激的颜色做出反应，而不考虑运动方向。枕外侧区 1（LO1）和 2（LO2）包含对侧视觉半视野的投射，整合视网膜坐标中多个视觉亚区的形状信息

影像解剖

概述

- 边缘网络包括杏仁核、纹状体、眶额叶皮质、岛叶、内侧颞叶和屏状核

杏仁核

- 与动物研究结果类似，人类杏仁核各亚区（基底外侧、中央内侧和浅表杏仁核）的连接模式存在差异
  - 基底外侧杏仁核与额叶、颞叶边缘区存在密切连接
  - 中央内侧杏仁核和纹状体存在密切连接
  - 浅表杏仁核和边缘系统存在广泛连接

纹状体（尾状核、壳核、伏隔核、嗅结节）

- 通常将纹状体分为背侧、腹侧；背侧纹状体包括尾状核和壳核，腹侧纹状体包括伏隔核和嗅结节
  - 背侧、腹侧功能区无明显分界
- 背外侧纹状体
  - 与感觉运动功能、程序性学习有关
  - 与前额叶背侧皮质、运动皮质、感觉皮质存在连接
- 腹内侧纹状体
  - 与奖励处理、强化学习和食欲控制有关
  - 与边缘结构（扣带回、眶额叶皮质、杏仁核）存在连接

眶额叶皮质

- 通过钩束连接内侧颞叶结构
- 参与构成腹侧注意网络
- 参与反应抑制、执行控制、情感认知

岛叶

- 下岛叶与内侧颞叶存在密切连接
- 上岛叶与扣带回皮质和背侧纹状体（突显网络）存在密切连接

海马旁皮质

- 参与处理记忆、导航和情感认知
- 海马参与构成默认网络

屏状核

- 功能尚不明确，可能参与协调大脑半球间连接
- 与海马、杏仁核、背侧纹状体存在连接

解剖影像相关问题

推荐成像方法

- 对于容易产生磁敏感伪影的区域（如眶额区和内侧颞区），可以通过斜平面成像，避免气-骨界面，提高分辨率；多频段 BOLD 脉冲序列和并行图像采集可以改善图像质量

影像诊断注意事项

- 边缘网络是一种功能连接网络，因所在位置磁化率高，导致功能磁共振图像分界不太精准。
- 边缘网络结构邻近颅内大动脉，动脉血液流入效应可能会产生伪影，从而影响功能连接结果

临床意义

- 重度抑郁症：膝前扣带回、边缘网络激活
- 情感控制：眶额叶皮质与冲动和多种精神障碍相关
- 成瘾：调节奖赏和强化学习的中脑边缘系统通路异常
- 自身免疫性边缘叶脑炎：副肿瘤性疾病多累及内侧颞叶
- 疱疹性脑炎：好发于内侧颞区和边缘系统脑区
- 癫痫：在全身性癫痫发作或癫痫持续状态后，边缘系统脑区在 FLAIR 上常呈高信号

参考文献

1. Arnold Anteraper S et al: Resting-state functional connectivity of the subthalamic nucleus to limbic, associative, and motor networks. Brain Connect. 8(1):22-32, 2018
2. Golchert J et al: Individual variation in intentionality in the mind-wandering state is reflected in the integration of the default-mode, fronto-parietal, and limbic networks. Neuroimage. 146:226-35, 2017
3. Smith JB et al: Rat claustrum coordinates but does not integrate somatosensory and motor cortical information. J Neurosci. 32(25):8583-8, 2012
4. Yeo BT et al: The organization of the human cerebral cortex estimated by intrinsic functional connectivity. J Neurophysiol. 106(3):1125-65, 2011
5. Roy AK et al: Functional connectivity of the human amygdala using resting state fMRI. Neuroimage. 45(2):614-26, 2009
6. Greicius MD et al: Resting-state functional connectivity in major depression: abnormally increased contributions from subgenual cingulate cortex and thalamus. Biol Psychiatry. 62(5):429-37, 2007
7. Heimer L et al: The limbic lobe and its output channels: implications for emotional functions and adaptive behavior. Neurosci Biobehav Rev. 30(2):126-47, 2006
8. Postuma RB et al: Basal ganglia functional connectivity based on a meta-analysis of 126 positron emission tomography and functional magnetic resonance imaging publications. Cereb Cortex. 16(10):1508-21, 2006
9. Anand A et al: Activity and connectivity of brain mood regulating circuit in depression: a functional magnetic resonance study. Biol Psychiatry. 57(10):1079-88, 2005
10. Morgane PJ et al: A review of systems and networks of the limbic forebrain/limbic midbrain. Prog Neurobiol. 75(2):143-60, 2005
11. Voorn P et al: Putting a spin on the dorsal-ventral divide of the striatum. Trends Neurosci. 27(8):468-74, 2004

边缘网络

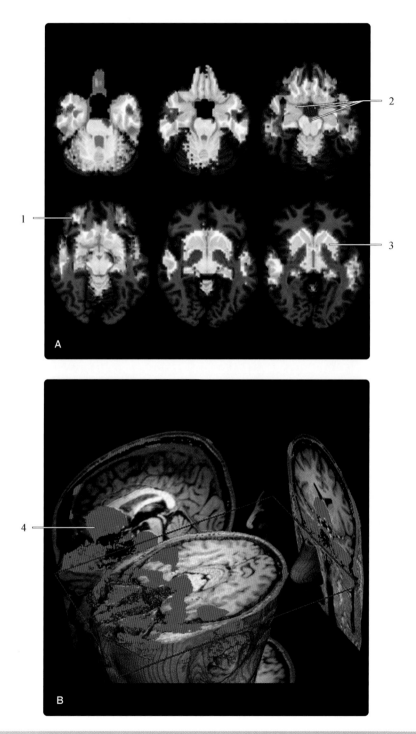

1	眶额叶皮质	2	动脉流入伪影	3	基底节	4	高磁化率

（A）边缘网络来自 1353 名受试者的 6 个网络分割。该网络由 infomap 算法的 18 个成分中的 13 个成分组成，代表大脑网络中同质化程度最低的网络。该网络包括高磁敏感伪影脑区，邻近 Willis 环，并且涉及深部灰质核团。此外，边缘网络还包括具有潜在解剖连接的内侧颞叶和边缘系统。（B）高磁化率区域显示为粉红色，由单独获得的场图生成，与 MP-RAGE 进行图像融合，图像使用 Neuro3D 软件（西门子公司）处理生成。高磁敏感区域与边缘网络空间位置高度重叠，表明该网络的一些相关性可能由图像伪影所致

语言网络

术语

定义

- 接受性语言：理解口语或书面语言
- 表达性语言：产生词汇和口语
- Broca 失语：失去表达能力，构词困难，言语流利性差，语法混乱
- Wernicke 失语：无法理解语言

影像解剖

概述

- 语言功能与额叶、顶叶和颞叶区域的复杂网络有关，多为左半球优势
- 双半球或右半球语言优势的发生率在右利手人群为 5%，在左利手或双利手人群为 22%
- 精神和发育障碍疾病，如孤独症和精神分裂症，多表现为双半球或右半球优势
- Broca 区、Wernicke 区、辅助运动区（SMA）和外侧运动前区是术前评估的核心区域，其他区域损伤也可能产生语言缺陷

Broca 区

- 左侧额下回后部与岛盖交界（Brodmann 44、45 区）：岛盖部和三角部
- 语言表达的主要脑区，负责创造句法并产生有意义的语言
- 与句法、语音和语法处理子区域存在空间分布重叠
- 先进行单词选择，再进行发音规划

Wernicke 区

- 颞上回后部、颞上沟后部和颞中回后部（Brodmann 22 区后部）
- 接受性语言、语音处理和言语知觉的主要脑区
- 相邻的角回、缘上回和颞中回参与语义处理

外侧运动前区皮质（Exner 区）

- 由中央前沟前方的 Broca 区向后和向上延伸（Brodmann 6 区）
- 书写语言的主要脑区
- 计划与演讲或写作相关的运动准备

辅助运动区（SMA）

- 额上回后内侧近顶点处（Brodmann 6 区内侧）
- 语言 SMA（pre-SMA）位于运动 SMA 正前方
- 损伤会导致严重的语言缺陷，需要数周才能改善或恢复

前额叶背外侧皮质

- 额中回，位于 Broca 区前方和上方（Brodmann 46 区）
- 参与语言过程中复杂语义、分析和抽象概念的处理

默认网络

- 存储关于自我、物体、人、事件、文化的自传体记忆知识，处理内部叙事

- 与核心语言区域相连，参与处理语言的前后逻辑关系
- 分布式网络，由角回（颞顶交界区）、后扣带回（楔前叶）、内侧前额叶、颞中回、颞下回组成
- 默认网络和核心语言脑区之间的连接存在左侧偏侧化
- 局灶性病变通常不会导致失语症
- 默认网络一般在语言任务 fMRI 上处于未激活状态

听觉皮质

- 颞上回，包括 Heschl 回（Brodmann 41、42 区）
- 轴位层面位于 Broca 区和 Wernicke 区之间
- 被听觉联合皮质包围，参与提高听觉感知水平
- 语言任务可激活颞岛交界区后部的听觉 / 运动整合区

视觉皮质

- 初级视觉皮质（V1）：枕极距状裂周围（Brodmann 17 区）
- 次级视觉皮质（V2、V3、V4、V5/MT、Brodmann 18 区和 19 区）包绕 V1
- 枕叶舌回和枕叶外侧回：书写字母和符号的识别和处理
- 颞枕皮质下外侧和角回共同参与阅读

颞叶下部和枕叶辅助语言区

- 颞叶基底语言区（basal temporal language area，BTLA）（又称视觉词形区）位于左侧梭状回中部
- 不是特定参与语言功能的区域，但可能参与字母和单词识别
- 单侧 BTLA 损伤不会导致永久性严重语言障碍
- 舌回参与字母的整体形状加工，梭状回参与字母的局部形状加工

小脑语言区

- 下蚓部和小脑半球后部正中旁
- 典型的右侧半球语言优势
- 损伤或切除时导致轻微的高级语言障碍

基底节

- 语言任务中尾状核和壳核存在多种激活
- 发生病变通常不会导致失语症

弓状束白质通路（背侧流）

- 走行于 Wernicke 区前上部，然后沿上纵束向前上至外侧运动前区
- 连接颞叶接受性语言脑区和表达性语言运动前区的主要白质纤维束
- 传导重复言语所需的信息

最外囊白质通路（腹侧流）

- 连接 Wernicke 区、Broca 区与听觉皮质，将语音与意义联系起来
- 连接外囊（皮质-纹状体投射）和钩束（杏仁核和海马到皮质的边缘连接）的独特路径

解剖影像相关问题

推荐成像方法

- 至少使用 2～3 种不同的语言任务，以避免假阴性结果
- 基于病变部位或症状选择接受性语言（Wernicke 区）或表达性语言（Broca 区）的刺激任务
- 接受性语言任务
  - 被动倾听：受试者听演讲 vs. 沉默或听扰频语言
  - 被动阅读：受试者读句子 vs. 读伪词或不熟悉的语言
- 表达性语言任务
  - 对象命名：受试者在脑海中思考图片任务中显示的物体名称
  - 无声字生成：受试者在脑海中思考给定字母开头的单词
- 组合语言任务
  - 应答命名：受试者思考多项选择题的答案
  - 短语识别：受试者思考描述口头或书面短语的词语
  - 句子完成：受试者阅读句子，并想出能完成句子的单词
  - 语义决定：受试者听到两个单词（例如"水果"和"苹果"），如果属于同一分类，则按按钮
  - 韵律：如果两个单词押韵，受试者按按钮

语言偏侧化

- 健康人右侧语言优势或双侧语言优势的发生率为 4%～6%
- fMRI 显示左利手个体中 8% 存在右侧语言优势，14% 表现为双侧语言优势
- 颞叶癫痫患者双侧语言优势率较高，约 33%
- 孤独症、精神分裂症及其他精神和发育疾病患者的双侧语言优势率较高
- 语言偏侧性在 5～20 岁增加，老年人减少
- 与 Wada 试验的相关性较高（90%），但左侧颞叶癫痫患者的相关性较低（73%）
- 随着任务难度和非典型任务（情绪性内容、异常韵律、音乐）程度的增加，语言变得越来越双侧化。
- 定性评估（专家判断）的观察者间一致性较低（kappa < 0.7），可以通过增加定量指标（如全脑或特定区域的偏侧性指数）来改善

临床意义

掌握多种语言的受试者

- 不同语言在 Broca 区和 Wernicke 区存在重叠

手语使用者（听力受损者）

- Wernicke 区参与手语感知
- 如果在学习手语之前优势半球出现脑损伤，则可能具有对侧优势

右半球语言同源区

- 启动非优势半球完成更困难的语言任务
- 当语言涉及非典型韵律、音乐、语境或节奏时，激活增加

半球交叉优势

- 接受性语言可为左侧优势，表达性语言可为右侧优势，反之亦然
  - 通常发生于优势半球有生长缓慢的病变
  - 靠近病变的语言区功能可以由对侧半球代偿

Wada 试验

- 对于双侧半球对称性语言激活或 fMRI 显示不良或不典型激活的病例有帮助
  - 如果整个单侧半球不激活，可能为假性结果
- 与 fMRI 结果一致性 > 90%
- Wada 试验在量化跨半球优势或双侧激活方面效果有限
- Wada 试验的价格比 fMRI 高 3.7 倍，且具有侵入性，可能出现夹层、脑卒中和出血的风险
- 动静脉畸形常出现 fMRI 假阴性结果，需行 Wada 试验

参考文献

1. Nettekoven C et al: Short- and long-term reliability of language fMRI. Neuroimage. 176:215-25, 2018
2. Black DF et al: American Society of Functional Neuroradiology-recommended fmri paradigm algorithms for presurgical language assessment. AJNR Am J Neuroradiol. 38(10):E65-73, 2017
3. Smitha KA et al: Resting-state seed-based analysis: an alternative to task-based language fMRI and its laterality index. AJNR Am J Neuroradiol. 38(6):1187-92, 2017
4. Price CJ: The anatomy of language: a review of 100 fMRI studies published in 2009. Ann N Y Acad Sci. 1191:62-88, 2010
5. Binder JR et al: Where is the semantic system? A critical review and meta-analysis of 120 functional neuroimaging studies. Cereb Cortex. 19(12):2767-96, 2009
6. Saur D et al: Ventral and dorsal pathways for language. Proc Natl Acad Sci U S A. 105(46):18035-40, 2008
7. Binder JR et al: Human brain language areas identified by functional magnetic resonance imaging. J Neurosci. 17(1):353-62, 1997

语言网络

脑部激活区：口语和书面语言

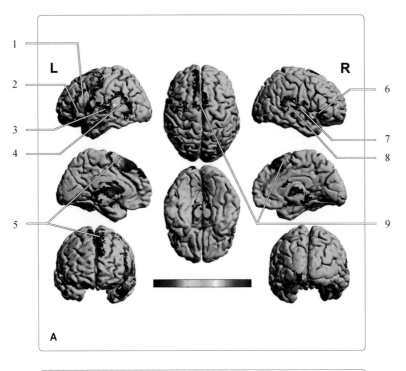

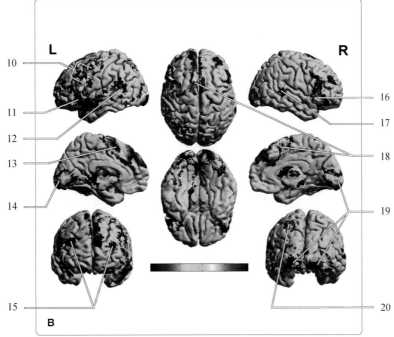

1	外侧运动前区	5	辅助运动区	9	辅助运动区	13	辅助运动区	17	Wernicke 同源区
2	Broca 区	6	Broca 同源区	10	外侧运动前区	14	视觉皮质	18	辅助运动区
3	听觉皮质	7	听觉皮质	11	Broca 区	15	前额叶背外侧皮质	19	视觉皮质
4	Wernicke 区	8	Wernicke 同源区	12	Wernicke 区	16	Broca 同源区	20	顶内沟

（A）听觉语言：fMRI 在听觉识别任务期间显示激活的听觉脑区，图像为 40 名健康志愿者的组分析结果。任务采用组块设计，受试者会听到短语，如"马戏团的滑稽家伙"，静息组块时听扰频语言。激活组块期间，受试者思考短语所描述的单词，但不能大声说出。颜色条显示相对激活程度（T-score，范围：4～12）。（B）视觉语言：fMRI 在视觉任务期间显示激活的视觉脑区，图像为 25 名健康志愿者的组分析结果。任务采用组块设计，阅读结尾处为空白的句子（例如，"他把盘子放在了_____"，静息组块时屏幕中央显示"＋"符号。激活组块期间，志愿者思考完成句子的单词，但不能大声说出

听觉语言，白质通路

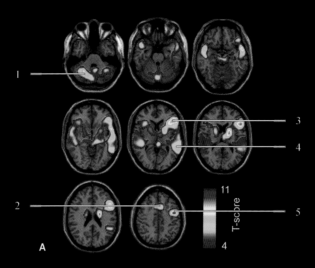

A

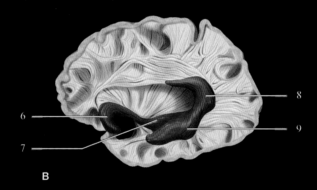

B

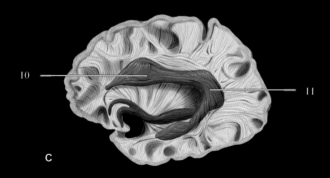

C

1	小脑语言区	4	Wernicke 区	7	最外囊	10	弓状束：前段
2	辅助运动区（前辅助运动区）	5	外侧运动前区	8	角回和缘上回	11	弓状束：后段
3	Broca 区	6	Broca 区	9	Wernicke 区		

（**A**）听觉语言：fMRI 在听觉识别任务期间显示激活的听觉脑区，图像为 40 名术前患者的组分析结果。任务采用组块设计，受试者会听到短语，如"马戏团的滑稽家伙"，静息组块时听扰频语言。激活组块期间，受试者思考短语所描述的单词，但不能大声说出。颜色条显示相对激活程度（T-score）。（**B**）显示腹侧语言通路的白质纤维束。纤维束包括最外囊和颞上回、额下回和角回语言和语义区域之间的通路。腹侧通路是语言理解网络的核心通路。（**C**）显示背侧语言通路的白质纤维束，主要为连接外侧额下回、运动前区和颞上回语言区域的弓状束。背侧通路参与语言的重复、讲话的运动发音规划和语言的工作记忆

术语

定义

- 程序性记忆：不需要有意识回忆的长期记忆，如运动技能，也称为内隐记忆
- 陈述性记忆：需要有意识回忆的长期记忆，可以是情景记忆或语义记忆，也被称为外显记忆
- 情景记忆：回忆与特定背景、地点或时间有关的事件或物体，包括自传体记忆
- 语义记忆：独立于语境的对事实、思想和知识的回忆，即对语言本身含义的记忆
- 短期（工作）记忆：由不同于长期记忆的神经介质介导的注意形式，可以在几分钟到几小时内对工作特征进行复述、回忆和有意识地感知
- 记忆巩固：将感觉或语义表征转化为长期记忆（即记忆编码）
- 模式分离：区分相似经验表征或对象表征的能力
- 模式完成：关联相似经验表征或对象表征的能力

影像解剖

概述

- 目前认为长期陈述性记忆存储在感觉和联合皮质的突触强度和连接模式中，位于处理相关感知的脑区（视觉皮质存储视觉记忆）
- 海马结构和海马旁回是皮质中长期记忆的编码单位
  - 海马旁回前部包括内嗅皮质（内侧）和嗅周皮质（外侧）
  - 海马旁回后部和梭状回内侧组成海马旁皮质
- 快速眼动睡眠（REM）促进记忆巩固

海马

- 处理陈述性记忆编码和检索的关键结构
- 还参与导航、位置识别和空间记忆编码
- 信息传输方向：齿状回 → CA3 → CA1 → 下托
- 穿通通路：内嗅皮质至各海马亚区（齿状回、CA3、CA1、下托）
- 下托轴突投射至伏隔核、前额叶皮质、下丘脑、内嗅皮质和杏仁核
- 齿状回功能为区分相似表征（即模式分离）

海马旁皮质

- 接收大量内侧顶叶皮质的输入
- 输出至 CA1、下托、杏仁核、内嗅和嗅周皮质
- 参与位置识别和场景识别

内嗅皮质

- 内侧内嗅皮质参与空间探索和导航
- 接收新皮质（所有感觉模式）的输入：从新皮质至海马的主要通路
- 投射至 CA1、CA3、齿状回和海马下托

嗅周皮质

- 接受单峰视觉皮质的输入最多，也接受听觉、躯体感觉和多峰视觉皮质的输入
- 投射至 CA1、下托、杏仁核、丘脑、基底节

杏仁核

- 紧邻海马钩外侧
- 参与情绪和记忆功能，特别是剧烈的情绪，如恐惧和愤怒
- 广泛连接内侧颞叶、眶额叶皮质、下丘脑和纹状体
- 双侧杏仁核损伤导致 Klüver-Bucy 综合征

穹窿

- 起源于海马（下托和内嗅皮质），包含 5 个亚区：穹窿伞、穹窿脚、穹窿连合、穹窿体、穹窿柱
- 穹窿损伤可导致严重的顺行记忆缺损；制订手术计划可以采用 DTI 显示穹窿纤维，从而避免损伤
- 终止于下丘脑的乳头体
- Wernicke 脑病相关功能障碍的患者可见穹窿信号异常

默认网络

- 语义记忆长期储存的主要脑区
- 默认网络（后扣带回、内侧前额叶、顶下小叶、颞下回）与语言区和内侧颞叶之间存在较强的左侧优势连接

小脑

- 参与程序记忆（运动学习）形成和经典条件反射

基底节

- 参与程序记忆（技能和习惯）

临床应用

临床意义

- 记忆偏侧化
  - 进行自传体记忆任务时双侧海马对称性激活
  - 语言记忆表现为左侧优势，视觉空间记忆表现为右侧优势
- 内侧颞叶癫痫
  - 内侧颞叶切除术后常发生记忆缺损，但可通过对侧的内侧颞叶进行代偿
    - 双侧海马损伤者多伴有严重健忘症
  - 长期记忆和新记忆的形成都会受损
  - 内侧颞叶癫痫患者病灶同侧海马激活较弱，病灶对侧海马激活较强
    - 术后记忆受损的严重程度与同侧海马在自传体记忆任务的激活强度呈弱相关（对侧海马激活越强，记忆缺损越轻）
  - 颞叶癫痫，对侧海马和后扣带回（默认网络）之间的功能连接增强
    - 对侧海马-后扣带回连接增强提示颞叶切除术后预后较好
    - 需要与同一设备和相同脉冲序列的年龄匹配对照组进行比较

○ 由于术前 fMRI 预测预后的价值有限，因此术前记忆任务的 fMRI 尚未广泛应用，但可能有助于预测颞叶切除术后的记忆缺损

    — 近年来研究发现海马-后扣带回的功能连接是预测术后记忆缺损的影像标志物，但尚需要更精细的分析方法、规范化的对照数据和临床进一步验证

    — Wada 试验也可预测术后记忆缺损

    — 最近研究表明，颞叶切除术前记忆功能的偏侧化可能影响术后的记忆缺损（Sidhu et al，2015）

● 痴呆

○ 脑萎缩基础上发生海马非对称性萎缩，是阿尔茨海默病的生物标志物，但其敏感性和特异性有限

    — 通过对比患者与年龄匹配对照组的海马体积，可以预测阿尔茨海默病的发生

    — 顶叶、颞叶及额叶的继发性萎缩也很常见（尤其默认网络区域）

    — 阿尔茨海默病患者 PET 成像这些区域摄取降低，fMRI 功能连接降低

○ 额叶不对称萎缩提示额颞叶变性

○ 顶上小叶萎缩＞内侧颞叶萎缩提示抗磷脂抗体综合征

○ 颞极前部萎缩提示语义性痴呆，岛盖周围区萎缩（尤其左半球）与进行性非流利性失语有关，脑干萎缩提示多系统萎缩

任务态功能成像

● 自传体回忆

○ 组块设计：受试者在"on"组块期间回忆他们生活中的事件；在"off"组块期间执行不涉及情景记忆回忆的对照任务，比如完成句子

○ 需要至少 20 个组块设计才能可靠地获得海马激活（扫描 10 min）

● 语义回忆

○ 组块设计：患者在"on"组块期间查看任务图片，并分类为"living"或"nonliving"；在"off"组块期间执行对照任务，例如比较 2 个抽象设计

○ 一般任务时间为 5 min，为了提高信号强度可重复任务

● 模式分离

○ 事件相关或组块设计：受试者观看一系列物体的图片，并将其分类为新奇的或熟悉的

○ 应用高分辨率颞叶成像显示海马亚区，但会缺乏全脑的图像

参考文献

1. Parvizi J et al: Memory, numbers, and action decision in human posterior parietal cortex. Neuron. 97(1):7-10, 2018
2. Vahdat S et al: Network-wide reorganization of procedural memory during NREM sleep revealed by fMRI. Elife. 6, 2017
3. Sidhu MK et al: Memory network plasticity after temporal lobe resection: a longitudinal functional imaging study. Brain. 139(Pt 2):415-30, 2016
4. Gilmore AW et al: A parietal memory network revealed by multiple MRI methods. Trends Cogn Sci. 19(9):534-43, 2015
5. Sidhu MK et al: Memory fMRI predicts verbal memory decline after anterior temporal lobe resection. Neurology. 84(15):1512-9, 2015
6. Towgood K et al: Bringing memory fMRI to the clinic: comparison of seven memory fMRI protocols in temporal lobe epilepsy. Hum Brain Mapp. 36(4):1595-608, 2015
7. McCormick C et al: Default mode network connectivity indicates episodic memory capacity in mesial temporal lobe epilepsy. Epilepsia. 54(5):809-18, 2013
8. Rugg MD et al: Brain networks underlying episodic memory retrieval. Curr Opin Neurobiol. 23(2):255-60, 2013
9. Shapira-Lichter I et al: Portraying the unique contribution of the default mode network to internally driven mnemonic processes. Proc Natl Acad Sci U S A. 110(13):4950-5, 2013
10. Bonelli SB et al: Imaging language networks before and after anterior temporal lobe resection: results of a longitudinal fMRI study. Epilepsia. 53(4):639-50, 2012
11. Centeno M et al: Memory in frontal lobe epilepsy: an fMRI study. Epilepsia. 53(10):1756-64, 2012
12. Sestieri C et al: Episodic memory retrieval, parietal cortex, and the default mode network: functional and topographic analyses. J Neurosci. 31(12):4407-20, 2011
13. St Jacques PL et al: Dynamic neural networks supporting memory retrieval. Neuroimage. 57(2):608-16, 2011
14. Thomas AG et al: The fornix in health and disease: an imaging review. Radiographics. 31(4):1107-21, 2011
15. Yassa MA et al: Pattern separation in the hippocampus. Trends Neurosci. 34(10):515-25, 2011
16. Bonelli SB et al: Imaging memory in temporal lobe epilepsy: predicting the effects of temporal lobe resection. Brain. 133(Pt 4):1186-99, 2010
17. Burianova H et al: A common functional brain network for autobiographical, episodic, and semantic memory retrieval. Neuroimage. 49(1):865-74, 2010
18. Carr VA et al: Imaging the human medial temporal lobe with high-resolution fMRI. Neuron. 65(3):298-308, 2010
19. Duncan JS: Imaging in the surgical treatment of epilepsy. Nat Rev Neurol. 6(10):537-50, 2010
20. Labudda K et al: Presurgical language fMRI activation correlates with postsurgical verbal memory decline in left-sided temporal lobe epilepsy. Epilepsy Res. 92(2-3):258-61, 2010
21. Seeley WW et al: Neurodegenerative diseases target large-scale human brain networks. Neuron. 62(1):42-52, 2009
22. Kahn I et al: Distinct cortical anatomy linked to subregions of the medial temporal lobe revealed by intrinsic functional connectivity. J Neurophysiol. 100(1):129-39, 2008
23. Addis DR et al: Consequences of hippocampal damage across the autobiographical memory network in left temporal lobe epilepsy. Brain. 130(Pt 9):2327-42, 2007
24. Squire LR et al: The medial temporal lobe. Annu Rev Neurosci. 27:279-306, 2004

记忆网络

边缘系统和内侧颞叶解剖

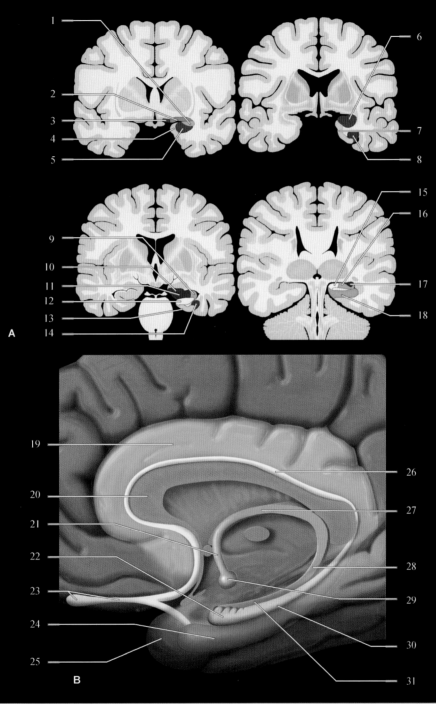

A

B

1	梨状皮质（颞叶）	8	嗅周皮质	15	海马下托	22	海马结构（头部）	29	乳头体
2	梨状皮质（额叶）	9	CA1	16	CA1	23	嗅球和嗅束	30	海马结构（尾部）
3	嗅结节	10	CA3	17	CA3	24	海马旁回	31	穹窿伞
4	内嗅皮质	11	齿状回	18	海马旁皮质	25	海马钩		
5	杏仁核	12	海马下托	19	扣带回	26	灰被		
6	杏仁核	13	内嗅皮质	20	胼胝体	27	穹窿体		
7	内嗅皮质	14	嗅周皮质	21	穹窿柱	28	穹窿脚		

（A）冠状位 4 幅图像，从前（左上）至后（右下）。左侧大脑半球标注彩色的脑区为嗅结节、梨状皮质、杏仁核、海马亚区（CA1、CA3、齿状回、下托）、内嗅皮质、嗅周皮质和海马旁皮质。（B）内侧颞叶和边缘系统解剖示意图，显示穹窿、海马结构和海马旁回。海马旁回向后延伸，与压后扣带回融合

MR 内侧颞叶解剖

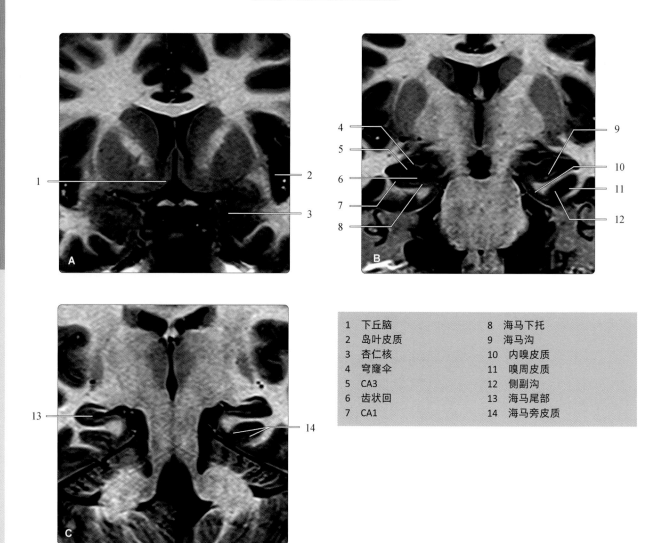

1	下丘脑	8	海马下托
2	岛叶皮质	9	海马沟
3	杏仁核	10	内嗅皮质
4	穹窿伞	11	嗅周皮质
5	CA3	12	侧副沟
6	齿状回	13	海马尾部
7	CA1	14	海马旁皮质

（A）MR 冠状位 True IR 序列内侧颞叶层面，可见双侧杏仁核紧邻海马钩外侧。杏仁核靠近岛叶前部和中部皮质，通过钩束与眶额叶皮质相连。杏仁核通过终纹与下丘脑相连。MR 无法显示杏仁核的亚区结构：基底外侧复合体（基底核、外侧核和副基底核）、中央核、内侧核和皮质核。（B）MR 冠状位 True IR 序列海马头层面，显示海马亚区（齿状回、CA1、CA3、下托）。CA2 和 CA4 是 CA1 和 CA3 之间以及 CA3 和齿状回之间的小亚区，图像中没有标记。内嗅皮质从下托延伸至侧副沟内侧壁的中间，嗅周皮质沿侧副沟内侧壁远端延伸至外侧壁。（C）MR 冠状位 True IR 序列后部层面，显示海马尾部和海马旁皮质

影像解剖

概述
- 社交网络脑区参与社会认知，每个脑区都会参与特定的社会互动

解剖关系
- 镜像神经元系统：在执行动作和感知他人执行类似动作时激活的一组神经元，包括运动前区皮质、辅助运动区、顶下小叶和初级躯体感觉皮质
- 心智理论：推断他人的心理状态，涉及区域包括默认网络和颞上沟后部
- 默认网络：默认网络与社交相关脑区高度重叠，参与处理语义知识和内部定向认知
- 社会脑网络模块：负责不同社会功能的不同子网络，如面孔加工、语言、生物运动知觉和对他人行为的预期

颞上沟后部
- 社会认知的核心节点，包括左侧 Wernicke 脑区（接受性语言），在社会任务中激活

内侧前额叶
- 判断、评估和内部刺激处理

后扣带回 / 楔前叶
- 处理内部刺激和内在叙事

颞顶交界区
- 参与推断他人的目标、意图和愿望

岛叶前部
- 参与注意力控制、内在感受、共情、厌恶感、嗅觉和其他与社交互动相关的功能

前（中）扣带回
- 参与对显著刺激、共情和反应抑制的认知

杏仁核
- 参与情感强烈的社交互动激活

梭状回
- 参与处理人脸识别

颞极前部
- 涉及语言、意象和语义功能的复杂多模态联合皮质

眶额叶皮质
- 参与适应性学习和对社会刺激、情绪调节和享乐体验的评估

左侧额下回
- 参与语言表达（Broca 区）和对话计划

顶内沟
- 关注外部多模态的感觉刺激

下丘脑 / 神经垂体
- 释放催产素和精氨酸加压素（AVP），调节信任和社会性联系，机制尚不清楚

临床意义
- 孤独症：社交相关大脑中枢功能连接异常
- Williams 综合征：尽管患者基线催产素水平升高导致认知障碍，但仍具有较高的亲社会特征
- 唐氏综合征：杏仁核对威胁的反应减低，对暴力的注意减低

参考文献

1. Alcalá-López D et al: Computing the social brain connectome across systems and states. Cereb Cortex. 28(7):2207-32, 2018
2. Richardson H et al: Development of the social brain from age three to twelve years. Nat Commun. 9(1):1027, 2018
3. Tremblay S et al: Social decision-making and the brain: a comparative perspective. Trends Cogn Sci. 21(4):265-76, 2017
4. Domes G et al: Effects of intranasal oxytocin on the neural basis of face processing in autism spectrum disorder. Biol Psychiatry. 74(3):164-71, 2013
5. Bernhardt BC et al: The neural basis of empathy. Annu Rev Neurosci. 35:1-23, 2012
6. Frith CD et al: Mechanisms of social cognition. Annu Rev Psychol. 63:287-313, 2012
7. Gotts SJ et al: Fractionation of social brain circuits in autism spectrum disorders. Brain. 135(Pt 9):2711-25, 2012
8. Kennedy DP et al: The social brain in psychiatric and neurological disorders. Trends Cogn Sci. 16(11):559-72, 2012
9. Lahnakoski JM et al: Naturalistic FMRI mapping reveals superior temporal sulcus as the hub for the distributed brain network for social perception. Front Hum Neurosci. 6:233, 2012
10. Mars RB et al: On the relationship between the "default mode network" and the "social brain". Front Hum Neurosci. 6:189, 2012
11. Beauchamp MS: Biological motion and multisensory integration: the role of the superior temporal sulcus. In Adams R et al: The Science of Social Vision. New York: Oxford University Press. 409, 2011
12. Tsapkini K et al: The function of the left anterior temporal pole: evidence from acute stroke and infarct volume. Brain. 134(Pt 10):3094-105, 2011
13. Ross LA et al: Social cognition and the anterior temporal lobes. Neuroimage. 49(4):3452-62, 2010
14. Adolphs R: The social brain: neural basis of social knowledge. Annu Rev Psychol. 60:693-716, 2009
15. Guastella AJ et al: A randomized controlled trial of intranasal oxytocin as an adjunct to exposure therapy for social anxiety disorder. Psychoneuroendocrinology. 34(6):917-23, 2009
16. Van Overwalle F: Social cognition and the brain: a meta-analysis. Hum Brain Mapp. 30(3):829-58, 2009
17. Blakemore SJ: The social brain in adolescence. Nat Rev Neurosci. 9(4):267-77, 2008
18. Frith CD et al: Social cognition in humans. Curr Biol. 17(16):R724-32, 2007
19. Olson IR et al: The enigmatic temporal pole: a review of findings on social and emotional processing. Brain. 130(Pt 7):1718-31, 2007
20. Gallese V et al: A unifying view of the basis of social cognition. Trends Cogn Sci. 8(9):396-403, 2004
21. Kanwisher N et al: The fusiform face area: a module in human extrastriate cortex specialized for face perception. J Neurosci. 17(11):4302-11, 1997
22. Baron-Cohen S et al: Does the autistic child have a "theory of mind"? Cognition. 21(1):37-46, 1985

社交相关脑解剖

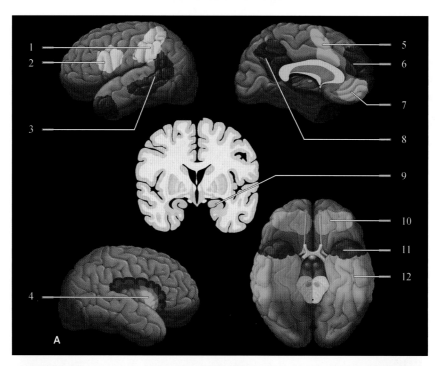

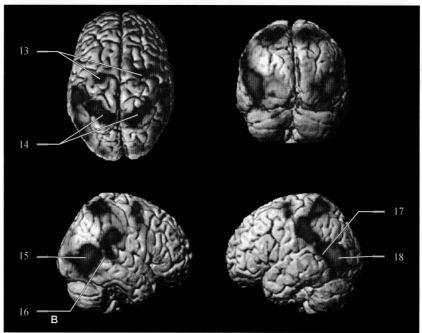

1	顶下小叶	6	前额叶背内侧皮质	11	颞极	16	颞上沟后部
2	额下回后部和运动前区皮质	7	内侧眶额叶皮质	12	颞下回	17	颞上沟后部
3	颞上沟	8	后扣带回和楔前叶	13	额叶眼区	18	颞中回
4	前岛叶皮质	9	杏仁核和海马	14	顶内沟		
5	中扣带回皮质	10	眶额叶皮质	15	颞中回		

（A）显示参与社会认知的脑区。红色脑区参与沟通、心智化和思考他人的精神状态，蓝色脑区与情绪、判断、记忆和适应性学习有关，绿色脑区在共情时激活，黄色脑区参与工作记忆、镜像、模拟以及对相关刺激的重新定位。（B）显示 15 名正常志愿者观看 50 min 兔八哥动画片，基于组分析的脑功能结果，阈值 $P < 0.001$。蓝色区域代表屏幕上出现兔八哥时的激活脑区，红色区域代表屏幕上出现对手时的激活脑区，紫色区域代表上述两种情况共有的激活脑区。蓝色和红色区域具有相似的激活分布，主要位于沿顶内沟和额叶眼区的注意网络。双侧颞中回明显激活，并延伸至颞上沟后部

第一篇 脑

第四章 幕下脑解剖

（崔亚东 翟硕 武春雪 卢洁 译）

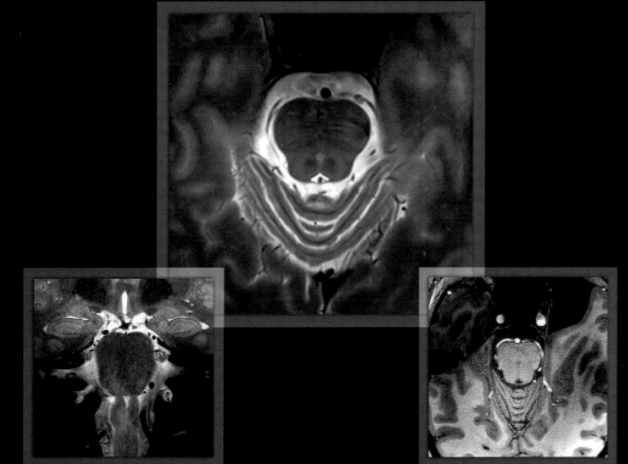

术语

缩写

- 脑脊液（cerebrospinal fluid，CSF）
- 脑神经（cranial nerve，CN）：动眼神经（CNⅢ）、滑车神经（CNⅣ）、三叉神经（CNⅤ）、展神经（CNⅥ）、面神经（CNⅦ）、前庭蜗神经（CNⅧ）、舌咽神经（CNⅨ）、迷走神经（CNⅩ）、副神经（CNⅪ）、舌下神经（CNⅫ）

同义词

- 经典命名法（简化命名法）
  - 小脑上面（小脑幕）、下面（枕下）、前面（岩部）
  - 原裂、水平裂（岩裂）、二腹前裂 / 锥体前裂（枕下裂）

定义

- 颅后窝：包括脑干和小脑，位于小脑幕下方（幕下）
- 脑干：包括中脑、脑桥、延髓
- 小脑：是组成后脑的最大结构，主要负责协调动作、调节肌肉张力

大体解剖

概述

- 颅后窝：幕下结构
  - 由颅骨环绕保护，包含
    - 前方为脑干，后方为小脑
    - 中脑导水管和第四脑室
    - CSF 池包含脑神经、椎-基底动脉系统与静脉
  - 脑脊液池：对脑干、小脑具有保护和缓冲作用
- 脑干
  - 解剖学分区
    - **中脑**：脑干上部，连接脑桥、小脑与前脑
    - **脑桥**：脑干中部，传递大脑与小脑之间的信息
    - **延髓**：脑干下部，传递脊髓与大脑之间的信息
  - 功能分区
    - 腹侧：包含大量下行纤维束，如中脑大脑脚、脑桥球、延髓锥体
    - 背侧：被盖，常见于中脑、脑桥和延髓；包含脑神经核团和网状结构
- 小脑
  - 2 个半球和中线蚓部
  - 通过 3 对小脑脚与脑干相连
  - 皮层灰质、中央白质和 4 对深部灰质核团

解剖关系

- 颅后窝边界
  - 上方为小脑幕
  - 前方为枕骨斜坡
  - 两侧为颞骨岩部
  - 下方为枕骨大孔

- 中脑
  - 腹侧：**大脑脚**包含皮质脊髓束、皮质延髓束和皮质脑桥束
  - **背侧被盖**：位于中脑导水管腹侧
    - 白质纤维束：内侧纵束、内侧丘系、外侧丘系、脊髓丘脑束、中央被盖束
    - 灰质：黑质和红核
    - 中脑上部：包含 CNⅢ神经核，位于上丘水平
    - 中脑下部：包含 CNⅣ神经核，位于下丘水平
  - **顶盖（四叠体）**：位于中脑导水管背侧
    - 上丘和下丘
    - 中脑导水管周围灰质
- 脑桥
  - 腹侧：纵向纤维主要来自皮质脊髓束、皮质延髓束和皮质脑桥束
  - 背侧被盖：白质纤维束和 CN 核
    - 白质纤维束：内侧纵束、内侧丘系、外侧丘系、斜方体、脊髓丘脑束、中央被盖束
    - 脑桥上部：包含 CNⅤ的主要神经核
    - 脑桥下部：包含 CNⅣ、Ⅶ、Ⅷ神经核
- 延髓
  - 腹侧：**橄榄核、锥体**
  - 背侧被盖：白质纤维束、CN 核
    - 白质纤维束：内侧纵束、内侧丘系、脊髓丘脑束、中央被盖束、脊髓小脑束
    - CN 核：CNⅨ、Ⅹ、Ⅺ核位于延髓上部及中部，CNⅫ核位于延髓中部
- 小脑
  - 3 面：上面（小脑幕）、下面（枕下）、前面（岩部）
  - 2 个半球和中线蚓部
    - 由横裂分为叶和小叶
    - 主要裂隙：原裂（天幕裂）、水平裂（岩裂）、二腹前裂 / 锥体前裂（枕下裂）
  - 3 对**小脑脚**
    - **小脑上脚**（结合臂）通过中脑与大脑联系
    - **小脑中脚**（脑桥臂）与脑桥联系
    - **小脑下脚**（绳状体）与延髓联系
- **椎-基底动脉系统**
  - 中脑：基底动脉、小脑上动脉、大脑后动脉的穿支
  - 脑桥：小脑上动脉、基底动脉穿支
  - 延髓：脊髓前动脉、椎动脉穿支、小脑后下动脉
  - 小脑：小脑上动脉、小脑后下动脉、小脑前下动脉

脑干和小脑概述

示意图

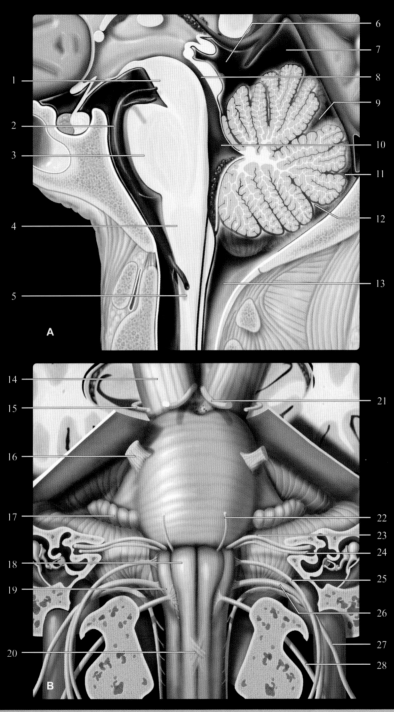

1	中脑	7	小脑上池	13	枕大池	19	延髓橄榄	25	舌咽神经（CNⅨ）
2	基底动脉	8	中脑导水管	14	大脑脚	20	锥体交叉	26	迷走神经（CNⅩ）
3	脑桥	9	原裂（天幕裂）	15	滑车神经（CNⅣ）	21	动眼神经（CNⅢ）	27	副神经（CNⅪ）
4	延髓	10	第四脑室	16	三叉神经（CNⅤ）	22	展神经（CNⅥ）	28	舌下神经（CNⅫ）
5	颈髓	11	水平裂（岩裂）	17	小脑绒球	23	面神经（CNⅦ）		
6	四叠体池	12	锥体前裂（枕下裂）	18	延髓锥体	24	前庭蜗神经（CNⅧ）		

（A）颅后窝正中矢状位图像，显示前方的脑干和后方的小脑，由第四脑室分隔。脑干由中脑、脑桥、延髓构成。小脑有上面（小脑幕）、下面（枕下）、前面（岩部）3个面。原裂（天幕裂）和水平裂（岩裂）将小脑蚓部及小脑半球分成小叶，水平裂是小脑前部最明显的裂隙，并向后方延伸至小脑下部。（B）脑干前部冠状位图像显示脑神经。CNⅢ～CNⅫ神经核位于脑干，CNⅢ和Ⅳ神经核位于中脑，CNⅤ～CNⅧ神经核位于脑桥，CNⅨ～CNⅫ神经核位于延髓，只有CNⅣ从脑干的背侧发出，沿小脑幕边缘包绕中脑外侧走行

7T MR 轴位 T2-SPACE

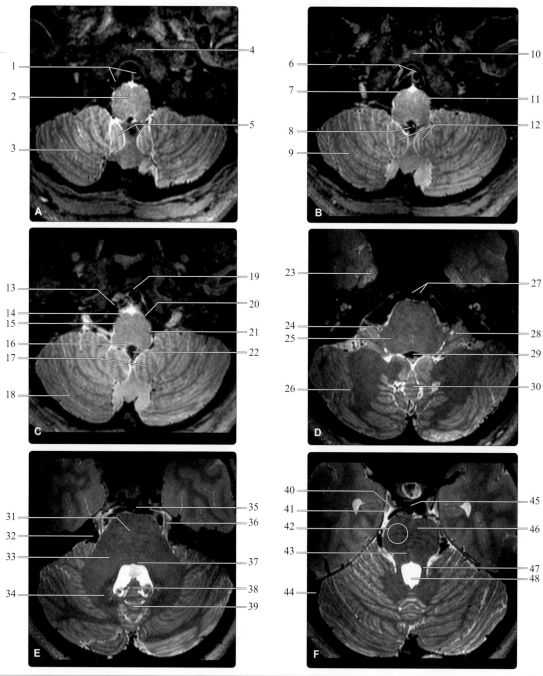

1	椎动脉	9	右侧小脑半球下部	17	小脑扁桃体	25	小脑下脚	33	小脑中脚	41	桥前池
2	颈髓-延髓交界区	10	斜坡	18	右侧小脑半球下部	26	右侧小脑半球下部	34	齿状核	42	皮质脊髓束
3	右侧小脑半球下部	11	延髓橄榄	19	基底动脉	27	展神经（CNⅥ）	35	基底动脉	43	内侧纵束
4	斜坡	12	小脑扁桃体	20	橄榄前沟	28	绒球	36	三叉神经（CNⅤ）	44	基底动脉
5	小脑扁桃体	13	延髓前池	21	橄榄后沟	29	第四脑室下部	37	面神经丘	45	基底动脉
6	椎动脉	14	延髓锥体	22	第四脑室下部	30	小脑蚓部	38	小结	46	脑桥
7	延髓锥体	15	延髓橄榄	23	Meckel 腔	31	脑桥	39	小脑蚓部	47	小脑上脚
8	背内侧沟	16	舌下隆起	24	前庭蜗神经（CNⅧ）	32	桥小脑角池	40	右侧小脑上动脉	48	第四脑室

MR 轴位 T2-SPACE 序列，从下至上 6 幅图像。（A）颈髓-延髓交界层面，显示颅后窝下部结构，小脑扁桃体位于枕骨大孔水平。（B）延髓下部层面，显示腹侧（前部）延髓锥体和橄榄，主要包含皮质脊髓束和皮质延髓束的白质纤维，向上延续至脑桥腹侧和中脑腹侧。背侧正中沟向上延续至第四脑室底部。（C）延髓中部层面，显示舌下隆起，由舌下神经（CNⅫ）核膨出形成，是第四脑室底部的凸起。CNⅫ从橄榄前沟向前外侧发出，舌咽神经（CNⅨ）、迷走神经（CNⅩ）和副神经（CNⅪ）从延髓橄榄后部的橄榄后沟向外侧发出。（D）脑桥-延髓交界层面，显示小脑下脚（绳状体）。前庭蜗神经（CNⅧ）的耳蜗神经核位于此层面。CNⅧ从桥小脑角处发出，展神经（CNⅥ）从脑桥-延髓交界处前部发出。（E）脑桥中部层面，显示小脑中脚（脑桥臂）和小脑的主要结构。面神经丘由面神经（CNⅦ）的轴突环绕展神经核（CNⅥ）形成，是第四脑室底部的隆起。三叉神经（CNⅤ）走行至 Meckel 腔。齿状核是影像学唯一可显示的小脑核团。（F）脑桥上部层面，显示小脑上脚（结合臂），皮质脊髓束走行于脑桥腹侧

7T MR 轴位 T2WI

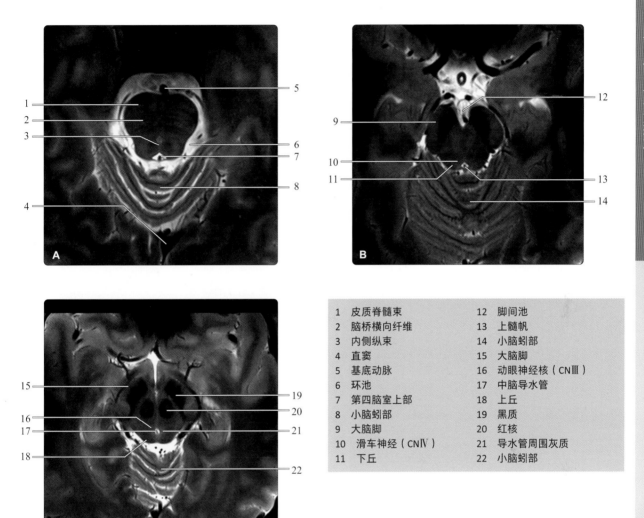

1	皮质脊髓束	12	脚间池
2	脑桥横向纤维	13	上髓帆
3	内侧纵束	14	小脑蚓部
4	直窦	15	大脑脚
5	基底动脉	16	动眼神经核（CNⅢ）
6	环池	17	中脑导水管
7	第四脑室上部	18	上丘
8	小脑蚓部	19	黑质
9	大脑脚	20	红核
10	滑车神经（CNⅣ）	21	导水管周围灰质
11	下丘	22	小脑蚓部

7T MR 轴位 T2 快速自旋回波序列，3 幅图像。（A）脑桥-中脑交界层面，白质纤维束主要包括皮质脊髓束和内侧纵束，7T MR 可清晰显示。（B）中脑下部层面，动眼神经（CNⅢ）发自于脚间窝，滑车神经核（CNⅣ）位于旁正中灰质、内侧纵束的背侧。CNⅣ 在上髓帆内交叉，由背侧发出，经环池围绕中脑走行。（C）中脑上部层面，显示大脑脚，包含皮质脊髓束在内的主要白质纤维束由此通过。主要的色素灰质核团为黑质和红核，动眼神经（CNⅢ）核位于上丘水平

第四章 幕下脑解剖

7T MR 轴位 T1 MP-RAGE

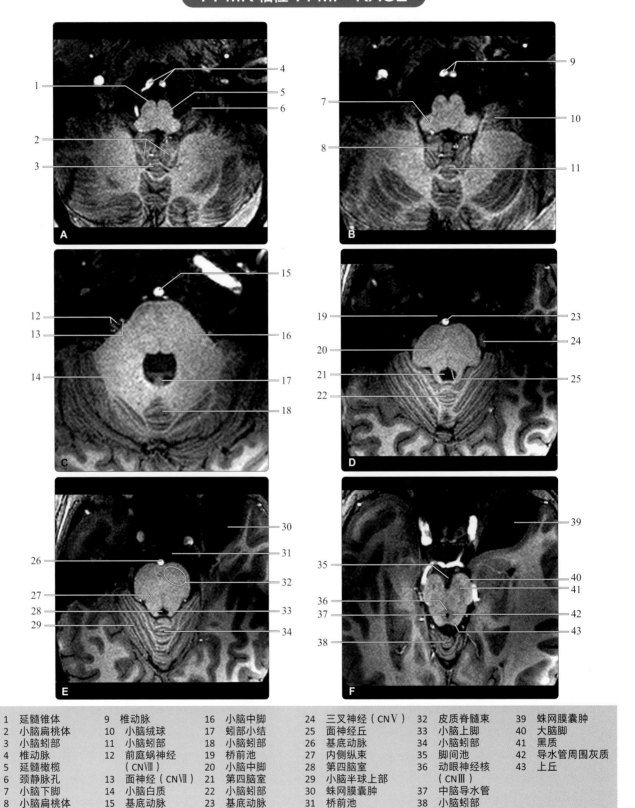

1	延髓锥体	9	椎动脉	16	小脑中脚	24	三叉神经（CNⅤ）	32	皮质脊髓束	39	蛛网膜囊肿
2	小脑扁桃体	10	小脑绒球	17	蚓部小结	25	面神经丘	33	小脑上脚	40	大脑脚
3	小脑蚓部	11	小脑蚓部	18	小脑蚓部	26	基底动脉	34	小脑蚓部	41	黑质
4	椎动脉	12	前庭蜗神经	19	桥前池	27	内侧纵束	35	脚间池	42	导水管周围灰质
5	延髓橄榄		（CNⅧ）	20	小脑中脚	28	第四脑室	36	动眼神经核	43	上丘
6	颈静脉孔	13	面神经（CNⅦ）	21	第四脑室	29	小脑半球上部		（CNⅢ）		
7	小脑下脚	14	小脑白质	22	小脑蚓部	30	蛛网膜囊肿	37	中脑导水管		
8	小脑扁桃体	15	基底动脉	23	基底动脉	31	桥前池	38	小脑蚓部		

7T MR 轴位 T1 MP-RAGE 序列，从下至上 6 幅图像。（**A**）颅后窝延髓层面，延髓背侧（被盖）包含 CN 核和白质纤维束，可通过典型位置识别，但常规影像不能显示。（**B**）延髓上部 / 脑桥－延髓交界区层面，显示小脑下脚（绳状体），耳蜗神经核位于此处。小脑绒球易被误诊为病变。（**C**）脑桥下部层面，显示面神经（CNⅦ）和前庭蜗神经（CNⅧ）走行至内耳道。蚓部小结可突入第四脑室，易被误诊为病变。小脑中脚（脑桥臂）是主要的小脑脚，含有来自脑桥核的神经纤维。（**D**）脑桥中部层面，显示小脑中脚和三叉神经（CNⅤ）。面神经丘由面神经（CNⅦ）轴突构成，包裹展神经核（CNⅥ）。（**E**）脑桥上部层面，显示小脑上脚（结合臂）。内侧纵束位于中线旁，负责调节眼外肌及头部运动。此受试者脑内有蛛网膜囊肿，大部分蛛网膜囊肿位于颅中窝颞叶外侧。（**F**）中脑上丘层面，显示动眼神经核（CNⅢ）。大脑脚主要包含大脑半球的下行白质束，包括皮质脊髓束、皮质延髓束和皮质脑桥束。中脑导水管周围灰质环绕导水管

7T MR 冠状位 T2WI

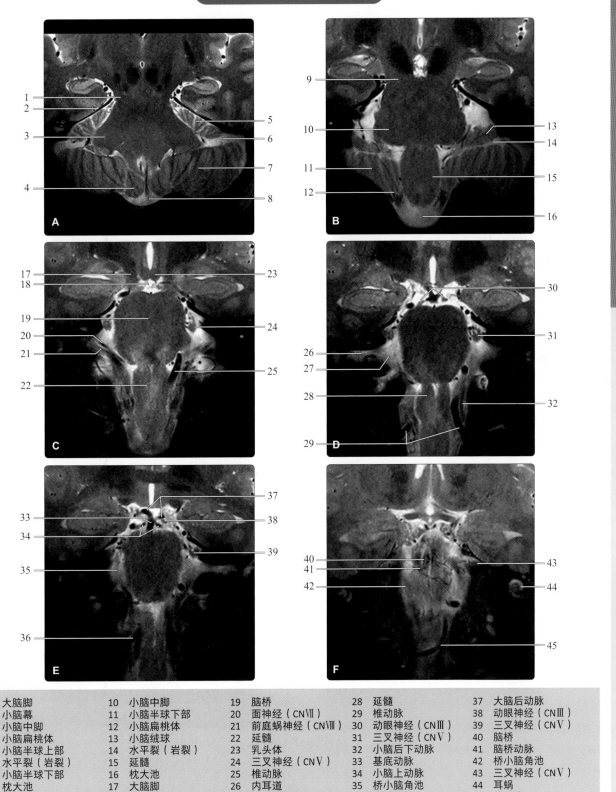

1 大脑脚	10 小脑中脚	19 脑桥	28 延髓	37 大脑后动脉
2 小脑幕	11 小脑半球下部	20 面神经（CNⅦ）	29 椎动脉	38 动眼神经（CNⅢ）
3 小脑中脚	12 小脑扁桃体	21 前庭蜗神经（CNⅧ）	30 动眼神经（CNⅢ）	39 三叉神经（CNⅤ）
4 小脑扁桃体	13 小脑绒球	22 延髓	31 三叉神经（CNⅤ）	40 脑桥
5 小脑半球上部	14 水平裂（岩裂）	23 乳头体	32 小脑后下动脉	41 脑桥动脉
6 水平裂（岩裂）	15 延髓	24 三叉神经（CNⅤ）	33 基底动脉	42 桥小脑角池
7 小脑半球下部	16 枕大池	25 椎动脉	34 小脑上动脉	43 三叉神经（CNⅤ）
8 枕大池	17 大脑脚	26 内耳道	35 桥小脑角池	44 耳蜗
9 大脑脚	18 脚间池	27 桥小脑角池	36 椎动脉	45 椎动脉

7T MR 冠状位 T2 快速自旋回波序列，从后至前 6 幅图像。（A）显示小脑的水平裂（岩裂），从小脑中脚延伸至小脑下面（枕下）。（B）显示中脑、脑桥和延髓，大脑脚内包含皮质脊髓束和其他白质束，与脑桥腹侧白质束延续并继续延伸至延髓腹侧的延髓锥体。（C）内耳道层面，三叉神经（CNⅤ）起自脑桥侧面，面神经（CNⅦ）和前庭蜗神经（CNⅧ）穿行于桥小脑角区至内耳道。可见椎-基底动脉系统，负责脑干及小脑的大部分区域供血。（D）显示脑桥、脑桥腹或脑桥球，主要包含脑桥横向纤维和下行纤维束。椎动脉于脑桥-延髓交界区汇合为基底动脉，小脑后下动脉起源于椎动脉，小脑前下动脉起源于基底动脉。（E）显示动眼神经（CNⅢ）走行于大脑后动脉（上）与小脑上动脉（下）之间，基底动脉走行于脑桥前表面，发出小脑上动脉和大脑后动脉。（F）脑桥前部层面，三叉神经（CNⅤ）进入 Meckel 腔，脑桥由基底动脉穿支及小脑上动脉分支供血，这些小血管称为脑桥动脉，7T MRI 可清晰显示

7T MR 矢状位 T2-SPACE

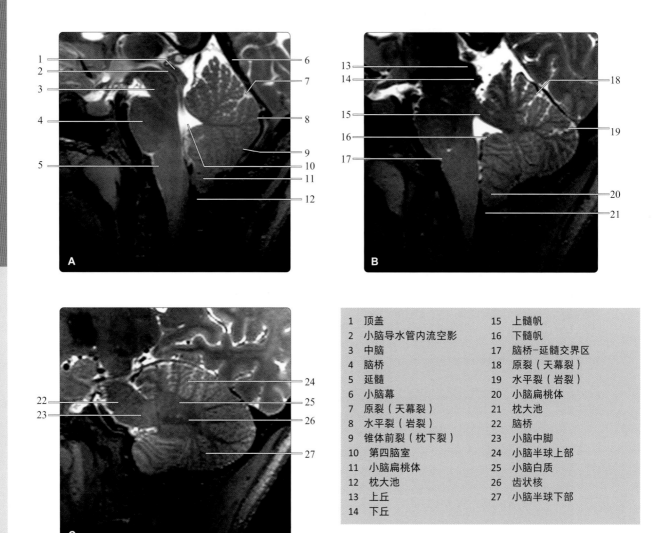

1	顶盖	15	上髓帆
2	小脑导水管内流空影	16	下髓帆
3	中脑	17	脑桥-延髓交界区
4	脑桥	18	原裂（天幕裂）
5	延髓	19	水平裂（岩裂）
6	小脑幕	20	小脑扁桃体
7	原裂（天幕裂）	21	枕大池
8	水平裂（岩裂）	22	脑桥
9	锥体前裂（枕下裂）	23	小脑中脚
10	第四脑室	24	小脑半球上部
11	小脑扁桃体	25	小脑白质
12	枕大池	26	齿状核
13	上丘	27	小脑半球下部
14	下丘		

7T MR 矢状位 T2-SPACE 序列，从内至外 3 幅图像。（A）颅后窝的中线水平，脑干位于前方，中脑导水管与第四脑室将脑干及小脑分开。脑干由中脑、脑桥和延髓组成。小脑的脑裂将小脑半球和蚓部分隔为小叶。（B）中线外侧的图像，显示原裂（天幕裂）和水平裂（岩裂）的延续，将小脑半球分为小叶。上、下髓帆构成第四脑室的顶部，脑干背侧是第四脑室的底部。亦可见顶盖的上丘和下丘。（C）更外侧图像显示小脑的白质核心——小脑活树（tree of life），以及小脑最大的灰质核团——齿状核

术语

缩写

- 脑脊液（CSF）
- 脑神经（CN）：动眼神经（CNⅢ）、滑车神经（CNⅣ）

同义词

- 中脑（midbrain，mesencephalon）

定义

- 中脑：脑干的一部分，连接脑桥、小脑与前脑

大体解剖

概述

- 脑干上部蝴蝶形的结构，穿过小脑幕裂孔
- 由**灰质结构**、**CN 核**（CNⅢ、CNⅣ）和**白质纤维束**组成
- 3 个主要结构
  - **大脑脚**：白质纤维束
    - 与脑桥球和延髓锥体相延续
  - **被盖**：CN 核、灰质核团、白质纤维束
    - 与脑桥被盖相延续
    - 位于中脑导水管腹侧
  - **顶盖（四叠体）**：上丘和下丘
    - 位于中脑导水管背侧
- **中脑的连接**
  - 头侧（上）：与大脑半球、基底节、丘脑相连
  - 背侧（后）：与小脑相连
  - 尾侧（下）：与脑桥相连
- **中脑导水管**位于中脑背侧、顶盖前方和被盖后方，连接第三和第四脑室
- 与脑脊液池相邻
  - 脚间池：位于中脑前方，包含 CNⅢ
  - 环池（中脑周围）：在中脑外侧，包含 CNⅣ
  - 四叠体池：位于中脑后方，包含 CNⅣ
- 由椎-基底循环供血
  - 由基底动脉、小脑上动脉和大脑后动脉的小穿支供血

大脑脚

- **皮质脊髓束、皮质延髓束和皮质脑桥束**
- 双侧大脑脚在中线被脚间窝隔开

中脑被盖

- 直接与脑桥被盖相延续，包含相同的白质纤维束
- 多个白质纤维束（常规影像无法显示）
  - **内侧纵束**：动眼神经-前庭神经
  - **内侧丘系**：躯体感觉
  - **外侧丘系**：听觉
  - **脊髓丘脑束**：躯体感觉
  - **中央被盖束**：躯体运动
- 灰质结构
  - **黑质**：细胞富含黑色素颗粒，从脑桥穿过中脑

延伸至下丘脑，负责运动协调功能
    - 致密部：含有多巴胺能细胞（帕金森病患者致密部萎缩）
    - 网状部：含有 GABA 能细胞
  - **红核**：小脑、苍白球和皮质运动冲动的中转站和控制站
    - 负责肌肉张力、姿势、运动功能
  - **导水管周围灰质**：环绕中脑导水管
    - 负责调节疼痛和防御行为
- **CN 核**
  - **CNⅢ 核位于上丘水平**
    - 旁正中，位于中脑导水管前方
    - 运动核由 5 个独立的子运动核组成，分别支配单个眼外肌的运动
    - Edinger-Westphal 副交感神经核：位于导水管周围灰质内，在 CNⅢ 核的背侧
    - CNⅢ 神经纤维由中脑发出，向前走行，自脚间窝出脑
  - **CNⅣ 核位于下丘水平**
    - 旁正中，位于中脑导水管前方
    - 内侧纵束背侧
    - CNⅣ 纤维向后环绕中脑导水管走行，在上髓帆水平交叉
    - CNⅣ 自中脑背侧下丘下方发出
- **网状结构**：从延髓至中脑头部
  - 位于中央被盖区
  - 传入和传出连接
  - 参与意识、运动功能、呼吸和心血管活动的调控

顶盖（四叠体）

- **上丘**：视觉通路
- **下丘**：听觉通路

影像解剖

概述

- CNⅢ 和 CNⅣ 由中脑发出
  - CNⅢ 位于上丘水平，于脚间窝发出
  - CNⅣ 位于下丘水平，于背侧发出，经环池环绕中脑走行
- 中脑导水管：由于血流伪影，信号会发生变化
- CN 核和白质束可以通过典型位置识别，但常规影像无法分辨
- 黑质和红核可清晰显示

解剖影像相关问题

推荐成像方法

- 脑神经病变或急性脑缺血患者推荐 MR 检查
- 急诊患者推荐 CT 检查
- 椎-基底动脉检查推荐 CTA 和 MRA

示意图

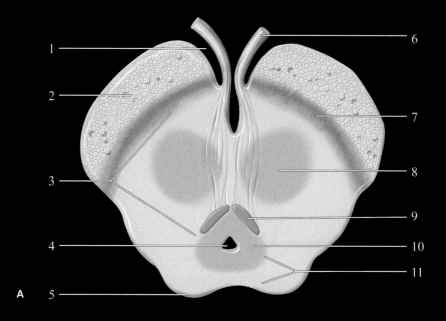

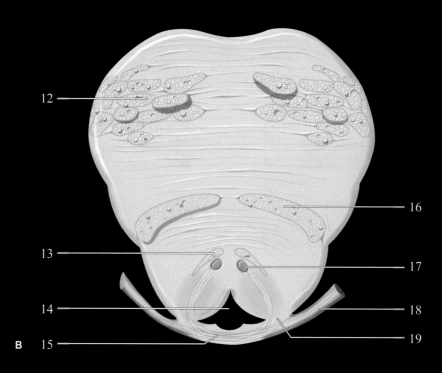

1	脚间窝	5	上丘	9	动眼神经核	13	内侧纵束	17 滑车神经核
2	大脑脚	6	动眼神经（CNⅢ）	10	导水管周围灰质	14	第四脑室上部	18 滑车神经（CNⅣ）
3	被盖	7	黑质	11	顶盖	15	上髓帆	19 下丘
4	中脑导水管	8	红核	12	皮质脊髓束和其他白质纤维束	16	小脑上脚交叉	

中脑轴位图像。（A）上丘层面，动眼神经核（CNⅢ）位于中脑导水管前方，CNⅢ自脚间窝发出。大脑脚位于前方，包含皮质脊髓束和其他白质纤维束。被盖位于中脑导水管前部，顶盖位于中脑导水管后部。黑质由 2 种细胞组成，后部致密部和前部网状部，对帕金森病具有重要作用。（B）下丘层面，滑车神经核（CNⅣ）及神经纤维于上髓帆水平交叉，上斜肌由对侧滑车神经支配。CNⅣ于中脑背侧下丘下方发出，是唯一从脑干背侧发出的神经

7T MR 轴位 T1WI

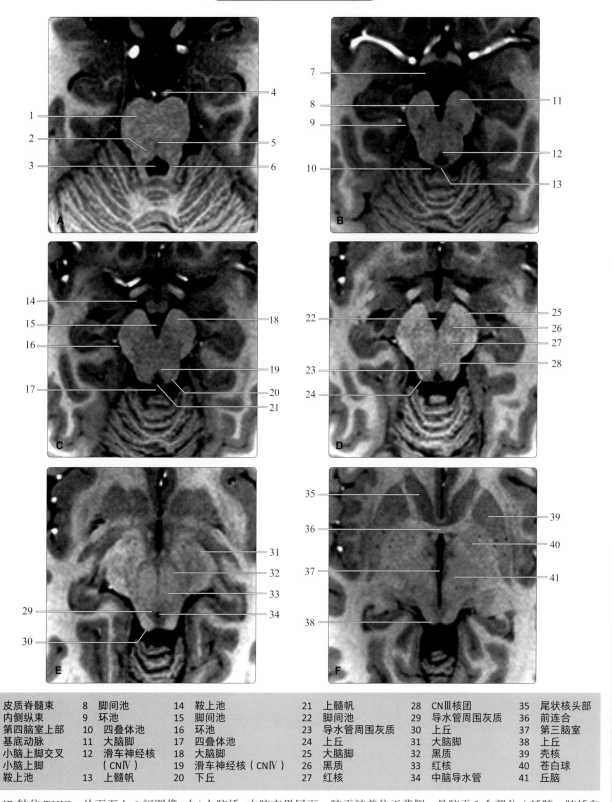

1	皮质脊髓束	8	脚间池	14	鞍上池	21	上髓帆	28	CNⅢ核团	35	尾状核头部
2	内侧纵束	9	环池	15	脚间池	22	脚间池	29	导水管周围灰质	36	前连合
3	第四脑室上部	10	四叠体池	16	环池	23	导水管周围灰质	30	上丘	37	第三脑室
4	基底动脉	11	大脑脚	17	四叠体池	24	上丘	31	大脑脚	38	上丘
5	小脑上脚交叉	12	滑车神经核	18	大脑脚	25	大脑脚	32	黑质	39	壳核
6	小脑上脚		（CNⅣ）	19	滑车神经核（CNⅣ）	26	黑质	33	红核	40	苍白球
7	鞍上池	13	上髓帆	20	下丘	27	红核	34	中脑导水管	41	丘脑

7T MR 轴位 T1WI，从下至上 6 幅图像。（A）脑桥-中脑交界层面，脑干被盖位于背侧，是脑干 3 个部分（延髓、脑桥和中脑）的共有部分。在脑桥层面，被盖被小脑覆盖，而在中脑层面，被盖被顶盖（上丘及下丘）覆盖。（B）中脑下部层面，滑车神经核（CNⅣ）位于下丘水平中脑旁正中位置，在大脑脚前方。内侧纵束位于 CNⅣ 核腹侧，常规影像无法显示。（C）中脑下部及下丘层面，显示上髓帆结构，其内包含 CNⅣ 神经交叉。CNⅣ 由中脑背侧发出，并经环池环绕中脑走行。（D）中脑上部上丘层面，显示动眼神经（CNⅢ）核，其位于导水管周围灰质的前外侧，CNⅢ 由中脑脚间窝发出。此层面还显示黑质与红核。（E）中脑上部层面，大脑脚与双侧大脑半球相延续，大脑脚含有大脑半球的下行白质束，包括皮质脊髓束、皮质延髓束和皮质脑桥束。导水管周围灰质环绕中脑导水管，参与疼痛和防御行为的调节。（F）中脑-基底节下部交界层面，白质纤维束从中脑延续至基底节和丘脑

7T MR 轴位 T2WI

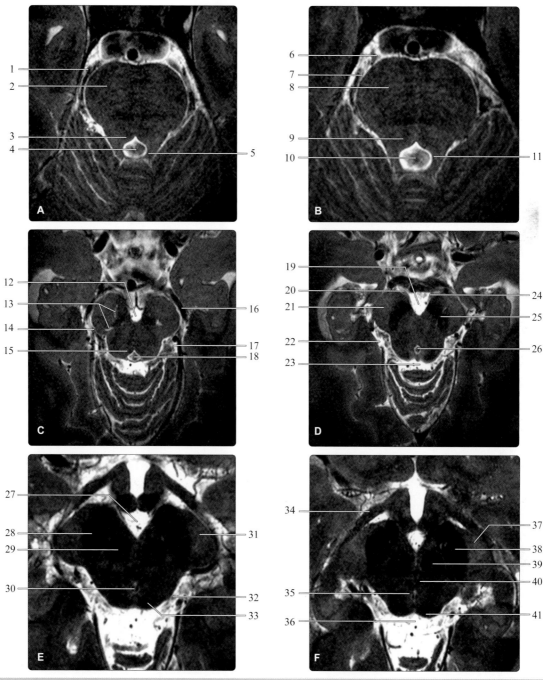

1	大脑后动脉	10	第四脑室	19	脚间池	28	黑质
2	皮质脊髓束	11	小脑上脚	20	动眼神经（CNⅢ）	29	红核
3	内侧纵束	12	脚间池	21	大脑脚	30	中脑导水管
4	第四脑室	13	中脑血管周围间隙	22	环池	31	大脑脚
5	小脑上脚	14	滑车神经（CNⅣ）	23	四叠体池	32	滑车神经核（CNⅣ）
6	动眼神经（CNⅢ）	15	内侧纵束	24	动眼神经（CNⅢ）	33	上丘
7	大脑后动脉	16	大脑后动脉	25	黑质	34	视束
8	皮质脊髓束	17	环池	26	中脑导水管	35	导水管周围灰质
9	内侧纵束	18	第四脑室上隐窝	27	脚间池	36	四叠体池

37	大脑脚
38	黑质
39	红核
40	动眼神经核（CNⅢ）
41	上丘

7T MR 轴位高分辨 T2-SPACE 序列（各向同性分辨率为 0.4 mm），从下至上 6 幅图像。（A）脑桥-中脑交界层面，皮质脊髓束和内侧纵束进入中脑，位置与脑桥部位大致相同。（B）大脑后动脉位于 CNⅢ 的前方，CNⅢ 走行于大脑后动脉和小脑上动脉之间。后交通动脉动脉瘤会导致 CNⅢ 麻痹，动眼神经（CNⅢ）自脚间窝发出。（C）中脑下部层面，滑车神经（CNⅣ）在环池内环绕中脑走行，是唯一从脑干背侧发出的神经纤维。7T 高分辨 MR 成像由于液体-组织对比度高，可清晰显示中脑的血管周围间隙。（D）第四脑室上部层面，显示中脑结构。动眼神经（CNⅢ）自脚间窝发出，向前走行至海绵窦区。7T MR 显示黑质更加清晰，大脑脚轮廓清晰可见。（E）中脑导水管层面，滑车神经核（CNⅣ）位于旁中央灰质内，在内侧纵束的背侧。红核和黑质位于中脑内，常规影像可以显示。（F）上丘层面，黑质及红核可清晰显示。黑质包括两部分，致密部和网状部。帕金森病患者多巴胺能神经元缺失，黑质致密部萎缩。动眼神经核（CNⅢ）位于此层面

脑　桥

术语

缩写

- 桥小脑角（cerebellopontine angle，CPA）
- 脑神经（CN）：三叉神经（CNV）、展神经（CNVI）、面神经（CNVII）、前庭蜗神经（CNVIII）

定义

- 脑桥：脑干的一部分，传递大脑与小脑之间的信息

大体解剖

概述

- 位于脑干中部，中脑（上）与延髓（下）之间
- 由灰质、CN核（CNV～CNVIII）、白质纤维束组成
- 2个主要结构
  - 脑桥腹侧（前侧）：白质纤维束
    - 向上与大脑脚延续，向下与延髓锥体延续
  - 脑桥被盖：CN核、灰质核团、白质纤维束
    - 向上与中脑被盖延续，向下与延髓被盖延续
- 脑桥背面构成第四脑室底部菱形窝的前 1/2
- 邻近脑脊液池
  - 脑桥前池：脑桥前方，包含 CNV 和 CNVI
  - CPA 池：脑桥外侧，包含 CNVII 和 CNVIII
- 椎-基底动脉供血
  - 小脑上动脉内侧支
  - 基底动脉穿支、丘脑穿支动脉

脑桥腹侧（前侧）

- 包含纵向纤维，主要是**皮质脊髓束、皮质延髓束和皮质脑桥束**
- 包含大量横向**脑桥纤维**
- 称为脑桥球或脑桥腹

脑桥被盖

- 与延髓锥体以外的延髓区域相延续
- **被盖内包含多个白质束**（在常规影像上不显示）
  - 内侧丘系：躯体感觉
  - 内侧纵束：动眼神经-前庭神经
  - 外侧丘系：听觉
  - 斜方体：听觉
  - 脊髓丘脑束：躯体感觉
  - 中央被盖束：运动
- 脑神经核
  - **CNV核**位于脑干和脊髓上部
    - 大部分运动核、主要的感觉核和中脑核位于脑桥
  - **CNVI核**
    - 位于脑桥被盖中线附近，在第四脑室前方

- 面神经（CNVII）轴突环绕展神经核，形成第四脑室底部隆起，即面神经丘
  - **CNVII核**
    - CNVII有 3 个主要的核团：运动核、上泌涎核、孤束核
    - 位于脑桥下部被盖的腹外侧
  - **CNVIII核**
    - CNVIII包括耳蜗神经核和前庭神经核
    - 前庭神经核位于第四脑室底部（菱形窝）外侧隐窝下方
    - 耳蜗神经核位于小脑下脚（绳状体）外侧面

影像解剖

概述

- CN 神经根进出脑桥区
  - CNV 神经根入口位于脑桥中外侧
  - CNVI 神经根出口位于延髓-脑桥交界区的前部
  - CNVII 神经根出口位于延髓-脑桥交界区的外侧部
  - CNVIII在延髓-脑桥交界区 CNVII后方入脑干
- 常规影像不能显示 CN 核
- 特定的白质纤维可通过典型位置识别，常规影像无法显示
- CPA：脑桥与小脑交界区

解剖影像相关问题

推荐成像方法

- CT 可用于急诊患者检查
  - 脑桥出血及缺血
- MR 用于脑神经病变检查
- 弥散成像用于急性脑缺血检查
- CTA 和 MRA 用于椎-基底动脉血管检查

临床问题

- 小脑中脚（脑桥臂）或内侧纵束的白质病变，通常考虑脱髓鞘病变
- 脑桥的常见病变是高血压出血和腔隙性梗死
- 常规 CT 或 MR 通常难以显示急性脑桥缺血
  - 怀疑急性缺血时应使用弥散加权成像（diffusion weighted imaging，DWI）序列
- 渗透性脱髓鞘（脑桥中央髓鞘溶解）的典型表现为脑桥腹侧中央呈 T1 低信号和 T2 高信号
- 桥小脑角区是病变好发部位
  - 强化的肿块：前庭蜗神经鞘瘤（最常见）或脑膜瘤
  - 无强化病变：表皮样囊肿或蛛网膜囊肿
  - 颅后窝梭形肿块要警惕后循环动脉瘤

示意图

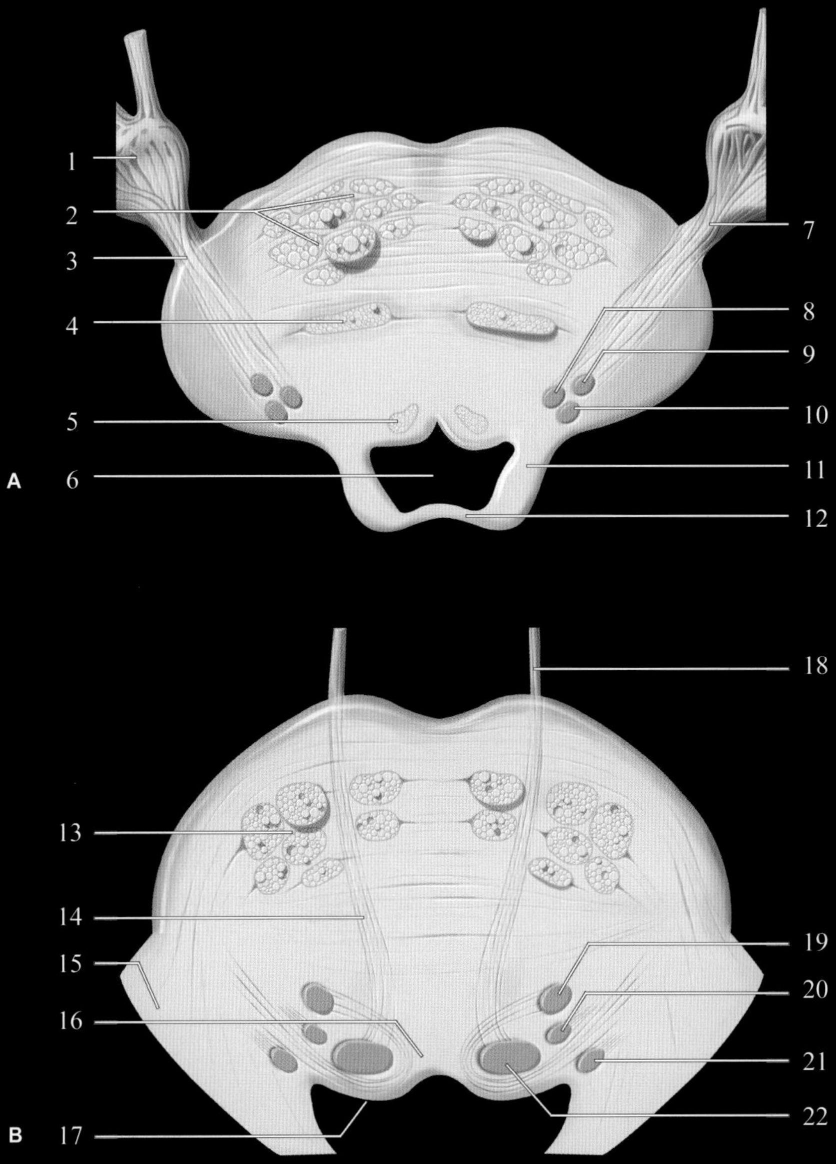

1 三叉神经节	6 第四脑室	11 小脑上脚	16 内侧纵束	21 CNⅦ孤束核
2 皮质脊髓束	7 三叉神经（CNⅤ）	12 上髓帆	17 面神经丘	22 展神经（CNⅥ）核
3 CNⅤ神经根入口区	8 CNⅤ运动核	13 皮质脊髓束	18 展神经（CNⅥ）	
4 内侧丘系、斜方体	9 CNⅤ感觉主核	14 CNⅥ纤维束	19 CNⅦ运动核	
5 内侧纵束	10 CNⅤ中脑核	15 小脑中脚	20 CNⅦ上泌涎核	

脑桥轴位图像，显示主要神经核团。（**A**）三叉神经（CNⅤ）层面，显示三叉神经的主要核团：感觉主核、运动核和中脑核；可见 CNⅤ节前段进入脑干。此外可见皮质脊髓束的横切面，皮质脊髓束向下走行至延髓，形成锥体束。内侧纵束（medial longitudinal fasciculus，MLF）位于第四脑室前方，参与眼外肌运动。累及内侧纵束的病变导致核间性眼肌麻痹，常与多发性硬化相关。（**B**）展神经（CNⅥ）和面神经（CNⅦ）层面，CNⅦ轴突环绕 CNⅥ核，形成第四脑室底部的突起，即面神经丘。CNⅦ有 3 个主要神经核：运动核、上泌涎核和孤束核。小脑中脚是多发性硬化的常见累及部位

脑　桥

7T MR 轴位 T1WI

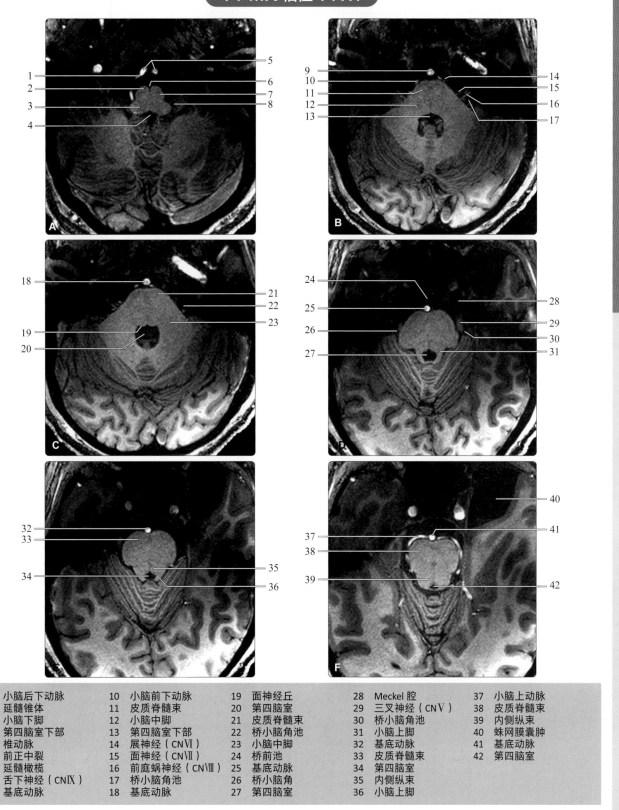

1	小脑后下动脉	10	小脑前下动脉	19	面神经丘	28	Meckel 腔	37	小脑上动脉
2	延髓锥体	11	皮质脊髓束	20	第四脑室	29	三叉神经（CN V）	38	皮质脊髓束
3	小脑下脚	12	小脑中脚	21	皮质脊髓束	30	桥小脑角池	39	内侧纵束
4	第四脑室下部	13	第四脑室下部	22	桥小脑角池	31	小脑上脚	40	蛛网膜囊肿
5	椎动脉	14	展神经（CN VI）	23	小脑中脚	32	基底动脉	41	基底动脉
6	前正中裂	15	面神经（CN VII）	24	桥前池	33	皮质脊髓束	42	第四脑室
7	延髓橄榄	16	前庭蜗神经（CN VIII）	25	基底动脉	34	第四脑室		
8	舌下神经（CN IX）	17	桥小脑角池	26	桥小脑角	35	内侧纵束		
9	基底动脉	18	基底动脉	27	第四脑室	36	小脑上脚		

7T MR 轴位 T1 MP-RAGE 序列，从下至上 6 幅图像。（A）脑桥-延髓交界区及小脑下脚（绳状体）下方层面，耳蜗神经核位于小脑下脚外侧，小脑后下动脉起源于右侧椎动脉，舌咽神经（CN IX）位于橄榄和小脑下脚之间。（B）脑桥下部层面，CN VI的脑池段走行于桥前池的前上方，基底动脉走行于脑桥腹侧中央的基底沟内，CN VII和Ⅷ由脑桥-延髓交界区的外侧发出，进入桥小脑角（CPA）池。（C）脑桥面神经丘层面，面神经丘是由 CN VII的轴突围绕 CN VI核构成。累及该部位的病变会同时导致 CN VI和 CN VII麻痹。（D）脑桥更上方层面图像，为 CN V神经根出脑桥的区域，显示 CN V自脑桥外侧发出，向前走行至桥前池，越过岩骨尖，进入颅中窝后穿过三叉神经孔，进入 Meckel 腔。Meckel 腔是一个内衬蛛网膜的硬脑膜陷窝，其内包含三叉神经节，充满脑脊液。（E）脑桥上部层面，显示皮质脊髓束，向下延续至延髓锥体束。脑桥前部包含皮质脊髓束，累及运动皮质的脑卒中患者，会出现萎缩或华勒变性（wallerian degeneration）。（F）脑桥上部层面，内侧纵束位于中线外侧，参与眼外肌运动。小脑上动脉起源于基底动脉，在基底动脉分叉出大脑后动脉之前发出

7T MR 轴位 T2WI

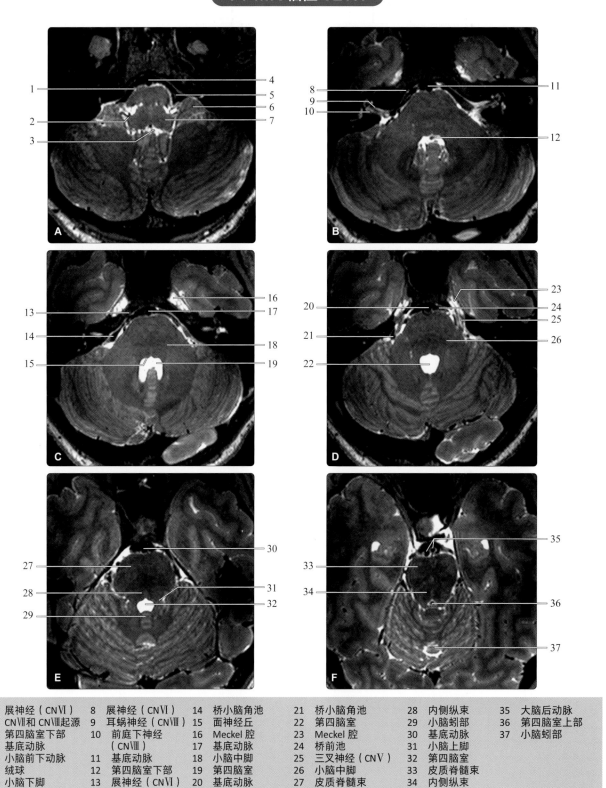

1	展神经（CNⅥ）	8	展神经（CNⅥ）	14	桥小脑角池	21	桥小脑角池	28	内侧纵束	35	大脑后动脉
2	CNⅦ和CNⅧ起源	9	耳蜗神经（CNⅧ）	15	面神经丘	22	第四脑室	29	小脑蚓部	36	第四脑室上部
3	第四脑室下部	10	前庭下神经	16	Meckel 腔	23	Meckel 腔	30	基底动脉	37	小脑蚓部
4	基底动脉		（CNⅧ）	17	基底动脉	24	桥前池	31	小脑上脚		
5	小脑前下动脉	11	基底动脉	18	小脑中脚	25	三叉神经（CNⅤ）	32	第四脑室		
6	绒球	12	第四脑室下部	19	第四脑室	26	小脑中脚	33	皮质脊髓束		
7	小脑下脚	13	展神经（CNⅥ）	20	基底动脉	27	皮质脊髓束	34	内侧纵束		

7T MR 轴位 T2-SPACE 序列，从下至上 6 幅图像。（**A**）脑桥-延髓交界区和小脑下脚（绳状体）下方层面，CNⅥ自脑干前方，于延髓锥体正上方的脑桥-延髓交界区发出。CNⅦ和CNⅧ在脑桥-延髓交界区外侧发出，耳蜗神经背核和腹核位于小脑下脚（绳状体）外侧。（**B**）脑桥下部层面，CNⅥ的脑池段上行于桥前池内。基底动脉位于前方，发出穿支动脉，为脑桥的大部分区域供血，小脑前下动脉分支走行于内耳道。（**C**）脑桥中部层面，显示小脑中脚（脑桥臂），是多发性硬化斑及其他脱髓鞘病变的好发部位。（**D**）脑桥更上方层面的图像，显示 CNⅤ神经根进出脑桥的区域。CNⅤ自脑桥外侧发出，走行于桥前池，进入颅中窝的 Meckel 腔，三叉神经节位于此处。三叉神经主要有三大分支（眼支、上颌支和下颌支）。（**E**）脑桥上部层面，显示小脑上脚。上髓帆是覆盖于第四脑室背侧的薄层组织，向外与小脑上脚相连。小脑蚓的小舌位于上髓帆的上方。（**F**）脑桥上部层面，显示皮质脊髓束和内侧纵束，常规影像无法显示这些纤维，但在评估肢体无力或脑神经病的患者时，了解这些纤维的位置非常重要。此层面基底动脉分叉发出 2 条大脑后动脉

脑 桥

7T MR 冠状位 T2WI

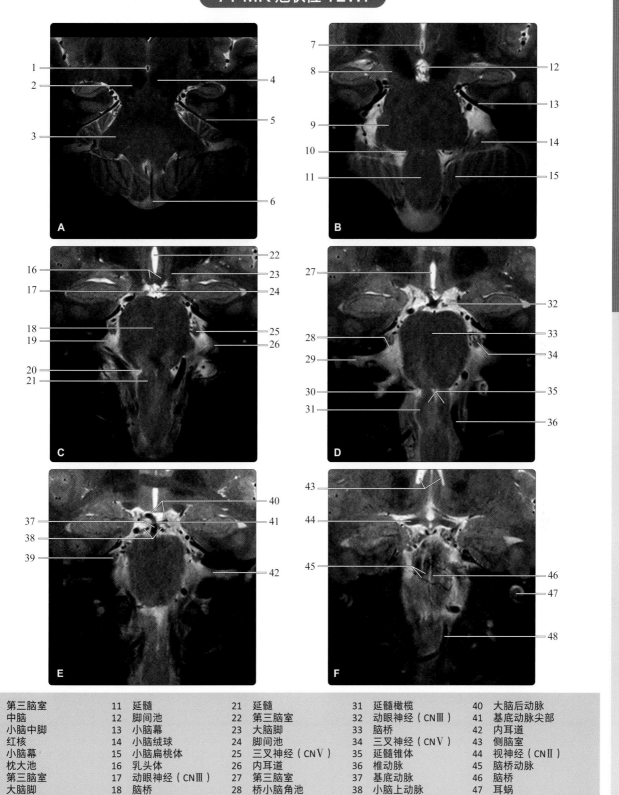

1 第三脑室	11 延髓	21 延髓	31 延髓橄榄	40 大脑后动脉
2 中脑	12 脚间池	22 第三脑室	32 动眼神经（CNⅢ）	41 基底动脉尖部
3 小脑中脚	13 小脑幕	23 大脑脚	33 脑桥	42 内耳道
4 红核	14 小脑绒球	24 脚间池	34 三叉神经（CNⅤ）	43 侧脑室
5 小脑幕	15 小脑扁桃体	25 三叉神经（CNⅤ）	35 延髓锥体	44 视神经（CNⅡ）
6 枕大池	16 乳头体	26 内耳道	36 椎动脉	45 脑桥动脉
7 第三脑室	17 动眼神经（CNⅢ）	27 第三脑室	37 基底动脉	46 脑桥
8 大脑脚	18 脑桥	28 桥小脑角池	38 小脑上动脉	47 耳蜗
9 小脑中脚	19 桥小脑角池	29 内耳道	39 三叉神经（CNⅤ）	48 椎动脉
10 脑桥-延髓交界区	20 脑桥-延髓交界区	30 脑桥-延髓交界区	进入 Meckel 腔	

7T MR 冠状位 T2WI，从后至前 6 幅图像。（**A**）显示脑桥背侧和小脑中脚，小脑中脚是小脑脚最大的部分，小脑上脚和小脑下脚比较小。脑桥的背侧由小脑覆盖，小脑同时覆盖第四脑室后部（菱形窝）。（**B**）脑桥-延髓交界区层面，大脑脚内的皮质脊髓束与脑桥前部延续，向下延续至延髓锥体束。（**C**）CNⅤ节前段，从脑桥外侧发出。CNⅦ和 CNⅧ由脑桥-延髓交界区发出，在进入内耳道之前，走行于 CPA 池。（**D**）显示脑桥前部结构，其内包含多条横向脑桥纤维以及下行的皮质脊髓束、皮质延髓束和皮质脑桥束。椎动脉于脑桥-延髓交界区汇合为基底动脉。椎-基底动脉扩张、迂曲常见于老年人，尤其是伴有动脉粥样硬化的老年人。（**E**）显示 CNⅤ（最大的脑神经）节前段和基底动脉。基底动脉尖部是后循环动脉瘤的常见发生部位。（**F**）脑桥最前部层面，脑桥穿支动脉走行于表面。脑桥主要通过小穿支动脉供血，是腔隙性梗死的常见部位

术语

缩写

- 脑神经（CN）
  - 三叉神经（CNV）
  - 前庭蜗神经（CNⅧ）
  - 舌咽神经（CNIX）
  - 迷走神经（CNX）
  - 副神经（CNXI）
  - 舌下神经（CNXII）

定义

- 延髓：脑干尾部，连结脊髓和脑

大体解剖

概述

- 脑干尾部，由灰质结构、脑神经核（CNIX～CNXII）和白质束组成
  - 位于脑桥和脊髓之间
  - 第四脑室和小脑位于延髓背侧
  - 下界：第 1 颈神经
- 延髓可以分为两部分
  - 腹侧（前侧）：橄榄和锥体束
  - 背侧（被盖）：脑神经核、白质纤维束
- 延髓可分为头端（第四脑室水平）和尾端（中央管水平）
- 延髓外部特征
  - 锥体
    - 位于延髓腹侧，以前正中裂为中心左右对称分布
    - 包含同侧皮质脊髓束，于较低的位置交叉至对侧
  - 橄榄
    - 位于锥体束外侧，内侧毗邻前外侧沟（橄榄前沟）
    - 由下橄榄核组成
    - 外侧毗邻后外侧沟（橄榄后沟）
  - 小脑下脚（绳状体）
    - 起源于延髓背侧上部；小脑下脚分为左右两侧，分别进入同侧小脑半球
    - CNⅧ核位于小脑下脚背侧
  - 薄束结节和楔束结节
    - 构成延髓背侧下部
    - 由成对的薄束核（内侧）和楔束核（外侧）构成
    - 左右侧薄束的分界线是后正中沟
- 第四脑室
  - 后正中沟纵向分开形成第四脑室底
  - 下缘位于延髓尾部
  - 第四脑室顶由上、下髓帆形成

- 由椎-基底动脉系统供血
  - 椎动脉末端
  - 小脑后下动脉
  - 脊髓前动脉

延髓腹侧

- 延髓锥体
  - 主要由皮质脊髓束（锥体束）构成
- 延髓橄榄
  - 由下橄榄核、背侧和内侧副橄榄核及上橄榄核组成
  - 下橄榄核体积最大，在延髓表面形成突起

被盖

- 富含白质纤维束（常规影像无法显示）
  - 内侧纵束：动眼-前庭神经
  - 内侧丘系：听觉
  - 脊髓丘脑束：躯体感觉
  - 中央被盖束：运动神经
  - 脊髓小脑束：躯体感觉
- 脑神经核
  - CNIX核位于延髓上、中部：疑核、孤束核、下泌涎核
    - 感觉纤维终止于CNV脊束核
    - CNIX在CNX上方经橄榄后沟穿出延髓
  - CNX核位于延髓上、中部：疑核、孤束核、迷走神经背核
    - 感觉纤维终止于CNV脊束核
    - CNX在CNIX和CNXI之间，经橄榄后沟穿出延髓
  - CNXI核位于延髓上、中部疑核的下段
    - CNXI在CNX下方，经橄榄后沟穿出延髓
  - CNXII核在延髓中部背侧，形成舌下隆起（第四脑室隆起）
    - CNXII经橄榄前沟穿出延髓前部
- 网状结构
  - 位于中央被盖，由传入和传出纤维组成
  - 参与意识、运动功能、呼吸和心血管活动的调控

影像解剖

概述

- 常规影像可清晰显示延髓橄榄和锥体
- CNIX～CNXII在穿出延髓时可以显示
  - CNIX～CNXI在橄榄后沟穿出延髓
  - CNXII在橄榄前沟穿出延髓
- CN 核和白质纤维束可以通过典型位置识别，但常规影像不能显示

解剖影像相关问题

推荐成像方法

- 脑神经病变或急性缺血推荐 MR 检查
- 椎-基底动脉推荐 CTA 和 MRA 检查

示意图

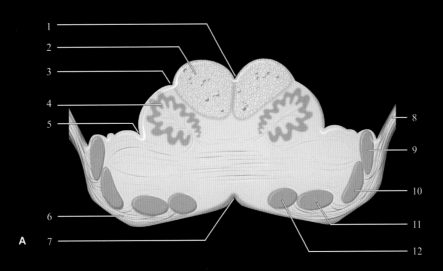

A

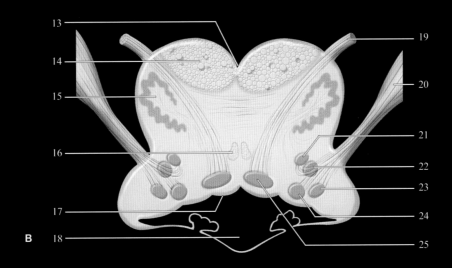

B

1	前正中裂	8	前庭蜗神经（CNⅧ）	15	下橄榄核	22
2	延髓锥体	9	腹侧耳蜗神经核（CNⅧ）	16	内侧纵束	23
3	橄榄前沟	10	背侧耳蜗神经核（CNⅧ）	17	舌下隆起	24
4	延髓橄榄	11	外侧前庭神经核（CNⅧ）	18	第四脑室下部	25
5	橄榄后沟	12	内侧前庭神经核（CNⅧ）	19	舌下神经（CNⅫ）	
6	绳状体	13	前正中裂	20	迷走神经（CNⅩ）	
7	后正中沟	14	延髓锥体	21	疑核	

22	三叉神经（CNⅤ）脊束核
23	迷走神经（CNⅩ）孤束核
24	迷走神经（CNⅩ）背核
25	舌下神经核（CNⅫ）

（A）脑桥-延髓交界区轴位图像，可见前庭蜗神经（CNⅧ）及神经核（耳蜗神经核、前庭神经核）。锥体包含同侧大脑皮质的下行皮质脊髓束，这些神经纤维束穿过内囊、中脑和脑桥。舌咽神经至副神经（CNⅨ～CNⅪ）自橄榄后沟穿出，舌下神经（CNⅫ）自橄榄前沟穿出。（B）轴位图像显示延髓中部的舌下神经核（CNⅫ）和迷走神经核（CNⅩ）。舌下神经核（CNⅫ）在第四脑室底部形成隆起，即舌下隆起。舌下神经纤维在锥体束和橄榄之间穿出延髓。迷走神经（CNⅩ）位于延髓中上部，包括疑核、孤束核和迷走神经背核。迷走神经（CNⅩ）在舌咽神经（CNⅨ）下方、副神经（CNⅪ）上方经橄榄后沟穿出延髓

3T MR 轴位 T2WI

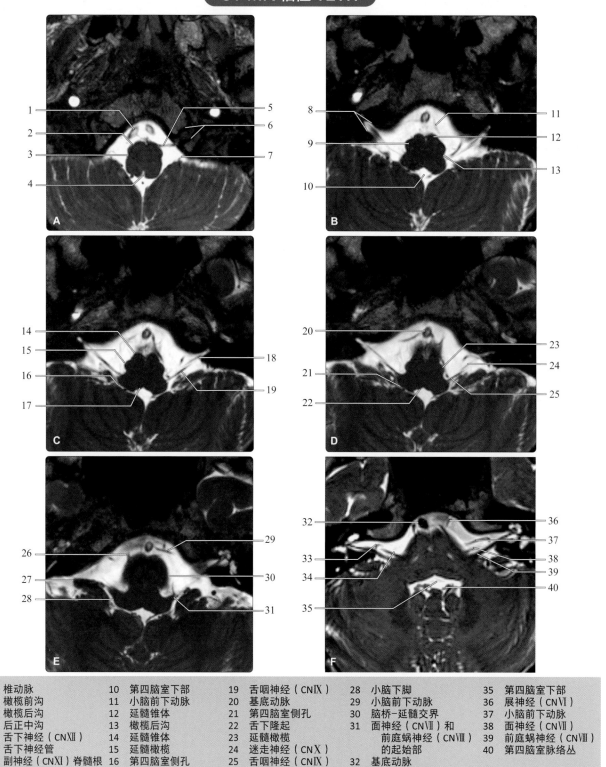

1 椎动脉	10 第四脑室下部	19 舌咽神经（CNⅨ）	28 小脑下脚	35 第四脑室下部
2 橄榄前沟	11 小脑前下动脉	20 基底动脉	29 小脑前下动脉	36 展神经（CNⅥ）
3 橄榄后沟	12 延髓锥体	21 第四脑室侧孔	30 脑桥-延髓交界	37 小脑前下动脉
4 后正中沟	13 橄榄后沟	22 舌下隆起	31 面神经（CNⅦ）和	38 面神经（CNⅦ）
5 舌下神经（CNⅫ）	14 延髓锥体	23 延髓橄榄	前庭蜗神经（CNⅧ）	39 前庭蜗神经（CNⅧ）
6 舌下神经管	15 延髓橄榄	24 迷走神经（CNⅩ）	的起始部	40 第四脑室脉络丛
7 副神经（CNⅪ）脊髓根	16 第四脑室侧孔	25 舌咽神经（CNⅨ）	32 基底动脉	
8 颈静脉孔	17 舌下隆起	26 展神经（CNⅥ）	33 小脑前下动脉	
9 延髓橄榄	18 迷走神经（CNⅩ）	27 绒球	34 面神经（CNⅦ）	

3T MR 轴位 T2WI，从下至上穿过延髓的 6 幅图像。（**A**）舌下神经（CNⅫ）在橄榄前沟处穿出延髓，副神经（CNⅪ）脊髓根（spinal root）在外侧上行通过枕骨大孔，与 CNⅪ 的脑根（cranial root）汇合在一起，然后通过颈静脉孔出颅。后正中沟纵向走行，分开形成第四脑室底。（**B**）颈静脉孔层面，可见延髓橄榄和锥体。（**C**）轴位 T2WI 显示舌下神经核（CNⅫ）在第四脑室底形成舌下隆起（舌下神经三角）。舌咽神经（CNⅨ）、迷走神经（CNⅩ）和副神经（CNⅪ）脑根从橄榄后沟穿出延髓，通过颈静脉孔出颅。MR 高分辨薄层图像可以清晰显示 CNⅨ～CNⅪ。（**D**）显示双侧延髓橄榄。神经退行性疾病如多系统小脑萎缩，多伴有橄榄脑桥小脑萎缩。Wallenberg 综合征是一种神经系统疾病，与椎动脉或小脑后下动脉病变导致的延髓外侧缺血有关。（**E**）图示为更上方的脑桥-延髓交界层面，前庭蜗神经（CNⅧ）的耳蜗神经核位于小脑下脚，展神经（CNⅥ）位于脑桥-延髓交界区前方、延髓锥体上方。小脑前下动脉位于脑干周围，易误认为是脑神经。（**F**）脑桥下部与延髓上部交界层面，面神经（CNⅦ）和前庭蜗神经（CNⅧ）在脑桥-延髓交界区外侧穿出

术语

缩写

- 经典命名法（简化命名法）：小脑上面（小脑幕）、下面（枕下）、前面（岩部）
- 原裂（天幕裂）、水平裂（岩裂）、二腹前裂 / 锥体前裂（枕下裂）

定义

- 小脑：负责运动的协调、微调和肌张力的调节

大体解剖

概述

- 位于颅后窝，脑干和第四脑室后方
  - 包括 2 个小脑半球和中间的蚓部
  - 3 个面
  - 通过小脑横裂分成叶和小叶
  - 通过 3 对小脑脚与脑干连接
  - 皮层灰质、中央白质、4 对深部灰质核团

解剖关系

- 面
  - 上面（小脑幕）
    - 紧邻小脑幕下面
    - 小脑蚓部和半球之间的过渡是平滑的
    - 原裂（天幕裂）将小脑上面分为前、后两部分
  - 下面（枕下）
    - 位于侧窦与乙状窦之间
    - 小脑后切迹将小脑半球分开，蚓部位于小脑后切迹垂直的深凹内
    - 二腹前裂 / 锥体前裂（枕下裂）将小脑下面（枕下）分为上、下两部分
    - 扁桃体是小脑半球的一部分，位于下面（枕下）的下内侧
  - 前面（岩部）
    - 与颞骨岩部后面、脑干、第四脑室相邻
    - 蚓部位于第四脑室的背侧
    - 水平裂（岩裂）将小脑前面分为上、下两部分
    - 水平裂（岩裂）向后外侧延伸至下面（枕下）
- 小脑脚：3 对小脑脚将小脑与脑干相连
  - 小脑上脚（结合臂）
    - 通过中脑与大脑相连
    - 包含投射至红核、丘脑的传出纤维
  - 小脑中脚（脑桥臂）
    - 与脑桥相连
    - 含有源自脑桥核的大量神经纤维，是皮质脑桥束的延续
  - 小脑下脚（绳状体）
    - 连接至延髓
    - 包含脊髓小脑束，与前庭核相联系

- 相邻的脑池
  - 桥小脑角池：脑桥外侧
  - 枕大池：小脑下方
  - 四叠体池：中脑后方，小脑上方
  - 小脑上池：小脑上方，小脑幕下方
- 椎-基底动脉系统供血
  - 小脑上动脉、小脑前下动脉和小脑后下动脉

小脑叶和小叶

- 蚓部：水平裂（岩裂）将其分为上、下两部分
  - 上蚓部：从前向后依次为小舌、中央小叶、山顶、山坡、蚓叶
  - 下蚓部：从后向前依次为蚓结节、蚓锥体、蚓垂、小结
- 蚓部小叶与双侧半球小叶相连
  - 小舌：舌翼
  - 中央小叶：中央小叶翼
  - 山顶：方形小叶
    - 原裂（天幕裂）
  - 山坡：单小叶
  - 蚓叶：上半月小叶
    - 水平裂（岩裂）
  - 蚓结节：下半月小叶
    - 二腹前裂 / 锥体前裂（枕下裂）
  - 蚓锥体：二腹小叶
  - 蚓垂：小脑扁桃体
  - 小结：绒球

小脑核团

- 位于小脑白质深部
- 发出投射纤维协调目标导向运动
- 顶核：内侧组（蚓部）
  - 接收蚓皮质、前庭神经核以及延髓其他核团的神经纤维
- 球状（后）核：中间组
  - 接收蚓皮质的神经纤维，发出神经纤维投射至延髓核团
- 栓状（前）核：中间组
  - 接受蚓部与小脑半球之间小脑皮质的神经纤维，发出神经纤维投射至丘脑
- 齿状核：外侧组
  - 接收小脑半球皮质的神经纤维，发出神经纤维投射至红核、丘脑
  - 最大的灰质核团，形状呈带状褶皱，开口（核门）朝向内侧

示意图

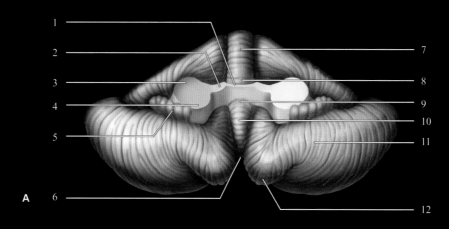

A

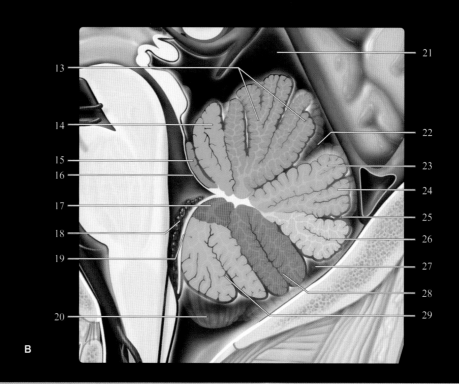

B

1	上髓帆	7	中央小叶	13	山顶	19	下髓帆	25 水平裂（岩裂）
2	小脑上脚	8	小舌	14	中央小叶	20	小脑扁桃体	26 蚓结节
3	小脑中脚	9	小结	15	小舌	21	小脑上池	27 二腹前裂 / 锥体前裂
4	小脑下脚	10	蚓垂	16	上髓帆	22	原裂（天幕裂）	（枕下裂）
5	绒球	11	二腹小叶	17	小结	23	山坡	28 蚓锥体
6	小脑谷	12	小脑扁桃体	18	第四脑室脉络丛	24	蚓叶	29 蚓垂

（A）小脑前面观，显示小脑脚。小脑中脚最大，含有来自脑桥的皮质脑桥束。小脑上脚内含有来自红核和丘脑的神经纤维。小脑下脚内含有脊髓小脑束，并与前庭神经核相联系。小脑分为两个小脑半球和中间的蚓部。（B）小脑正中矢状位，显示小脑蚓结构：小舌（紫色）、中央小叶（绿色）、山顶（橙色）、山坡及蚓叶（油蓝色）、蚓结节（灰色）、蚓锥体（红色）、蚓垂（青色）和小结（洋红色）。原裂将山顶与山坡分开。水平裂（岩裂）将蚓叶与蚓结节分开，并将蚓部分为上、下两部分。二腹前裂 / 锥体前裂（枕下裂）将蚓结节与蚓锥体分开

7T MR 轴位 T1WI

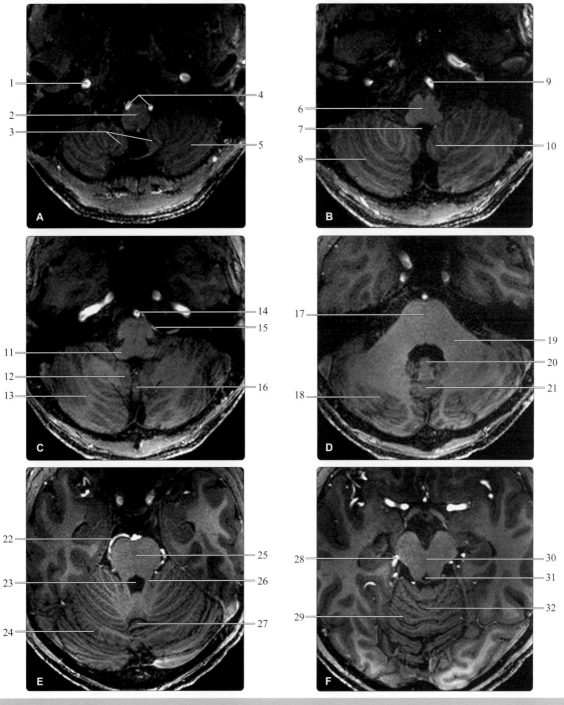

1	颈内动脉	6	延髓	11	小脑下脚	16	小脑蚓部	21	蚓部	26	小脑上脚	31	第四脑室上部
2	延髓下部	7	第四脑室下部	12	小脑扁桃体	17	脑桥	22	小脑上动脉	27	蚓部	32	蚓部
3	小脑扁桃体	8	小脑半球下部	13	小脑半球下部	18	小脑半球	23	第四脑室	28	大脑后动脉		
4	椎动脉	9	基底动脉	14	基底动脉	19	小脑中脚	24	小脑半球上部	29	小脑半球上部		
5	小脑半球下部	10	小脑扁桃体	15	小脑前下动脉	20	小结	25	脑桥	30	中脑		

7T MR 轴位 T1 MP-RAGE 序列，从下至上 6 幅图像。（**A**）颈髓-延髓交界区层面，小脑扁桃体位于小脑最下方，脑水肿或脑肿瘤患者可见小脑扁桃体疝。（**B**）小脑半球下部层面，小脑半球下部主要由小脑后下动脉（posterior inferior cerebellar artery，PICA）供血。小脑前下动脉（anterior inferior cerebellar artery，AICA）为小脑半球前外侧供血。小脑后下动脉病变是小脑梗死的常见原因。（**C**）小脑下脚（绳状体）连接延髓与小脑，其内包含脊髓小脑束，与前庭神经核相连。耳蜗神经核（CNⅧ）也位于此处。（**D**）小脑中脚层面，显示中线的蚓部和小结。小结位于第四脑室后部，易被误认为第四脑室的病变。小脑中脚（脑桥臂）连接脑桥与小脑，其内包含皮质脑桥束。小脑中脚是多发性硬化的好发部位。（**E**）小脑上脚（结合臂）连接小脑与红核、丘脑。小脑半球上部主要由小脑上动脉供血。小脑上动脉是在基底动脉发出双侧大脑后动脉之前，从基底动脉发出。小脑上动脉也负责小脑上脚、齿状核及部分小脑中脚区域的供血。（**F**）显示位于中线的蚓部结构

7T MR 冠状位 T2WI

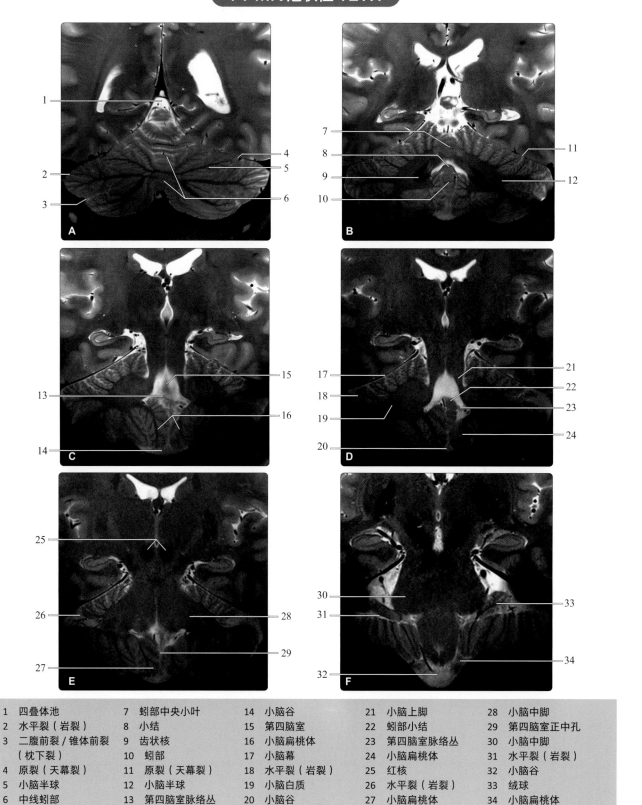

1	四叠体池	7	蚓部中央小叶	14	小脑谷	21	小脑上脚	28	小脑中脚
2	水平裂（岩裂）	8	小结	15	第四脑室	22	蚓部小结	29	第四脑室正中孔
3	二腹前裂/锥体前裂	9	齿状核	16	小脑扁桃体	23	第四脑室脉络丛	30	小脑中脚
	（枕下裂）	10	蚓部	17	小脑幕	24	小脑扁桃体	31	水平裂（岩裂）
4	原裂（天幕裂）	11	原裂（天幕裂）	18	水平裂（岩裂）	25	红核	32	小脑谷
5	小脑半球	12	小脑半球	19	小脑白质	26	水平裂（岩裂）	33	绒球
6	中线蚓部	13	第四脑室脉络丛	20	小脑谷	27	小脑扁桃体	34	小脑扁桃体

7T MR 冠状位 T2WI，从后至前 6 幅图像。（A）显示原裂（天幕裂），它是小脑上面最深的脑裂。另外一个主要的裂为水平裂（岩裂），从小脑中脚向后外侧延伸至小脑下面。（B）显示齿状核，接收小脑半球皮质的神经纤维，发出神经纤维通过小脑上脚投射至红核和丘脑。其他小脑核团位于中线及旁中线区，常规及高场强 MR 均不能显示。（C）显示第四脑室，上外侧界为小脑上脚。（D）小脑小结突出至第四脑室内，小脑上脚位于第四脑室上部，并延伸至脑桥上部及中脑，发出神经纤维投射至红核和丘脑。（E）水平裂（岩裂）向前在小脑前面走行，小脑表面有许多细小的平行沟，沟之间稍隆起的部分为小脑叶片。小脑半球包含与蚓部小叶成对的小叶或翼。（F）更前方图像显示小脑中脚和小脑扁桃体。绒球和小结构成绒球小结叶，绒球是桥小脑角池常见的假性病变。小脑半球的下方被小脑谷分开，其内包含小脑镰。小脑谷的两侧是小脑扁桃体

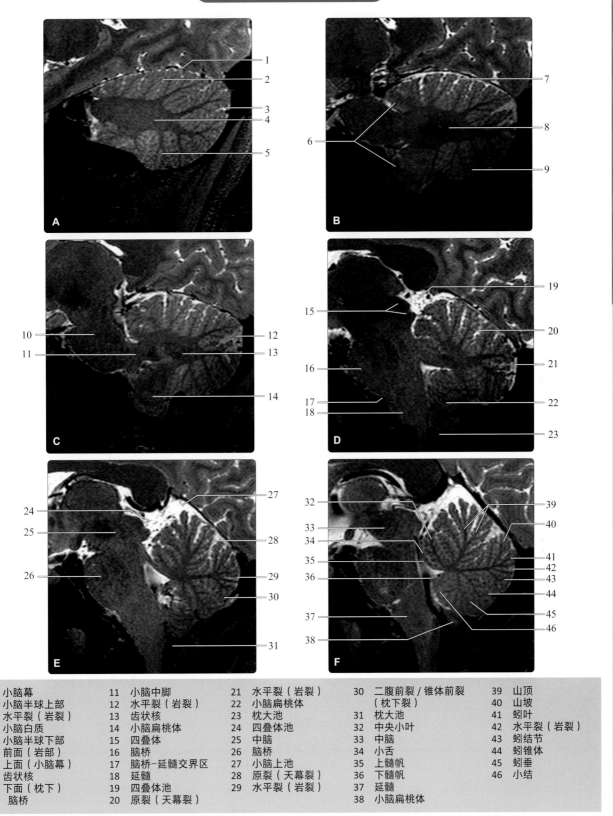

1	小脑幕	11	小脑中脚	21	水平裂（岩裂）	30	二腹前裂／锥体前裂	39	山顶
2	小脑半球上部	12	水平裂（岩裂）	22	小脑扁桃体		（枕下裂）	40	山坡
3	水平裂（岩裂）	13	齿状核	23	枕大池	31	枕大池	41	蚓叶
4	小脑白质	14	小脑扁桃体	24	四叠体池	32	中央小叶	42	水平裂（岩裂）
5	小脑半球下部	15	四叠体	25	中脑	33	中脑	43	蚓结节
6	前面（岩部）	16	脑桥	26	脑桥	34	小舌	44	蚓锥体
7	上面（小脑幕）	17	脑桥-延髓交界区	27	小脑上池	35	上髓帆	45	蚓垂
8	齿状核	18	延髓	28	原裂（天幕裂）	36	下髓帆	46	小结
9	下面（枕下）	19	四叠体池	29	水平裂（岩裂）	37	延髓		
10	脑桥	20	原裂（天幕裂）			38	小脑扁桃体		

7T MR 矢状位 T2-SPACE 序列，从外至内的 6 幅图像。（A）显示小脑活树（tree of life），其分支为髓板，位于中央小叶，被覆小脑皮质，矢状位这种高度分支的髓板结构被称为"生命之树"。小脑核团位于白质深部，只有齿状核在常规影像可以显示。（B）小脑半球外侧部层面，显示上面（小脑幕）、下面（枕下）、前面（岩部）。齿状核呈褶皱带状结构，开口（齿状核门）朝向内侧。（C）更靠内的层面显示小脑与脑干的关系，小脑中脚连接脑桥和小脑。（D）显示四叠体池，位于小脑的前上方。（E）旁正中图像，显示小脑的主要脑裂。原裂（天幕裂）将前方的山顶与后方的山坡分开，水平裂（岩裂）将上方的蚓叶与下方的蚓结节分开，二腹前裂／锥前裂（枕下裂）将后方的蚓结节与前方的蚓锥体分开。小脑上池位于小脑上方、小脑幕下方。（F）正中图像，显示蚓部的组成结构。上蚓部由前至后包括小舌、中央小叶、山顶、山坡、蚓叶。水平裂（岩裂）将上蚓部和下蚓部分开。下蚓部由上而下包括蚓结节、蚓锥体、蚓垂、小结。小脑和上、下髓帆一起构成第四脑室顶

术语

缩写

- 桥小脑角（cerebellopontine angle，CPA）和内耳道（internal auditory canal，IAC）

定义

- **CPA-IAC 池**：CPA 和 IAC 的脑脊液间隙，包含面神经（CNⅦ）、前庭蜗神经（CNⅧ）和小脑前下动脉（AICA）袢
- **IAC 底**：IAC 池的外侧脑脊液间隙，包含 CNⅦ远端、前庭上神经（superior vestibular nerve，SVN）、前庭下神经（inferior vestibular nerve，IVN）和耳蜗神经
- **耳蜗孔**：连接 IAC 底和耳蜗的骨性开口

影像解剖

内部组成

- **前庭蜗神经（CNⅧ）**：CPA-IAC 池
  - 组成部分
    - 前庭神经部分（平衡）和耳蜗神经部分（听力）
  - 耳蜗神经部分，CNⅧ走行
    - 螺旋神经节发出的听觉轴突
    - 耳蜗神经走行于内耳道前下方
    - 前庭上神经和前庭下神经于内耳道口处汇合，在 CPA 池内形成 CNⅧ神经束
    - 神经束穿过 CPA 池，在脑桥-延髓交界区进入脑干
    - 进入脑干后分叉，分别与耳蜗神经背侧核和腹侧核形成突触
  - CNⅦ和 CNⅧ在 IAC 池的定位
    - "七上八下（seven-up，coke down）"有助于记忆神经的位置
    - CNⅦ位于前上，耳蜗神经位于前下
    - 内耳道中，前庭上神经位于后上，前庭下神经位于后下
- **面神经（CNⅦ）**：CPA-IAC 池
  - 神经根出口位于脑桥-延髓交界区
  - 在 CPA 池内走行于 CNⅧ前方
  - 内耳道池内位于前上方
- **AICA 袢**
  - 起源于基底动脉，然后进入内耳道
  - 在内耳道延续为**内听动脉**（internal auditory artery，IAA）
  - MR 高分辨率 T2WI 上易误认为是脑神经
  - 内听动脉进入内耳后分为 3 支
- **CPA 池的其他结构**
  - 小脑绒球位于 CPA 池后内侧
  - 脉络丛从第四脑室经 Luschka 孔（第四脑室侧孔）进入 CPA 池
- **IAC 池的其他结构**
  - 镰状嵴（横嵴）：IAC 底水平走行的骨嵴
  - 垂直嵴（Bill 嵴）：IAC 底上区的垂直骨嵴（CT 或 MR 无法显示）
  - 耳蜗孔：耳蜗神经至耳蜗的 IAC 出口
  - 筛斑：内耳前庭和 IAC 之间的筛孔状骨

解剖影像相关问题

成像方法

- CNⅧ的耳蜗部分
  - CNⅧ成像的主要原因
  - 骨 CT 主要应用于创伤、耳硬化症和 Paget 病
  - MR 适用于所有其他适应证
- 单纯性单侧感音神经性耳聋（sensorineural hearing loss，SNHL）的 MR 成像方法
  - CPA-IAC 进行 MR 高分辨薄层 T2 成像
- 复杂感音神经性耳聋（单侧 SNHL ＋其他症状）的 MR 成像方法
  - 全脑和颅后窝扫描
  - 全脑轴位 T2WI 和 FLAIR 作为常规检查序列
  - 包括颅后窝和 CPA-IAC 的 MR 轴位和冠状位 T1 薄层增强扫描

影像诊断注意事项

- CPA-IAC 正常变异
  - 正常结构发生变异时会影响放射科医生评价 CPA-IAC
  - AICA 袢在 MR 高分辨率 T2WI 上呈流空信号
    - T1WI 增强无明显强化
    - T1WI 增强内耳道轻度强化，可能误认为小的听神经鞘瘤
  - 内耳道壁骨髓腔在 T1WI 增强图像上呈局灶性强化，类似内耳道肿瘤
    - 根据局灶性强化的位置与内耳道池的关系进行鉴别
    - CT 颞骨扫描有助于识别骨髓腔内的正常变异

临床意义

功能障碍

- CPA-IAC 病变最常见的表现是感音神经性耳聋
  - **单纯性单侧感音神经性耳聋**：患者仅表现为单侧 SNHL
  - **复杂感音神经性耳聋**：患者除单侧 SNHL 外还有其他症状
    - 包括其他脑神经损害症状、长束征和头痛
- 耳蜗神经损伤
  - 主要症状是感音神经性耳聋和耳鸣
- CPA-IAC 区的面神经损伤
  - 周围性面神经病变
    - 流泪、镫骨肌反射、舌前 2/3 味觉丧失、病变侧面部肌肉表情完全丧失
    - CPA-IAC 区的 CNⅦ很少受到损伤
    - 如果排除 CNⅦ受损，CPA-IAC 病变应考虑非听神经鞘瘤，如面神经鞘瘤或转移性疾病

胚胎学

胚胎发育

- 内耳道的发育时间与内耳和外耳并不相同
- 内耳道形成与 CNⅦ和 CNⅧ胚胎发育通过该区域时导致的组织迁移有关

示意图

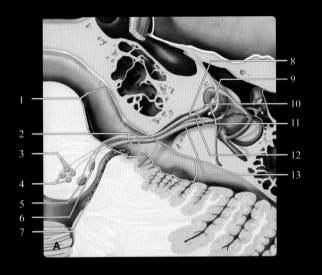

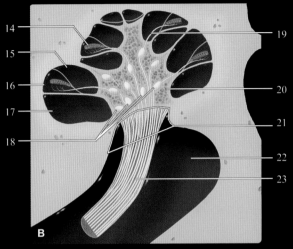

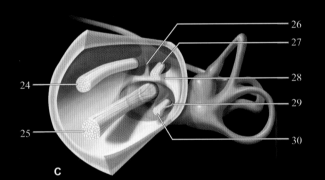

1	桥小脑角池	16	中阶（蜗管）
2	前庭蜗神经	17	鼓阶
3	前庭下核和前庭外侧核	18	螺旋神经节
4	前庭上核和前庭内侧核	19	螺旋神经节远端轴突
5	耳蜗背侧核	20	蜗轴
6	耳蜗腹侧核	21	蜗孔
7	脉络丛	22	内耳道底部
8	耳蜗神经	23	耳蜗神经
9	耳蜗蜗轴	24	面神经（CN Ⅶ）
10	面神经迷路段	25	耳蜗神经
11	内耳道底部	26	垂直嵴（Bill 嵴）
12	前庭下神经	27	前庭上神经
13	前庭上神经	28	镰状嵴（横嵴）
14	Corti 器（螺旋器）	29	单孔神经
15	前庭阶	30	前庭下神经

（A）显示桥小脑角（CPA）- 内耳道（IAC）池及内耳。前庭下神经和前庭上神经起源于前庭神经节的细胞体，向脑干中央走行至 4 个前庭神经核。CN Ⅷ的耳蜗神经起始于耳蜗螺旋神经节的双极细胞体。神经纤维在耳蜗神经中延伸至小脑下脚的耳蜗背侧核和腹侧核。（B）放大的耳蜗轴位图，显示内耳道底部的蜗轴和耳蜗神经。螺旋神经节的细胞是双极的，近端轴突延伸成耳蜗神经，远端纤维与 Corti 器相连。（C）显示内耳道的底部结构，镰状嵴将下方的耳蜗神经和前庭下神经与上方的 CN Ⅶ和前庭上神经分开，垂直嵴将 CN Ⅶ与前庭上神经分开

CT 轴位骨扫描

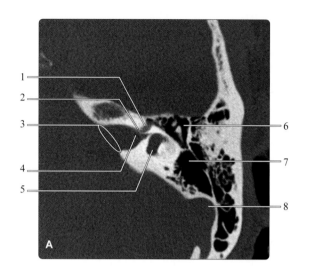

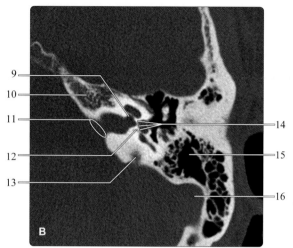

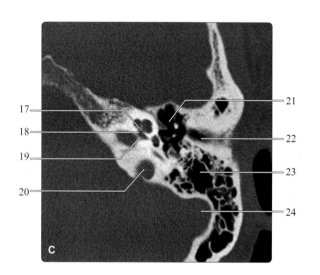

1	CNⅦ迷路段	13	高位颈静脉球上缘
2	CNⅦ迷路段自内耳道穿出	14	筛斑
3	耳门	15	乳突窦
4	内耳道底部	16	乙状窦
5	前庭	17	蜗轴
6	上鼓室	18	蜗孔
7	乳突窦	19	内耳道底部
8	乙状窦	20	高位颈静脉球
9	蜗孔	21	中鼓室
10	岩尖	22	外耳道
11	耳门	23	乳突窦
12	单孔	24	乙状窦

CT 轴位颞骨扫描，从上至下 3 幅图像，显示左侧内耳道层面。（ A ）面神经迷路段从内耳道底部的前上方穿出。（ B ）内耳道的前下底部通过蜗孔与耳蜗相连，耳蜗神经通过蜗孔进入蜗轴。注意紧靠内侧前庭的后外侧基底骨壁，被称为筛斑。前庭神经的多个分支通过筛斑进入前庭和半规管。（ C ）蜗轴是耳蜗底的高密度结构，由蜗孔直接进入耳蜗内部。高位颈静脉球在内耳道后方可以显示其上缘

3T MR 矢状位 T2WI

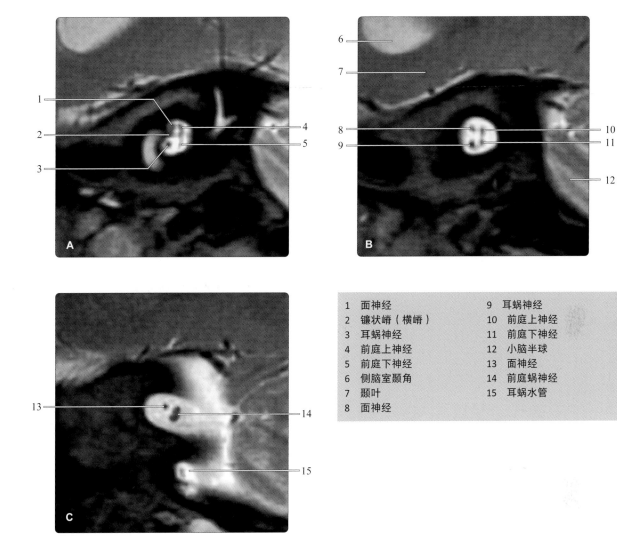

1　面神经	9　耳蜗神经
2　镰状嵴（横嵴）	10　前庭上神经
3　耳蜗神经	11　前庭下神经
4　前庭上神经	12　小脑半球
5　前庭下神经	13　面神经
6　侧脑室颞角	14　前庭蜗神经
7　颞叶	15　耳蜗水管
8　面神经	

3T MR 斜矢状位高分辨 T2WI，从外至内 3 幅图像。（ A ）内耳道底部充满高信号脑脊液，底部的横行低信号线为镰状嵴。面神经位于前上部，耳蜗神经位于前下部。（ B ）内耳道中部层面，可清晰显示 4 条不同的神经。位于前下方的耳蜗神经通常比其他 3 条神经粗大。（ C ）内耳道口水平，可见面神经位于前庭蜗神经的正前方，外观呈握球状（"球"——面神经，"捕手手套"——前庭蜗神经）。前庭蜗神经包括耳蜗神经、前庭下神经和前庭上神经

3T MR 轴位 T2WI

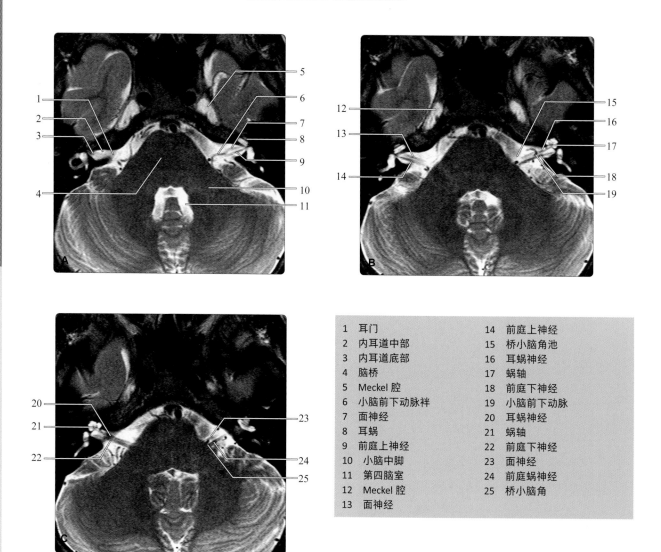

1	耳门	14	前庭上神经
2	内耳道中部	15	桥小脑角池
3	内耳道底部	16	耳蜗神经
4	脑桥	17	蜗轴
5	Meckel 腔	18	前庭下神经
6	小脑前下动脉袢	19	小脑前下动脉
7	面神经	20	耳蜗神经
8	耳蜗	21	蜗轴
9	前庭上神经	22	前庭下神经
10	小脑中脚	23	面神经
11	第四脑室	24	前庭蜗神经
12	Meckel 腔	25	桥小脑角
13	面神经		

3T MR 轴位 T2WI，从上至下 3 幅图像。(**A**) 显示右侧的内耳道口、内耳道的中部和底部。左侧可见小脑前下动脉袢穿过桥小脑角池。左侧内耳道可见面神经和前庭上神经。(**B**) 右侧内耳道可见面神经和前庭上神经，左侧内耳道可见耳蜗神经和前庭下神经。(**C**) 右侧内耳道中耳蜗神经穿过蜗孔至耳蜗的蜗轴。左侧显示桥小脑角，并可见前庭蜗神经由脑干发出

3T MR 冠状位 T2WI

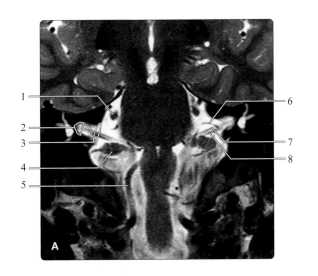

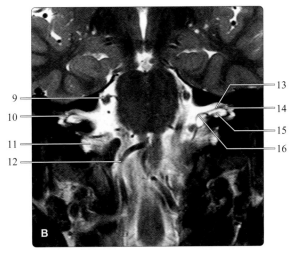

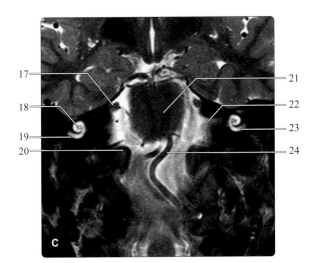

1	CN Ⅴ节前段	13	面神经
2	内耳道底部	14	镰状嵴
3	耳门	15	耳蜗神经
4	小脑绒球	16	小脑前下动脉
5	椎动脉	17	CN Ⅴ节前段
6	小脑前下动脉	18	耳蜗中转
7	面神经	19	耳蜗底转
8	前庭蜗神经	20	颈静脉球
9	CN Ⅴ节前段	21	脑桥前腹
10	镰状嵴	22	内耳道
11	颈静脉孔	23	耳蜗底转
12	椎动脉	24	椎动脉

3T MR 冠状位 T2WI，从后至前 3 幅图像，显示桥小脑角池和内耳道结构。（**A**）显示主要结构，包括三叉神经（CN Ⅴ）节前段、小脑前下动脉袢、小脑绒球和椎动脉。（**B**）可见内耳道底部的镰状嵴，面神经和前庭上神经位于镰状嵴上方，耳蜗神经和前庭下神经位于镰状嵴下方。（**C**）耳蜗层面，可见脑桥前腹。三叉神经节前段位于桥小脑角池的前上部，颈静脉球位于前下部

第一篇　脑

第五章　脑脊液间隙

（杨睿博　张春　卢洁　译）

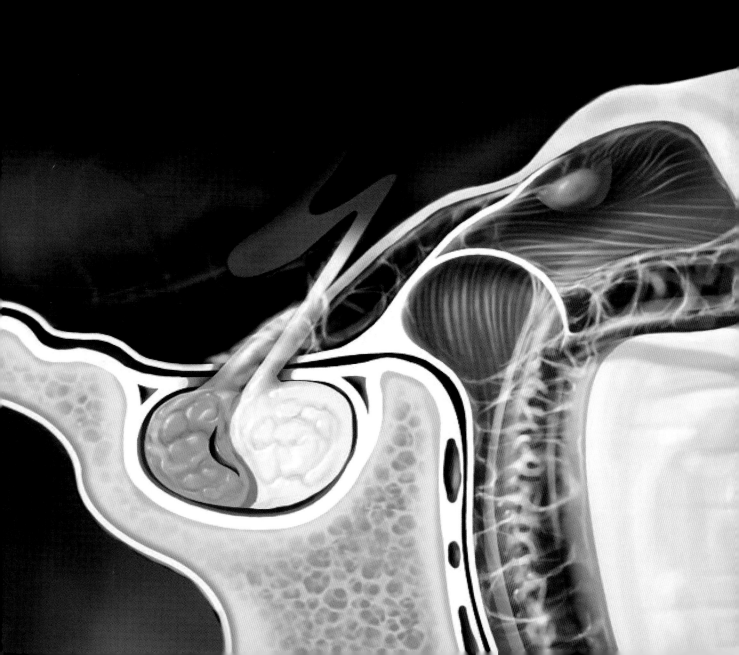

术语

定义

- 脉络组织：由双层软脑膜构成，在大脑半球过度生长、不断折叠的过程中形成，位于大脑半球与间脑、小脑和脑干之间
- 脉络膜裂：蛛网膜下腔和脑室之间的裂隙，由软脑膜衬覆；是侧脑室脉络丛的附着部位

大体解剖

概述

- 脑室系统
  - 由 4 个位于脑深部、脑脊液充填的室管膜腔构成
  - 包括双侧侧脑室和位于中线的第三、第四脑室
  - 4 个脑室相互沟通，并与脊髓中央管、蛛网膜下腔沟通
- 脉络丛
  - 室管膜上皮具有分泌功能，可产生脑脊液
  - 脉络组织的软脑膜与室管膜上皮一起突入脑室形成脉络丛：位于第三脑室顶部、经脉络膜裂的侧脑室体部和颞角、第四脑室顶部下缘
  - 脑脊液从侧脑室经 Monro 孔进入第三脑室，经中脑导水管进入第四脑室；通过 Luschka 孔和 Magendie 孔至蛛网膜下腔
  - 大部分脑脊液通过上矢状窦内蛛网膜颗粒吸收

解剖关系

- 侧脑室
  - 由体部、三角区及 3 个角组成
  - 额角组成
    - 顶壁：胼胝体
    - 外侧壁、底壁：尾状核
    - 内侧壁：透明隔（位于中线的薄膜状结构，分开左、右额角）
  - 体部组成
    - 顶壁：胼胝体
    - 底壁：丘脑背面
    - 内侧壁、部分底壁：穹窿
    - 外侧壁、部分底壁：尾状核体部及尾部
  - 颞角组成
    - 顶壁：尾状核尾部
    - 内侧壁、底壁：海马
    - 外侧壁：膝距束、弓状束
  - 枕角：由脑白质包绕（胼胝体压部及枕钳、膝距束）
  - 三角区：侧脑室各角的汇合处，含有丰富的脉络丛组织
  - 双侧侧脑室相互沟通，通过"Y形"Monro 孔与第三脑室相通

- 第三脑室
  - 位于左右间脑之间的中线部位，呈狭缝状垂直走行的腔隙，含有丘脑间黏合（并非真正的连合）
  - 边界
    - 前壁：终板、前连合
    - 外侧壁：丘脑
    - 顶壁：脉络组织、脉络丛
    - 底壁：视交叉、漏斗、灰结节、乳头体、后穿质、中脑被盖
    - 后壁：松果体、缰核和后连合
  - 隐窝
    - 下部：视隐窝、漏斗隐窝
    - 后部：松果体上隐窝、松果体隐窝
  - 经中脑导水管与第四脑室沟通
- 第四脑室
  - 沿脑桥背侧和延髓上部走行的菱形腔隙（菱形窝）
  - 边界
    - 顶壁：呈帐篷状，前（上）面为上髓帆，下面为下髓帆
    - 侧壁：脑桥和延髓背面，小脑脚（上、中、下）
  - 5 个隐窝
    - 1 对后上隐窝：薄而平，覆盖小脑扁桃体
    - 1 对外侧隐窝：脑桥臂（小脑中脚）前下方弯曲状结构，包含脉络丛组织，经 Luschka 孔与蛛网膜下腔沟通
    - 顶部隐窝：盲端，从第四脑室体指向背侧中线
  - 经 **Magendie 孔和 Luschka 孔**与蛛网膜下腔沟通，经脑干闩部与脊髓中央管沟通

影像解剖

概述

- 侧脑室：双侧存在，C 形，从颞角向后弯曲，呈拱形围绕丘脑或在丘脑上方
- 第三脑室：窄，呈狭缝状；80% 可见丘脑间黏合（中间块）
  - 隐窝：视隐窝为圆形，位于视交叉上方；漏斗隐窝为尖状，向下延伸至漏斗柄；松果体上隐窝较薄，延伸至松果体上方；松果体隐窝呈尖状，凸向松果体柄
- 第四脑室：位于中线的菱形幕下脑室
  - 下端终止于脑干闩部，与脊髓中央管相通（薄束核位于脑干闩部背侧，呈隆起状）

正常变异

- 脑室：透明隔腔、vergae 腔、中间帆腔
- 脉络丛：钙化，黄色肉芽肿（分叶状、囊性）

解剖影像相关问题

影像诊断注意事项

- 脑脊液搏动伪影易误认为脑室内肿块（如胶样囊肿）

脑室和脉络丛

示意图

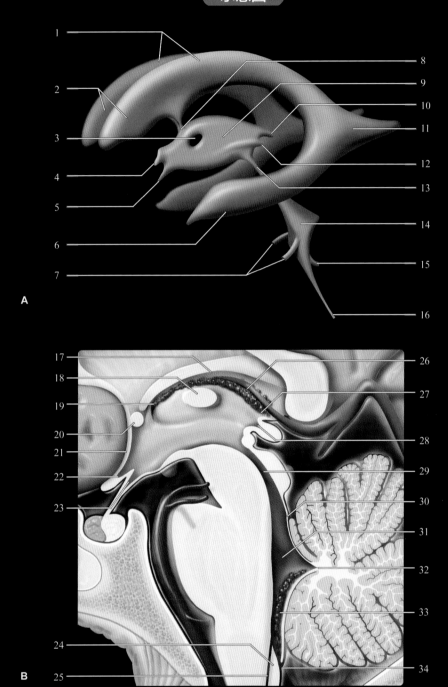

A

B

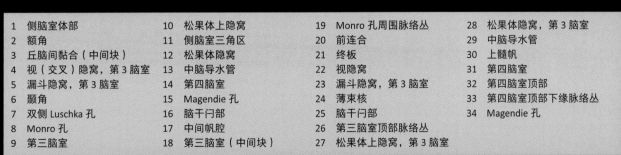

1	侧脑室体部	10	松果体上隐窝	19	Monro 孔周围脉络丛	28	松果体隐窝，第 3 脑室
2	额角	11	侧脑室三角区	20	前连合	29	中脑导水管
3	丘脑间黏合（中间块）	12	松果体隐窝	21	终板	30	上髓帆
4	视（交叉）隐窝，第 3 脑室	13	中脑导水管	22	视隐窝	31	第四脑室
5	漏斗隐窝，第 3 脑室	14	第四脑室	23	漏斗隐窝，第 3 脑室	32	第四脑室顶部
6	颞角	15	Magendie 孔	24	薄束核	33	第四脑室顶部下缘脉络丛
7	双侧 Luschka 孔	16	脑干闩部	25	脑干闩部	34	Magendie 孔
8	Monro 孔	17	中间帆腔	26	第三脑室顶部脉络丛		
9	第三脑室	18	第三脑室（中间块）	27	松果体上隐窝，第 3 脑室		

（A）矢状位脑室 3D 示意图显示正常脑室的外观和脑室间通路。（B）正中矢状位，侧脑室脉络丛（未显示）穿过 Monro 孔，沿第三脑室顶部向背侧和向后弯曲。侧脑室额角及枕角、中脑导水管、Magendie 孔没有脉络丛。Magendie 孔位于第四脑室正中部，沟通第四脑室与枕大池。第四脑室的下端是脑干闩部

3T MR 轴位 T2WI

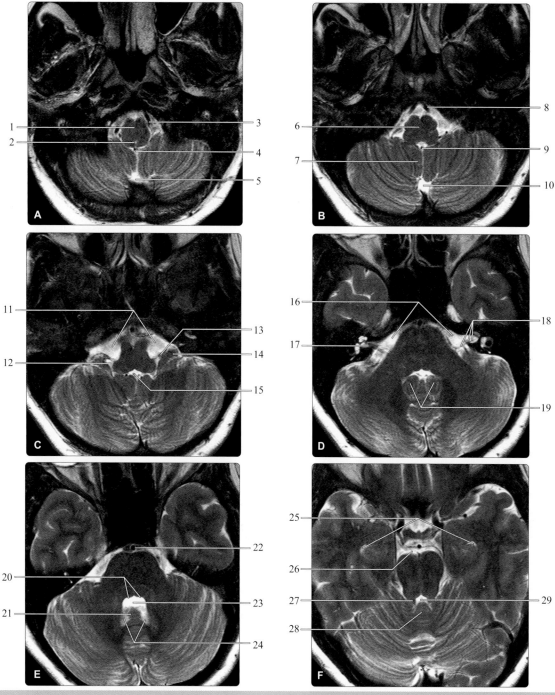

1	延髓	9	Magendie 孔	17	内耳道	24	后上隐窝
2	脑干闩部	10	枕大池	18	面神经（CN Ⅶ）和前庭蜗	25	颞角
3	椎动脉（延髓池段）	11	延髓池		神经（CN Ⅷ）进入内耳道	26	桥前池
4	Magendie 孔	12	Luschka 孔	19	小脑扁桃体	27	小脑上脚
5	枕大池	13	Luschka 孔周围脉络丛	20	面神经丘	28	小脑蚓部
6	延髓	14	小脑绒球	21	小脑蚓部	29	第四脑室上部
7	小脑扁桃体	15	第四脑室下部	22	基底动脉（桥前池段）		
8	椎动脉（延髓池段）	16	桥小脑角池	23	第四脑室		

3T MR 轴位 T2WI，从下至上 12 幅图像。（A）显示脑干闩部，为第四脑室的下端。脑干闩部将脊髓中央管与颅内脑室系统分开。（B）延髓下部层面，显示 Magendie 孔（正中孔），沟通第四脑室和枕大池。与 Luschka 孔不同，Magendie 孔不含脉络丛。（C）延髓层面，第四脑室通过两侧的 Luschka 孔与延髓池相通。Luschka 孔内的脉络丛通过外侧隐窝伸入延髓池，不要误认为强化肿块。（D）脑桥下部层面，面神经、前庭蜗神经穿过桥小脑角池进入内耳道。小脑前下动脉袢通常延伸至内耳道近端。（E）第四脑室体部层面，显示脑脊液填充的第四脑室后上隐窝覆盖小脑扁桃体。（F）小脑上脚层面，第四脑室始于中脑导水管下方，此处可见正常新月形的颞角，颞角内侧以海马为界。颞角呈圆形时应考虑是否存在梗阻

（接下页）

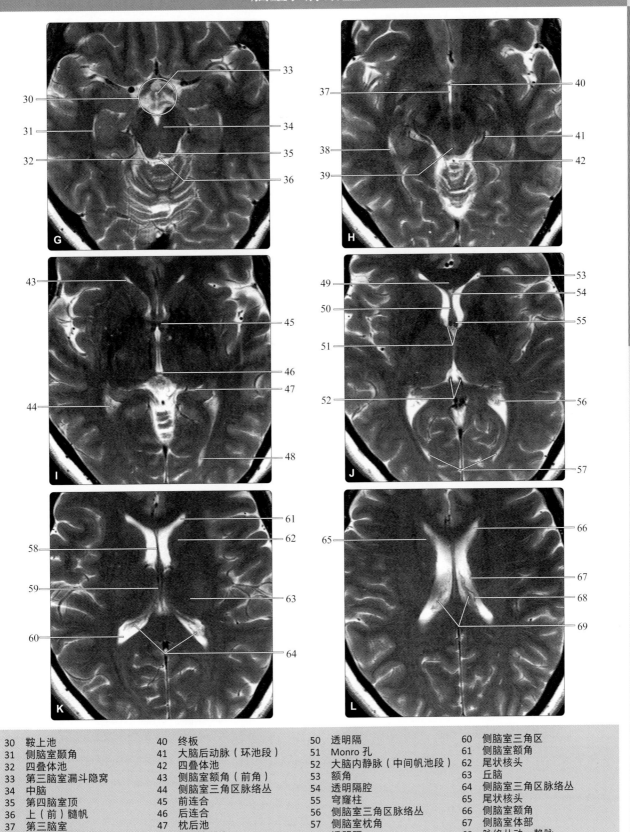

30 鞍上池	40 终板	50 透明隔	60 侧脑室三角区
31 侧脑室颞角	41 大脑后动脉（环池段）	51 Monro 孔	61 侧脑室额角
32 四叠体池	42 四叠体池	52 大脑内静脉（中间帆池段）	62 尾状核头
33 第三脑室漏斗隐窝	43 侧脑室额角（前角）	53 额角	63 丘脑
34 中脑	44 侧脑室三角区脉络丛	54 透明隔腔	64 侧脑室三角区脉络丛
35 第四脑室顶	45 前连合	55 穹窿柱	65 尾状核头
36 上（前）髓帆	46 后连合	56 侧脑室三角区脉络丛	66 侧脑室额角
37 第三脑室	47 枕后池	57 侧脑室枕角	67 侧脑室体部
38 侧脑室颞角	48 侧脑室枕角	58 透明隔	68 脉络丛动、静脉
39 中脑导水管及周围灰质	49 胼胝体膝	59 大脑内静脉	69 侧脑室脉络丛

续。（G）显示鞍上池和第三脑室漏斗隐窝。正常颞角呈新月形，海马位于颞角内侧。（H）中脑层面，终板是一条薄的白质纤维束，在第三脑室前缘穿过中线。中脑导水管在本例几乎不能识别，可能呈 T2 高信号（由于脑脊液）或信号减弱（由于流空）。（I）前连合层面，前连合是第三脑室前界的一部分。侧脑室三角区可见脉络丛，第三脑室顶部的脉络丛通常发育不良，即使 T1WI 增强也不能显示。（J）Monro 孔层面，显示侧脑室和第三脑室之间的连通。侧脑室三角区可见脉络丛，枕角不含脉络丛，枕角是独立采集微量脑室内血液的常见部位。（K）侧脑室三角区层面，透明隔分隔两侧侧脑室。脉络丛常见于侧脑室体部前内侧及三角区。尾状核头形成额角的底壁和外侧壁，丘脑形成侧脑室体部的外侧壁。（L）显示侧脑室体部前内侧的正常脉络丛。注意尾状核沿侧脑室外侧缘形成正常凹陷

脑室和脉络丛

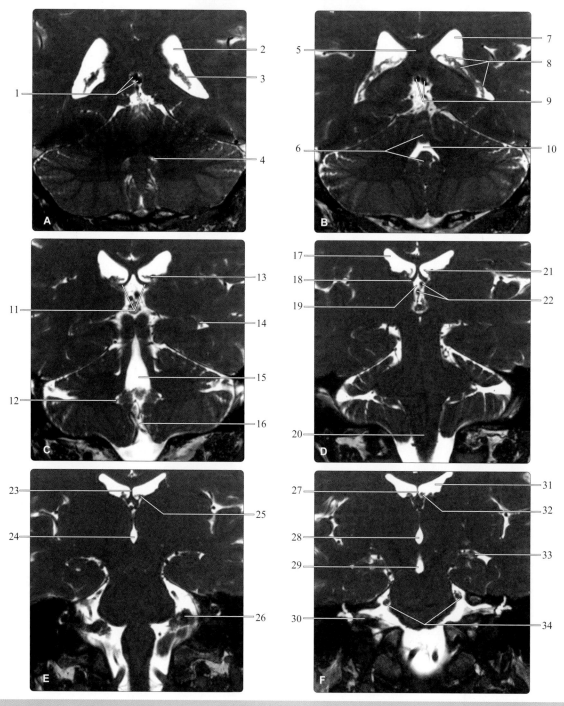

1	大脑内静脉	9	大脑内静脉	17	侧脑室体部
2	侧脑室三角区	10	第四脑室顶部	18	穹窿体
3	脉络丛	11	穹窿后脚	19	中间帆腔
4	第四脑室后上隐窝	12	外侧隐窝脉络丛	20	延髓
5	胼胝体压部	13	侧脑室体部脉络丛	21	侧脑室脉络丛
6	小脑蚓部	14	颞角脉络丛	22	大脑内静脉
7	侧脑室三角区	15	第四脑室	23	透明隔
8	侧脑室脉络丛	16	Magendie 孔	24	第三脑室

25	侧脑室脉络丛	31	侧脑室体部
26	绒球	32	侧脑室脉络丛
27	透明隔	33	颞角脉络丛
28	第三脑室	34	桥小脑角区的三叉神经
29	脚间池		
30	面神经（CN Ⅶ）和		
	前庭蜗神经（CN Ⅷ）		
	内耳道段		

3T MR 冠状位 T2WI，从后至前 12 幅图像，显示侧脑室结构。（A）正常脉络丛见于侧脑室三角区，可见部分第四脑室后上隐窝。（B）侧脑室三角区可见正常脉络丛。（C）穹窿是薄的白质纤维束，与海马、丘脑、下丘脑、隔核和内嗅皮质存在复杂联系。解剖上，穹窿沿胼胝体下缘走行，背侧可见 2 个穹窿后脚，向前走行，于胼胝体体部水平合并，继续向前分离为 2 个穹窿前柱，向前向下沿乳头体形成 Monro 孔的前界。（D）侧脑室内可见脉络丛，大脑内静脉通常在松果体上方的中间帆池内穿行。（E）侧脑室在中线由一层薄膜（透明隔）隔开。脉络丛常见于侧脑室体部，正如此层面所见。尾状核位于侧脑室外缘，呈马蹄铁形。（F）脉络丛常见于侧脑室颞角和体部。冠状位扫描时需注意不要将脚间池与第三脑室相混淆。三叉神经脑池段走行于桥前池

（接下页）

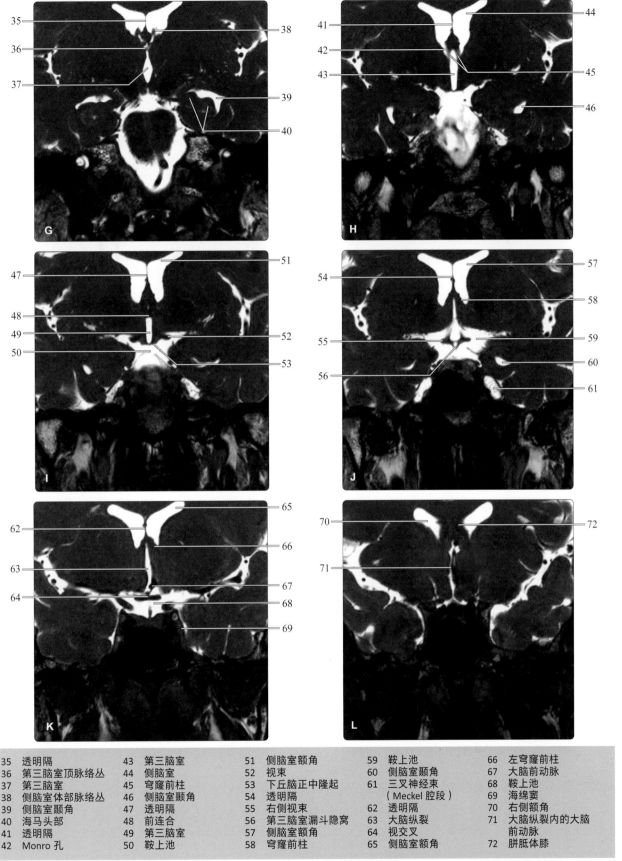

35	透明隔	43	第三脑室	51	侧脑室额角	59	鞍上池	66	左穹窿前柱
36	第三脑室顶脉络丛	44	侧脑室	52	视束	60	侧脑室颞角	67	大脑前动脉
37	第三脑室	45	穹窿前柱	53	下丘脑正中隆起	61	三叉神经束	68	鞍上池
38	侧脑室体部脉络丛	46	侧脑室颞角	54	透明隔		（Meckel 腔段）	69	海绵窦
39	侧脑室颞角	47	透明隔	55	右侧视束	62	透明隔	70	右侧额角
40	海马头部	48	前连合	56	第三脑室漏斗隐窝	63	大脑纵裂	71	大脑纵裂内的大脑
41	透明隔	49	第三脑室	57	侧脑室额角	64	视交叉		前动脉
42	Monro 孔	50	鞍上池	58	穹窿前柱	65	侧脑室额角	72	胼胝体膝

续。（**G**）显示第三脑室顶部和侧脑室体部的正常脉络丛。正常情况下海马头部上方与颞角相邻处呈波浪状。（**H**）清晰显示颞角前部。第三脑室的横径短，如果第三脑室变窄或向外凸，应考虑是否存在梗阻。穹窿在此水平分为 2 个前柱，走行于 Monro 孔前方。（**I**）第三脑室前部、前连合层面，前连合是第三脑室前壁的一部分。下丘脑正中隆起构成第三脑室前底壁的一部分。此层面还可清晰显示视束。（**J**）侧脑室额角层面，鞍上池呈五角星状。（**K**）视交叉和侧脑室额角层面，额角下方裂隙状脑脊液区为大脑纵裂，不是第三脑室。大脑前动脉位于大脑纵裂内下方。这部分的大脑纵裂有时也称为终板池。（**L**）透明隔前方层面，正常侧脑室额角外侧缘呈凹状，中线的白质纤维束是胼胝体膝，额角内未见脉络丛

脑室和脉络丛

3T MR 矢状位 T2WI

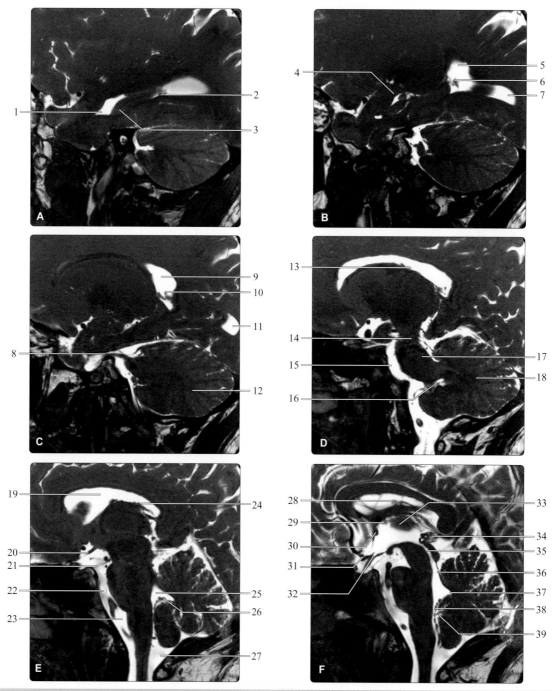

1	侧脑室颞角	11	侧脑室枕角	21	横穿脚间池的动眼神经	31	第三脑室视（交叉）隐窝
2	脉络丛	12	小脑半球	22	桥前池	32	第三脑室漏斗隐窝
3	海马	13	侧脑室体部脉络丛	23	延髓池	33	中间块
4	侧脑室颞角	14	大脑脚	24	侧脑室体部脉络丛	34	松果体
5	侧脑室三角区	15	桥前池	25	第四脑室	35	中脑导水管
6	脉络丛	16	第四脑室外侧隐窝、脉络丛	26	脉络丛	36	上髓帆
7	侧脑室枕角	17	脑桥	27	枕大池	37	第四脑室顶部
8	三叉神经进入 Meckel 腔	18	小脑	28	侧脑室体部脉络丛	38	第四脑室脉络丛
9	侧脑室三角区	19	侧脑室体部	29	第三脑室顶部脉络丛	39	Magendie 孔
10	脉络丛	20	视束	30	前连合		

3T MR 矢状位 T2WI，从外至内 6 幅图像。（ A ）侧脑室颞角、三角区层面，侧脑室三角区内可见脉络丛。海马沿颞角下缘走行。（ B ）显示侧脑室三角区的正常脉络丛。侧脑室枕角内通常无脉络丛。（ C ）显示侧脑室三角区内的正常脉络丛。三叉神经脑池段向前经过颞骨岩嵴进入 Meckel 腔。（ D ）大脑脚层面，侧脑室体部可见脉络丛。此层面显示第四脑室外侧隐窝。（ E ）脉络丛位于侧脑室体部和第四脑室顶部下方。动眼神经横穿脚间池。（ F ）显示第三脑室顶部、侧脑室体部和第四脑室后顶部的正常脉络丛。脉络膜后动脉向前进入第三脑室，上髓帆和脑桥构成第四脑室的部分边界，第三脑室前部可见视隐窝和漏斗隐窝，终板形成第三脑室的前壁

蛛网膜下腔和脑池

术语

缩写

- 蛛网膜下腔（subarachnoid spaces，SAS）

定义

- 蛛网膜下腔：软脑膜、蛛网膜之间充满脑脊液的间隙，位于大脑底部、脑干周围、小脑幕切迹处局部扩大的间隙
- Liliequist 膜：分隔鞍上池、脚间池和桥前池的薄层蛛网膜
- 中间帆：双层软脑膜（脉络组织）。脑发育过程中形成，位于大脑半球与间脑之间。中间帆向后与四叠体池相通，形成中间帆腔
- 脉络膜裂：蛛网膜下腔和脑室之间狭细的软脑膜裂隙，位于侧脑室脉络丛附着处

大体解剖

概述

- 小梁、分隔和膜结构将蛛网膜下腔分为多个脑池
  - **Liliequist 膜**分隔鞍上池、脚间池和桥前池
  - 脑桥前 / 外侧膜、脑桥延髓内侧 / 外侧膜分隔颅后窝池
- 脑神经、脑动脉和静脉横穿脑池
- 脑池均被覆软脑膜
- 蛛网膜下腔、脑池相互交通，并通过 Magendie 孔和 Luschka 孔与脑室系统交通
- 脑池是疾病传播和手术入路的通路
- 按照位置分为幕上和幕周脑池、幕下脑池
- 脑沟分隔脑回，脑裂分隔半球和脑叶

影像解剖

概述

- 幕上和幕周脑池
  - **鞍上池**：垂体上方
  - **脚间池**：双侧大脑脚之间，由 Liliequist 膜分隔
  - **环池（中脑周围池）**：环绕中脑，连接鞍上池、四叠体池
  - **四叠体池**：位于胼胝体压部下方，松果体、顶盖后方；向前与中间帆池相通
  - **中间帆池**：由双层软脑膜（脉络组织）构成，位于第三脑室上方；向后与四叠体池相通
- 幕下脑池（颅后窝）
  - 中线（单个）脑池
    - **桥前池**：位于斜坡上方和脑桥前部之间
    - **髓前池**：上方始于脑桥-延髓交界处，下方终止于枕骨大孔；位于斜坡下方和延髓之间
    - **小脑上池**：位于蚓部上方与直窦之间
    - **枕大池**：位于延髓（前）和枕骨（后）之间，下蚓部下方或后方
  - 两侧（成对）脑池
    - **桥小脑角池**：位于脑桥 / 小脑前外侧与颞骨岩部之间
    - **小脑延髓池**：位于延髓橄榄的背侧
- 脑裂
  - **大脑纵裂（半球间裂）**：大脑纵裂分隔两侧大脑半球
    - 下部包含终板池，上部包含胼胝体周围池
  - **外侧裂**：在大脑半球外侧走行，其后部是额叶和颞叶的分界，内部埋藏有岛叶

脑池内部组成

- 幕上和幕周脑池
  - **鞍上池**：漏斗、视交叉、Willis 环
  - **脚间池**：动眼神经（CNⅢ）、基底动脉（BA）分叉、丘脑后穿通动脉
  - **环池**：滑车神经（CNⅣ）、大脑后动脉 P2 段和分支、小脑上动脉、基底静脉
  - **四叠体池**：松果体、滑车神经（CNⅣ）、大脑后动脉 P3 段、脉络膜后内侧和外侧动脉、Galen 静脉及属支
  - **中间帆池**：大脑内静脉、脉络膜后内侧动脉
- 幕下脑池
  - **桥前池**：基底动脉、小脑前下动脉、三叉神经（CNⅤ）和展神经（CNⅥ）
  - **髓前池**：椎动脉、脊髓前动脉、小脑后下动脉、舌下神经（CNⅫ）
  - **小脑上池**：小脑上动脉分支、小脑蚓上静脉和中央前静脉
  - **枕大池**：小脑扁桃体、小脑后下动脉分支
  - **桥小脑角池**：三叉神经（CNⅤ）、面神经（CNⅦ）、前庭蜗神经（CNⅧ）、小脑前下动脉、岩静脉
  - **小脑延髓池**：舌咽神经（CNⅨ）、迷走神经（CNⅩ）、副神经（CNⅪ）
- 脑裂
  - **大脑纵裂**：大脑镰、下矢状窦、大脑前动脉及分支
  - **外侧裂**：大脑中动脉（M1 ～ M3 段）、大脑中静脉

示意图

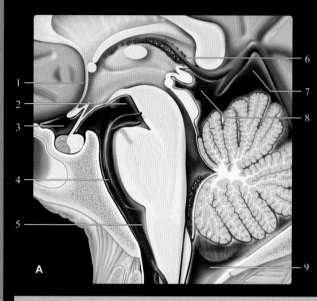
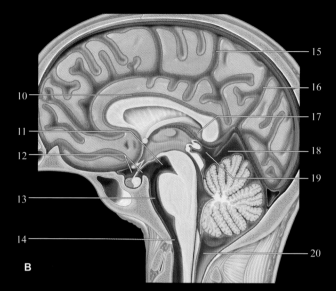

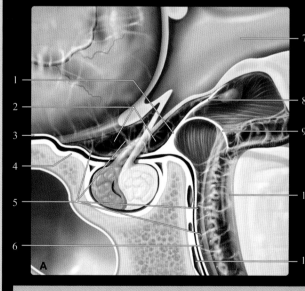
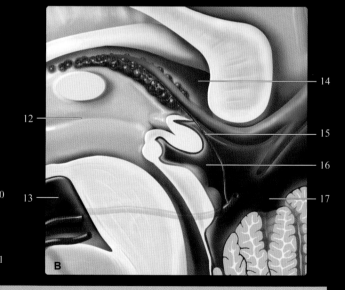

1	终板池	6	大脑内静脉（中间帆池段）	11	脚间池	16	顶枕沟
2	脚间池	7	小脑上池	12	鞍上池	17	中间帆池
3	鞍上池	8	四叠体池	13	桥前池	18	小脑上池
4	基底动脉（桥前池段）	9	枕大池	14	髓前池	19	四叠体池
5	髓前池	10	胼胝体周围池	15	中央沟	20	枕大池

（A）正中矢状位，正常脑池局部解剖示意图。为了便于观察鞍上池的主要结构，图中去除了前循环血管（大脑前动脉、后交通动脉）。（B）正中矢状位，大脑纵裂示意图。蛛网膜（紫色）和软脑膜（橙色）之间脑脊液（蓝色）充填的间隙为蛛网膜下腔。中央沟将额叶与顶叶分开。软脑膜紧贴大脑表面，而蛛网膜紧贴硬脑膜。脑室通过 Luschka 孔和 Magendie 孔与脑池和蛛网膜下腔沟通，脑池间相互沟通

1	蝶鞍段 Liliequist 膜	5	蛛网膜小梁	9	中脑膜	13	脚间池	17 小脑上池
2	鞍上池	6	桥前池	10	软脑膜（覆盖脑桥）	14	中间帆池	
3	蛛网膜	7	第三脑室	11	斜坡硬脑膜静脉丛	15	脉络膜后内侧动脉	
4	硬脑膜	8	间脑膜	12	第三脑室	16	四叠体池	

（A）Liliequist 膜是蛛网膜的一部分，可阻碍鞍上池的脑脊液流动。蝶鞍段 Liliequist 膜沿鞍背下方走行，可分为 2 部分：上部的间脑膜（附着于乳头体）和后部的中脑膜。蛛网膜下腔内有大量软脑膜衬覆的小梁状分隔结构。（B）松果体区中线示意图。中间帆池位于双层脉络膜之间，下外侧可见大脑内静脉。四叠体池位于松果体后方，向后与小脑上池相通，向前与中间帆池相通

蛛网膜下腔和脑池

3T MR 轴位 T2WI

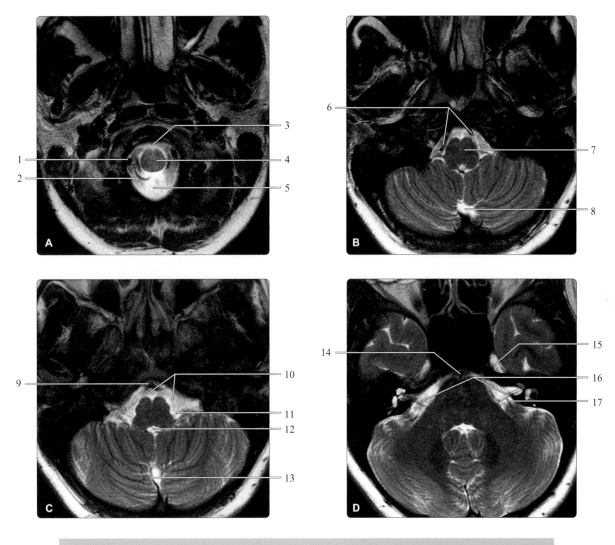

1	椎动脉	10	小脑延髓池
2	小脑后下动脉	11	CNⅨ（舌咽神经）至 CNⅪ（副神经）
3	髓前池	12	第四脑室
4	上部颈髓	13	枕大池
5	枕大池	14	基底动脉（桥前池段）
6	椎动脉（小脑延髓池段）	15	Meckel 腔内三叉神经（CNⅤ）束
7	延髓	16	面神经（CNⅦ）和前庭蜗神经（CNⅧ）桥小脑角池段
8	枕大池	17	岩上静脉
9	椎基底动脉汇合处（髓前池内）		

3T MR 轴位 T2WI，从下至上 9 幅图像。（**A**）显示蛛网膜下腔和脑池。枕大池位于颈髓上部和延髓下部后方、小脑半球下方，与脊髓蛛网膜下腔相连，枕大池内可见椎动脉和小脑后下动脉。（**B**）枕大池是小脑后方中线处充满脑脊液的裂隙，小脑延髓池内可见椎动脉。（**C**）髓前池内可见两侧椎动脉汇合为基底动脉。（**D**）桥小脑角池内可见面神经和前庭蜗神经，以及小脑前下动脉和小脑后下动脉。Meckel 腔内的脑脊液与桥前池和桥小脑角池相通

（接下页）

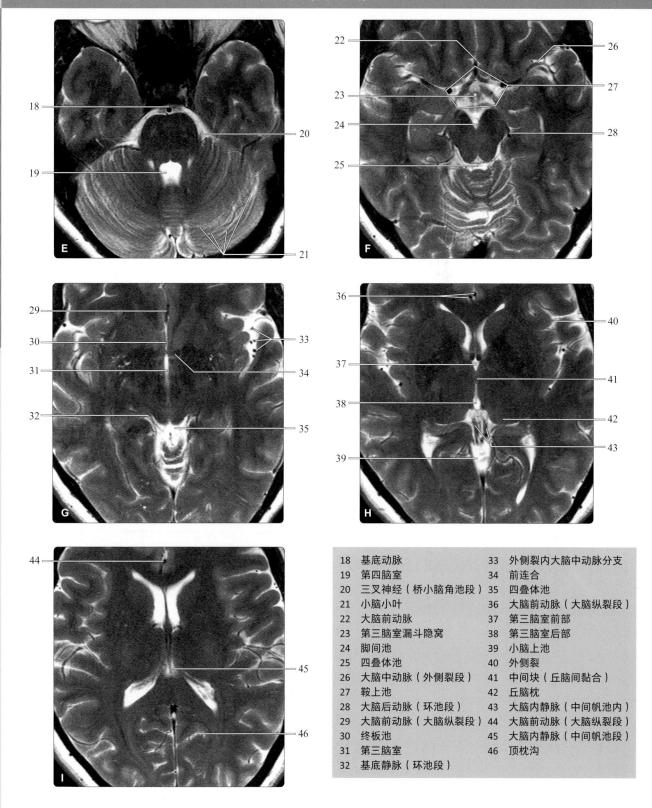

18	基底动脉
19	第四脑室
20	三叉神经（桥小脑角池段）
21	小脑小叶
22	大脑前动脉
23	第三脑室漏斗隐窝
24	脚间池
25	四叠体池
26	大脑中动脉（外侧裂段）
27	鞍上池
28	大脑后动脉（环池段）
29	大脑前动脉（大脑纵裂段）
30	终板池
31	第三脑室
32	基底静脉（环池段）
33	外侧裂内大脑中动脉分支
34	前连合
35	四叠体池
36	大脑前动脉（大脑纵裂段）
37	第三脑室前部
38	第三脑室后部
39	小脑上池
40	外侧裂
41	中间块（丘脑间黏合）
42	丘脑枕
43	大脑内静脉（中间帆池内）
44	大脑前动脉（大脑纵裂段）
45	大脑内静脉（中间帆池段）
46	顶枕沟

续。（E）桥前池内可见基底动脉。小脑表面可见多条平行分布的浅沟，将小脑分为多个小叶。（F）垂体漏斗位于鞍上池的中心，漏斗的中央充满液体信号，并与漏斗隐窝相连续。环池围绕中脑，连接鞍上池和四叠体池。（G）四叠体池位于小脑蚓部和中脑上、下丘之间。外侧裂内可见大脑中动脉分支。前连合在第三脑室的前方，再前方可见大脑纵裂。（H）显示外侧裂和大脑纵裂。枕后池是环池向外的延伸，位于丘脑后方。大脑内静脉位于中间帆池内。（I）显示顶枕沟、大脑纵裂及中间帆池上部

3T MR 冠状位 T2WI

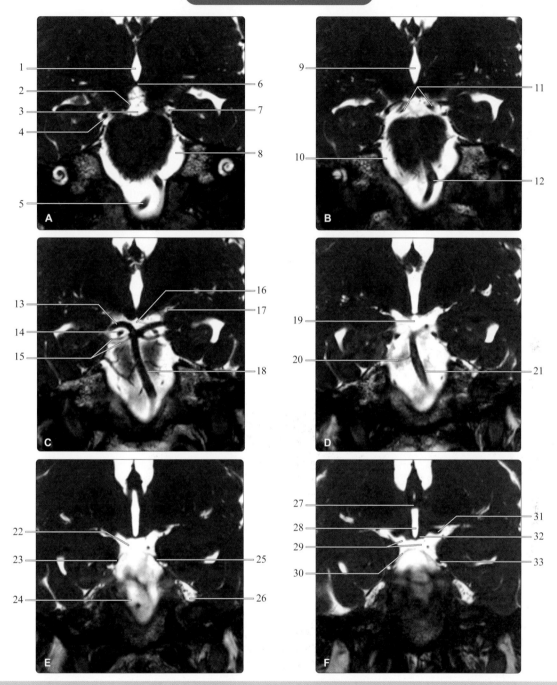

1	第三脑室	10	桥小脑角池	18	基底动脉（桥前池段）	27	前连合
2	动眼神经（CNⅢ）	11	动眼神经穿过脚间池	19	脚间池与鞍上池汇合处	28	第三脑室
3	脚间池	12	椎基底动脉交界区位于	20	小脑前下动脉（桥前池段）	29	鞍上池
4	大脑后动脉（环池段）		桥前池和髓前池汇合处	21	基底动脉（桥前池段）	30	Liliequist 膜
5	椎动脉（髓前池段）	13	右侧大脑后动脉	22	间脑膜	31	视束
6	后穿质	14	动眼神经（CNⅢ）	23	Liliequist 膜附着于动眼神经	32	下丘脑
7	环池	15	右侧小脑上动脉	24	桥前池	33	动眼神经（CNⅢ）
8	桥小脑角池	16	脚间池	25	动眼神经（CNⅢ）		
9	第三脑室	17	环池	26	Meckel 腔		

3T MR 冠状位 T2WI，从后至前 12 幅图像。（A）显示第三脑室、脚间池和桥小脑角池，髓前池内可见椎动脉。（B）脚间池内可见动眼神经穿行。桥前池和髓前池汇合处可见椎基底动脉交界区。（C）清晰显示桥前池内血管，基底动脉末端发出大脑后动脉和小脑上动脉。小脑上动脉重复畸形是一种常见的解剖变异。动眼神经在脚间池内穿行于大脑后动脉和小脑上动脉之间。（D）基底动脉分叉层面，可见鞍上池、脚间池、中脑池和桥前池汇合。（E）Liliequist 膜外侧附着于动眼神经。鞍上池位于前上方，脚间池位于后上方，桥前池位于后下方。（F）显示 Liliequist 膜的正常结构，其宽度约为第三脑室底的1/2。Liliequist 膜向外附着于动眼神经或其周围的蛛网膜，分隔脚间池和鞍上池。下丘脑参与形成第三脑室前壁。本层面正中处可见前连合交叉纤维

（接下页）

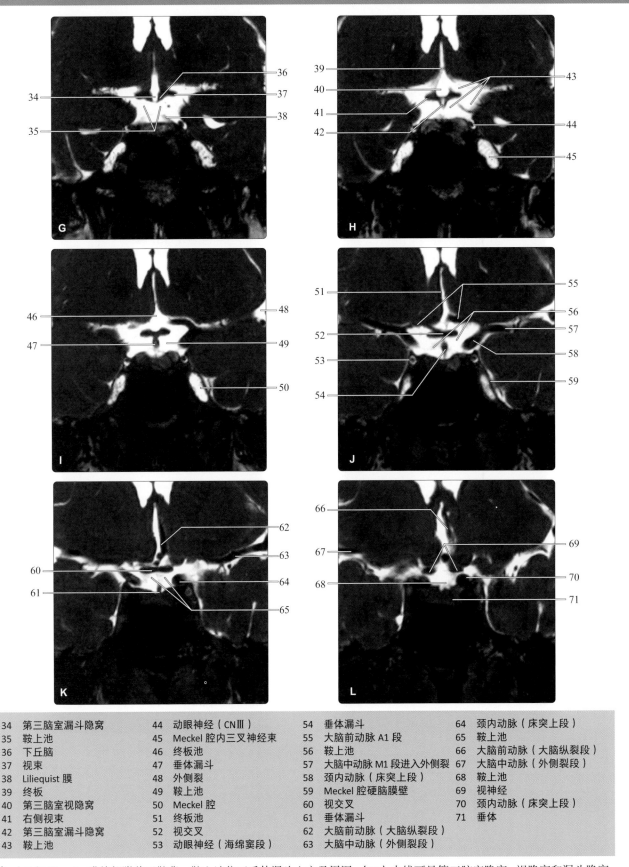

34	第三脑室漏斗隐窝	44	动眼神经（CNⅢ）
35	鞍上池	45	Meckel 腔内三叉神经束
36	下丘脑	46	终板池
37	视束	47	垂体漏斗
38	Liliequist 膜	48	外侧裂
39	终板	49	鞍上池
40	第三脑室视隐窝	50	Meckel 腔
41	右侧视束	51	终板池
42	第三脑室漏斗隐窝	52	视交叉
43	鞍上池	53	动眼神经（海绵窦段）

54	垂体漏斗	64	颈内动脉（床突上段）
55	大脑前动脉 A1 段	65	鞍上池
56	鞍上池	66	大脑前动脉（大脑纵裂段）
57	大脑中动脉 M1 段进入外侧裂	67	大脑中动脉（外侧裂段）
58	颈内动脉（床突上段）	68	鞍上池
59	Meckel 腔硬脑膜壁	69	视神经
60	视交叉	70	颈内动脉（床突上段）
61	垂体漏斗	71	垂体
62	大脑前动脉（大脑纵裂段）		
63	大脑中动脉（外侧裂段）		

续。（G）Liliequist 膜前部附着于鞍背，鞍上池位于垂体漏斗上方及周围。（H）中线可见第三脑室隐窝：视隐窝和漏斗隐窝。终板参与构成第三脑室前壁，动眼神经周围可见鞍上池和脚间池。Meckel 腔与桥前池相通，其内可见三叉神经束（CNV）。（I）鞍上池位于垂体上方，环绕垂体漏斗和视交叉。（J）鞍上池内可见 Willis 环，大脑前动脉 A1 段、大脑中动脉 M1 段起源于颈内动脉床突上段。外侧裂内可见大脑中动脉 M1 段。（K）垂体漏斗位于垂体的前下方，鞍上池内可见视交叉。大脑前动脉位于大脑纵裂前部，大脑中动脉位于外侧裂内。（L）视神经位于鞍上池前部。大脑纵裂内可见大脑前动脉，外侧裂内可见大脑中动脉

3T MR 矢状位 T2WI

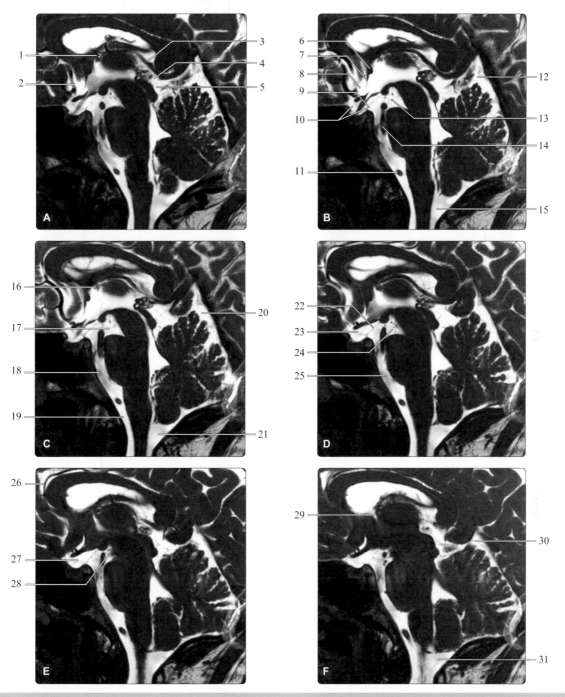

1	Monro 孔脉络丛	6	前连合	13	脚间池
2	大脑前动脉 A2 段 （在大脑纵裂内）	7	终板	14	基底动脉（桥前池段）
		8	终板池	15	枕大池
3	大脑内静脉 （中间帆池段）	9	Liliequist 膜	16	第三脑室顶部脉络丛
		10	鞍上池	17	脚间池
4	四叠体池	11	椎动脉（髓前池段）	18	桥前池
5	四叠体池下部	12	小脑上池	19	髓前池

20	小脑上池	26	胼周动脉
21	枕大池		（在胼胝体周围池内）
22	Liliequist 膜	27	鞍上池
23	鞍上池	28	动眼神经（CNⅢ）脚间池段
24	脚间池	29	Monro 孔
25	桥前池	30	小脑上池
		31	枕大池

3T MR 矢状位 T2WI，从左至右 6 幅图像。（A）大脑内静脉穿过中间帆池，四叠体池位于松果体和上、下丘后方。（B）Liliequist 膜位于鞍背和乳头体之间，分隔桥前池、脚间池和鞍上池。终板和前连合构成第三脑室前壁，终板池位于终板前。（C）清晰显示脑干前池及小脑上池，基底动脉走行于桥前池内。（D）Liliequist 膜向后上附着于乳头体，向前下附着于鞍背。进行第三脑室造瘘术解除梗阻时，需要切开 Liliequist 膜。（E）胼周动脉是大脑前动脉的 A2 分支，位于胼胝体上方的胼胝体周围池内。动眼神经位于中脑脚间池。（F）小脑上池位于小脑蚓部和小脑半球上方，与环池和四叠体池相连。此图可见 Monro 孔。枕大池位于颈髓-延髓交界处背侧

第一篇　脑

第六章　颅底和脑神经

（任彦军　李琼阁　郑冲　武春雪　张春　卢洁　译）

术语

缩写

- 颅底（skull base，SB）

定义

- 颅底：由复杂的骨性结构构成，将颅内结构与鼻窦、眼眶和舌骨上区分开
- 位于颅顶和舌骨上区、眼眶、鼻窦之间，包含重要的神经血管结构

影像解剖

概述

- 颅底由 5 块骨构成
  - 对称骨：额骨和颞骨
  - 不对称骨：筛骨、蝶骨和枕骨
- 2 个面
  - 颅内面：脑、垂体、脑池、脑神经（CN）和颅内血管结构，包括海绵窦
  - 颅外面：颅外的头和颈部
    - 前部：鼻腔、额窦、筛窦、眼眶
    - 中央部：鼻咽黏膜间隙、咀嚼肌、腮腺和咽旁间隙
    - 后部：鼻咽黏膜间隙、颈动脉、咽后间隙、椎旁间隙
- 颅底的 3 个区域
  - 前颅底、中颅底、后颅底
  - 前颅底
    - 前外侧边界：额骨
    - 下部毗邻：鼻穹窿、筛窦、额窦、眼眶和眶管
    - 上部毗邻：额叶、嗅神经
    - 前颅底-中颅底边界：蝶骨小翼（蝶骨嵴）和蝶骨平台
  - 中颅底
    - 下部毗邻：咽黏膜间隙顶部、咀嚼肌、腮腺和咽旁间隙
    - 上部毗邻：颞叶、垂体、海绵窦、Meckel 腔、嗅神经、视神经、动眼神经、滑车神经、展神经、三叉神经
    - 中颅底-后颅底边界：内侧为鞍背和后床突，外侧为岩嵴
  - 后颅底
    - 下部毗邻：咽后黏膜间隙、颈动脉、咽后间隙、椎旁间隙
    - 上部毗邻：脑干、小脑、面神经、前庭蜗神经、舌咽神经、迷走神经、副神经、舌下神经、横窦-乙状窦
    - 后界：枕骨

内部组成

- 前颅底
  - 包括：额骨、筛骨、蝶骨小翼、蝶骨平台
  - 前颅底孔及其走行结构
    - 筛板：嗅神经、筛动脉
    - 视神经管：视神经、眼动脉
    - 盲孔：中线、鸡冠前、前神经孔的胚胎残留

- 中颅底
  - 包括：蝶骨体、蝶骨大翼及颞骨前部
  - 中颅底孔及其走行结构
    - 眶上裂：动眼神经、滑车神经、三叉神经眼支、展神经及眼上静脉
    - 眶下裂：眶下动脉、静脉、神经
    - 颈动脉管：颈内动脉、交感神经丛
    - 圆孔：三叉神经上颌支、圆孔动脉、导静脉
    - 卵圆孔：三叉神经下颌支、岩小神经、上颌动脉脑膜副支、导静脉
    - 棘孔：脑膜中动脉和静脉、下颌神经脑膜支
    - 破裂孔：不是真正的孔隙，是颞骨岩部颈内动脉管水平部前内侧的透明软骨
    - 翼管：翼管动脉和翼管神经
- 后颅底
  - 包括：枕骨及颞骨后部
  - 后颅底孔及其走行结构
    - 内耳道：面神经、前庭蜗神经、迷路动脉
    - 舌下神经管：舌下神经
    - 枕骨大孔：副神经脊髓根、椎动脉、延髓
    - 颈静脉孔神经部：舌咽神经、Jacobson 神经、岩下窦
    - 颈静脉孔血管部：迷走神经、Arnold 神经、副神经、颈静脉球、脑膜后动脉

解剖影像相关问题

问题

- 颅底成像推荐联合应用 MR 和 CT 检查
  - MR 检查包括 T1、T2、T1 增强＋脂肪抑制序列
  - CT 检查帮助发现骨质异常
- 舌骨上区间隙和颅底毗邻结构，颅外肿瘤可沿神经生长进入颅内
  - 咀嚼肌间隙：三叉神经下颌支
  - 腮腺间隙：面神经
  - 眼眶：三叉神经眼支、动眼神经、滑车神经、展神经
  - 鼻窦、鼻、翼腭窝：三叉神经上颌支

推荐成像方法

- 骨 CT 检查
  - 轴位薄层（≤1 mm）扫描，进行冠状位或矢状位重建
  - 评价骨解剖需要边缘增强算法、设定宽窗（＞2000 HU）
  - 评价软组织需要平滑算法、设定窄窗（200～400 HU）
  - 如进行 MR 检查，CT 检查则不需增强扫描
- MR：薄层扫描（≤4 mm），轴位和冠状位，包括 T1WI、T2WI、T1 增强＋脂肪抑制序列
  - T1WI 图像使用骨髓脂肪（fatty marrow）形成自然"对比"
  - MRA 和 MRV 观察动脉和静脉

影像诊断注意事项

- 盲孔隆起、副孔可能是正常变异
- MR 检查颈静脉孔的血流信号易误诊为肿块

示意图

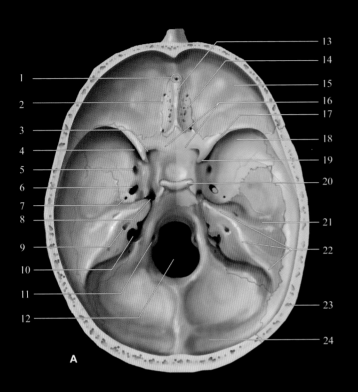

A

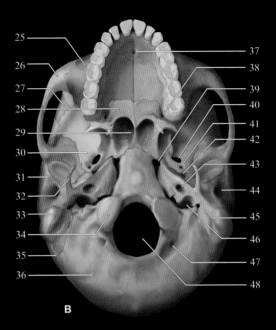

B

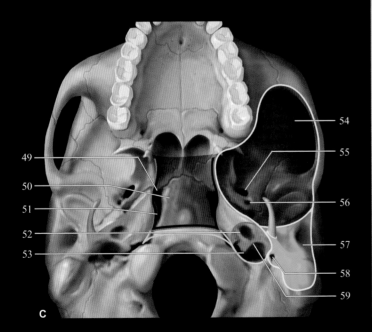

C

1	盲孔	22	岩嵴	43	颈动脉管,
2	筛板	23	顶骨		垂直段
3	视神经管	24	枕骨	44	外耳道
4	眶上裂	25	上颌骨	45	茎乳孔
5	圆孔	26	颧骨	46	颈静脉孔
6	卵圆孔	27	额骨	47	髁管
7	棘孔	28	腭骨	48	枕骨大孔
8	破裂孔	29	犁骨	49	破裂孔
9	内耳道	30	蝶骨	50	咽黏膜间隙 /
10	颈静脉孔	31	颞骨		表面
11	舌下神经管	32	茎突	51	岩枕裂（下）
12	枕骨大孔	33	乳突	52	颈动脉管
13	鸡冠	34	枕髁	53	颈静脉孔 /
14	筛骨	35	顶骨		CN IX ~ CN XI
15	额骨	36	枕骨	54	咀嚼肌间隙
16	蝶骨平台	37	切牙孔	55	卵圆孔 /CN V 3
17	蝶骨小翼	38	腭大孔	56	棘孔 / 脑膜中
18	蝶骨大翼	39	破裂孔		动脉
19	前床突	40	卵圆孔	57	腮腺间隙
20	后床突	41	棘孔	58	茎乳孔 /CN VII
21	颞骨	42	咽鼓管沟	59	颈动脉间隙

（**A**）颅底内上观，右侧显示颅底骨性标志，左侧显示颅底孔裂，颅底由额骨、筛骨、蝶骨、颞骨和枕骨构成。额骨、顶骨和枕骨构成头盖骨的外侧穹窿。颅底表面凹凸不平，含有凹陷和硬脑膜附着的骨性粗隆。蝶骨平台和蝶骨小翼形成前颅底和中颅底的边界，岩嵴和鞍背形成中颅底和后颅底边界。重要的颅底孔裂大多位于中颅底（蝶骨）。（**B**）颅底外下观，显示颅底复杂的外表面，左侧显示颅底骨性标志，右侧显示颅底孔裂。颅底骨外表面除了额骨、蝶骨、颞骨和枕骨，还包括上颌骨、犁骨、腭骨和颧骨，不包括筛骨。（**C**）颅底外下观，显示其与舌骨上区结构的关系。颅底与四个间隙相互沟通：咀嚼肌间隙、腮腺间隙、颈动脉间隙及咽部黏膜间隙。腮腺间隙（绿色）的恶性肿瘤可随面神经进入茎乳孔；咀嚼肌间隙（紫色）内走行三叉神经下颌支，而舌咽神经、迷走神经、副神经、舌下神经进入颈动脉间隙（红色）；咽部黏膜间隙紧邻被覆纤维软骨的破裂孔

CT 颅底轴位图像

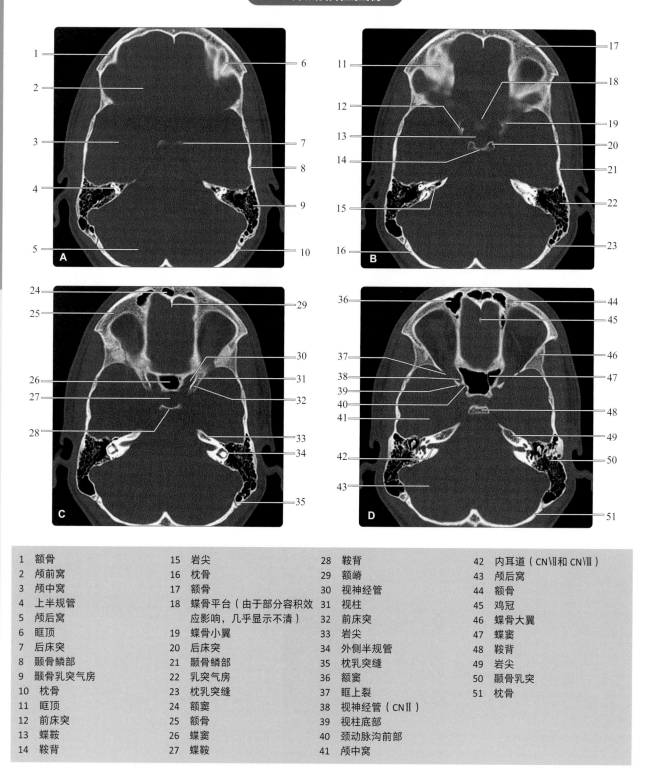

1 额骨	15 岩尖	28 鞍背	42 内耳道（CNⅦ和 CNⅧ）
2 颅前窝	16 枕骨	29 额嵴	43 颅后窝
3 颅中窝	17 额骨	30 视神经管	44 额骨
4 上半规管	18 蝶骨平台（由于部分容积效	31 视柱	45 鸡冠
5 颅后窝	应影响，几乎显示不清）	32 前床突	46 蝶骨大翼
6 眶顶	19 蝶骨小翼	33 岩尖	47 蝶窦
7 后床突	20 后床突	34 外侧半规管	48 鞍背
8 颞骨鳞部	21 颞骨鳞部	35 枕乳突缝	49 岩尖
9 颞骨乳突气房	22 乳突气房	36 额窦	50 颞骨乳突
10 枕骨	23 枕乳突缝	37 眶上裂	51 枕骨
11 眶顶	24 额窦	38 视神经管（CNⅡ）	
12 前床突	25 额骨	39 视柱底部	
13 蝶鞍	26 蝶窦	40 颈动脉沟前部	
14 鞍背	27 蝶鞍	41 颅中窝	

CT 颅底轴位图像，从上至下 12 幅图像。（A）眶顶层面，显示颅前窝、颅中窝和颅后窝内的脑组织。（B）鞍上层面，蝶骨平台和蝶骨小翼显示不清，为前颅底和中颅底分界。靠后的岩尖将中颅底与后颅底分开。小脑位于后颅底，由小脑幕覆盖，小脑幕附着于后床突。（C）前床突层面，视神经管穿过蝶骨，外侧为前床突，内侧为蝶窦。鞍背是后颅底的前内侧边界。（D）此层面显示鸡冠顶端。视神经和眼动脉经视神经管进入眼眶，动眼神经、滑车神经、三叉神经眼支、展神经和眼上静脉通过眶上裂进入眼眶。需要注意视神经管紧邻眶上裂，被薄且气化的视柱隔开。内耳道位于颞骨内侧壁

（接下页）

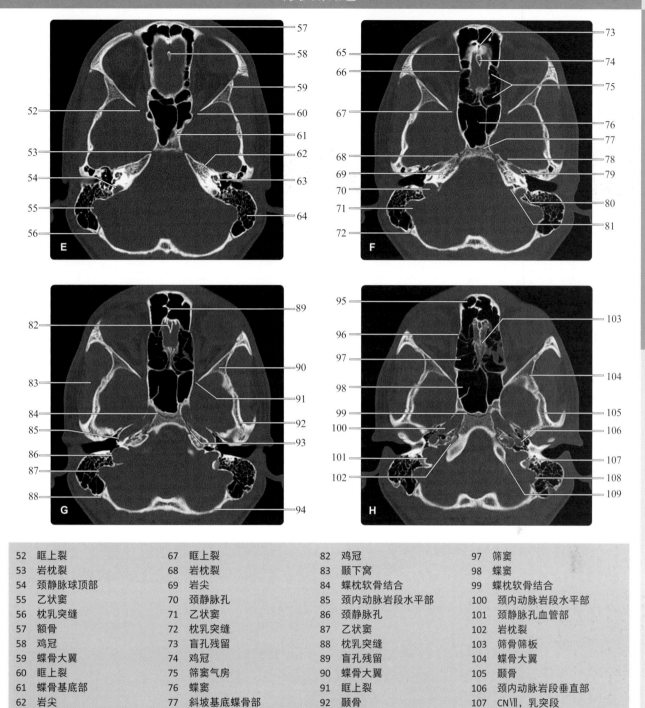

52 眶上裂	67 眶上裂	82 鸡冠	97 筛窦
53 岩枕裂	68 岩枕裂	83 颞下窝	98 蝶窦
54 颈静脉球顶部	69 岩尖	84 蝶枕软骨结合	99 蝶枕软骨结合
55 乙状窦	70 颈静脉孔	85 颈内动脉岩段水平部	100 颈内动脉岩段水平部
56 枕乳突缝	71 乙状窦	86 颈静脉孔	101 颈静脉孔血管部
57 额骨	72 枕乳突缝	87 乙状窦	102 岩枕裂
58 鸡冠	73 盲孔残留	88 枕乳突缝	103 筛骨筛板
59 蝶骨大翼	74 鸡冠	89 盲孔残留	104 蝶骨大翼
60 眶上裂	75 筛窦气房	90 蝶骨大翼	105 颞骨
61 蝶骨基底部	76 蝶窦	91 眶上裂	106 颈内动脉岩段垂直部
62 岩尖	77 斜坡基底蝶骨部	92 颞骨	107 CNⅦ，乳突段
63 耳蜗	78 三叉神经沟	93 岩枕裂	108 乙状窦
64 乳突气房	79 颈内动脉岩段水平部	94 枕骨	109 颈静脉结节
65 筛骨纸板	80 颈静脉孔，血管部	95 额窦	
66 筛前动脉孔和管	81 颈静脉孔，神经部	96 筛骨纸板	

续。（E）大脑镰附着于鸡冠，并将前颅底的前部分成 2 个对称结构。筛窦气房延伸至筛板上方，蝶窦位于蝶鞍的正下方、眶上裂的内侧。岩枕裂上缘位于岩尖内侧端，蝶岩韧带（Gruber 韧带）附着于此，该短韧带横跨岩嵴至斜坡。韧带下方是 Dorello 管，其内有硬脑膜静脉和展神经。（F）鸡冠的前后部是残留的盲孔，岩枕裂是颅底软骨肉瘤最常见的好发部位。（G）斜坡上部层面，可见蝶枕软骨结合，其前方为蝶骨基底部，后方为枕骨基底部，后外侧可见岩枕裂将内侧枕骨和外侧颞骨分开。（H）筛骨筛板层面，可见额窦、筛窦和蝶窦，还显示颈内动脉岩段的垂直部和水平部

（接下页）

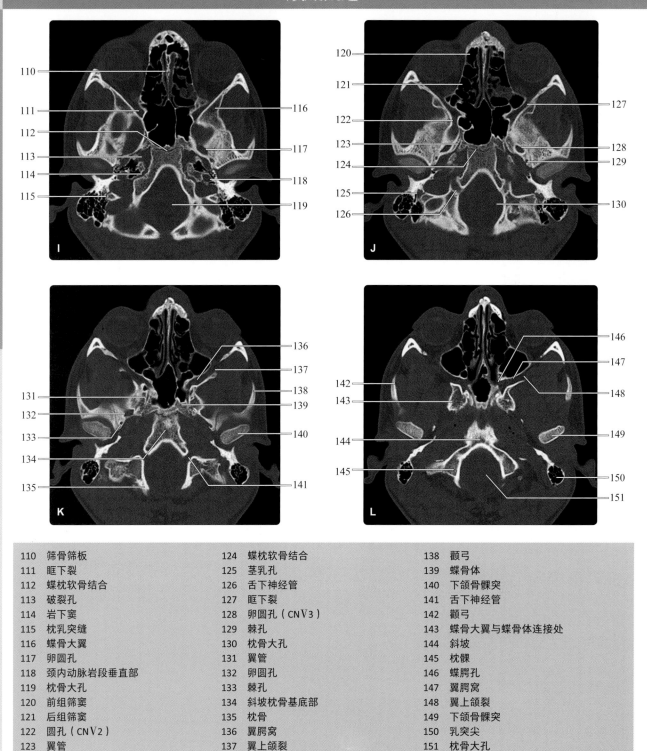

110	筛骨筛板	124	蝶枕软骨结合	138	颧弓
111	眶下裂	125	茎乳孔	139	蝶骨体
112	蝶枕软骨结合	126	舌下神经管	140	下颌骨髁突
113	破裂孔	127	眶下裂	141	舌下神经管
114	岩下窦	128	卵圆孔（CNV3）	142	颧弓
115	枕乳突缝	129	棘孔	143	蝶骨大翼与蝶骨体连接处
116	蝶骨大翼	130	枕骨大孔	144	斜坡
117	卵圆孔	131	翼管	145	枕髁
118	颈内动脉岩段垂直部	132	卵圆孔	146	蝶腭孔
119	枕骨大孔	133	棘孔	147	翼腭窝
120	前组筛窦	134	斜坡枕骨基底部	148	翼上颌裂
121	后组筛窦	135	枕骨	149	下颌骨髁突
122	圆孔（CNV2）	136	翼腭窝	150	乳突尖
123	翼管	137	翼上颌裂	151	枕骨大孔

续。（**I**）眶下裂由蝶窦后内侧和蝶骨大翼外侧构成，其内包含眶下动脉、静脉和神经。破裂孔被软骨填充，后方与岩枕裂相连。在下后方，岩枕裂包含岩下窦。（**J**）眶下裂和圆孔层面，可见翼管。三叉神经上颌支（CNV2）经圆孔出颅，进入翼腭窝上部继续前行经眶下裂入眶。三叉神经下颌支（CNV3）经卵圆孔穿过蝶骨。舌下神经管位于枕骨下部。（**K**）枕骨下部的舌下神经管层面，翼上颌裂开口于翼腭窝外侧。（**L**）枕骨大孔的下缘层面，仍可见乳突尖。翼腭窝显示清晰，内侧通过蝶腭孔与鼻腔相连，外侧通过翼上颌裂与咀嚼肌间隙相连，圆孔和翼管也通向翼腭窝

CT 颅底三维容积重建图像（3D-VRT）

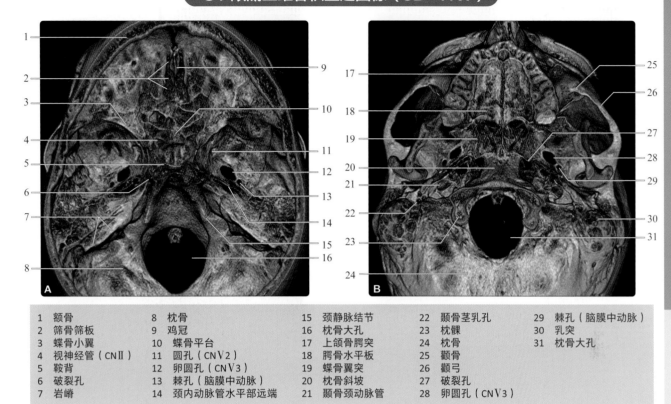

1	额骨	8	枕骨	15	颈静脉结节	22	颞骨茎乳孔	29	棘孔（脑膜中动脉）
2	筛骨筛板	9	鸡冠	16	枕骨大孔	23	枕髁	30	乳突
3	蝶骨小翼	10	蝶骨平台	17	上颌骨腭突	24	枕骨	31	枕骨大孔
4	视神经管（CNⅡ）	11	圆孔（CNV2）	18	腭骨水平板	25	颧骨	
5	鞍背	12	卵圆孔（CNV3）	19	蝶骨翼突	26	颧弓	
6	破裂孔	13	棘孔（脑膜中动脉）	20	枕骨斜坡	27	破裂孔	
7	岩嵴	14	颈内动脉管水平部远端	21	颞骨颈动脉管	28	卵圆孔（CNV3）	

颅底的 3D-VRT。（**A**）颅底上面观，前颅底前界为额骨，后界为蝶骨平台和蝶骨小翼。中颅底由蝶骨和颞骨前部组成，有多个裂缝和空隙，前界为蝶骨小翼和蝶骨平台后缘，后界为鞍背和岩嵴。后颅底从鞍背内侧和岩嵴外侧向后延伸至枕骨。（**B**）颅底下面观，可见蝶骨与卵圆孔、棘孔、枕骨及其枕髁，额骨未显示，前方结构为上颌骨、腭骨和颧骨

CT 矢状位和 3T MR 矢状位 T1WI

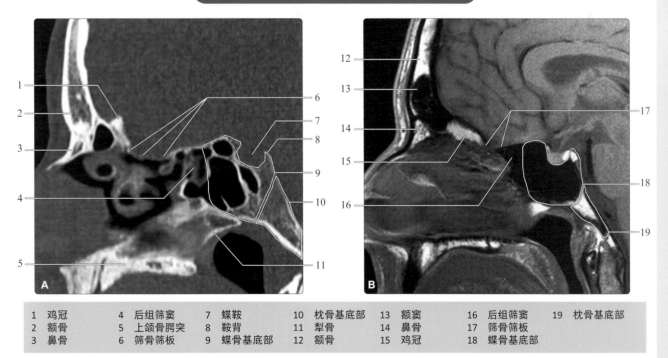

1	鸡冠	4	后组筛窦	7	蝶鞍	10	枕骨基底部	13	额窦	16	后组筛窦	19	枕骨基底部
2	额骨	5	上颌骨腭突	8	鞍背	11	犁骨	14	鼻骨	17	筛骨筛板	
3	鼻骨	6	筛骨筛板	9	蝶骨基底部	12	额骨	15	鸡冠	18	蝶骨基底部	

（**A**）经前颅底的 CT 旁正中矢状位图像，显示颅底结构与鼻旁窦的关系。从前至后，显示额骨和鼻骨、鸡冠、筛板、蝶骨基底部和枕骨基底部，蝶鞍完全位于蝶骨内。（**B**）颅底的 MR 旁正中矢状位 T1WI，显示前颅底、中颅底和后颅底。前颅底由额骨、鸡冠和筛骨筛板组成，鸡冠因其内骨髓含有脂肪而呈高信号。中颅底中线区为蝶骨基底部，由蝶窦骨壁组成，其内含脑垂体。蝶枕软骨结合将蝶骨基底部和后颅底的枕骨基底部分开

3T MR 轴位 T1WI

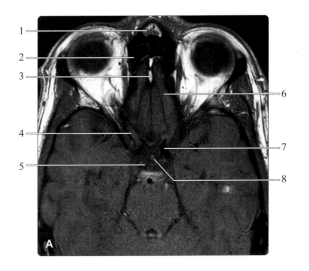

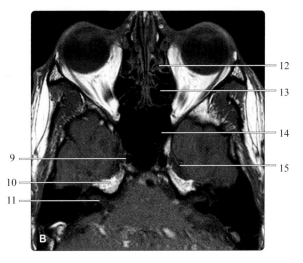

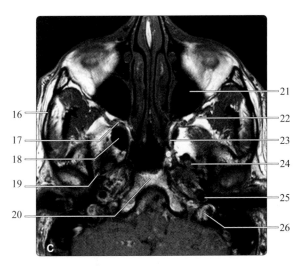

1	鼻骨	15	Meckel 腔
2	前组筛窦	16	颧弓
3	鸡冠	17	翼腭窝
4	视神经（CNⅡ）	18	气化的蝶骨翼突
5	鞍背	19	脑膜中动脉，棘孔
6	直回	20	斜坡
7	颈内动脉床突上段	21	上颌窦
8	垂体漏斗	22	眶下神经
9	颈内动脉海绵窦段	23	翼管
10	岩尖骨髓	24	下颌神经（CNV3），卵圆孔
11	内耳道	25	颈内动脉岩段垂直部
12	前组筛窦	26	颈静脉孔
13	后组筛窦		
14	蝶窦		

3T MR 颅底轴位 T1WI，从上至下 3 幅图像。（A）显示鸡冠内骨髓脂肪呈高信号，额叶直回与其相邻。（B）海绵窦层面，显示前颅底筛骨的筛窦以及中颅底蝶骨的蝶窦结构。岩尖骨髓含脂肪呈高信号，其前方可见 Meckel 腔。（C）翼腭窝层面，眶下神经从前外侧发出，蝶骨翼管连接翼腭窝内侧，脑膜中动脉和三叉神经下颌支（CNV3）分别穿过棘孔和卵圆孔，后外侧可见颈动脉管和颈静脉孔

示意图与 3T MR 冠状位 T1WI

1　蝶骨平台
2　视神经（CN Ⅱ）
3　眶上裂
4　颈内动脉
5　圆孔
6　翼管
7　卵圆孔
8　翼板
9　蝶窦
10　蝶骨大翼
11　三叉神经上颌支（CN V 2）
12　翼管神经
13　三叉神经下颌支（CN V 3）
14　视神经（CN Ⅱ）
15　动眼神经（CN Ⅲ）、滑车神经（CN Ⅳ）、展神经（CN Ⅵ）、三叉神经眼支（CN V 1）
16　视神经（CN Ⅱ）
17　动眼神经（CN Ⅲ）
18　滑车神经（CN Ⅳ）
19　三叉神经眼支（CN V 1）
20　三叉神经上颌支（CN V 2）
21　前床突
22　颈内动脉海绵窦段
23　展神经（CN Ⅵ）位置
24　蝶骨大翼
25　翼外肌
26　翼内肌

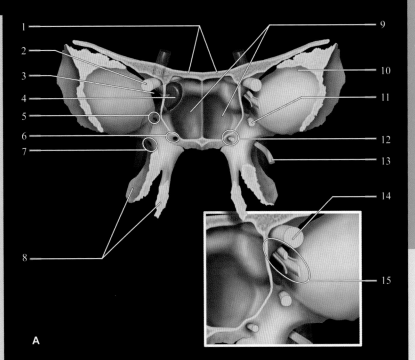

A

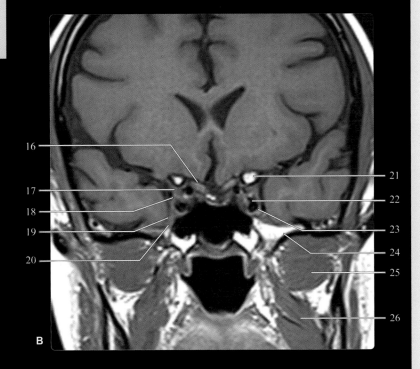

B

（A）冠状位图，显示中颅底 / 蝶骨的重要解剖结构。颈内动脉海绵窦段位于蝶窦的外侧和后部。眶尖部可见视神经穿过视神经管。多条脑神经经眶上裂进入眶内，包括动眼神经（CN Ⅲ）、滑车神经（CN Ⅳ）、展神经（CN Ⅵ）及三叉神经（CN V）眼支。走行于圆孔的三叉神经上颌支和翼管神经分别位于蝶窦的外侧和下方。（B）中颅底和海绵窦层面，MR 冠状位 T1WI 显示海绵窦外侧壁的多条脑神经：动眼神经（CN Ⅲ）位于海绵窦上段的动眼神经池内；展神经（CN Ⅵ）是最内侧的脑神经，位于海绵窦内颈动脉海绵窦段的外侧；三叉神经上颌支（CN V 2）是海绵窦外侧壁内最下方的脑神经

CT 冠状位和 3T MR 冠状位 T1WI

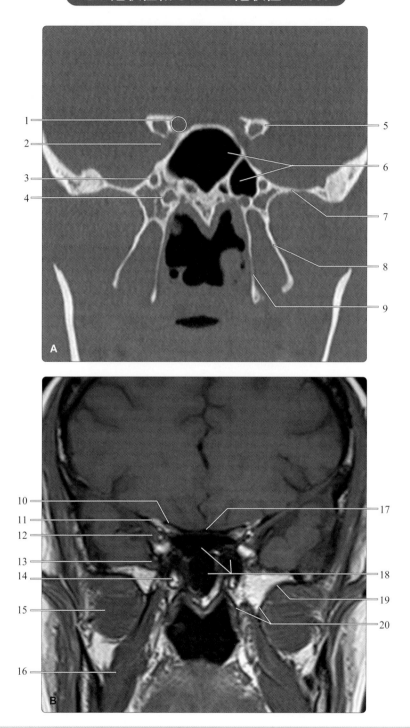

1	视神经管（CNⅡ）	5	前床突	9	翼突内侧板	13	圆孔	17	蝶骨平台
2	眶上裂	6	蝶窦	10	视神经（CNⅡ）	14	翼管	18	蝶窦
3	圆孔	7	蝶骨大翼	11	前床突	15	翼外肌	19	蝶骨大翼
4	翼管	8	翼突外侧板	12	眶上裂	16	翼内肌	20	翼板

（A）蝶窦和中颅底层面，CT 冠状位显示视神经管与眶上裂的关系。冠状位显示圆孔和翼管，圆孔内走行三叉神经上颌支（CNⅤ2），翼管内走行翼管动脉和翼管神经，圆孔和翼管均与翼腭窝相通。（B）前、中颅底交界层面，冠状位 T1WI 显示重要的裂隙和孔。眶上裂内走行动眼神经（CNⅢ）、滑车神经（CNⅣ）、展神经（CNⅥ）、三叉神经眼支（CNⅤ1）以及眼静脉。圆孔位于翼管的内上方，圆孔和翼管均与翼腭窝相通。三叉神经上颌支（CNⅤ2）经圆孔出颅底，经眶下裂进入眶下部，延续为眶下神经

前颅底

术语

定义

- 前颅底（anterior skull base，ASB）：位于蝶骨小翼（lesser wing of sphenoid，LWS）和蝶骨平台前方的颅底部分

影像解剖

概述

- 前颅底是颅前窝底部、鼻顶部、筛窦和眼眶
  - 形成宽阔、相对平坦的颅前窝底部，主要容纳大脑的额叶
- 前颅底组成骨
  - **筛骨**：中央为筛状板和筛窦顶部
  - **额骨**：外部为眶板
  - **蝶骨**：后部为蝶骨平台和蝶骨小翼
- 前颅底的边界
  - 前外侧：额骨
  - 后方：蝶骨小翼和蝶骨平台
- 前颅底的毗邻关系
  - 上方：额叶、嗅神经
    - 额下回包括嗅沟内侧直回、眶内回、眶前回、眶后回和眶外侧回
  - 下方：鼻穹窿和筛窦内侧、眼眶外侧
  - 前方：额窦
  - 后方：前颅底的后缘与视神经管、眶上裂和蝶鞍毗邻

前颅底的骨性标志

- **额嵴**：额骨正中前部的隆起，大脑镰附着处
- **鸡冠**：筛骨中线的三角形突起，大脑镰前下部附着处
  - 10%～15% 成人的鸡冠气化（含内衬黏膜的气房）
  - 气化源自左侧或右侧额窦气房的延伸，而不是筛窦
- **筛板**：筛骨上内侧多孔状的水平骨板
  - 构成鼻腔顶部的一部分
  - 形成嗅窝底（沟）
  - 嗅窝的形状和深度可变，取决于筛板外侧板的长度
    - 嗅窝深度 Keros 分类
      - Ⅰ型：< 3 mm
      - Ⅱ型：4～7 mm
      - Ⅲ型：8～16 mm
- **筛骨顶（筛窦小凹）**：眶板内侧缘向下倾斜的骨性突起
  - 筛骨顶是额骨眶板的延伸
  - 筛骨顶的内侧与筛板的外侧板融合
  - 筛骨顶形成筛窦气房的骨性上缘，将筛窦与颅前窝分开
  - > 50% 形状不对称

- **筛骨垂直板**：自筛板中线下垂，居正中矢状位，构成骨性鼻中隔上部
  - 与其上方的鸡冠相连
  - 2 岁时与犁骨融合
- **前床突**：蝶骨小翼的内侧面，小脑幕的游离缘附着处
  - 通过上、下两脚与蝶骨体相连
    - 上脚形成视神经管顶部并与蝶骨平台相连
    - 下脚即视柱，形成视神经管的下壁及外侧壁
    - 变异：后下脚附着于蝶骨，在颈内动脉海绵窦段周围形成完整的骨性环
- **蝶骨小翼**：形成蝶嵴，将前颅底与中颅底分开，形成视神经管的上界
  - 内侧蝶骨小翼形成视神经管上界
  - 外侧蝶骨小翼构成眶上裂外上缘的一部分
- **蝶骨平台**：蝶骨上内侧的平台状骨结构，位于筛板后面，鞍结节前方
  - 前颅底脑膜瘤的好发部位
- **交叉沟（前交叉沟）**：位于蝶骨平台后缘（蝶棱）背侧稍下、鞍结节前、深度和宽度多变的骨槽
  - 大多数学者认为是中颅底的一部分

前颅底的孔和裂隙

- **盲孔**
  - 包含结构：导静脉经此孔从鼻黏膜汇入上矢状窦
  - 位置：额骨后部与筛骨前部之间
  - 毗邻关系：中线区鸡冠正前方的小凹陷
- **筛前动脉孔、管和沟**
  - 包含结构：筛前动脉、静脉、神经
    - 筛前动脉起源于眼动脉的远端，经眶前内侧至嗅窝
      - 筛前动脉孔：沿眼眶纸板的小漏斗状开口或缺口
      - 筛前沟或管：经筛窦顶或筛窦的小沟或通道，连接筛前孔和筛动脉沟
      - 筛前动脉沟：沿嗅沟外侧板开口的小狭缝，位于筛板外侧
  - 位置：眼眶与嗅沟之间的细通道
  - 毗邻关系：筛前动脉管于筛顶向中线方向走行至筛板，穿出前组筛窦，它与筛顶的附着关系有多种变异
    - 如果筛前动脉管直接穿过筛窦腔，外伤或手术容易受损
- **筛后孔、管、沟**
  - 包含结构：筛后动脉、静脉、神经
  - 位置：从眶后经筛顶至外侧嗅沟
  - 毗邻关系：内侧沟位于筛板后部，在筛板和蝶骨平台之间的连接处
- **筛板的筛孔**
  - 包含结构：从鼻黏膜至嗅球（CN Ⅰ）的传入纤维

○ 位置：筛板内约有 20 处孔隙

○ 毗邻关系：筛骨内侧，嗅球的支撑结构

- **视神经管**

  ○ 通过蝶骨小翼且内衬硬脑膜的管状结构

  ○ 视神经（CNⅡ）和眼动脉通过此管从颅内进入眶尖部

  ○ 蝶骨小翼前根形成视神经管顶

  ○ 蝶骨小翼下根形成视柱，形成视神经管下外侧缘，并将视神经管与眶上裂分开

- **眶上裂**

  ○ 后眶尖的长圆形缺损，沟通眼眶和海绵窦

  ○ 蝶骨小翼形成其上缘

  ○ 视柱形成其内侧缘

  ○ 蝶骨大翼形成其下缘

  ○ 内含眼上静脉及神经：三叉神经眼支（CN V1）及其分支（鼻睫、额、泪腺神经）、滑车神经（CN Ⅳ）、展神经（CN Ⅵ）、动眼神经（CN Ⅲ）

前颅底发育

- **概述**

  ○ 颅底主要起源于软骨成骨

    - 很少膜性成骨

  ○ 颅底发育中有 > 100 个骨化中心形成

  ○ 骨化由后向前、由外侧向内侧

  ○ 2 岁前颅底骨化有序而稳定

    - 但与精确的年龄并不一致

- **出生**：前颅底主要由软骨发育而成，出生时骨化程度较低

  ○ 早期筛骨内可见气房，非骨化的鸡冠结构显示欠清

- **1 个月**：筛迷路、鼻甲开始骨化，逐渐向内

- **3 个月**：鼻腔顶、鸡冠尖开始骨化

  ○ 筛骨气房位置低于筛板

- **6 个月**：鼻顶部骨化良好，> 90% 的婴儿 CT 冠状位图像均显示鼻顶部骨化不全

  ○ 筛骨垂直板开始骨化

  ○ 筛窦延伸至筛板平面以上

- **12 个月**：鸡冠骨化良好，> 70% 有后筛板的骨化

- **18 个月**：筛骨气房延伸至筛板平面和额骨眶板以上，形成早期的筛窦小凹

- **24 个月**：筛骨中央凹外观发育更完全，筛骨垂直板与骨化的犁骨融合，多数人鼻部与筛骨间仍有间隙

- **> 24 个月**

  ○ 前颅底几乎完全骨化，鼻顶部留存小间隙至 3 岁初

  ○ 盲孔骨化可迟至 5 岁

  ○ 大部分筛板和少部分鸡冠已骨化

解剖影像相关问题

问题

- **儿童**

  ○ 5 岁以内前颅底骨化持续且多变异

  ○ 了解正常发育过程避免误诊

  ○ 前神经孔在妊娠第 4 周闭合

- **成人**：了解与前颅底的重要毗邻关系，以进行全面评估

  ○ 颅内：硬脑膜、下额叶、嗅球、鞍结节、海绵窦

  ○ 颅外：鼻穹窿、额窦、筛窦、蝶窦、眶和眶尖、视神经管、眶上裂

  ○ 前颅底病变多发生于额窦、筛窦、眼眶和鼻

推荐成像检查

- MR 检查评估前神经孔异常

- MR 和 CT 检查对于评估前颅底异常互为补充

影像学方法

- CT 骨扫描宽窗设定（> 2000 HU）观察骨质改变

- CT 图像至少重建两个平面

- MR 高分辨成像是评价前颅底细微解剖的必要检查

影像诊断注意事项

- **儿童**

  ○ 3 岁以下前颅底有明显的小间隙属于正常改变

  ○ 不要将未骨化的盲孔与前神经孔异常相混淆

    - 盲孔骨化通常持续至 2 岁，但也可能延迟至 5 岁

- **成人**

  ○ 注意：鸡冠或骨化大脑镰的骨髓脂肪不是病理性改变

  ○ 鼻窦病变，包括黏液囊肿、嗅神经母细胞瘤和癌，常累及前颅底

前颅底

示意图

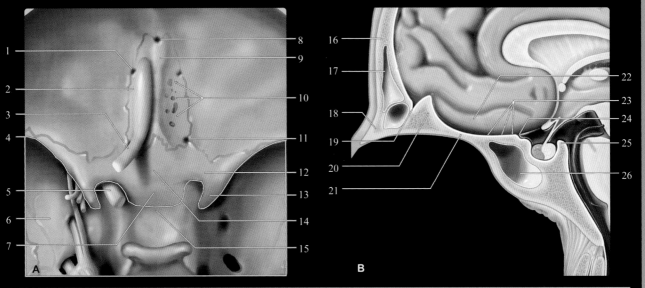

1 筛前孔内侧	5 视神经（CNⅡ）	9 鸡冠	13 前床突	17 额窦	21 筛板	25 鞍背
2 嗅球	6 中颅底	10 筛骨筛板	14 蝶骨平台	18 鼻骨	22 直回	26 蝶窦
3 嗅神经（CNⅠ）	7 交叉沟	11 筛后孔内侧	15 鞍结节	19 盲孔残留	23 蝶骨平台	
4 前、中颅底分界线	8 盲孔	12 蝶骨小翼	16 额骨	20 鸡冠	24 鞍结节	

（A）前颅底上面观，嗅神经的嗅球位于筛板。右侧显示去除神经后的筛板孔隙，嗅觉黏膜的传入纤维从筛板的孔隙穿过形成嗅球。盲孔是位于鸡冠前方的小凹陷，前方为额骨，后方为筛骨。前颅底的后缘由蝶骨小翼和蝶骨平台构成。（B）前颅底的矢状位图像，显示中线处垂直的鸡冠，鸡冠前方为盲孔，后外侧为水平的筛板。成人鸡冠在 T1WI 常呈高信号，与骨髓脂肪有关。蝶骨平台组成前颅底的后内部

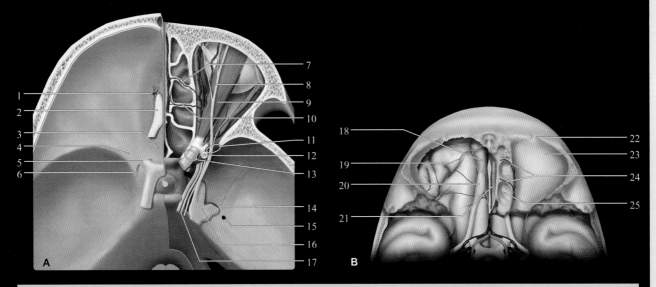

1 筛前动脉	10 筛后动脉及筛后动脉管	18 直回
2 嗅球	11 眶上裂	19 额叶眶回
3 蝶骨平台	12 视柱	20 嗅球
4 蝶骨小翼	13 视神经管内走行视神经和眼动脉	21 筛板
5 视神经管	14 卵圆孔	22 眶上切迹
6 前床突	15 棘孔	23 眶顶
7 筛前动脉及筛前动脉管	16 三叉神经节	24 筛前动脉和筛后动脉
8 额神经（三叉神经眼支的分支）	17 动眼神经（CNⅢ）、滑车神经（CNⅣ）和展神经（CNⅥ）	25 筛顶
9 上睑提肌		

（A）显示前颅底的部分解剖结构，覆盖硬脑膜的区域均可发生脑膜瘤。去除右侧筛板、筛顶、额骨眶板、蝶骨小翼和前床突，显示筛窦气房、上眼眶、视神经管和眶上裂。视柱常气化，将内侧的视神经管与外下方的眶上裂分开。去除海绵窦，可见动眼神经（CNⅢ）、滑车神经（CNⅣ）和展神经（CNⅥ）。（B）颅底下面观，显示前颅底解剖，左侧显示下额叶（眶回）、直回和嗅神经，右侧显示筛板、筛顶和眶顶结构

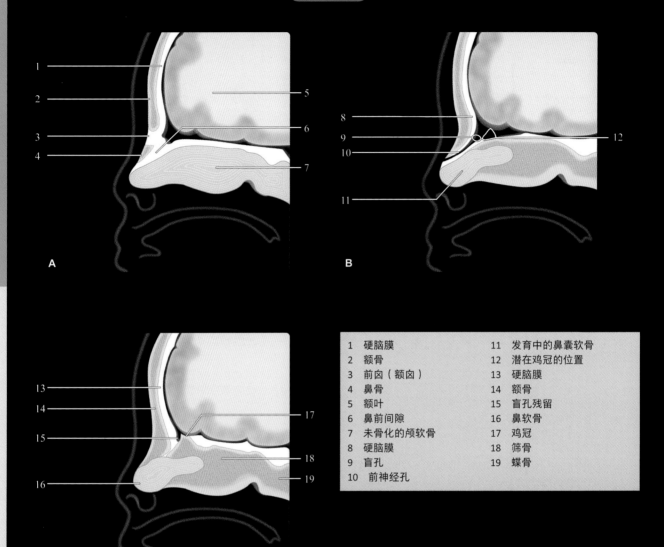

1	硬脑膜	11	发育中的鼻囊软骨
2	额骨	12	潜在鸡冠的位置
3	前囟（额囟）	13	硬脑膜
4	鼻骨	14	额骨
5	额叶	15	盲孔残留
6	鼻前间隙	16	鼻软骨
7	未骨化的颅软骨	17	鸡冠
8	硬脑膜	18	筛骨
9	盲孔	19	蝶骨
10	前神经孔		

矢状位图像。（A）显示发育正常的前颅底结构，前囟是前颅底的小囟门，发育中部分骨化的额骨和鼻骨之间的软骨间隙。鼻前间隙是发育中鼻骨和鼻被囊软骨之间的硬脑膜间隙，前囟和鼻前间隙是脑膨出的常见位置。（B）显示前颅底结构发育稍晚，前囟已经闭合，颅骨软骨的骨化由后向前进行，鼻前间隙被骨包绕成为盲孔，盲孔至前神经孔覆盖硬脑膜。（C）前颅底发育后，前神经孔退化，盲孔在5岁时完全闭合

CT 轴位图像

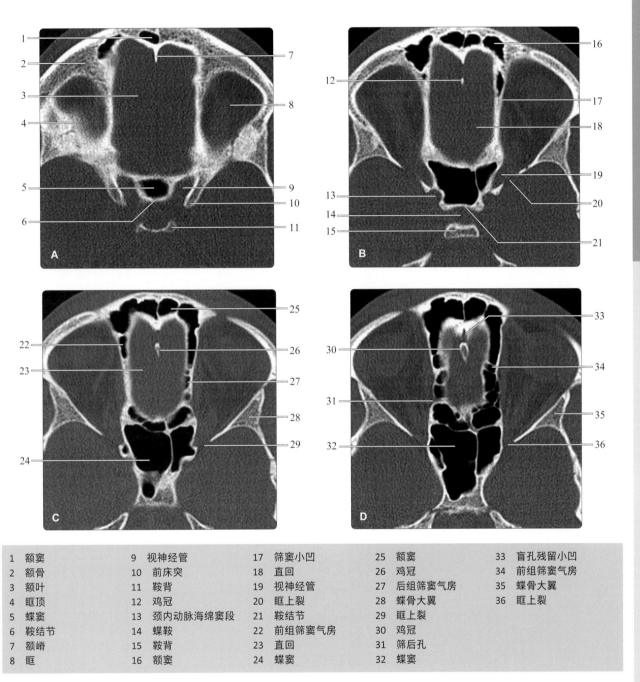

1	额窦	9	视神经管	17	筛窦小凹	25	额窦
2	额骨	10	前床突	18	直回	26	鸡冠
3	额叶	11	鞍背	19	视神经管	27	后组筛窦气房
4	眶顶	12	鸡冠	20	眶上裂	28	蝶骨大翼
5	蝶窦	13	颈内动脉海绵窦段	21	鞍结节	29	眶上裂
6	鞍结节	14	蝶鞍	22	前组筛窦气房	30	鸡冠
7	额嵴	15	鞍背	23	直回	31	筛后孔
8	眶	16	额窦	24	蝶窦	32	蝶窦

33	盲孔残留小凹
34	前组筛窦气房
35	蝶骨大翼
36	眶上裂

前颅底 CT 轴位，从上至下 9 幅图像。（ A ）眶顶层面，额叶内侧比外侧位置低，其内可见视神经管经过前床突内侧、蝶窦外侧。视神经管壁较薄，可因部分容积效应而显示不清。（ B ）中线区可见鸡冠尖部，大脑镰附着于鸡冠和额嵴，可见眶上裂和视神经管。（ C ）显示额窦、前组筛窦、后组筛窦以及蝶窦，每个鼻窦根据形成的颅底骨命名。（ D ）可见鸡冠前方盲孔残留小凹的头端，筛后孔位于筛板的后缘，嗅球位于筛窦和鸡冠之间

（接下页）

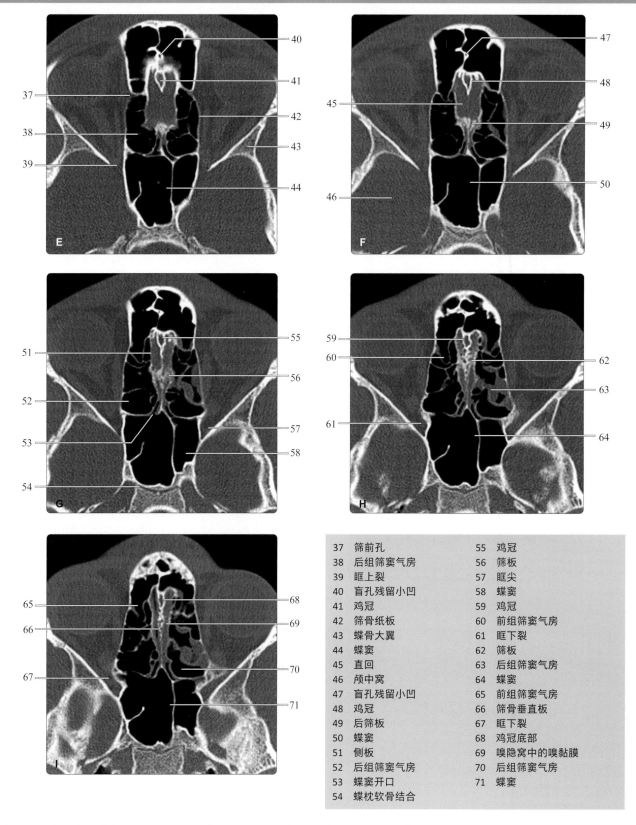

37	筛前孔	55	鸡冠
38	后组筛窦气房	56	筛板
39	眶上裂	57	眶尖
40	盲孔残留小凹	58	蝶窦
41	鸡冠	59	鸡冠
42	筛骨纸板	60	前组筛窦气房
43	蝶骨大翼	61	眶下裂
44	蝶窦	62	筛板
45	直回	63	后组筛窦气房
46	颅中窝	64	蝶窦
47	盲孔残留小凹	65	前组筛窦气房
48	鸡冠	66	筛骨垂直板
49	后筛板	67	眶下裂
50	蝶窦	68	鸡冠底部
51	侧板	69	嗅隐窝中的嗅黏膜
52	后组筛窦气房	70	后组筛窦气房
53	蝶窦开口	71	蝶窦
54	蝶枕软骨结合		

续。（**E**）筛窦气房外侧被筛骨纸板（菲薄的眶内壁）围绕，沿筛窦两侧壁可见筛前孔，其内走行筛前动脉、静脉和神经。（**F**）显示后筛板，筛板位于筛窦的内下方。（**G**）筛板层面，筛板呈孔状。侧板代表筛窦垂直的骨壁，从筛窦小凹（筛骨顶）向下延伸至筛板，鼻窦CT扫描冠状位显示更佳。（**H**）筛板与筛骨顶（筛窦小凹）的毗邻位置存在变异，当筛板位于筛窦小凹的下方，侧板越大，鼻窦手术越容易发生并发症。（**I**）筛板下方层面，可见筛骨的垂直板、鼻腔嗅隐窝的嗅黏膜，嗅黏膜是嗅神经母细胞瘤的好发部位

CT 冠状位图像

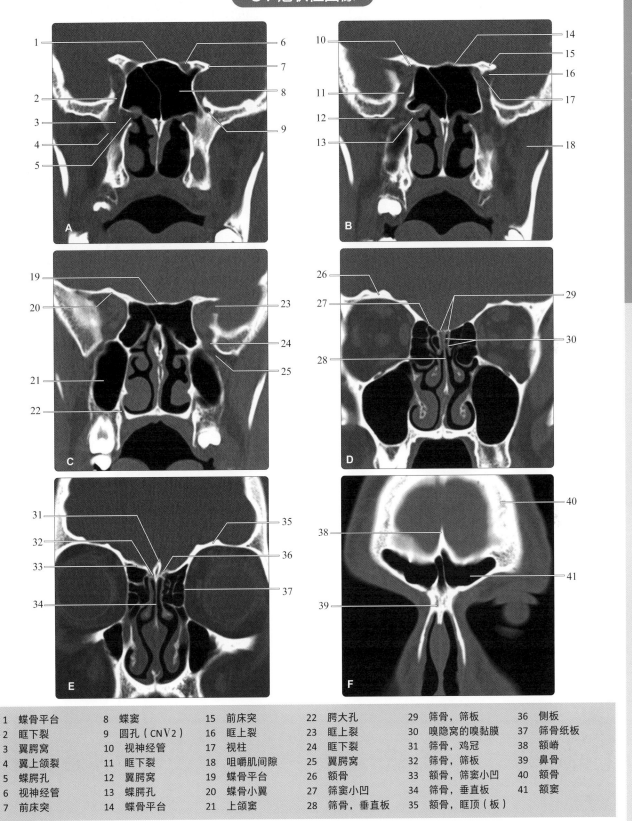

1	蝶骨平台	8	蝶窦	15	前床突	22	腭大孔	29	筛骨，筛板	36	侧板
2	眶下裂	9	圆孔（CN V 2）	16	眶上裂	23	眶上裂	30	嗅隐窝的嗅黏膜	37	筛骨纸板
3	翼腭窝	10	视神经管	17	视柱	24	眶下裂	31	筛骨，鸡冠	38	额嵴
4	翼上颌裂	11	眶下裂	18	咀嚼肌间隙	25	翼腭窝	32	筛骨，筛板	39	鼻骨
5	蝶腭孔	12	翼腭窝	19	蝶骨平台	26	额骨	33	额骨，筛窦小凹	40	额骨
6	视神经管	13	蝶腭孔	20	蝶骨小翼	27	筛窦小凹	34	筛骨，垂直板	41	额窦
7	前床突	14	蝶骨平台	21	上颌窦	28	筛骨，垂直板	35	额骨，眶顶（板）		

鼻窦 CT 冠状位，从后至前 6 幅图像。（A）前、中颅底移行层面，可见前床突内侧的视神经管。眶下裂位于视神经管的外下侧，蝶骨平台是蝶窦的后顶部。（B）眶尖的解剖结构复杂，位于蝶窦外侧，蝶骨平台下方。视神经管位于眶上裂的内侧上方，两者以小骨刺状的视柱为分界。眶下裂下方与翼腭窝相通。（C）眶尖层面，蝶骨小翼为眶后顶壁结构，蝶骨平台是蝶骨的前顶部。（D）后筛板层面，筛窦小凹向内斜行，中线区可见筛板。（E）鸡冠层面，显示筛骨结构。鸡冠是筛骨的最顶端，向下延伸至筛骨的垂直板。筛板、侧板和额骨的筛窦小凹位于鸡冠基底部的外侧。（F）额骨和额窦层面，显示前下部的鼻骨。勿将前上方的额嵴（额骨的一部分）和鸡冠（筛骨的一部分）相混淆

CT 轴位和冠状位发育图像

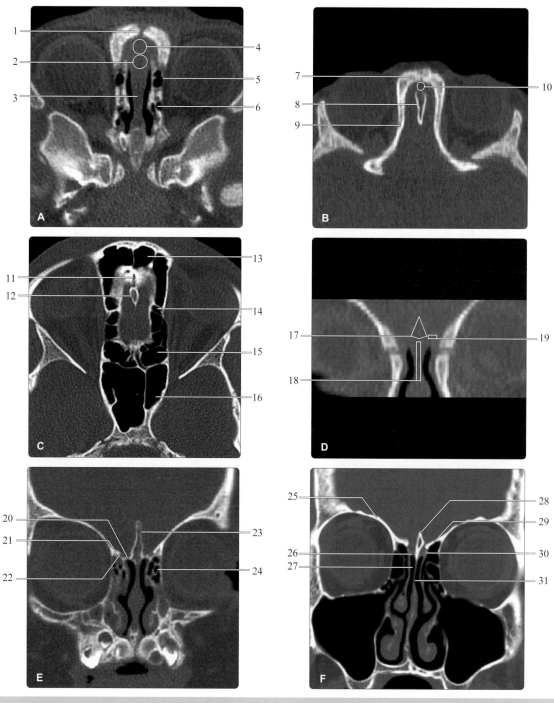

1 前神经孔	7 额骨	13 额窦	19 筛板区	25 额骨，眶顶	31 筛骨，垂直板
2 鸡冠区	8 鸡冠	14 前组筛窦气房	20 筛板	26 筛骨，筛板	
3 筛骨，垂直板	9 筛骨	15 后组筛窦气房	21 筛窦小凹	27 嗅隐窝内含嗅黏膜	
4 盲孔区	10 盲孔区	16 蝶窦	22 侧板	28 鸡冠	
5 前组筛窦气房	11 盲孔残留小凹	17 鸡冠区	23 鸡冠	29 额骨，筛窦小凹	
6 后组筛窦气房	12 鸡冠	18 筛骨，垂直板	24 前组筛窦气房	30 侧板	

前颅底 CT 轴位图像（A ～ C）。（A）新生儿期，鼻骨和额骨之间未骨化的间隙是正在退化的前神经孔，常包含硬脑膜。正常情况下，新生儿的盲孔、鸡冠、筛板和筛骨垂直板尚未骨化。（B）12 月龄，鸡冠骨化完全，盲孔区未骨化，仍开放，无法确定其边界。（C）成人阶段，筛窦延伸至筛板水平面以上，鸡冠增厚且明显骨化，盲孔区尽管已经闭合，但仍残留小凹。

前颅底 CT 冠状位图像（D ～ F）。（D）新生儿期，包括筛骨鸡冠、筛板和垂直板在内的前颅底诸骨大部分未骨化。额骨眶板之间有很大间隙，筛骨气房尚未发育。（E）12 月龄，筛骨大部分已骨化，尤其是鸡冠和后筛板。直至 2 ～ 3 岁，前筛板和盲孔（未显示）未骨化的间隙属于正常。发育中的侧板和筛窦小凹都较小。（F）成人阶段，前颅底完全骨化。筛窦向筛板平面的外上方延伸，筛窦小凹通过侧板与筛板相连

3T MR 冠状位 T2WI 发育图像

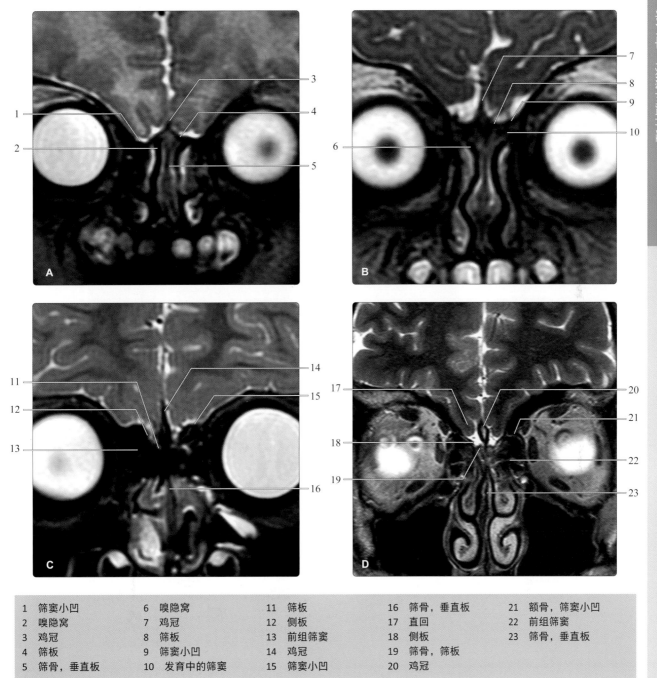

1	筛窦小凹	6	嗅隐窝	11	筛板	16	筛骨，垂直板	21	额骨，筛窦小凹
2	嗅隐窝	7	鸡冠	12	侧板	17	直回	22	前组筛窦
3	鸡冠	8	筛板	13	前组筛窦	18	侧板	23	筛骨，垂直板
4	筛板	9	筛窦小凹	14	鸡冠	19	筛骨，筛板		
5	筛骨，垂直板	10	发育中的筛窦	15	筛窦小凹	20	鸡冠		

前颅底 MR 冠状位 T2WI。（A）新生儿期，前颅底骨化很少，鸡冠和筛板的软骨呈中等信号。（B）6 月龄，筛板-筛窦小凹与鼻嗅隐窝之间的间距随着筛窦的发育而增大。（C）12 月龄，鸡冠、筛板、侧板和筛窦小凹大部分已骨化，前颅底表现为骨皮质样低信号。筛窦已气化，其上缘至鸡冠基底部。侧板连接筛窦小凹和外侧筛板。（D）成年时，骨化良好的鸡冠内因含脂肪局部呈高信号。因筛窦向上方扩大，直回位置似乎较儿童时期低

前颅底

3T MR 矢状位 T1WI 和 T2WI 发育图像

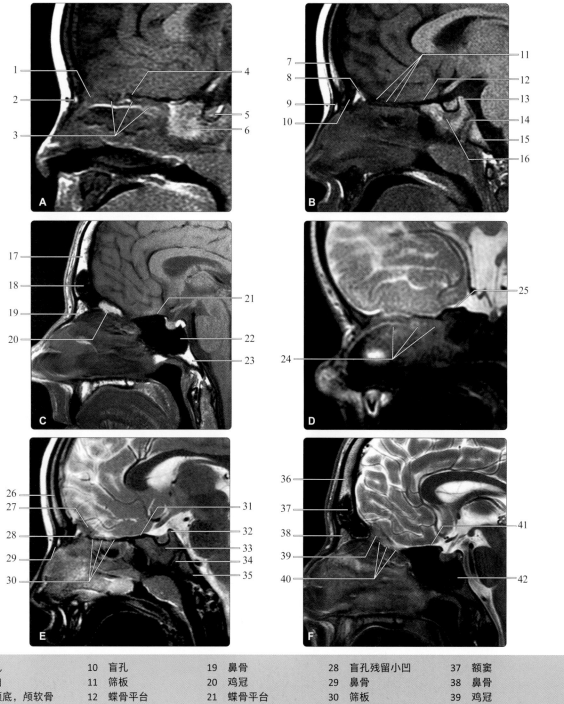

1	盲孔	10	盲孔	19	鼻骨	28	盲孔残留小凹	37	额窦
2	额囟	11	筛板	20	鸡冠	29	鼻骨	38	鼻骨
3	前颅底，颅软骨	12	蝶骨平台	21	蝶骨平台	30	筛板	39	鸡冠
4	筛板/筛窦小凹	13	鞍背	22	蝶窦	31	蝶骨平台	40	筛板
5	垂体	14	蝶枕软骨结合	23	枕骨基底部（斜坡）	32	鞍背	41	蝶骨平台
6	蝶骨体	15	枕骨基底部（斜坡）	24	颅软骨	33	蝶骨体	42	蝶窦
7	额骨	16	蝶骨体	25	蝶骨平台	34	蝶枕软骨结合		
8	鸡冠	17	额骨	26	额骨	35	枕骨基底部（斜坡）		
9	鼻骨	18	额窦	27	鸡冠	36	额骨		

前颅底 MR 矢状位 T1WI（A～C）。（A）6 月龄，筛板/筛窦小凹区已开始骨化，呈线状低信号。盲孔的边缘尚未骨化，难以识别。（B）18 月龄，前颅底诸骨在 1 岁内快速骨化。鸡冠骨髓中含脂肪呈高信号，盲孔位于鸡冠前方，常包含薄的硬脑膜蒂，5 岁时硬脑膜蒂消失。（C）成人阶段，鸡冠骨髓内因含脂肪而易被识别，盲孔融合不可见，额骨可与前方的鼻骨区分。

前颅底 MR 矢状位 T2WI（D～F）。（D）新生儿期，颅软骨为中等信号。由于前颅底骨化程度低，可显示很宽的"间隙"，特别是前颅底前部。（E）18 月龄，前颅底逐渐骨化，鸡冠清晰可见。额骨和蝶骨因骨髓内脂肪增多，信号更高。蝶窦和额窦在青少年时期继续气化。筛板的骨化表现为蝶骨平台前方的低信号线。（F）成人阶段，鸡冠完全骨化，骨髓内脂肪呈高信号，盲孔融合不可见，蝶窦完全气化

术语

缩写
- 中颅底（central skull base，CSB）

定义
- 中颅底：位于蝶骨小翼（LWS）与蝶骨平台后方、岩嵴与鞍背前方的颅底

影像解剖

概述
- 中颅底主要包括颅中窝底、蝶骨顶和蝶骨大翼（greater wing of sphenoid，GWS）
- 骨质构成
  - 蝶骨、基底蝶骨和蝶骨大翼
  - 岩嵴前的颞骨
- 边界
  - **前界**：蝶骨平台后缘内侧和蝶骨大翼外侧
  - **后界**：鞍背内侧和岩嵴外侧
- 中颅底毗邻关系
  - 上部：垂体、海绵窦、Meckel 腔、嗅神经、视神经、动眼神经、滑车神经、三叉神经、展神经、颞叶
  - 下部：咽部黏膜间隙前顶、咀嚼肌、腮腺和咽旁间隙

中颅底骨性标志
- **蝶鞍**：包含垂体
- **前床突**：从蝶骨小翼的后部和内侧延伸
- **后床突**：向鞍背后外侧延伸，与小脑幕连接
- **交叉沟**：蝶骨平台后缘和鞍结节之间的浅沟
- **鞍结节**：蝶鞍前上缘

中颅底的孔和裂隙
- 视神经管
  - 包含结构：视神经伴硬脑膜、蛛网膜和软脑膜、脑脊液、眼动脉
  - 由蝶骨小翼形成，位于眶上裂的上内侧
- 眶上裂
  - 包含结构：动眼神经、滑车神经、三叉神经眼支、展神经和眼上静脉
  - 为蝶骨小翼和蝶骨大翼之间的裂隙
  - 位于视神经管的下外侧
- 眶下裂
  - 包含结构：眶下动脉、静脉和神经（三叉神经上颌支）
  - 为上颌骨和蝶骨大翼之间的裂隙
- 颈动脉管
  - 包含结构：颈内动脉和交感神经丛
  - 由蝶骨大翼和颞骨构成
- 圆孔
  - 通过结构：三叉神经上颌支、圆孔动脉和导静脉
  - 完全位于蝶骨内，翼管上外侧
  - 直接连接翼腭窝
- 卵圆孔
  - 通过结构：三叉神经下颌支、岩小神经、上颌动脉副脑膜支、导静脉
  - 完全位于蝶骨大翼内
  - 与咀嚼肌间隙相通
- 棘孔
  - 通过结构：脑膜中动脉和静脉、三叉神经下颌支的脑膜支
  - 位于蝶骨大翼内，卵圆孔后外侧
- 破裂孔
  - 不是真正的颅底孔结构
  - 位于颞骨和蝶骨之间
  - 颈内动脉岩段水平部内侧软骨板
- 翼管
  - 通过结构：**翼管动脉和翼管神经（支配流泪）**
  - 由蝶骨形成，圆孔下内侧
  - 直接连接翼腭窝

中颅底发育
- 中颅底由 > 25 个骨化中心形成
- 骨化由后至前
- **重要的骨化中心**：眶蝶部、翼蝶部、蝶前和蝶后部、枕骨基底部
  - **眶蝶部骨化为蝶骨小翼，翼蝶部骨化为蝶骨大翼**
  - **蝶骨前部和蝶骨后部**在约 3 个月时融合
  - **蝶骨后部和枕骨基底部**融合为斜坡
- 蝶枕软骨结合
  - 位于蝶骨后部和枕骨基底部之间
  - 出生后颅底的主要生长发育部位
  - 颅底最后的闭合线
  - 开放至 14 岁，女孩约 16 岁闭合，男孩约 18 岁闭合

解剖变异
- 永存颅咽管
  - Rathke 囊残留
  - 蝶骨体垂直裂，位于蝶骨前部和后部融合处；成人在鞍结节的正后方
  - 从蝶鞍延伸至鼻咽
- 蝶窦广泛气化
  - 导致翼管和圆孔突入蝶窦内
  - 床突气化
- 无名小管
  - 岩浅小神经由此管通过，变异较大，无名小管位于棘孔内侧
- **Vesalius 孔（静脉孔）**
  - 导静脉从海绵窦穿过 Vesalius 孔至翼丛，Vesalius 孔位于卵圆孔前方

解剖影像相关问题

影像诊断注意事项
- 注意蝶骨 MR 信号变化
  - 蝶窦：2 岁前为低信号（软骨），6 岁前为高信号（脂肪），成人为低信号（气体）
  - 斜坡 25 岁前为低信号，然后呈高信号（脂肪）
- MR 上不要将蝶骨床突气化与血管的流空效应相混淆

示意图

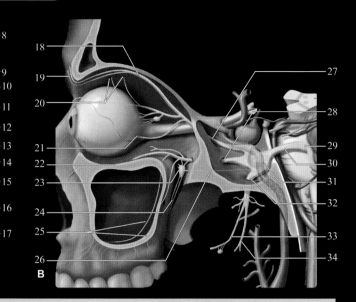

1	前颅底	8	蝶骨小翼	17	后颅底	26	翼管内的翼管神经
2	视神经（CNⅡ）	9	蝶骨大翼	18	额神经	27	三叉神经眼支（CNⅤ1）出眶上裂
3	动眼神经（CNⅢ）、	10	视神经管	19	眶上神经	28	三叉神经上颌支（CNⅤ2）出圆孔
	滑车神经（CNⅣ）	11	眶上裂	20	筛前和筛后神经	29	三叉神经根入口区
	和展神经（CNⅥ）	12	圆孔	21	泪神经	30	神经节前段
4	眼神经（CNⅤ1）	13	鞍结节	22	眶下神经（三叉神经上颌支的分支）	31	三叉神经节
5	上颌神经（CNⅤ2）	14	卵圆孔	23	翼腭神经节	32	三叉神经下颌支（CNⅤ3）出卵圆孔
6	下颌神经（CNⅤ3）	15	棘孔	24	腭大和腭小神经	33	舌神经
7	岩嵴	16	破裂孔	25	前和中上牙槽神经	34	下牙槽神经

（A）中颅底（CSB）上面观，左侧显示脑神经，右侧显示颅底孔和裂隙。蝶骨大翼形成颅中窝的前壁和底；中颅底的后界内侧为鞍背，外侧为岩嵴。（B）中颅底和前颅底矢状位图像，显示三叉神经分支和走行。三叉神经眼支通过眶上裂进入眶内；三叉神经上颌支经圆孔延续为眶下神经，并通过翼腭神经节与腭大神经和腭小神经相连，支配软腭和硬腭的感觉；三叉神经下颌支经卵圆孔后分为 2 条主干：舌神经和下牙槽神经。注意翼管内的神经，是周围神经肿瘤从翼腭窝入颅的潜在途径

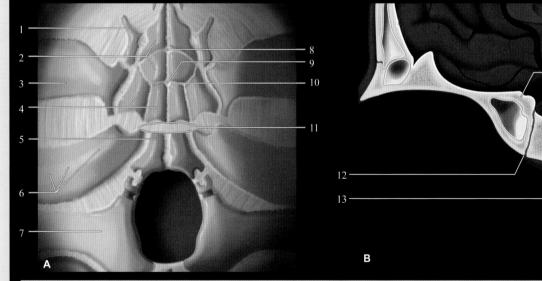

1	眶蝶骨	4	蝶骨后部	7	后枕骨	10	蝶间软骨结合	13	蝶枕软骨结合	16	枕骨基底部
2	蝶骨前部	5	枕骨基底部	8	鞍结节	11	蝶枕软骨结合	14	蝶骨前部		
3	翼蝶骨	6	岩嵴	9	颅咽管	12	蝶枕软骨结合	15	蝶骨后部（蝶骨基底部）		

（A）中颅底（CSB）上面观，显示它的众多骨化中心。蝶骨前部的骨化中心之间，为鞍结节的软骨间隙，出生后不久即闭合。在蝶间软骨结合闭合过程中，颅咽管是一个持续存在的裂隙，不要将此误认为病变。（B）中颅底侧位图，显示主要的骨化中心和缝隙的位置。3 月龄时蝶骨间缝隙闭合，2 岁时蝶骨前部开始脱钙气化，5～7 岁时气化达蝶骨后部。蝶枕软骨结合是最后闭合的缝隙，大约 16 岁左右闭合，对颅底发育至关重要。蝶骨基底部位于斜坡上部约 1/3 处，枕骨基底部位于斜坡下部约 2/3 处

CT 轴位图像

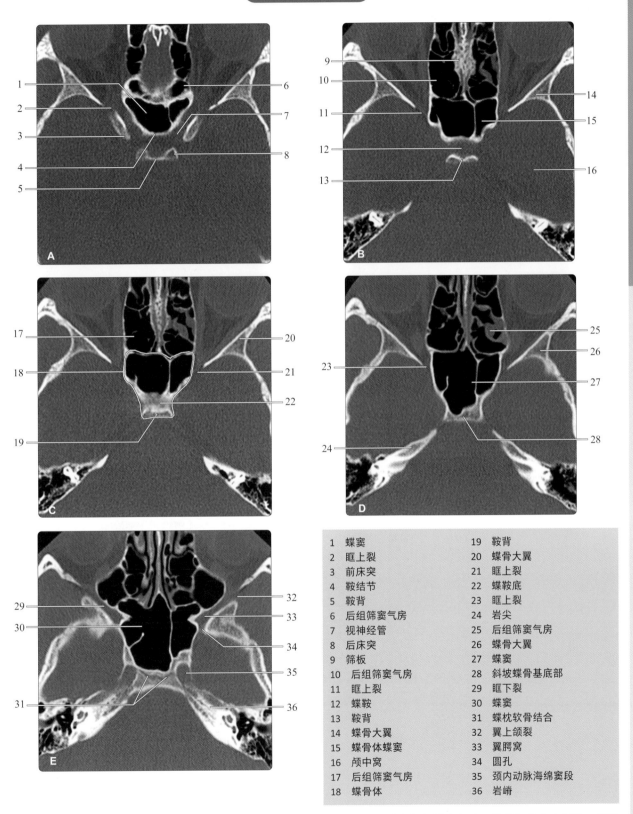

1 蝶窦	19 鞍背
2 眶上裂	20 蝶骨大翼
3 前床突	21 眶上裂
4 鞍结节	22 蝶鞍底
5 鞍背	23 眶上裂
6 后组筛窦气房	24 岩尖
7 视神经管	25 后组筛窦气房
8 后床突	26 蝶骨大翼
9 筛板	27 蝶窦
10 后组筛窦气房	28 斜坡蝶骨基底部
11 眶上裂	29 眶下裂
12 蝶鞍	30 蝶窦
13 鞍背	31 蝶枕软骨结合
14 蝶骨大翼	32 翼上颌裂
15 蝶骨体蝶窦	33 翼腭窝
16 颅中窝	34 圆孔
17 后组筛窦气房	35 颈内动脉海绵窦段
18 蝶骨体	36 岩嵴

中颅底 CT 轴位，从上至下 9 幅图像。（ A ）显示后床突与鞍背融合。视神经管内侧与蝶窦相连，外侧与前床突相连，视神经管的下外侧是眶上裂。（ B ）蝶鞍层面，眶上裂为眼眶向颅中窝的内侧开口，位于视神经管下方、蝶骨大翼和蝶窦之间。蝶鞍后方以鞍背为界限。（ C ）蝶骨体由蝶窦、蝶鞍和鞍背组成，蝶骨前面是筛骨。（ D ）斜坡为中颅底的后内侧边界，其侧缘是岩嵴。（ E ）蝶骨向上延伸至蝶枕软骨结合处，此图（年轻成人）蝶枕软骨结合尚有部分未融合

（接下页）

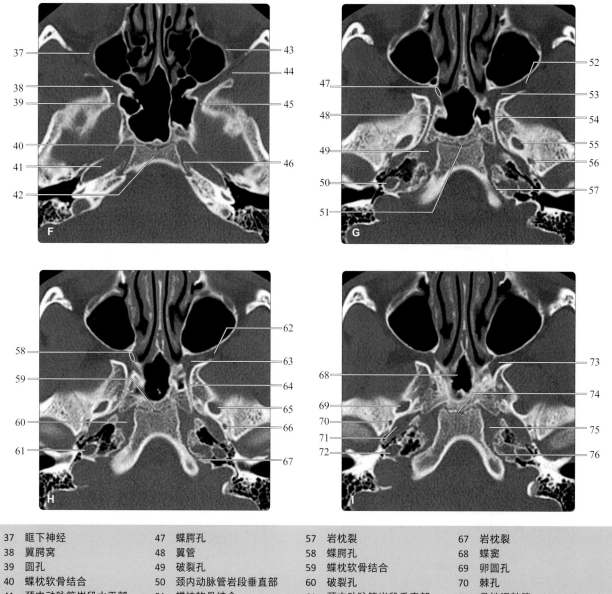

37	眶下神经	47	蝶腭孔	57	岩枕裂	67	岩枕裂
38	翼腭窝	48	翼管	58	蝶腭孔	68	蝶窦
39	圆孔	49	破裂孔	59	蝶枕软骨结合	69	卵圆孔
40	蝶枕软骨结合	50	颈内动脉管岩段垂直部	60	破裂孔	70	棘孔
41	颈内动脉管岩段水平部	51	蝶枕软骨结合	61	颈内动脉管岩段垂直部	71	骨性咽鼓管
42	斜坡枕骨基底部	52	翼上颌裂	62	翼上颌裂	72	颈内动脉管岩段垂直部
43	眶下神经	53	翼腭窝	63	翼腭窝	73	翼腭窝
44	翼上颌裂	54	翼管	64	翼管	74	蝶枕软骨结合
45	圆孔	55	卵圆孔	65	卵圆孔	75	破裂孔
46	岩枕裂	56	棘孔	66	棘孔	76	岩枕裂

续。（F）圆孔向前伸入翼腭窝，翼腭窝通过翼上颌裂与咀嚼肌间隙相通，两侧翼腭窝清晰显示。三叉神经上颌支（CNV2）通过圆孔离开颅底，经眶下裂延续为眶下神经进入眶内。脸颊皮肤、眼眶和鼻窦区域的恶性肿瘤均可经三叉神经上颌支入颅。（G）翼管连接前部的翼腭窝和后部的颈动脉管底部（破裂孔），翼腭窝区的恶性肿瘤可通过翼管内的翼管神经传播至颅底颈动脉管。翼腭窝向内侧经蝶腭孔通向鼻腔。青少年血管纤维瘤生长于蝶腭孔的鼻缘。（H）卵圆孔位于蝶骨大翼，三叉神经下颌支（CNV3）周围的恶性肿瘤通过卵圆孔入颅。（I）棘孔位于蝶骨大翼卵圆孔的后外侧，脑膜中动脉经棘孔入颅

CT 冠状位图像

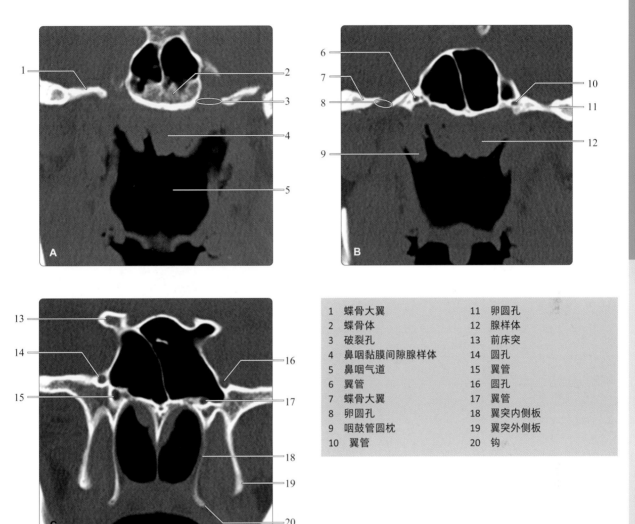

1	蝶骨大翼	11	卵圆孔
2	蝶骨体	12	腺样体
3	破裂孔	13	前床突
4	鼻咽黏膜间隙腺样体	14	圆孔
5	鼻咽气道	15	翼管
6	翼管	16	圆孔
7	蝶骨大翼	17	翼管
8	卵圆孔	18	翼突内侧板
9	咽鼓管圆枕	19	翼突外侧板
10	翼管	20	钩

中颅底 CT 冠状位，从后至前 3 幅图像。（A）破裂孔是蝶骨大翼和蝶骨体间的裂隙，不是真正的孔，是岩部颈内动脉管水平段前内侧的软骨。（B）卵圆孔位于翼管外侧和破裂孔前外侧，三叉神经下颌支（CNV3）通过卵圆孔从颅中窝至咀嚼肌间隙。（C）显示圆孔和翼管，均与翼腭窝相通，并可见下方的翼板

3T MR 轴位 T1 增强图像

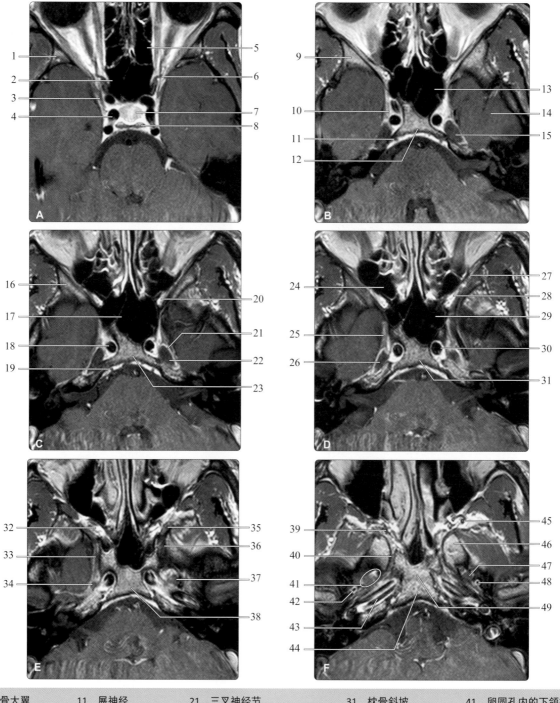

1	蝶骨大翼	11	展神经	21	三叉神经节	31	枕骨斜坡	41	卵圆孔内的下颌神经
2	蝶窦	12	斜坡蝶骨基底部	22	Meckel 腔	32	翼腭窝	42	棘孔内的脑膜中动脉
3	动眼神经	13	蝶窦	23	斜坡枕骨基底部	33	上颌神经（CNV2）	43	颈内动脉岩段水平部
4	颈内动脉海绵窦段	14	颞叶	24	上颌窦	34	下颌神经（CNV3）	44	枕骨斜坡
5	后组筛窦气房	15	Meckel 腔	25	圆孔	35	上颌神经（CNV2）	45	上颌内动脉
6	眶上裂	16	蝶骨大翼	26	Meckel 腔	36	圆孔	46	蝶骨翼突
7	垂体	17	蝶窦	27	眶下裂	37	下颌神经（CNV3）	47	卵圆孔内的下颌神经
8	鞍背	18	颈内动脉海绵窦段	28	翼腭窝	38	枕骨斜坡	48	棘孔内的脑膜中动脉
9	蝶骨大翼	19	展神经	29	蝶窦	39	翼腭窝	49	蝶骨体
10	海绵窦	20	翼腭窝	30	颈内动脉岩段水平部的前膝	40	翼管		

中颅底 MR 轴位 T1 增强，从上至下 6 幅图像。（**A**）颈内动脉海绵窦段周围可见强化的海绵窦静脉丛，其内侧蝶鞍内强化的垂体与后方的鞍背和前方的蝶窦相邻。（**B**）斜坡上部的蝶骨基底部，沿海绵窦后缘可见充满脑脊液的 Meckel 腔。（**C**）斜坡枕骨基底部，融合的蝶枕软骨结合上方的斜坡上部是蝶骨的一部分，而斜坡下部是枕骨的一部分，斜坡的骨髓腔可见强化。（**D**）翼腭窝上方层面，显示其前外侧与眶下裂相通，可见内侧的圆孔，蝶骨部分气化（蝶窦）。（**E**）三叉神经上颌支（CNV2）在右侧圆孔呈线状低信号，左侧可见三叉神经上颌支经圆孔进入翼腭窝。（**F**）卵圆孔层面，双侧可见三叉神经下颌支（CNV3）及穿过棘孔的脑膜中动脉，翼管在卵圆孔内侧清晰显示。即使蝶枕裂未显示，也很容易区分枕骨斜坡与蝶骨体

3T MR 冠状位 T1WI 和 T1 增强图像

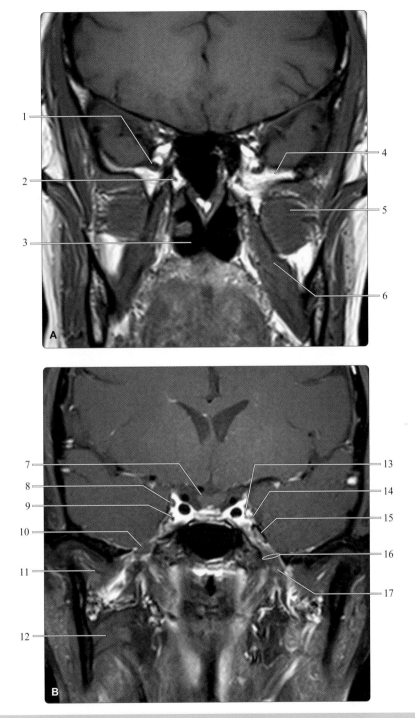

1	圆孔	6	翼内肌	11	翼外肌	16	卵圆孔
2	翼管	7	视交叉（CNⅡ）	12	翼内肌	17	下颌神经（CNⅤ3）
3	鼻腔	8	动眼神经（CNⅢ）	13	展神经（CNⅥ）		
4	蝶骨大翼	9	展神经（CNⅥ）	14	滑车神经（CNⅣ）		
5	翼外肌	10	三叉神经下颌支（CNⅤ3）	15	三叉神经上颌支（CNⅤ2）		

（A）MR 冠状位 T1WI，中颅底前部层面，显示含有三叉神经上颌支的圆孔和含有翼管神经和动脉的翼管。圆孔和翼管均与翼腭窝相通，常与神经周围肿瘤的扩散有关。（B）MR 冠状位 T1 增强+脂肪抑制（FS）序列，中颅底海绵窦层面，显示海绵窦外侧壁有多条脑神经，动眼神经（CNⅢ）是海绵窦外侧壁最上方的神经，从上至下依次为动眼神经、滑车神经和三叉神经眼支、上颌支、下颌支。展神经（CNⅥ）是唯一位于海绵窦内的神经，通常位于颈动脉外侧。三叉神经下颌支（CNⅤ3）显示清晰，通过卵圆孔向下走行至咀嚼肌间隙，支配面深部肌肉组织

3T MR 矢状位 T1WI 和 T2WI 发育图像

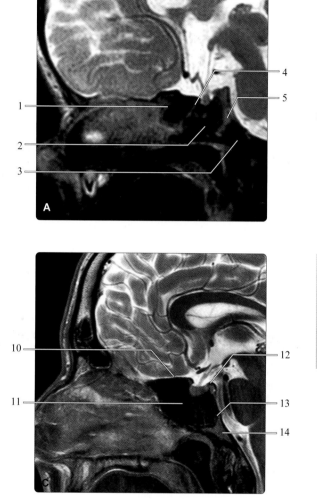

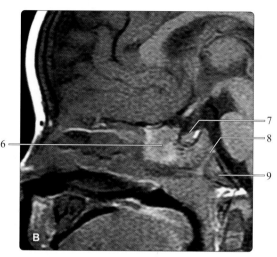

1	蝶骨前部	8	蝶枕软骨结合
2	蝶骨后部（蝶骨基底部）	9	枕骨基底部
3	枕骨基底部	10	蝶骨平台
4	蝶间软骨结合	11	蝶窦
5	蝶枕软骨结合	12	鞍背
6	蝶骨	13	蝶枕软骨结合区
7	蝶鞍	14	枕骨基底部

（A）新生儿期，中颅底 MR 矢状位 T2WI 显示该区域重要的软骨结合。蝶骨间缝隙将蝶骨前部和蝶骨后部分开，蝶枕软骨结合将蝶骨后部（蝶骨基底部）和枕骨基底部分开。（B）6 月龄，中颅底 MR 矢状位 T1WI 显示蝶骨间缝隙在 3 月龄时闭合，蝶骨前、后部形成蝶骨体，蝶骨前部可见正常的脂肪高信号，蝶枕软骨结合一直开放至青春期。（C）成人阶段，中颅底 MR 矢状位 T2WI 显示蝶骨体完全气化，直至融合的蝶枕软骨结合区。蝶枕软骨结合是颅底最后一条闭合的缝隙，16 ～ 18 岁时完全融合

示意图和临床相关影像

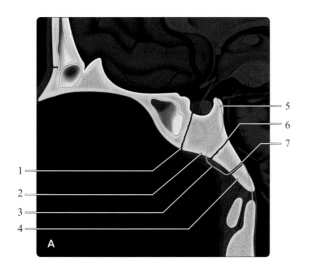

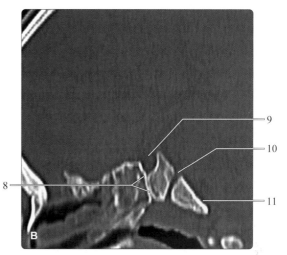

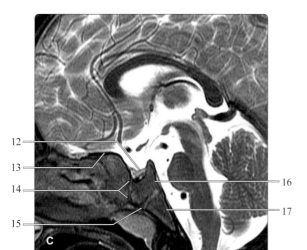

1	蝶间软骨结合	10	蝶枕软骨结合
2	蝶骨基底部	11	枕骨基底部
3	骨外脊索	12	蝶鞍内垂体
4	枕骨基底部	13	蝶骨平台
5	脊索的走行	14	永存颅咽管
6	蝶枕软骨结合	15	蝶枕软骨结合
7	内侧基底管	16	蝶骨基底部
8	永存颅咽管	17	枕骨基底部
9	蝶鞍		

（**A**）中颅底矢状位示意图，显示正常的蝶骨基底部和枕骨基底部，以及脊索的正常走行（绿色），蝶间软骨结合在 3 月龄时闭合。两种潜在的发育异常是永存颅咽管和内侧基底管，骨外脊索病变包括 Tornwaldt 囊肿、颅内脊索瘤和骨外脊索瘤。（**B**）CT 矢状位重建，显示永存颅咽管起源于蝶鞍底，延伸至鼻咽顶部，是一种发育异常，位于蝶间软骨结合后方。本例（儿童）蝶枕软骨结合后部尚未融合（From DI3：H&N）。（**C**）同一患者的矢状位 T2WI，显示永存颅咽管从垂体窝延伸至鼻咽，中央呈中等信号，边缘呈低信号，正常未融合的蝶枕软骨结合位于颅咽管后方（From DI3：H&N）

后颅底

术语

缩写

- 后颅底（posterior skull base，PSB）

定义

- 鞍背和岩嵴后方的颅底

影像解剖

概述

- 后颅底由颞骨后部和枕骨组成，面神经（CNⅦ）至舌下神经（CNⅫ）、延髓和颈静脉由此通过
- 后颅底的组成骨
  - 颞骨岩嵴后部
  - 枕骨（3 部分）
    - 基底部（枕骨基底部）：枕骨大孔前方的四边形部分
    - 髁部（枕骨外侧部）：枕骨大孔外侧，枕髁位于此处
    - 鳞部：枕骨大孔后上骨板
- 后颅底的边界
  - 前界：内侧鞍背和外侧岩嵴
  - 后界：枕骨
- 后颅底的毗邻关系
  - 下部：咽部黏膜间隙顶后部、颈动脉、腮腺、咽后、椎体周围间隙和颈椎
  - 上部：脑干、小脑、面神经（CNⅦ）至舌下神经（CNⅫ）、横窦-乙状窦

后颅底骨性标志

- 颞骨岩嵴
  - 将中颅底与后颅底分开
  - 连接小脑幕的固定缘
- 颈静脉结节
  - 位于舌下神经管顶部，冠状位显示最佳
  - 冠状位上形似"鹰头"的结构即颈静脉结节

后颅底的孔和裂隙

- 内耳道（内听道）
  - 包含结构：面神经（CNⅦ）和前庭蜗神经（CNⅧ）、迷路动脉
  - 开口于颈静脉孔上方颞骨后壁
  - 耳门：内耳道的开口
- 颈静脉孔
  - 两部分：被颈静脉棘分为神经部和血管部
  - 在颞骨和枕骨之间
  - 颈动脉间隙直接延伸至颈静脉孔
  - 神经部
    - 包含结构：舌咽神经（CNⅨ）、鼓室神经和岩下窦
    - 位于前内侧，与血管部相邻
  - 血管部
    - 包含结构：迷走神经（CNⅩ）、迷走神经耳支、副神经（CNⅪ）、颈静脉球和脑膜后动脉

- – 比神经部大
- 乙状窦沟
  - 颞骨乳突内侧的沟，容纳乙状窦
- 舌下神经管
  - 包含结构：舌下神经（CNⅫ）
  - 形成于枕骨髁部
  - 位于颈静脉孔的下内侧
- 枕骨大孔
  - 通过结构：副神经（CNⅪ）头侧部分、椎动脉和延髓
  - 完全由枕骨形成
- 茎乳孔
  - 通过结构：面神经（CNⅦ）
  - 在乳突尖和茎突之间的外侧颅底面
  - 直接延伸至腮腺间隙

后颅底的发育

- 枕骨在枕骨大孔周围有 4 个主要骨化中心
  - 枕骨上部、枕骨基底部和成对的枕外侧部
- 后颅底在出生时几乎完全骨化
- 后颅底的颅缝直到 20 岁左右才会闭合
  - 枕内颅缝在 8 ~ 16 岁间融合
  - 岩枕缝和枕乳突缝最后闭合（15 ~ 17 岁）
- Kerckring 小骨
  - 枕骨大孔后缘的卵圆形小骨
  - 50% 的足月新生儿未闭合并且分离
  - Kerckring- 枕骨上缝 1 岁时闭合

后颅底解剖变异

- 髁后管
  - 有咽升动脉脑膜支和导静脉穿过的不恒定管道
  - 颅底最大的导血管孔之一
- 不对称的岩尖
  - 包含高信号脂肪或低信号空气
- 乳突孔
  - 乳突导静脉经乳突孔，使枕静脉与乙状窦相交通
- 永存 Kerckring 小骨

解剖影像相关问题

问题

- 后颅底在出生时基本骨化，但后颅底颅缝最后闭合
- 后颅底与颈动脉和腮腺间隙密切相关

推荐成像方法

- 骨 CT 检查建议边缘增强算法和设定宽窗（＞ 2000 HU）
- 冠状位显示舌下神经管和颈静脉孔区正常的"双鹰"样结构最佳
  - 舌下神经管沿"鹰嘴"下缘

影像诊断注意事项

- 注意不对称的岩尖空气和（或）脂肪
- 警惕 MR 搏动伪影引起的颈静脉孔假性病变
- 勿将软骨结合或颅缝误认为骨折

后颅底

示意图

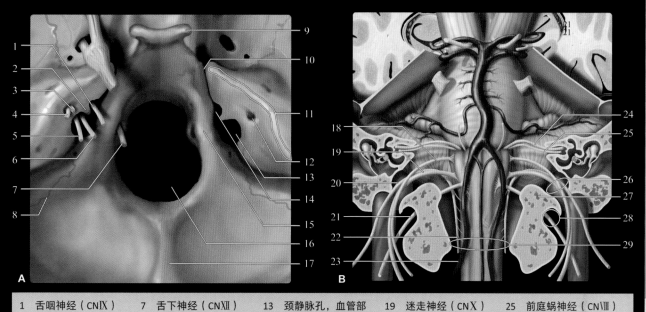

1	舌咽神经（CNIX）	7	舌下神经（CNXII）	13	颈静脉孔，血管部
2	颈静脉棘	8	枕乳突缝	14	颈静脉孔，神经部
3	面神经（CNVII）	9	鞍背/后床突	15	颈静脉结节
4	前庭蜗神经（CNVIII）	10	岩枕裂	16	枕骨大孔
5	迷走神经（CNX）	11	岩嵴	17	枕内嵴
6	副神经（CNXI）	12	耳门	18	舌咽神经（CNIX）

19	迷走神经（CNX）	25	前庭蜗神经（CNVIII）
20	副神经（CNXI）	26	颈静脉孔
21	舌下神经（CNXII）	27	颈静脉结节
22	副神经，升部	28	舌下神经管
23	椎动脉	29	枕骨大孔
24	面神经（CNVII）		

（A）后颅底上面观，左侧显示神经结构，右侧显示骨性标志。后颅底的前界内侧为斜坡，外侧为岩嵴。后颅底孔包括枕骨大孔、耳门（内耳道开口）、颈静脉孔和舌下神经管。颈静脉孔与岩枕裂紧密相连，舌下神经管位于枕骨髁内。（B）后颅底冠状位前面观，显示舌下神经管典型的"双鹰状"结构，颈静脉结节（鹰头和鹰嘴）将舌下神经管与颈静脉孔分开。舌下神经位于舌下神经管内，舌咽神经（CNIX）、迷走神经（CNX）和副神经（CNXI）穿过颅底的颈静脉孔，舌咽神经穿过颈静脉孔神经部，迷走神经和副神经穿过颈静脉孔血管部

示意图和 MR 静脉成像

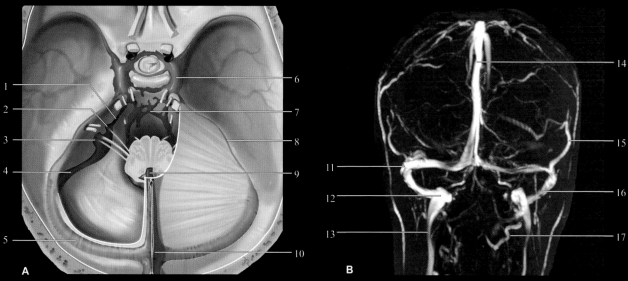

1	岩下窦	4	乙状窦	7	斜坡静脉丛	10	窦汇
2	颈静脉孔，神经部	5	横窦	8	岩上窦	11	横窦
3	颈静脉孔，血管部	6	海绵窦	9	直窦	12	颈静脉球

13	颈内静脉	16	乙状窦
14	上矢状窦	17	枕下静脉丛
15	下吻合静脉（Labbé 静脉）		

（A）主要硬脑膜静脉窦和颈静脉孔的俯视图。去除中脑、脑桥以及 $\frac{1}{2}$ 小脑幕，显示横窦位于枕骨壁，乙状窦位于颞骨内侧壁。

图中显示颈静脉孔的两部分，神经部走行舌咽神经（CNIX），血管部走行迷走神经（CNX）和副神经（CNXI）。（B）MR 冠状位静脉成像，横窦经乙状窦延续为颈静脉，颈静脉球向下与颈动脉间隙内的颈内静脉相延续，两侧横窦轻度不对称（正常）

CT 轴位图像

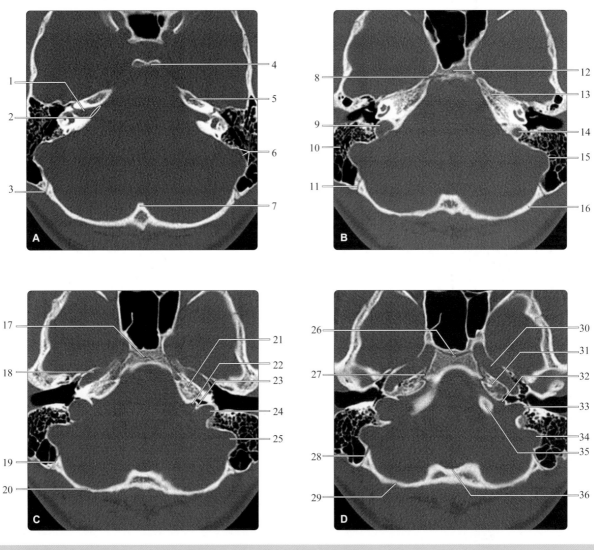

1 内耳道	10 乳突气房	19 枕乳突缝	28 枕乳突缝
2 耳门	11 枕乳突缝	20 枕骨，鳞部	29 枕骨，鳞部
3 枕乳突缝	12 斜坡	21 岩尖	30 颈内动脉岩段水平部
4 鞍背	13 岩尖	22 颈静脉孔，神经部	31 岩尖
5 岩尖	14 颈静脉球顶	23 颈静脉棘	32 神经部
6 乙状板	15 乙状板	24 颈静脉孔，血管部	33 血管部
7 枕内嵴	16 枕骨，鳞部	25 乙状窦	34 乙状窦
8 蝶枕软骨结合	17 蝶枕软骨结合	26 蝶枕软骨结合	35 颈静脉结节
9 颈静脉球	18 颈内动脉岩段水平部	27 岩枕裂	36 枕内隆凸

后颅底 CT 轴位，从上至下 9 幅图像。(A) 鞍背和颞骨岩部为后颅底的前缘，后缘中线为枕内嵴，大脑镰附着于该嵴。耳门是后颅底最上方的孔隙，面神经（CNⅦ）和前庭蜗神经（CNⅧ）由此通过。(B) 中耳耳蜗层面，斜坡和颞骨岩部将颅后窝与颅中窝隔开，侧方的乙状板将乳突气房与乙状窦分隔开，双侧可见颈静脉球。(C) 颈静脉孔中部层面，显示颈静脉棘将前内侧较小的神经部（舌咽神经、Jacobsen 神经、岩下窦）和较大的血管部（颈静脉球、迷走神经耳支、迷走神经和副神经）分开。(D) 显示蝶枕软骨结合、岩枕裂和枕乳突缝，此例（青少年）蝶枕软骨结合尚未融合

（接下页）

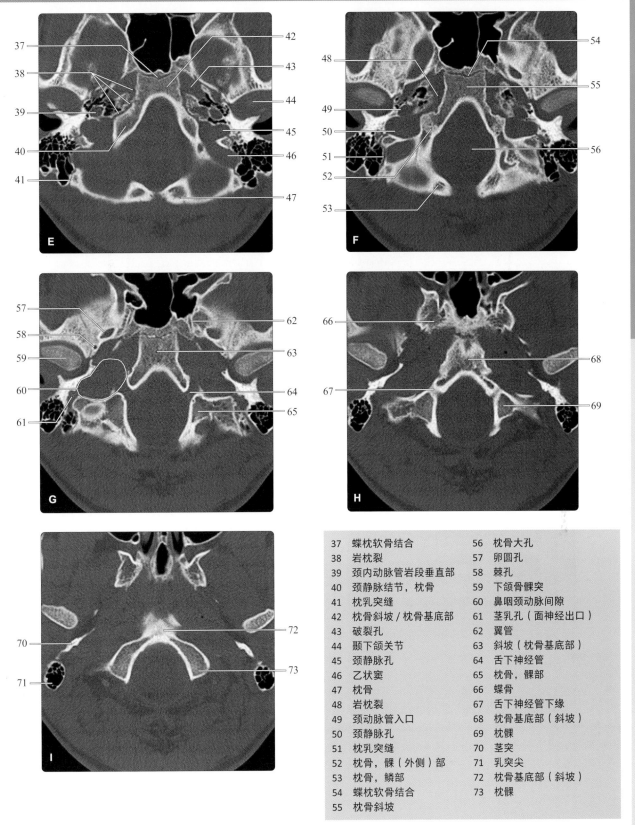

37 蝶枕软骨结合	56 枕骨大孔
38 岩枕裂	57 卵圆孔
39 颈内动脉管岩段垂直部	58 棘孔
40 颈静脉结节，枕骨	59 下颌骨髁突
41 枕乳突缝	60 鼻咽颈动脉间隙
42 枕骨斜坡 / 枕骨基底部	61 茎乳孔（面神经出口）
43 破裂孔	62 翼管
44 颞下颌关节	63 斜坡（枕骨基底部）
45 颈静脉孔	64 舌下神经管
46 乙状窦	65 枕骨，髁部
47 枕骨	66 蝶骨
48 岩枕裂	67 舌下神经管下缘
49 颈动脉管入口	68 枕骨基底部（斜坡）
50 颈静脉孔	69 枕髁
51 枕乳突缝	70 茎突
52 枕骨，髁（外侧）部	71 乳突尖
53 枕骨，鳞部	72 枕骨基底部（斜坡）
54 蝶枕软骨结合	73 枕髁
55 枕骨斜坡	

续。（**E**）颈静脉结节层面，颈静脉结节几乎完全由枕骨前部构成。约 1/3 斜坡上部位于蝶枕软骨结合上方，是蝶骨（蝶骨基底部）的一部分。（**F**）斜坡下部（蝶枕软骨结合下方）由枕骨（枕骨基底部）构成，岩枕裂将颞骨与枕骨分开，是颅底软骨肉瘤的好发部位。枕乳突缝将乳突窦与枕骨鳞部分开。（**G**）舌下神经管和茎乳孔层面，舌下神经管内仅走行舌下神经，离开后走行于鼻咽颈动脉间隙，与舌咽神经（CNIX）、迷走神经（CNX）和副神经（CNXI）伴行。（**H**）舌下神经管是枕骨大孔前外侧缘处的骨性孔道，位于基底部（斜坡）与髁部之间，枕骨后下方的骨性突起是枕髁。（**I**）枕髁层面，显示枕骨基底部（斜坡）与枕髁的最下方连接，枕髁将颅骨与寰椎侧块（C1 椎体）相结合

后颅底

CT 冠状位图像

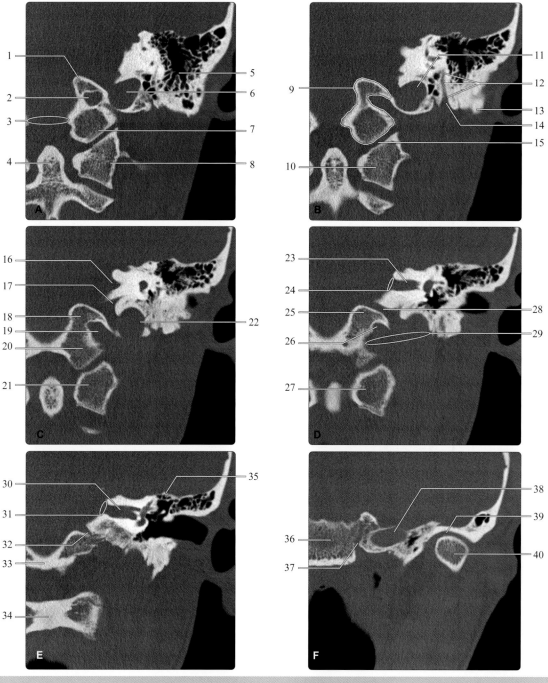

1	颈静脉结节	11	颈静脉孔	21	寰椎侧块（C1 椎体）	31	耳门
2	舌下神经管	12	面神经（乳突段）	22	颈静脉孔	32	岩枕裂
3	枕骨大孔	13	乳突	23	内耳道	33	枕骨基底部（斜坡下部）
4	齿突（C2）	14	茎乳孔	24	耳门	34	前弓（C1）
5	乳突气房	15	寰枕关节	25	颈静脉结节	35	鼓室盖
6	颈静脉孔（CNⅨ～CNⅪ）	16	耳门后缘	26	舌下神经管	36	枕骨基底部（斜坡下部）
7	枕髁	17	耳蜗水管	27	寰椎（C1）侧块	37	岩枕裂
8	寰椎侧块（C1 椎体）	18	颈静脉结节	28	颈静脉孔	38	颈内动脉管岩段水平部
9	枕骨髁部（外侧部）	19	舌下神经管	29	颈动脉间隙，上缘	39	髁窝
10	寰椎侧块（C1 椎体）	20	枕髁	30	内耳道	40	下颌头

左侧后颅底 CT 冠状位，从后至前 6 幅图像。（ A ）舌下神经管穿过枕骨髁部（外侧部），冠状位显示神经管，外形呈"双鹰"状，"鹰头"和"鹰喙"是颈静脉结节。（ B ）颞骨面神经管的乳突段层面（向下走行），黑线勾勒区域为枕骨髁部。（ C ）显示后颅底典型的"鹰"状结构，"鹰喙"为颈静脉结节，将颈静脉孔与舌下神经管分开。舌下神经管的病变累及"鹰喙"的内下面，颈静脉孔的病变累及"鹰喙"的外上面。（ D ）舌下神经管和颈静脉孔均从颈动脉间隙上缘穿行进入（空心圆），颈动脉间隙上部包含 CNⅨ～ CNⅫ（舌咽、迷走、副和舌下神经）以及颈内静脉。（ E ）内耳道中段层面，岩枕裂是枕骨基底部与颞骨的分界线。（ F ）颞下颌关节的髁窝层面，显示枕骨基底部和颞骨之间的岩枕裂。枕骨基底部是枕骨较大且呈四边形的部分，从枕骨大孔前缘向前上方延伸，至斜坡上方约 2/3 的蝶骨水平

第一篇

3T MR 轴位 T1 增强脂肪抑制序列

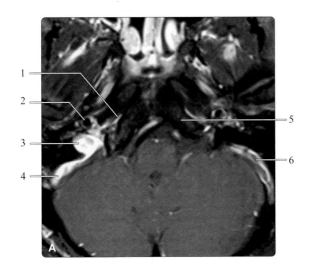

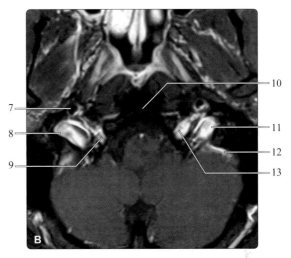

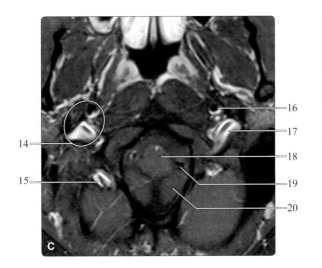

1	岩下窦 / 岩枕裂	11	颈静脉球
2	颈内动脉	12	乙状窦
3	颈静脉孔内的颈静脉球	13	舌下神经
4	乙状窦	14	鼻咽颈动脉间隙
5	枕骨斜坡（枕骨基底部）	15	乳突导静脉
6	乙状窦	16	颈内动脉
7	颈内动脉	17	颈内静脉
8	颈静脉球	18	延髓
9	舌下神经	19	椎动脉
10	枕骨斜坡（枕骨基底部）	20	小脑扁桃体

后颅底 MR 轴位 T1 增强脂肪抑制序列，从上至下 3 幅图像。（A）右侧乙状窦强化呈高信号，前内侧与颈静脉球相延续。（B）舌下神经管层面，舌下神经为线样低信号，周围环绕高信号强化的枕基底静脉丛。双侧颈静脉球内呈混杂信号，不要误认为病变。（C）枕骨大孔层面，显示颈动脉间隙的颈内静脉和颈内动脉，并可见椎动脉、延髓和小脑扁桃体下部

3T MR 冠状位 T1 增强图像

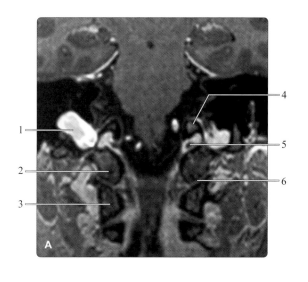

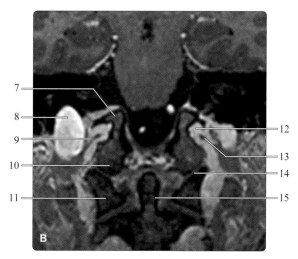

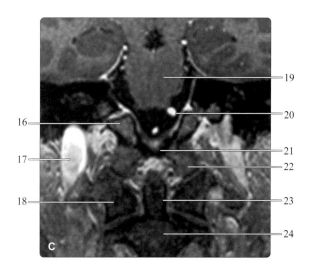

1	颈静脉球	13	舌下神经
2	枕髁	14	寰枕关节
3	C1 侧块	15	齿突
4	颈静脉结节	16	颈静脉结节
5	舌下神经	17	颈内静脉
6	寰枕关节	18	C1 侧块
7	颈静脉结节	19	脑桥
8	颈静脉球	20	椎动脉
9	舌下神经	21	枕骨基底部
10	枕髁	22	枕髁
11	C1 侧块	23	齿突
12	舌下神经管	24	C2 椎体

后颅底 MR 冠状位 T1 增强，从后至前 3 幅图像。（A）显示颈静脉孔内的颈静脉球，低信号的舌下神经位于"鹰头"下方的舌下神经管。舌下神经周围可见高信号的神经周围枕基底静脉丛。（B）可见经典的"双鹰头"结构（颈静脉结节），舌下神经穿行于舌下神经管，双侧颈静脉球大小通常不对称。（C）颈静脉结节前部与枕骨基底部下部相邻，颈静脉球向下与颈内静脉相延续，颈内静脉位于鼻咽颈动脉间隙内

术语

缩写

- 嗅神经（CN I ）
- 视神经（CN II ）
- 动眼神经（CN III ）
- 滑车神经（CN IV ）
- 三叉神经（CN V ）
- 展神经（CN VI ）
- 面神经（CN VII ）
- 前庭蜗神经（CN VIII ）
- 舌咽神经（CN IX ）
- 迷走神经（CN X ）
- 副神经（CN XI ）
- 舌下神经（CN XII ）

影像解剖

概述

- 脑神经根据脑干起源区域进行分组
  - 间脑：视神经
  - 中脑：动眼神经、滑车神经
  - 脑桥：三叉神经、展神经、面神经和前庭蜗神经
  - 延髓：舌咽神经、迷走神经、副神经、舌下神经

解剖影像相关问题

推荐成像检查

- 对于脑神经病变，无论简单或复杂，**MR** 都是最佳成像方式
  - 唯一例外的是迷走神经远端病变，需要观察左侧主肺动脉窗
    - CT 增强扫描更佳，尽量减少呼吸、吞咽运动和咳嗽的影响
- 如果病变位于骨质，如颅底、鼻窦或下颌骨，高度推荐 CT 检查显示骨解剖和病变相关信息
  - 如果采用 MR 检查 T1、T2 和 T1 增强，则无须进行 CT 增强检查

影像学方法

- 记住：脑神经不限于颅底
- 放射科医生必须对受累脑神经的整个走行范围进行成像
  - 嗅神经、视神经、动眼神经、滑车神经和展神经：包括眼眶检查
  - 三叉神经：包括整个面部至下颌骨（如果下颌支受累）
  - 面神经：包括桥小脑角（**CPA**）、颞骨和腮腺间隙
  - 前庭蜗神经：包括 **CPA-IAC** 和内耳
  - 舌咽神经、迷走神经、副神经和舌下神经：包括基底池、颅底、鼻咽颈动脉间隙
    - 迷走神经：全面评估喉返神经病变，沿颈动脉间隙至**左侧主肺动脉窗**、右侧颈胸交界处

- 舌下神经：为评估远端环状的舌下神经襻，检查范围应达舌骨

影像诊断注意事项

- 应对受累脑神经相关的颅外结构进行成像检查

临床意义

- 脑神经及其功能
  - 嗅神经（**CN I**）
    - 嗅觉
  - 视神经（**CN II**）
    - 视觉
  - 动眼神经（**CN III**）
    - 参与除了外直肌（CN VI）和上斜肌（CN IV）以外的所有眼外肌的**运动**
    - **副交感神经**支配睫状肌和瞳孔收缩肌
  - 滑车神经（**CN IV**）
    - 负责上斜肌的**运动**
  - 三叉神经（**CN V**）
    - **咀嚼肌、二腹肌前腹、下颌舌骨肌、鼓膜张肌和腭肌的运动**（V3 下颌支）
    - **前额和鼻表面**（V1 眼支）、**脸颊**（V2 上颌支）**和下巴**（V3 下颌支）**的感觉**
    - 鼻表面、鼻窦、脑膜和鼓膜外表面的**感觉**（耳颞神经）
  - 展神经（**CN VI**）
    - **外直肌运动**
  - 面神经（**CN VII**）
    - **面部表情肌的运动**
    - **镫骨肌的运动**
    - **副交感神经**支配泪腺、颌下腺和舌下腺
    - 舌前 2/3 味觉（**鼓索神经**）
    - 耳周皮肤、鼓膜外表面的一般感觉
  - 前庭蜗神经（**CN VIII**）
    - **听觉和平衡觉**
  - 舌咽神经（**CN IX**）
    - **茎突咽肌的运动**
    - **副交感神经**支配腮腺
    - 颈动脉体的内脏感觉
    - 舌后 1/3 味觉
    - 舌后 1/3 和鼓膜内表面的一般感觉
  - 迷走神经（**CN X**）
    - **咽喉运动**
    - 副交感神经支配咽、喉、胸腔和腹腔脏器
    - 咽、喉、内脏感觉
    - 耳廓周围的一般感觉
  - 副神经（**CN XI**）
    - **胸锁乳突肌和斜方肌的运动**
  - 舌下神经（**CN XII**）
    - 除腭舌肌以外的舌内肌和舌外肌的**运动**

示意图，全部脑神经

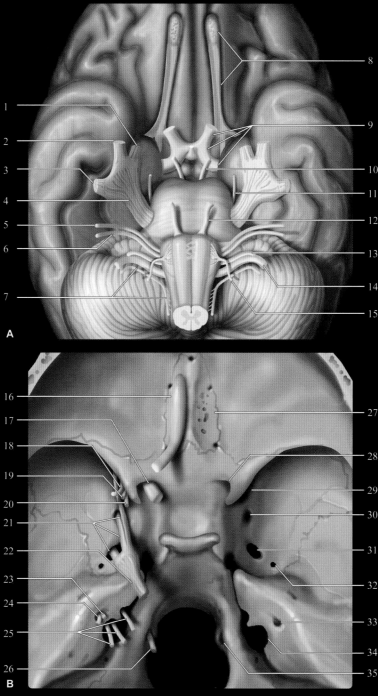

A

B

1	眼支（V1）	11	滑车神经（CNIV）	21	眼支（V1），上颌支（V2），下颌支（V3）	29 眶上裂
2	上颌支（V2）	12	展神经（CNVI）			30 圆孔
3	下颌支（V3）	13	舌咽神经（CNIX）	22	三叉神经（CNV）节前段	31 卵圆孔
4	三叉神经（CNV）节前段	14	迷走神经（CNX）	23	面神经（CNVII）	32 棘孔
5	面神经（CNVII）	15	舌下神经（CNXII）	24	前庭蜗神经（CNVIII）	33 内耳道
6	前庭蜗神经（CNVIII）	16	嗅神经（CNI）	25	舌咽神经（CNIX）、迷走神经（CNX）、副神经（CNXI）	34 颈静脉孔
7	脊髓副神经（CNXI）	17	视神经（CNII）			35 舌下神经管
8	嗅球和嗅束（CNI）	18	动眼神经（CNIII）	26	舌下神经（CNXII）	
9	视神经（CNII）、视交叉和视束	19	滑车神经（CNIV）	27	筛板	
10	动眼神经（CNIII）	20	展神经（CNVI）	28	视神经管	

（**A**）脑干下面观，显示所有脑神经。CNIII和CNIV与中脑相连，CNV～CNVIII与脑桥相连，CNIX～CNXII与延髓相连。
（**B**）颅底上面观，右侧显示颅底孔隙，左侧显示脑神经。CNI的终末支通过筛骨筛板上的多个开口穿出颅底。CNII通过视神经管出颅，CNIII、CNIV、CNVI和CNV1均通过眶上裂，V2从圆孔穿出，V3从卵圆孔穿出，CNVII和CNVIII从内耳道（IAC）穿出，CNIX～CNXI从颈静脉孔穿出，CNXII经舌下神经管离开基底池

脑神经概述

示意图，上部脑神经

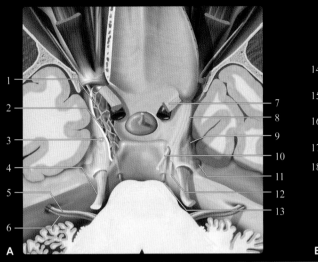

1	海绵窦内的展神经（CN Ⅵ）	7	视神经（CN Ⅱ）	13	展神经（CN Ⅵ）脑池段	19	鞍隔
2	海绵窦	8	三叉神经眼支（CN V1）	14	垂体	20	动眼神经（CN Ⅲ）
3	三叉神经眼支（CN V1）	9	三叉神经上颌支（CN V2）	15	海绵窦	21	滑车神经（CN Ⅳ）
4	三叉神经（CN V）节前段	10	动眼神经（CN Ⅲ）	16	展神经（CN Ⅵ）	22	颈内动脉海绵窦段
5	面神经（CN Ⅶ）	11	三叉神经下颌支（CN V3）	17	三叉神经眼支（CN V1）	23	蝶窦
6	前庭蜗神经（CN Ⅷ）	12	滑车神经（CN Ⅳ）	18	三叉神经上颌支（CN V2）		

（A）轴位图像，桥前池和海绵窦上面观。桥前池外侧可见三叉神经节前段，后经三叉神经孔进入 Meckel 腔。动眼神经（CN Ⅲ）、滑车神经（CN Ⅳ）、展神经（CN Ⅵ）穿过硬脑膜进入海绵窦。仅展神经位于海绵窦的静脉窦内，动眼神经、滑车神经位于海绵窦壁内。（B）冠状位图像，海绵窦后面观。展神经（CN Ⅵ）是唯一完全位于海绵窦内的脑神经。动眼神经、滑车神经进入海绵窦顶部，动眼神经先在含有脑脊液的管状池中走行，然后进入海绵窦侧壁，滑车神经则直接进入海绵窦侧壁。三叉神经眼支和上颌支位于海绵窦侧壁，下颌支则完全不经过海绵窦。交感神经与颈内动脉（ICA）海绵窦段伴行

示意图，下部脑神经

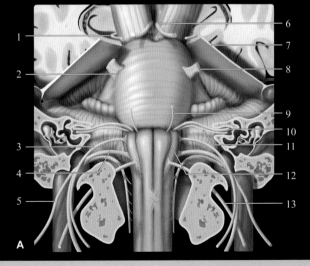

1	滑车神经（CN Ⅳ）	9	展神经（CN Ⅵ）	17	耳蜗神经核（CN Ⅷ）	25	下泌涎核
2	三叉神经（CN V）根入口区	10	面神经（CN Ⅶ）	18	迷走神经（CN X）背核	26	迷走神经（CN X）背核
3	舌咽神经（CN Ⅸ）	11	前庭蜗神经（CN Ⅷ）	19	孤束核	27	舌咽神经（CN Ⅸ）
4	迷走神经（CN X）	12	橄榄前沟	20	薄束核	28	迷走神经（CN X）
5	脊髓副神经（CN Ⅺ）	13	舌下神经（CN Ⅻ）	21	三叉神经（CN V）脊束核	29	脊髓副神经（CN Ⅺ）
6	动眼神经（CN Ⅲ）	14	中脑核（CN V）	22	副神经（CN Ⅺ）脊髓核		
7	小脑幕切缘	15	脑桥感觉核（CN V）	23	舌下神经核		
8	三叉神经（CN V）	16	前庭神经核（CN Ⅷ）	24	疑核		

（A）脑干前面观，显示穿出的脑神经。动眼神经从中脑穿出进入脚间池，滑车神经在小脑幕边缘包绕中脑外侧，展神经从脑桥-延髓交界处穿出，面神经和前庭蜗神经在桥小脑角水平穿出脑干。下方的舌咽神经、迷走神经、副神经从延髓外侧经橄榄后沟穿出，舌下神经从橄榄前沟穿出。（B）脑干的后面观，显示较低位置的脑神经核团。右侧为传出纤维，左侧为与脑干核相连的传入纤维。疑核发出运动纤维加入舌咽神经和迷走神经。下泌涎核发出刺激分泌的纤维加入舌咽神经，支配腮腺的分泌。背侧运动核发出不自主的运动和感觉纤维加入迷走神经。孤束核接收来自面神经和舌咽神经的味觉纤维

CT 轴位图像

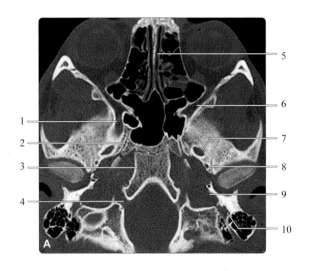

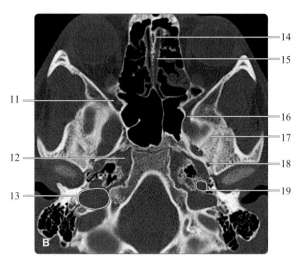

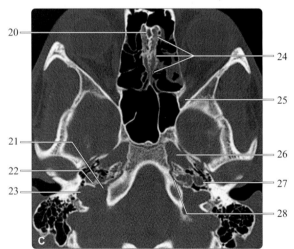

1 圆孔（V2）	11 眶下裂	21 颈静脉孔，神经部（CNIX）
2 翼管	12 破裂孔（颈动脉管底部）	22 颈静脉棘
3 斜坡	13 颈静脉孔（CNIX～CNXI）	23 颈静脉孔，血管部（CNX和CNXI）
4 舌下神经管（CNXII）	14 鸡冠	24 筛板（CNI）
5 鼻腔	15 鼻腔顶	25 眶下裂
6 眶下裂	16 圆孔（V2）	26 颈动脉管，水平段
7 卵圆孔（V3）	17 卵圆孔（V3）	27 颈动脉管，垂直段
8 棘孔（脑膜中动脉）	18 棘孔（脑膜中动脉）	28 岩枕裂
9 颈静脉孔下部（CNIX～CNXI）	19 颈动脉管垂直段（交感神经丛）	
10 茎乳孔（CNVII）	20 鸡冠	

颅底 CT 轴位，从下至上 6 幅图像。（A）显示圆孔（三叉神经上颌支 CNV2）和卵圆孔（三叉神经下颌支 CNV3），枕骨两侧可见舌下神经管。（B）颈静脉孔下部层面，颈动脉管垂直段入口位于颈静脉孔正前方，此层面颈静脉孔呈卵圆形。颈内动脉岩段水平部前内侧面的底部为破裂孔。（C）筛板层面，颈静脉孔被颈静脉棘分为靠前的神经部（舌咽神经、Jacobsen 神经和岩下窦）和靠后外侧的血管部（迷走神经、副神经、Arnold 神经和颈静脉球）

（接下页）

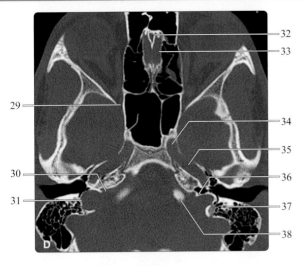

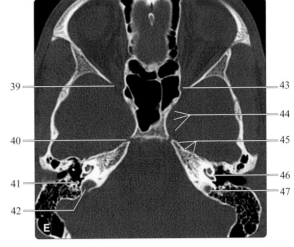

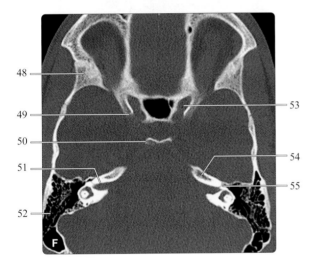

29 眶上裂（CNⅢ、CNⅣ、CNⅥ和CNⅤ1）	38 颈静脉结节	47 颈静脉球顶
30 颈静脉孔，神经部（CNⅨ）	39 眶上裂（CNⅢ、CNⅣ、CNⅥ和CNⅤ1）	48 蝶骨大翼
31 颈静脉孔，血管部（CNⅩ和CNⅪ）	40 岩枕裂，头侧（CNⅥ）	49 前床突
32 鸡冠	41 面神经管，乳突段	50 鞍背
33 额下池（此处有嗅球）	42 颈静脉球顶	51 内耳道（CNⅦ和CNⅧ）
34 颈内动脉，破裂孔段	43 眶上裂	52 乳突气房
35 颈动脉管，水平段	44 海绵窦区（CNⅢ、CNⅣ、CNⅥ、CNⅤ1和CNⅤ2）	53 视神经管（CNⅡ）
36 颈静脉棘	45 三叉神经孔下骨缘	54 岩尖
37 面神经管，乳突段（CNⅦ）	46 耳蜗	55 面神经管，迷路段（CNⅦ）

续。（**D**）颈内动脉岩段水平部中间层面，显示眶上裂。动眼神经、滑车神经、展神经以及三叉神经的眼支和眼上静脉均经此裂进入眼眶。（**E**）耳蜗和岩尖上部层面，可见岩枕裂，是展神经穿过硬脑膜从桥前池进入海绵窦的位置，CT图像只能大致显示海绵窦。另可见三叉神经孔的下缘。（**F**）显示内耳道（IAC），面神经（CNⅦ）和前庭蜗神经（CNⅧ）穿过内耳道，视神经（CNⅡ）经前床突内侧的视神经管进入眼眶

3T MR 轴位 T2WI

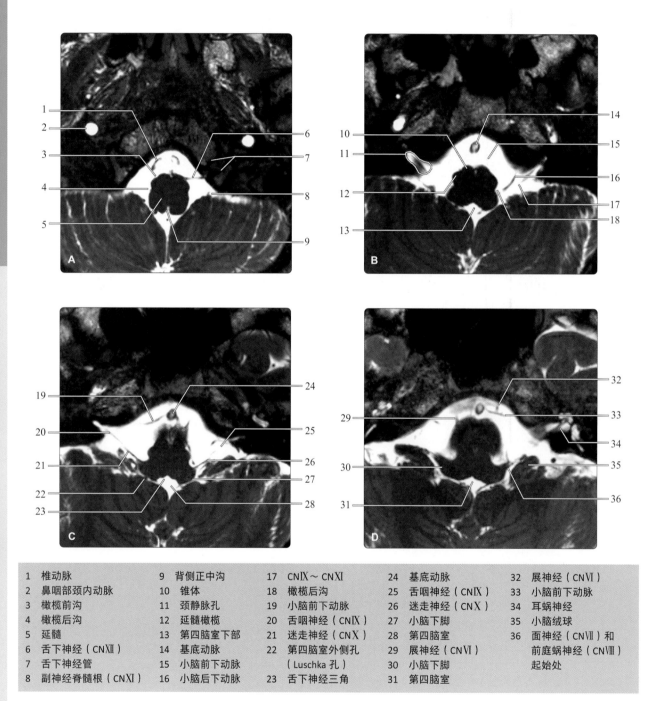

1	椎动脉	9	背侧正中沟	17	CNIX～CNXI	24	基底动脉	32	展神经（CNVI）
2	鼻咽部颈内动脉	10	锥体	18	橄榄后沟	25	舌咽神经（CNIX）	33	小脑前下动脉
3	橄榄前沟	11	颈静脉孔	19	小脑前下动脉	26	迷走神经（CNX）	34	耳蜗神经
4	橄榄后沟	12	延髓橄榄	20	舌咽神经（CNIX）	27	小脑下脚	35	小脑绒球
5	延髓	13	第四脑室下部	21	迷走神经（CNX）	28	第四脑室	36	面神经（CNVII）和
6	舌下神经（CNXII）	14	基底动脉	22	第四脑室外侧孔	29	展神经（CNVI）		前庭蜗神经（CNVIII）
7	舌下神经管	15	小脑前下动脉		（Luschka 孔）	30	小脑下脚		起始处
8	副神经脊髓根（CNXI）	16	小脑后下动脉	23	舌下神经三角	31	第四脑室		

MR 轴位 T2WI，从下至上 12 幅图像。（A）左侧舌下神经从延髓橄榄前沟穿出，副神经（CNXI）脊髓根从脑干外侧的枕骨大孔向上走行，与副神经的脑根结合，然后经颈静脉孔离开颅底。（B）舌咽神经（CNIX）、迷走神经（CNX）和副神经（CNXI）的脑根（延髓根）从脑干外侧、橄榄后方的橄榄后沟穿出，经颈静脉孔离开颅底。勿将小脑后下动脉或前下动脉与脑神经相混淆。（C）舌下神经核（CNXII）位于延髓上部，是舌下神经三角深面的神经核。舌咽神经和迷走神经在基底池内很难分辨。（D）展神经（CNVI）在锥体上方脑桥-延髓交界处前部穿出脑干，经桥前池上行至斜坡。耳蜗神经核位于小脑下脚（绳状体）的外侧面

（接下页）

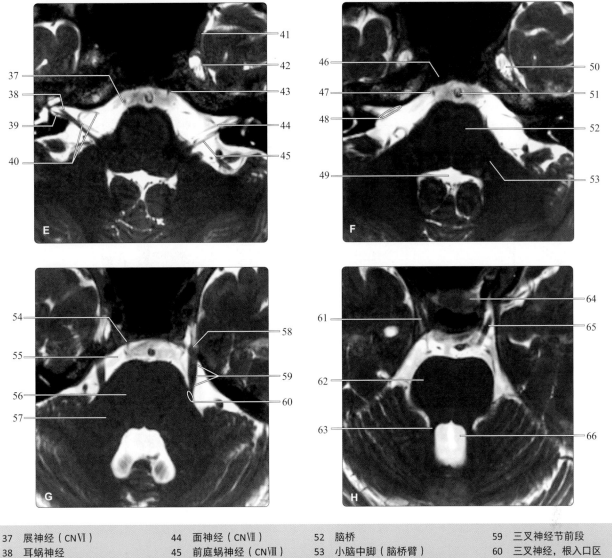

37 展神经（CN Ⅵ）	44 面神经（CN Ⅶ）	52 脑桥	59 三叉神经节前段
38 耳蜗神经	45 前庭蜗神经（CN Ⅷ）	53 小脑中脚（脑桥臂）	60 三叉神经，根入口区
39 前庭下神经	46 斜坡	54 展神经（CN Ⅵ）穿过硬脑膜	61 动眼神经池内 CN Ⅲ
40 小脑前下动脉袢	47 展神经（CN Ⅵ）	55 桥前池	62 脑桥
41 三叉神经上颌支（CN Ⅴ2）	48 耳门	56 脑桥	63 小脑上脚
42 Meckel 腔	49 第四脑室	57 小脑中脚	64 垂体
43 展神经（CN Ⅵ）穿过 硬脑膜，进入 Dorello 管	50 Meckel 腔 51 基底动脉	58 三叉神经（CN Ⅴ）进入 Meckel 腔	65 动眼神经池内 CN Ⅲ 66 第四脑室

续。（**E**）面神经和前庭蜗神经从脑桥-延髓交界处侧面穿出脑干，进入桥小脑角池，在此池内面神经位于前庭蜗神经的前方。左侧展神经穿过硬脑膜进入 Dorello 管（一个硬脑膜间通道），在基底静脉丛内沿斜坡背面至海绵窦。（**F**）Meckel 腔由硬脑膜反折形成，内衬蛛网膜并含有脑脊液。Gasser 神经节（三叉神经节）呈半月形，位于 Meckel 腔的前下方。（**G**）三叉神经在三叉神经根入口区穿出脑桥外侧，节前段向前经过桥前池、岩骨尖，在三叉神经孔进入 Meckel 腔（Meckel 入口）。（**H**）动眼神经（CN Ⅲ）进入海绵窦顶部时，被高信号脑脊液围绕，此区域为动眼神经池。动眼神经向前外侧走行，进入靠近前床突的海绵窦外侧壁

（接下页）

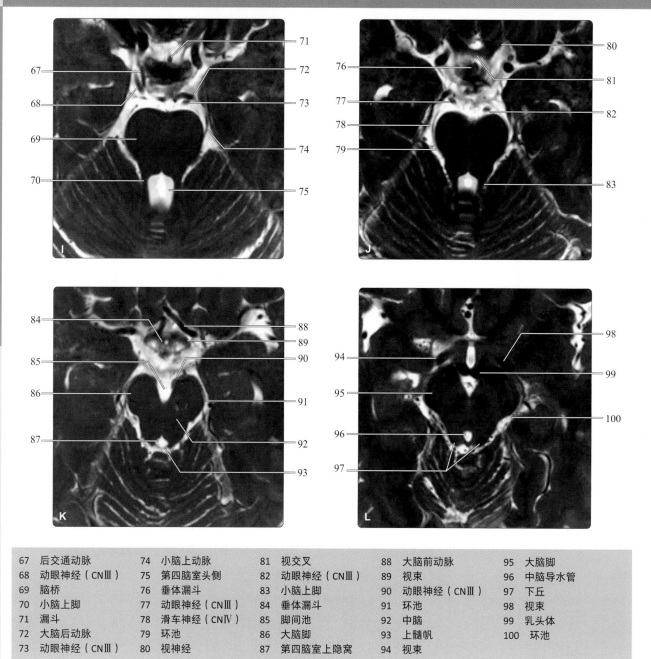

67	后交通动脉	74	小脑上动脉	81	视交叉	88	大脑前动脉	95 大脑脚
68	动眼神经（CNⅢ）	75	第四脑室头侧	82	动眼神经（CNⅢ）	89	视束	96 中脑导水管
69	脑桥	76	垂体漏斗	83	小脑上脚	90	动眼神经（CNⅢ）	97 下丘
70	小脑上脚	77	动眼神经（CNⅢ）	84	垂体漏斗	91	环池	98 视束
71	漏斗	78	滑车神经（CNⅣ）	85	脚间池	92	中脑	99 乳头体
72	大脑后动脉	79	环池	86	大脑脚	93	上髓帆	100 环池
73	动眼神经（CNⅢ）	80	视神经	87	第四脑室上隐窝	94	视束	

续。（I）脑桥上部层面，显示动眼神经走行于大脑后动脉和小脑上动脉间的重要毗邻关系。动眼神经在鞍上池内向前走行，与后交通动脉相邻。后交通动脉瘤可导致动眼神经受压。（J）视神经（CNⅡ）在鞍上池内形成视交叉，视网膜鼻侧部的纤维交叉至对侧。动眼神经（CNⅢ）在鞍上池内向前走行至海绵窦。（K）左侧动眼神经从大脑脚内侧穿出脑干，进入脚间池。滑车神经（CNⅣ）在上髓帆内交叉后，沿中脑背面在下丘下方穿出，进入四叠体池，在小脑幕下方的脑干周围走行，在环池中走行于大脑后动脉和小脑上动脉之间。（L）视束连接外侧膝状体和视交叉，此图仅显示部分视束

脑神经概述

3T MR 冠状位 T2WI

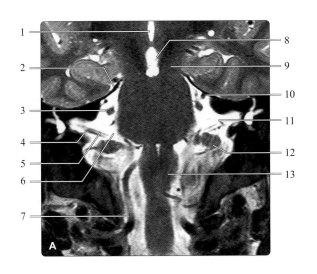

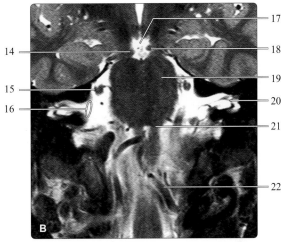

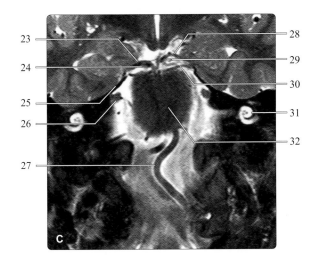

1	第三脑室	17	脚间池
2	小脑幕	18	动眼神经（CNⅢ）
3	三叉神经（CNⅤ）节前段近端	19	脑桥
4	前庭蜗神经（CNⅧ）	20	横嵴
5	面神经（CNⅦ）	21	脑桥-延髓交界区
6	桥小脑角池	22	椎动脉
7	椎动脉	23	大脑后动脉
8	脚间池	24	动眼神经（CNⅢ）
9	大脑脚	25	小脑幕
10	小脑上动脉	26	三叉神经（CNⅤ）节前段
11	小脑前下动脉	27	椎动脉
12	小脑绒球	28	大脑后动脉
13	延髓	29	动眼神经（CNⅢ）
14	动眼神经（CNⅢ）	30	小脑上动脉
15	三叉神经（CNⅤ）桥前段	31	耳蜗
16	耳门	32	脑桥腹侧

MR 冠状位 T2WI 显示脑干、脑池和脑神经，从后至前 6 幅图像。（A）三叉神经节前段位于脑桥外侧，面神经和前庭蜗神经穿过桥小脑角池进入内耳道（IAC）。（B）动眼神经从大脑脚内侧穿出进入脚间池，基底池内脑神经未显示。脑桥和延髓之间的连接处为脑桥-延髓交界区。（C）动眼神经走行于大脑后动脉（上）和小脑上动脉（下）之间，三叉神经节前段远端经三叉神经孔进入 Meckel 腔

（接下页）

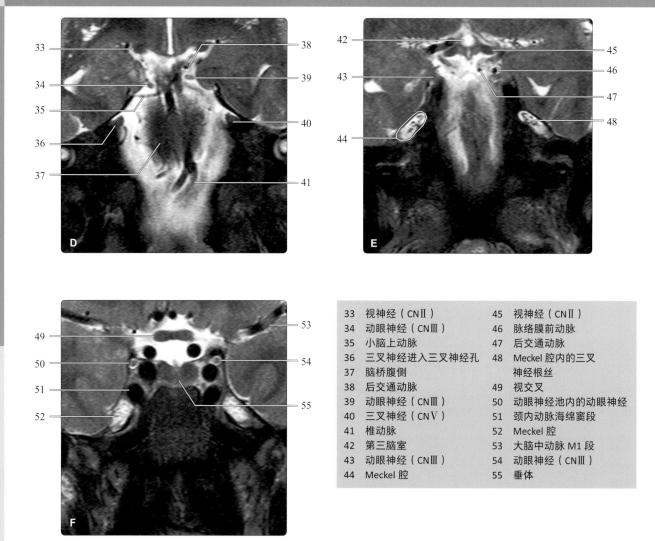

33 视神经（CNⅡ）	45 视神经（CNⅡ）
34 动眼神经（CNⅢ）	46 脉络膜前动脉
35 小脑上动脉	47 后交通动脉
36 三叉神经进入三叉神经孔	48 Meckel 腔内的三叉
37 脑桥腹侧	神经根丝
38 后交通动脉	49 视交叉
39 动眼神经（CNⅢ）	50 动眼神经池内的动眼神经
40 三叉神经（CNⅤ）	51 颈内动脉海绵窦段
41 椎动脉	52 Meckel 腔
42 第三脑室	53 大脑中动脉 M1 段
43 动眼神经（CNⅢ）	54 动眼神经（CNⅢ）
44 Meckel 腔	55 垂体

续。（**D**）动眼神经位于上方的后交通动脉和下方的小脑上动脉之间，三叉神经进入 Meckel 腔的三叉神经孔。（**E**）视束向视交叉汇聚，鞍上池内可见左侧粗大的脉络膜前动脉在后外侧走行。Meckel 腔内可见三叉神经节前纤维，Meckel 腔由硬脑膜反折形成，其内衬蛛网膜，含有脑脊液，与桥前池沟通。（**F**）垂体位于视交叉下方，动眼神经池内的动眼神经进入海绵窦，周围的高信号环是脑脊液

嗅神经（CN Ⅰ）

术语

缩写
- 嗅神经（CNⅠ）

同义词
- 第一对脑神经

定义
- CNⅠ：内脏感觉性传入神经，用于传导嗅觉

影像解剖

概述
- 嗅神经段
  - 鼻穹窿内嗅上皮的神经元受体
  - 经筛孔穿过筛板
  - 颅内嗅球、嗅束和嗅皮质

鼻上皮
- 假复层纤毛柱状上皮（约 2 cm²），分布于鼻腔顶部、邻近的鼻中隔和鼻腔外侧壁，包括上鼻甲
  - 最近研究表明在中鼻甲、鼻中隔后部和中部的分布广泛
- 该上皮含有双极嗅觉受体细胞
  - 其外周突起（或树突）为嗅觉感受器，每个神经元含有 400～500 种气味受体，但仅表达其中的一个类型
- （Bowman）嗅腺分泌黏液，使吸入的气味（气味分子）溶解

经筛孔部分
- 数百个受体细胞的中央突（或轴突）汇聚成无髓鞘神经束（嗅丝），与特殊的胶质细胞——嗅鞘细胞交织在一起
  - 嗅丝是真正的嗅神经
  - 约 20 条嗅丝穿过鼻腔两侧的筛板，与嗅球神经元形成突触

颅内嗅球和嗅束
- 嗅球和嗅束是大脑的延伸，而非神经，但一直被称为第一脑神经
- 嗅球（平均体积：125±17 mm³）与筛板在内侧额叶的腹侧面紧密贴合
  - 组织学上嗅球包含 6 个同心细胞层
  - 表达同一类型气味受体的受体细胞嗅丝内的轴突，在嗅球的小球层汇聚成球形的"小球"，与嗅球深层的次级神经元（帽状和簇状毛细胞）的突起形成突触
  - 帽状和簇状毛细胞的轴突结合形成外侧嗅束
- 嗅束（平均长度：28～30 mm）在前穿质处分为内侧、中间、外侧三条嗅纹，中间嗅纹终止于前穿质
  - 这三条分支形成嗅三角区
  - 嗅前核由一些神经元沿嗅束形成。
  - 嗅结节位于嗅纹的正后方，和前穿质融合

颅内的中枢通路
- 联系复杂，尚未完全阐明
- 嗅皮质
  - 接收嗅球输入的皮质区域
  - 由解剖学上不同的区域组成
    - 梨状皮质、嗅结节、前嗅核、杏仁核前皮质核、杏仁核周围皮质核，以及内嗅皮质的前部
- 外侧嗅纹
  - 由嗅束的大部分纤维形成
  - 经过岛叶边缘至梨状（以前称为前梨状）皮质，然后到达杏仁核的内侧面
  - 梨状皮质投射至眶额皮质、丘脑（丘脑内侧背核）、下丘脑、杏仁核和海马
- 内侧嗅纹
  - 大多数终止于 Broca 旁嗅区（胼胝下回前内侧面），有些终止于胼胝下回和前穿质
  - 前连合中很少有纤维向对侧走行
- 内侧前脑束
  - 由基底嗅区、杏仁核周围区和中隔核的纤维形成
  - 有些纤维终止于下丘脑核
  - 大多数纤维进入脑干自主神经区（网状结构、涎核、迷走神经背核）
  - 影像学研究显示嗅结节位于钩回和内侧前脑束之间

解剖影像相关问题

推荐成像方法
- 嗅觉障碍患者的影像检查需要结合临床情况
  - 鼻窦冠状位 CT 重建通常用于上呼吸道感染后嗅觉丧失、头部创伤或鼻窦手术后
  - 脑部和鼻窦的 MR 检查用于疑似神经退行性疾病（阿尔茨海默病、帕金森病）、神经系统症状、嗅幻觉、性腺功能减退或终生嗅觉缺失

影像诊断注意事项
- 冠状位鼻窦 CT 能够显示鼻穹窿和筛板，但颅内病变显示不佳
- 检查范围要包括内侧颞叶

临床意义
- 嗅神经功能障碍导致单侧嗅觉缺失
- 嗅神经母细胞瘤起源于嗅觉上皮
- 嗅鞘细胞可发生神经鞘瘤
- 头部创伤可导致嗅觉缺失：筛板骨折或剪切力作用、前颞叶损伤
- 累及嗅觉网络的癫痫发作会产生"钩回发作"，伴有幻嗅、症状多变的口舌自动症和意识障碍
- 头部外伤、慢性鼻窦炎、阿尔茨海默病、多发性硬化症、精神分裂症患者的嗅球体积减小

示意图

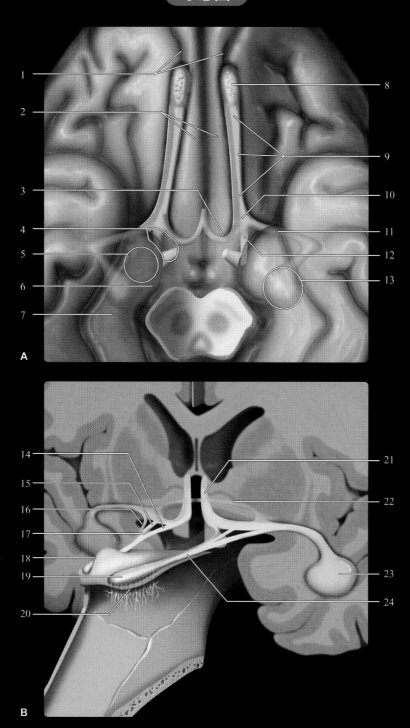

A

B

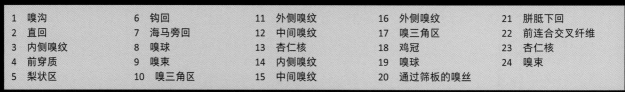

1	嗅沟	6	钩回	11	外侧嗅纹	16	外侧嗅纹	21	胼胝下回
2	直回	7	海马旁回	12	中间嗅纹	17	嗅三角区	22	前连合交叉纤维
3	内侧嗅纹	8	嗅球	13	杏仁核	18	鸡冠	23	杏仁核
4	前穿质	9	嗅束	14	内侧嗅纹	19	嗅球	24	嗅束
5	梨状区	10	嗅三角区	15	中间嗅纹	20	通过筛板的嗅丝		

（A）嗅觉系统下面观，显示从嗅球至嗅三角的嗅束。在嗅三角区，嗅束纤维分为外侧嗅纹、中间嗅纹和内侧嗅纹，大部分纤维经过外侧嗅纹至梨状区和杏仁核，内侧嗅纹中的一些纤维通过前连合与对侧纤维相连，大多数中间嗅纹纤维终止于前穿质。（B）嗅觉系统前外斜面观，嗅觉上皮的双极嗅觉细胞形成嗅丝，穿过筛板（每侧约 20 个嗅丝），并与嗅球中的次级神经元相连。嗅三角区可见嗅束，分为外侧嗅纹、中间嗅纹和内侧嗅纹

嗅神经（CN Ⅰ）

CT 冠状位图像

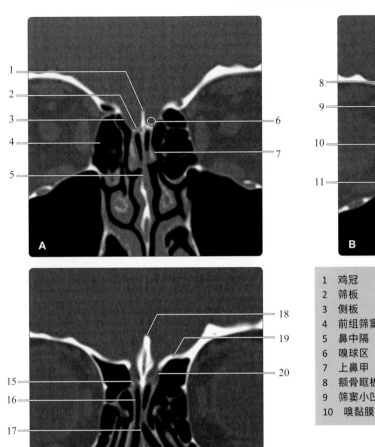

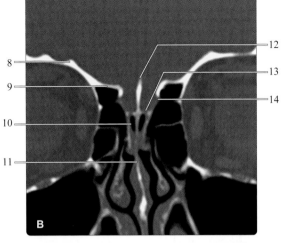

1	鸡冠	11	鼻中隔
2	筛板	12	鸡冠
3	侧板	13	筛板
4	前组筛窦	14	侧板
5	鼻中隔	15	筛板
6	嗅球区	16	嗅黏膜
7	上鼻甲	17	鼻中隔
8	额骨眶板	18	鸡冠
9	筛窦小凹	19	筛窦小凹
10	嗅黏膜	20	侧板

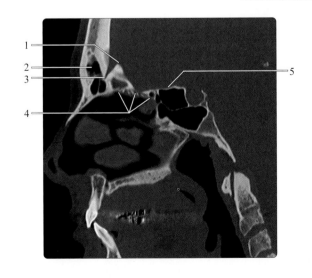

颅前窝 CT 平扫冠状位，从后至前 3 幅图像。（A）嗅觉上皮位于鼻腔顶部，向下外侧延伸至上鼻甲，向下内侧延伸至鼻中隔。嗅神经穿过筛板上的齿孔，嗅球位于筛板的正上方。（B）筛骨形成颅前窝的内侧底板，由筛板和鸡冠组成。有孔的筛板相对于额骨眶板位置凹陷。筛窦小凹即筛窦的顶部，是额骨眶板的最内侧部分，将筛窦迷路与颅前窝分开。（C）前筛板位于较大的前鸡冠底部

CT 矢状位图像

1	鸡冠
2	额窦
3	盲孔
4	颅前窝底
5	蝶骨平台

CT 矢状位图像，颅前窝底主要由筛板、额骨眶板、筛窦顶和蝶骨平台构成，盲孔位于中线、鸡冠的前方

3T MR 冠状位 T2WI

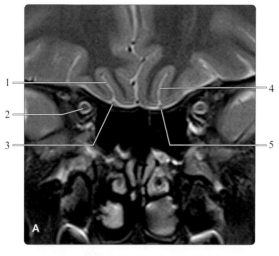

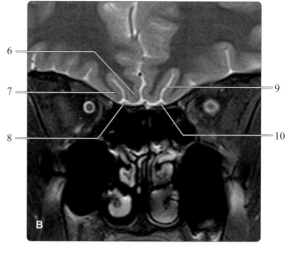

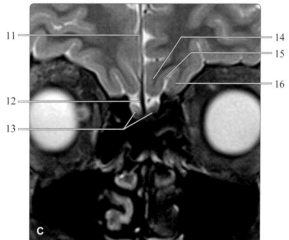

1 嗅沟	9 嗅沟
2 视神经（CN II）	10 嗅束（CN I）
3 嗅束（CN I）	11 大脑镰
4 嗅沟	12 鸡冠
5 嗅束	13 嗅球
6 直回	14 直回
7 眶回	15 嗅沟
8 嗅束	16 眶回

MR 冠状位 T2WI，从后至前 3 幅图像。（A）三角形嗅束由中央突出的轴突组成，走行于嗅沟内。（B）嗅沟较易识别，将内侧直回与外侧眶回分开，可见位于嗅沟底部的嗅束。（C）前筛板层面，可见嗅球。嗅球是嗅束的头端扩大，位于筛板的颅内面中线两侧。嗅神经起源于鼻腔顶部的嗅觉上皮，通过有孔的筛板到达嗅球

3T MR 冠状位 T1WI

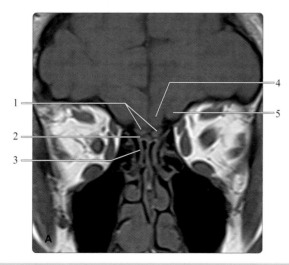

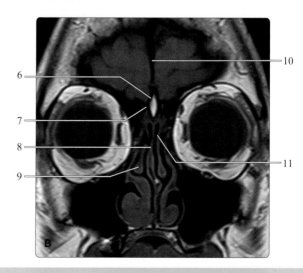

1 嗅球	3 嗅黏膜	5 眶回	7 前筛板	9 中鼻甲	11 嗅黏膜
2 筛板	4 直回	6 鸡冠	8 鼻中隔	10 大脑镰	

（A）MR 冠状位 T1WI，嗅球位于筛板上方，呈等信号。嗅上皮位于鼻腔上部，嗅球和嗅束是大脑的延伸，不是真正的脑神经。（B）MR 冠状位 T1WI，筛骨形成的鸡冠层面，鸡冠内骨髓含脂肪呈高信号，大脑镰附着于鸡冠后部。前筛板位于较大的前鸡冠底部

临床相关影像

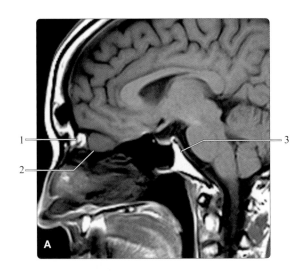

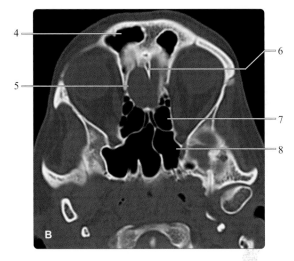

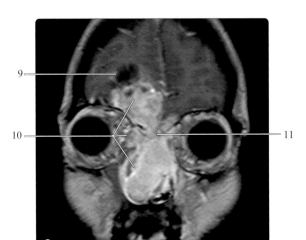

1	鸡冠	7	后组筛窦气房
2	嗅沟肿块	8	蝶窦
3	斜坡	9	脑肿瘤边缘囊变
4	额窦	10	嗅神经母细胞瘤
5	嗅沟肿块	11	筛板位置
6	鸡冠		

（A）MR 矢状位 T1WI，单侧嗅觉丧失患者，鸡冠后缘的嗅沟内可见等信号肿块。（B）同一患者的 CT 轴位图像，显示典型的良性神经鞘瘤，大多数头颈部神经鞘瘤表现为圆形或椭圆形软组织肿块，伴有邻近的骨质异常，增强后肿块明显强化。（C）MR 冠状位 T1 增强图像，显示明显强化的嗅神经母细胞瘤，累及鼻腔，并延伸至颅前窝和双侧眼眶。显著强化是这种富血供肿瘤的特征，肿瘤通常起源于筛板处鼻腔上部的嗅上皮，颅内肿瘤边缘可见囊性成分

视神经（CN Ⅱ）

术语

缩写
- 视神经（CN Ⅱ）

同义词
- 第二对脑神经

定义
- CN Ⅱ：视觉神经
- 视觉通路由视神经、视交叉和视交叉后结构组成

影像解剖

概述
- 视神经并非真正的脑神经，而是**大脑的延伸结构**
  - 为视网膜神经节细胞轴突集合
  - 视神经的髓鞘由**少突胶质细胞**组成，而真正的脑神经髓鞘由施万细胞（Schwann cell）组成
  - 由脑膜包绕
  - 到达视觉皮质的整个走行，神经纤维按**视网膜定位的顺序**排列
- 视神经有 4 个节段
  - 眼内、眶内、管内、颅内
- 在视交叉处，部分视神经纤维发生交叉
  - 每侧视网膜内侧的轴突交叉加入对侧视网膜的外侧轴突
- 交叉后结构：视束、外侧膝状体、视辐射和视觉皮质

视神经通路
- 视神经：眼内段
  - 长度 1 mm
  - 神经节细胞轴突离开眼球的地方，称为筛板的巩膜区域
- 视神经：眶内段
  - 长度 20 ～ 30 mm
  - 在眶内从眼球后部向后内侧延伸至眶尖
  - 长度大于从视交叉至眼球的实际距离，与眼球的自由运动有关
  - 和大脑一样被覆三层脑膜
    - 硬脑膜、蛛网膜、软脑膜
    - 蛛网膜下腔（SAS）含有脑脊液，与鞍上池的 SAS 相通
    - 通过视神经鞘复合体的 SAS 传输颅内压波动
  - 视网膜中央动脉
    - 眼动脉的第一分支
    - 在眼球后约 1 cm 处进入视神经，伴随静脉至视网膜
- 视神经：管内段
  - 位于骨性视神经管内，长 4 ～ 9 mm
  - 眼动脉位于视神经下方
  - 视神经的硬脑膜与眶骨膜融合
- 视神经：颅内段
  - 从视神经管至视交叉，长度约 10 mm
  - 被覆软脑膜，被鞍上池内脑脊液包绕
  - 眼动脉位于其下外侧
- 视交叉
  - 水平方向，位于鞍上池内的 X 形结构
  - 在前方视隐窝和后方漏斗隐窝之间，形成第三脑室底的一部分
  - 紧靠漏斗前部（垂体柄），位于鞍隔上方
  - 视交叉在前部延伸为视神经
  - 视交叉神经中，视网膜内侧 1/2 的纤维交叉延伸至对侧
  - 视交叉在后部延伸为视束
  - 视束内侧纤维穿过视交叉，连接两侧的外侧膝状体（Gudden 连合）
- 视束
  - 视交叉的向后延伸
  - 神经纤维穿过后外侧，绕过大脑脚，分为内侧束和外侧束
    - 外侧束（大部分的视神经纤维）终止于丘脑的**外侧膝状体**
    - 内侧束经内侧膝状体延伸至上丘深部的顶盖前核
- 视辐射和视觉皮质
  - 外侧膝状体的轴突形成**视辐射**（膝距束）
  - 从外侧膝状体呈扇形向外延伸，以宽纤维束的形式延伸至距状裂
    - 开始经过内囊后肢和基底节的外侧
    - 在侧脑室周围向后延伸，穿过后颞叶和顶叶
    - 终止于枕叶内侧的距状皮质（初级视觉皮质）

解剖影像相关问题

推荐成像方法
- CT 成像显示颅底和视神经管的解剖最佳
- MR 成像检查视神经、视交叉和视交叉后结构
  - T2WI、T1WI 和 T1 增强的轴位和冠状位薄层成像

影像诊断注意事项
- 眼眶 CT 扫描可以显示视神经鞘脑膜瘤的细微钙化，而 MR 成像无法显示

临床意义
- 病变部位
  - 视神经病变：**单眼视力丧失**
  - 视交叉病变：**双颞侧异侧偏盲（双颞侧视野丧失）**
  - 视交叉后病变：**同侧偏盲（对侧视野视力丧失）**
- 颅内压增高，沿视神经鞘复合体的蛛网膜下腔传导
  - 临床表现为**视盘水肿**
  - 影像学表现为后巩膜平坦、眶内视神经弯曲伸长、视周蛛网膜下腔扩张

视神经（CN Ⅱ）

示意图

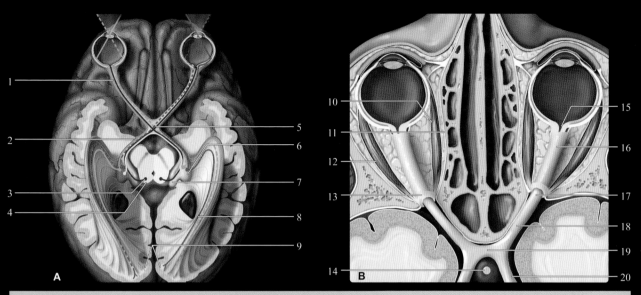

1	视神经（CNⅡ）	5	视交叉	9	视觉（距状）皮质	13	总腱环（Zinn 环）
2	视束	6	外侧膝状体	10	内直肌	14	垂体漏斗
3	顶盖前核	7	内侧膝状体	11	眶骨膜	15	视神经眼内段
4	上丘	8	视辐射	12	外直肌	16	视神经眶内段（硬脑膜鞘内）

17	视神经管内段
18	视神经颅内段
19	视交叉
20	视束

（A）视觉通路层面的轴位示意图，显示视网膜内侧纤维穿过视交叉。两侧视网膜左侧 1/2 的神经纤维走行于左侧视束，两侧视网膜右侧 1/2 的神经纤维走行于右侧视束（左和右分别为紫色和绿色）。大部分视网膜神经纤维终止于外侧膝状体，突触神经元胞体形成视辐射，并延伸至视觉皮质。少数参与光学反射的视网膜神经纤维（蓝色）绕过外侧膝状体，终止于顶盖前核。视束内侧纤维相交于视交叉，连接两侧的外侧膝状体（黄色）。（B）眼眶轴位示意图，显示视神经的 4 个节段（眼内、眶内、管内和颅内段），总腱环处眶内段的硬脑膜鞘与眶骨膜相连

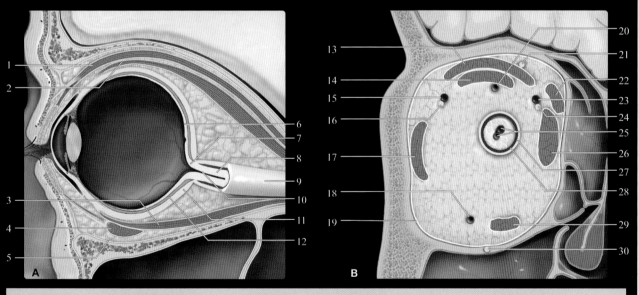

1	上睑提肌	8	视神经眶内段	15	泪腺动脉	21	眶上神经（三叉神经眼支的分支）
2	上直肌	9	视神经硬脑膜鞘	16	泪腺神经	22	上斜肌
3	下直肌	10	视网膜动脉和静脉	17	外直肌	23	眼动脉
4	下斜肌	11	巩膜	18	眼下静脉	24	鼻睫神经
5	眶骨膜	12	脉络膜	19	眶骨膜	25	视网膜中央动脉和静脉
6	视网膜	13	上睑提肌	20	眼上静脉	26	内直肌
7	视神经眼内段	14	上直肌				

27	视神经硬脑膜鞘
28	视神经的蛛网膜下腔
29	下直肌
30	眶下神经（三叉神经上颌支的分支）

（A）眼眶层面的矢状位示意图，显示视神经眶内段的硬脑膜鞘与巩膜相连续，总腱环处硬脑膜鞘与眶骨膜相连续（本图未显示）。视网膜中央动、静脉进入视神经眶内段远端，为视网膜供血。（B）视神经远端的冠状位示意图，显示视神经被蛛网膜和硬脑膜包裹，视神经的蛛网膜下腔与大脑蛛网膜下腔相连续。视网膜中央动、静脉穿过眶内段远端硬脑膜，在视神经中心继续延伸至视网膜

视神经（CN Ⅱ）

3T MR 轴位 STIR 图像

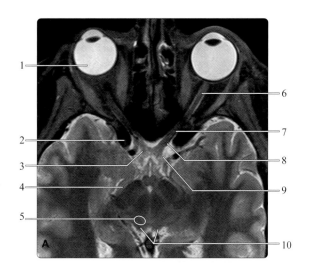

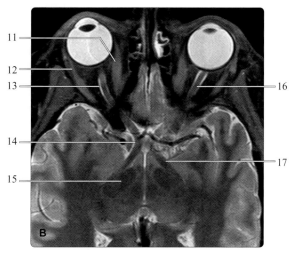

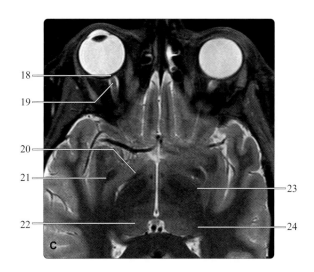

1	眼球	13	蛛网膜下腔
2	前床突	14	视交叉
3	视交叉	15	大脑脚
4	大脑脚	16	视神经（CNⅡ）
5	顶盖前核区	17	视束
6	视神经眶内段	18	视盘
7	视神经管内段	19	视神经（CNⅡ）
8	视神经颅内段	20	视束
9	视束	21	前连合
10	上丘	22	丘脑
11	内直肌	23	视束
12	外直肌	24	外侧膝状体

3T MR 轴位 STIR，从下至上 3 幅图像。（A）显示视神经的眶内段、管内段和颅内段。眶内段从眼球后部向后内侧延伸至眶尖；管内段通过骨性视神经管，颅内段从视神经管至视交叉，长约 10 mm。（B）视神经被蛛网膜下腔内的脑脊液包围，并与鞍上池的蛛网膜下腔相连续。视交叉位于鞍上池内，视束围绕大脑脚向后延伸至外侧膝状体。（C）视束的大部分纤维终止于丘脑后下侧的外侧膝状体，从外侧膝状体传出的轴突形成视辐射，延伸至距状皮质

3T MR 冠状位 T1WI

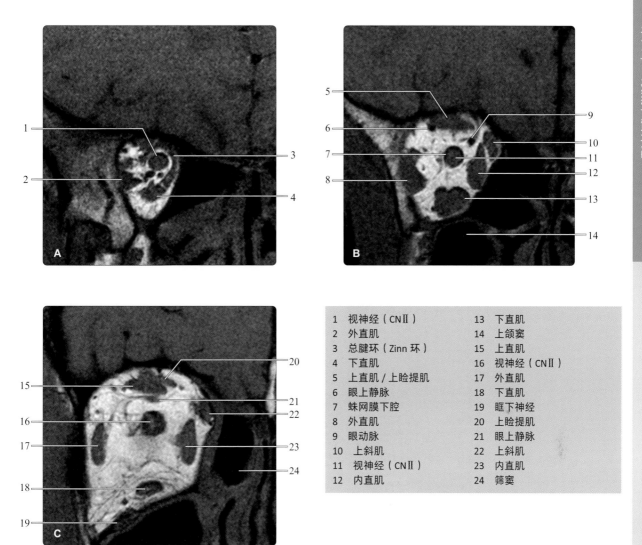

1	视神经（CNⅡ）	13	下直肌
2	外直肌	14	上颌窦
3	总腱环（Zinn 环）	15	上直肌
4	下直肌	16	视神经（CNⅡ）
5	上直肌 / 上睑提肌	17	外直肌
6	眼上静脉	18	下直肌
7	蛛网膜下腔	19	眶下神经
8	外直肌	20	上睑提肌
9	眼动脉	21	眼上静脉
10	上斜肌	22	上斜肌
11	视神经（CNⅡ）	23	内直肌
12	内直肌	24	筛窦

眼眶 3T MR 冠状位 T1WI，从后至前 3 幅图像。（A）眶尖层面显示视神经通过总腱环，总腱环是眼直肌的起源部位。（B）可见眼上外侧静脉和眼内上动脉。蛛网膜下腔显示为细黑线状，环绕视神经，常规眼眶 T1WI 成像通常不能显示。（C）清晰显示眼球后方所有的眼外肌，即使 MR 高分辨成像也难以区分上睑提肌与上直肌

3T MR 冠状位 T2WI

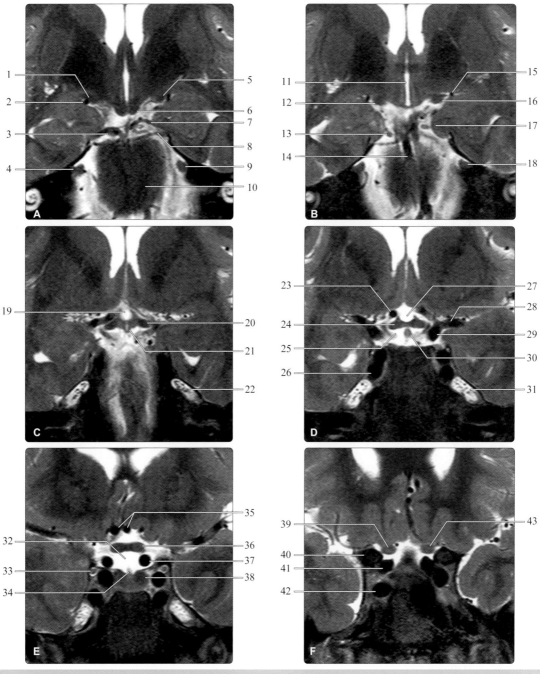

1　视束	12　视束	23　大脑前动脉	34　漏斗
2　基底静脉	13　动眼神经（CNⅢ）	24　视交叉	35　大脑前动脉
3　动眼神经（CNⅢ）	14　基底动脉	25　鞍上池	36　视交叉
4　三叉神经（CNⅤ）节前段	15　基底静脉	26　颈内动脉海绵窦段	37　颈内动脉
5　视束	16　视束	27　第三脑室	38　垂体
6　乳头体	17　钩回	28　大脑中动脉 M1 段	39　视神经（CNⅡ）颅内段
7　大脑后动脉	18　三叉神经进入 Meckel 腔	29　颈内动脉床突上段	40　前床突
8　小脑上动脉	19　第三脑室	30　漏斗	41　颈内动脉
9　三叉神经（CNⅤ）	20　视束	31　Meckel 腔	42　颈内动脉海绵窦段
10　脑桥腹侧	21　灰结节	32　鞍上池	43　视神经（CNⅡ）颅内段
11　第三脑室	22　Meckel 腔	33　动眼神经（CNⅢ）	

3T MR 冠状位 T2WI，从后至前 6 幅图像，显示视束和视交叉。（A）显示视束走行于后外侧，绕大脑脚弯曲走行，终止于外侧膝状体（外侧根）和上丘的顶盖前核（内侧束）。（B）视束穿过鞍上池后部向环池方向走行，与基底静脉关系密切。（C）通过视交叉后部的层面，视束为视交叉向后的延伸，包含双侧视网膜同侧的 1/2 神经纤维。灰结节与漏斗（垂体柄）相连，第三脑室位于视交叉后上方。（D）视交叉位于视隐窝（前）和漏斗隐窝（后）之间，紧邻漏斗（垂体柄）的前方，形成部分第三脑室底。（E）视交叉是位于鞍上池内水平方向的 X 形结构。两侧视网膜内侧的神经纤维交叉，并继续延伸至外侧膝状体。视交叉纤维中断，会导致双颞侧偏盲。（F）视神经颅内段，此节段从前部的视神经管至后部的视交叉，长度约 10 mm，被软脑膜包裹。鞍上池内的脑脊液包绕视神经

3T MR 轴位和矢状位 T1WI

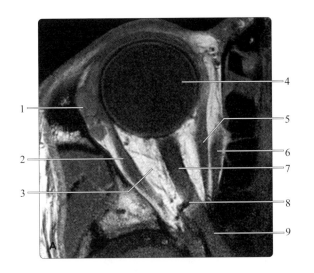

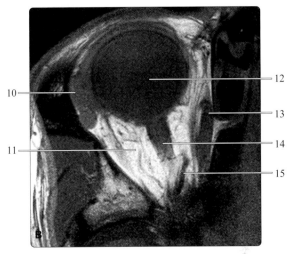

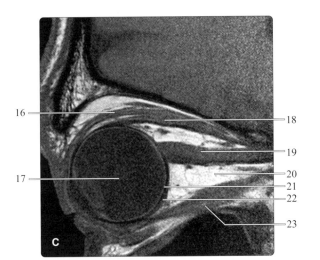

1	泪腺	13	上斜肌
2	外直肌	14	视神经（CNⅡ）
3	眼球后脂肪	15	眼上静脉
4	眼球	16	上睑提肌
5	内直肌	17	眼球
6	上斜肌	18	上直肌
7	视神经（CNⅡ）眶内段	19	视神经（CNⅡ）
8	眼动脉	20	眼球后脂肪
9	视神经（CNⅡ）管内段	21	脉络膜
10	泪腺	22	巩膜
11	眼球后脂肪	23	下直肌
12	眼球		

（A）3T MR 轴位 T1WI，显示视神经眶内段从眼球后部向后内侧延伸至眶尖，眶内被脂肪包绕。图中可见管内段穿过骨性视神经管。（B）MR 轴位 T1WI，显示视神经在眼球的起源。视网膜的神经纤维形成视神经，然后通过筛板（巩膜上薄而多孔的部分）离开眼球。泪腺位于眶上外侧窝。（C）MR 矢状位 T1WI，显示视神经眶内段。由于黑色素导致 T1 时间缩短，眼球巩膜呈低信号，脉络膜呈高信号

3T MR MP2RAGE

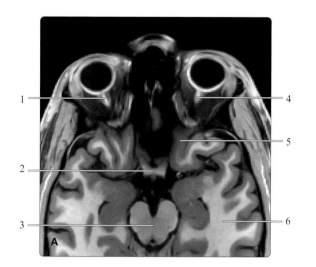

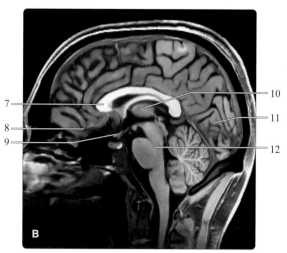

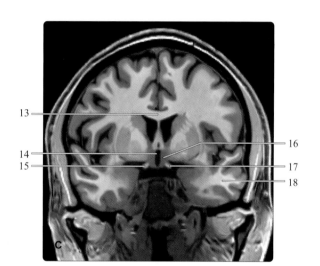

1	视神经（CN Ⅱ）	10	丘脑
2	视交叉	11	枕叶
3	脑干	12	脑干
4	视神经（CN Ⅱ）	13	胼胝体
5	眶额皮质	14	第三脑室
6	颞叶	15	视神经（CN Ⅱ）
7	胼胝体	16	下丘脑
8	眶额皮质	17	视神经（CN Ⅱ）
9	视交叉	18	颞叶

MR 双磁化准备快速获得梯度回波序列（magnetization prepared 2 rapid acquisition gradient echoes，MP2RAGE），3 个层面图像。（A）轴位图像显示视神经眶内段。（B）矢状位图像显示视交叉。（C）冠状位图像显示视神经

3T 弥散纤维束示踪成像

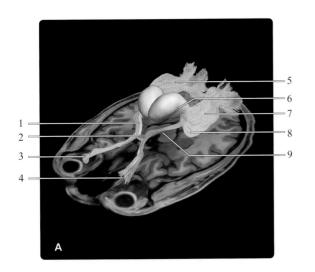

A

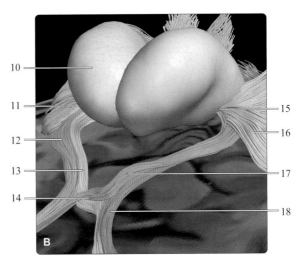

B

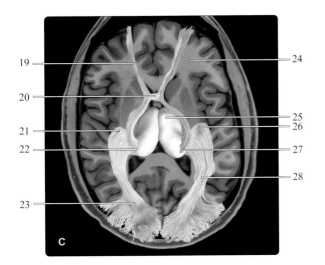

C

1	左侧视野神经节段	15	外侧膝状体核
2	视交叉	16	视辐射
3	右眼视神经	17	右眼右半视野神经节段
4	左眼视神经	18	左眼右半视野神经节段
5	视辐射	19	视神经（CNⅡ）
6	丘脑外侧膝状体核	20	视交叉
7	视辐射	21	Meyer 环
8	Meyer 环	22	外侧膝状体核
9	右侧视野神经节段	23	视辐射
10	丘脑	24	额叶
11	视辐射	25	丘脑
12	右眼左半视野神经节段	26	Meyer 环
13	左眼左半视野神经节段	27	外侧膝状体核
14	视交叉	28	视辐射

3 幅 MR 弥散纤维束示踪成像重建视觉通路图。（**A**）MR 轴位 MP2RAGE 图像和丘脑的 3D 模型。图中显示视神经的 4 个节段，右侧视野用黄色和粉红色表示，左侧视野用紫色和绿色表示。该图显示完整的视觉通路，视神经从眼球通过视交叉，延伸至丘脑的外侧膝状体核，最终到达位于枕叶的视觉皮质。（**B**）视交叉的细节视图，显示左半视野和右半视野神经节段的交叉。（**C**）视觉通路下面观

动眼神经（CN Ⅲ）

术语

缩写

- 动眼神经（CNⅢ）
- 动眼神经核复合体（oculomotor nuclear complex，ONC）

同义词

- 第三对脑神经

定义

- CNⅢ：支配除外直肌（CNⅥ）和上斜肌（CNⅣ）以外的眼外肌运动神经；支配瞳孔括约肌和睫状肌运动的副交感神经

影像解剖

概述

- 含两种**运动神经**：一般躯体传出纤维和一般内脏传出纤维（副交感神经）
- 通过一般躯体传出神经，支配除上斜肌和外直肌以外的所有**眼外肌**
- 通过**副交感神经**支配瞳孔括约肌和睫状肌
- 起源于**中脑**后部的动眼神经核复合体
- 可分为 7 段：中脑内段、脚间池段、岩床段、三角段、海绵窦段、眶上裂段和眶段

动眼神经核复合体

- 成对的动眼神经核复合体位于**中脑**后部上丘水平中线旁
- 部分位于中脑导水管前（腹侧）的导水管周围灰质
- 动眼神经核复合体细胞结构复杂，具有多个**运动核**和**副交感神经核**
- 包含内直肌、下直肌、上直肌、下斜肌和上睑提肌的运动神经元
- 运动神经元按亚群排列，一般称为核
- 运动核团排列于两侧旁正中区域，称为柱或体柱
- 每个旁正中体柱由 4 个不同的核组成，发出纤维支配眼外肌
  - 腹侧核：同侧内直肌
  - **中央核**：对侧上直肌和同侧下斜肌
  - 背外侧核：同侧内直肌
  - 背内侧核：同侧下直肌
- 成对核的下方是位于中线的单个运动核——**中央尾核**
  - 包含上睑提肌的运动神经元，提供交叉和不交叉的轴突
- **动眼神经副核〔Edinger-Westphal（EW）核〕**
  - 比传统认知更复杂
    - 灵长类动物和人类之间的解剖学差异较大
    - 由于动眼神经副核通常用于包含两组不同细胞类型、不同功能的神经元，因此容易导致命名混乱（注：EWpg 是经典的 EW 核，与 EWcp 细胞类型和功能完全不同，但由于两者

解剖上难以区分，往往统称为 EW 核）
    - 第一组：包含节前副交感神经成分（EWpg）
    - 第二组：包含非节前中央投射成分（EWcp）
  - **动眼神经副核，副交感神经（EWpg）**
    - 支配瞳孔括约肌和睫状肌的副交感神经运动
    - 人体节前副交感神经元位于体柱后内侧，靠近中线，但不聚集或者形成单独的核团
  - **动眼神经副核，中央投射成分（EWcp）**
    - 位于体柱的后内侧，在体柱和动眼神经副核的副交感神经元之间
    - 聚集形成单独的核团
    - 由肽能神经元组成，投射至脑干、脊髓和前脑
    - 可能与眼功能无关，但可能与进食行为、压力反应、成瘾和疼痛有关
- **动眼神经正中核**
  - 位于中脑中线附近运动主核内侧的小线状核团（注：它单独在中间，外侧是成对的运动主核）
  - 功能尚不明确；可能负责眼睛的聚焦功能
  - 可能发出运动神经纤维支配上直肌
- 动眼神经核复合体和中脑内段神经的**供血动脉**为一组小的穿支动脉，这些小的穿支动脉起源于基底动脉的末端，靠近小脑上动脉和大脑后动脉

中脑内段

- 轴内节段位于中脑，从动眼神经核复合体延伸至脚间池
- 动眼神经束至少部分通过内侧纵束（MLF）、红核、黑质和内侧大脑脚向前走行
- 动眼神经束从后向前汇聚
- 离开中脑进入脚间池

脚间池段

- 动眼神经离开中脑内侧至脚间窝外侧部的大脑脚
- 神经可能以细小的根丝发出，然后立即合并为神经根
- 脑池段自中脑发出，沿大脑脚内侧经脚间池和桥前池，走行至后岩床突反折（posterior petroclinoid fold）到达动眼神经三角后缘
- 穿行于上方的大脑后动脉（PCA）和下方的小脑上动脉（SCA）之间
- 走行于后交通动脉（PCOM）下方和小脑幕游离缘内侧
- 池内段直径约 2.1 mm
- 瞳孔纤维位于动眼神经脑池部的浅表位置

岩床段

- 位于脑池段和三角段之间
- 后界为后岩床突反折，前界为海绵窦顶部的动眼神经孔（开口）
- 动眼神经三角为岩床段的底部

三角段

- 岩床段止于动眼神经孔，动眼神经于此穿入海绵窦

顶部，至动眼神经三角中心附近

- **动眼神经池**始于动眼神经孔，为充满脑脊液的蛛网膜和硬脑膜膜间隙，长度约 6 mm
- 动眼神经三角段进入上外侧海绵窦顶时，走行于动眼神经池内
- 动眼神经进入海绵窦侧壁时，其三角段终止
- 脑池段和三角段为无血管间隙，因此海绵窦手术在此段对神经进行游离

海绵窦段

- 于前床突尖的正下方进入海绵窦外侧硬脑膜壁
- 硬脑膜壁由两层组成
  - 表层致密，由硬脑膜形成
  - 深层为骨内膜层，神经走行于外侧壁
- 动眼神经海绵窦段仅延伸至前床突，也就是眶上裂（superior orbital fissure，SOF）起始处
- 颈动脉-动眼神经膜
  - 硬脑膜层沿前床突下缘向内侧延伸形成硬脑膜近端环
  - 将前床突下缘与动眼神经海绵窦段分离，并向颈动脉内侧延伸
- 所有海绵窦内的脑神经中，动眼神经一直位于最上方
- 动眼神经位于海绵窦段颈内动脉的上外侧
- 此段长度约 14 mm

眶上裂段

- 动眼神经通过眶上裂内侧沿视柱（optic strut）外侧缘走行
- 动眼神经眶上裂段分为上支和下支
- 长度约 6 mm
- 眶上裂段从前床突延伸至眶上裂的动眼神经孔

眶段

- 动眼神经的上、下支经眶上裂进入眼眶，然后穿过总腱环（Zinn 环）
- 总腱环部分地将眶上裂分成外侧和内侧，内侧部分称为动眼神经孔
- 上支支配上睑提肌和上直肌
- 下支支配下直肌、内直肌和下斜肌
- 节前副交感神经纤维跟随下支至眼眶睫状神经节
  - 节后副交感神经纤维作为睫状短神经继续随视神经进入眼球
  - 在眼球，睫状短神经到达睫状体和虹膜
  - 控制乳头括约肌功能，并通过睫状肌发挥协调功能

解剖影像相关问题

推荐成像方法

- CT 一般用来检查颅底、骨孔
- MR 一般用来检查脑实质、脑池、海绵窦段
  - MR 薄层、高分辨轴位和冠状位 T2WI 序列
    - 高对比度、高空间分辨率，能够显示脑脊液包围的脑池内动眼神经
  - 增强轴位和冠状位压脂 T1 序列

最佳成像点

- 动眼神经核复合体和脑实质内节段不能直接显示
  - 通过导水管周围灰质进行定位
- 基底动脉远端及其分支是动眼神经池的可靠标志
  - 动眼神经走行于上方的大脑后动脉和下方的小脑上动脉之间

影像诊断注意事项

- MR 和 MRA 阴性不能完全排除后交通动脉瘤
  - 建议 CTA 或常规血管造影检查排除

临床意义

- 脑部创伤时脑干受撞击向下移位，可使动眼神经被岩床突韧带牵拉
- 钩回疝会导致动眼神经受压移位于岩床突韧带
- 后交通动脉、大脑后动脉和小脑上动脉动脉瘤容易压迫动眼神经
- 动眼神经病变分为**单纯性**（孤立）和**复杂性**（累及其他脑神经，如滑车神经和展神经）
  - **单纯性**动眼神经病变，瞳孔受累
    - 必须排除后交通动脉瘤
    - 说明：副交感神经纤维分布于外周
  - 单纯性动眼神经病变，瞳孔不受累
    - 推测微血管病变导致脑梗死，累及供应神经的血管，外周瞳孔纤维未受累（注：孤立性动眼神经麻痹，累及动眼神经核，但是没有累及它旁边的动眼神经副核）
- 动眼神经功能障碍的常见病因包括
  - 缺血性（主要是微血管）约占所有病例的 25%
  - 创伤，通常较为严重，与脑疝有关
  - 动脉瘤：后交通动脉＞大脑后动脉、小脑上动脉
  - 原发性或继发性肿瘤
  - 青壮年患者为多发性硬化
- 不常见的病因包括脑膜瘤、垂体瘤／卒中、神经鞘瘤、血管炎、脑膜炎、神经结节病

示意图

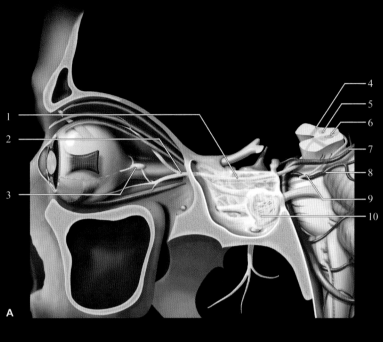

A

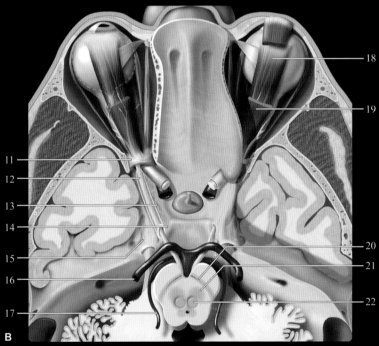

B

1	动眼神经（CNⅢ）海绵窦段	7	大脑后动脉	13	海绵窦	19	上睑提肌
2	动眼神经（CNⅢ）眶段	8	小脑上动脉	14	岩床突韧带	20	黑质
3	睫状神经节	9	滑车神经（CNⅣ）	15	三叉神经（CNⅤ）	21	红核
4	黑质	10	三叉神经节	16	大脑后动脉	22	动眼神经核
5	红核	11	总腱环	17	小脑上动脉		
6	动眼神经核	12	动眼神经（CNⅢ）池	18	上直肌		

（A）矢状位示意图，显示动眼神经从脑干前部发出，从内侧经过小脑上动脉和大脑后动脉之间的滑车神经（CNⅣ），进入海绵窦。动眼神经（CNⅢ）是通过海绵窦的最上部神经，进入眼眶分为上支和下支，节前副交感神经纤维随下支进入睫状神经节。（B）轴位示意图，显示动眼神经起源于动眼神经核复合体，进入桥前池之前穿过红核和黑质的内侧，经海绵窦后由充满脑脊液的动眼神经池包围，经眶上裂进入眼眶，分为上、下支，穿过总腱环（Zinn 环）

3T MR 轴位 T2WI

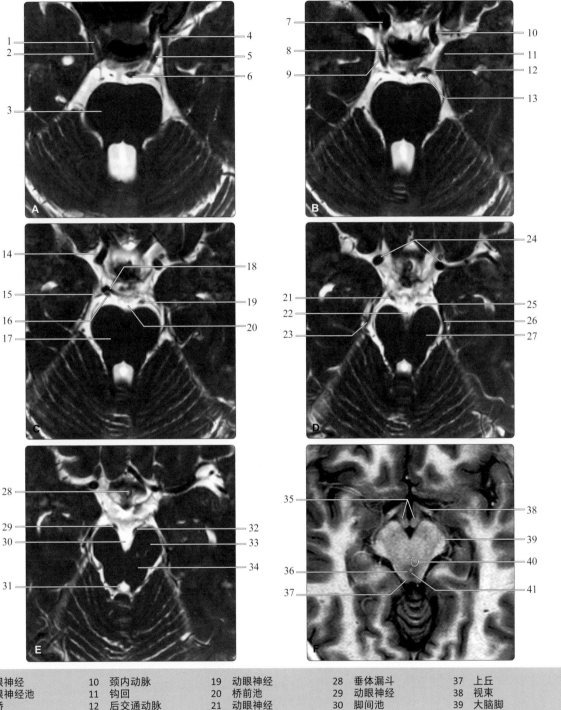

1	动眼神经	10	颈内动脉	19	动眼神经	28	垂体漏斗	37	上丘
2	动眼神经池	11	钩回	20	桥前池	29	动眼神经	38	视束
3	脑桥	12	后交通动脉	21	动眼神经	30	脚间池	39	大脑脚
4	海绵窦	13	动眼神经	22	脚间窝	31	中脑导水管	40	动眼神经（CNⅢ）核区
5	动眼神经	14	动眼神经	23	大脑后动脉	32	动眼神经	41	中脑导水管
6	基底动脉	15	小脑上动脉	24	颈内动脉	33	大脑脚		
7	颈内动脉	16	动眼神经	25	动眼神经	34	中脑		
8	后交通动脉	17	脑桥	26	大脑后动脉	35	乳头体		
9	动眼神经	18	大脑后动脉	27	中脑	36	导水管周围灰质		

3T MR 轴位 T2WI，从下至上 6 幅图像。（**A**）显示动眼神经在海绵窦顶后部进入动眼神经池，神经被高信号脑脊液包绕。动眼神经在滑车神经（CNⅣ）上方的海绵窦外侧壁向前走行，经眶上裂进入眼眶。（**B**）动眼神经在后交通动脉下外侧、颞叶钩回内侧，向前通过桥前池。左侧动眼神经走行于大脑后动脉下方。（**C**）动眼神经出脑干后，经脚间池和桥前池进入海绵窦，走行在大脑后动脉和小脑上动脉之间。（**D**）显示两条动眼神经均通过脚间池。（**E**）动眼神经从大脑脚内侧离开中脑，进入脚间池，并在大脑后动脉下方向前延伸。（**F**）MR 轴位反转恢复 T1WI 图像，显示上丘水平的脑干。双侧的动眼神经核复合体无法直接显示，然而由于其部分包埋在上丘水平中脑导水管前方的导水管周围灰质内，因此可以通过这些标志推断位置，下图标明动眼神经核的大致位置

3T MR 冠状位 T2WI

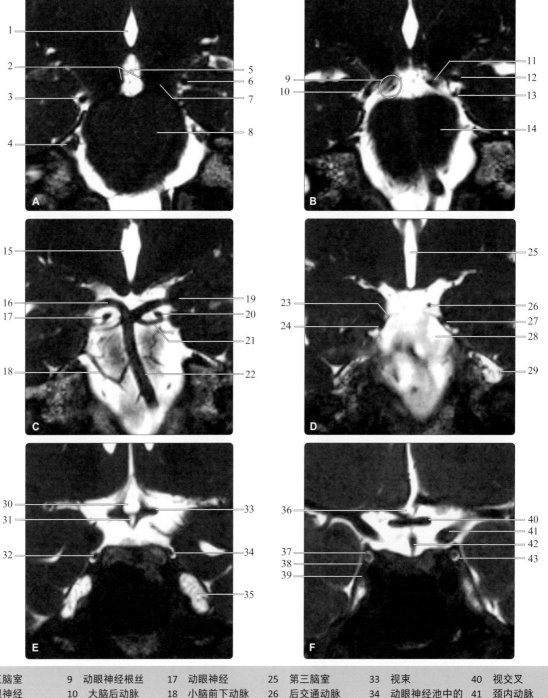

1	第三脑室	9	动眼神经根丝	17	动眼神经	25	第三脑室	33	视束	40	视交叉
2	动眼神经	10	大脑后动脉	18	小脑前下动脉	26	后交通动脉	34	动眼神经池中的	41	颈内动脉
3	大脑后动脉	11	动眼神经	19	钩回	27	动眼神经		动眼神经	42	垂体漏斗
4	三叉神经	12	大脑后动脉	20	动眼神经	28	桥前池	35	Meckel 腔	43	动眼神经和
5	脚间池	13	小脑上动脉	21	小脑上动脉	29	Meckel 腔	36	视隐窝		动眼神经池
6	大脑后动脉	14	脑桥	22	基底动脉	30	视隐窝	37	动眼神经池		
7	大脑脚	15	第三脑室	23	Liliequist 膜	31	漏斗隐窝	38	外侧硬脑膜壁		
8	脑桥	16	大脑后动脉	24	动眼神经	32	动眼神经	39	海绵窦		

3T MR 冠状位 T2WI，从后至前 6 幅图像。（A）显示两条动眼神经的近端，从大脑脚内侧面出中脑，进入脚间池。（B）动眼神经通常由几根根丝从中脑发出，如这幅 T2WI 冠状位图像所示（圆圈处），这些根丝随后融合形成主干。（C）动眼神经穿行于上方的大脑后动脉和下方的小脑上动脉之间，由于靠近钩回，钩回疝能够损伤神经。动眼神经与后交通动脉、大脑后动脉和小脑上动脉相邻，动脉瘤能够损伤神经，最常见的是后交通动脉瘤。（D）动眼神经穿过脚间池进入海绵窦，与后交通动脉关系密切，后交通动脉瘤可导致动眼神经受压，Liliequist 膜的外侧缘附着于动眼神经周围的蛛网膜鞘。（E）动眼神经穿过岩床突韧带，在小脑幕游离缘的内侧和稍下方，至海绵窦顶的入口处。（F）硬脑膜和蛛网膜包绕小段动眼神经，海绵窦顶和外侧壁内形成动眼神经池。动眼神经在海绵窦外侧壁内滑车神经上方向前走行，经眶上裂进入眼眶

临床相关影像

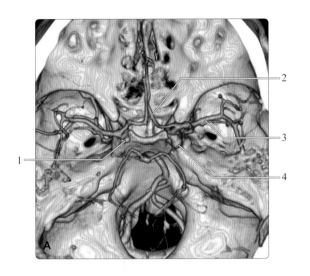

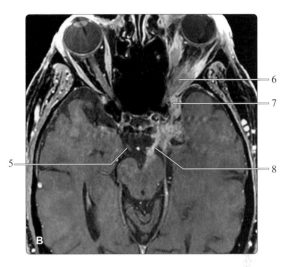

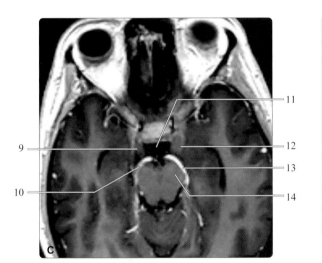

1	后交通动脉瘤
2	大脑前动脉
3	大脑中动脉
4	症状性后交通动脉瘤
5	对侧正常的动眼神经（CNⅢ）
6	眶顶强化的肿瘤
7	神经周围肿瘤通过眶上裂延伸
8	神经周围肿瘤沿脑池段动眼神经延伸
9	增粗和强化的动眼神经
10	大脑后动脉
11	桥前池和脚间池
12	增粗和强化的动眼神经
13	大脑后动脉
14	大脑中动脉

（A）动眼神经麻痹患者，CTA 三维重建显示双侧后交通动脉起源的动脉瘤。后交通动脉来源的动脉瘤通常导致动眼神经麻痹，并伴有瞳孔功能障碍。后交通动脉瘤是导致动眼神经麻痹最常见的动脉瘤。（B）患者，男，64 岁，左前额鳞状细胞癌病史，进展为眼眶病变，动眼神经周围肿瘤侵犯眶上裂和海绵窦。脚间池水平的轴位增强图像，显示肿瘤从海绵窦沿神经逆行侵犯，脑池段动眼神经异常增粗强化。（C）患者，急性淋巴细胞性白血病，MR 轴位 T1 增强图像显示脑内多发的白血病浸润病变，包括双侧动眼神经。脑池段的神经增粗、异常强化，以左侧为著。大脑后动脉近端走行于脑池段动眼神经内侧，然后从上方越过动眼神经到达枕叶

滑车神经（CN Ⅳ）

术语

缩写
- 滑车神经（CNⅣ）

同义词
- 第四对脑神经

定义
- CNⅣ：支配上斜肌的运动神经

影像解剖

概述
- 滑车神经是支配上斜肌的运动神经（一般躯体传出神经）
- 分段：中脑段、脑池段、小脑幕段、海绵窦段和颅外段

滑车神经核
- 成对神经核，位于中脑中线旁、中脑导水管的腹侧，紧邻内侧纵束的背侧
- 下丘水平处动眼神经核复合体的尾侧

中脑段
- 滑车神经束在中脑导水管周围向后下方走行
  - 神经纤维在**上髓帆**内交叉
  - **关键点**：上斜肌由起源于**对侧**滑车神经核的滑车神经支配
- 滑车神经在下丘下方从中脑背侧发出（**唯一从脑干背侧发出的脑神经**）

脑池段
- 滑车神经经四叠体池和环池走行至前外侧
- 在蛛网膜下腔内被脑脊液环绕
- 环池内走行于上方大脑后动脉和下方小脑上动脉之间，位于动眼神经的下外侧

小脑幕段
- 滑车神经沿小脑幕游离缘下表面向前走行，进入小脑幕沟
- 滑车神经穿过靠近动眼神经三角后缘的硬脑膜，沿小脑幕游离缘向前外侧走行
- 此段从滑车神经进入小脑幕沟开始，至前岩床突反折终止，由此进入海绵窦

海绵窦段
- 滑车神经在动眼神经三角后外侧尖进入海绵窦顶
- 滑车神经在侧壁内走行，位置低于动眼神经，高于三叉神经眼支

颅外段
- 滑车神经与动眼神经、展神经一起穿过眶上裂进入眶内
- 越过动眼神经，向内侧走行

- 走行于总腱环上方（动眼神经和展神经穿过总腱环）
- 支配上斜肌的运动

解剖影像相关问题

推荐成像方法
- CT 诊断颅底、骨孔最好
- 高分辨 MR 成像最适合脑干、脑池、海绵窦和眶内成像
- 任何成像模式、序列都无法显示眶内段

最佳成像点
- 滑车神经核和中脑段不能直接显示
  - 高分辨 MR 成像可通过识别下丘水平的导水管周围灰质和中脑导水管，推断滑车神经核的位置
- MR 检查显示中脑、脑池和海绵窦段
  - 薄层、高分辨轴位和冠状位 T2WI 和 T1 增强扫描
    - 冠状位成像范围：第四脑室至眼球前部；轴位成像范围：眶顶-间脑至上颌窦顶-延髓

影像诊断注意事项
- 即使 MR 成像方法也难以显示正常的滑车神经
- 放射科医师阅片时，需通过神经走行经过的所有标志物进行辨别
  - 中脑→小脑幕缘→海绵窦→眶上裂→眼眶

正常值
- 滑车神经是最小的脑神经（0.75 ～ 1.0 mm）
- 滑车神经在颅内走行最长（约 7.5 cm）

临床应用

临床意义
- 滑车神经病变分为**单纯性**和**复杂性**
  - **单纯**滑车神经病变（孤立性）
    - 最常见；通常继发于外伤
    - 由小脑幕游离缘损伤、大脑后动脉和小脑上动脉动脉瘤导致的脑池段损伤
    - 上髓帆挫伤
  - **复杂**的滑车神经病变（伴其他脑神经损伤，动眼神经 ± 展神经）
    - 脑干卒中或肿瘤
    - 海绵窦血栓、肿瘤
    - 眼眶肿瘤

临床表现
- 上斜肌麻痹导致患眼**外旋**斜视
- 外旋是因为下斜肌失去了上斜肌的对抗
- 患者主诉：复视，向下凝视无力，头部向健侧倾斜导致的颈部疼痛
- 查体：出现代偿性头位，头向健侧倾斜

滑车神经（CN Ⅳ）

示意图

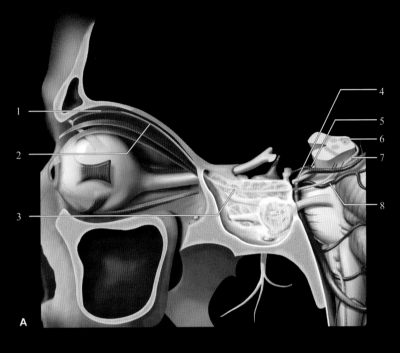

A

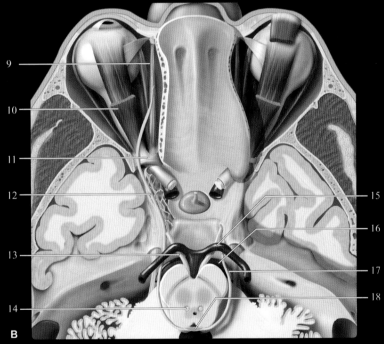

B

1	上斜肌	6	滑车神经核	11	总腱环	16 小脑上动脉
2	滑车神经（CNⅣ）	7	滑车神经（CNⅣ）	12	海绵窦侧壁中的滑车神经	17 滑车神经脑池段
3	海绵窦壁中的滑车神经	8	小脑上动脉	13	动眼神经（CNⅢ）	18 上髓帆内滑车神经交叉
4	动眼神经（CNⅢ）	9	上斜肌	14	滑车神经核	
5	大脑后动脉	10	上睑提肌	15	大脑后动脉	

（A）矢状位示意图，显示滑车神经核发出纤维，形成对侧滑车神经。滑车神经出脑干背侧后，走行于大脑后动脉与小脑上动脉之间的动眼神经外侧。滑车神经经过长段的脑池后进入海绵窦，走行于动眼神经下外侧和三叉神经眼支的上部。（B）轴位示意图，显示滑车神经起源于滑车神经核，于上髓帆交叉。滑车神经在大脑后动脉和小脑上动脉之间的动眼神经外侧走行，继续于动眼神经下外侧走行通过海绵窦，在总腱环上方它越过动眼神经进入眶内，然后向内侧越过上睑提肌，支配上斜肌

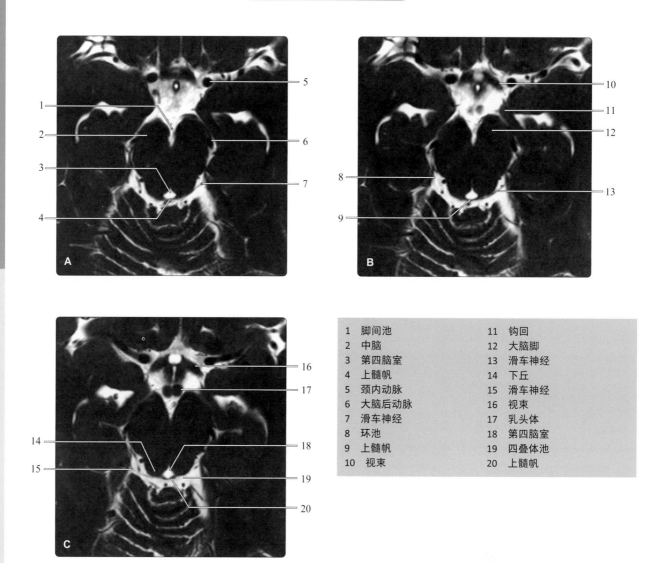

3T MR 轴位 T2WI

1	脚间池	11	钩回
2	中脑	12	大脑脚
3	第四脑室	13	滑车神经
4	上髓帆	14	下丘
5	颈内动脉	15	滑车神经
6	大脑后动脉	16	视束
7	滑车神经	17	乳头体
8	环池	18	第四脑室
9	上髓帆	19	四叠体池
10	视束	20	上髓帆

3T MR 轴位 T2WI，由下至上通过中脑的 3 幅图像。（A）显示左侧滑车神经在环池内绕脑干走行，在小脑幕下向前走行。滑车神经于上髓帆交汇，纤维由神经核发出延伸为对侧滑车神经。（B）滑车神经是最小的脑神经（直径 0.75 ～ 1.00 mm），通常很难显示。此外，滑车神经容易与环池内的许多小动脉和静脉相混淆。（C）滑车神经在上髓帆交叉后，从下丘下侧的脑干背面穿行入四叠体池。滑车神经是唯一自脑干背侧离开的脑神经

第一篇 脑

3T MR 冠状位 T2WI

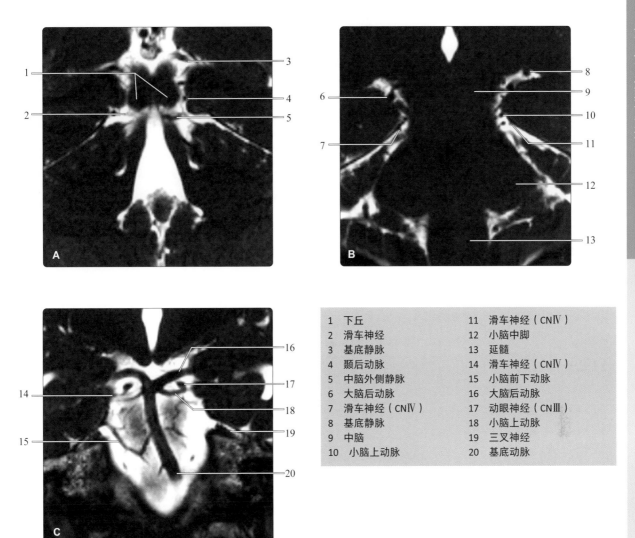

1 下丘	11 滑车神经（CNⅣ）
2 滑车神经	12 小脑中脚
3 基底静脉	13 延髓
4 颞后动脉	14 滑车神经（CNⅣ）
5 中脑外侧静脉	15 小脑前下动脉
6 大脑后动脉	16 大脑后动脉
7 滑车神经（CNⅣ）	17 动眼神经（CNⅢ）
8 基底静脉	18 小脑上动脉
9 中脑	19 三叉神经
10 小脑上动脉	20 基底动脉

3T MR 冠状位 T2WI，由后至前通过脑干的 3 幅图像。（A）显示右侧滑车神经从下丘以下的脑干背侧发出，多根离散的根丝进入四叠体池。左侧滑车神经被中脑外侧静脉遮盖。（B）双侧滑车神经在小脑幕游离缘下方的环池内向前走行，只有MR 薄层高分辨 T2WI 才可以在这个位置显示滑车神经。（C）基底动脉层面，左侧滑车神经难以显示，但右侧可见，位于动眼神经的下外侧。两条神经都走行于大脑后动脉和小脑上动脉之间

3T MR CISS 序列

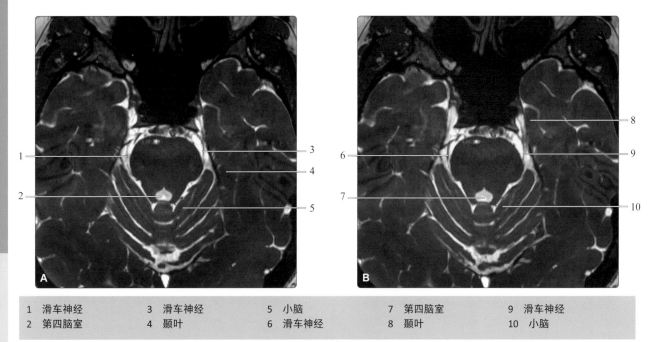

1	滑车神经	3	滑车神经	5	小脑	7	第四脑室	9	滑车神经
2	第四脑室	4	颞叶	6	滑车神经	8	颞叶	10	小脑

（A）3T MR 轴位稳态进动结构相干（constructive interference in steady-state，CISS）序列图像显示滑车神经位于脑干和颞叶旁。（B）3T MR 轴位 CISS 序列图像显示滑车神经位于脑干和颞叶旁

3T MR T2-SPACE 序列

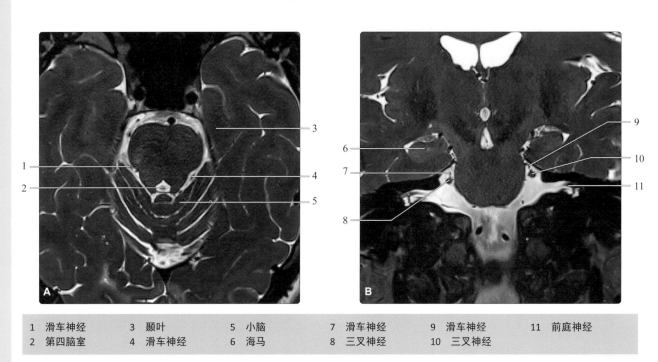

1	滑车神经	3	颞叶	5	小脑	7	滑车神经	9	滑车神经	11	前庭神经
2	第四脑室	4	滑车神经	6	海马	8	三叉神经	10	三叉神经

（A）三维快速自旋回波 SPACE 序列的轴位成像，显示滑车神经位于脑干和颞叶旁。（B）三维快速自旋回波 SPACE 序列的冠状位成像，显示滑车神经位于脑干和颞叶旁

三叉神经（CN V）

术语

缩写
- 三叉神经（CNV）
- 眼支，三叉神经（CNV1）
- 上颌支，三叉神经（CNV2）
- 下颌支，三叉神经（CNV3）

定义
- 三叉神经：传导头面部感觉的脑神经，支配咀嚼肌的运动神经

影像解剖

概述
- 混合神经（包括感觉和运动成分）
- 4 段：脑干、脑池、硬膜间和颅外段

脑干段
- 脑干和上部脊髓有 4 个核团（3 个感觉核团，1 个运动核团）
  - **三叉神经中脑核**
    - 从脑桥向下丘水平延伸的细长细胞柱
    - 位于第四脑室上部 / 导水管的前方，与中央灰质外侧缘相邻
    - **面部本体感觉**（牙齿、硬腭和颞下颌关节）的传入纤维
    - 镰状中脑束下行至运动核，传递控制咀嚼和**咬合**的神经冲动
  - **三叉神经感觉主核**
    - 位于进入脑干的三叉神经根外侧
    - 支配**面部触觉**
  - **三叉神经运动核**
    - 位于感觉主核前内侧的卵圆形柱状细胞
    - 支配**咀嚼肌**（内侧和外侧翼肌、咬肌、颞肌）、腭帆张肌 / 鼓膜张肌、下颌舌骨肌和二腹肌前腹
  - **三叉神经脊束核**
    - 从脑桥感觉主根延伸至颈髓上部（$C_2 \sim C_4$ 节段之间）
    - 支配**面部疼痛和温度觉**

脑池（神经节前）段
- 两种神经根，较小的是运动神经根，较大的是感觉神经根
- 位于脑桥外侧**神经根入口区**（root entry zone，REZ）
- 穿过桥前池向前上方走行
- 在颞骨岩顶穿过幕进入颅中窝
- 穿过硬脑膜**三叉神经孔**，进入 Meckel 腔

硬膜间段
- 由衬覆蛛网膜的硬脑膜层组成的 **Meckel 腔**
  - 腔内充满脑脊液（CSF）（90%），并与脑桥前蛛网膜下腔相通
- 软脑膜覆盖三叉神经腔内的三叉神经
- 节前三叉神经终止于**三叉神经节**（trigeminal ganglion，TG）
  - 三叉神经节位于 Meckel 腔的下部
  - 三叉神经节别名：加塞（Gasser）神经节或半月神经节

三叉神经分支（节后段）
- **眼神经**
  - 走行于海绵窦外侧壁滑车神经（CNIV）下方
  - 经眶上裂出颅
  - 进入眼眶，分支为泪腺神经、额神经和鼻睫神经
    - 支配**头皮、前额、鼻、眼球**的感觉
- **上颌神经**
  - 走行于海绵窦外侧壁三叉神经眼支下方
  - 经圆孔出颅
  - 穿过翼腭窝顶，于上颌骨后部外侧斜行，经眶下裂入眶
  - 在眶底延续为**眶下神经**
  - 经眶下孔出眼眶
    - 支配**面颊和上牙**的感觉
- **下颌神经**
  - 不穿过海绵窦
  - 直接从 Meckel 腔穿出，向下穿过卵圆孔进入咀嚼肌间隙（MS）
  - 同时具有运动和感觉纤维；运动神经根绕过三叉神经节，通过**卵圆孔**与下颌支汇合
  - 下颌支**主干**发出脑膜支和翼内肌神经；翼内肌神经发出运动根至耳神经节，耳神经节支配腭帆张肌和鼓膜张肌
  - 主干分为小的**前支**（发出咬肌神经、2 支颞深神经、翼外肌运动支和颊神经感觉支）和大的**后支**
  - **耳颞神经**（经耳神经节至腮腺的分泌神经）起源于后支近端的 2 个神经根
  - 后支再分为终末支：**下牙槽神经**（后）和**舌神经**（前）
    - **下颌舌骨肌神经**（支配二腹肌前腹和下颌舌骨肌的运动）由下牙槽神经在进入下颌骨前发出，包含下颌神经后支的所有运动纤维

解剖影像相关问题

推荐成像方法
- CT：对颅底和孔道的检查效果最佳
- 3D MR T2WI：用于显示三叉神经脑干段、脑池段和硬膜间段
- T1 增强压脂 MR 图像：用于显示三叉神经颅外段

临床意义

- 感觉障碍：面部疼痛、灼热、麻木
- 运动（仅下颌支）：咀嚼无力
  - 下颌支近端损伤，导致在 6 周至 3 个月内咀嚼肌运动萎缩
  - 下颌支远端损伤（从下颌舌骨肌神经上方开始）仅累及二腹肌前腹和下颌舌骨肌
- 三叉神经痛
  - 上颌支-下颌支神经分布区的剧烈疼痛

三叉神经（CN V）

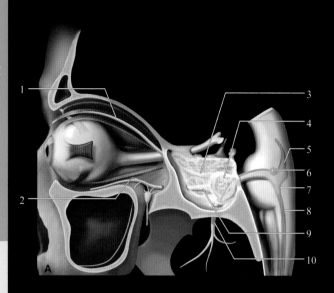

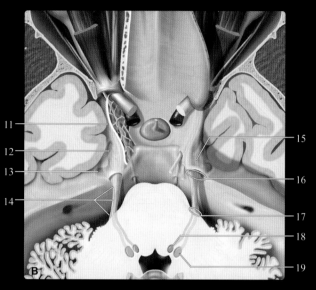

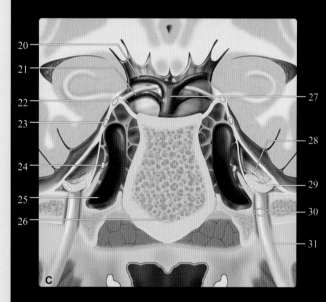

示意图

1	额神经支（CN V1）	17	神经根入口区
2	眶下神经支（CN V2）	18	运动核（CN V）
3	三叉神经眼支（CN V1）	19	感觉主核（CN V）
4	Meckel 腔及三叉神经节	20	大脑后动脉
5	中脑核（CN V）	21	小脑上动脉
6	运动核（CN V）	22	动眼神经（CN Ⅲ）
7	感觉主核（CN V）	23	滑车神经（CN Ⅳ）
8	脊束核（CN V）	24	展神经（CN Ⅵ）
9	三叉神经上颌支（CN V2）	25	颈内动脉海绵窦段
10	三叉神经下颌支（CN V3）	26	斜坡
11	三叉神经眼支（CN V1）	27	基底动脉
12	三叉神经上颌支（CN V2）	28	Meckel 腔内的三叉神经根丝
13	三叉神经下颌支（CN V3）	29	Meckel 腔内的三叉神经节
14	节前段（CN V）	30	卵圆孔
15	三叉神经节	31	三叉神经下颌支（CN V3）
16	三叉神经孔		

（A）矢状位图显示三叉神经（CN V）的 4 个核团，从上至下依次是中脑的中脑核、脑桥的运动核和感觉主核，以及从脑桥下部延伸至颈髓上部的脊束核。三叉神经的运动根沿下颌支发出纤维。（B）轴位图显示三叉神经从脑桥核团（感觉主核和运动核）至 3 个主要分支（眼支、上颌支、下颌支）的走行。节前段在神经根入口区离开脑桥，然后通过三叉神经孔进入 Meckel 腔形成三叉神经节。血管袢压迫神经根入口区是三叉神经痛最常见的原因。（C）冠状位图显示三叉神经下颌支（CN V3）不进入海绵窦，而是直接从 Meckel 腔穿出，通过卵圆孔向下进入鼻咽咀嚼肌间隙。Meckel 腔实际是桥前池外侧向前延伸，包含三叉神经根丝和三叉神经节。三叉神经下颌支包含三叉神经的运动纤维

三叉神经（CN V）

示意图

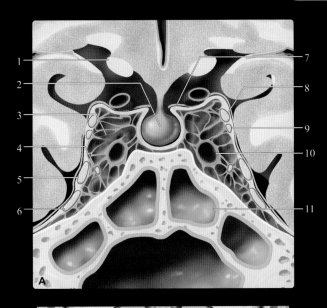

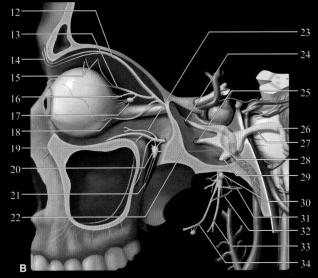

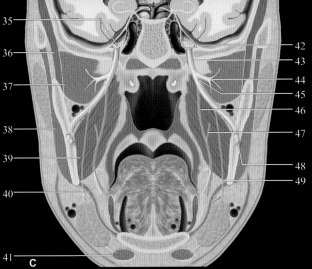

1 视束（CNⅡ）	13 睫状长神经	25 三叉神经上颌支	37 翼外肌
2 垂体	14 眶上神经	（CNⅤ2）进入圆孔	38 咬肌
3 海绵窦	15 筛前和筛后神经	26 神经根入口区	39 翼内肌
4 展神经（CNⅥ）	16 睫状短神经	27 节前段	40 下颌舌骨肌
5 三叉神经眼支（CNⅤ1）	17 睫状神经节	28 三叉神经节	41 二腹肌前腹
6 三叉神经上颌支（CNⅤ2）	18 泪腺神经	29 三叉神经下颌支	42 Meckel 腔
7 鞍隔	19 眶下神经	（CNⅤ3）进入卵圆孔	43 三叉神经下颌支（CNⅤ3）主干
8 动眼神经（CNⅢ）	20 翼腭神经节	30 耳神经节	44 前支（CNⅤ3）
9 滑车神经（CNⅣ）	21 腭大和腭小神经	31 耳颞神经	45 后支（CNⅤ3）
10 颈内动脉海绵窦段	22 翼管内的翼管神经	32 鼓索神经	46 舌神经（起源于颅骨下 1 cm 处）
11 蝶窦	23 眶支	33 下牙槽神经	47 鼓索神经（在颅骨下 2 cm 处加入舌神经）
12 额神经	24 三叉神经眼支（CNⅤ1）进入眶上裂	34 舌神经	48 下牙槽神经
		35 三叉神经节	49 下颌舌骨肌神经
		36 颞肌	

（**A**）海绵窦层面的冠状位图，显示三叉神经上颌支位于海绵窦外侧壁，位置低于三叉神经眼支。三叉神经眼支和动眼神经、滑车神经均走行于海绵窦外侧壁，唯一位于海绵窦内的脑神经是展神经（CNⅥ）。（**B**）三叉神经矢状位图显示主要的分支和走行。眼支由眶上裂进入眼眶，分为额支、鼻睫支、泪腺支。上颌支经圆孔穿出，下颌支通过卵圆孔穿出。耳神经节位于颅底下方的三叉神经下颌支和腭帆张肌之间，岩小神经从延髓下泌涎核向耳神经节发出节前副交感神经，交感神经根从脑膜中动脉神经丛发出；至腮腺的节后分泌纤维加入耳颞神经（下颌支的分支）。（**C**）冠状位图显示三叉神经下颌支经卵圆孔出颅，不进入海绵窦。主干发出脑膜支和支配翼内肌的神经，很快分成小的前支（发出其他咀嚼肌分支和颊神经感觉支）和大的后支，后支发出耳颞神经、下牙槽神经（发出下颌舌骨肌神经）和舌神经

CT 轴位图像

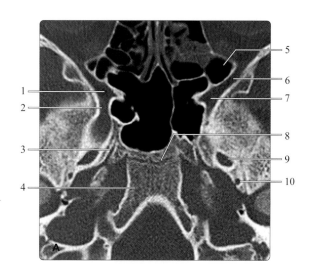

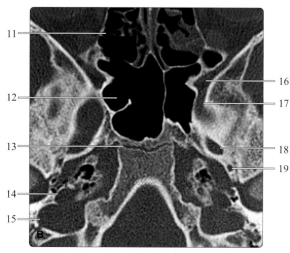

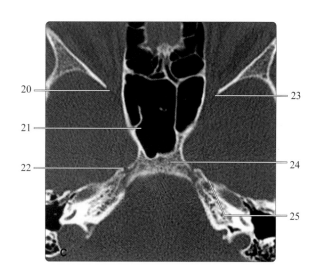

1	翼腭窝	13	蝶枕软骨结合
2	圆孔（CN V2）	14	颈内动脉岩段垂直部
3	翼管（翼管神经和动脉）	15	颈静脉孔
4	斜坡	16	翼腭窝
5	上颌窦	17	圆孔（CN V2）
6	眶下裂	18	卵圆孔（CN V3）
7	翼腭窝	19	棘孔
8	蝶枕软骨结合	20	眶上裂
9	卵圆孔（CN V3）	21	蝶窦
10	棘孔（脑膜中动脉和静脉、三叉神经下颌支的脑膜支）	22	展神经沟
		23	眶上裂（CN V1、CN Ⅲ、CN Ⅳ和CN Ⅵ）
11	筛窦	24	斜坡头侧
12	蝶窦	25	三叉神经沟

CT 轴位，由下至上 3 幅图像。（**A**）显示中颅底。三叉神经上颌支经圆孔出颅底进入翼腭窝上缘，三叉神经下颌支通过卵圆孔进入咀嚼肌间隙，向咀嚼肌提供运动神经支配，以及提供下牙槽神经、舌神经和耳颞神经的感觉分支。（**B**）患者左侧的卵圆孔［三叉神经下颌支（CN V3）］和圆孔［三叉神经上颌支（CN V2）］清晰显示，左侧圆孔开口于翼腭窝上部。（**C**）三叉神经眼支通过眶上裂从颅骨进入眼眶。穿过眶上裂的其他结构包括动眼神经（CN Ⅲ）、滑车神经（CN Ⅳ）、展神经（CN Ⅵ）和眼上静脉

三叉神经（CN V）

3T MR 轴位 T2WI

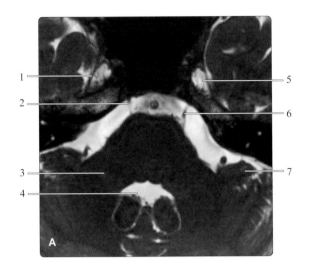

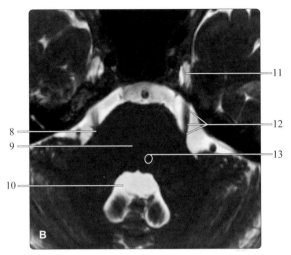

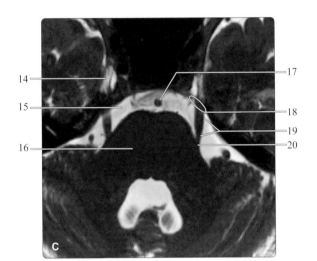

1　Meckel 腔的外侧硬脑膜缘	12　节前段（CN V）
2　展神经（CN Ⅵ）	13　运动核区（CN V）
3　脑桥臂	感觉主核区（CN V）
4　第四脑室	14　Meckel 腔
5　Meckel 腔及三叉神经束	15　桥前池
6　展神经（CN Ⅵ）	16　脑桥
7　绒球	17　基底动脉
8　神经根入口区（CN V）	18　三叉神经孔
9　脑桥	19　节前段（CN V）
10　第四脑室	20　神经根入口区（CN V）
11　Meckel 腔及三叉神经束	

3T MR 轴位 T2WI，由下至上通过三叉神经（CN V）和 Meckel 腔的 3 幅图像。（A）显示低信号的硬脑膜形成 Meckel 腔的侧壁和顶部，右侧展神经穿过硬脑膜进入 Dorello 管，Meckel 腔的脑脊液内可见三叉神经束。（B）Meckel 腔内可见三叉神经的节前束，Meckel 腔是从桥前池侧面突入的、内衬蛛网膜的硬脑膜陷窝，包含脑脊液、三叉神经束和三叉神经节。注意三叉神经感觉主核和运动核的大概位置。（C）显示三叉神经节前段，由脑桥外侧神经根入口区至 Meckel 腔的三叉神经孔之间

3T MR 轴位 T1WI

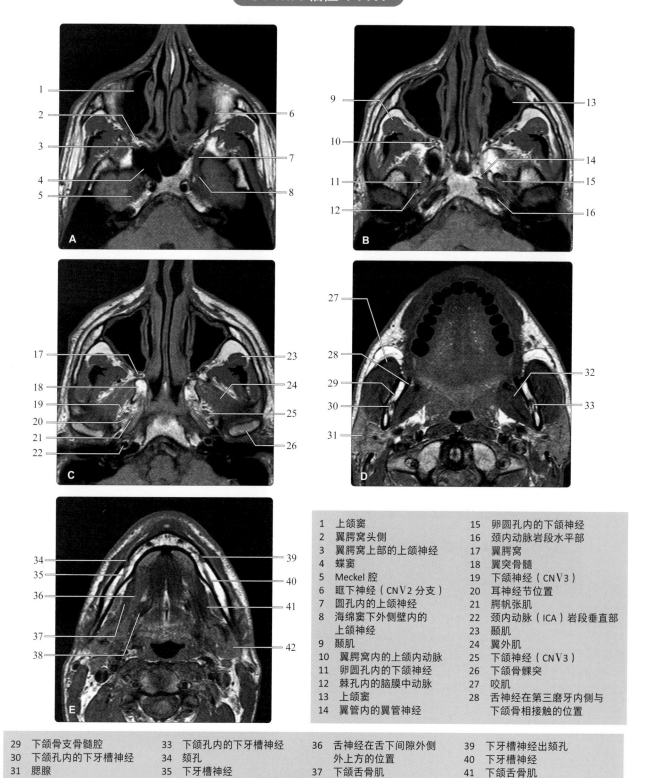

1 上颌窦	15 卵圆孔内的下颌神经
2 翼腭窝头侧	16 颈内动脉岩段水平部
3 翼腭窝上部的上颌神经	17 翼腭窝
4 蝶窦	18 翼突骨髓
5 Meckel 腔	19 下颌神经（CN V3）
6 眶下神经（CN V2 分支）	20 耳神经节位置
7 圆孔内的上颌神经	21 腭帆张肌
8 海绵窦下外侧壁内的	22 颈内动脉（ICA）岩段垂直部
上颌神经	23 颞肌
9 颞肌	24 翼外肌
10 翼腭窝内的上颌内动脉	25 下颌神经（CN V3）
11 卵圆孔内的下颌神经	26 下颌骨髁突
12 棘孔内的脑膜中动脉	27 咬肌
13 上颌窦	28 舌神经在第三磨牙内侧与
14 翼管内的翼管神经	下颌骨相接触的位置

29 下颌骨支骨髓腔	33 下颌孔内的下牙槽神经	36 舌神经在舌下间隙外侧	39 下牙槽神经出颏孔
30 下颌孔内的下牙槽神经	34 颏孔	外上方的位置	40 下牙槽神经
31 腮腺	35 下牙槽神经	37 下颌舌骨肌	41 下颌舌骨肌
32 翼内肌		38 舌骨舌肌	42 下颌下腺

3T MR 轴位 T1WI，从上至下 5 幅图像，显示从颅底至下颌体。（A）可见左侧上颌神经在圆孔内横穿翼腭窝顶，然后于上颌骨后外侧斜行，通过眶下裂进入眼眶，之后在眼眶底延续为眶下神经，然后通过眶下孔（未显示）离开眼眶。（B）颅底卵圆孔水平，可见下颌神经离开颅底，同时可见连接破裂孔和翼腭窝的翼管和神经，翼腭窝内多发低信号为正常终末上颌内动脉。（C）颅底下方，显示下颌神经进入咀嚼肌间隙内上方。耳神经节位于颅底下方的三叉神经下颌支和腭帆张肌之间。三叉神经下颌支主干发出脑膜支、翼内肌神经，并发出运动神经根至耳神经节，很快分成小的前支（发出咬肌神经、2个颞深神经至翼外肌运动支、1个颊神经感觉支）和大的后支。耳颞神经从后支近端的 2 个神经根发出，向后绕脑膜中动脉走行，形成单干。后支再分为终末支、下牙槽神经（后）和舌神经（前）。（D）下颌孔水平，显示下牙槽神经向下于翼内肌外侧走行，进入下颌孔，进入下颌骨前发出下颌舌骨肌神经。（E）下颌骨体水平，显示下牙槽神经的走行

3T MR 轴位 T1 增强图像

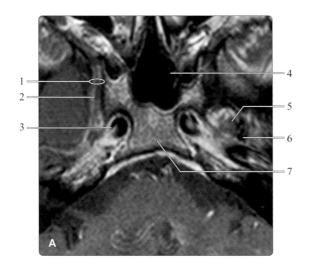

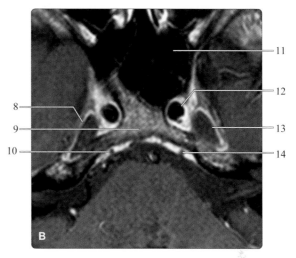

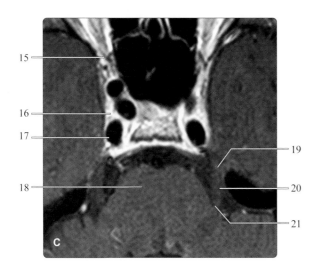

1	圆孔	12	颈内动脉海绵窦段
2	上颌神经（CN V2）	13	Meckel 腔
3	颈内动脉岩段头侧转向进入海绵窦	14	Dorello 管内的展神经
4	蝶窦	15	眶上裂
5	下颌神经（CN V3）	16	海绵窦
6	棘孔内的脑膜中动脉	17	颈内动脉海绵窦段
7	斜坡	18	脑桥
8	三叉神经节	19	三叉神经孔内的三叉神经（CN V）
9	斜坡	20	节前段（CN V）
10	Dorello 管内的展神经	21	神经根入口区（CN V）
11	蝶窦		

3T MR 轴位 T1 增强脂肪抑制图像，由下至上通过中颅底的 3 幅图像。（**A**）显示右侧三叉神经上颌支（CN V2）向前穿过圆孔，左侧三叉神经下颌支（CN V3）向下穿过卵圆孔，均被与颅外静脉系统沟通的强化静脉包绕。（**B**）显示充满脑脊液的卵圆形 Meckel 腔，三叉神经节是 Meckel 腔内前下部的线状结构，因没有血脑屏障，通常显示强化。（**C**）三叉神经节前段由神经根入口区的脑桥外侧发出，右侧颈内动脉在海绵窦内迂曲走行

3T MR 冠状位和矢状位 T2WI

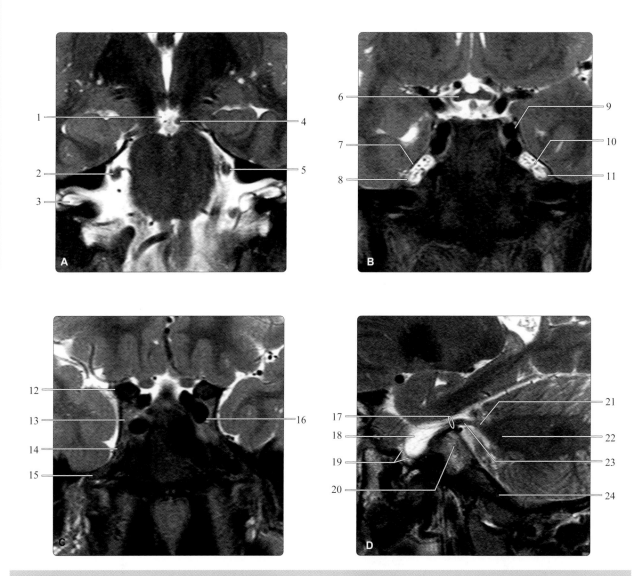

1	脚间池	7	Meckel 腔的硬脑膜缘	13	海绵窦	19	三叉神经节
2	节前段（CNⅤ）	8	三叉神经节	14	上颌神经（CNⅤ2）	20	岩尖骨髓
3	内耳道	9	颈内动脉海绵窦段	15	下颌神经（CNⅤ3）	21	神经根入口区，脑桥外侧
4	动眼神经（CNⅢ）	10	三叉神经束	16	颈内动脉海绵窦段	22	小脑中脚
5	节前段（CNⅤ）	11	三叉神经节	17	三叉神经孔	23	节前段（CNⅤ）
6	视交叉	12	前床突	18	Meckel 腔及三叉神经束	24	斜坡

3T MR 冠状位 T2WI，从后至前 3 幅图像（A～C）。（A）显示卵圆形三叉神经节前段被高信号脑脊液包围，节前段离开脑桥外侧神经根入口区。（B）Meckel 腔层面图像，显示三叉神经节前段的三叉神经束。三叉神经节位于 Meckel 腔的底部两侧，呈半月形。（C）海绵窦前方层面，显示三叉神经上颌支（CNⅤ2）在海绵窦外侧壁内向前穿过，三叉神经下颌支（CNⅤ3）经颅底（卵圆孔）向下穿出。（D）3T MR 矢状位 T2WI，三叉神经近端图像，显示节前段位于脑桥外侧神经根入口区和 Meckel 腔前下部三叉神经节之间。Meckel 腔内的脑脊液通过三叉神经孔与桥前池相通

三叉神经（CN V）

3T MR 冠状位 T1 增强图像

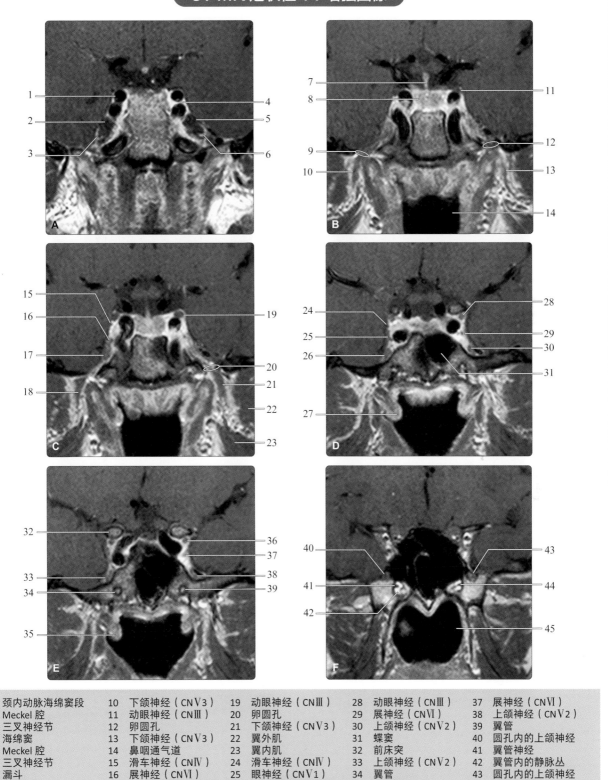

1	颈内动脉海绵窦段	10 下颌神经（CN V3）	19 动眼神经（CN III）	28 动眼神经（CN III）	37 展神经（CN VI）
2	Meckel 腔	11 动眼神经（CN III）	20 卵圆孔	29 展神经（CN VI）	38 上颌神经（CN V2）
3	三叉神经节	12 卵圆孔	21 下颌神经（CN V3）	30 上颌神经（CN V2）	39 翼管
4	海绵窦	13 下颌神经（CN V3）	22 翼外肌	31 蝶窦	40 圆孔内的上颌神经
5	Meckel 腔	14 鼻咽通气道	23 翼内肌	32 前床突	41 翼管神经
6	三叉神经节	15 滑车神经（CN IV）	24 滑车神经（CN IV）	33 上颌神经（CN V2）	42 翼管内的静脉丛
7	漏斗	16 展神经（CN VI）	25 眼神经（CN V1）	34 翼管	43 圆孔内的上颌神经
8	垂体	17 上颌神经（CN V2）	26 上颌神经（CN V2）	35 咽鼓管圆枕	44 翼管神经
9	卵圆孔	18 下颌神经（CN V3）	27 咽鼓管圆枕	36 动眼神经（CN III）	45 鼻腔

3T MR 冠状位 T1 增强扫描，从后至前 6 幅图像。（**A**）海绵窦区，三叉神经节为 Meckel 腔底部的新月状强化区，由于没有血脑屏障而强化。（**B**）卵圆孔层面可见三叉神经下颌支从下方进入咀嚼肌间隙。（**C**）显示患者的左侧卵圆孔和下颌神经。三叉神经下颌支的运动分支支配翼内肌，也同时支配腭帆张肌和鼓膜张肌（来自主干），运动分支还包括咬肌神经、2 条颞深神经（支配颞肌）和翼外肌神经（来自前支），下颌舌骨肌神经支配下颌舌骨肌和二腹肌前腹（下牙槽神经分支，下颌舌骨肌神经包含后支的所有运动纤维）。主要感觉分支为脑膜支（来自主干）、颊神经（来自前支）、耳颞神经、终末舌神经和下牙槽神经（来自后支）。（**D**）垂体前缘层面，可见三叉神经上颌支（CN V2）位于双侧海绵窦的下外侧壁。（**E**）显示三叉神经上颌支进入圆孔之前位于海绵窦下外侧壁，翼管位于其内下方。（**F**）可见上颌神经位于圆孔内，另见颅骨外的翼管变宽，翼管神经被静脉丛包围。翼管神经含有来自面神经的分泌运动纤维，控制流泪

3T MR T2-SPACE 序列

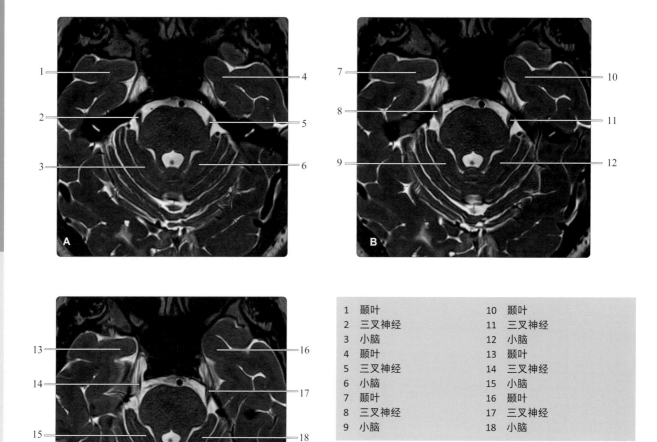

1	颞叶	10	颞叶
2	三叉神经	11	三叉神经
3	小脑	12	小脑
4	颞叶	13	颞叶
5	三叉神经	14	三叉神经
6	小脑	15	小脑
7	颞叶	16	颞叶
8	三叉神经	17	三叉神经
9	小脑	18	小脑

3D 快速自旋回波 SPACE 序列轴位，3 幅图像。（A）显示三叉神经从脑干发出。（B）显示三叉神经从脑干向外延伸。（C）显示三叉神经节前段

三叉神经（CN V）

3T MR 图像

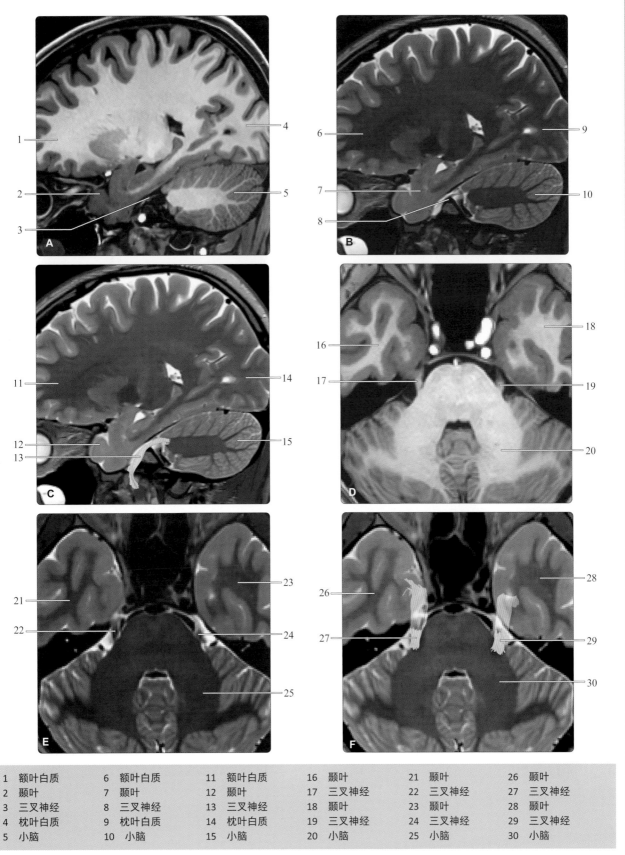

1 额叶白质	6 额叶白质	11 额叶白质	16 颞叶	21 颞叶	26 颞叶
2 颞叶	7 颞叶	12 颞叶	17 三叉神经	22 三叉神经	27 三叉神经
3 三叉神经	8 三叉神经	13 三叉神经	18 颞叶	23 颞叶	28 颞叶
4 枕叶白质	9 枕叶白质	14 枕叶白质	19 三叉神经	24 三叉神经	29 三叉神经
5 小脑	10 小脑	15 小脑	20 小脑	25 小脑	30 小脑

　　3T MR 矢状位 3 幅图像（A～C），显示三叉神经。（A）3T MR T1 MP-RAGE 序列显示颞叶旁的三叉神经为高信号。（B）3T MR T2WI 显示颞叶旁的三叉神经为较低信号。（C）弥散张量成像（DTI）重建的三维纤维束成像显示三叉神经。

　　3T MR 轴位 3 幅图像（D～F），显示三叉神经。（D）显示从脑干穿出的三叉神经为高信号。（E）显示穿出脑干的三叉神经为较低信号。（F）弥散张量成像（DTI）重建的三维纤维束成像显示三叉神经

三叉神经（CN Ⅴ）

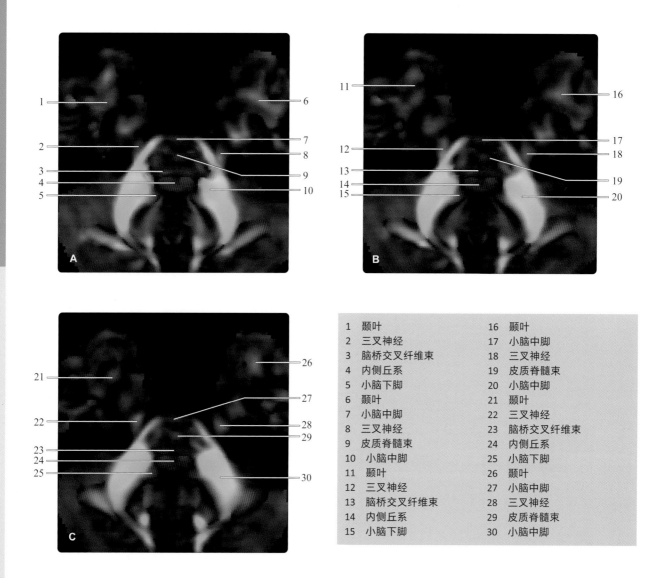

3T DTI

1	颞叶	16	颞叶
2	三叉神经	17	小脑中脚
3	脑桥交叉纤维束	18	三叉神经
4	内侧丘系	19	皮质脊髓束
5	小脑下脚	20	小脑中脚
6	颞叶	21	颞叶
7	小脑中脚	22	三叉神经
8	三叉神经	23	脑桥交叉纤维束
9	皮质脊髓束	24	内侧丘系
10	小脑中脚	25	小脑下脚
11	颞叶	26	颞叶
12	三叉神经	27	小脑中脚
13	脑桥交叉纤维束	28	三叉神经
14	内侧丘系	29	皮质脊髓束
15	小脑下脚	30	小脑中脚

3T MR 轴位 DTI，3 幅图像显示三叉神经。（**A**）颜色表示方向，左-右纤维为红色，前-后纤维为绿色，下-上纤维为蓝色。三叉神经（绿色）自脑干发出。（**B**）三叉神经（绿色）离开脑干。（**C**）显示脑干外的三叉神经（绿色）

展神经（CN Ⅵ）

术语

缩写
- 展神经（CN Ⅵ）

同义词
- 第六对脑神经

定义
- 展神经：属运动神经，仅支配**外直肌**

影像解剖

概述
- **展神经**是纯**运动**神经，在脑神经中走行最长
- 可分为 **5 段**：脑干段、脑池段、硬膜间段、海绵窦段、眶内段（颅外段）

展神经核
- 成对的展神经核位于脑桥被盖近中线处，第四脑室的腹侧
- **面神经丘**：面神经（CN Ⅶ）的轴突环绕展神经核，在第 4 脑室底部形成隆起
- 孤立的面神经丘病变可引起同侧展神经和面神经麻痹

脑干段
- 展神经核的同侧轴突向前下方走行通过脑桥被盖

脑池段
- 从脑干前部中线附近通过脑桥和延髓锥体之间的脑桥延髓沟走行
- 通常为单个主干，偶尔为双支
- 展神经在**桥前池**向前上走行，至斜坡上部外侧穿过硬脑膜
- 85% 位于小脑前下动脉后方，15% 位于前方

硬膜间段
- 从后方的硬脑膜内层穿过，向前走行进入海绵窦
- 蛛网膜（偶尔有硬脑膜）包绕神经
- 穿过硬脑膜后，展神经向上穿过基底静脉丛
  - 基底静脉丛位于斜坡上部的背侧，硬脑膜的内层和外层（骨内膜）之间，即位于硬膜间
- 神经位于硬膜间，向上越过岩尖和斜坡交界处，进入岩斜静脉汇合处（petroclival venous confluence，PCVC）
  - 岩斜静脉汇合处（PCVC）位于海绵窦后部、基底静脉丛外侧部和岩上、岩下窦的前部
- 岩斜静脉汇合处（PCVC）及展神经的硬膜间段位于 **Dorello** 管内
- **Dorello** 管由岩尖（下外侧）、斜坡（下内侧）和 Gruber 岩蝶韧带（上方）包绕形成

海绵窦段
- 出 Dorello 管后，展神经进入海绵窦，沿颈内动脉海绵窦段近端走行
- 展神经是**唯一**走行于海绵窦内的脑神经，位于颈内动脉海绵窦段外侧
- 动眼神经（CN Ⅲ）、滑车神经（CN Ⅳ）、三叉神经眼支（CN V1）、三叉神经上颌支（CN V2）均走行于海绵窦侧壁内

眶内（颅外）段
- 展神经与**动眼神经**、**滑车神经**一起通过**眶上裂**进入眶内
- 穿过总腱环
- 支配外直肌运动

解剖影像相关问题

推荐成像方法
- MR 用于检查展神经的脑干段、脑池段、硬膜间段及海绵窦段
  - 薄层高分辨 T2WI 以及轴位、冠状位 T1 增强序列，以高对比度和高空间分辨率显示脑脊液包绕的细小结构，包括脑神经
- 骨 CT 显示颅底、孔道最佳

最佳成像点
- MR 轴位和冠状位扫描范围需要包括脑干、第四脑室、海绵窦和眼眶
- 无法直接显示展神经核和脑干段
  - 通过识别 MR 薄层高分辨率 T2WI 第四脑室底的面神经丘，推断展神经核的位置
- MR 高分辨率 T2WI 通常可显示脑池段
- 由于 Dorello 管近端含脑脊液，可以清晰显示展神经进入 Dorello 管
- 基底静脉丛强化，从而使细小、线状、不强化的展神经清晰显示

影像诊断注意事项
- MR T1 增强序列使用脂肪抑制，加重气化良好的蝶窦周围的磁敏感伪影
  - 可能影响海绵窦、眶尖的细微病变显示
  - 如果伪影影响关键感兴趣区，可进行不加脂肪抑制的 T1 增强检查

临床意义
- 展神经病变，受累眼肌不能**外展**（向外侧旋转）
- 展神经病变分为**单纯性**病变（仅累及展神经）和**复杂性**病变（伴有动眼神经、滑车神经和面神经等其他脑神经受累）
  - 单纯展神经病变**最常见的是眼运动神经麻痹**
  - 通常表现为复杂的脑神经病变
    - 脑桥病变累及展神经及面神经
    - 海绵窦、眶上裂病变影响展神经与动眼神经、滑车神经和三叉神经眼支
  - 病因包括肿瘤、动脉瘤、外伤、缺血、颅内压（ICP）升高、感染、脱髓鞘

展神经（CN Ⅵ）

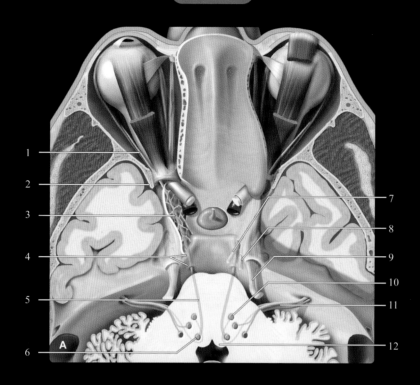

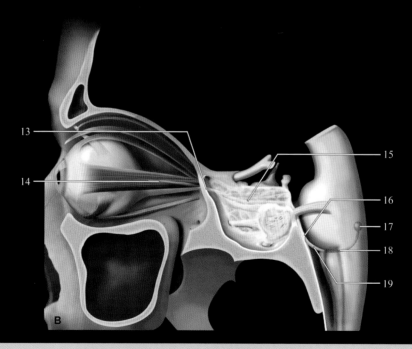

1	眶内展神经支配外直肌	7	动眼神经（CNⅢ）	12	面神经丘	17	展神经（CNⅥ）核
2	眶上裂边缘	8	滑车神经（CNⅣ）	13	展神经（CNⅥ）穿过眶上裂	18	脑干段展神经纤维
3	展神经海绵窦段	9	三叉神经（CNⅤ）	14	展神经（CNⅥ）提供外直肌	19	展神经脑池段
4	Dorello 管	10	面神经（CNⅦ）核		的运动神经支配		
5	脑干段展神经纤维	11	面神经和前庭蜗神经	15	展神经海绵窦段		
6	展神经（CNⅥ）核		（CNⅦ和CNⅧ）	16	展神经穿过硬脑膜		

（A）轴位图像，显示展神经全长，从脑桥被盖核起源至外直肌运动终板。展神经自神经核发出，从延髓脑桥沟前内侧离开。展神经穿过硬脑膜进入 Dorello 管，通向海绵窦内，穿过眶上裂和总腱环进入眶内。（B）矢状位图像，显示展神经从脑桥被盖起源至外直肌的运动终板。注意脑干段展神经纤维向前出延髓脑桥沟之前先下行，然后展神经桥前池段上升穿过硬脑膜进入 Dorello 管，海绵窦段继续向前穿过眶上裂和总腱环，然后支配眶内外直肌

3T MR 轴位 T2WI、T1 增强图像

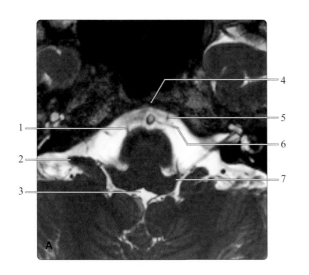

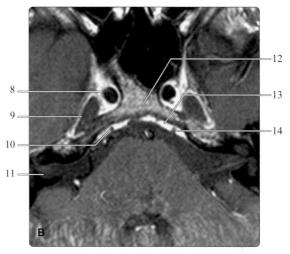

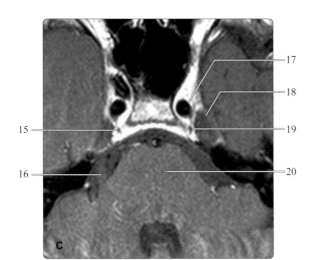

1	右侧展神经（CN Ⅵ）	11	内耳道
2	小脑绒球	12	斜坡上部
3	第四脑室	13	基底静脉丛
4	斜坡上部	14	基底静脉丛内的展神经
5	左侧展神经（CN Ⅵ）	15	展神经海绵窦段近端
6	小脑前下动脉	16	三叉神经（CN Ⅴ）节前段
7	小脑下脚	17	颈内动脉海绵窦段
8	颈内动脉海绵窦段	18	Meckel 腔
9	Meckel 腔	19	展神经海绵窦段
10	展神经（CN Ⅵ）	20	脑桥

（A）靠近内耳道层面的 3T MR 轴位 T2WI，显示展神经位于桥前池内。患者右侧展神经由延髓脑桥沟发出，左侧展神经穿过硬脑膜，两根神经均走行于桥前池。（B）3T MR 轴位 T1 增强图像，显示 Dorello 管内的展神经硬脑膜间段，在脑桥水平被明显强化的基底静脉丛包绕。（C）3T MR 轴位 T1 增强图像，内耳道上方层面，显示展神经穿过基底静脉丛上部进入海绵窦后缘，在此处展神经呈拱形越过岩蝶韧带下方的岩尖，进入海绵窦的后上方

3T MR 矢状位 T2WI

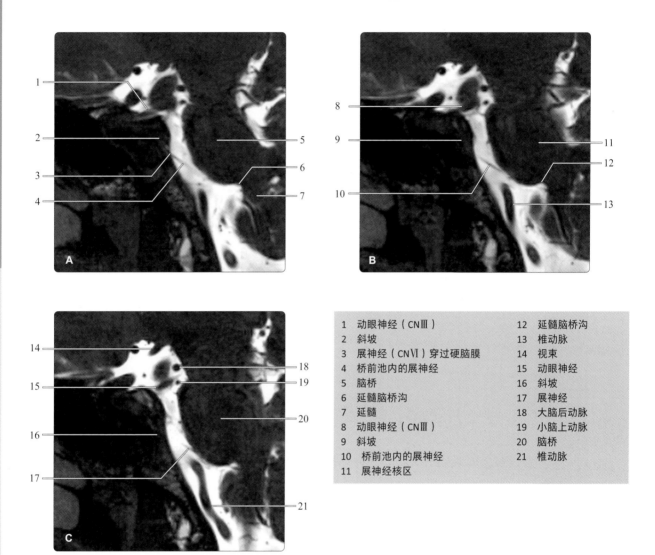

1　动眼神经（CNⅢ）	12　延髓脑桥沟
2　斜坡	13　椎动脉
3　展神经（CNⅥ）穿过硬脑膜	14　视束
4　桥前池内的展神经	15　动眼神经
5　脑桥	16　斜坡
6　延髓脑桥沟	17　展神经
7　延髓	18　大脑后动脉
8　动眼神经（CNⅢ）	19　小脑上动脉
9　斜坡	20　脑桥
10　桥前池内的展神经	21　椎动脉
11　展神经核区	

3T MR 矢状位 T2WI，从外至内 3 幅图像。（A）显示展神经（CNⅥ）穿过桥前池，走行至斜坡。展神经穿过硬脑膜进入 Dorello 管，该管位于颅骨硬脑膜和骨内膜之间，被基底静脉丛包绕。（B）脑干层面图像，显示展神经由脑干（延髓脑桥沟）发出向前上方走行，穿过硬脑膜进入 Dorello 管。注意展神经核的位置，脑干段神经纤维斜行至延髓脑桥沟。（C）脑干和桥前池图像，显示脑池近端展神经与脑桥腹侧关系密切，动眼神经走行于大脑后动脉和小脑上动脉之间

面神经（CN VII）

术语

缩写
- 面神经（CN VII）

定义
- 面神经：为支配面部表情肌运动的脑神经，其副交感神经支配泪腺、下颌下腺和舌下腺的分泌，面神经同时支配舌前 2/3 的味觉。

影像解剖

概述
- 面神经为混合神经，包含运动纤维、副交感神经纤维和特殊感觉（味觉）纤维
- 含 2 个根：运动和感觉（中间神经）根
  - 中间神经从脑干外侧部出脑，位于面神经运动根与前庭蜗神经之间，故名中间神经
- 含 3 个核和 4 个段，分别是脑干、脑池、颞内和颅外（腮腺）段

核和脑干段
- 3 个核（1 个运动核，2 个感觉核）
- 面神经运动核
  - 位于脑桥被盖的腹外侧
  - 传出纤维在第四脑室底展神经核的背侧环行，形成面神经丘
  - 然后纤维向前外侧走行，在脑桥-延髓交界处从脑干外侧出脑
- 上泌涎核
  - 位于脑桥面神经运动核外侧
  - 传出副交感神经纤维，作为中间神经在面神经后部从脑干发出
    - 到达下颌下腺，舌下腺和泪腺
- 孤束核
  - 味觉纤维终止于舌前 2/3
  - 这些纤维的细胞体位于膝状神经节
  - 纤维走行于中间神经内

脑池段
- 2 个神经根位于面神经脑池段
  - 前部的运动根较大
  - 后部的中间感觉神经根较小
- 由脑干外侧的脑桥-延髓交界处神经根出口区进入桥小脑角（CPA）池
  - 前庭蜗神经（CN VIII）在面神经（CN VII）后方出脑干
- 2 个神经根融合，向前外侧穿过桥小脑角池，与前庭蜗神经伴行进入内耳道（IAC）

颞内段
- 面神经在颞骨中进一步分为 4 个节段：内耳道段、迷路段、鼓室段和乳突段
- 内耳道段：内耳门至内耳道底部，镰状嵴上方的前上部
- 迷路段：面神经由内耳道底部至膝状神经节（前膝）

- 鼓室段：穿过外侧半规管下方，连接前膝与后膝
- 乳突段：从后膝直接向下到茎乳孔

颅外段
- 面神经主干通过茎乳孔离开颅底进入腮腺
- 腮腺内面神经通过下颌后静脉的外侧
- 在腮腺内分支，向前穿行支配面部表情肌

面神经分支
- 岩浅大神经
  - 起于膝状神经节，向前内侧走行，经面神经管裂孔（facial hiatus）出颞骨
  - 含副交感神经纤维分布至泪腺
- 镫骨肌神经
  - 起自面神经的上乳突段
  - 支配镫骨肌运动
- 鼓索神经
  - 起源于下乳突段
  - 穿过中耳至颞骨前部
  - 含有舌前 2/3 的味觉纤维
    - 这些味觉纤维汇入三叉神经下颌支的舌神经，并伴随走行
- 支配面部表情肌的末梢运动分支
  - 从上至下为颞支、颧支、颊支、下颌支、颈支

解剖影像相关问题

推荐成像方法
- 骨 CT 显示面神经颞内段最佳
- MR 适于显示脑干段、脑池段、内耳道段和颅外段
- Bell 麻痹不推荐使用常规影像检查

最佳成像要点
- 面神经麻痹时行 MR，需要包括脑干、桥小脑角池、内耳道、颞骨和腮腺的各段

影像诊断注意事项
- 正常情况下 MR T1 增强扫描，面神经迷路段、膝状神经节、鼓室段近端可轻度强化
  - 继发于神经周围动静脉丛的强化
- 周围面神经麻痹时应该检查腮腺

临床相关问题
- 面神经麻痹可以是中枢性或周围性
  - 中枢性：核上性损伤导致对侧面部表情肌麻痹，不累及前额
  - 周围性：脑干面神经核或面神经受损，导致同侧所有面部表情肌麻痹
    - 如果病变在膝状神经节近端，会引起流泪、声音减震和味觉受损
    - 如累及展神经，需检查脑桥
    - 如累及前庭蜗神经，需检查桥小脑角-内耳道
    - 如果流泪、听力和味觉受到不同程度的影响，则可能是颞骨病变
    - 如果无流泪、声音减震和味觉受损，则与面神经颅外段有关

示意图

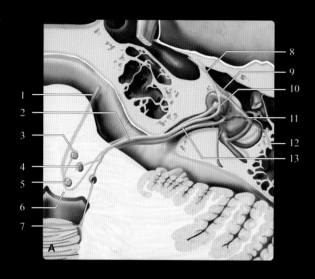

A

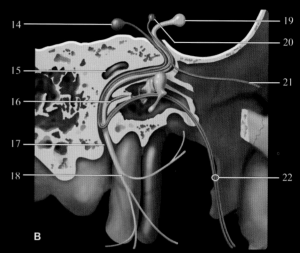

B

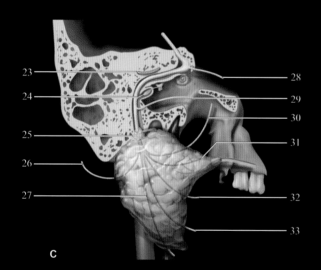

C

1　展神经（CN Ⅵ）脑池段	18　面神经颅外运动分支
2　面神经（CN Ⅶ）桥小脑角池段	19　面神经运动核
3　面神经运动核	20　上泌涎核（副交感神经）
4　上泌涎核	21　岩浅大神经
5　展神经核	22　鼓索神经
6　面神经丘	23　外侧半规管
7　孤束核	24　镫骨肌神经
8　岩浅大神经	25　茎乳孔脂肪
9　膝状神经节	26　面神经耳后支
10　面神经迷路段	27　面神经颈支
11　面神经鼓室段	28　岩浅大神经
12　面神经后膝	29　鼓索神经
13　面神经内耳道段	30　面神经颞支
14　孤束核（味觉）	31　面神经颧支
15　外侧半规管	32　面神经颊支
16　镫骨肌神经	33　面神经下颌支
17　茎乳孔	

（**A**）轴位图显示面神经核。面神经运动核在到达脑桥-延髓交界处的神经根出口区之前，发出纤维环绕展神经核。上泌涎核发出副交感神经分泌运动纤维至泪腺、下颌下腺和舌下腺。孤束核接收舌前 2/3 的味觉信息。（**B**）矢状位图显示颞骨内的面神经。运动纤维穿过颞骨，分出镫骨肌神经支配镫骨肌，然后通过茎乳孔出颅成为面神经的颅外分支（全部为运动分支）。上泌涎核的副交感神经纤维经岩浅大神经支配泪腺，经鼓索神经支配下颌下腺和舌下腺。舌前 2/3 味觉纤维来自鼓索神经。（**C**）矢状位图显示面神经的颅外运动分支

面神经（CN Ⅶ）

CT 轴位图像

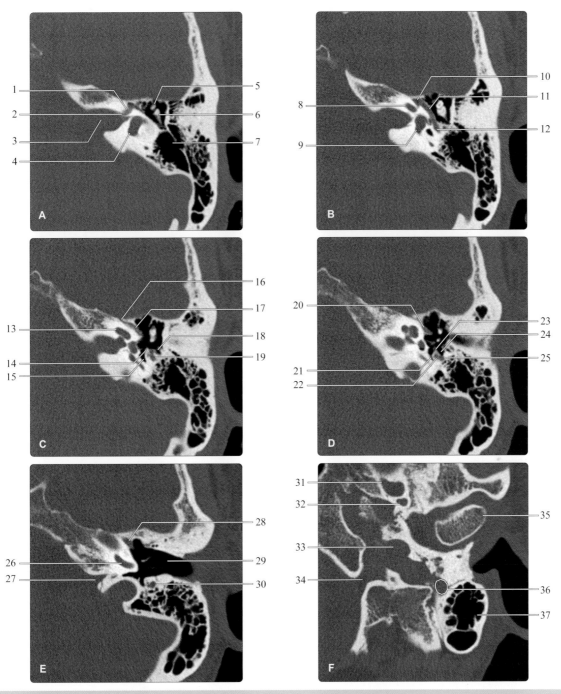

1	面神经迷路段	9	前庭	16	面神经管裂孔中的	23	锥隆起	31	卵圆孔
2	面神经出内耳道基底部	10	膝状窝		岩浅大神经	24	面神经隐窝	32	棘孔
3	内耳道	11	面神经鼓室段	17	面神经鼓室前段	25	面神经乳突段	33	内耳道岩部垂直段
4	前庭	12	面神经后膝	18	面神经隐窝	26	耳蜗底转	34	舌下神经管
5	锤骨头	13	耳蜗	19	面神经乳突段	27	耳蜗水管	35	下颌骨髁突
6	砧骨短突	14	锥隆起	20	鼓膜张肌	28	鼓膜张肌肌腹	36	茎乳孔
7	乳突窦	15	鼓室窦	21	鼓室窦	29	外耳道	37	乳突尖
8	耳蜗			22	镫骨肌	30	面神经乳突段		

CT 左侧颞骨轴位，从上至下 6 幅图像。（**A**）显示面神经管迷路段为 C 形结构，向前外侧呈拱形越过耳蜗顶部。（**B**）面神经管迷路段终止于膝状窝。面神经管在膝状窝（前膝）处突然转弯。鼓室段起自膝状窝，先水平向后外侧走行，延伸至外侧半规管下方，至后膝向下转 90° 为乳突段。（**C**）卵圆窗层面，可见面神经乳突段至面神经隐窝深处，同时可见更内侧的锥隆起和鼓室窦。（**D**）乳突段自后膝向茎乳孔延伸约 13 mm，在中耳后壁内向下走行。乳突段前侧与面神经隐窝相连，内侧在中耳后壁锥隆起内与镫骨肌相连。（**E**）耳蜗底转层面，仍可见面神经乳突段。近端的镫骨肌神经和远端的鼓索均从面神经乳突段发出。（**F**）茎乳孔层面，茎乳孔呈"钟形"，位于乳突尖的前内侧。乳突尖保护面神经离开颅底时免受外伤

CT 冠状位图像

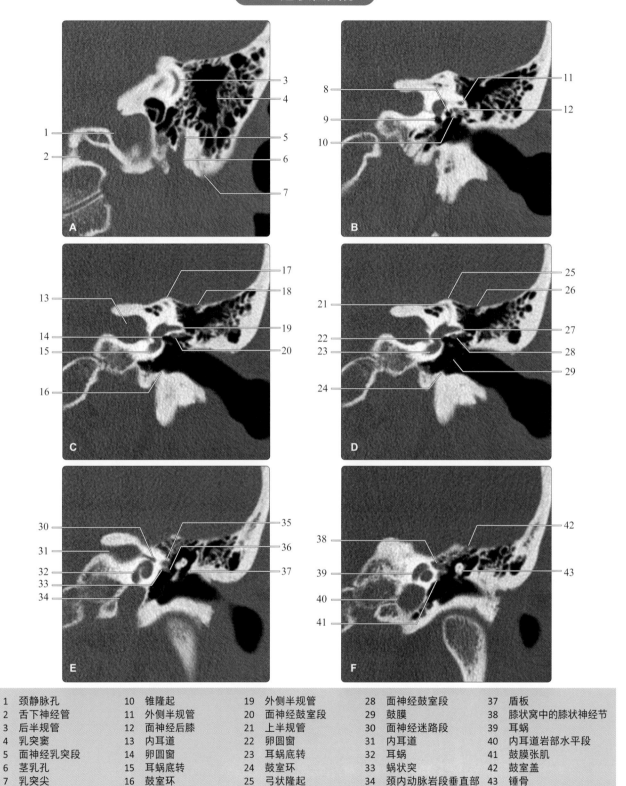

1	颈静脉孔	10	锥隆起	19	外侧半规管	28	面神经鼓室段	37	盾板
2	舌下神经管	11	外侧半规管	20	面神经鼓室段	29	鼓膜	38	膝状窝中的膝状神经节
3	后半规管	12	面神经后膝	21	上半规管	30	面神经迷路段	39	耳蜗
4	乳突窦	13	内耳道	22	卵圆窗	31	内耳道	40	内耳道岩部水平段
5	面神经乳突段	14	卵圆窗	23	耳蜗底转	32	耳蜗	41	鼓膜张肌
6	茎乳孔	15	耳蜗底转	24	鼓室环	33	蜗状突	42	鼓室盖
7	乳突尖	16	鼓室环	25	弓状隆起	34	颈内动脉岩段垂直部	43	锤骨
8	鼓室窦	17	弓状隆起	26	鼓室盖	35	面神经鼓室前段		
9	圆窗龛	18	鼓室盖	27	外侧半规管	36	鼓膜张肌肌腱		

CT 左侧颞骨冠状位，从后至前 6 幅图像。（ A ）显示面神经下乳突段和茎乳孔。（ B ）圆窗层面，显示面神经后膝位于锥隆起的外侧，注意鼓室窦位于锥隆起的内侧。（ C ）卵圆窗层面，显示面神经鼓室段走行于外侧半规管下方。注意面神经周围覆盖的细线状骨质结构（细白线）。注意面神经鼓室段相对于卵圆窗上缘的位置。卵圆窗闭锁患者，面神经位于卵圆窗壁龛附近或内部。（ D ）卵圆窗前缘水平，外侧半规管下方可见面神经鼓室段。此层面看不到面神经周围覆盖的细线状骨质结构（细白线）。该区域面神经管的骨覆盖通常不完整。（ E ）中耳前腔，显示面神经的迷路段在耳蜗顶部上方出内耳道，可见面神经的鼓室前段。不要将蜗状突中的鼓膜张肌肌腱与面神经相混淆。（ F ）中耳腔最前部（可见颈动脉和耳蜗），膝状窝内可见膝状神经节，呈卵圆形，位于耳蜗上方

3T MR 轴位 T2WI 和 T1WI

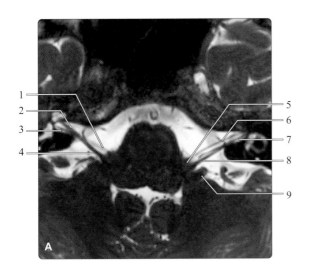

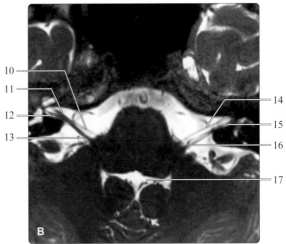

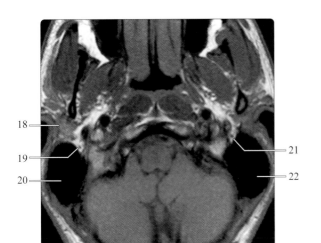

1 面神经（CNⅦ）	12 前庭下神经
2 耳蜗神经	13 前庭蜗神经（CNⅧ）
3 前庭下神经	14 面神经（CNⅦ）
4 前庭蜗神经（CNⅧ）	15 前庭上神经
5 脑桥-延髓交界处	16 前庭蜗神经（CNⅧ）
6 面神经（CNⅦ）	17 第四脑室
7 前庭上神经	18 腮腺
8 前庭蜗神经（CNⅧ）	19 茎乳孔内的面神经
9 小脑绒球	20 乳突窦
10 面神经（CNⅦ）	21 茎乳孔内的面神经
11 耳蜗神经	22 乳突窦

3T MR 轴位高分辨 T2WI，通过桥小脑角池和内耳道层面的 2 幅图像。（A）显示面神经根出口区，位于双侧脑桥-延髓交界处的前庭蜗神经前方。注意面神经穿过桥小脑角池时，仍位于前庭蜗神经的前方。（B）通过患者左侧内耳道层面，显示面神经走行于内耳道，位于前庭上神经前方。（C）茎乳孔水平，MR 轴位 T1WI 显示出口处低信号的面神经，被"钟形"茎乳孔的高信号脂肪包围。如果神经周围发生腮腺恶性肿瘤，则该区域脂肪模糊

3T MR 斜矢状位 T2WI

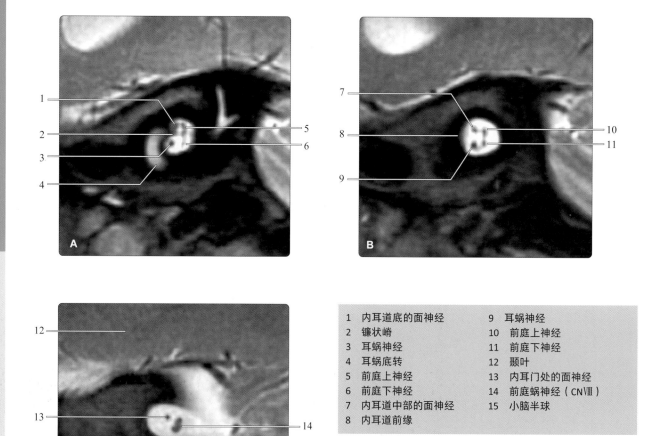

1	内耳道底的面神经	9	耳蜗神经
2	镰状嵴	10	前庭上神经
3	耳蜗神经	11	前庭下神经
4	耳蜗底转	12	颞叶
5	前庭上神经	13	内耳门处的面神经
6	前庭下神经	14	前庭蜗神经（CN Ⅷ）
7	内耳道中部的面神经	15	小脑半球
8	内耳道前缘		

3T MR 斜矢状位 T2WI，从外至内 3 幅图像。（A）显示正常内耳道底，水平的镰状嵴将内耳道底分为上、下两部分。面神经位于前上方，通过称为"垂直嵴（Bill bar）"的垂直骨间隔与前庭上神经分开。镰状嵴下方是较大的前部耳蜗神经和后部前庭下神经。（B）内耳道中部层面，4 条神经清晰显示，面神经位于前上侧。（C）内耳门层面，面神经和前庭蜗神经像棒球捕手的球和手套，面神经是"球"，前庭蜗神经是"手套"

3T MR T2-SPACE 序列

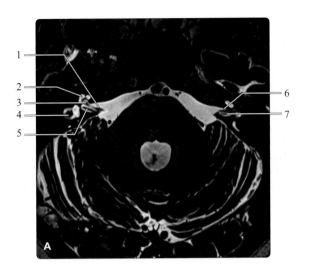

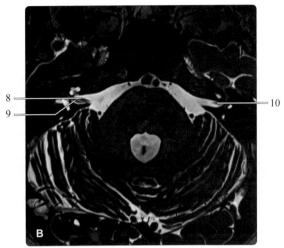

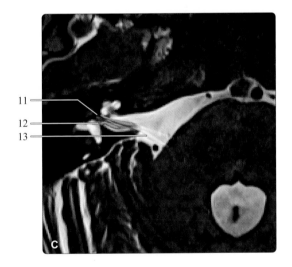

1	面神经（CN VII）	8	面神经（CN VII）
2	耳蜗	9	前庭神经
3	耳蜗神经	10	面神经（CN VII）
4	前庭	11	面神经（CN VII）
5	前庭神经	12	前庭神经
6	面神经（CN VII）	13	耳蜗神经
7	前庭神经		

3T MR 轴位快速自旋回波 SPACE 序列，3 幅图像。（A）显示面神经。（B）面神经上方层面。（C）3T MR 轴位 T2-SPACE 放大图像显示面神经，粉红色标注面神经。耳蜗神经和前庭神经部分可见，分别以绿色和橙色标注

面神经（CN Ⅶ）

3T MR 图像

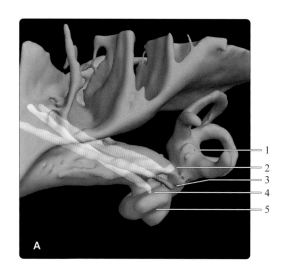

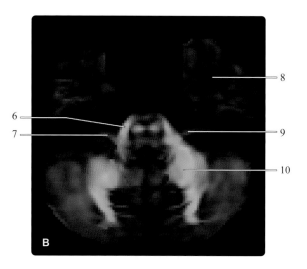

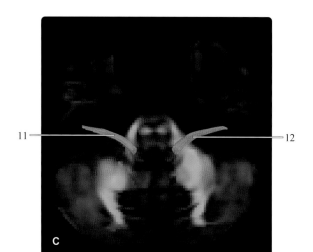

1	前庭	7	面神经 / 前庭蜗神经
2	前庭神经	8	颞叶
3	面神经（CN Ⅶ）	9	面神经 / 前庭蜗神经
4	耳蜗神经	10	小脑
5	耳蜗	11	面神经 / 前庭蜗神经
6	小脑中脚	12	面神经 / 前庭蜗神经

（**A**）3T MR T2-SPACE 序列的三维表面渲染图，显示面神经（CN Ⅶ）和前庭蜗神经（CN Ⅷ）。面神经以粉红色标注。耳蜗神经和前庭神经部分可见，分别以绿色和橙色标注。（**B**）2 幅轴位弥散张量成像（DTI）。显示面神经以及白质纤维通路。图像用颜色表示方向，左-右方向纤维为红色，前-后方向纤维为绿色，下-上方向纤维为蓝色。注意：此分辨率面神经（CN Ⅶ）与前庭蜗神经（CN Ⅷ）无法区分。（**C**）面神经和白质纤维通路的第 2 幅轴位 DTI 图像。弥散张量纤维束成像重建面神经（橙色）。注意：此分辨率难以区分面神经（CN Ⅶ）与前庭蜗神经（CN Ⅷ）

前庭蜗神经（CN Ⅷ）

术语

缩写
- 前庭蜗神经（CNⅧ）

同义词
- 第八对脑神经

定义
- 前庭蜗神经：听觉和平衡觉的感觉传入神经

影像解剖

概述
- 感觉（特殊的感觉传入）神经由两部分组成
  - 前庭部分：平衡
  - 耳蜗部分：听力
- 前庭蜗神经适合从外周至中心进行介绍

耳蜗神经
- 起源于耳蜗蜗轴内**螺旋神经节**中的双极神经元
  - 外周纤维到达耳蜗内耳蜗管（中阶）的 Corti 器
  - 中央纤维作为前庭蜗神经的听觉成分（耳蜗神经）与前庭神经汇合，然后至脑干
- 中央纤维从耳蜗经耳蜗孔进入内耳道（IAC）
  - **耳蜗孔**定义为进入内耳道底前下象限的骨性开口
  - 耳蜗孔最大直径约 2 mm
- **耳蜗神经**由内耳道的前下象限走行进入内耳门
- 在内耳门附近，耳蜗神经与前庭上、下神经汇合形成前庭蜗神经（CNⅧ）
- CNⅧ在面神经后方穿过桥小脑角（CPA）池
- CNⅧ在面神经后方的脑桥–延髓交界处进入脑干外侧
- 耳蜗神经纤维分叉，末端终止于耳蜗背侧核和腹侧核
- **耳蜗背侧核和腹侧核**
  - 耳蜗神经核位于小脑下脚（绳状体）的侧面

前庭神经
- 起源于内耳道底部前庭（Scarpa）神经节的双极神经元
  - 影像无法显示前庭神经节
  - 外周纤维传递至椭圆囊、球囊和半规管的感觉上皮
    - 横贯内耳道底侧壁筛板内的多个孔
  - 中枢纤维汇合形成前庭上、下神经，从内侧通向脑干
- 内耳道底
  - 前庭上、下神经由**镰状嵴**（横嵴）分隔
  - 前庭上神经与前部面神经通过**垂直嵴**的垂直骨结构分开
    - 影像学（CT 或 MR）无法显示垂直嵴
- 前庭上、下神经从内耳道底经内耳道后上、后下象限向内走行至内耳门

- 在内耳门附近，前庭上、下神经与耳蜗神经汇合形成前庭蜗神经（CNⅧ）
- 前庭蜗神经在面神经后方穿过桥小脑角（CPA）池
- 在面神经后方脑桥–延髓交界处进入脑干外侧
- 前庭神经纤维分为上行支和下行支，主要终止于前庭神经核复合体
- **前庭神经核复合体**
  - 4 个神经核（外、上、内和下）
  - 位于脑桥下部第 4 脑室底（菱形窝）的侧隐窝下方
  - 前庭神经核、小脑、脊髓（前庭脊髓束）和控制眼球运动的核之间存在复杂联系

解剖影像相关问题

推荐成像方法
- 感音神经性耳聋（sensorineural hearing loss，SNHL）
  - 疑似耳蜗内病变
    - CT、MR 成像都很有帮助
    - 先天性膜迷路病变表现为 MR 上脑脊液间隙异常，CT 颞骨检查骨迷路形状异常
    - 只有 MR 才能显示迷路炎或迷路内肿瘤
  - 疑似前庭蜗神经（CNⅧ）病变（桥小脑角–内耳道）
    - 选择 MR 成像检查
    - 轴位和冠状位的薄层高分辨 T2WI，可用于单侧 SNHL 的筛查
    - MR T1 增强扫描是诊断金标准

最佳成像要点
- 单侧感音神经性耳聋
  - 重点关注脑干（小脑下脚）–桥小脑角–内耳道–耳蜗
  - 中央听觉通路（耳蜗神经核上方的轴内通路）很少发生病变
- MR 高分辨 T2WI 显示前庭蜗神经的脑池段和内耳道段

影像诊断注意事项
- 注意内耳道的小病变（≤ 2 mm）
  - 建议对不需手术的患者进行影像学随访

临床意义
- 前庭神经功能障碍（头晕、眩晕、失衡）患者，MR 通常为阴性
- MR 发现的导致单侧 SNHL 的病变 95% 是前庭蜗神经鞘瘤

示意图

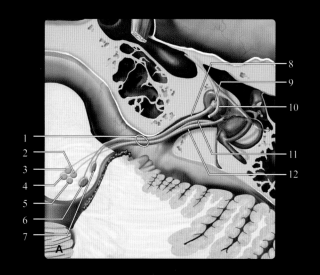

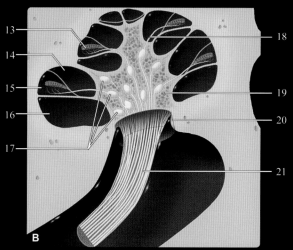

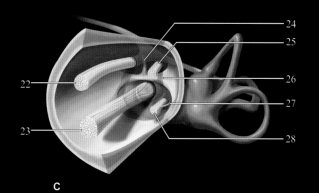

1	前庭蜗神经（CN Ⅷ）	15	中阶
2	前庭下核	16	鼓阶
3	前庭上核	17	螺旋神经节
4	前庭内侧核	18	远端轴突形成螺旋神经节
5	前庭外侧核	19	蜗轴
6	耳蜗背侧核	20	耳蜗孔
7	耳蜗腹侧核	21	耳蜗神经
8	耳蜗神经	22	面神经（CN Ⅶ）
9	耳蜗蜗轴	23	耳蜗神经
10	面神经，迷路段	24	垂直嵴
11	前庭下神经	25	前庭上神经
12	前庭上神经	26	镰状嵴（横嵴）
13	Corti 器	27	单神经
14	前庭阶	28	前庭下神经

（A）轴位图像显示桥小脑角（CPA）、内耳道（IAC）和内耳。CN Ⅷ的耳蜗成分起源于耳蜗螺旋神经节的双极细胞体，中央纤维在耳蜗神经延伸至小脑下脚的耳蜗背侧核和腹侧核。前庭上、下神经起源于前庭神经节的细胞体，向中央走行至4个前庭神经核。（B）轴位图像显示放大的耳蜗、蜗轴和耳蜗神经。耳蜗内的双极螺旋神经节细胞的外周纤维分布于Corti器，中枢纤维构成耳蜗神经。（C）图示内耳道底。镰状嵴将下方的耳蜗神经和前庭下神经，与上方的面神经和前庭上神经分开；垂直嵴将面神经与前庭上神经分开

CT 轴位和冠状位图像

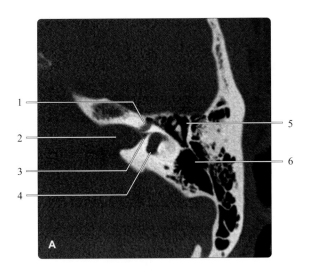

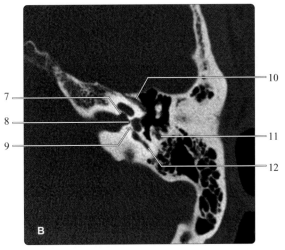

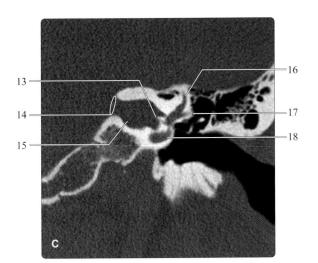

1	面神经，迷路段	10	面神经（CN Ⅶ）鼓室前段
2	内耳道	11	面神经乳突段
3	筛孔	12	后半规管
4	前庭	13	镰状嵴
5	中耳上鼓室	14	内耳门
6	乳突窦	15	内耳道
7	耳蜗孔	16	上半规管
8	黄斑筛孔	17	外侧半规管
9	单管	18	耳蜗底转

（A）CT 轴位图像，内耳道（IAC）上部层面，显示面神经的 C 形迷路段，以及前庭上神经管越过筛板通向前庭。（B）CT 轴位图像，内耳道下部层面，显示前外侧耳蜗孔，耳蜗神经通过该孔从耳蜗蜗轴进入内耳道。还要注意筛孔，前庭下神经通过筛孔到达前庭及较小的单管。（C）CT 冠状位图像，内耳道层面，显示水平镰状嵴，将内耳道底部分为上、下两部分。面神经和前庭上神经走行在镰状嵴上方，耳蜗神经和前庭下神经走行在镰状嵴下方。内耳门是内耳道的骨性孔

3T MR 轴位 T2WI

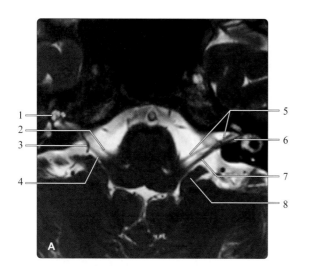

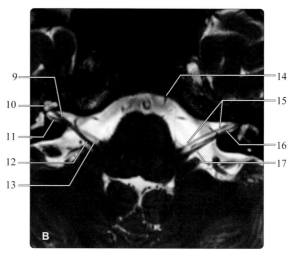

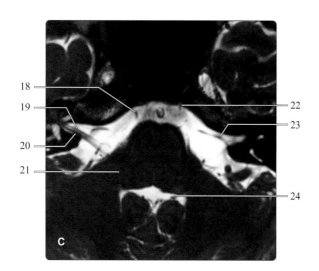

1	耳蜗	13	面神经（CN Ⅶ）
2	面神经（CN Ⅶ）	14	展神经（CN Ⅵ）
3	小脑前下动脉	15	面神经（CN Ⅶ）
4	前庭蜗神经（CN Ⅷ）	16	前庭上神经
5	面神经（CN Ⅶ）	17	前庭蜗神经（CN Ⅷ）
6	前庭上神经	18	展神经（CN Ⅵ）
7	前庭蜗神经（CN Ⅷ）	19	面神经（CN Ⅶ）
8	小脑绒球	20	前庭上神经
9	耳蜗神经	21	小脑中脚
10	耳蜗	22	展神经（CN Ⅵ）
11	前庭下神经	23	小脑前下动脉
12	前庭蜗神经（CN Ⅷ）	24	第四脑室

3T MR 轴位 T2WI，从下至上 3 幅图像，通过桥小脑角池和内耳道层面。（**A**）左侧内耳道上部图像，显示前方的面神经和后方的前庭上神经。（**B**）前庭蜗神经从脑干脑桥-延髓交界处的面神经后方发出，通过桥小脑角 / 内耳道时始终位于面神经后方。同时可见患者的右侧耳蜗神经，位于内耳道底前庭下神经的前方。左侧内耳道底上部可见前方的面神经和后方的前庭上神经。（**C**）内耳道上方层面，显示患者右侧前庭上神经位于面神经后方

3T MR 冠状位 T2WI

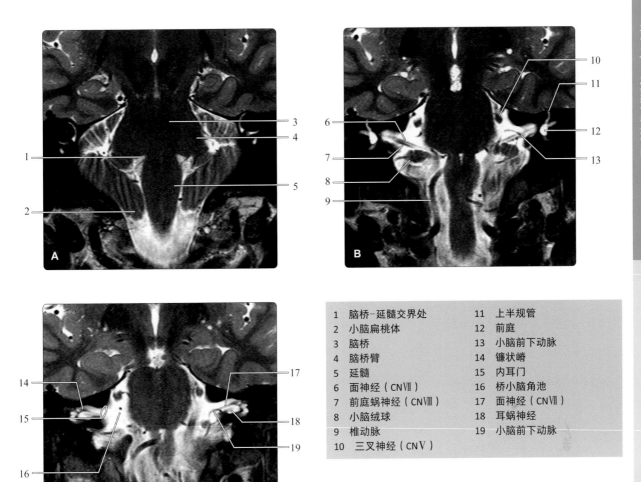

1	脑桥-延髓交界处	11	上半规管
2	小脑扁桃体	12	前庭
3	脑桥	13	小脑前下动脉
4	脑桥臂	14	镰状嵴
5	延髓	15	内耳门
6	面神经（CN Ⅶ）	16	桥小脑角池
7	前庭蜗神经（CN Ⅷ）	17	面神经（CN Ⅶ）
8	小脑绒球	18	耳蜗神经
9	椎动脉	19	小脑前下动脉
10	三叉神经（CN Ⅴ）		

3T MR 冠状位 T2WI，从后至前 3 幅图像。（A）显示前庭蜗神经在脑桥-延髓交界处从面神经后方的脑干发出。（B）面神经和前庭蜗神经经过桥小脑角（CPA）进入内耳道（IAC）。在桥小脑角和内耳道内，面神经位于前庭蜗神经的前上方。前庭蜗神经（CNⅧ）从脑桥-延髓交界处发出后，向上走行至内耳道。（C）内耳道底部层面显示，水平的镰状嵴将底部分为上、下两部分，面神经位于镰状嵴上方，耳蜗神经位于镰状嵴下方。小脑前下动脉血管袢在桥小脑角和内耳道区的位置通常固定

3T MR 斜矢状位 T2WI

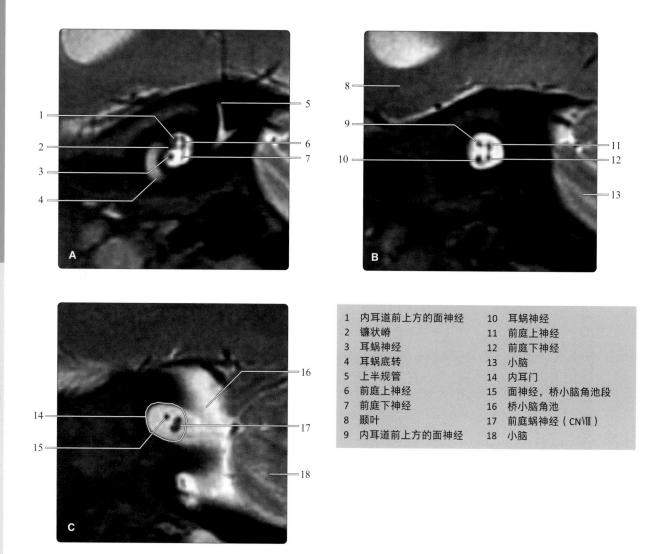

1	内耳道前上方的面神经	10	耳蜗神经
2	镰状嵴	11	前庭上神经
3	耳蜗神经	12	前庭下神经
4	耳蜗底转	13	小脑
5	上半规管	14	内耳门
6	前庭上神经	15	面神经，桥小脑角池段
7	前庭下神经	16	桥小脑角池
8	颞叶	17	前庭蜗神经（CN Ⅷ）
9	内耳道前上方的面神经	18	小脑

3T MR 斜矢状位 T2WI，从外至内通过内耳道的 3 幅图像。（A）此层面穿过内耳道底部，显示水平的镰状嵴将底部分为上、下两部分。面神经位于前上方，与前庭上神经被垂直的骨隔"垂直嵴"隔开。镰状嵴下方可见前方的耳蜗神经和后方的前庭下神经。（B）内耳道中部层面，可清晰显示 4 条神经。（C）内耳门层面，前庭上、下神经与耳蜗神经汇合形成 C 形前庭蜗神经。面神经单独穿过桥小脑角池，不与其他神经汇合

3T MR T2-SPACE 序列

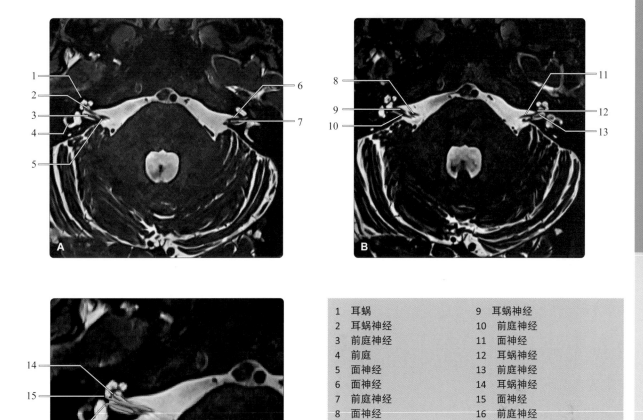

1	耳蜗	9	耳蜗神经
2	耳蜗神经	10	前庭神经
3	前庭神经	11	面神经
4	前庭	12	耳蜗神经
5	面神经	13	前庭神经
6	面神经	14	耳蜗神经
7	前庭神经	15	面神经
8	面神经	16	前庭神经

3T MR 快速自旋回波 SPACE 序列，3 幅轴位图像。（A）显示前庭蜗神经。（B）前庭蜗神经下方层面。（C）3T MR 轴位 T2-SPACE 放大图像，耳蜗神经和前庭神经分别以绿色和橙色显示，面神经以粉红色显示

3T MR 图像

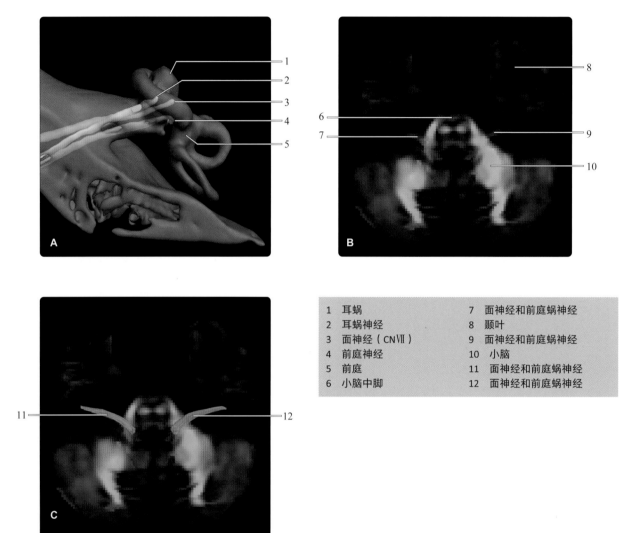

1	耳蜗	7	面神经和前庭蜗神经
2	耳蜗神经	8	颞叶
3	面神经（CNⅦ）	9	面神经和前庭蜗神经
4	前庭神经	10	小脑
5	前庭	11	面神经和前庭蜗神经
6	小脑中脚	12	面神经和前庭蜗神经

（A）面神经和前庭蜗神经的 3T MR T2-SPACE 序列三维表面渲染图像。面神经在三维图像显示为粉红色，耳蜗神经和前庭神经分别以绿色和橙色显示。（B）3T MR 轴位 DTI 图像。显示前庭蜗神经与白质纤维通路。图像用颜色表示方向，左-右纤维用红色表示，前-后纤维用绿色表示，上-下纤维用蓝色表示。此分辨率无法区分前庭蜗神经和面神经。（C）前庭蜗神经和白质纤维通路的轴位 DTI 图像。弥散张量纤维束成像重建前庭蜗神经（橙色），此分辨率无法区分面神经与前庭蜗神经

舌咽神经（CN IX）

术语

缩写

- 舌咽神经（CN IX）

定义

- 功能复杂的混合神经
  - 舌后 1/3 的味觉和感觉
  - 中耳和咽的感觉神经
  - 腮腺副交感神经
  - 支配茎突咽肌的运动
  - 颈动脉体和颈动脉窦的内脏感觉神经

影像解剖

概述

- 4 段：脑干段、脑池段、颅底段、颅外段

脑干段

- 舌咽神经核位于**延髓**中上部
  - 支配茎突咽肌的**运动纤维**起源于**疑核**
  - 鼓膜、软腭、舌根和咽部的**感觉纤维**，终止于**三叉神经脊束核**
  - 舌后 1/3 的**味觉纤维**终止于**孤束核**
  - 腮腺的**副交感神经纤维**起源于**下泌涎核**

脑池段

- 3 ～ 5 个根丝在迷走神经上方联合形成脑池段，从延髓外侧**橄榄后沟**发出
- 从延髓至颈静脉孔的神经长度为 14 ～ 18 mm
- 过渡区（transition zone，TZ）位于距延髓或神经根出 / 入口区 1.1 ～ 1.8 mm 处
  - 过渡区是中枢和外周髓鞘之间的区域，对机械刺激的敏感性增高，与神经血管压迫有关
  - 神经根出 / 入口区是神经的一部分，包括过渡区、中央髓鞘根部分和相邻的脑干表面
  - 神经血管压迫引起的舌咽神经痛，95% 发生于神经根出 / 入口区近端，其中部分位于过渡区
- 舌咽神经与迷走神经和副神经的球部一起向前外侧穿过基底池
- 通过舌咽管口进入**颈静脉孔**的神经部

颅底段

- 穿过颈静脉孔前部的**神经部**
  - 与岩下窦伴行
  - 迷走神经和副神经位于后部的颈静脉孔血管部内
  - 舌咽神经上、下感觉神经节位于颈静脉孔内

颅外段

- 进入前部的**鼻咽颈动脉间隙**
- 通过颈内动脉外侧，支配茎突咽肌，形成颈动脉窦神经
- 为咽丛提供分支，同时分支终止于扁桃体支和舌支

颅外分支

- **鼓室支（Jacobson 神经）**
  - 传递中耳感觉的感觉神经，以及通过岩小神经和耳神经节支配腮腺的副交感神经
  - 起源于颈静脉孔内的舌咽神经下感觉神经节
  - 经**鼓室小管下口**至下鼓室
    - 异位颈内动脉经此管进入鼓室
  - 在耳蜗岬形成鼓室丛
    - 与此神经相关的球瘤可形成鼓室球副神经节瘤
- **茎突咽肌支**
  - 支配茎突咽肌的运动
  - 肌肉功能：上提喉部、咽部，扩张咽部
- **颈动脉窦神经**
  - 为颈动脉窦和颈动脉体提供内脏感觉纤维
  - 传导颈动脉窦的机械感受器和颈动脉体的化学感受器冲动至延髓
- **咽支**
  - 口咽和软腭后部的感觉神经（咽丛）
- **舌支**
  - 舌后 1/3 的感觉和味觉

解剖影像相关问题

推荐成像方法

- MR 成像方法的选择
  - 对颅底、脑膜、脑池和脑干病变敏感
  - 包括 T2WI、无脂肪抑制的 T1WI 和轴位、冠状位脂肪抑制的 T1 增强序列
- CT 有助于检查颅底复杂病变

最佳成像要点

- 从脑桥-延髓交界处至舌骨的图像
- 舌咽神经核和脑干段不能直接显示
  - 通过识别延髓上部和橄榄后沟推断其位置
  - 常规 MR 不一定显示脑池段
    - 高分辨薄层 T2WI 序列通常可以识别 CN IX ～ XI（舌咽、迷走、副神经）复合体的脑池段
    - CT 骨算法适用于显示神经周围的骨性结构
- 颅外段通常无法显示

影像诊断注意事项

- 注意应对舌咽神经全长进行成像！

临床意义

- 由延髓、基底池、颈静脉孔或鼻咽颈动脉间隙疾病引起的复杂 CN IX ～ XI 神经病变（Vernet 综合征）
  - 孤立性舌咽神经病变极其罕见
- 舌咽神经痛主要由小脑后下动脉（更常见）或小脑前下动脉压迫引起；少数为创伤、肿瘤、感染、多发性硬化或茎突过长引起（Eagle 综合征）
- 腭肌阵挛伴肥大性橄榄变性（hypertrophic olivary degeneration，HOD）

示意图

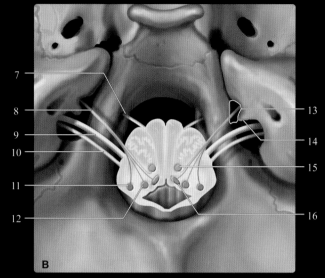

1	孤束核	5	疑核	9	迷走神经（CNⅩ）	13	颈静脉孔神经部
2	三叉神经（CNⅤ）脊束核	6	舌咽神经（CNⅨ）	10	副神经（CNⅪ）	14	颈静脉棘
3	舌咽神经（CNⅨ）	7	舌下神经（CNⅫ）	11	三叉神经（CNⅤ）脊束核	15	疑核
4	下泌涎核	8	舌咽神经（CNⅨ）	12	孤束核	16	下泌涎核

（A）脑干后视图，显示参与舌咽神经功能的4个神经核。右侧显示两个传出核：疑核和下泌涎核。疑核向茎突咽肌发出运动纤维，而下泌涎核向腮腺发出副交感神经纤维。左侧两个传入核为孤束核和三叉神经脊束核。孤束核接收来自舌根的味觉纤维，而三叉神经脊束核接收中耳、软腭、舌根和咽的感觉。（B）延髓轴位上面观，显示舌咽神经的4个神经核。舌咽神经位于颈静脉孔神经部内，颈静脉棘将颈静脉孔神经部与血管部分开

颅外段示意图

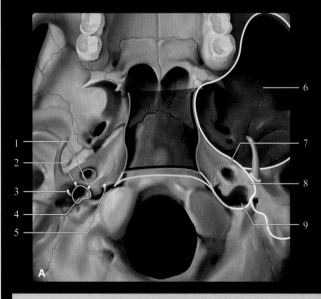

1	舌咽神经（CNⅨ）	5	舌下神经（CNⅫ）	9	颈静脉窝	13	迷走神经（CNⅩ）
2	迷走神经（CNⅩ）	6	咀嚼肌间隙	10	舌下神经（CNⅫ）	14	颈内动脉
3	副神经（CNⅪ）	7	颈动脉管，垂直段开口	11	舌咽神经（CNⅨ）	15	颈动脉鞘有3层颈深筋膜
4	颈内静脉	8	鼻咽颈动脉间隙	12	副神经（CNⅪ）	16	颈内静脉

（A）颅底下面观，显示鼻咽颈动脉间隙的4根脑神经。舌咽神经（CNⅨ）离开颈静脉孔神经部时位于颈内静脉前内侧。（B）鼻咽颈动脉间隙的轴位图像，显示颅外舌咽神经位于颈内动脉和颈内静脉之间的间隙前方。此层面可见迷走神经、副神经和舌下神经仍位于颈动脉间隙内。舌咽神经于口咽上部离开颈动脉间隙

舌咽神经（CN Ⅸ）

颅外段示意图

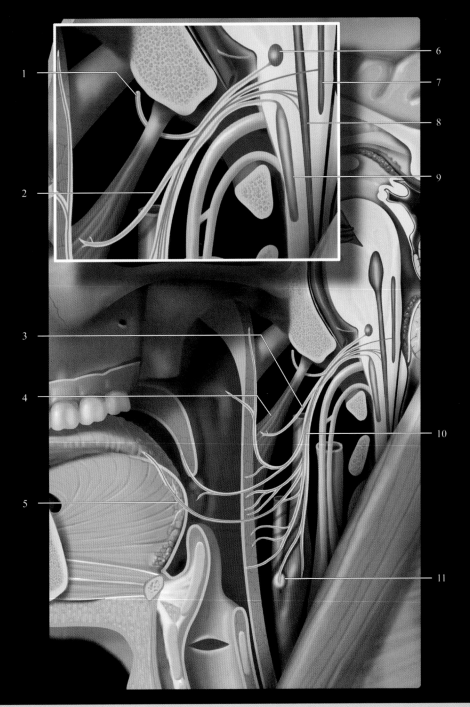

1 经由 Jacobson 神经传递中耳感觉的神经和支配腮腺的副交感神经	4 茎突咽肌	8 三叉神经（CN Ⅴ）脊束核
2 支配茎突咽肌的运动神经	5 舌根的感觉和味觉	9 疑核
3 支配茎突咽肌的运动神经	6 下泌涎核	10 软腭、舌根和咽部感觉
	7 孤束核	11 颈动脉体

矢状位图像，显示舌咽神经颅外段。疑核发出的舌咽神经纤维支配茎突咽肌。中耳、舌根、软腭和口咽表面的感觉信息，通过舌咽神经传递至三叉神经脊束核。舌根的味觉通过舌咽神经传递至孤束核，下泌涎核的副交感神经分泌运动纤维支配腮腺分泌

CT 轴位图像

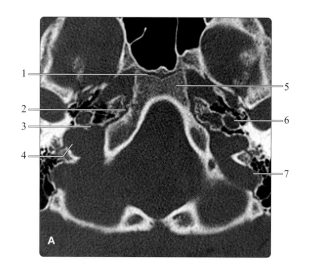

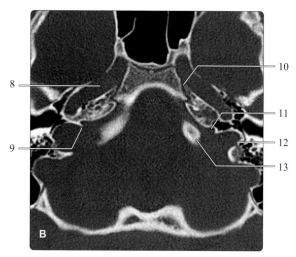

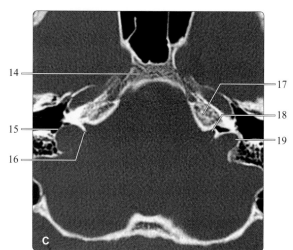

1 蝶枕软骨结合	11 颈静脉孔，神经部
2 岩枕裂	12 颈静脉孔，血管部
3 颈静脉孔，神经部	13 颈静脉结节
4 颈静脉孔，血管部	14 斜坡上部
5 斜坡	15 乙状板
6 颈动脉岩段，垂直部	16 颈静脉棘
7 乙状窦	17 岩尖
8 颈内动脉管岩段，水平部	18 颈静脉孔，神经部
9 颈静脉棘	19 颈静脉孔，血管部
10 岩枕裂	

CT 后颅底轴位，从下至上 3 幅图像。（**A**）显示颈静脉孔的骨性解剖结构。颈静脉孔位于前外侧颞骨岩部和后内侧枕骨之间的颅后窝底部，是骨骼之间的静脉通道。（**B**）颈静脉孔包括两个独立的部分，较小的前内侧神经部和较大的后外侧血管部，二者由岩骨的颈静脉棘分开。（**C**）颈静脉孔的神经部和血管部在此层面清晰显示。神经部走行舌咽神经（CN IX）、Jacobsen 神经和岩下窦，血管部走行迷走神经（CN X）、副神经（CN XI）、Arnold 神经和乙状窦，后者延续为颈内静脉

3T MR 轴位 T2WI

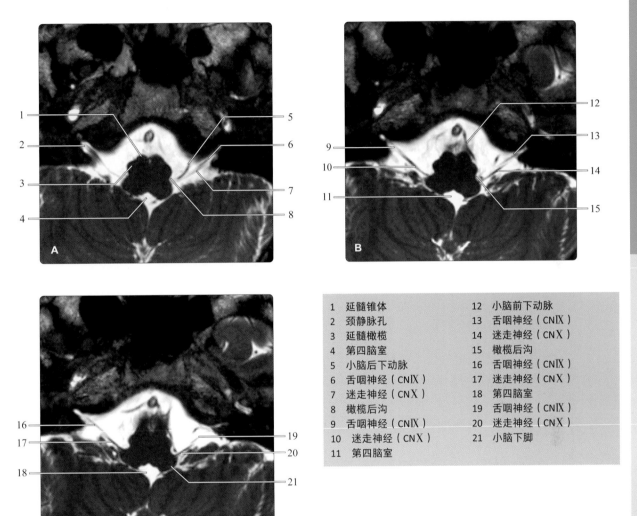

1	延髓锥体	12	小脑前下动脉
2	颈静脉孔	13	舌咽神经（CN IX）
3	延髓橄榄	14	迷走神经（CN X）
4	第四脑室	15	橄榄后沟
5	小脑后下动脉	16	舌咽神经（CN IX）
6	舌咽神经（CN IX）	17	迷走神经（CN X）
7	迷走神经（CN X）	18	第四脑室
8	橄榄后沟	19	舌咽神经（CN IX）
9	舌咽神经（CN IX）	20	迷走神经（CN X）
10	迷走神经（CN X）	21	小脑下脚
11	第四脑室		

3T MR 高分辨轴位 T2WI，从下至上通过延髓的 3 幅图像。（**A**）显示舌咽神经从外侧进入颈静脉孔的神经部。（**B**）舌咽神经（CN IX）、迷走神经（CN X）和副神经（CN XI）在橄榄后沟从外侧离开延髓。舌咽神经位置最靠上。常规 MR 成像无法清晰显示这 3 对脑神经。（**C**）延髓上部层面可见迷走神经（CN X）通过橄榄后沟离开脑干。舌咽神经（CN IX）位于迷走神经外侧，在迷走神经上方由脑干发出

迷走神经（CN Ⅹ）

术语

缩写
- 迷走神经（CNⅩ）

定义
- 迷走神经：最长和最复杂的脑神经之一，具有多种功能，包括支配颈部、胸部和腹部脏器在内的副交感神经
- 参与心血管、呼吸系统和胃肠系统的自主调节
- 其他的神经支配
  - 支配大多数软腭、咽、喉和腭舌肌的运动
  - 喉、食道、气管、胸腹脏器的内脏感觉
  - 外鼓膜、外耳道（EAC）和外耳的感觉神经
  - 会厌部的味觉

影像解剖

概述
- 最长的脑神经，从延髓延伸至结肠
- 节段：脑干、脑池、颅底和颅外段

脑干段
- 迷走神经核位于延髓中上部
  - **运动纤维**起源于**疑核**
  - 会厌的**味觉传入孤束核**
  - 从内脏至**迷走神经背核**的感觉纤维（传入成分）
  - 副交感纤维从**迷走神经背核**发出（传出成分）
  - 脑膜和耳的感觉传入三叉神经脊束核

脑池段
- 神经纤维从舌咽神经下方的**橄榄后沟**、副神经延髓根上方的位置离开延髓

颅底段
- 进入颈静脉孔**血管部**
  - 与副神经（共享纤维鞘）和颈静脉球伴行
  - 颈静脉孔内可见**迷走神经上（颈静脉）神经节**

颅外段
- 离开颈静脉孔进入鼻咽**颈动脉间隙**
- 迷走神经下（结状）神经节位于颅底正下方
- 从颈动脉后外侧进入胸腔
  - 左侧走行于主动脉弓前方，右侧走行于锁骨下动脉（SCA）前方
- 在食管和主要血管周围形成神经丛至心脏和肺
- 食管神经丛提供支配胃的副交感神经
- 支配肠道和内脏器官的神经与动脉血管伴行

头颈部颅外分支
- **耳支（Arnold 神经）**
  - 外鼓膜、外耳道和外耳外表面的感觉传入
  - 起自颈静脉孔内的迷走神经上神经节，也含舌咽神经分支
  - 经**乳突小管**从后外侧颈静脉孔延伸至面神经管乳突段
  - 经鼓乳裂进入外耳道
- **咽支**
  - 咽神经丛位于颅底下方
  - 支配会厌、气管和食管的感觉
  - 支配软腭［腭帆张肌（下颌神经）除外］和咽缩肌的运动
  - **颈动脉窦支（Hering 神经）**
    - 由舌咽神经的小分支和迷走神经的分支组成
    - 供应颈动脉窦壁压力感受器和颈动脉体化学感受器
- **喉上神经**
  - 外支支配**环甲肌**的运动
  - 内支支配下咽部和声门上部的感觉
- **喉返神经（RLN）**
  - 右侧喉返神经在颈胸交界处折返，向后绕过锁骨下动脉上行
  - 左侧喉返神经在纵隔折返，于主肺动脉窗（aortopulmonary window，APW）处主动脉下方向后上行
  - 走行于甲状腺后内侧的**气管食管沟**（tracheoesophageal groove，TEG），在环甲关节水平进入喉部
  - 支配除环甲肌外的所有喉肌运动
  - 支配声门下黏膜的感觉

解剖影像相关问题

推荐成像方法
- **迷走神经近端病变**
  - 从延髓至舌骨的图像
  - 首选磁共振成像：对颅底、脑膜、脑池和脑干病变灵敏
    - 应包括轴位和冠状位 T2WI、T1WI（无脂肪抑制，以及增强检查联合脂肪抑制）
    - 包括重 T2WI 稳态（FIESTA 或 CISS）序列
    - CT 骨扫描有助于检查复杂颅底病变
- **迷走神经远端病变**
  - 颅底至纵隔图像，左侧应至气管隆凸
  - 需要检查的关键区域为颈动脉间隙、气管食管沟、主肺动脉窗
  - 选择 CT 增强检查

临床意义

- **迷走神经功能障碍：近端症状综合征**
  - 损伤部位：延髓与舌骨之间
  - 多发性脑神经受累［CNⅨ～Ⅻ（舌咽、迷走、副、舌下神经），Vernet 综合征］，伴有口咽和喉功能障碍
- **迷走神经功能障碍：远端症状综合征**
  - 损伤部位：舌骨以下
  - 孤立性喉功能障碍伴声带麻痹（喉返神经受累＞＞舌骨下迷走神经）
  - 声带麻痹的影像学特征：同侧真声带向内侧移位，杓状软骨前内侧旋转，喉室增大＝帆征，杓会厌皱襞向内侧移位、增厚，梨状窦增大

迷走神经（CN X）

示意图，迷走神经近端

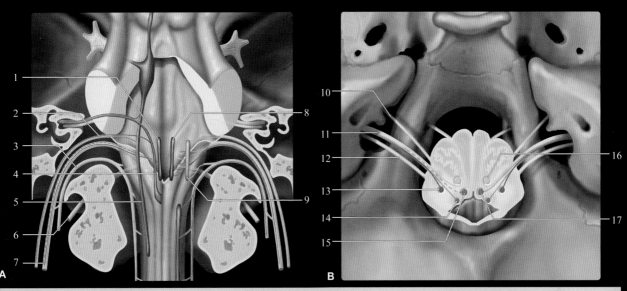

1 迷走神经背核（内脏感觉传入）	8 迷走神经背核（内脏运动传出或	14 孤束核
2 舌咽神经（CNIX）	副交感神经纤维）	15 迷走神经背核（内脏感觉传入）
3 副神经（CNXI）	9 疑核（运动传出）	16 疑核（运动传出）
4 孤束核	10 舌咽神经（CNIX）	17 迷走神经背核（内脏运动传出或
5 三叉神经（CNV）脊束核	11 迷走神经（CNX）	副交感神经纤维）
6 舌下神经（CNXII）	12 副神经（CNXI）	
7 迷走神经（CNX）	13 三叉神经（CNV）脊束核	

（**A**）脑干后视图，显示迷走神经的关键核团。疑核向迷走神经发出运动纤维。迷走神经背核是一个混合核，向内脏发送传出的副交感神经纤维，同时接收来自这些内脏的传入感觉纤维。孤束核通过迷走神经接收会厌和会厌谷的味觉信息。（**B**）延髓轴位图，显示与迷走神经功能相关的主要核团。咽和喉的骨运动纤维来自疑核，内脏的副交感神经纤维由迷走神经背核发出（粉红色实线）。内脏传递的感觉信息也传入至迷走神经背核（粉红色虚线）。孤束核接收会厌的味觉信息

示意图，迷走神经颅外段

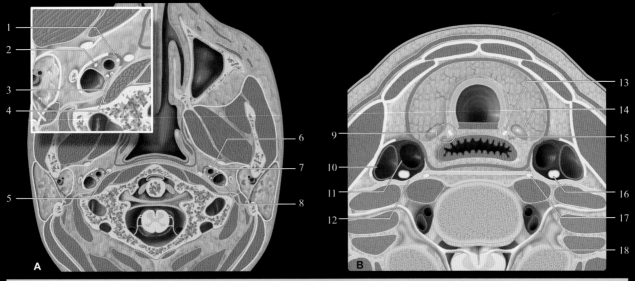

1 舌下神经（CNXII）	5 交感神经链	9 气管食管沟	13 喉返神经	17 交感神经链
2 舌咽神经（CNIX）	6 颈内动脉	10 颈内静脉	14 甲状旁腺	18 臂丛神经
3 副神经（CNXI）	7 颈动脉鞘有3层颈深筋膜	11 颈总动脉	15 气管旁淋巴结	
4 迷走神经（CNX）	8 颈内静脉	12 颈动脉鞘有3层颈深筋膜	16 迷走神经干	

（**A**）鼻咽颈动脉间隙轴位图像，显示颅外迷走神经位于颈内动脉和颈内静脉间隙的后方。此水平舌咽神经、副神经和舌下神经仍然位于颈动脉间隙内。（**B**）经甲状腺层面，舌骨下颈动脉间隙轴位图像，显示迷走神经干是颈动脉间隙内唯一的脑神经，位于颈总动脉和颈内静脉间隙的后方。注意喉返神经位于气管食管沟。左喉返神经在纵隔的主肺动脉窗处折返上行，右喉返神经在锁骨下动脉周围的颈胸交界处折返上行

示意图，迷走神经颅外段

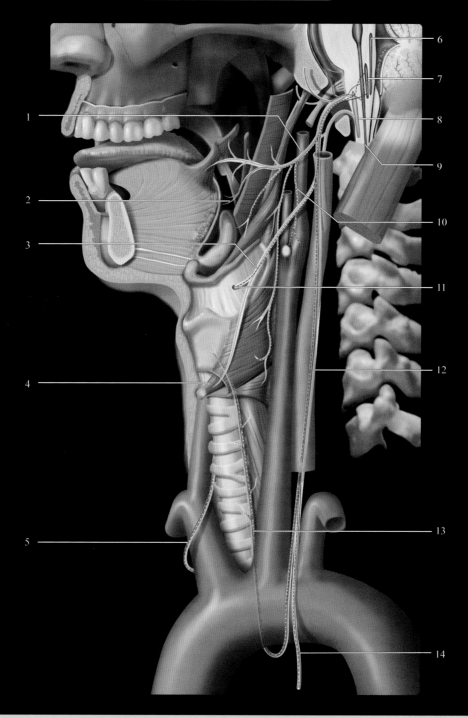

1 咽（神经）丛	5 喉返神经（右侧）	9 三叉神经脊束核	12 迷走神经
2 会厌区味觉纤维	6 孤束核	10 迷走神经分支（到舌咽	13 喉返神经（左侧）
3 喉上神经	7 迷走神经背核	神经的颈动脉分支）	14 到胸部和腹部的迷走神经
4 由喉上神经支配的环甲肌	8 疑核	11 喉上神经的感觉支	

侧位图，显示迷走神经的颈部和上纵隔部，包括 4 个脑干核团。疑核通过咽神经丛支配软腭和咽（上、中、下缩肌）的运动（绿线），通过喉返神经支配除环甲肌以外的所有喉肌运动。具有双重功能的迷走神经背核既发出传出纤维，支配内脏的非自主运动（粉红色实线），又接收同一内脏的感觉神经纤维（粉红色虚线）。孤束核接收会厌和会厌谷的味觉信息。三叉神经脊束核接收外耳和颅底–脑膜的感觉信息。只有迷走神经背核的内脏运动和感觉纤维，在迷走神经中继续分布至身体的其他部分

CT 轴位图像

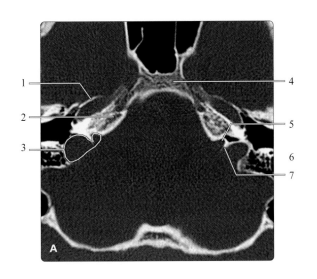

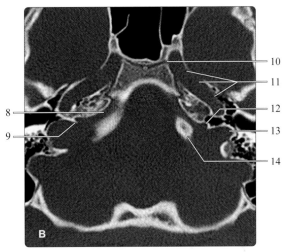

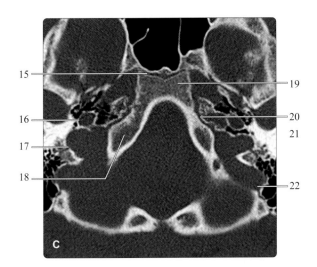

1	颈内动脉管岩段水平部	9	颈静脉棘	17	血管部		
2	岩尖	10	蝶枕软骨结合	18	颈静脉结节		
3	颈静脉孔	11	颈内动脉管岩段水平部	19	斜坡		
4	斜坡上部	12	神经部	20	岩枕裂		
5	神经部	13	血管部	21	迷走神经，在血管部的大致位置		
6	迷走神经，在血管部的大致位置	14	颈静脉结节	22	乙状窦		
7	颈静脉棘	15	蝶枕软骨结合				
8	岩下窦通道	16	颈内动脉岩段垂直部				

CT 颅底轴位，从上至下 3 幅图像。（ A ）显示颈静脉孔由颈静脉棘分为前内侧小的神经部和后外侧血管部。血管部走行迷走神经、副神经、Arnold 神经和颈静脉球，后者向下延续为颈内静脉。（ B ）此层面可见神经部前内侧连接到岩下窦。舌咽神经、Jacobsen 神经和岩下窦均位于神经部。（ C ）下颈静脉孔层面显示乙状窦与颈静脉孔血管部相延续。颈静脉孔位于颅后窝底部、前外侧颞骨岩部和后内侧枕骨之间的接缝处

3T MR 轴位 T2WI

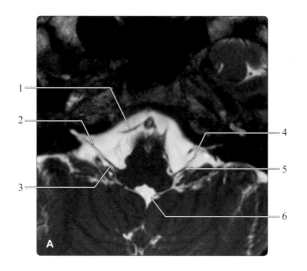

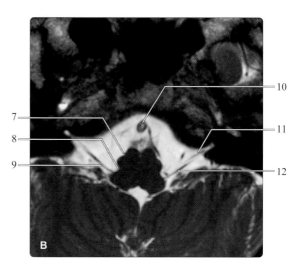

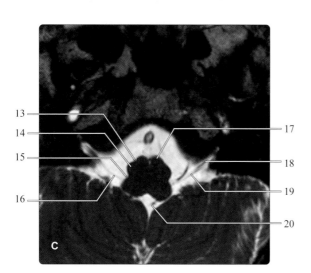

1	小脑前下动脉	11	舌咽神经（CN IX）
2	舌咽神经（CN IX）	12	迷走神经（CN X）
3	迷走神经（CN X）	13	橄榄前沟
4	舌咽神经（CN IX）	14	下橄榄核区
5	迷走神经（CN X）	15	橄榄后沟
6	第四脑室	16	副神经（CN XI）延髓根
7	橄榄前沟	17	延髓锥体
8	橄榄后沟	18	迷走神经进入颈静脉孔
9	迷走神经（CN X）	19	副神经（CN XI）延髓根
10	基底动脉	20	第四脑室

低位脑干 MR 轴位 T2WI，从上至下 3 幅图像。（A）显示迷走神经在舌咽神经下方橄榄后沟处自延髓外侧发出。（B）显示迷走神经从双侧橄榄后沟进入基底池外侧。舌咽神经在迷走神经的上方自橄榄后沟出脑，而副神经延髓根在迷走神下方出脑。（C）颈静脉孔上部水平，可见副神经延髓根自橄榄后沟出脑。迷走神经从侧面进入颈静脉孔。如果没有薄层 T2WI，通常无法区分基底池内的舌咽神经、迷走神经和副神经延髓根

3T MR 轴位和冠状位 T2-SPACE 序列

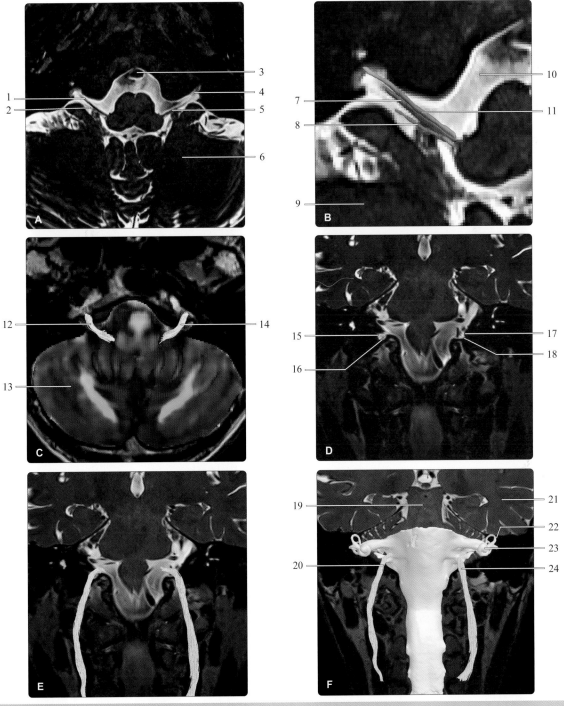

1 迷走神经（CN X）	7 迷走神经（CN X）	13 小脑	19 脑干
2 副神经（CN XI）	8 副神经（CN XI）	14 舌咽神经和迷走神经	20 舌咽神经和迷走神经
3 椎动脉	9 小脑	15 舌咽神经（CN IX）	21 颞叶
4 舌咽神经（CN IX）	10 脑池	16 迷走神经（CN X）	22 前庭
5 迷走神经（CN X）	11 舌咽神经（CN IX）	17 舌咽神经（CN IX）	23 耳蜗
6 小脑	12 舌咽神经和迷走神经	18 迷走神经（CN X）	24 舌咽神经和迷走神经

　　3T MR 轴位 T2-SPACE 序列，3 幅图像（A～C）。（A）显示迷走神经以及部分副神经和舌咽神经。（B）显示迷走神经、舌咽神经和副神经的三维模型图，分别以橙色、绿色和蓝色显示。（C）叠加在 T2-SPACE 图像的弥散张量成像（DTI），包括舌咽神经和迷走神经的纤维束成像。显示主要张量纤维方向的背景彩色图，红色是左-右方向，绿色是前-后方向，蓝色是下-上方向。

　　3T MR 冠状位 T2-SPACE 序列，3 幅图像（D～F）。（D）显示迷走神经与舌咽神经伴行。（E）DTI 纤维束成像重建舌咽神经和迷走神经，以黄色显示。（F）黄色显示舌咽神经和迷走神经的 DTI 重建纤维束图像。灰色为脑池、脑干和前庭蜗神经的三维图像

副神经（CN XI）

术语

缩写

- 副神经（CNXI）

同义词

- 第十一对脑神经

定义

- 副神经：纯运动神经，脊髓根支配胸锁乳突肌、斜方肌运动，颅根（延髓根）支配腭、咽、喉肌运动

影像解剖

概述

- 纯运动性脑神经
- 分为 4 个节段：脑干段、脑池段、颅底段和颅外段

脑干段

- 两个不同的神经核起源
  - 延髓（颅）运动纤维起自疑核下部（位于延髓）
    - 纤维向前外侧走行，在橄榄后沟舌咽神经和迷走神经下方从延髓外侧出脑干
  - 脊髓运动纤维起自副神经的脊髓核（位于脊髓）
    - 位于 $C_1 \sim C_5$ 前角外侧面的窄柱状细胞群
    - 神经纤维起自脊髓颈段外侧前、后根之间
    - 纤维集合形成束，经枕骨大孔上行进入颅底

脑池段

- 延髓根沿类似舌咽神经和迷走神经的走行，向前外侧穿过基底池
- 脊髓根进入基底池下外侧，穿过颈静脉孔（jugular foramen，JF）
- 副神经的延髓根和脊髓根在基底池或颈静脉孔内汇合

颅底段

- 穿过颈静脉孔后部的血管部
  - 血管部还有迷走神经（CNX）、颈静脉球以及 Arnold 神经通过
  - 神经部传递舌咽神经（CNIX）、Jacobson 神经和岩下窦
- 延髓根与脊髓根在颈静脉孔内伴行

颅外段

- 延髓根的纤维（起源于疑核内），在颈动脉间隙与副神经主干分离，汇入迷走神经
  - 通过迷走神经支配腭、咽和喉部肌肉
    - 腭：腭帆提肌、腭舌肌、腭咽肌和悬雍垂肌
    - 咽：经咽丛支配咽上缩肌和软腭
    - 喉：经喉返神经支配除环甲肌外的所有喉肌
- 脊髓根的纤维位于颅外副神经中
  - 从颈动脉间隙向后外侧走行
  - 沿胸锁乳突肌内侧下行
  - 支配胸锁乳突肌
  - 继续穿过颈后间隙底部
  - 终止并支配斜方肌

解剖影像相关问题

推荐成像方法

- MR 成像方法的选择
  - 对颅底、脑膜、脑池和脑干病变非常敏感
  - 序列应包括 T2WI、不含脂肪抑制的 T1WI，以及轴位和冠状位伴脂肪抑制的 T1 增强检查
- CT 有助于检查复杂颅底病变

最佳成像要点

- 副神经核和脑干段不能直接显示
- 脑池段在常规 MR 成像中通常不能显示
  - MR 高分辨薄层 T2WI 通常显示舌咽神经、迷走神经和副神经的神经复合体穿过基底池，从橄榄后沟至颈静脉孔血管部
- CT 清晰显示颈静脉孔血管部的骨性解剖
- 颅外副神经节段不能直接显示
  - 根据其通常位于颈后间隙底部、胸锁乳突肌深面来推断位置

影像诊断注意事项

- 严重副神经损伤后，肥大的肩胛提肌可能与肿瘤相似
- 不要将肥大的肩胛提肌误认为是肿块

临床应用

临床意义

- 副神经支配胸锁乳突肌和斜方肌
- 对颈、肩运动以及喉运动至关重要

功能障碍

- 副神经功能障碍：孤立性副神经损伤
  - 最常见的原因是根治性颈部清扫术，因为颈淋巴结链与副神经密切相关
  - 脊髓副神经病变的初始症状
    - 肩胛骨向下和向外侧旋转
    - 由于斜方肌张力丧失，导致肩下垂
  - 脊髓副神经病变的长期表现
    - 6 个月内导致同侧胸锁乳突肌和斜方肌萎缩
    - 同侧肩胛提肌代偿性肥大，可持续数月
- 副神经损伤常与其他下部脑神经损伤同时发生，特别是舌咽神经（CNIX）和迷走神经（CNX）

示意图

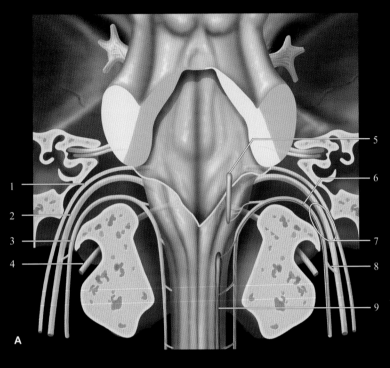

A

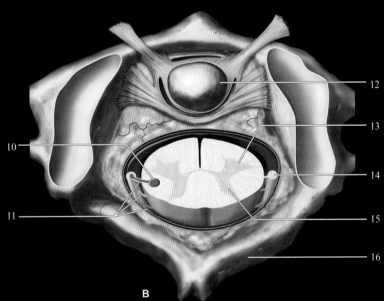

B

1 舌咽神经（CN Ⅸ）	6 在颈静脉孔中副神经的	9 副神经脊髓核	14 副神经脊髓根
2 迷走神经（CN Ⅹ）	延髓纤维和脊髓纤维汇合	10 副神经脊髓核	15 背角 / 灰质柱
3 副神经（CN Ⅺ）	7 颈静脉孔	11 副神经脊髓根丝	16 C1 椎体后环
4 舌下神经（CN Ⅻ）	8 副神经延髓纤维走行至	12 齿突	
5 疑核	迷走神经中	13 腹角 / 灰质柱	

（A）脑干后视图，显示副神经（CN Ⅺ）的脊髓根和延髓根。值得注意的是，疑核下部发出副神经延髓根的多个根丝。脊髓根和延髓根在基底池外侧和颈静脉孔伴行。脊髓根作为颅外副神经支配胸锁乳突肌和斜方肌。延髓根纤维在颅外或颈静脉孔内汇入迷走神经，支配咽（咽上缩肌和软腭）和喉（环甲肌除外）的运动。（B）轴位图像显示颈髓上部切面，以显露副神经脊髓核，脊髓核发出多个根丝，汇合形成副神经的脊髓根。脊髓核为 C1～C5 前角外侧区的细胞群。根丝从颈后根前方的后外侧沟发出

示意图，颅内和颅外段

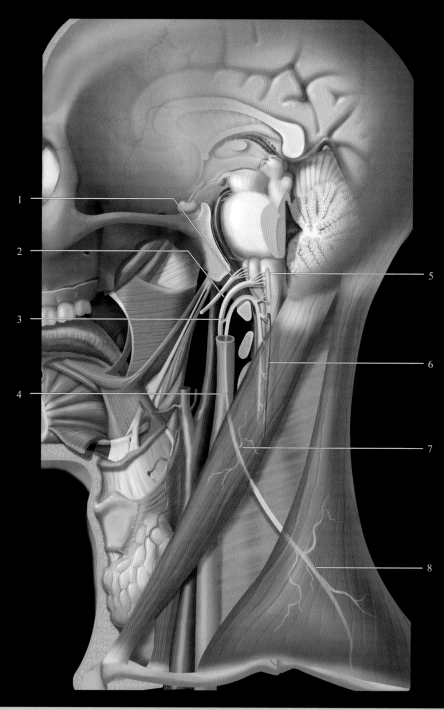

1	舌咽神经（CNIX）	4	副神经（CNXI）	7	副神经运动分支，支配胸锁乳突肌
2	迷走神经（CNX）	5	疑核（延髓副神经）	8	副神经运动分支，支配斜方肌
3	副神经延髓纤维走行至迷走神经	6	副神经（CNXI）脊髓核		

颅内和颅外副神经（CNXI），副神经延髓根起自疑核下部，脊髓根起自脊髓核。两根在颈静脉孔内汇合。颅外延髓纤维走行至迷走神经，最终通过咽丛支配软腭和咽上缩肌，通过喉返神经支配大部分喉内肌的运动。副神经的脊髓纤维支配胸锁乳突肌和斜方肌。颅外副神经走行于颈后间隙底部

副神经（CN XI）

CT 轴位和 3T MR 轴位 T2WI

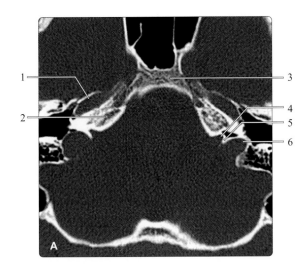

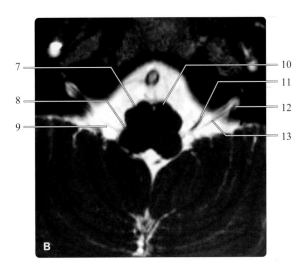

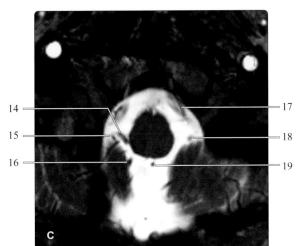

1	颈动脉管岩段水平部	11	小脑后下动脉
2	岩尖	12	颈静脉孔血管部
3	斜坡	13	副神经延髓根
4	颈静脉孔神经部	14	小脑后下动脉
5	颈静脉棘	15	副神经脊髓根
6	颈静脉孔血管部	16	小脑后下动脉
7	橄榄前沟	17	椎动脉
8	橄榄后沟	18	副神经脊髓根
9	副神经延髓根	19	小脑后下动脉
10	延髓锥体		

（A）CT 轴位颈静脉孔水平，显示前内侧神经部、颈静脉棘和后外侧血管部。舌咽神经、鼓室神经（Jacobsen 神经）和岩下窦走行于神经部，迷走神经、副神经、迷走神经耳支（Arnold 神经）和乙状窦走行于血管部，乙状窦延续为颈内静脉。（B）3T MR 轴位 T2WI 延髓水平图像，显示副神经的延髓根从橄榄后沟迷走神经下方发出，延髓根与迷走神经和舌咽神经一起沿前外侧穿过基底池。（C）3T MR 轴位 T2WI 延髓下方图像，显示副神经的脊髓根进入颈静脉孔的神经部之前，上行通过枕骨大孔与副神经的延髓根汇合。脊髓根最终形成颅外副神经，支配胸锁乳突肌和斜方肌运动

舌下神经（CN XII）

术语

缩写

- 舌下神经（CN XII）

定义

- 舌下神经：支配舌内肌和舌外肌的运动神经

影像解剖

概述

- 运动神经，支配舌内肌和舌外肌
  - 唯一不受舌下神经支配的舌外肌是**腭舌肌**（由迷走神经支配）
- 舌下神经解剖节段
  - 脑干段
  - 脑池段
  - 颅底段
  - 颅外段

脑干段

- **舌下神经核**
  - 位于延髓背侧，迷走神经背核和中线之间
  - 为长而细的核，其长度与腹外侧的橄榄大致相同（长为 15～18 mm）
  - 由第四脑室底髓纹下方的舌下神经隆起（三角区）延伸至延髓近端
- 舌下神经轴突的脑干内走行
  - 舌下神经核的传出纤维从延髓内侧丘系的外侧向腹侧延伸
  - 传出纤维在橄榄核和锥体之间的**前外侧沟**（也称为**橄榄前沟**）发出（根出口区）

脑池段

- 传出纤维连合形成多个（6～14 个）**根丝**
  - 髓前池中，走行于小脑后下动脉与椎动脉之间
- 穿过舌下神经管离开颅底时，根丝融合成舌下神经（2～4 条干）
- 舌下神经纤维与迷走神经纤维汇合
- 脑池段的总长度为 8～15 mm，平均宽度为 0.3～0.6 mm

颅底段

- 舌下神经通过**舌下神经管**离开枕骨，周围有静脉丛
  - 舌下神经管位于枕骨颈静脉孔尾端
    - 与鼻咽颈动脉内侧间隙相延续
    - 骨性分隔将舌下神经管一分为二
  - 舌下神经管的平均长度为 9.5～16.0 mm，平均宽度为 1.3～3.0 mm

颅外段

- 舌下神经的颈动脉间隙部分
  - 舌下神经管与鼻咽颈动脉内侧间隙相延续

- 舌下神经离开舌下神经管后立即发出**硬脑膜分支**
  - 在颈动脉后间隙下行，与迷走神经相邻
  - 从颈静脉和颈内动脉之间的颈动脉前间隙穿出，在二腹肌后腹下缘越过颈外动脉外侧面
- 舌下神经跨间隙部分
  - 从颈动脉间隙，神经在颈动脉分叉的外侧向前下方走向舌骨
  - 在枕动脉基底部，舌下神经转向前方，在下颌下腺内侧，继续作为二腹肌后腹下方的肌支
  - 从舌下神经水平段发出颈袢上根，与下根吻合
- 远端分支的影像学重要性
  - **肌支**走行于舌下后间隙的舌骨舌肌外侧缘，靠近舌动脉，位于下颌舌骨肌内侧
    - 支配舌外肌（茎突舌肌、舌骨舌肌、颏舌肌）和舌内肌
    - C1 脊神经支配颏舌骨肌
  - 颈袢：由上、下（C1～C3 脊神经）根形成，支配舌骨下带状肌（胸骨甲状肌、胸骨舌骨肌、肩胛舌骨肌）
- CT 或 MR 直接识别间隙内的舌下神经困难，需要通过邻近的解剖结构推断

解剖影像相关问题

推荐成像方法

- MR 是首选的检查方法
  - 最适合脑干、脑池、颅底、舌骨上颈部
  - 应该包括重 T2WI 序列
- 推荐颅底 CT 平扫骨算法检查颅底和舌骨上颈部（包括眶顶至舌骨下）

最佳成像要点

- CT 或 MR 检查需要包括从脑干至舌骨的整个神经覆盖范围
- 舌不对称提示失神经支配
  - 急性或亚急性：失神经支配的半侧舌表现为 T1 低信号、T2 高信号，增强检查强化
  - 慢性：CT 或 MR 显示舌萎缩（脂肪浸润和体积缩小），舌骨下带状肌萎缩

影像诊断注意事项

- 失神经支配的半侧舌可能由于水肿（急性）或无力（慢性）而增大，与炎性浸润类似
- 不进行舌骨成像，可能会导致漏诊

临床意义

- 单侧病变导致舌偏向"患侧"
- 近 50% 的舌下神经病变由肿瘤引起，多为恶性肿瘤

舌下神经（CN XII）

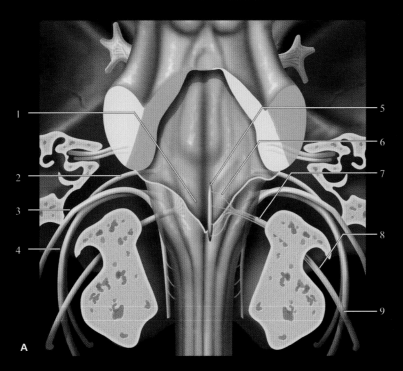

A

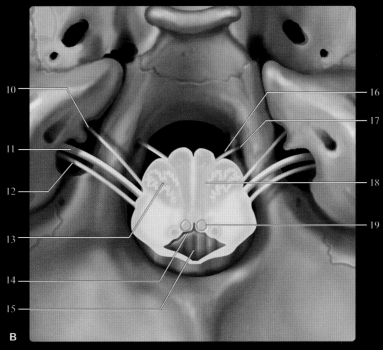

B

1 舌下神经隆凸	6 舌下神经脑干内轴突	11 迷走神经在血管部	16 舌下神经脑池段
2 舌咽神经（CN IX）	7 舌下神经脑池段根丝	12 副神经在血管部	17 舌下神经管入口
3 副神经（CN XI）	8 舌下神经管内的舌下神经	13 下橄榄核	18 舌下神经脑干内轴突
4 迷走神经（CN X）	9 鼻咽颈动脉间隙的舌下神经	14 舌下神经隆凸	19 舌下神经核
5 舌下神经核（CN XII）	10 舌咽神经在颈静脉孔神经部	15 第四脑室	

（A）脑干下部后视图，显示舌下神经近端的主要特征。注意延髓背侧旁正中的舌下神经核，其脑干内轴突从橄榄前沟发出进入基底池前外侧。脑池内的根丝融合为舌下神经，通过舌下神经管穿过颅底。出舌下神经管后，舌下神经立即进入鼻咽颈动脉间隙。（B）延髓下部轴位图，显示舌下神经核发出脑干内轴突，轴突向腹侧走行，绕过下橄榄核，通过橄榄前沟出延髓。舌下神经核在第四脑室底部呈拱形（舌下神经隆凸/舌下神经三角）。脑池内的根丝在舌下神经管内汇合形成舌下神经（CN XII）。舌下神经管位于颈静脉孔的前下方

舌下神经（CN XII）

示意图，颅外段

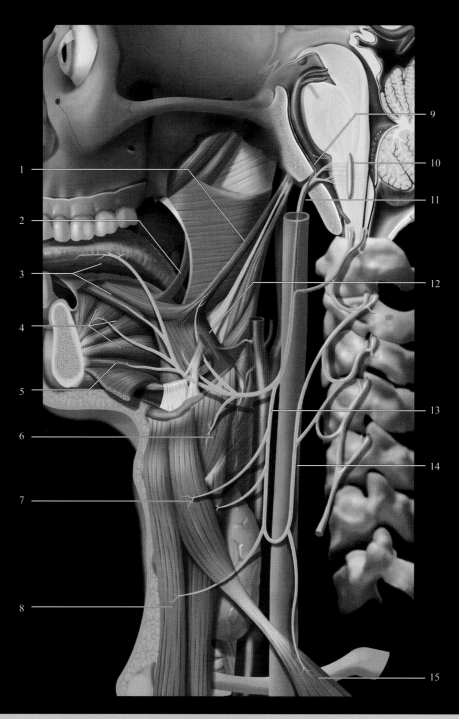

1	茎突舌肌	4	颏舌肌	7	肩胛舌骨肌前腹	10	舌下神经核	13	颈袢上根
2	腭舌肌	5	颏舌骨肌（C1）	8	胸骨舌骨肌	11	舌下神经（CN XII）	14	颈袢下根（C1～C3）
3	舌内肌	6	胸骨甲状肌	9	舌下神经脑膜支	12	舌骨舌肌	15	肩胛舌骨肌后腹

侧位视图显示舌下神经的整个走行。舌下神经起自第四脑室底的舌下神经核，离开颅底后进入鼻咽颈动脉间隙颈内动脉的内侧，在颈动脉间隙下行，然后在颈动脉和颈内静脉之间向前发出。舌下神经支配舌内肌和舌外肌（茎突舌肌、舌骨舌肌、颏舌肌）运动，C1 脊神经支配颏舌骨肌运动，颈袢（C1～C3 脊神经）支配舌骨下带状肌（包括胸骨甲状肌、胸骨舌骨肌和肩胛舌骨肌）运动。注意 C1 的脑膜感觉分支随舌下神经向上逆行至斜坡脑膜

舌下神经（CN XII）

CT 轴位和 3T MR 轴位 T2WI

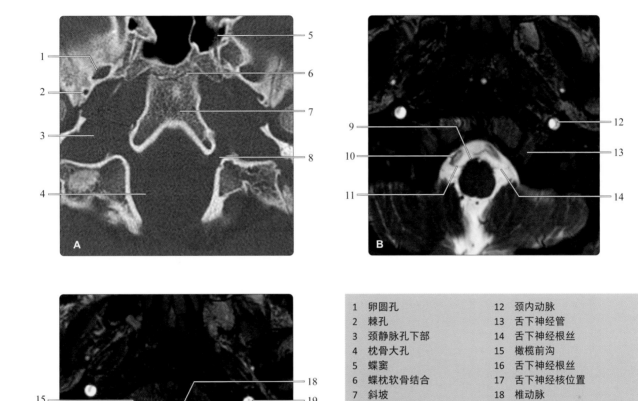

1	卵圆孔	12	颈内动脉
2	棘孔	13	舌下神经管
3	颈静脉孔下部	14	舌下神经根丝
4	枕骨大孔	15	橄榄前沟
5	蝶窦	16	舌下神经根丝
6	蝶枕软骨结合	17	舌下神经核位置
7	斜坡	18	椎动脉
8	舌下神经管	19	颈内动脉
9	延髓锥体	20	舌下神经（CN XII）
10	椎动脉	21	橄榄后沟
11	舌下神经根丝		

（A）舌下神经管 CT 轴位图像，显示舌下神经管的边缘骨皮质完好。（B）3T MR 轴位 T2WI 图像，通过延髓下部的 2 幅图像，显示舌下神经脑池段。脑池段的解剖结构多变，通常多个根丝从橄榄前沟发出合并成 2 个主干，穿过硬脑膜进入舌下神经管。主干在基底池中与椎动脉相邻或在椎动脉附近通过。（C）第 2 幅图像显示舌下神经从延髓橄榄和锥体之间的橄榄前沟发出。患者左侧舌下神经脑池段可见粗而独立的神经干进入舌下神经管，右侧舌下神经由多根细小根丝组成

舌下神经（CN XII）

CT 冠状位图像

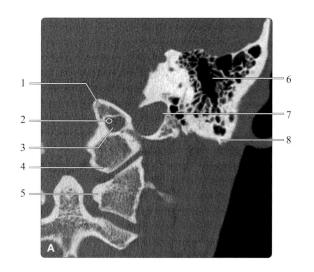

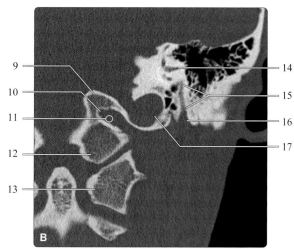

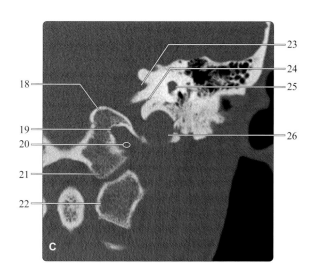

1 颈静脉结节	14 外侧半规管
2 舌下神经位置	15 面神经管，乳突段
3 舌下神经管	16 茎乳孔
4 枕髁	17 颈静脉孔
5 寰椎（C1）侧块	18 颈静脉结节
6 乳突气房	19 舌下神经管
7 颈静脉孔	20 舌下神经位置
8 乳突尖	21 枕髁
9 颈静脉结节（"鸟的头和嘴"）	22 寰椎（C1）侧块
10 舌下神经管	23 内耳道
11 舌下神经位置	24 耳蜗水管
12 枕髁	25 前庭
13 寰椎（C1）侧块	26 颈静脉孔

CT 冠状位，由后至前 3 幅图像。（A）舌下神经管呈完整的骨环，提示该图在神经管入口水平。舌下神经位于舌下神经管的内上象限。（B）舌下神经管中段水平，周围骨外形像鸟的头和嘴，由颈静脉结节组成。颈静脉孔位于舌下神经管外侧。（C）舌下神经管远端水平，舌下神经离开颅底，向下进入鼻咽颈动脉间隙。外侧颈静脉孔内通过的结构，包括颈静脉和舌咽神经、迷走神经和副神经，也汇入颈动脉间隙内

舌下神经（CN XII）

3T MR 冠状位 T1 增强图像

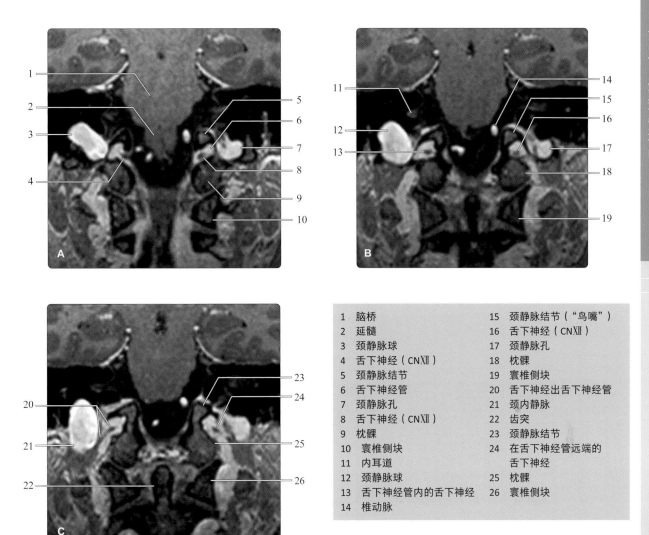

1 脑桥	15 颈静脉结节（"鸟嘴"）
2 延髓	16 舌下神经（CN XII）
3 颈静脉球	17 颈静脉孔
4 舌下神经（CN XII）	18 枕髁
5 颈静脉结节	19 寰椎侧块
6 舌下神经管	20 舌下神经出舌下神经管
7 颈静脉孔	21 颈内静脉
8 舌下神经（CN XII）	22 齿突
9 枕髁	23 颈静脉结节
10 寰椎侧块	24 在舌下神经管远端的
11 内耳道	舌下神经
12 颈静脉球	25 枕髁
13 舌下神经管内的舌下神经	26 寰椎侧块
14 椎动脉	

3T MR 冠状位 T1 增强扫描，由后至前 3 幅图像。（A）此层面可见舌下神经进入舌下神经管近端。低信号的舌下神经被强化的静脉丛包围，因此在薄层 MR 增强图像很容易识别。舌下神经管还伴行咽升动脉的分支。（B）舌下神经管中段层面，强化静脉丛包围低信号的舌下神经，位于颈静脉结节的"鸟嘴"下方。（C）舌下神经管远端层面，舌下神经离开舌下神经管向下外侧走行进入鼻咽颈动脉间隙，此患者右侧颈内静脉也下行进入鼻咽颈动脉间隙

3T MR T2-SPACE 序列

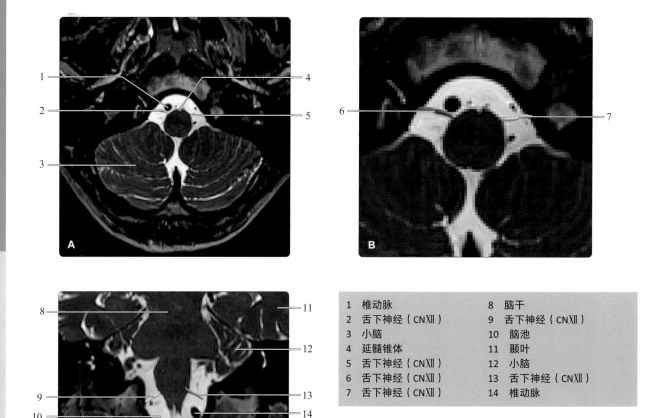

1 椎动脉	8 脑干
2 舌下神经（CN XII）	9 舌下神经（CN XII）
3 小脑	10 脑池
4 延髓锥体	11 颞叶
5 舌下神经（CN XII）	12 小脑
6 舌下神经（CN XII）	13 舌下神经（CN XII）
7 舌下神经（CN XII）	14 椎动脉

（A）3T MR 轴位 T2-SPACE 序列，显示舌下神经脑池段。（B）轴位放大图像显示舌下神经脑池段，红色和黄色叠加三维表面重建显示舌下神经。（C）MR T2-SPACE 冠状位图像，显示舌下神经脑池段，红色和黄色叠加三维表面重建显示舌下神经

3T MR 纤维束成像

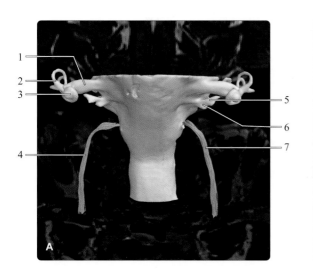
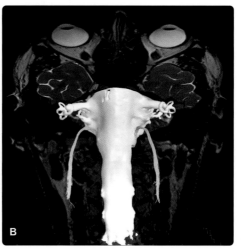

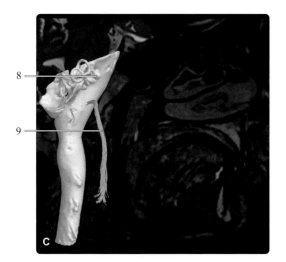

1	前庭蜗神经（CNⅧ）	6	迷走神经（CNX）
2	前庭	7	舌下神经（CNⅫ）
3	耳蜗	8	耳蜗
4	舌下神经（CNⅫ）	9	舌下神经（CNⅫ）
5	舌咽神经（CNⅨ）		

3T MR T2-SPACE 和弥散张量成像（DTI）多模态重建的舌下神经图像。（A）背景为轴位和冠状位 T2-SPACE 图像，脑池和脑干的三维表面用灰色显示。DTI 舌下神经纤维束重建用绿色显示。（B）接近轴位的图像，显示 DTI 舌下神经纤维束重建。由于弥散张量成像采集的限制，舌下神经走行转向前方之前终止采集。（C）DTI 舌下神经纤维束重建图像右侧观，背景为 3T MR 矢状位 T2-SPACE 图像。由于弥散张量成像采集的限制，舌下神经走行转向前方之前终止采集

第一篇　脑
第七章　颅外动脉

（刘敏　单艺　卢洁　译）

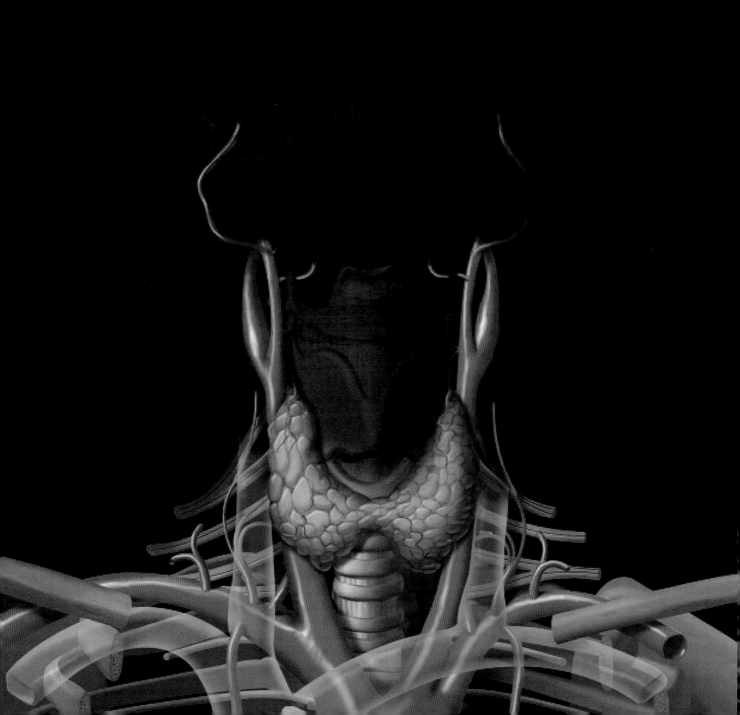

主动脉弓和大血管

术语

缩写

- 主动脉弓（AA），头臂干（BCT）
- 右颈总动脉（RCCA）
- 左颈总动脉（LCCA）
- 右锁骨下动脉（RSCA）
- 左锁骨下动脉（LSCA）
- 先天性心脏病（CHD）

定义

- 大血管：从主动脉弓发出的主要血管（头臂干、左颈总动脉、左锁骨下动脉）

大体解剖

概述

- 胸主动脉有 4 个主要节段（升主动脉、主动脉弓、主动脉峡部、降主动脉）
- 主动脉弓有 3 个主要分支（头臂干、左颈总动脉、左锁骨下动脉）

影像解剖

概述

- 主动脉弓在上纵隔由右至左、从前向后走行

解剖关系

- 前方：迷走神经（CNX）
- 后方
  - 气管
  - 食管
  - 左侧喉返神经
- 上方
  - 大血管
  - 左头臂静脉
- 下方
  - 肺动脉干
  - 左侧喉返神经

分支

- **头臂干**（无名动脉）
  - 主动脉弓最大的分支
  - 从主动脉弓凸侧发出
  - 上升到气管前部
  - 在胸锁关节水平，分为右锁骨下动脉、右颈总动脉
  - 右锁骨下动脉分支
    - 胸廓内动脉（内乳动脉）（从右锁骨下动脉的前下方走行）
    - 右椎动脉（起自右锁骨下动脉，然后上行，位于右颈总动脉起始处以远）
    - 甲状颈干（发出 2 个主要分支：甲状腺下动脉及其颈升支、喉部和咽部分支；肩胛上动脉）
    - 肋颈干（发出肋间上动脉、颈深动脉）
  - 右颈总动脉分支
    - 分为颈内动脉（ICA）、颈外动脉（ECA）
- **左颈总动脉**
  - 起自主动脉弓，位于头臂干以远
  - 在气管前方上升，随后走行于气管侧方
  - 位于颈内静脉前内侧
  - 甲状软骨上缘水平分为左侧颈内动脉和颈外动脉
- **左锁骨下动脉**
  - 起自主动脉弓，位于左颈总动脉以远
  - 上升至颈部，经过前斜角肌内侧缘的侧方
  - 走行于胸导管、左膈神经后方
  - 分支
    - 左胸廓内动脉（内乳动脉）
    - 左椎动脉
    - 左甲状颈干
    - 左肋颈干

血管分布区

- 头颈部均由主动脉弓和大血管供血

正常变异、异常

- 正常变异
  - 经典的 3 个分支模式（约 80%）
    - 最大的分支是头臂干，其次是左颈总动脉、左锁骨下动脉
  - "牛型"主动脉弓
    - 头臂干、左颈总动脉起始处共干（10%～25%）
  - 左颈总动脉起自头臂干（5%～7%）
  - 左头臂干（左颈总动脉、左锁骨下动脉起始处共干）（1%～2%）
  - 左椎动脉直接起自主动脉弓（0.5%～1%）
  - 主动脉"峡部"，由主动脉在邻近动脉导管处局限性缩窄形成，造成局部管腔梭形扩张
  - 导管憩室（主动脉峡部前内侧的局部凸起），见于 9% 的成年人
- 异常
  - 左侧主动脉弓伴异常右锁骨下动脉
    - 最常见的先天性主动脉弓畸形（0.5%～1%）
    - 70%：右颈总动脉、左颈总动脉、左锁骨下动脉、右锁骨下动脉
    - 25%：右颈总动脉/左颈总动脉、左锁骨下动脉、右锁骨下动脉共干
    - 5%：其他变异，迷走右锁骨下动脉
    - ± 右锁骨下动脉的动脉瘤扩张（"Kommerell 憩室"）
  - 右侧主动脉弓伴镜像分支
    - 左头臂干、右颈总动脉、右锁骨下动脉
    - 98% 患先天性心脏病
  - 右侧主动脉弓伴异常左锁骨下动脉
    - 左颈总动脉、右颈总动脉、右锁骨下动脉、

左锁骨下动脉

- 10% 患先天性心脏病
- 可能形成血管环（右侧动脉导管退化，左侧动脉导管保留，与肺动脉形成"U"形血管环）
  ○ 双主动脉弓（多种变异）
- 常见血管环
- 右侧主动脉弓通常高于且大于左侧主动脉弓
- 右锁骨下动脉、右颈总动脉通常起源于右侧主动脉弓，左颈总动脉、左锁骨下动脉起源

于左侧主动脉弓

- 很少伴发先天性心脏病

解剖影像相关问题
推荐成像方法

- 左前斜位（LAO）显示主动脉弓及大血管效果最佳
- 评价主动脉弓和大血管，推荐 CTA、增强 MRA 检查，能够与 DSA 检查媲美

示意图

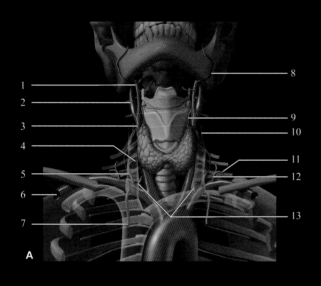

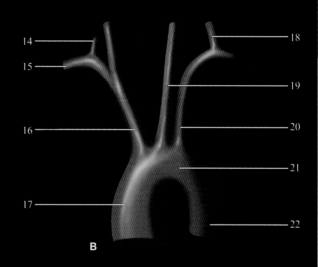

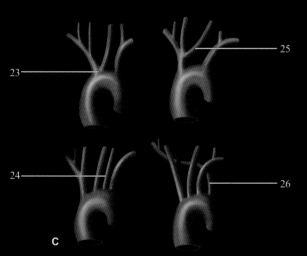

1	颈外动脉	15	右锁骨下动脉
2	颈内动脉	16	头臂干
3	颈总动脉	17	升主动脉
4	甲状腺下动脉，甲状颈干	18	左椎动脉
5	甲状颈干	19	左颈总动脉
6	右锁骨下动脉	20	左锁骨下动脉
7	胸廓内动脉（内乳动脉）	21	主动脉弓
8	面动脉	22	降主动脉
9	甲状腺上动脉	23	头臂干、左颈总动脉
10	颈升支，甲状颈干		起源于主动脉弓
11	肩胛上动脉	24	左椎动脉起源于主动脉弓
12	肋颈干	25	左颈总动脉起源于头臂干
13	左、右椎动脉	26	迷走右锁骨下动脉
14	右椎动脉		

（**A**）前后位图像显示正常主动脉弓（AA）及其与相邻结构的关系。颈内动脉（ICA）通常起源于颈总动脉（CCA），位于颈外动脉（ECA）的后外侧。（**B**）正常主动脉弓结构，显示三支大血管［头臂干（BCT）、左颈总动脉（LCCA）和左锁骨下动脉（LSCA）］。头臂干和左颈总动脉由主动脉弓发出，呈"V形"分布。（**C**）四种常见主动脉弓正常变异和异常。左上：头臂干和左颈总动脉共同起源于主动脉弓。右上：左颈总动脉起自头臂干，主动脉弓仅发出 2 个分支（头臂干及左锁骨下动脉）。左下：左椎动脉（VA）直接起源于主动脉弓。右下：迷走右锁骨下动脉（RSCA）为第四支大血管，直接从主动脉弓发出

左前斜位 DSA

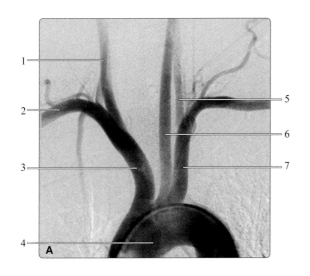

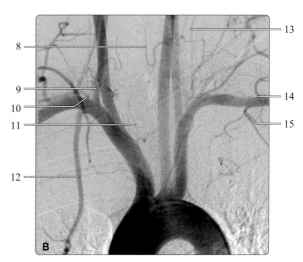

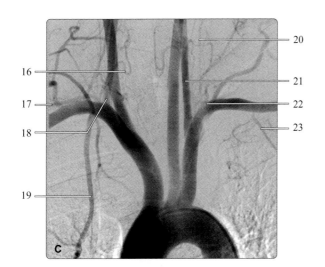

1	右颈总动脉	13	颈升动脉，甲状颈干
2	右锁骨下动脉	14	肋颈干
3	头臂干	15	肋间最上动脉
4	主动脉弓	16	甲状腺下动脉
5	左椎动脉	17	肩胛上动脉分支，甲状颈干
6	左颈总动脉	18	右椎动脉
7	左锁骨下动脉	19	胸廓内动脉（内乳动脉）
8	甲状腺下动脉，甲状颈干	20	颈升动脉
9	右椎动脉	21	左椎动脉
10	甲状颈干	22	甲状颈干
11	甲状腺最下动脉	23	肋间最上动脉
12	胸廓内动脉（内乳动脉）		

（A）DSA 动脉早期左前斜位显示主动脉弓和大血管影像。第一个分支通常是头臂干，它分为右锁骨下和右颈总动脉。第二个主要分支为左颈总动脉，起始处通常邻近（或有时起自）头臂干。在此投影位置，左颈总动脉和锁骨下动脉起始处重叠。（B）DSA 动脉中期显示右椎动脉起始处。此外，头臂干近段发出甲状腺最下动脉，这支血管很微小，且容易发生变异。（C）DSA 动脉晚期更好地显示大血管的远端分支。左椎动脉较右椎动脉略粗。两侧颈总动脉之间可见浅淡染色的甲状腺

CT 增强扫描 3D-VRT

1　颈外动脉
2　右颈内动脉
3　右颈总动脉
4　甲状颈干
5　右锁骨下动脉
6　头臂干
7　左椎动脉
8　左颈总动脉
9　左锁骨下动脉
10　胸廓内动脉（内乳动脉）
11　主动脉弓
12　椎动脉（C1 横突孔内）
13　椎动脉（C2 横突孔内）
14　肩胛上动脉
15　右锁骨下动脉
16　椎动脉（C1 椎体之上）
17　椎动脉（C1、C2 椎体之间）
18　颈部上行的椎动脉节段
19　左锁骨下动脉

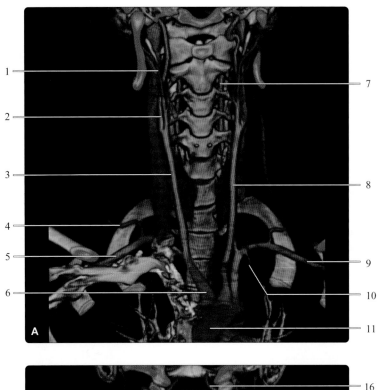

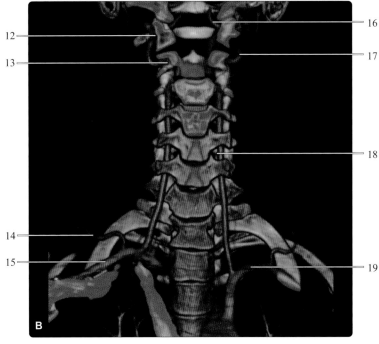

（A）CT 增强扫描三维容积重建（3D-VRT）前后位图像，可以清晰显示主动脉弓的主要分支。可见左椎动脉起始处。注意两侧椎动脉向上走行于颈椎横突孔内。双侧颈动脉分叉处通常位于 C4～C5 椎体水平。（B）去除前方遮挡结构后图像，显示椎动脉沿 C6 至 C3 椎体的横突孔向上走行。于 C2 椎体水平向外走行，越过 C2 横突孔，然后直接进入 C1 横突孔。离开 C1 椎体后，沿寰枕关节后内侧继续上行入颅

术语

缩写

- 主动脉弓（AA），头臂干（BCT）
- 颈总动脉（CCA），颈内动脉（ICA），颈外动脉（ECA）
- 椎动脉（VA）、基底动脉（BA）

大体解剖

概述

- 颈总动脉分为颈外动脉、颈内动脉后终止
- 颈外动脉为 2 个分支中较小的一支
  - 供应大部分头、颈部（眼、大脑除外）
  - 与颈内动脉、椎动脉有许多吻合支（重要的侧支循环）
- 颈内动脉颅外段没有分支血管

影像解剖

概述

- 颈总动脉
  - 右颈总动脉源于头臂干，左颈总动脉源于主动脉弓
  - 走行于颈动脉间隙上方，颈内静脉前内侧
  - 在 C3 ～ 4 水平分为颈外动脉、颈内动脉
- 颈内动脉颈段
  - 90% 位于颈外动脉的后外侧
  - 颈动脉球部
    - 颈内动脉起始处的局限性扩张
    - 颈动脉球部可发生血液湍流
  - 颈内动脉颈段
    - 在颈动脉间隙内上行
    - 进入颅底颈动脉管（颞骨岩部）
    - 无分支血管
- 颈外动脉有 8 个主要分支
  - 甲状腺上动脉
    - 第一个颈外动脉分支（可起源于颈总动脉分叉处）
    - 发出后向前下走行至甲状腺顶部
    - 为甲状腺上极、喉供血
    - 与甲状腺下动脉（甲状颈干分支）吻合
  - 咽升动脉
    - 起自颈外动脉后部（或颈总动脉分叉处）
    - 于颈外动脉和颈内动脉之间上行
    - 内脏支供应鼻咽、口咽、咽鼓管
    - 肌支、鼓室支供应中耳、椎前肌
    - 神经脑膜支供应硬脑膜、CNIX ～ XI（舌咽、迷走和副神经）
    - **与脑膜中 / 副动脉、颈鼓动脉、翼管动脉有众多重要（但潜在危险的）吻合**
  - 舌动脉
    - 颈外动脉前方发出的第二个分支
    - 于舌前下方形成血管袢，然后向上走行至舌
    - 主要为舌、口腔、下颌下腺供血
    - 10% ～ 20% 的病例舌动脉与面动脉共同起源
  - 面动脉
    - 起源于舌动脉正上方
    - 沿下颌骨向上走行，穿过颊部
    - 为上腭、唇部、面颊部供血
    - **与眼动脉（颈内动脉分支）及其他颈外动脉分支吻合**
  - 枕动脉
    - 起源于颈外动脉的后部
    - 于枕骨和 C1 之间后上走行
    - 为头皮、上颈部肌肉组织、颅后窝脑膜供血
    - 与椎动脉肌支存在广泛吻合
  - 耳后动脉
    - 起自颈外动脉后方、枕动脉上方
    - 为耳廓、头皮、外耳道、鼓索供血
  - 颞浅动脉
    - 颈外动脉 2 个远端分支中较小的一支
    - 在下颌骨髁突后方上行，穿过颧骨
    - 为头皮供血，同时发出面横动脉
  - 上颌动脉
    - 颈外动脉 2 个远端分支中较大的一支
    - 走行于腮腺内，向上沿下颌颈后方走行
    - 发出脑膜中动脉（为脑膜供血）
    - 走行于咀嚼肌间隙前内侧
    - 在翼腭窝内发出分支，供应面深部、鼻部
    - **与颈内动脉海绵窦段下外侧干、眼动脉及脑膜动脉回返支吻合，为潜在的主要侧支循环**
- 双侧椎动脉颈段
  - 起源于锁骨下动脉，在横突孔内上行
  - 发出多个肌支，与颈外动脉吻合

正常变异、异常

- 正常变异（常见）
  - 颈总动脉分叉可位于 T2 ～ C2 的各个节段
  - 10% ～ 15% 的颈内动脉起源于颈总动脉内侧
  - 5% 的人群椎动脉起源于主动脉弓
- 异常（罕见）
  - "无分叉"颈总动脉
    - 没有颈内动脉球部，颈外动脉分支直接起源于颈总动脉
    - 多伴发中耳迷走颈内动脉
  - 永存舌下动脉
    - 第二常见的颈动脉-基底动脉吻合
    - 起自颈内动脉 C1 ～ 2 水平，经舌下神经管汇入基底动脉
  - 寰前节间动脉
    - 起自颈内动脉颈段 C2 ～ 3 水平
    - 连接颈内动脉颈段与椎动脉

颈动脉

示意图

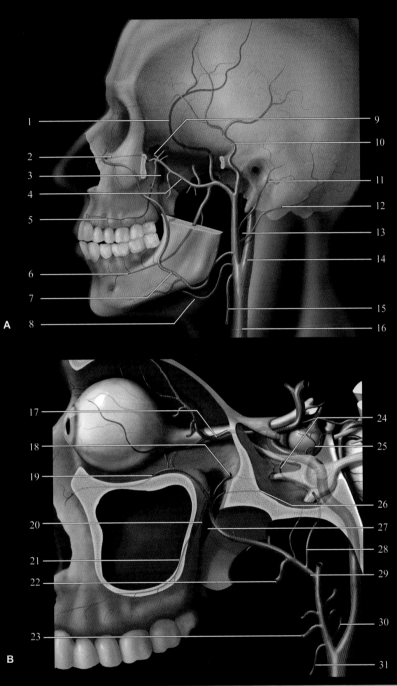

1 脑膜中动脉	9 蝶腭动脉	17 眼动脉	25 垂体下动脉，脑膜垂体动脉
2 眶下动脉	10 颞浅动脉	18 圆孔动脉	26 翼管动脉
3 翼腭窝	11 耳后动脉	19 眶下动脉	27 翼腭窝
4 上颌（上颌内）动脉	12 枕动脉	20 翼腭窝内腭降动脉	28 脑膜中动脉
5 上牙槽动脉	13 咽升动脉	21 上牙槽动脉	29 上颌动脉
6 下牙槽动脉	14 颈动脉球部，颈内动脉	22 下牙槽动脉	30 咽升动脉
7 面动脉	15 甲状腺上动脉	23 面动脉	31 甲状腺上动脉
8 舌动脉	16 颈总动脉	24 下外侧干	

（A）侧位图显示颈总动脉（CCA）及其两个末端分支——颈外动脉（ECA）和颈内动脉（ICA）。头皮和面部浅表结构被移除以显示ECA深部分支。颈外动脉发出颞浅和上颌动脉后终止。上颌动脉在翼腭窝内发出多个分支，其终末分支蝶腭动脉，由内侧进入鼻腔。颈外动脉分支间可形成吻合支（如面动脉和上颌动脉吻合），颈外动脉和颈内动脉眼段、海绵窦段间可形成吻合支，这些丰富的吻合有助于建立侧支循环。（B）近景图显示颈外动脉分支及其与颈内动脉分支间的众多吻合。上颌动脉终末分支起源于翼腭窝深部

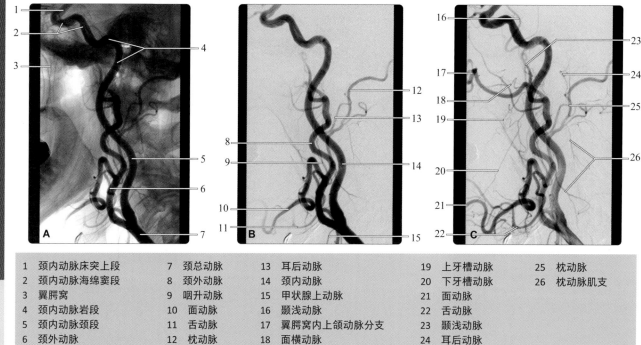

侧位 DSA：颈总动脉

1	颈内动脉床突上段	7	颈总动脉	13	耳后动脉	19	上牙槽动脉	25	枕动脉
2	颈内动脉海绵窦段	8	颈外动脉	14	颈内动脉	20	下牙槽动脉	26	枕动脉肌支
3	翼腭窝	9	咽升动脉	15	甲状腺上动脉	21	面动脉		
4	颈内动脉岩段	10	面动脉	16	颞浅动脉	22	舌动脉		
5	颈内动脉颈段	11	舌动脉	17	翼腭窝内上颌动脉分支	23	颞浅动脉		
6	颈外动脉	12	枕动脉	18	面横动脉	24	耳后动脉		

（A）颈总动脉侧位未减影 DSA，显示颈总动脉分叉处与颈椎和颅底的关系。颈总动脉分叉通常位于 C4～C5 水平。颈内动脉一般起自颈外动脉的后外侧。颈外动脉颈段发出多条分支血管，颈内动脉颈段无分支血管。翼腭窝位于上颌窦后方，其内可见上颌动脉终末分支走至面深部。（B）DSA 动脉早期减影图像显示颈外动脉的主要分支。（C）DSA 动脉晚期图像显示颈外动脉远端分支。颈外动脉的主要终末分支是上颌动脉，图中显示其在翼腭窝内分叉

斜位 DSA：颈总动脉

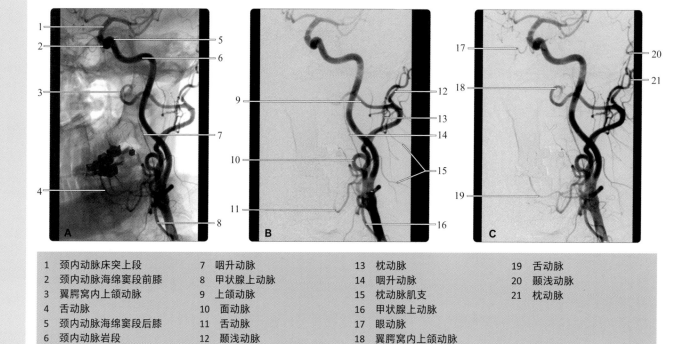

1	颈内动脉床突上段	7	咽升动脉	13	枕动脉	19	舌动脉
2	颈内动脉海绵窦段前膝	8	甲状腺上动脉	14	咽升动脉	20	颞浅动脉
3	翼腭窝内上颌动脉	9	上颌动脉	15	枕动脉肌支	21	枕动脉
4	舌动脉	10	面动脉	16	甲状腺上动脉		
5	颈内动脉海绵窦段后膝	11	舌动脉	17	眼动脉		
6	颈内动脉岩段	12	颞浅动脉	18	翼腭窝内上颌动脉		

（A）左颈总动脉 DSA 未减影斜位图，显示上颌动脉终末分支走行于翼腭窝内。咽升动脉是一个细小分支，标准侧位图常被大血管遮挡。（B）减影图显示颈内动脉颈段的近端和远端分支。此位置很好地显示了咽升动脉，其朝颅底方向上行。（C）动脉晚期显示上颌动脉末端在翼腭窝内分叉。颈总动脉造影图像颞浅动脉和脑膜中动脉通常显影较晚

CT 增强扫描 3D-VRT

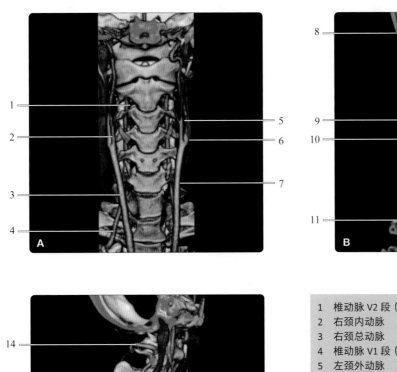

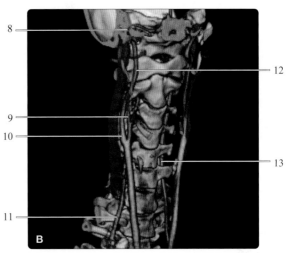

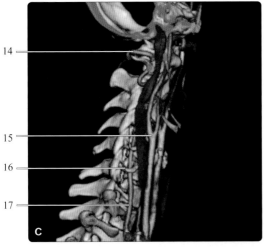

1	椎动脉 V2 段（横突孔段）
2	右颈内动脉
3	右颈总动脉
4	椎动脉 V1 段（骨外段）
5	左颈外动脉
6	颈总动脉分叉处，颈内动脉球部
7	左颈总动脉
8	颈内动脉岩段
9	颈外动脉
10	右颈内动脉球部
11	右椎动脉 V1 段（骨外段）
12	右颈内动脉颈段
13	左椎动脉 V2 段（横突孔段）
14	椎动脉（C1 椎体上水平）
15	颈总动脉分叉
16	C6 横突孔
17	右椎动脉

（A）CT 冠状位增强 3D-VRT 图像，显示颈动脉颈段及其与颈椎的关系。颈总动脉分叉处位于 C4 ~ C5 水平，为最常见位置。颈外动脉多位于颈内动脉的前内侧，约占 90%。图中椎动脉（VA）V1 段（骨外段）和 V2 段（横突孔段）在 C6 至 C2 横突孔内上行。（B）右斜位 CT 增强 3D-VRT 图像，显示右颈动脉分叉。颈内动脉先沿颈外动脉后外侧上行，至颅底时旋转至颈外动脉前内侧。图中左侧颈外动脉和颈内动脉相互重叠。（C）侧位图显示颈内动脉分叉处，右侧椎动脉进入 C6 横突孔

3T MRA

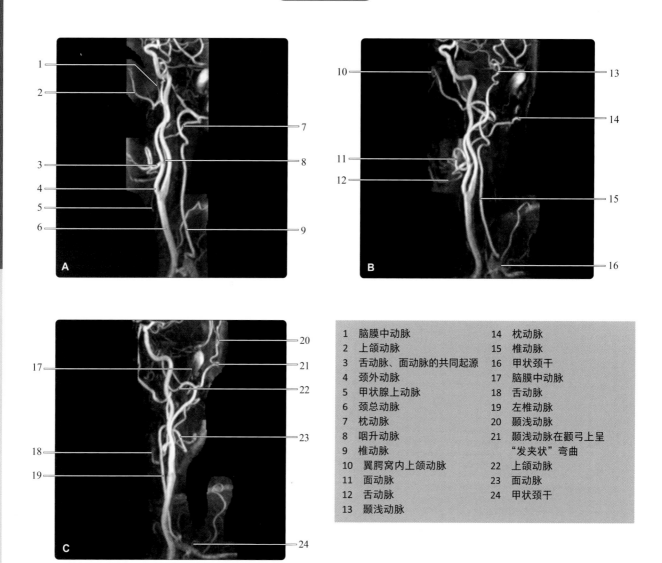

1	脑膜中动脉	14	枕动脉
2	上颌动脉	15	椎动脉
3	舌动脉、面动脉的共同起源	16	甲状颈干
4	颈外动脉	17	脑膜中动脉
5	甲状腺上动脉	18	舌动脉
6	颈总动脉	19	左椎动脉
7	枕动脉	20	颞浅动脉
8	咽升动脉	21	颞浅动脉在颧弓上呈
9	椎动脉		"发夹状"弯曲
10	翼腭窝内上颌动脉	22	上颌动脉
11	面动脉	23	面动脉
12	舌动脉	24	甲状颈干
13	颞浅动脉		

（A）颈动脉和椎动脉的 MR 血管成像，显示颈动脉分叉处以及颈外动脉的主要分支。（B）斜位图显示分叉处。上颌动脉终末分支位于翼腭窝内。（C）前后位图像，颈动脉分叉处被遮挡，但远端颈外动脉分支显示清晰。颞浅动脉经过颧弓时呈"发夹状"弯曲

侧位 DSA：颈外动脉远端

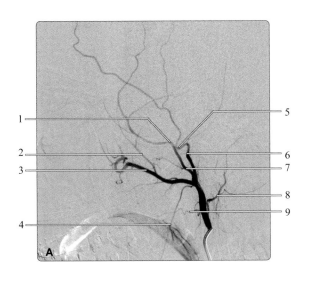

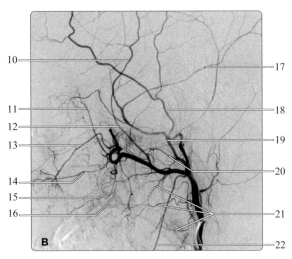

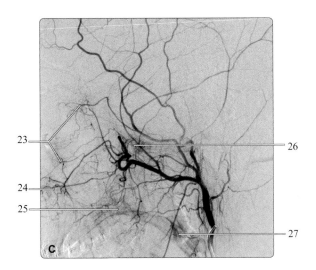

1	脑膜中动脉穿过棘孔	14	蝶腭动脉
2	颞深中动脉	15	腭降动脉
3	上颌动脉	16	上牙槽动脉
4	下牙槽动脉	17	脑膜中动脉后支
5	颞浅动脉在颧弓上呈"发夹状"弯曲	18	颞浅动脉
6	颞浅动脉	19	脑膜中动脉
7	脑膜中动脉	20	面横动脉
8	耳后动脉	21	颊支、咬肌支
9	咬肌动脉	22	下牙槽动脉
10	脑膜中动脉前支	23	眼眶黏膜染色
11	颞深前动脉	24	鼻甲、鼻中隔染色
12	颞深中动脉	25	腭黏膜染色
13	眶下动脉	26	高位鼻咽黏膜染色
		27	口咽黏膜染色

（**A**）选择性颈外动脉远端血管造影，动脉早期侧位图，显示颈外动脉远端及其主要近端分支。图中清楚显示脑膜中动脉在颅内穿过棘孔时呈突然转角，颞浅动脉在颧弓上呈"发夹状"弯曲。（**B**）动脉中期显示 ECA 面部分支最佳。大多数起自翼腭窝内的上颌动脉分支，分布在上颌窦后方。（**C**）动脉晚期显示鼻窦、鼻、眼眶和口咽黏膜的毛细血管染色非常清晰，是正常表现，不应误认为是血管畸形

前后位 DSA：上颌动脉

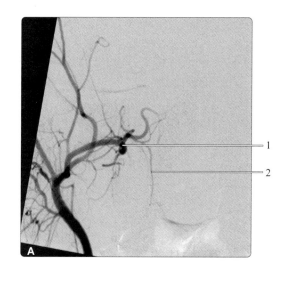

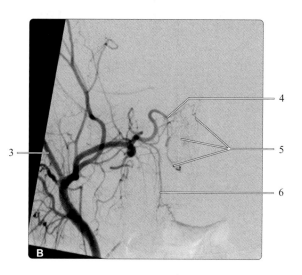

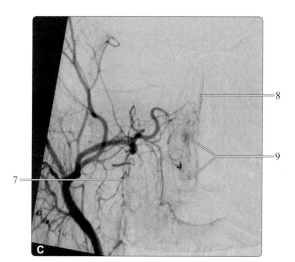

1 翼腭窝内上颌动脉
2 腭（降）大动脉
3 颞浅动脉
4 蝶腭动脉
5 蝶腭动脉鼻支
6 腭（降）大动脉
7 上牙槽动脉
8 蝶腭动脉鼻中隔后支
9 鼻后外侧支

（**A**）颈外动脉远端，DSA 动脉早期前后位图像，可见上颌动脉终止于翼腭窝。（**B**）动脉中期显示蝶腭动脉，为上颌动脉终末支，通过蝶腭孔入鼻，发出多个细小分支为鼻腔黏膜供血。（**C**）动脉晚期显示沿鼻甲和腭黏膜的血管染色。蝶腭动脉鼻支发出多个细小分支供应鼻甲和鼻道，并与筛动脉的分支和腭大动脉的鼻支形成吻合。蝶腭动脉终止于鼻中隔，称为鼻中隔后支

超声

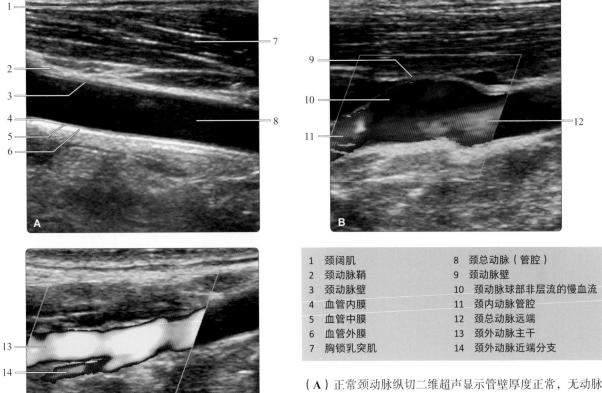

1	颈阔肌	8	颈总动脉（管腔）
2	颈动脉鞘	9	颈动脉壁
3	颈动脉壁	10	颈动脉球部非层流的慢血流
4	血管内膜	11	颈内动脉管腔
5	血管中膜	12	颈总动脉远端
6	血管外膜	13	颈外动脉主干
7	胸锁乳突肌	14	颈外动脉近端分支

（A）正常颈动脉纵切二维超声显示管壁厚度正常，无动脉粥样硬化。颈动脉壁可见三条线：腔内白线为内膜的反射。下面较暗的线代表血管中层。外周较粗的白线为外膜。（B）纵切彩色多普勒超声显示正常颈动脉球部。近端颈内动脉主腔内为层流。注意近端 ICA 球部的涡流血流信号（蓝红混合）。（C）能量多普勒超声显示正常的 ECA 及近端分支

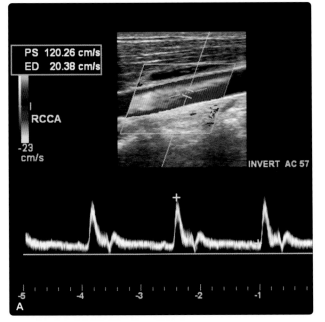
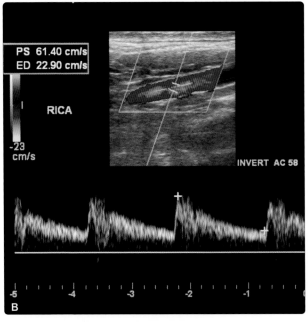

（A）右侧颈总动脉频谱多普勒超声，呈正常三相波。由于生理原因，右侧颈总动脉收缩期峰值流速（PS）略高。（B）右侧颈内动脉频谱多普勒超声。注意正常的低阻波形。收缩期峰值流速正常，为 61 cm/s。颈内动脉波形表现为低阻特征（收缩期峰宽增大，舒张期流量增大）。颈总动脉波形表现为高阻特征（舒张期峰宽减小，舒张期流量减小）

第一篇 脑

第八章 颅内动脉

（单艺 毕晟 李瑞利 武春雪 卢洁 译）

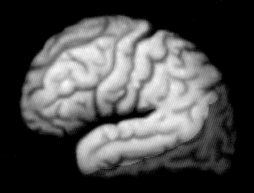
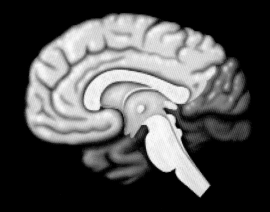
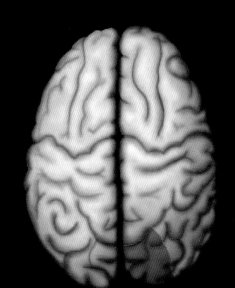
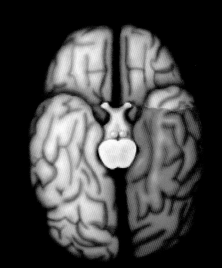

术语

缩写

- 大脑前、中、后动脉（ACA、MCA、PCA）
- 前、后交通动脉（ACoA、PCoA）
- 基底动脉（BA）
- 椎动脉（VA）
- 小脑前下、后下动脉（AICA、PICA）
- 脉络膜前动脉（AChoA）
- Heubner 回返动脉（RAH）

大体解剖

前循环

- 颈内动脉（ICA）及其分支＋前交通动脉、后交通动脉

后循环

- 基底动脉及其分支

影像解剖

概述

- **颈内动脉（ICA）**
  - 末梢近端发出眼动脉、脉络膜前动脉、后交通动脉
  - 末端分叉为大脑前动脉（较小、内侧）、大脑中动脉（较大、外侧）
  - **大脑前动脉（ACA）分为 4 段**
    - 水平段或交通前段（A1 段）位于视交叉上方内侧，经前交通动脉与对侧 A1 段相连
    - 垂直段 / 交通后段（A2 段）在胼胝体膝部周围的大脑半球间裂内向上走行
    - 远段（A3 段）在大脑镰游离缘下方向后走行，发出皮质支
    - 穿支动脉起源于 A1 段、前交通动脉
    - Heubner 回返动脉起源于 A1 段远端或 A2 段近端
  - **大脑中动脉（MCA）分为 4 段**
    - 水平段（M1 段）在前穿质下方于外侧走行至外侧裂，分为 2 或 3 个分支
    - 大脑中动脉"膝"部平缓向后上方走行转至外侧裂
    - 脑岛段（M2 段）在外侧裂内走行，越过岛叶
    - 岛盖段（M3 段）起始于岛叶顶部，于外侧裂转至额、顶、颞叶岛盖
    - 皮质支（M4 段）从外侧裂发出，走行于大脑半球表面
    - 穿支动脉起源于 M1 段
- **基底动脉**
  - 从桥前池向上走行，末端至中脑腹侧分叉
    - 发出**小脑前下动脉（AICA）**、**小脑上动脉（SCA）**及脑桥、中脑穿支动脉
  - 末端分叉形成**大脑后动脉（PCA）**，每支大脑后动脉分为 4 段
    - 中脑或交通前段（P1 段）位于脚间池内，从基底动脉向后外侧弯曲走行至后交通动脉交界处

- 周围段（P2 段）从大脑后动脉–后交通动脉交界处弯曲延伸至大脑脚，止于小脑幕及动眼神经上方
- 四叠体段（P3 段）从四叠体板水平向后内侧延伸
- 皮质支（P4 段）于大脑后动脉远端在距状裂处或到达距状裂之前发出
- 穿支动脉起源于 P1 段
  - **椎动脉**
    - 颅内段（V4 段）穿入枕骨大孔周围的硬脑膜
    - 发出脊髓前 / 后动脉、延髓穿支动脉、小脑后下动脉

血管区

- 大脑前动脉、大脑中动脉、大脑后动脉的血管分布情况因人而异，可见典型、最大、最小的不同分布范围
- "分水岭"区位于 2 支血管供血区域的交汇处，易发生低灌注
  - 皮质分水岭＝大脑前动脉、大脑中动脉、大脑后动脉皮质支的软脑膜下交汇处
  - 深部白质分水岭区＝皮质深穿支与 Willis 环（COW）穿支的交汇处
- **大脑前动脉**
  - 深穿支：胼胝体嘴、尾状核头、前连合、壳核前内侧 / 苍白球 / 内囊前肢（如果存在 Heubner 回返动脉）
  - Heubner 回返动脉供应尾状核头部
  - 皮质支：额叶的下内侧面、大脑半球内侧面的前 2/3，脑凸面以内 1 ～ 2 cm
- **大脑中动脉**
  - 深穿支：壳核大部分、苍白球、内囊上 1/2、尾状核大部分、部分深部白质
  - 皮质支：大脑半球外侧面大部分、颞叶前部（颞极）
- **大脑后动脉**
  - 深穿支：大脑中央基底部（丘脑、下丘脑）大部分、中脑、脉络丛
  - 皮质支：颞叶下表面大部分、枕极、部分大脑半球后外侧面
- **基底动脉**
  - 所有大脑后动脉供血区（包括穿支）、脑桥大部分、小脑上部 / 蚓部
- **椎动脉**
  - 大部分延髓、小脑扁桃体、下蚓部 / 小脑半球

解剖影像相关问题

推荐成像方法

- DSA 动脉晚期（毛细血管）"脑染色"显示血管供血区域

颅内动脉概述

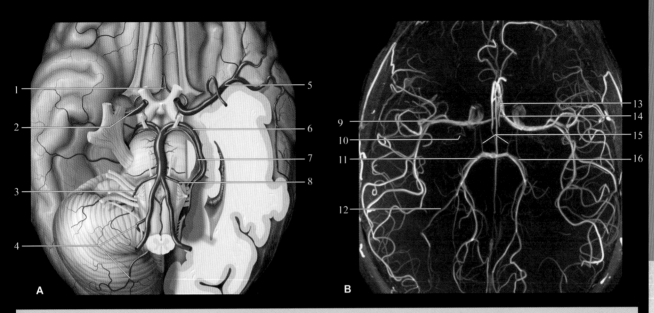

1	前交通动脉	5	左侧大脑中动脉	9	大脑中动脉	13	大脑前动脉
2	颈内动脉床突上段	6	大脑后动脉	10	豆纹动脉	14	前交通动脉
3	小脑前下动脉	7	小脑上动脉	11	大脑后动脉	15	后交通动脉
4	右侧小脑后下动脉及半球下部分支	8	左侧小脑前下动脉-小脑后下动脉干（切断）	12	顶枕动脉	16	小脑上动脉

（A）显示脑血管系统及其与大脑底部的关系。两侧大脑前动脉（ACA）通过前交通动脉相连，之后于两侧大脑半球之间向头侧走行，供应大脑内侧面的大部分，后 1/3 由大脑中动脉（MCA）供应。大脑中动脉供应大脑半球外侧面的大部分。大脑后动脉（PCA）供应颞叶下表面的大部分，除了颞叶的最前部。右侧可见独立的小脑前下动脉（AICA）和小脑后下动脉（PICA），左侧可见小脑前下动脉与小脑后下动脉共干，是常见的正常变异。（B）额顶位 7T MRA 显示正常的颅内循环，超高场强 MR 对大脑中动脉深穿支和皮质支的显示明显优于常规 MR

示意图

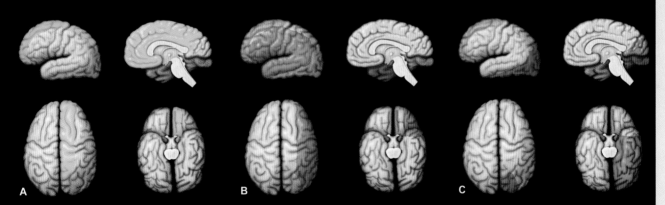

（A）脑部三大动脉的典型供血区。大脑前动脉供血区域的外侧面观（左上图）、内侧面观（右上图）、上面观（左下图）和下面观（右下图）图像，以绿色显示。大脑前动脉供应除枕叶外大脑半球内侧面的大部分。（B）大脑中动脉的供血区域以红色显示。除头顶部小条状脑区（大脑前动脉供应）、枕极和颞叶下外侧（大脑后动脉供应）外，大脑中动脉供应大脑半球外侧面和上表面的大部分脑区。（C）大脑后动脉的供血区域以蓝色显示。除颞叶尖端通常由大脑中动脉供应外，大脑后动脉为枕极和大部分颞叶下表面区域供血

示意图

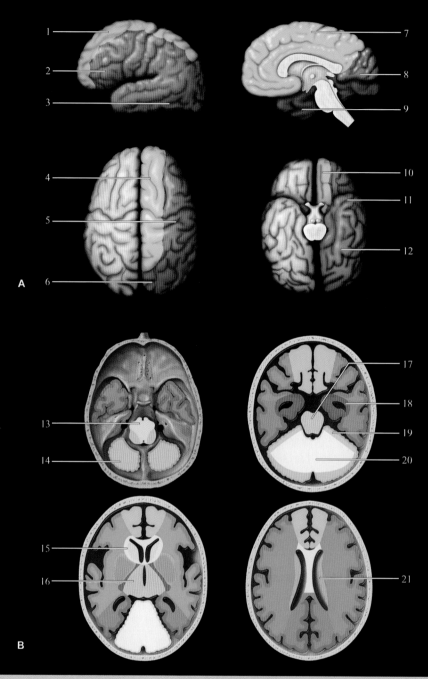

1	大脑前动脉	7	大脑前动脉	13	来自椎动脉、脊髓前动脉的	17	来自基底动脉的脑桥、
2	大脑中动脉	8	大脑后动脉		穿支动脉		中脑深穿支
3	大脑后动脉	9	大脑中动脉	14	小脑后下动脉	18	脉络膜前动脉
4	大脑前动脉	10	大脑前动脉	15	内侧豆纹动脉	19	小脑前下动脉
5	大脑中动脉	11	大脑中动脉	16	丘脑穿支动脉	20	小脑上动脉
6	大脑后动脉	12	大脑后动脉			21	外侧豆纹动脉

（A）脑部三大动脉的供血区域形似拼图，为大脑半球供血。大脑前动脉供血区显示为绿色，大脑中动脉为红色，大脑后动脉为蓝色。各供血区的交汇处形成皮质分水岭区。左下图可见3支血管供血区于头顶部交汇形成的后分水岭区，容易发生脑灌注不足。（B）轴位图显示深穿支供血区域。小脑后下动脉（棕褐色）供应小脑下部、延髓外侧。小脑上动脉显示为黄色，小脑前下动脉显示为浅蓝色。延髓（水绿色）、脑桥和丘脑的深穿支（浅紫色）属于椎基底动脉供血区。脉络膜前动脉（洋红色）及豆纹动脉的外侧（中蓝色）和内侧（浅绿色）深穿支供应基底节、尾状核和大部分胼胝体

术语

缩写

- 颈内动脉（ICA）
- 眼动脉（OA）
- 海绵窦（CS）

大体解剖

概述

- 走行曲折，有多个垂直部或水平部、3 个膝部（岩段 1 个、海绵窦段 2 个）
- 颅内段分为 6 段（颈内动脉颈段 = C1 段）
  - 岩段（C2 段）、破裂孔段（C3 段）、海绵窦段（C4 段）
  - 床突段（C5 段）、眼段（C6 段）、交通段（C7 段）

影像解剖

分段，分支

- 岩段（C2 段）
  - 走行于颞骨岩部的颈动脉管内
  - 周围有丰富的交感神经丛
  - 分为 2 个由膝部连接的亚段
    - 短小的垂直部［位于颈内静脉（IJV）前方］
    - "膝部"（颈内动脉岩段于此在耳蜗前方转向前内侧）
    - 较长的水平部
  - 在岩尖出颈动脉管
  - 分支
    - 翼管动脉（维杜斯动脉）与颈外动脉（ECA）吻合
    - 颈鼓室动脉（供应中耳）
- 破裂孔段（C3 段）
  - 从破裂孔上方岩尖向上弯曲走行至海绵窦的一小段
  - 三叉神经节覆盖
  - 没有分支
- 海绵窦段（C4 段）
  - 分为由 2 个膝部连接的 3 个亚段
    - 后垂直部（上行）
    - 后膝部（偏内）
    - 水平部
    - 前膝部（偏外）
    - 前垂直部（床突下）
  - 后部被三叉神经节覆盖
  - 展神经（CNⅥ）位于其下外侧
  - 主要分支
    - 脑膜垂体干动脉（来自后膝部，供应垂体、小脑幕和斜坡硬脑膜）
    - 下外侧干起源于水平部，供应海绵窦硬脑膜 / 脑神经；**分支穿过卵圆孔、棘孔、圆孔与颈外动脉分支吻合**

- 床突段（C5 段）
  - 位于海绵窦的近端和远端硬脑膜环之间
  - 终止于颈内动脉进入前床突附近的蛛网膜下腔时
  - 没有重要分支，除非眼动脉起源于海绵窦内
- 眼段（C6 段）
  - 从床突上部的远端硬脑膜环延伸至后交通动脉（PCoA）起点下方
  - 2 个主要分支
    - 眼动脉（起源于颈内动脉前上部，经视神经管至眼眶；发出供应眼球、泪腺、眼肌的分支；**与颈外动脉广泛吻合**）
    - 垂体上动脉（向后内侧走行，供应垂体前叶、漏斗、视神经和视交叉）
- 交通段（C7 段）
  - 从后交通动脉下方延伸至颈内动脉末端，分为大脑前动脉（ACA）、大脑中动脉（MCA）
  - 走行于视神经（CNⅡ）和动眼神经（CNⅢ）之间
  - 主要分支
    - 后交通动脉
    - 脉络膜前动脉（先后内侧走行，在鞍上池内转向上外侧，在脉络膜裂进入颞角；供应脉络丛、颞叶内侧、基底节、内囊后下部）

正常变异、异常

- 岩段（C2 段）
  - 异常颈内动脉
    - 鼓室后方搏动性肿块，不要误认为鼓室球瘤
    - 缺乏垂直部，异常颈内动脉较正常者向后外侧走行（在下鼓室邻近耳蜗岬处表现为肿块样）
  - 永存镫骨动脉
    - 起自垂直部，穿过耳蜗岬和镫骨足板
    - 面神经管鼓室段扩大
    - 终止于脑膜中动脉
    - 面神经管膝状神经窝扩大，CT 上表现为 "Y" 形
    - 棘孔缺失
- 海绵窦段（C4 段）
  - 永存三叉动脉
    - 最常见的颈动脉–基底动脉吻合支（0.02% ～ 0.5%）
    - 平行于三叉神经走行，环绕（或穿过）鞍背后外侧
    - 将颈内动脉与椎基底动脉系统连接，侧位 DSA 和 MR 矢状位上呈三叉戟状
    - 供应吻合口远端的整个椎基底动脉循环（Saltzman Ⅰ 型），或者小脑上动脉（SCA）由永存三叉动脉供血，而大脑后动脉（PCA）由开放的后交通动脉供血（Saltzman Ⅱ 型）

解剖影像相关问题

临床

- Horner 综合征是由于颈内动脉周围的交感神经丛受损（神经丛分离或 "挫伤" 等）引起

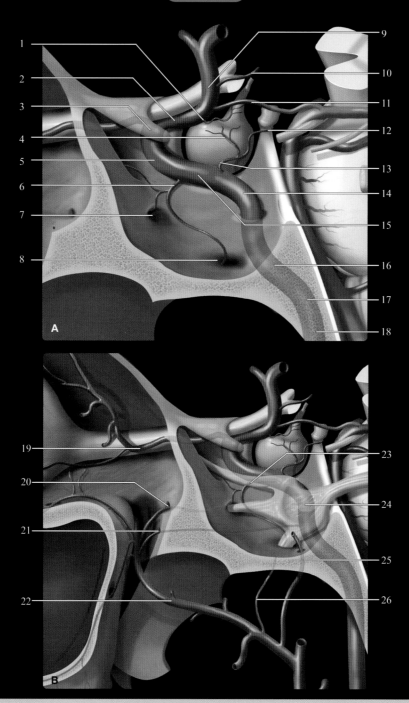

示意图

1 垂体上动脉	10 脉络膜前动脉	19 眼动脉
2 颈内动脉眼段（C6 段）	11 后交通动脉	20 圆孔动脉
3 颈内动脉床突段（C5 段）	12 脑膜垂体干，小脑幕支（切断）	21 翼管动脉
4 垂体下动脉	13 脑膜垂体干	22 上颌内动脉
5 颈内动脉海绵窦段，前膝部	14 颈内动脉海绵窦段，后膝部	23 下外侧干
6 下外侧干	15 颈内动脉海绵窦段（C4 段）	24 颈内动脉破裂孔段（C3 段）
7 圆孔（及动脉）	16 颈内动脉岩段（C2 段），水平部	25 脑膜中动脉（切断）
8 卵圆孔（及动脉）	17 颈内动脉岩段（C2 段），膝部	26 脑膜副动脉
9 颈内动脉交通段（C7 段）	18 颈内动脉岩段（C2 段），垂直部	

（**A**）颈内动脉（ICA）破裂孔（C3）段始于颞骨岩部颈动脉管末端，经过（不是穿过）破裂孔上方，并被三叉神经节覆盖。颈内动脉海绵窦（C4）段的主要分支与颈外动脉（ECA）分支（如卵圆孔动脉、圆孔动脉）有丰富吻合。（**B**）通过海绵窦支及深穿支，颈内动脉与颈外动脉之间形成丰富的吻合支。翼管动脉（细小动脉）连接上颌内动脉（IMA）与颈内动脉岩段。眼眶内与眼眶周围也有许多吻合支。脑膜副动脉是很小但很重要的分支，通过卵圆孔入颅。脑膜副动脉为部分三叉神经节供血，同时与颈内动脉海绵窦段的下外侧干吻合

DSA 侧位

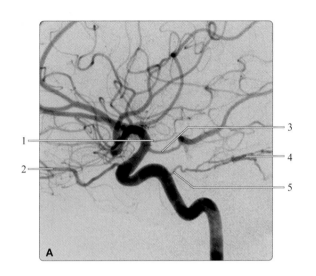

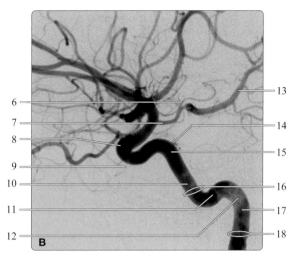

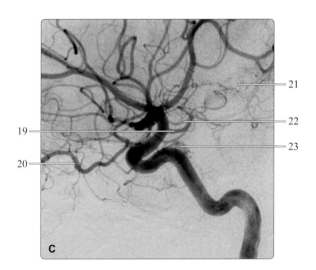

1	脉络膜前动脉	9	下外侧干	17	颈内动脉岩段（C2 段），垂直部
2	眼动脉	10	颈内动脉破裂孔段（C3 段）	18	颈动脉管，颅外开口
3	后交通动脉	11	颈内动脉岩段（C2 段），水平部	19	后交通动脉
4	脑膜垂体干的小脑幕支（扩大）	12	颈内动脉岩段（C2 段），膝部	20	眼动脉
5	脑膜垂体干	13	大脑后动脉	21	脉络丛"染色"
6	脉络膜前动脉	14	脑膜垂体干	22	脉络膜前动脉
7	后交通动脉	15	颈内动脉海绵窦段（C4 段），后膝部	23	垂体后叶血管"染色"（正常）
8	颈内动脉海绵窦段（C4 段），前膝部	16	岩部颈动脉管，颅内开口		

（**A**）左侧横窦硬脑膜动静脉瘘（dAVF）患者，左侧颈内动脉的 DSA 侧位，显示脑膜垂体干（MHT）的小脑幕缘支扩大，脑膜垂体干也称后干。（**B**）同一患者右侧颈内动脉 DSA 侧位，显示正常脑膜垂体小动脉，同时可见细小的下外侧干，同侧大脑后动脉经后交通动脉短暂充盈。此图显示颞骨岩部颈动脉管的颅外和颅内开口。（**C**）动脉晚期显示颈内动脉海绵窦段后膝部旁的正常垂体"染色"，脑垂体主要通过颈内动脉的海绵窦段分支供血，可见来自脉络膜前动脉（AChoA）的脉络丛染色

颈内动脉颅内段

DSA 斜位

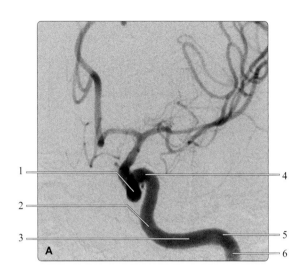

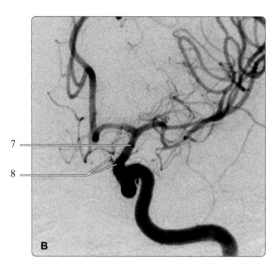

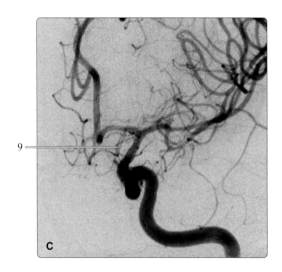

1　颈内动脉海绵窦段（C4 段），前膝部
2　颈内动脉破裂孔段（C3 段）
3　颈内动脉岩段（C2 段），水平部
4　颈内动脉海绵窦段（C4 段），后膝部
5　颈内动脉岩段，膝部
6　颈内动脉岩段（C2 段），垂直部
7　颈内动脉床突上段（交通段或 C7 段）
8　眼动脉和颈内动脉 C6 段
9　脉络膜前动脉

左侧颈内动脉 DSA 斜位图，3 幅图像。（A）动脉早期显示颈内动脉穿过颞骨岩部颈动脉管并进入海绵窦的复杂走行，颈内动脉岩段垂直部比水平部短。破裂孔（C3）段很短，在岩部颈动脉管的颅内开口和岩舌韧带之间走行于破裂孔上方。（B）动脉中期显示一小支眼动脉发自颈内动脉眼段（C6 段）。（C）动脉晚期显示脉络膜前动脉起自颈内动脉交通段（C7 段），自内侧发出，绕颞叶走行，继而向后外侧转向脉络膜裂

DSA 前后位

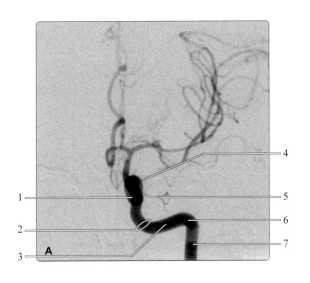

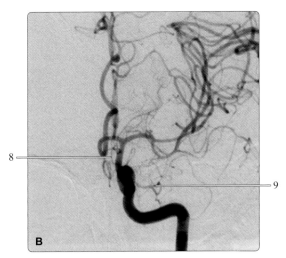

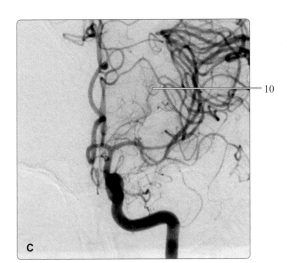

1　颈内动脉海绵窦段，前膝部
2　颞骨岩部颈动脉管，颅内开口（近似位置）
3　颈内动脉岩段，水平部
4　颈内动脉海绵窦段，后膝部
5　眼动脉
6　颈内动脉岩段（C2 段），膝部
7　颈内动脉岩段，垂直部
8　脉络膜前动脉
9　眼动脉
10　脉络丛染色

左侧颈内动脉 DSA 前后位，3 幅图像。（A）动脉早期显示颈内动脉岩段和海绵窦段。颈内动脉岩段垂直部与水平部之间的膝部清晰可见，椭圆圈为颞骨岩部颈动脉管的颅内开口大概位置。颈内动脉海绵窦段后膝部和前膝部重叠，颈内动脉后膝部位于前膝部内侧。（B）动脉中期显示眼动脉和脉络膜前动脉。（C）动脉晚期显示侧脑室内脉络丛的浅淡染色

3T MRA

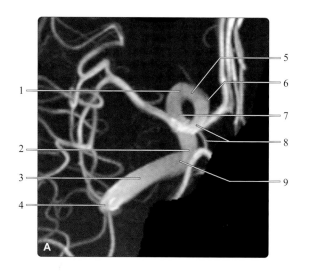

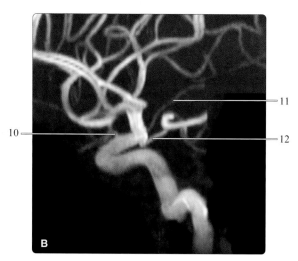

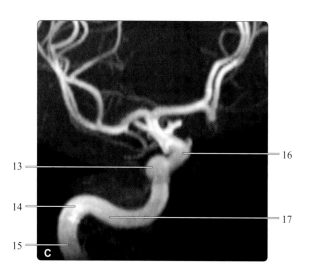

1 颈内动脉海绵窦段（C4 段），前膝部
2 颈内动脉海绵窦段（C4 段），后膝部
3 颈内动脉岩段（C2 段），水平部
4 颈内动脉岩段（C2 段），膝部
5 颈内动脉床突段（C5 段）
6 眼动脉和颈内动脉 C6 段
7 颈内动脉海绵窦段（C4 段）
8 颈动脉交通段（C7 段）和后交通动脉
9 颈内动脉破裂孔段（C3 段）
10 眼动脉
11 脉络膜前动脉
12 后交通动脉
13 颈内动脉海绵窦段（C4 段），后膝部
14 颈内动脉岩段（C2 段），膝部
15 颈内动脉岩段（C2 段），垂直部
16 颈内动脉海绵窦段（C4 段），前膝部
17 颈内动脉岩段（C2 段），水平部

（**A**）MRA 清晰显示颈内动脉颅内段，颏顶位重建图像，颈内动脉海绵窦段后膝部比前膝部更靠内侧，床突段、眼段和床突上（交通）段均位于颈内动脉海绵窦段内侧。（**B**）侧位图清晰显示颈内动脉海绵窦段，但其小分支显示欠清。眼动脉起源于颈内动脉的前上部，交通段的两个主要分支（后交通动脉和脉络膜前动脉）清晰可见。（**C**）斜位图清晰显示颈内动脉颅内段的 3 个膝部：岩段膝部、海绵窦段后膝部和前膝部

3D-VRT CTA

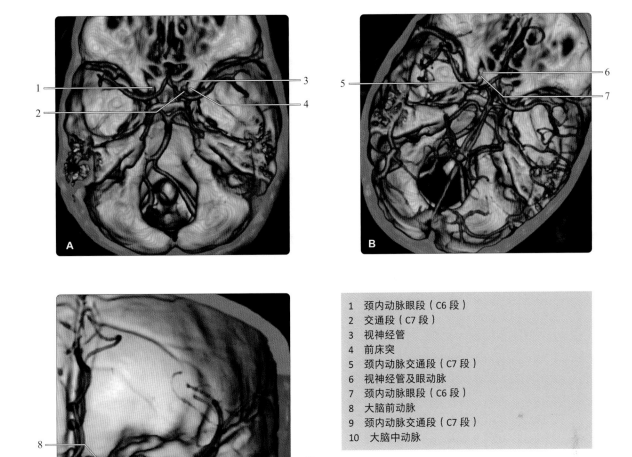

1　颈内动脉眼段（C6 段）
2　交通段（C7 段）
3　视神经管
4　前床突
5　颈内动脉交通段（C7 段）
6　视神经管及眼动脉
7　颈内动脉眼段（C6 段）
8　大脑前动脉
9　颈内动脉交通段（C7 段）
10　大脑中动脉

CTA 三维容积重建（3D-VRT）3 幅图像。（**A**）显示颈内动脉远端与颅底的关系。颈内动脉在大概前床突水平处穿过硬脑膜，床突段（C5 段）位于硬脑膜内环（近端）和外环（远端）之间，显示欠佳。眼段（C6 段）起始于视神经管上方，视神经管是良好的骨性标志。颈内动脉床突上段也称交通段（C7 段），发出后交通动脉和脉络膜前动脉，颈内动脉远端分叉为大脑前动脉（ACA）和大脑中动脉（MCA）。（**B**）斜位图清晰显示视神经管，眼动脉轻微可见。（**C**）前后位图像显示颈内动脉 C7 段（交通段或床突上段），末端分叉为大脑前动脉和大脑中动脉

CTA

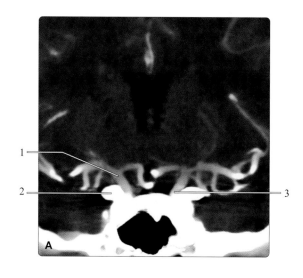

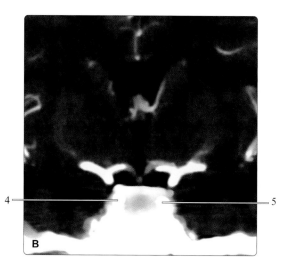

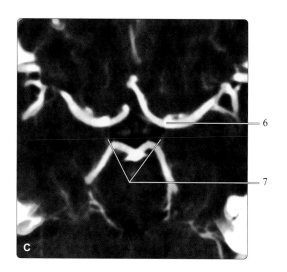

1　颈内动脉交通段（C7 段）
2　前床突
3　颈内动脉眼段（C6 段）
4　颈内动脉海绵窦段（C4 段），前膝部
5　颈内动脉海绵窦段，前膝部
6　颈内动脉远端分叉处
7　后交通动脉

（**A**）CTA 冠状位 MIP 图，显示颈内动脉颅内段与前床突的关系。颈内动脉穿过前床突内侧的硬脑膜环，末端分叉为大脑前动脉和大脑中动脉。（**B**）稍后部的层面显示双侧颈内动脉海绵窦段的前膝部，表现为海绵窦内的圆形强化。（**C**）轴位 MIP 图显示颈内动脉远端分叉处。两条细小的后交通动脉起自颈内动脉交通段（C7 段）

术语

同义词
- 动脉环

定义
- 大脑中央动脉吻合环

大体解剖

概述
- Willis 环（circle of Willis，COW）是动脉组成的多边形
- 10 个组成部分
  - 2 条颈内动脉（ICA）
  - 2 条大脑前动脉（ACA）近端或水平段（A1）
  - 1 条前交通动脉（ACoA）
  - 2 条后交通动脉（PCoA）
  - 1 条基底动脉（BA）
  - 2 条大脑后动脉（PCA）近端或水平段（P1）

影像解剖

概述
- DSA 较少显示 Willis 环，但 CTA、MRA 可完整显示

解剖关系
- Willis 环位于蝶鞍上方，鞍上池内
- 围绕间脑腹侧面，下丘脑的下外侧
- 大脑前动脉水平段（A1 段）通常走行于视神经（CNⅡ）上方
- 后交通动脉位于视束下方、动眼神经（CNⅢ）上方

分支
- Willis 环的各个部分均有重要穿支
- **大脑前动脉**
  - 内侧豆纹动脉
  - Heubner 回返动脉
- **前交通动脉**
  - 下丘脑前、视交叉、扣带回、胼胝体和穹窿的无名穿支
  - 偶有大血管、胼胝体正中动脉起自前交通动脉
- **后交通动脉**
  - 丘脑前穿支动脉
- **基底动脉、大脑后动脉**
  - 丘脑后穿支动脉
  - 丘脑膝状体动脉

血管分布区
- 全脑中央基底部（包括下丘脑、内囊、视束、丘脑、中脑）

正常变异、异常
- 变异很常见，并非特例！
  - 缺失 / 发育不良（60%）
  - 后交通动脉发育不良 / 缺失（25% ～ 33%）
  - 大脑前动脉 A1 段发育不良 / 缺失（10% ～ 20%）
  - 大脑后动脉起自颈内动脉的"胚胎型"起源（15% ～ 25%）
    - 后交通动脉与同侧大脑后动脉的直径相同
    - 大脑后动脉 P1 段发育不良 / 缺失
  - 缺失、重复或多支前交通动脉（10% ～ 15%）
  - 起源于颈内动脉的后交通动脉交界处扩张（"漏斗"）（5% ～ 15%）
    - 直径 ≤ 2 mm
    - 漏斗形、圆锥形
    - 后交通动脉起自其顶点
- 罕见的发育异常
  - 大脑前动脉-前交通动脉复合体
    - 大脑前动脉起自视神经下方
      - 动脉瘤的患病率增加
    - 单（奇）大脑前动脉
      - 动脉瘤的患病率增加
      - 常见于前脑无裂畸形
  - 后交通动脉-大脑后动脉-基底动脉复合体
    - 永存颈动脉-基底动脉吻合
      - 永存三叉动脉（最常见）
      - 永存舌下动脉（第二常见）
      - 永存耳动脉（非常罕见）
      - 寰前（节间）动脉

解剖影像相关问题

问题
- Willis 环为大脑侧支血流的主要来源
  - 如果任何节段发育不全或缺失
    - 大血管闭塞时侧支循环可能严重缺乏

推荐成像方法
- CTA 和 MRA 最适合显示整个 Willis 环
- DSA 需要多个图像 ± 交替压迫对侧颈动脉，才可显示前交通动脉

影像诊断注意事项
- Willis 环节段缺失通常是先天性的
- 如果椎动脉造影未见大脑后动脉，可能是解剖变异，即大脑后动脉起源于颈内动脉（"胚胎型"），而非大脑后动脉闭塞

胚胎学

胚胎发育
- 颈内动脉起源于第 3 主动脉弓、背主动脉、前脑周围血管丛
- 胚胎颈内动脉分为颅、尾部
  - 颅部分裂产生
    - 原始嗅动脉、大脑前 / 中动脉、脉络膜前动脉
    - 前交通动脉由中线的丛状血管吻合形成，连接发育的大脑前动脉
  - 尾部分裂
    - 成为后交通动脉
    - 供应大脑后动脉的近端血管
- 成对的背侧纵向神经动脉融合，形成基底动脉
- 发育的椎基底动脉循环通常合并大脑后动脉
- 胚胎颈内动脉尾部分裂退化，形成后交通动脉

示意图和 3D CTA

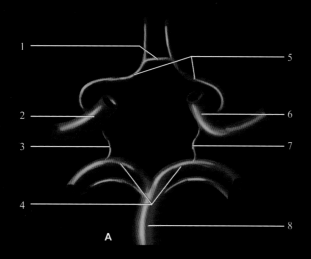

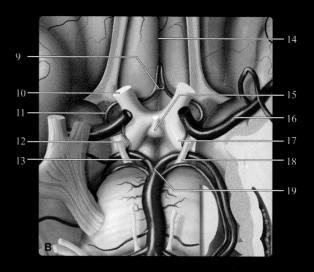

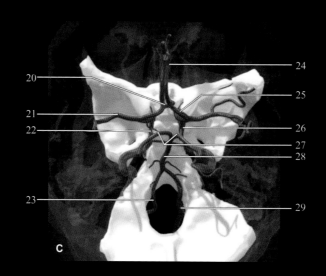

1	前交通动脉	11	大脑前动脉水平段（A1 段）	21	右侧大脑中动脉
2	右侧颈内动脉	12	后交通动脉	22	右侧后交通动脉
3	右侧后交通动脉	13	大脑后动脉水平段（P1 段）	23	右侧椎动脉
4	大脑后动脉交通前段（P1 段）	14	大脑纵裂	24	大脑前动脉 A2 段
5	大脑前动脉水平段（A1 段）	15	下丘脑漏斗柄	25	左侧大脑前动脉 A1 段
6	左侧颈内动脉	16	大脑中动脉（不是 Willis 环的一部分）	26	左侧后交通动脉
7	左侧后交通动脉	17	视束	27	大脑后动脉 P1 段
8	基底动脉	18	动眼神经（CNⅢ）	28	基底动脉
9	前交通动脉	19	基底动脉分叉部	29	左侧椎动脉
10	视神经	20	前交通动脉		

（A）Willis 环（COW）仰视示意图。组成 Willis 环血管的大小和形态差异很大，一段或多段缺失或发育不全很常见，并非特例。（B）Willis 环及其与邻近结构的关系。Willis 环位于间脑下方，鞍上池内，下丘脑、漏斗柄和视交叉位于 Willis 环的中间。大脑前动脉（ACA）水平段（A1）通过视神经（CNⅡ）上方；后交通动脉（PCoA）通过动眼神经（CNⅢ）上方，前交通动脉（ACoA）位于中线附近、纵裂下方。（C）由 Adriene Eastaway、Michael Bayona、Edward Quigley 三位医师，采用 Materialise Mimics、Materialise 3-matic、Microsoft 3D Builder 及 Sketchfab Viewer 软件，对患者 3D CTA 进行颅骨透明处理，蝶骨及枕骨进行不透明处理（Presented at ASNR Vancouver，2018.）

7T MRA

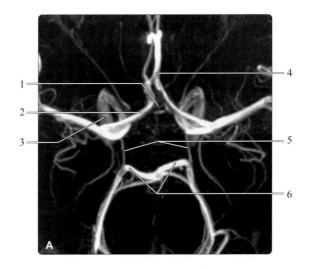

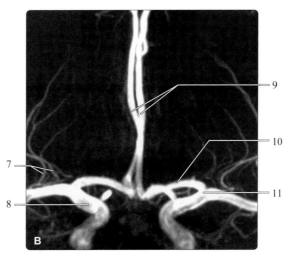

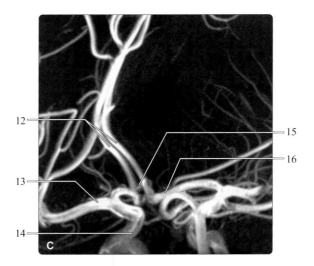

1　前交通动脉
2　大脑前动脉水平段（A1 段）
3　颈内动脉
4　大脑前动脉 A2 段
5　后交通动脉
6　大脑后动脉水平段（P1 段）
7　豆纹动脉
8　右侧颈内动脉床突上段
9　大脑前动脉垂直段（A2 段）
10　左侧大脑前动脉水平段（A1 段）
11　颈内动脉远端分叉处
12　大脑前动脉 A2 段
13　大脑中动脉水平段（M1 段）
14　颈内动脉
15　前交通动脉
16　大脑前动脉水平段（A1 段）

（A）颏顶位 7T 高分辨 MR 血管造影图（与常规 MRA 和 3D CTA 比较）。本例显示 Willis 环的所有组成部分，即"平衡型"Willis 环，没有节段缺失或发育不良。（B）7T MRA 显示经垂体、鞍上池的前后位图（MIP 重建）。组成 Willis 环的颈内动脉（ICA）床突上段及其分叉处、大脑前动脉水平段（A1 段）清晰可见，同时可见起自大脑中动脉（MCA）的豆纹动脉和大脑前动脉垂直段（A2 段）。（C）7T MRA 斜位图显示右侧颈内动脉及大脑前动脉水平段（A1 段），前交通动脉尤其清晰，大脑前动脉垂直段或交通后段（A2 段）、颈内动脉分叉处也清晰显示，不属于 Willis 环的大脑中动脉在图中也清晰显示，斜位图能够很好地显示前交通动脉和大脑中动脉是否有动脉瘤

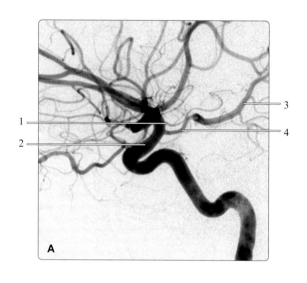

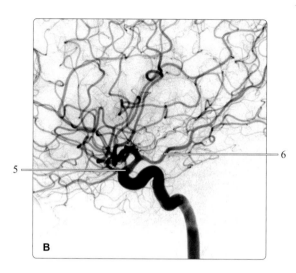

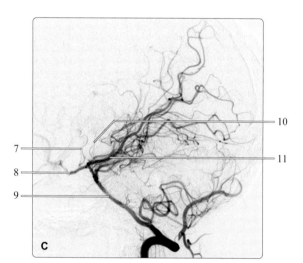

1	脉络膜前动脉
2	颈内动脉床突上段
3	大脑后动脉
4	后交通动脉
5	颈内动脉
6	胚胎型起源的大脑后动脉
7	丘脑前穿支动脉
8	后交通动脉
9	基底动脉
10	丘脑后穿支动脉
11	大脑后动脉

（A）颈内动脉 DSA 侧位图，显示后交通动脉、颈内动脉和大脑后动脉（PCA）。颈内动脉注射对比剂，大脑后动脉短暂充盈。（B）颈内动脉 DSA 侧位图，显示大脑后动脉起自颈内动脉，即胚胎型起源，可见粗大的后交通动脉向后延续为大脑后动脉。由于该患者大脑后动脉的交通前段（P1 段）先天缺失，行椎基底动脉造影检查，发现同侧的大脑后动脉未充盈（未提供）。（C）椎基底动脉 DSA 侧位图，显示对比剂反流至后交通动脉，起源于后交通动脉和近端大脑后动脉的穿支清晰可见

大脑前动脉

术语

缩写

- 大脑前动脉（anterior cerebral artery，ACA）

大体解剖

概述

- 颈内动脉（ICA）床突上段内侧的小终末支
- 3 段
  - 水平段或交通前段（**A1**）
  - 垂直段或交通后段（**A2**）
  - 远端段（**A3**）和皮质支
- 前交通动脉（ACoA）连接左、右侧 A1 段

影像解剖

概述

- 大脑前动脉是最佳的中线标志
- 中线移位常见于占位性病变或半球萎缩

解剖关系

- **A1 段**：向内侧延伸至视交叉 / 视神经
- **A2 段**：走行于大脑纵裂上方、胼胝体嘴部前方
- **A3 段**：围绕胼胝体膝部弯曲走行，分为**胼周动脉、胼缘动脉**
  - 胼周动脉起源于胼胝体膝部附近的 A2 段
    - 为大脑前动脉远端 2 个主要分支中的较大者
    - 走行于胼胝体后上方、扣带回下方
    - 延续至胼胝体压部周围
  - 胼缘动脉
    - 为大脑前动脉远端 2 个主要分支中的较小者
    - 走行于扣带沟的后上方、扣带回上方
- **A4 段**：皮质动脉大多起源于胼周动脉

分支

- 皮质支（8 个分支，根据供血区命名）
  - **眶额动脉**
    - 大脑前动脉的第一皮质支
    - 起源于 A2 段近端或胼周动脉
    - 于额叶下表面、直回处分叉
  - **额极动脉**
    - 起源于胼周动脉或胼胝体膝部对侧的胼缘干
    - 向前延伸至额极
  - **额内前、中、后动脉**
    - 供应额上回的内侧面
  - **旁中央动脉**
    - 通常很小，供应旁中央小叶
  - **顶内上、下动脉**
    - 供应楔前叶
    - **大脑前动脉分支不会跨越顶枕沟供应枕叶**

- 深穿支（起自 A1 段或前交通动脉）
  - **内侧豆纹动脉**
    - 起自 A1 段、前交通动脉，经前穿质上行
  - **Heubner 回返动脉**
    - 起源于 A1 段远端或 A2 段近端
    - A1 段上方自外侧向后弯曲进入前穿质，供应尾状核头

血管分布区

- 皮质支供应半球内侧面前 2/3、凸面
- 深穿支供应内侧基底节、胼胝体膝部、内囊前肢

正常变异、异常

- 正常变异：最常见＝ A1 段发育不良 / 缺失
  - 前交通动脉可以缺如、开窗或重复
  - "双侧半球大脑前动脉"（大脑前动脉远端分支供应部分对侧半球）
  - "三支" A2 段（永存胚胎期胼胝体正中动脉）
- 发育异常（罕见）
  - "单支"大脑前动脉（通常与前脑无裂畸形有关）
    - 单支大脑前动脉起自两支 A1 段的交汇点
    - 前交通动脉缺如
- 视神经下方的大脑前动脉
  - A1 段从视神经下方通过（不是上方）
  - 颅内动脉瘤患病率高

解剖影像相关问题

推荐成像方法

- 前交通动脉的多角度 / 多平面重建
- 行 DSA 时可能需要压迫对侧颈动脉，以使对比剂通过前交通动脉

影像诊断注意事项

- 经同侧颈动脉注射对比剂，如果该侧的大脑前动脉充盈不足，通常由 A1 段缺失 / 发育不良所致（两支大脑前动脉及其分支均由对侧的颈内动脉供血）
- 头部旋转偏离中线可导致大脑前动脉在前后位 DSA 出现移位

临床意义

- 前交通动脉是动脉瘤的常见部位
- 大脑前动脉闭塞比大脑中、后动脉闭塞更罕见
- 严重的扣带回镰下疝可导致大脑前动脉远端闭塞

胚胎学

胚胎发育

- 5 周：原始大脑前动脉出现，向中线延伸
- 6 周：形成丛状吻合，通常退化形成前交通动脉
- 7 周：大脑前动脉形成

大脑前动脉

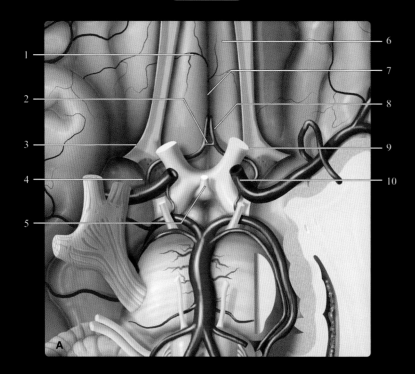

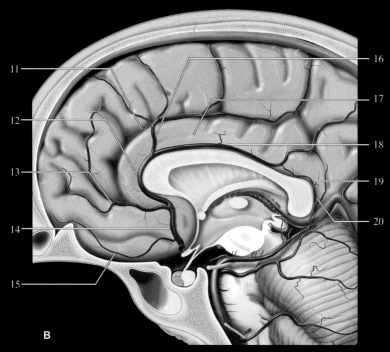

1	额极动脉分支	6	直回	11	扣带沟	16	胼缘动脉
2	前交通动脉	7	大脑纵裂	12	大脑前动脉远端（A3 段）	17	扣带回
3	嗅神经，三角区	8	大脑前动脉垂直段（A2 段）	13	额极动脉	18	胼周动脉
4	大脑前动脉水平段（A1 段）	9	视神经	14	大脑前动脉垂直段（A2 段）	19	大脑前动脉，压部分支
5	垂体漏斗	10	颈内动脉床突上段	15	眶额动脉	20	大脑后动脉，压部分支

（**A**）额顶位图像，显示 Willis 环与脑神经的关系。正常情况下，大脑前动脉水平段（A1 段）走行于视神经上方。（**B**）通过大脑纵裂的正中矢状位图，显示大脑前动脉（ACA）及其分支与脑实质的关系。A2 段在终板池内、第 3 脑室前方上行，A3 段绕胼胝体膝部走行。大脑前动脉远端发出胼周动脉和胼缘动脉的位置存在变异。几乎整个大脑半球内侧面前 2/3 均由大脑前动脉及其分支供血，大脑后动脉和大脑前动脉的分支在胼胝体膝部吻合

大脑前动脉

DSA 侧位

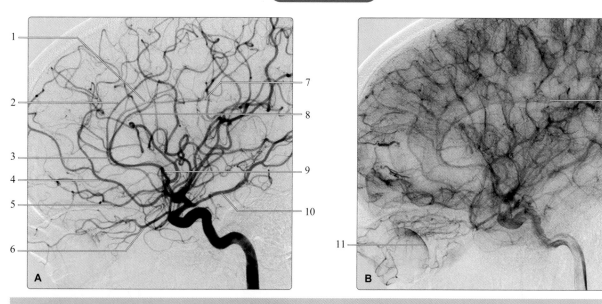

1 对比剂（通过前交通动脉）充盈对侧大脑前动脉	5 眶额动脉	10 大脑后动脉（起源于颈内动脉）
2 胼缘动脉	6 眼动脉（颈内动脉分支）	11 眼脉络膜
3 大脑前动脉远端（A3 段）	7 胼周软脑膜丛	12 胼周软脑膜丛
4 额极动脉	8 胼周动脉	
	9 大脑前动脉垂直段（A2 段）	

（**A**）颈内动脉 DSA 动脉中期侧位图，显示大脑前动脉及其主要皮质分支。（**B**）动脉晚期侧位图，显示眼脉络膜（由眼动脉分支供血）和胼胝体上表面（即所谓胼周软脑膜染色）血管丛

DSA 前后位

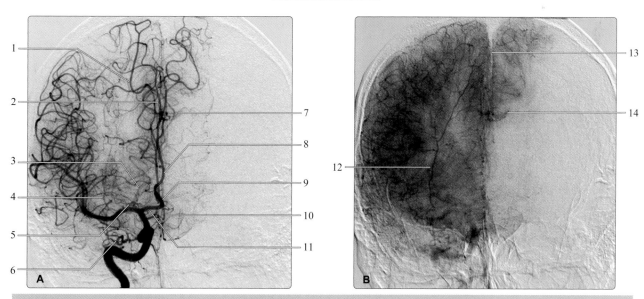

1 胼缘动脉（右侧大脑前动脉）	6 眼动脉（起自颈内动脉）	11 大脑前动脉水平段（A1 段）
2 胼周动脉（右侧大脑前动脉）	7 胼周软脑膜丛	12 脑膜中动脉（起自眼动脉）
3 内侧豆纹动脉	8 远端 A3 段（胼胝体膝前）	13 大脑纵裂
4 脑膜中动脉（起自眼动脉）	9 大脑前动脉垂直段（A2 段）	14 胼周软脑膜丛
5 Heubner 回返动脉	10 眶额动脉（起自左侧大脑前动脉）	

（**A**）右侧颈内动脉 DSA 动脉中期前后位图像，显示大脑前动脉及其分支。注射对比剂后，因对比剂经过前交通动脉回流（该图像显示不清），两侧大脑前动脉远端均见充盈对比剂。虽然大脑前动脉在中线轻度"移位"，但基本位于中线位置，为血管造影正常表现。（**B**）同一系列动脉晚期的前后位图像显示典型的血管染色，这些血管染色是胼周动脉的小分支走行于胼胝体上表面时形成。经右侧颈内动脉注射对比剂时，患者双侧大脑前动脉的远端分支均见充盈。由于右侧脑膜中动脉起自眼动脉，图中可见显影，属正常变异，发生率约为 0.5%

3T MRA

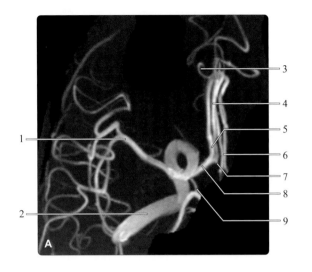

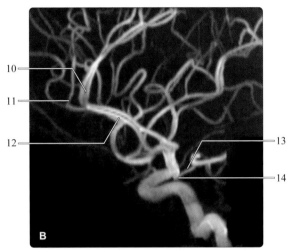

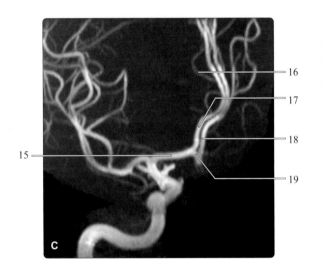

1	右侧大脑中动脉	11	大脑前动脉胼缘支
2	右侧颈内动脉	12	大脑前动脉 A2 段
3	胼缘动脉	13	后交通动脉
4	右侧大脑前动脉胼周支	14	后交通动脉漏斗
5	右侧大脑前动脉 A2 段	15	大脑前动脉 A1 段
6	左侧大脑前动脉 A2 段	16	大脑前动脉胼缘支
7	前交通动脉	17	右侧大脑前动脉 A2 段
8	右侧大脑前动脉 A1 段	18	左侧大脑前动脉 A2 段
9	后交通动脉	19	前交通动脉
10	大脑前动脉胼周支		

（A）3D TOF MRA 的颏顶位图像，显示右侧颈内动脉及其分支。大脑前动脉的主要分支显示清晰，但较小分支（如内侧豆纹动脉和 Heubner 回返动脉）显示不清。（B）MRA 侧位图显示大脑前动脉及其主要分支。（C）右侧颈内动脉造影轻度倾斜的前后位图，清晰显示大脑前动脉和前交通动脉，短的穿支未显示

CTA

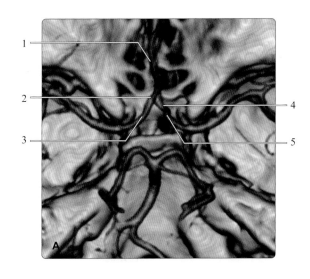

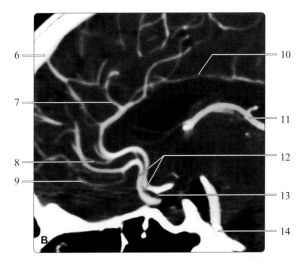

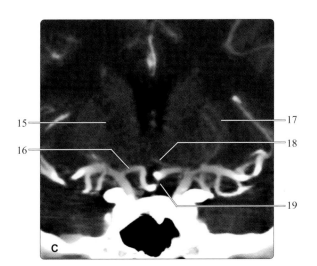

1　右侧 A2 段分叉为胼周、胼缘动脉
2　右侧大脑前动脉垂直段（A2 段）
3　右侧大脑前动脉水平段（A1 段）
4　左侧大脑前动脉垂直段（A2 段）
5　左侧大脑前动脉水平段（A1 段）
6　上矢状窦
7　胼缘动脉
8　额极动脉
9　眶额动脉
10　胼周动脉和软脑膜丛
11　大脑内静脉
12　右、左侧大脑前动脉 A2 段
13　发育不良的前交通动脉
14　基底动脉
15　内侧豆纹动脉
16　右侧大脑前动脉水平段（A1 段）
17　外侧豆纹动脉
18　Heubner 回返动脉（起自大脑前动脉 A2 段，未见）
19　前交通动脉（发育不良）

（A）64 排螺旋 CT 血管造影，轴位三维彩色容积图显示 Willis 环。两侧大脑前动脉水平段（A1 段）对称，前交通动脉发育不良，显示欠佳。大脑纵裂内可见两侧大脑前动脉垂直段（A2 段）。（B）同一患者的正中矢状位 MIP 图像，清晰显示两侧 A2 段，在终板池大脑纵裂内向上走行。图中隐约可见胼胝体膝部和侧脑室内的脑脊液。（C）前后位 MIP 图显示两侧大脑前动脉水平段（A1 段），发育不良的前交通动脉呈近乎垂直走行，前交通动脉的走行和形态个体差异很大

大脑中动脉

术语

缩写
- 大脑中动脉（middle cerebral artery，MCA）

同义词
- 外侧裂（大脑外侧裂）
- 脑岛（Reil 岛）

定义
- 岛盖＝额叶、顶叶和颞叶"悬垂"和"包绕"外侧裂的部分

大体解剖

概述
- 颈内动脉（ICA）床突上段较大的外侧终末支
- 4 段
  - 水平段（M1 段）
  - 脑岛段（M2 段）
  - 岛盖段（M3 段）
  - 皮质支（M4 段）

影像解剖

概述
- M2、M3 段分支沿岛叶、外侧裂走行

解剖关系
- **水平段（M1 段）**
  - 从颈内动脉终末分叉延伸至外侧裂
  - 位于视交叉的外侧、嗅三角区后方
  - 横向走行于前穿质下方
  - 通常在外侧裂前分成二或三叉
  - 分叉后主干进入外侧裂，然后以平缓曲线转向上方（大脑中动脉"膝"）
- **脑岛（M2）段**
  - 6 ～ 8 根动脉"干"起自分叉后主干，向上走行于外侧裂内，在岛叶表面分支
  - M2 段终止于外侧裂顶部
- **岛盖（M3）段**
  - M3 段起自外侧裂顶部，向下外侧走行穿过外侧裂
  - 出外侧裂至脑表面
- **皮质支（M4 段）**
  - 出外侧裂，在大脑半球外侧面发出分支

分支
- **深穿支**（豆纹动脉）、颞前动脉起自 M1 段
- **皮质支**（M4 段）
  - 眶额（额基底外侧）动脉
  - 额前动脉
  - 中央前沟动脉
    - 走行于中央前沟和中央沟之间
  - 中央沟动脉（Rolando 动脉）
    - 走行于中央沟内
  - 中央后沟（顶叶前）动脉
    - 走行于中央后沟，随后至顶内沟

  - 顶叶后动脉
    - 出外侧裂后端
    - 走行于缘上回后上方
  - 内眦动脉
    - 大多数后支出外侧裂
    - 走行于颞横回后上方
  - 颞枕动脉
    - 走行于颞上沟后下方
  - 颞后动脉、颞内侧动脉
    - 从外侧裂向下延伸
    - 穿过颞上、中回

血管分布区
- **皮质支**
  - 不同个体间的分支供血区域差异很大
  - 最常见的分布模式
    - 除凸面和颞下回外，主要分布于大脑半球外侧面
    - 颞叶前尖（可变）
- **深穿支**
  - 内侧豆纹动脉（少数起源于大脑中动脉近端）
    - 内侧基底节、尾状核
    - 内囊
  - 外侧豆纹动脉
    - 外侧壳核、尾状核
    - 外囊

正常变异，异常
- 分支模式变异很大
  - DSA 动脉"早期"大脑中动脉呈双分叉或三分叉（距起始点＜ 1 cm）
- 罕见的异常（发育不全、不发育）
  - 大脑中动脉重复见于 1% ～ 3% 的病例
    - 大分支起源于颈内动脉末端分叉前方
    - 与主干 M1 段平行
  - 副大脑中动脉（少见）
    - 起源于大脑前动脉
    - 与囊性动脉瘤高度相关
  - 大脑中动脉开窗畸形（罕见）

胚胎学

胚胎发育
- 大脑中动脉的形态分布与外侧裂、岛叶的形成密切相关
- 胎儿大脑最初光滑、无脑沟；大脑中动脉分支位于脑表面
- 妊娠 8 ～ 12 周两侧发育的大脑半球出现浅凹陷
- 凹陷加深，与发育的额叶、顶叶、颞叶的边缘（岛盖）重叠
  - 大脑中动脉分支随凹陷折入脑内
- 外侧裂形成，脑岛位于深处
- 大脑中动脉分支向上走行越过脑岛，然后转为外侧，出外侧裂，分支于脑表面

大脑中动脉

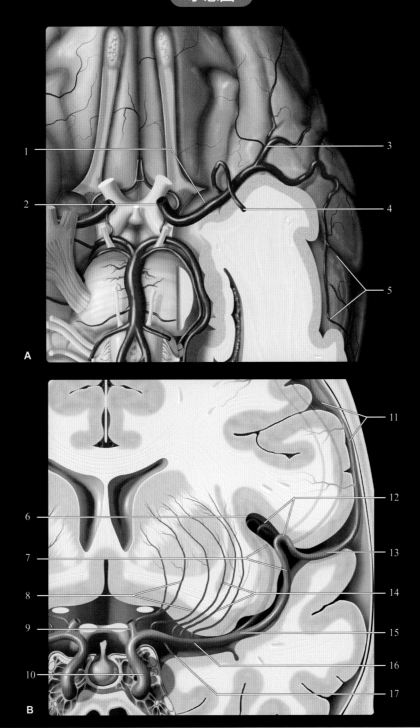

示意图

A

B

1	大脑中动脉水平段（M1 段）	7	大脑中动脉脑岛段（M2 段）	13	大脑中动脉岛盖段（M3 段）
2	颈内动脉床突上段	8	内侧豆纹动脉	14	外侧豆纹动脉
3	眶额（额基底外侧）动脉	9	大脑前动脉（切断）伴内侧豆纹动脉	15	大脑中动脉分叉（膝）部
4	颞前动脉（切断）	10	颈内动脉	16	大脑中动脉水平段（M1 段）
5	大脑中动脉皮质支（M4 段）	11	大脑中动脉皮质支（M4 段）	17	颞前动脉
6	外侧裂	12	M2 段的顶部血管环勾勒出外侧裂的顶端		

（A）图中显示大脑中动脉（MCA）及其相邻结构。该图为左颞叶经侧脑室颞角层面的额顶位图像。大脑中动脉供应大脑外侧面的大部分，是颈内动脉（ICA）两个终末分支中较大的一个。（B）前后位图像显示大脑中动脉及其相邻脑组织。大脑中动脉沿外侧裂走行，M1 ~ M4 段清晰显示。少量内侧豆纹动脉和大量外侧豆纹动脉从大脑中动脉水平段（M1 段）顶部发出，沿前穿质上行，供应外侧基底节及外囊

侧位 DSA

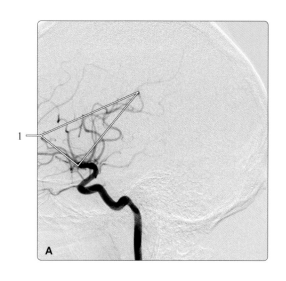

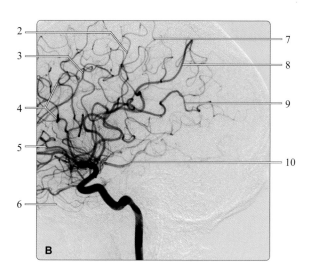

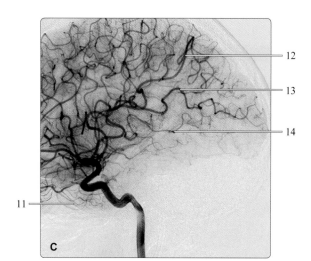

1　脑岛段（M2 段）定位血管造影的侧裂"三角"
2　中央沟动脉
3　中央前沟动脉
4　额前动脉
5　眶额（额基底外侧）动脉
6　颞前动脉
7　顶叶前（中央后沟）动脉
8　顶叶后动脉
9　内眦动脉
10　大脑后动脉
11　颞前动脉及分支
12　顶叶后动脉
13　内眦动脉
14　颞枕动脉

3 幅左侧颈内动脉 DSA 侧位图显示大脑中动脉。（ A ）动脉早期，充盈的脑岛段（M2 段）勾勒出岛叶轮廓（侧裂"三角"）。（ B ）动脉中期显示大脑中动脉的岛盖段（M3 段）和皮质支（M4 段）的充盈，同侧大脑后动脉经 Willis 环出现短暂充盈。（ C ）动脉晚期显示大脑中动脉远端分支充盈，皮质"脑染色"（弥漫性血管染色）。因为大部分颞叶由大脑后动脉供血，所以图中仅见颞叶的最前部显影

大脑中动脉

前后位 DSA

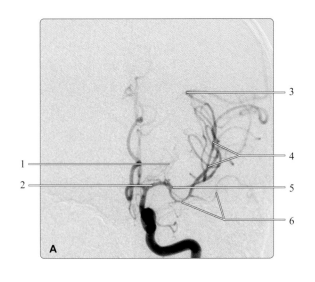

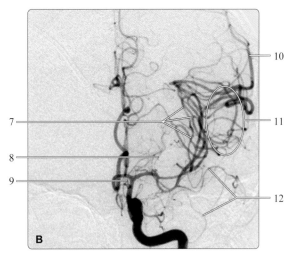

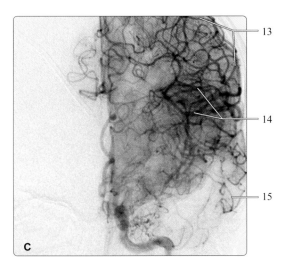

1	外侧豆纹动脉
2	大脑中动脉水平段（M1 段）
3	内眦动脉及血管造影"侧裂点"
4	大脑中动脉脑岛段（M2 段）
5	大脑中动脉分叉部
6	颞前动脉
7	大脑中动脉脑岛段（M2 段）
8	外侧豆纹动脉
9	前脉络膜动脉（起自颈内动脉）
10	大脑中动脉皮质支（M4 段）
11	大脑中动脉岛盖段（M3 段）
12	颞前动脉及其分支
13	大脑中动脉皮质支（M4 段）
14	大脑中动脉岛盖段（M3 段）
15	颞前动脉及其分支

3 幅左侧颈内动脉 DSA 前后位图像，显示正常大脑中动脉解剖。（**A**）动脉早期仅见水平段（M1 段）和脑岛段（M2 段）充盈。大脑中动脉在其起始处 1 cm 内分叉，即所谓的"早分叉"大脑中动脉。血管造影"侧裂点"是大脑中动脉脑岛段环状血管最高及最内侧点。（**B**）动脉中期可见大脑中动脉脑岛段（M2 段）和岛盖段（M3 段）以及早期充盈的部分大脑中动脉皮质支（M4 段）。（**C**）动脉晚期大脑中动脉近端血管节段（M1、M2 段）显示不清。大脑中动脉远端皮质支（M4 段）显影清晰，可见基底节和皮质内小分支显影所致的"脑染色"

3T MRA

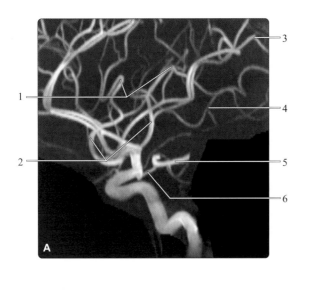

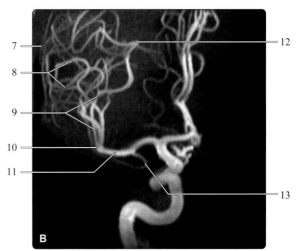

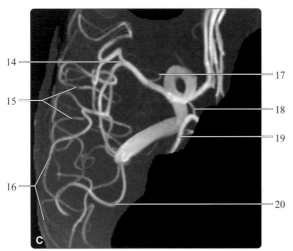

1　M2 段血管环顶点定位岛叶的顶部
2　大脑中动脉脑岛段（M2 段）
3　内眦动脉
4　颞枕动脉
5　大脑后动脉
6　后交通动脉
7　大脑中动脉皮质支（M4 段）
8　大脑中动脉岛盖段（M3 段）
9　大脑中动脉脑岛段（M2 段）
10　大脑中动脉分叉部（膝部）
11　大脑中动脉水平段（M1 段）
12　内眦动脉及"侧裂点"
13　颞前动脉
14　大脑中动脉分叉部
15　大脑中动脉岛盖段（M3 段）
16　大脑中动脉皮质支（M4 段）
17　颞前动脉
18　后交通动脉
19　大脑后动脉
20　内眦动脉及"侧裂点"

3T MR 血管造影图，自上而下 3 幅图像。（A）侧位图。（B）前后位图，显示大脑中动脉及其分支。外侧豆纹动脉显示不清。（C）颏顶位显示大脑中动脉双分叉或三分叉（膝部）以及岛盖段（M3 段）最佳。大脑中动脉动脉瘤常在颏顶位图像清晰显示

大脑中动脉

3D-VRT CTA

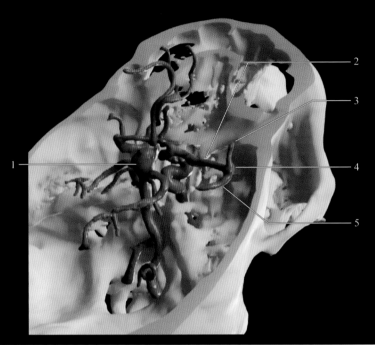

1 基底动脉尖动脉瘤
2 大脑中动脉水平段（M1 段）
3 M2 段前干
4 大脑中动脉分叉部
5 M2 段后干

由 Adriene Eastaway、Michael Bayona 和 Edward Quigley 三位医师提供患者基底动脉尖动脉瘤的三维 CT 血管造影。采用 Materialise Mimics 分段，Materialise 3-matics、Microsoft 3D Builder、Sketchfab Viewer 软件进行编辑，底部观，进行颅骨透明、颅底骨不透明处理，便于定位。该图清晰显示右侧大脑中动脉水平段（M1 段），以及大脑中动脉分叉为 M2 段前、后干

CTA

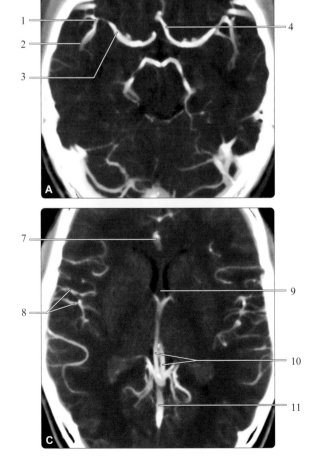

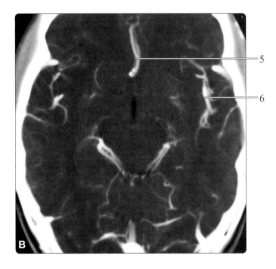

1 大脑中动脉分叉部	9 穹窿柱
2 大脑中动脉脑岛段（M2 段）	10 大脑内静脉
3 大脑中动脉水平段（M1 段）	11 直窦
4 左侧大脑前动脉	
5 大脑前动脉 A2 段	
6 大脑中动脉脑岛段（M2 段）	
7 大脑前动脉（A2 段远端，膝部）	
8 大脑中动脉岛盖段（M3 段）	

3 幅高分辨率 CTA 轴位 MIP 图，显示大脑中动脉及其分支。（A）最低位图像，可精确定位大脑中动脉分叉部，并清晰显示 M1 段。（B）略高于上图层面，显示大脑中动脉脑岛段（M2 段），左侧尤其清晰。（C）经 Monro 孔层面，显示双侧大脑中动脉岛盖段（M3 段）

CTA

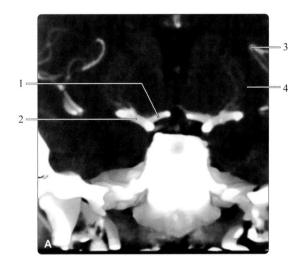

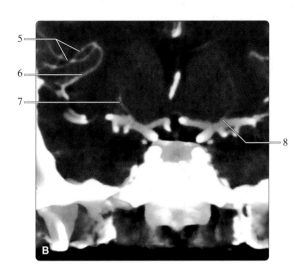

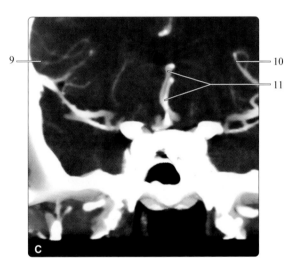

1　右侧大脑前动脉水平段（A1 段）
2　右侧大脑中动脉水平段（M1 段）
3　左侧内眦动脉及"侧裂点"
4　外侧豆纹动脉
5　大脑中动脉岛盖段（M3 段）
6　大脑中动脉脑岛段（M2 段）
7　右外侧豆纹动脉
8　左内侧豆纹动脉自 M1 段起始处
9　大脑中动脉岛盖段（M3 段）
10　大脑中动脉脑岛段（M2 段）
11　大脑前动脉（A2 段）

3 幅 CT 血管造影冠状位（前后位）MIP 图像，清晰显示豆纹动脉。（A）CT 血管造影可见颈内动脉分叉部。（B）稍前位的冠状位图像显示 2 条豆纹动脉起始处。大脑中动脉仅发出少量内侧豆纹动脉（大多数内侧豆纹动脉起自大脑前动脉水平段或 A1 段）。大量的穿支动脉，即外侧豆纹动脉，起自 M1 段中、远段，向头侧穿过前穿质进入外侧基底节和外囊。（C）最靠前的冠状位图像显示两侧大脑前动脉 A2 段、右侧大脑中动脉岛盖段（M3 段）和左侧脑岛段（M2 段）。脑岛血管环顶点为岛叶顶部的标志

大脑后动脉

术语

缩写

- 大脑后动脉（posterior cerebral artery，PCA）
- 后交通动脉（posterior communicating artery，PCoA）
- 基底动脉（basilar artery，BA）
- 颈内动脉（internal carotid artery，ICA）

大体解剖

概述

- 基底动脉末端的主要分支＝2支大脑后动脉
- 4 段
  - 交通前段（P1 段或中脑段）
  - 环池段（P2 段）
  - 四叠体段（P3 段）
  - 距状裂段（P4 段）
- 后交通动脉在 P1 与 P2 交界处连接大脑后动脉与颈内动脉

影像解剖

概述

- 大脑后动脉迂曲走行于中脑的后外侧周围

解剖关系

- **P1 段（交通前段）**
  - 从基底动脉分叉向外侧延伸至与后交通动脉的交界处
  - 走行于动眼神经（CNⅢ）脑池段上方
- **P2 段（环池段）**
  - 从 P1 段与后交通动脉交界处向后延伸
  - 在环池（中脑周围池）中迂曲绕大脑脚走行
  - 位于小脑幕、滑车神经（CNⅣ）脑池段上方
  - 与视束、Rosenthal 基底静脉平行
- **P3 段（四叠体段）**
  - 四叠体池内的较短节段
  - 从中脑后（四叠体板水平）延伸至距状裂（枕叶）
- **P4 段（距状裂段）**
  - 在距状裂中大脑后动脉终止于小脑幕上方

分支

- **深穿支（中央支）**
  - 丘脑后穿支动脉
    - 起自 P1 段，经脚间窝向后上方走行
    - 进入中脑下表面
  - 丘脑膝状体动脉
    - 起自 P2 段，经后内侧进入中脑
  - 大脑脚穿支动脉起自 P2 段，直接进入大脑脚
- **脑室 / 脉络丛分支（起自 P2 段）**
  - 脉络膜后内动脉
    - 绕脑干迂曲走行至脉络组织，并沿第三脑室顶向前延伸
  - 脉络膜后外动脉
    - 在侧脑室脉络丛中，绕丘脑向前迂曲走行
- **皮质支**
  - 颞前动脉起自 P2 段，向前外侧走行于颞下叶海马旁回下方
  - 颞后动脉起自 P2 段，向后走行
  - 大脑后动脉远端分为 2 个终末干
    - 内侧支：枕内动脉、顶枕动脉、距状裂动脉、压部后动脉
    - 外侧支：枕外动脉、颞动脉

血管分布区

- 深穿支：中脑、丘脑、内囊后肢、视束
- 脑室 / 脉络丛支：第三脑室和侧脑室脉络丛、部分丘脑、后连合、大脑脚
- 压部分支：胼胝体体部后侧和压部
- 皮质支：大脑半球内侧面后 1/3、颞下叶大部、枕叶大部（包括视皮质）

正常变异、异常

- "胚胎型"大脑后动脉
  - 直接起自粗大后交通动脉的大脑后动脉
  - 大脑后动脉 P1 段（交通前段）发育不全或缺如
- 永存颈动脉-基底动脉吻合
  - 大脑后动脉由永存三叉动脉或寰前节间动脉供血

解剖影像相关问题

影像诊断注意事项

- 椎动脉血管造影大脑后动脉未显影，通常因大脑后动脉"胚胎型"起源，而非闭塞
  - 经同侧颈动脉注射对比剂，可证实存在"胚胎型"大脑后动脉

临床意义

- 大脑后动脉闭塞可引起同向偏盲

胚胎学

胚胎发育

- 大脑后动脉发育晚于大脑前动脉、大脑中动脉
- 胎儿的大脑半球循环最初完全由原始颈内动脉供应
- 胚胎颈内动脉末端分裂，形成大脑后动脉近端
- 椎动脉、基底动脉由背侧纵向神经动脉融合形成
- 与萌发的大脑后动脉干吻合
- 大脑后动脉从近端动脉干萌芽向远端形成

示意图

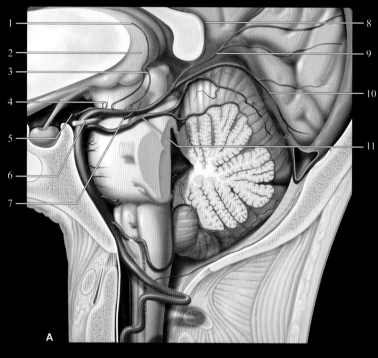

A

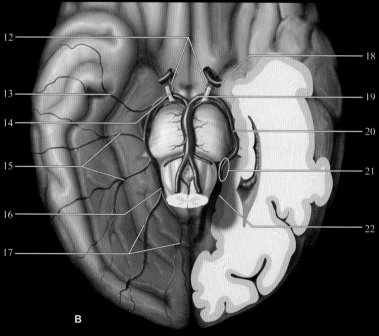

B

1	脉络膜后外侧动脉	7	颞前动脉（切断）	13	颞前动脉	19	大脑后动脉交通前段（P1 段）
2	丘脑枕	8	胼胝体压部动脉	14	动眼神经（CNⅢ）	20	大脑后动脉环池段（P2 段）
3	脉络膜后内侧动脉	9	顶枕动脉	15	颞后动脉	21	大脑后动脉四叠体段（P3 段）
4	丘脑后穿支动脉	10	距状裂动脉	16	大脑后动脉距状裂段（P4 段）	22	顶枕动脉
5	后交通动脉（切断）	11	小脑上动脉	17	距状裂动脉及其分支		
6	动眼神经（CNⅢ）	12	后交通动脉	18	颈内动脉床突上段		

（A）侧位图显示大脑后动脉（PCA）及其分支。小脑幕和动眼神经位于上方的大脑后动脉和下方的小脑上动脉之间。大脑后动脉有中央（深穿）支、脉络丛支和皮质支，以及胼胝体压部的小分支。（B）额顶位图显示大脑后动脉及其分段与中脑的关系。大脑后动脉供应枕叶和几乎全部颞叶下表面（颞叶尖端除外）。大脑后动脉交通前段（P1 段）从基底动脉分叉处延伸至后交通动脉（PCoA）交界处。环池段（P2 段）走行于中脑后外侧。四叠体段（P3 段）位于中脑后方。大脑后动脉的终末段是距状裂段（P4 段）

大脑后动脉

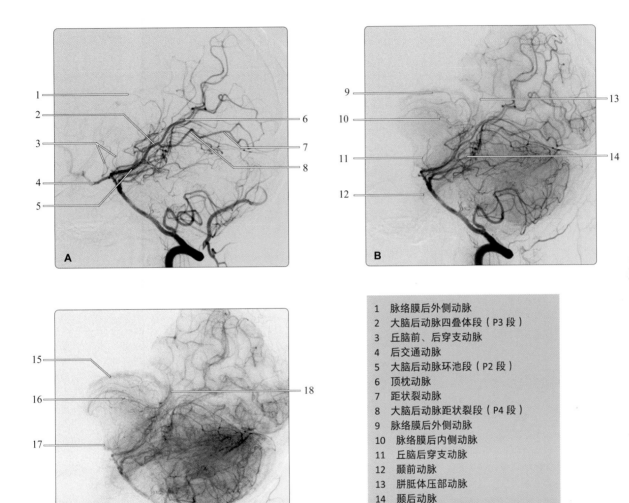

1	脉络膜后外侧动脉
2	大脑后动脉四叠体段（P3 段）
3	丘脑前、后穿支动脉
4	后交通动脉
5	大脑后动脉环池段（P2 段）
6	顶枕动脉
7	距状裂动脉
8	大脑后动脉距状裂段（P4 段）
9	脉络膜后外侧动脉
10	脉络膜后内侧动脉
11	丘脑后穿支动脉
12	颞前动脉
13	胼胝体压部动脉
14	颞后动脉
15	侧脑室体部脉络丛
16	第三脑室顶脉络丛、静脉
17	中脑、丘脑"染色"
18	侧脑室腔内的脉络丛染色

3 幅椎基底动脉血管造影侧位图，显示大脑后动脉及其分支。（A）动脉早期显示对比剂回流至同侧后交通动脉，丘脑前、后穿支动脉均显影。脉络膜后外侧动脉为突出的"3"状，此投影容易识别。大脑后动脉交通前段（P1 段）显示不清，但 P2 段可见，后者在中脑周围和后方弯曲走行。（B）动脉中期可清晰显示丘脑后穿支动脉和脉络膜动脉。注意大脑后动脉皮质支供应大脑半球内侧面后 1/3。（C）"毛细血管"静脉早期可见明显的侧脑室染色，提示大脑后动脉为顶枕叶、中脑供血

大脑后动脉

前后位椎动脉 DSA

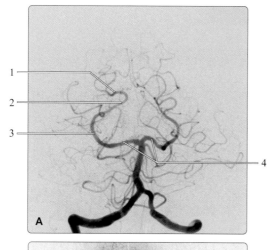

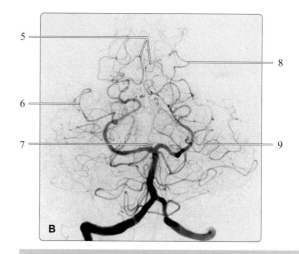

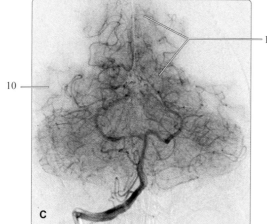

1	大脑后动脉距状裂段（P4 段）	7	丘脑后穿支动脉
2	大脑后动脉四叠体段（P3 段）	8	顶枕动脉
3	大脑后动脉环池段（P2 段）	9	颞前动脉
4	大脑后动脉交通前段（P1 段）	10	颞后叶血管"染色"
5	距状裂动脉	11	顶枕叶血管"染色"
6	颞后动脉		

3 幅椎基底动脉血管造影前后位图像，显示大脑后动脉及其分支。（A）此投影显示交通前段（P1 段）最佳。大脑后动脉在中脑周围先向外侧、然后向后上方走行。（B）动脉中期显示大脑后动脉的皮质支最佳，此时颞前、颞后动脉经常部分重叠。此投影中，丘脑后穿支动脉为基底动脉末端分叉处正上方的浅淡血管染色。（C）动脉晚期显示供应内侧顶叶、枕叶、颞叶的大脑后动脉血管染色。透明、垂直的"充盈缺损"为分隔两个大脑半球的大脑镰硬脑膜

侧位、前后位颈内动脉 DSA

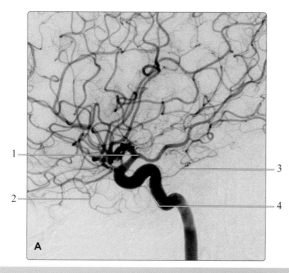

1	起自颈内动脉的胚胎型大脑后动脉	4	大脑后动脉颞前支	7	大脑后动脉四叠体段（P3 段）
2	大脑中动脉颞前支	5	大脑后动脉距状裂段（P4 段）	8	起自颈内动脉床突上段的胚胎型大脑后动脉
3	脑膜垂体干小脑幕支	6	大脑后动脉环池段（P2 段）		

（A）大脑后动脉（PCA）起自颈内动脉（ICA）床突上段是常见的正常变异，有时称为胚胎型大脑后动脉。此时，同侧 P2 段常发育不全或缺失，从解剖上限制了 Willis 环建立侧支循环的潜力。脑膜垂体干是颈内动脉海绵窦段的一个分支，此处明显显影，这是因为横窦-乙状窦交界处小的硬脑膜动静脉瘘供血（未显示）。（B）颈内动脉注射对比剂的前后位图，可见大脑后动脉显影。此患者椎基底动脉血管造影（未提供图像）显示右侧大脑后动脉"充盈缺损"，这种现象最常见的原因为胚胎型大脑后动脉起自颈内动脉而非椎基底动脉系统（如本例所示）

大脑后动脉

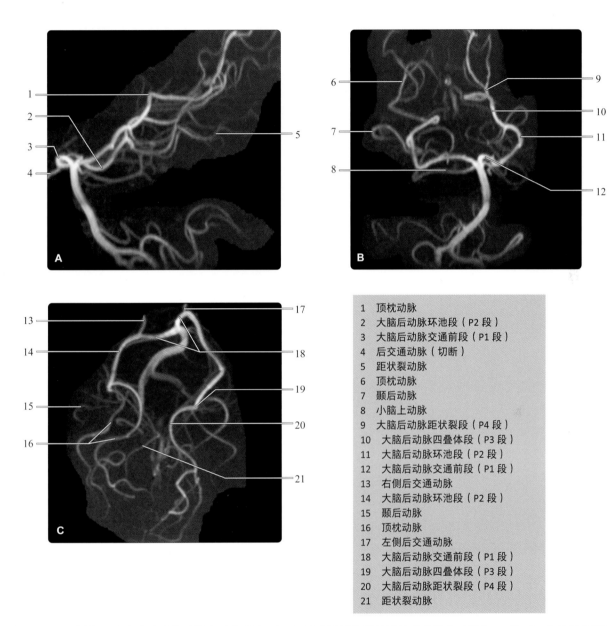

3T MRA

1	顶枕动脉
2	大脑后动脉环池段（P2 段）
3	大脑后动脉交通前段（P1 段）
4	后交通动脉（切断）
5	距状裂动脉
6	顶枕动脉
7	颞后动脉
8	小脑上动脉
9	大脑后动脉距状裂段（P4 段）
10	大脑后动脉四叠体段（P3 段）
11	大脑后动脉环池段（P2 段）
12	大脑后动脉交通前段（P1 段）
13	右侧后交通动脉
14	大脑后动脉环池段（P2 段）
15	颞后动脉
16	顶枕动脉
17	左侧后交通动脉
18	大脑后动脉交通前段（P1 段）
19	大脑后动脉四叠体段（P3 段）
20	大脑后动脉距状裂段（P4 段）
21	距状裂动脉

3 幅 3T MRA 图像显示大脑后动脉及其主要皮质支。（A）轻度侧斜位图显示基底动脉分叉部和 P1 段。（B）前后位图像显示两侧大脑后动脉在中脑周围向外侧、然后向后方走行。3T MRA 无法清晰显示穿支动脉。（C）颏顶位图显示大脑后动脉主干及其远端皮质支最佳。大脑后动脉在中脑周围的形态存在变异。P1 段（交通前段）的直径、长度和迂曲度均有显著个体差异

大脑后动脉

前后位 CTA

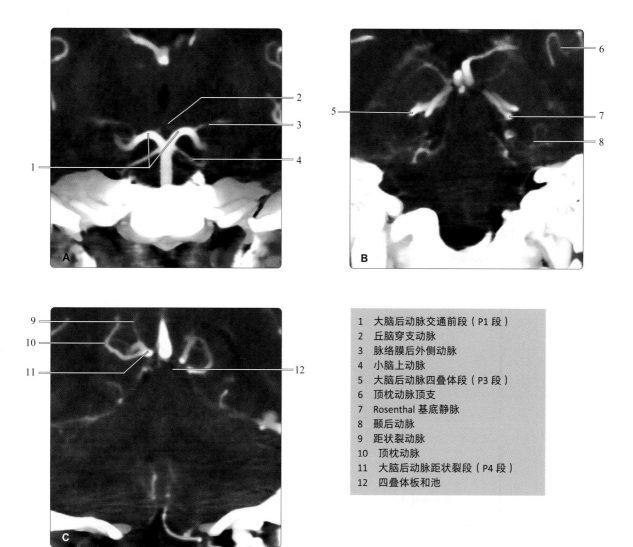

1　大脑后动脉交通前段（P1 段）
2　丘脑穿支动脉
3　脉络膜后外侧动脉
4　小脑上动脉
5　大脑后动脉四叠体段（P3 段）
6　顶枕动脉顶支
7　Rosenthal 基底静脉
8　颞后动脉
9　距状裂动脉
10　顶枕动脉
11　大脑后动脉距状裂段（P4 段）
12　四叠体板和池

（**A**）3 幅 CTA 冠状位 MIP 重建图像，显示大脑后动脉的各个节段及部分分支。（**B**）大脑后动脉环池段（P2 段）在小脑幕上方环绕中脑向后上方走行，四叠体段（P3 段）相对较短，起始于靠近四叠体板的中脑背侧水平。不要将显影的 Rosenthal 基底静脉误认为外侧的大脑后动脉。（**C**）距状裂前端层面，可见右侧大脑后动脉终末段（P4 段）的外侧分支（顶枕动脉）和内侧分支（距状裂动脉）

大脑后动脉

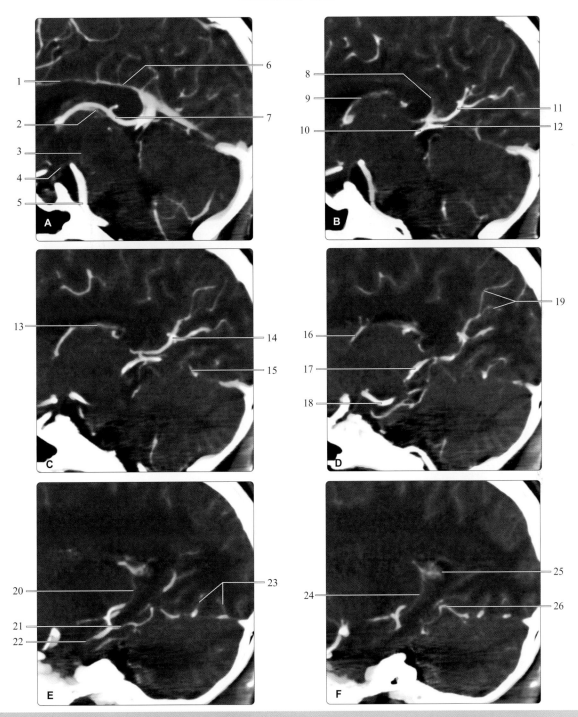

1 大脑前动脉胼周支	10 大脑后动脉四叠体段（P3 段）	18 大脑后动脉环池段（P2 段）
2 脉络膜后内侧动脉	11 顶枕动脉	19 顶支
3 丘脑后穿支动脉	12 大脑后动脉距状裂段（P4 段）和	20 脉络膜后外侧动脉
4 后交通动脉	距状裂动脉（切断）	21 颞后动脉
5 基底动脉	13 脉络丛和脉络膜后外侧动脉	22 颞前动脉
6 大脑后动脉胼胝体压部分支	14 顶枕动脉	23 距状裂分支
7 大脑内静脉	15 距状裂动脉分支	24 脉络膜后外侧动脉
8 胼胝体压部动脉	16 丘脑纹状体静脉	25 脉络丛血管球
9 脉络丛和脉络膜后外侧动脉	17 大脑后动脉四叠体段（P3 段）	26 颞后支

6 幅 CTA 侧位图。（A）显示大脑后动脉及其分支。脉络膜后内侧动脉是位于大脑内静脉正下方的中线小血管。大脑后动脉的胼胝体压部分支和大脑前动脉的胼胝体周围分支在胼胝体上方吻合。当任一血管闭塞时，除了软脑膜（分水岭）侧支外，上述吻合支也是侧支循环的重要来源。（B）可见侧脑室脉络丛的血管染色，由脉络膜后外侧动脉供血。（C）侧脑室脉络丛及其伴随的动脉和静脉，通过室间孔（Monro 孔）下行。（D）更外侧层面显示大脑后动脉的顶叶和枕叶分支，颞后动脉在此层面也可显示。（E）脉络膜后外侧动脉起源于大脑后动脉的 CP2 段，向后上绕行于丘脑枕部，为丘脑枕部和脉络丛供血。（F）后外侧丘脑和侧脑室枕角层面图像，可见脉络膜后外侧动脉，及其供血的脉络丛血管球

轴位 CTA

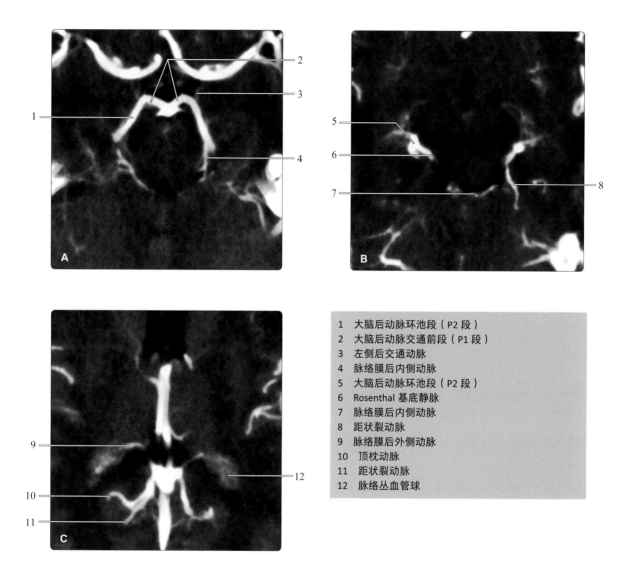

1　大脑后动脉环池段（P2 段）
2　大脑后动脉交通前段（P1 段）
3　左侧后交通动脉
4　脉络膜后内侧动脉
5　大脑后动脉环池段（P2 段）
6　Rosenthal 基底静脉
7　脉络膜后内侧动脉
8　距状裂动脉
9　脉络膜后外侧动脉
10　顶枕动脉
11　距状裂动脉
12　脉络丛血管球

3 幅 CTA 轴位 MIP 重建图，清晰显示大脑后动脉的节段。（A）经 Willis 环层面可见 2 条细小的后交通动脉，两侧大脑后动脉交通前段（P1 段）显影明显。（B）经环池和四叠体池层面，显示大脑后动脉的 P2 和 P3 段及更靠近中间位置的 Rosenthal 基底静脉。（C）接近小脑幕尖层面，可见脉络膜后外侧动脉供应脉络丛血管球。大脑后动脉终末段在四叠体池远端分支为顶枕动脉，在距状裂前部附近分支为距状裂动脉

术语

缩写
- 椎基底动脉（VB）、椎动脉（VA）、基底动脉（BA）
- 小脑上动脉（SCA）、小脑后下动脉（PICA）、小脑前下动脉（AICA）
- 颈内动脉（ICA）
- 脊髓前动脉（ASA）、脊髓后动脉（PSA）

大体解剖

概述
- 椎动脉分为 4 个节段
  - 骨外段（V1 段）（动脉弓 → C6）
  - 横突孔段（V2 段）（C6 → C1）
  - 髓外段（V3 段）（C1 → 枕骨大孔）
  - 硬膜内段（V4 段）（颅内）

影像解剖

概述
- 扩张、迂曲、偏离中线、形态或分支模式的变异很常见

解剖关系
- 椎动脉
  - V1 段：起源于锁骨下动脉，向后上方走行进入 C6 横突孔
  - V2 段
    - 穿过 C6 ～ C3 横突孔上行
    - 通过枢椎（C2）倒转的 L- 形横突孔向侧上方翻转
    - 向上走行很短的距离，穿过 C1 横突孔
  - V3 段
    - 离开寰椎（C1）横突孔顶部
    - 位于 C1 环顶部，在寰枕关节附近向后内侧走行
    - 绕过寰枕关节后方向前上方走行，穿过枕骨大孔处的硬脑膜
  - V4 段
    - 椎动脉通过枕骨大孔进入颅内后，在斜坡后方向上内侧走行
    - 在脑桥-延髓交界处或附近，与对侧椎动脉联合形成基底动脉
- 基底动脉
  - 在桥前池内向上走行（脑桥前、斜坡后）
  - 在鞍背或稍上方，在脚间池或鞍上池内分叉形成终末分支，即大脑后动脉（PCA）

分支
- 椎动脉
  - V1 段
    - 颈肌支节段、脊髓支
  - V2 段
    - 脑膜前动脉、未命名的肌支或脊髓支
  - V3 段
    - 脑膜后动脉

  - V4 段
    - 脊髓前动脉、脊髓后动脉
    - 延髓穿支
    - 小脑后下动脉：起源于椎动脉远端，在小脑扁桃体周围或上方走行，发出穿支至延髓、脉络膜、小脑扁桃体、小脑
- 基底动脉
  - 脑桥、中脑穿支（众多）
  - 小脑前下动脉
    - 位于面神经（CN Ⅶ）和前庭蜗神经（CN Ⅷ）的腹内侧
    - 常形成血管祥突入内耳道
  - 小脑上动脉
    - 起源于基底动脉远端，于动眼神经、小脑幕下方绕行于中脑后外侧
    - 位于三叉神经（CN V）上方，且经常紧邻
  - 大脑后动脉（基底动脉的终末分支）

血管分布区
- 椎动脉
  - 脊髓前动脉（ASA）：颈髓上部、延髓下部
  - 脊髓后动脉（PSA）：脊髓背侧至脊髓圆锥
  - 穿支：橄榄核、小脑下脚、部分延髓
  - 小脑后下动脉：延髓外侧、第四脑室脉络丛、小脑扁桃体、下蚓部 / 小脑
- 基底动脉
  - 脑桥穿支：中央延髓、脑桥、中脑
  - 小脑前下动脉：内耳道、面神经和前庭蜗神经、小脑前外侧
  - 小脑上动脉：小脑上蚓部、小脑上脚、齿状核、脑桥臂、小脑上内侧面

正常变异、异常
- 正常变异
  - 椎动脉：左右大小不一，一侧优势常见；主动脉弓起源占 5%
  - 基底动脉：分支模式及走行的变异常见（例如小脑前下动脉和小脑后下动脉可能共干）
- 发育异常
  - 椎动脉和基底动脉可能开窗、重复（增加动脉瘤的发病率）
  - 胚胎颈动脉-基底动脉吻合（如永存三叉动脉）

胚胎学

胚胎发育
- 颈节间动脉之间纵向动脉丛吻合 → 椎动脉前体
- 成对的背侧纵向神经动脉丛发育，形成基底动脉的前体
- 背侧纵向神经动脉丛和发育中的颈内动脉出现短暂吻合（原始三叉、舌下动脉等）
- 起自第 7 颈节间动脉的椎动脉，与纵向神经动脉丛吻合
- 当纵向神经动脉丛融合、与颈内动脉暂时连接的血管退化 → 最终基底动脉、椎基底动脉循环形成

椎基底动脉系统

示意图, 3D-VRT CTA

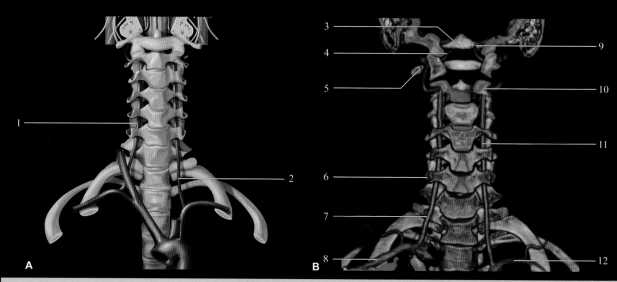

1	右侧椎动脉，横突孔段（V2 段）	5	C1 横突孔	9	椎动脉硬膜内段（V4 段）
2	左侧椎动脉，骨外段（V1 段）	6	C6 横突 / 横突孔	10	L 形 C2 横突孔
3	枕骨大孔	7	椎动脉骨外段（V1 段）	11	椎动脉横突孔段（V2 段）
4	椎动脉髓外段（V3 段）	8	右侧锁骨下动脉	12	左侧锁骨下动脉

（A）前后位图显示椎动脉 3 个颅外段中的 2 个节段及其与颈椎的关系。骨外段（V1 段）从锁骨下动脉上侧发出，向上走行至 C6 横突孔。横突孔段（V2 段）从 C6 走行至 C1 横突孔的椎动脉出口。（B）3D-VRT CTA 图像，清晰显示椎动脉颅外段。椎动脉起源于锁骨下动脉的上缘。典型的椎动脉进入 C6 横突孔后，以近乎垂直的方向向上走行进入 C2 横突孔，在 L 形的 C2 横突孔中转 90° 横行向外穿出，然后继续垂直上行至 C1

示意图

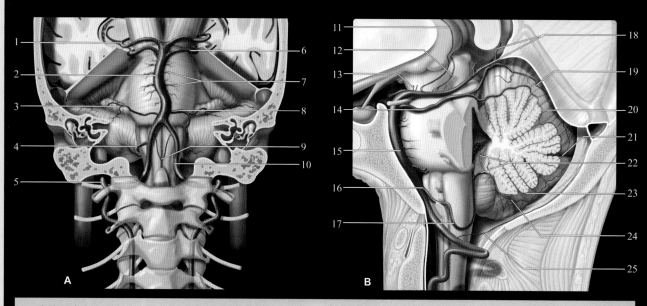

1	大脑后动脉	8	左侧小脑前下动脉-小脑后下动脉干	15	基底动脉及脑桥穿支动脉	21	小脑，大水平裂
2	基底动脉			16	小脑后下动脉，延髓前段	22	小脑后下动脉，扁桃体上段及脉络膜分支
3	右侧小脑前下动脉	9	脊髓前动脉	17	小脑后下动脉，延髓外侧段尾袢		
4	右侧小脑后下动脉	10	椎动脉硬膜内段（V4 段）			23	下蚓部动脉（小脑后下动脉）
5	椎动脉髓外段（V3 段）	11	脉络膜后外侧动脉	18	大脑后动脉和胼胝体压部分支	24	下半球分支（小脑后下动脉）
6	小脑上动脉	12	脉络膜后内侧动脉	19	上半球分支（小脑上动脉）	25	脑膜后动脉
7	基底动脉脑桥穿支	13	丘脑后穿支动脉	20	上蚓部动脉		
		14	小脑上动脉				

（A）前后位图显示颈部远端和颅内椎基底动脉系统。V3 段从 C1 顶部延伸至枕骨大孔，为较短的脊髓外椎动脉段。V4 段是硬膜内（颅内）段。右侧小脑后下动脉（PICA）起源于椎动脉。小脑前下动脉-小脑后下动脉共干是常见的正常变异，如图中左侧显示。（B）侧位图显示椎基底动脉系统。注意小脑后下动脉环与延髓和小脑扁桃体的关系。小脑上动脉和小脑后下动脉之间的分水岭，经常位于小脑的大水平裂附近

椎基底动脉系统

3D-VRT CTA

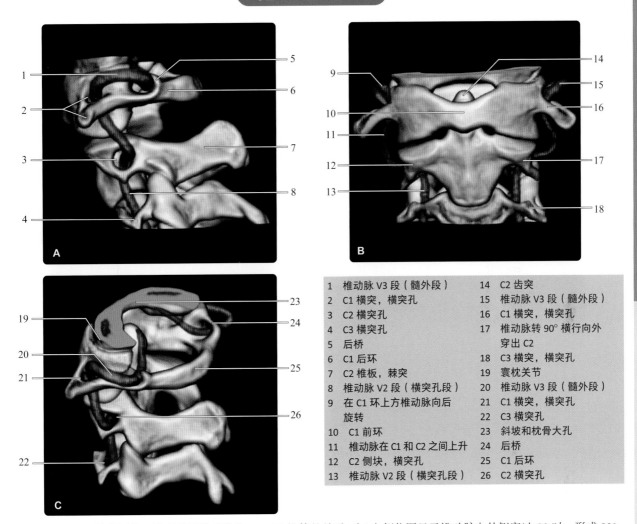

1 椎动脉 V3 段（髓外段）	14 C2 齿突
2 C1 横突，横突孔	15 椎动脉 V3 段（髓外段）
3 C2 横突孔	16 C1 横突，横突孔
4 C3 横突孔	17 椎动脉转 90° 横行向外
5 后桥	穿出 C2
6 C1 后环	18 C3 横突，横突孔
7 C2 椎板，棘突	19 寰枕关节
8 椎动脉 V2 段（横突孔段）	20 椎动脉 V3 段（髓外段）
9 在 C1 环上方椎动脉向后	21 C1 横突，横突孔
旋转	22 C3 横突孔
10 C1 前环	23 斜坡和枕骨大孔
11 椎动脉在 C1 和 C2 之间上升	24 后桥
12 C2 侧块，横突孔	25 C1 后环
13 椎动脉 V2 段（横突孔段）	26 C2 横突孔

3 幅 3D-VRT CTA 放大图像，清晰显示椎动脉和 C1、C2 椎体的关系。（**A**）侧位图显示椎动脉向外侧穿过 C2 时，形成 90°的 L 型转弯，然后继续在 C2 和 C1 之间上升。椎动脉从 C1 横突孔穿出后，向后上方沿 C1 环走行。本例可见后骨环（后桥），为正常变异。（**B**）3D-VRT CTA 放大图像，显示椎动脉远端迂曲穿过 C2 和 C1 横突孔。前后位投影（正面）可见椎动脉。（**C**）清晰显示椎动脉沿 C1 侧块后外侧和 C1 环上方走行，然后向前内侧旋转进入枕骨大孔，可见右侧椎动脉上方的骨环，为正常变异

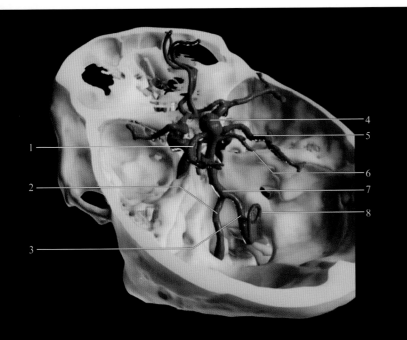

1	左侧大脑后动脉
2	左椎动脉
3	右椎动脉
4	基底动脉尖动脉瘤
5	右侧大脑后动脉
6	小脑上动脉
7	基底动脉
8	小脑后下动脉

Adriene Eastaway、Michael Bayona 和 Edward Quigley 三 位 医 师 用 Materialise Mimics 软件对患者的 3D CT 血管造影进行分割，用 Materialise 3-matic 软件进行编辑（Presented at ASNR Vancouver，2018）。图中同时显示椎基底动脉系统（包括椎动脉）以及基底动脉尖动脉瘤

DSA

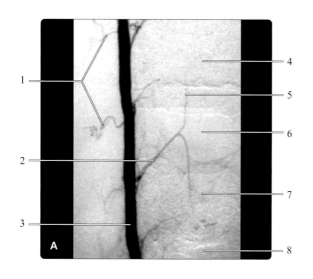

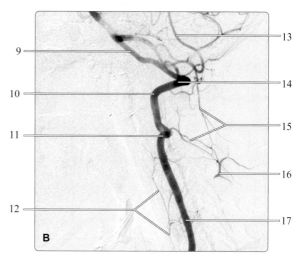

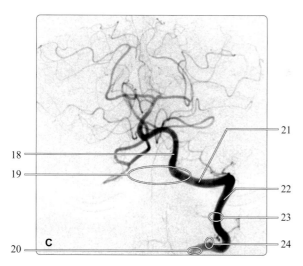

1 肌支	9 椎动脉 V4 段（硬膜内段）	17 椎动脉 V2 段（横突孔段）
2 脊神经根动脉	10 椎动脉在 C1 横突孔	18 椎动脉 V4 段（硬膜内段）
3 右椎动脉 V2 段（横突孔段）	11 L 形弯曲通过 C2	19 枕骨大孔
4 C3 椎体	12 脊髓支	20 椎动脉进入 C2 横突孔
5 脊髓前支	13 小脑后下动脉	21 椎动脉向前内侧走行进入枕骨大孔
6 C4 椎体	14 C1 环上方的椎动脉 V3 段（髓外段）	22 C1 环上方的椎动脉 V3 段（髓外段）
7 C5 椎体	15 椎动脉肌支	23 椎动脉在 C1 横突孔
8 C6 椎体	16 颈外动脉肌支	24 椎动脉出 C2 横突孔

（A）右侧椎动脉 DSA 前后位放大图，显示颅外椎动脉在 C6 至 C3 的横突孔中向头侧走行。节段性脊髓分支和肌支起源于椎动脉的 V2 段（横突孔段）。图中可见明显的脊髓分支到达脊髓前正中沟，然后分为升支和降支。这些血管与脊髓前动脉吻合，脊髓前动脉起源于硬膜内椎动脉。（B）脊椎血管造影的侧位 DSA 图，可见 V2 段（横突孔段）、V3 段（髓外段）和 V4 段（硬膜内段），可见明显的脊髓动脉及其与颈外动脉肌支的吻合支。（C）前后位图显示椎动脉穿过 C2 和 C1 横突孔，在 C1 环上方转向前方进入枕骨大孔，形成"1/2 正方形"

侧位 DSA

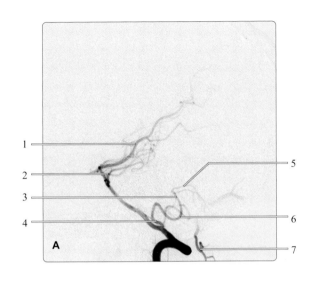

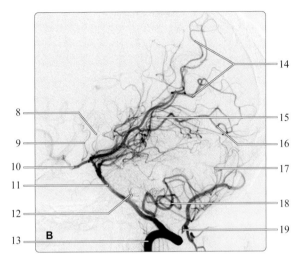

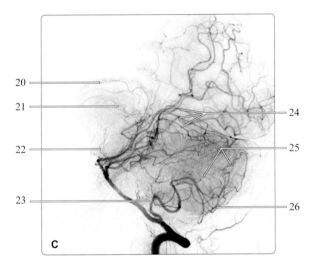

1 大脑后动脉	10 后交通动脉	19 枕动脉（颈外动脉分支）
2 小脑上动脉	11 基底动脉	20 脉络膜后外侧动脉
3 小脑后下动脉，延髓后段	12 基底穿支动脉	21 脉络膜后内侧动脉
4 小脑后下动脉，延髓前段	13 椎动脉 V3 段（髓外）段	22 丘脑穿支动脉
5 小脑后下动脉，扁桃体上段	14 顶枕动脉	23 小脑后下动脉
6 小脑后下动脉，延髓外侧段	15 小脑动脉，上蚓部分支	24 小脑上动脉的上半球分支
7 颈椎动脉肌支	16 距状裂动脉（大脑后动脉分支）	25 在小脑大水平裂内的小脑后下动脉分支
8 丘脑后穿支动脉	17 下蚓部动脉	26 小脑后下动脉半球分支
9 丘脑前穿支动脉	18 小脑后下动脉	

（A）左侧椎动脉 DSA 侧位图，动脉早期显示颅内椎基底动脉系统。小脑后下动脉及其近端血管祥清晰显示。小脑后下动脉有 4 个段和 2 个袢，尾袢或下袢位于延髓下部，可能低至 C2 水平，小脑后下动脉走行于小脑扁桃体上方或穿过小脑扁桃体时出现第 2 个袢（颅袢）。（B）动脉中期显示椎动脉和基底动脉的远端分支，可见椎动脉肌支和枕动脉（颈外动脉分支）之间的重要血管吻合。后交通动脉及其丘脑穿支动脉显影。（C）动脉晚期显示椎基底动脉系统供血区的正常血管"染色"，包括脑干、小脑蚓部、小脑、枕叶、丘脑后部和部分脉络丛

第一篇　脑

前后位 DSA

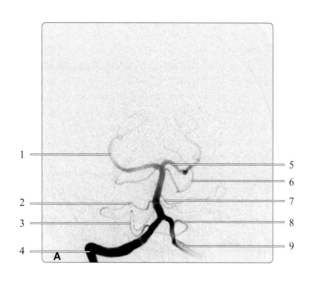

1 —
2 —
3 —
4 — A
5
6
7
8
9

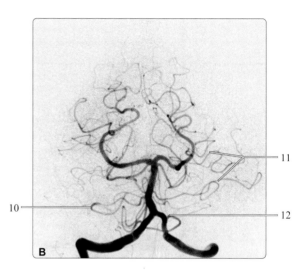

10 —
B
11
12

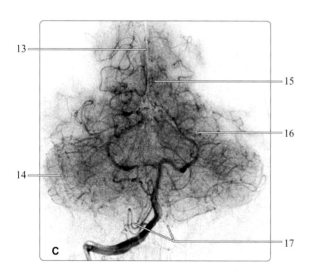

13 —
14 —
C
15
16
17

1	右侧大脑后动脉
2	右侧小脑前下动脉
3	右侧小脑后下动脉（延髓后段）
4	右侧椎动脉
5	左侧大脑后动脉
6	小脑上动脉
7	左侧小脑前下动脉
8	左侧小脑后下动脉
9	左侧椎动脉中未显影的血液
10	小脑前下动脉袢突入内耳道
11	小脑半球分支
12	左侧小脑后下动脉的延髓前段
13	大脑镰
14	小脑半球
15	距状裂皮质
16	小脑幕
17	小脑扁桃体

（A）右侧椎动脉 DSA 动脉早期的前后位图像，显示主要的椎动脉和基底动脉分支的起源。对比剂回流至左侧椎动脉，左侧椎动脉被未显影的血液部分充盈。本例小脑后下动脉和小脑前下动脉分别从椎动脉和基底动脉发出。（B）动脉中期显示小脑后下动脉、小脑前下动脉和小脑上动脉的半球分支，可见右侧小脑前下动脉袢突入内耳道。（C）动脉晚期整个小脑和枕叶血管明显染色，并可清晰显示椎基底动脉的供血区域。小脑幕和大脑镰是位于小脑半球和枕叶之间的薄且透明的区域

3T MRA

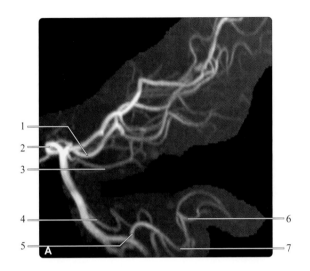

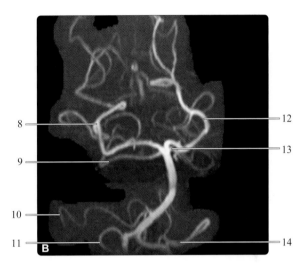

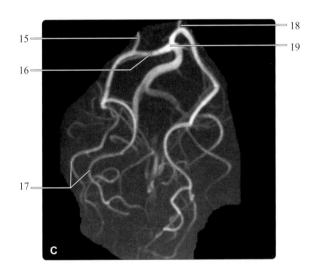

1 左侧大脑后动脉	11 小脑后下动脉
2 右侧大脑后动脉	12 左侧大脑后动脉
3 小脑上动脉	13 左侧小脑上动脉
4 小脑前下动脉	14 左侧小脑前下动脉-小脑
5 小脑后下动脉，延髓前段	后下动脉共干
6 小脑后下动脉扁桃体段	15 右侧后交通动脉
（颅袢）	16 大脑后动脉 P1 段
7 小脑后下动脉尾袢	（交通前段）
8 右侧大脑后动脉	17 顶枕动脉及其分支
9 右侧小脑上动脉	18 左侧后交通动脉
10 小脑前下动脉	19 基底动脉分叉

（A）轻度侧斜位 MRA 图像显示颅内椎基底动脉循环。小脑后下动脉和小脑前下动脉清晰可见。（B）前后位图显示远端基底动脉分叉和更多近端分支。双侧小脑上动脉清晰可见。左侧可见明显的椎动脉分支，是小脑前下动脉-小脑后下动脉的共干。这两条分支共同起源于椎动脉，为常见的正常变异。（C）颏顶位清晰显示基底动脉分叉，大脑后动脉和小脑上动脉分支重叠，横向环绕中脑

示意图

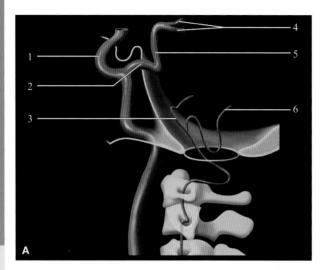

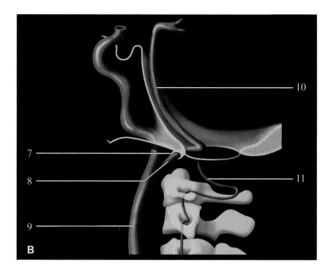

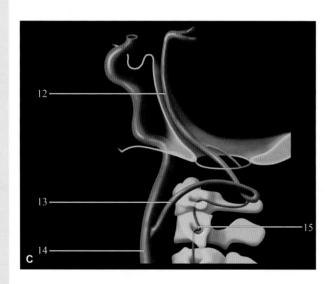

1　颈内动脉海绵窦段
2　永存三叉动脉
3　近端基底动脉（发育不全）
4　大脑后动脉
5　远端基底动脉（小脑上动脉未显示）
6　小脑后下动脉
7　舌下神经管
8　永存舌下动脉
9　颈内动脉颈段
10　基底动脉
11　椎动脉（发育不全）
12　基底动脉
13　寰前节间动脉
14　颈内动脉颈段
15　椎动脉颈段（发育不全）

（**A**）永存颈动脉-基底动脉吻合示意图，该侧位图显示永存三叉动脉（persistent trigeminal artery，PTA）。可见由颈内动脉（ICA）和永存三叉动脉形成典型的三叉戟状。发育不全的椎动脉末端分支为小脑后下动脉和小脑前下动脉。小脑前下动脉和永存三叉动脉之间没有基底动脉，也没有后交通动脉，是 Saltzman Ⅰ 型永存三叉动脉。（**B**）显示永存（原始）舌下动脉（persistenthypoglossal artery，PHA），起自 C1～2 水平的颈内动脉，向后上穿过扩大的舌下神经管。永存舌下动脉不横穿枕骨大孔，但供应远端的基底动脉。同侧椎动脉发育不全。（**C**）寰前节间动脉起源于 C2～3 水平的颈内动脉，向后上走行至 C1 和枕骨之间，汇入椎动脉

第一篇　脑

第九章　静脉和静脉窦系统

（宋天彬　李瑞利　武春雪　卢洁　译）

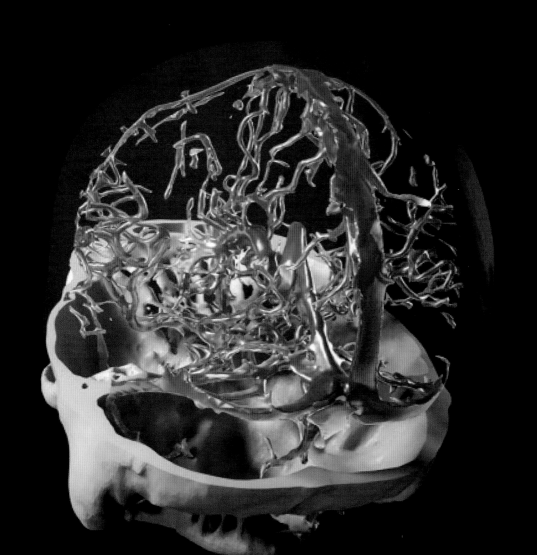

术语

缩写

- 上矢状窦（superior sagittal sinus，SSS）
- 下矢状窦（inferior sagittal sinus，ISS）
- 大脑内静脉（internal cerebral vein，ICV）
- 直窦（straight sinus，SS）
- 大脑大静脉［Galen 静脉（vein of Galen，VofG）
- 横窦（transverse sinus，TS）
- 岩上 / 下窦（superior/inferior petrosal sinuses，SPS/IPS）
- 海绵窦（cavernous sinus，CS）
- 颈内静脉（internal jugular vein，IJV）
- 基底静脉（basal vein of Rosenthal，BVR）
- 大脑中浅 / 深静脉（superficial/deep middle cerebral veins，SMCV/DMCV）

定义

- **硬脑膜窦**是较大的衬覆内皮的静脉通道，具有小梁状结构，壁由硬脑膜的褶皱或反折构成
- **大脑静脉**壁薄、无静脉瓣结构，穿行于蛛网膜下腔，穿过蛛网膜或内层硬脑膜进入硬脑膜静脉窦

大体解剖

概述

- **硬脑膜静脉窦**（分为两组）
  - **前下组**（海绵窦、岩上 / 下窦、斜坡、蝶顶窦）
  - **后上组**（上矢状窦、下矢状窦、直窦、横窦、乙状窦、枕窦）
- **大脑静脉**（分为 3 组）
  - **浅（"外部"）静脉**（3 个亚组）
    - 上：大脑半球有 8 ～ 12 个较小的皮质静脉，以及上吻合静脉（Trolard 静脉）
    - 中：大脑中浅静脉、Labbé 静脉
    - 下：大脑中深静脉、基底静脉
  - **深（"内部"）静脉**
    - 室管膜下静脉
    - 大脑内静脉（由丘脑纹状体静脉、隔静脉形成）
    - 大脑大静脉
  - **脑干 / 颅后窝静脉**（3 个亚组）
    - 上组（Galen 静脉组）
    - 前组（岩组）
    - 后组（小脑幕组）

血管分布区

- **静脉血管分布区**
  - 脑静脉变异较多，不像动脉血管分布被大家所熟知
  - 概述
    - 静脉引流通常为放射状、离心式（深部脑结构除外）
    - 大脑中、上表面的大部分（皮质、皮层下白质）静脉，由皮质静脉引流至上矢状窦
    - 颞叶后、下部的静脉，由 Labbé 静脉引流至横窦
    - 岛叶皮质、大脑外侧裂周围脑实质的静脉，由蝶顶窦引流至海绵窦
    - 深部脑结构（中央或深部白质、基底节）的静脉，由延髓或室管膜下静脉引流至大脑内静

脉、大脑大静脉、直窦；内侧颞叶静脉，经大脑中深静脉或基底静脉引流至大脑大静脉

解剖关系

- **硬脑膜静脉窦**
  - 通过顶盖的板障静脉、基底孔的导静脉直接与颅外静脉相连
  - 接收浅静脉（皮质静脉）、深静脉（室管膜下静脉）的静脉血
- **大脑静脉**
  - 浅层（皮质）静脉位于蛛网膜下腔，主要沿脑沟分布
  - 室管膜下静脉沿侧脑室走行

影像解剖

概述

- **硬脑膜静脉窦**
  - DSA 影像变化较大
    - 通常显示：上矢状窦、直窦、横窦、乙状窦、颈内静脉
    - 有时显示：下矢状窦、岩上 / 下窦
    - 偶尔显示：海绵窦、蝶顶窦、枕窦、斜坡（基底）静脉丛
- **大脑静脉**
  - 皮质浅静脉通常显影（数量、形态变异较大）
  - 深静脉大多在 DSA 静脉晚期显影，MR/MRV 检查只能显示大脑内静脉（如丘脑纹状体静脉）
  - DSA、CTV、MRV 检查均能显示大脑内静脉、大脑大静脉

解剖影像相关问题

推荐成像方法

- MR 静脉造影：采集垂直于硬脑膜窦长轴的原始图像（如上矢状窦的冠状位）
- CTV、MRV：显示硬脑膜窦、大脑静脉的整体情况最佳
- DSA：显示硬脑膜窦、大脑静脉的细节更优

影像诊断注意事项

- 横窦通常不对称，发育不全或闭锁段常见（容易误诊为闭塞）
- 施加饱和带以消除 MR 血流伪影
- 双侧颈静脉球血流常不对称，出现湍流（易误诊为病变）
- DSA：流入硬脑膜窦不稳定的静脉血，出现充盈缺损表现，不要误认为血栓形成
- 硬脑膜窦内"巨大"的蛛网膜颗粒，表现为圆形或卵圆形脑脊液样充盈缺损（尤其横窦区的蛛网膜颗粒），为正常变异，不要误认为血栓形成
- 急性硬脑膜窦、皮质静脉血栓在 T1WI 呈等信号，因此 GRE 序列 T2* 加权成像或 T1 增强扫描有助于诊断
- 亚急性血栓在 T1WI 呈高信号（不要误认为正常强化）

参考文献

1. Scott JN et al: Imaging and anatomy of the normal intracranial venous system. Neuroimaging Clin N Am. 13(1):1-12, 2003

示意图

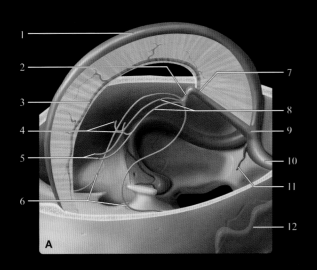

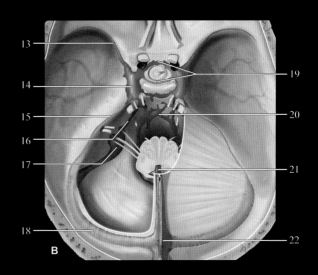

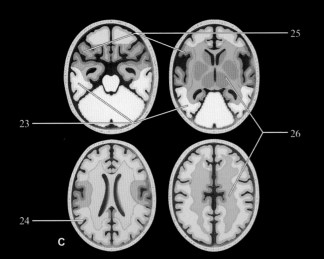

1	上矢状窦	16	岩下窦
2	Galen 静脉（大脑大静脉）	17	乙状窦和颈静脉
3	下矢状窦	18	横窦
4	丘脑纹状体静脉	19	前、后海绵间窦
5	隔静脉	20	斜坡静脉丛
6	基底静脉	21	直窦
7	直窦	22	窦汇
8	大脑内静脉	23	黄色 = Labbé 静脉汇入横窦
9	窦汇	24	绿色 = 浅（皮质）静脉
10	横窦		汇入上矢状窦
11	枕窦	25	蓝色 = 蝶顶窦汇入海绵窦
12	乙状窦	26	红色 = 髓静脉、室管膜下
13	蝶顶窦		静脉汇入大脑内静脉，
14	海绵窦		大脑中深静脉汇入基底静脉
15	岩上窦		

3 幅图显示颅内静脉及其引流。（A）大脑镰与主要硬脑膜窦和深静脉的三维图像，显示两个静脉系统之间的相互联系。（B）颅内俯视图显示主要硬脑膜静脉窦，去除大脑半球、中脑、脑桥以及左侧小脑幕。两侧海绵窦、斜坡静脉丛和岩窦之间有大量静脉连接。（C）4 幅轴位图像显示大脑半球典型的静脉引流模式，深层白质和基底节通常由大脑内静脉及其属支（如髓静脉）引流

CT 增强轴位图像

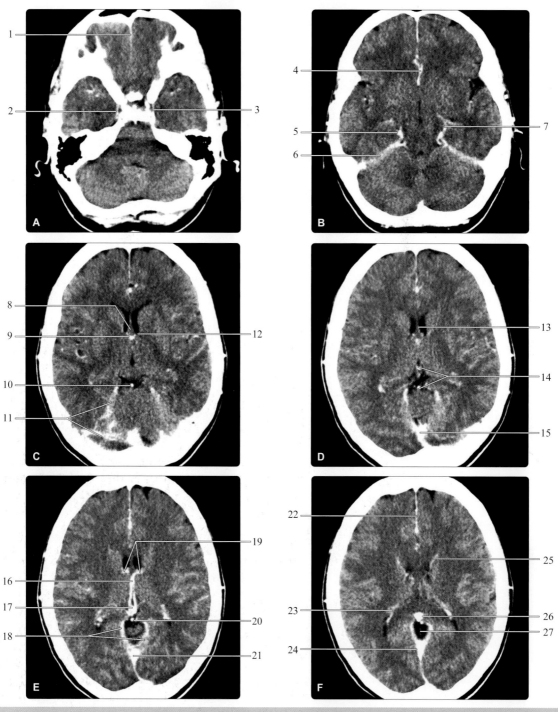

1 大脑镰	8 穹窿柱	15 直窦	22 大脑镰
2 海绵窦	9 脉络丛	16 大脑内静脉（成对）	23 脉络丛，静脉
3 海绵窦	10 上蚓静脉	17 Galen 静脉	24 直窦
4 大脑前动脉	11 小脑幕和幕静脉	18 小脑幕顶	25 尾状核前静脉
5 中脑外侧静脉	12 隔静脉	19 丘脑纹状体静脉	26 松果体（钙化）
6 小脑幕	13 隔静脉	20 小脑中央前静脉	27 上蚓池
7 基底静脉	14 Galen 静脉（大脑大静脉）	21 直窦	

头颅 CT 增强扫描轴位，从下至上 6 幅图像。（A）显示海绵窦侧壁硬脑膜的强化。（B）中脑层面，显示小脑幕硬脑膜和邻近的基底静脉与中脑外侧静脉。（C）室间孔层面，显示隔静脉在两个侧脑室前角后面围绕穹窿柱走行。中线区的脉络丛明显强化，从侧脑室向下通过，并形成室间孔的后缘，前缘由穹窿柱构成。（D）室间孔上部层面，Galen 静脉呈 U 形，前后段强化呈 "点" 状，走行于松果体上方和胼胝体压部下方，（E）大脑内静脉层面，显示位于中线两旁的静脉，从前方的丘脑纹状体静脉至后方的 Galen 静脉。（F）脑室上部和小脑幕顶层面，尾状核前静脉是丘脑纹状体静脉的室管膜下属支，隔静脉和丘脑纹状体静脉汇合为大脑内静脉

第一篇 脑

3T MR 轴位 T1 增强图像

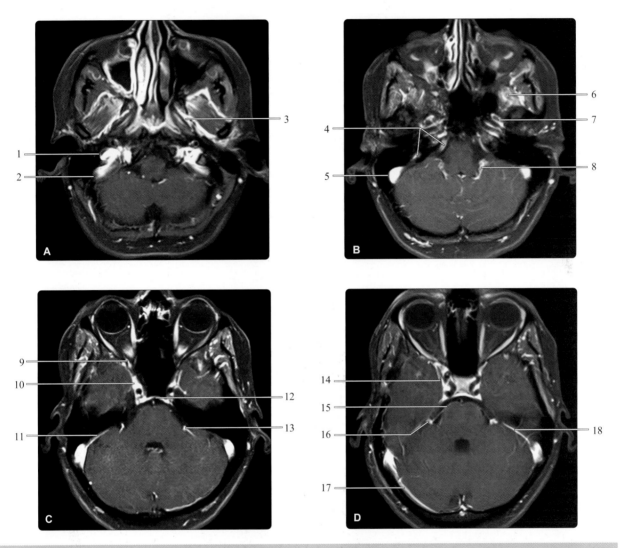

1	颈静脉球	6	翼静脉丛	11	岩上窦	16	岩静脉
2	乙状窦	7	卵圆孔静脉丛	12	斜坡静脉丛	17	横窦
3	翼静脉丛	8	第四脑室，侧隐窝脉络丛	13	岩静脉	18	岩上窦
4	岩下窦	9	眼下静脉	14	海绵窦		
5	乙状窦	10	海绵窦	15	脑桥中脑前静脉丛		

MR 轴位 T1WI 增强，从下至上 9 幅图像。（**A**）颈静脉球内血流不均匀，是正常表现，不要误认为是肿块或血栓（颈静脉 "假病变"）。（**B**）第四脑室侧隐窝层面，显示岩下窦，为颈静脉球的属支。翼静脉丛和卵圆孔内静脉丛通过颅底与海绵窦相通。如果海绵窦闭塞，这些颅内、外交通可提供侧支静脉引流。（**C**）海绵窦层面，显示斜坡静脉丛和眼下静脉相通。桥小脑角池内岩静脉明显显影，为正常表现。（**D**）海绵窦显示清晰，桥小脑角池内的岩静脉明显显影。沿脑桥前腹的轻度强化是脑桥中脑前静脉丛，为正常表现，不要误认为脑膜炎或软脑膜癌

（接下页）

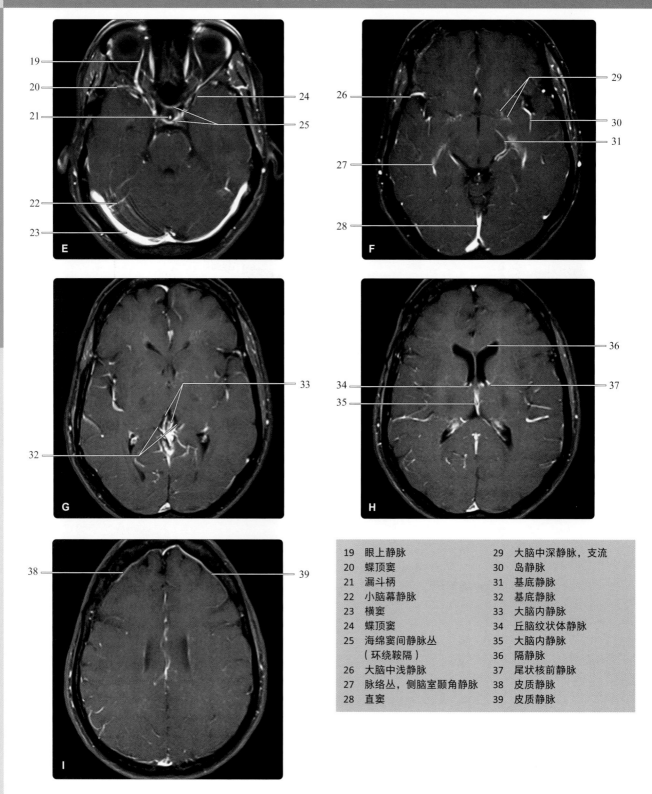

19 眼上静脉	29 大脑中深静脉，支流
20 蝶顶窦	30 岛静脉
21 漏斗柄	31 基底静脉
22 小脑幕静脉	32 基底静脉
23 横窦	33 大脑内静脉
24 蝶顶窦	34 丘脑纹状体静脉
25 海绵窦间静脉丛	35 大脑内静脉
（环绕鞍隔）	36 隔静脉
26 大脑中浅静脉	37 尾状核前静脉
27 脉络丛，侧脑室颞角静脉	38 皮质静脉
28 直窦	39 皮质静脉

续。（E）海绵窦上部层面，显示鞍隔周围的海绵窦间静脉丛，其内含漏斗柄。眼上静脉向后汇入海绵窦。（F）上蚓部层面，显示左侧基底静脉绕中脑向后走行，朝着其与大脑内静脉汇合成大脑大静脉的位置行进。大脑中浅静脉引流入蝶顶窦（见图E），大脑中深静脉引流入基底静脉和大脑大静脉。（G）显示双侧大脑内静脉汇入大脑大静脉（Galen静脉），基底静脉与大脑内静脉汇合形成大脑大静脉。（H）室间孔层面，显示隔静脉、尾状核前静脉和大脑内静脉的丘脑纹状体属支。（I）额部皮质浅静脉明显显影，是上矢状窦的属支

3T MRV 侧位、斜位和前后位图像

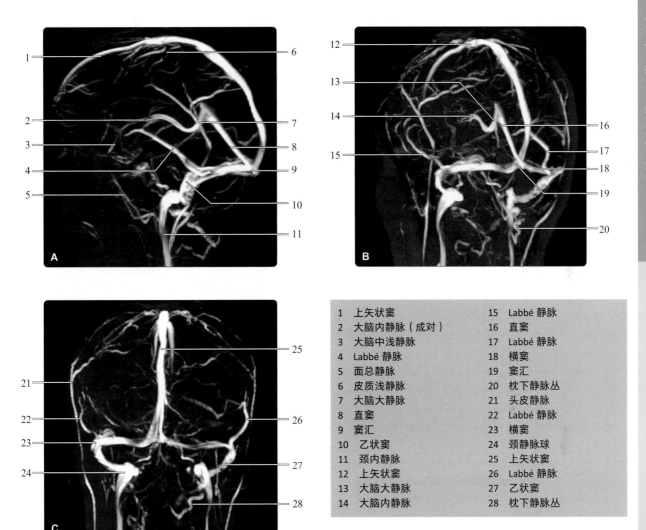

1	上矢状窦	15	Labbé 静脉
2	大脑内静脉（成对）	16	直窦
3	大脑中浅静脉	17	Labbé 静脉
4	Labbé 静脉	18	横窦
5	面总静脉	19	窦汇
6	皮质浅静脉	20	枕下静脉丛
7	大脑大静脉	21	头皮静脉
8	直窦	22	Labbé 静脉
9	窦汇	23	横窦
10	乙状窦	24	颈静脉球
11	颈内静脉	25	上矢状窦
12	上矢状窦	26	Labbé 静脉
13	大脑大静脉	27	乙状窦
14	大脑内静脉	28	枕下静脉丛

（A）MRV 侧位图显示大脑静脉引流，硬脑膜静脉窦和皮质浅静脉显示良好。（B）MRV 斜位图显示硬脑膜窦（上矢状窦）收集后下方的静脉，注入窦汇。双侧横窦起自窦汇。（C）前后位图像显示重叠的上矢状窦和直窦，双侧横窦略不对称，属于正常改变。左侧较大和右侧较小的 Labbé 静脉引流入横窦。Labbé 静脉可以很大，引流大脑半球下外侧区域。如果横窦闭塞，Labbé 静脉可形成血栓，导致静脉性脑梗死

第九章　静脉和静脉窦系统

术语

缩写

- 大脑内静脉（ICV）
- 岩上窦 / 岩下窦（SPS/IPS）

大体解剖

解剖关系

- 窦壁仅有一层内皮贴附，位于硬脑膜内（脑膜）、外（骨膜）层之间
- 常含有窗孔、分隔、多通道
- 含有蛛网膜颗粒、绒毛
  - 蛛网膜下腔和蛛网膜经硬脑膜壁延伸进入静脉窦腔
  - 脑脊液回流至静脉系统

影像解剖

概述

- 上矢状窦
  - 紧贴内颅顶的曲线状结构
    - 起源于前方的额升静脉
    - 于大脑镰和颅盖交界处的中线向后延伸
  - 收集皮质浅静脉血流，然后向后走行，管径增粗
  - 向后走行时略偏离中线，注入窦汇
  - 重要的半球静脉属支：Trolard 静脉（上吻合静脉）
- 下矢状窦
  - 位于大脑镰下缘（游离缘）内
  - 位于胼胝体上方，接收胼胝体属支血流
  - 终止于镰幕交界处顶点，与大脑大静脉汇合形成直窦
- 直窦
  - 自镰幕交界处顶点向后下方延伸至窦汇
  - 引流大脑镰、小脑幕、大脑半球的静脉属支血流
- 窦汇
  - 由上矢状窦、直窦、横窦汇合而成
  - 与双侧横窦的交通通常不对称，且变异较多
- 横窦（侧面）
  - 位于枕骨内面的横窦沟内，即小脑幕的后外侧缘
  - 从窦汇向外侧延伸至颞骨岩部后缘
  - 通常不对称（右侧常大于左侧）
  - 非优势侧横窦往往发育不全或闭锁
  - 接收小脑幕、小脑、下颞叶及枕叶的属支血流
  - 重要属支：Labbé 静脉
- 乙状窦
  - 横窦向前下方的延续
  - 平滑的 S 形曲线
  - 终止于颈内静脉

- 海绵窦
  - 沿蝶鞍两侧的不规则形小梁状静脉腔
  - 位于蝶鞍两侧凸起的、薄的两层硬脑膜间
  - 从眶上裂向前延伸至斜坡，向后延伸至岩尖
  - 包含颈内动脉海绵窦段、展神经（在海绵窦内）和动眼神经、滑车神经、三叉神经眼支（V1）和上颌支（V2）（在硬脑膜外侧壁内）
  - 接收眼上、眼下静脉和蝶顶窦的属支引流
  - 下方与翼静脉丛相通，内侧与对侧海绵窦相通，后方与岩上窦、岩下窦、斜坡静脉丛相通
  - DSA 显示形态变异较多
- 其他硬脑膜静脉窦
  - 岩上窦（沿岩嵴从海绵窦至乙状窦）
  - 岩下窦（沿岩枕裂从斜坡静脉丛至颈静脉球）
  - 蝶顶窦（沿蝶骨小翼从外侧裂延伸至海绵窦或岩下窦）
  - 枕窦（从枕骨大孔至窦汇）
  - 斜坡静脉丛（沿斜坡从鞍背至枕骨大孔的静脉网）

正常变异、异常

- 常见变异
  - 上矢状窦前部缺如（可能从靠近冠状缝后方处起始）
  - 上矢状窦偏离中线，不汇入窦汇，直接汇入横窦
  - 部分 / 全部横窦缺失或发育不全
  - 颈静脉球的大小、形态差异显著（可"高位"、有颈静脉憩室、颈静脉球分离）
  - "巨大"蛛网膜颗粒（硬脑膜窦内圆形或卵圆形、与脑脊液等信号的充盈缺损）
- 异常
  - 永存胚胎镰状窦（通常伴有大脑大静脉畸形）
  - 人字形-窦汇倒置伴高窦汇（Dandy-Walker 畸形）

解剖影像相关问题

推荐成像方法

- MRV/CTV：需要原始图像，不能只观察重建图像
- DSA：较少用于诊断硬脑膜窦闭塞
- 急性硬脑膜窦血栓 T1WI 与脑组织信号相同，呈等信号，T2WI 呈极低信号（类似"流空"信号），因此 T2* 或 T1 增强成像有助于诊断
- 亚急性血栓 T1WI 呈高信号，因此需要对比观察平扫与增强图像

影像诊断注意事项

- 横窦通常不对称，非优势侧常见发育不全或闭锁（容易误诊为闭塞）
- 颈静脉球通常明显不对称，由于湍流（假性闭塞）导致

示意图

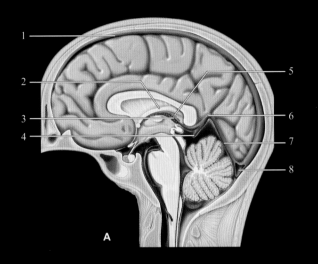

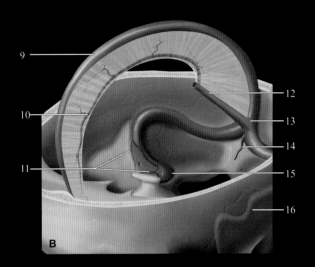

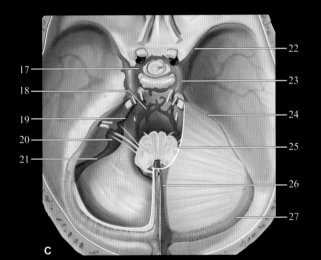

1	上矢状窦	15	颈静脉球
2	穹窿	16	乙状窦
3	大脑内静脉	17	海绵间窦
4	基底静脉	18	斜坡静脉丛
5	中间帆	19	岩下窦
6	镰幕交界处	20	颈内静脉
7	直窦	21	乙状窦
8	窦汇	22	蝶顶窦
9	上矢状窦	23	海绵窦（环绕大脑内静脉）
10	下矢状窦	24	岩上窦
11	岩上窦和岩下窦	25	小脑幕及幕切迹
12	直窦	26	直窦及大脑镰（截断）
13	窦汇	27	横窦
14	枕窦（变异较多）		

彩色示意图显示颅内主要硬脑膜静脉窦及其属支。（A）正中矢状位图像显示中线静脉窦与邻近结构的关系。大脑大静脉位于胼胝体压部下方、松果体上方，在镰幕交界处汇入直窦。（B）大脑镰由鸡冠处向后延伸至镰幕交界处。上矢状窦被大脑镰上缘包绕，上矢状窦可以起始于前方的鸡冠，也可以起始于后方的冠状缝。（C）去除脑组织后的颅底静脉窦俯视图，显示海绵窦、斜坡静脉丛、蝶顶窦和岩窦之间丰富的吻合

示意图

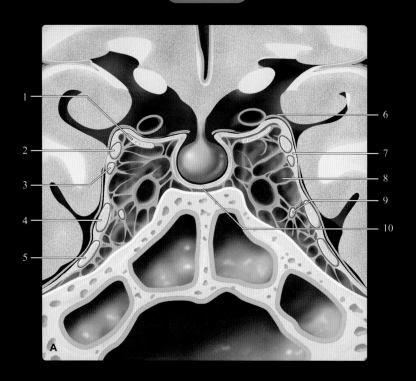

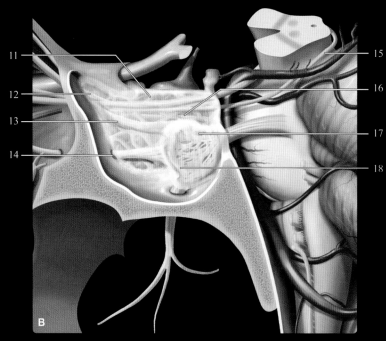

1 前床突（蝶骨小翼）	6 蛛网膜	11 海绵窦	16 展神经（CNⅥ）
2 动眼神经（CNⅢ）	7 海绵窦外侧硬脑膜壁	12 动眼神经（CNⅢ）	17 Meckel 腔
3 滑车神经（CNⅣ）	8 海绵窦	13 三叉神经眼支	18 半月神经节
4 三叉神经第一支（眼支）	9 展神经（CNⅥ）	14 圆孔，三叉神经上颌支	
5 三叉神经第二支（上颌支）	10 海绵间窦	15 滑车神经（CNⅣ）	

（A）冠状位图显示海绵窦及其内容物。海绵窦为有孔及分隔的多通道结构，颈内动脉和展神经位于海绵窦内，动眼神经、滑车神经、三叉神经眼支和上颌支被海绵窦的外侧硬脑膜壁包绕。（B）侧位图显示硬脑膜覆盖的海绵窦及其神经（颈内动脉未显示）。Meckel 腔是桥前池硬脑膜和蛛网膜向海绵窦内的延伸，包含三叉神经束和神经节。三叉神经的第 3 支（下颌支）通过卵圆孔出颅，未穿过海绵窦。除展神经位于海绵窦窦腔内，动眼神经、滑车神经、三叉神经眼支和上颌支位于海绵窦侧壁内

DSA 侧位图像

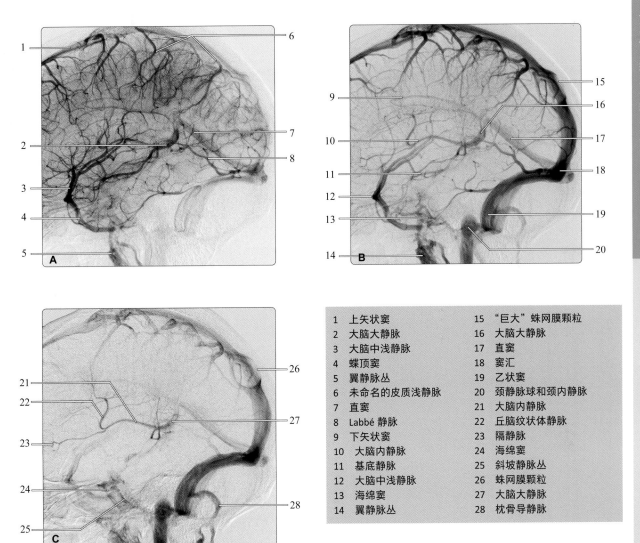

1	上矢状窦	15	"巨大"蛛网膜颗粒
2	大脑大静脉	16	大脑大静脉
3	大脑中浅静脉	17	直窦
4	蝶顶窦	18	窦汇
5	翼静脉丛	19	乙状窦
6	未命名的皮质浅静脉	20	颈静脉球和颈内静脉
7	直窦	21	大脑内静脉
8	Labbé 静脉	22	丘脑纹状体静脉
9	下矢状窦	23	隔静脉
10	大脑内静脉	24	海绵窦
11	基底静脉	25	斜坡静脉丛
12	大脑中浅静脉	26	蛛网膜颗粒
13	海绵窦	27	大脑大静脉
14	翼静脉丛	28	枕骨导静脉

3 幅 DSA 侧位图像。（**A**）静脉早期，皮质浅静脉和吻合静脉显影最明显，静脉窦仅轻度显影。（**B**）静脉中期，硬脑膜静脉窦明显显影，海绵窦及其与翼静脉丛的连通清晰可见。（**C**）静脉晚期，大部分皮质静脉的对比剂流出，室管膜下静脉清晰可见。上矢状窦降段可见明显的充盈缺损，为大的蛛网膜颗粒。蛛网膜颗粒常见于横窦和乙状窦

DSA 前后位图像

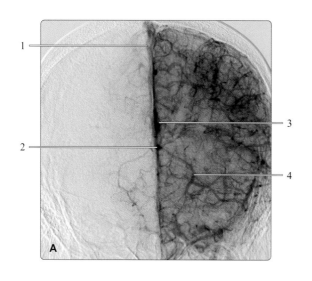

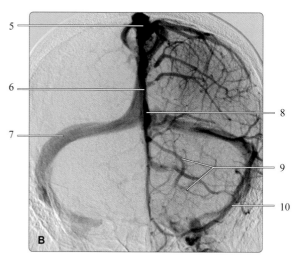

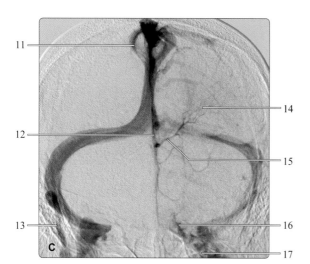

1	上矢状窦	10	大脑中浅静脉
2	大脑内静脉	11	蛛网膜颗粒
3	大脑大静脉	12	大脑内静脉
4	基底静脉	13	枕骨导静脉
5	上矢状窦	14	髓静脉（汇聚于室管膜下静脉）
6	下矢状窦	15	丘脑纹状体静脉
7	右侧横窦	16	海绵窦
8	大脑大静脉	17	翼静脉丛
9	基底静脉		

静脉期血管造影，3 幅前后位图像。（**A**）静脉早期，大量皮质浅静脉明显充盈，上矢状窦前部轻度显影。如本例所示，标准前后位图像显示上矢状窦、下矢状窦、大脑内静脉和大脑大静脉在中线处重叠。（**B**）静脉中期，主要的硬脑膜静脉窦显影，即使对比剂经左侧颈内动脉注入，右侧横窦仍然显著充盈。（**C**）静脉晚期，室管膜下静脉显影良好，左侧横窦部分未显影，为正常变异，不要误认为静脉闭塞。上矢状窦的充盈缺损由巨大蛛网膜颗粒引起。大脑内静脉起始于丘脑纹状体静脉，向后走行汇入大脑大静脉

DSA 斜位图像

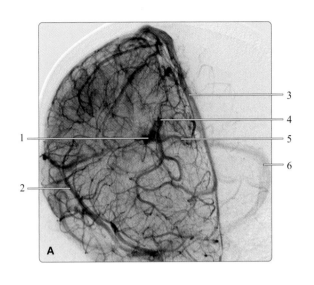

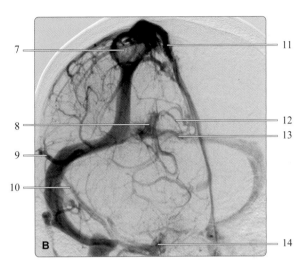

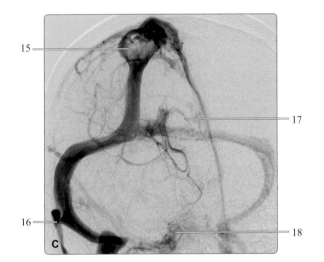

1	直窦	10	大脑中浅静脉
2	大脑中浅静脉	11	上矢状窦
3	上矢状窦	12	下矢状窦
4	大脑大静脉	13	大脑内静脉
5	大脑内静脉	14	海绵窦
6	左侧横窦和乙状窦	15	巨大蛛网膜颗粒
7	"巨大"蛛网膜颗粒	16	枕骨（乳突）导静脉
8	大脑大静脉和直窦	17	下矢状窦
9	Labbé 静脉	18	海绵窦

3 幅 DSA 右前斜位图像。（**A**）静脉早期，皮质浅静脉显影明显，上矢状窦和横窦模糊不清，该方位很好地显示静脉窦闭塞。（**B**）静脉中期，浅静脉、深静脉以及主要的硬脑膜静脉窦均清晰可见，上矢状窦从前面的鸡冠一直向后走行至窦汇。（**C**）静脉晚期，上矢状窦可见明显充盈缺损，由巨大蛛网膜颗粒引起，为正常变异

3T MR 轴位 T1 增强图像

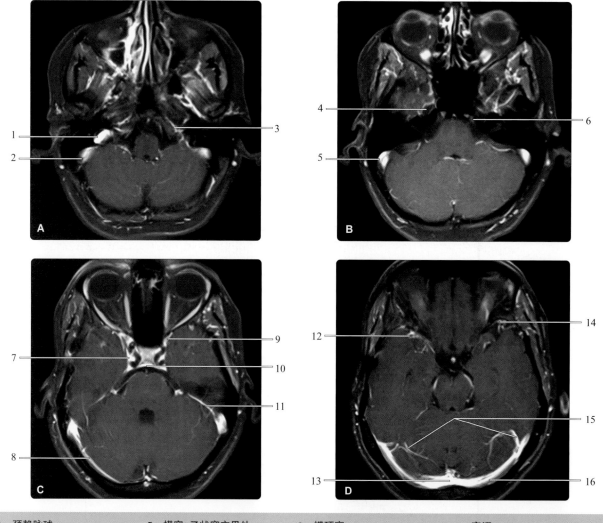

1	颈静脉球	5	横窦-乙状窦交界处	9	蝶顶窦	13	窦汇
2	乙状窦	6	岩下窦	10	斜坡静脉丛	14	蝶顶窦
3	岩下窦	7	海绵窦	11	岩上窦	15	小脑幕静脉
4	右侧 Meckel 腔	8	横窦	12	大脑中浅静脉	16	横窦

MR 轴位 T1 增强，从下至上 9 幅图像。（**A**）延髓下部和颈静脉孔层面，显示乙状窦和右侧颈静脉球。双侧颈静脉球通常不对称，不均匀强化。（**B**）脑桥中部层面，可见横窦和乙状窦的交界处。（**C**）海绵窦层面，海绵窦与前方的蝶顶窦和后部的斜坡静脉丛相通。左侧岩上窦汇入横窦。（**D**）右侧显示大脑中浅静脉，左侧显示蝶顶窦。小脑幕静脉汇入双侧横窦

（接下页）

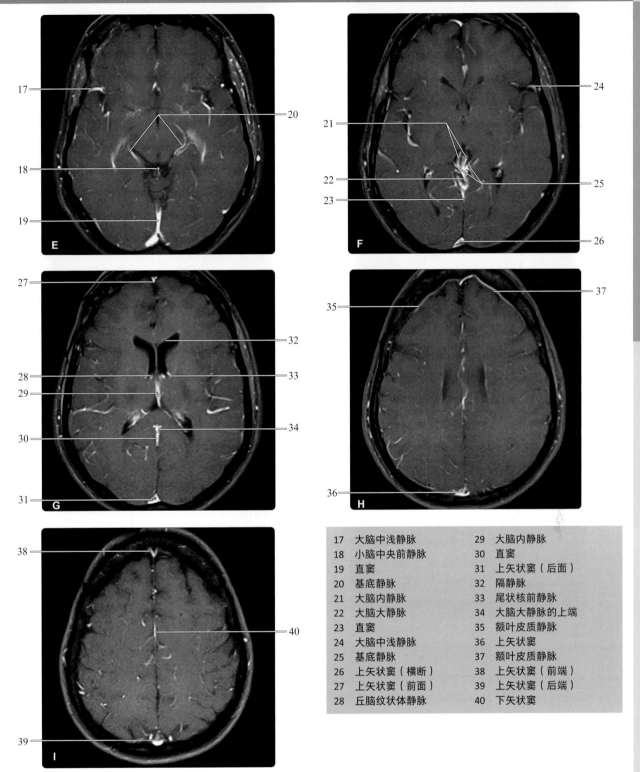

17　大脑中浅静脉	29　大脑内静脉
18　小脑中央前静脉	30　直窦
19　直窦	31　上矢状窦（后面）
20　基底静脉	32　隔静脉
21　大脑内静脉	33　尾状核前静脉
22　大脑大静脉	34　大脑大静脉的上端
23　直窦	35　额叶皮质静脉
24　大脑中浅静脉	36　上矢状窦
25　基底静脉	37　额叶皮质静脉
26　上矢状窦（横断）	38　上矢状窦（前端）
27　上矢状窦（前面）	39　上矢状窦（后端）
28　丘脑纹状体静脉	40　下矢状窦

续。（E）大脑外侧裂层面，显示右侧大脑中浅静脉，双侧基底静脉清晰可见，同时可见直窦注入窦汇。（F）小脑幕顶层面，大脑内静脉和基底静脉汇合形成大脑大静脉。（G）室间孔层面，显示丘脑纹状体静脉和尾状核前静脉（横断面），侧脑室前角的前方隐约可见左侧隔静脉，上矢状窦前部细小、后部粗大。（H）侧脑室上部层面，清晰显示无名额叶皮质静脉汇入上矢状窦前部。注意：上矢状窦后部的"流空效应"，为静脉快速血流引起的正常表现。（I）显示上矢状窦的前部和后部，大脑纵裂内可见部分下矢状窦。上矢状窦向后走行，沿途引流静脉汇入，逐渐增粗

3T MRV 前后位、侧位图像，3D CTV 图像

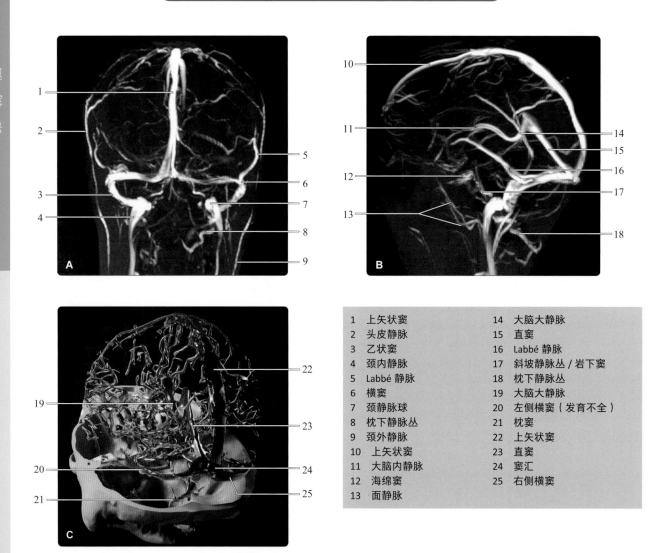

1	上矢状窦	14	大脑大静脉
2	头皮静脉	15	直窦
3	乙状窦	16	Labbé 静脉
4	颈内静脉	17	斜坡静脉丛 / 岩下窦
5	Labbé 静脉	18	枕下静脉丛
6	横窦	19	大脑大静脉
7	颈静脉球	20	左侧横窦（发育不全）
8	枕下静脉丛	21	枕窦
9	颈外静脉	22	上矢状窦
10	上矢状窦	23	直窦
11	大脑内静脉	24	窦汇
12	海绵窦	25	右侧横窦
13	面静脉		

（A）MRV 前后位图，清晰显示主要硬脑膜静脉窦，可见较大的吻合静脉，如 Labbé 静脉。特发性颅内高压患者常可见横窦-乙状窦交界处狭窄。（B）MRV 侧位图，显示颅内硬脑膜窦、Labbé 吻合静脉和主要颅外静脉。（C）Adriene Eastaway 和 Edward Quigley 医生对患者三维 CT 静脉图像进行后处理，应用 Materialise Mimics 和 Materialise 3-matic 软件进行编辑，使用 Maya 和 AfterEffects 软件渲染。后斜位显示上矢状窦、窦汇、右侧优势横窦和左侧发育不良的横窦

术语

缩写

- 大脑中浅静脉（SMCV）
- 大脑中深静脉（DMCV）
- 上吻合静脉/Trolard 静脉（vein of Trolard，VofT）
- 下吻合静脉/Labbé 静脉（vein of Labbé，VofL）
- 基底静脉（BVR）
- 上矢状窦/下矢状窦（SSS/ISS）
- 海绵窦（CS）
- 蝶顶窦（sphenoparietal sinus，SPS）
- 大脑大静脉/Galen 静脉（VofG）

同义词

- 皮质静脉：浅静脉或外部静脉

大体解剖

概述

- 数量和结构高度变异
- 位于蛛网膜下腔、脑池内
- 解剖学分为 3 组（上、中、下）
- 上组
  - 8 ～ 12 支皮质浅静脉
  - 随着脑沟上升至脑凸面
  - 跨过蛛网膜下腔
  - 穿过蛛网膜和硬脑膜内层，垂直连接上矢状窦
- 中组
  - **大脑中浅静脉**
    - 个体差异大，双侧大小不一；存在优势静脉
    - 始于外侧裂表面
    - 从额叶、颞叶、顶叶岛盖收集大量浅静脉
    - 围绕颞叶向前内侧弯曲
    - 终止于海绵窦或蝶顶窦
- 下组
  - 额叶眶面向上引流至上矢状窦
  - 颞叶、大脑前静脉与大脑中深静脉和基底静脉吻合
  - **基底静脉**
    - 开始于前穿质附近
    - 接收大脑前部、大脑中深静脉属支（来自岛叶、基底节、海马旁回）
    - 绕大脑脚向后弯曲
    - 汇入大脑大静脉
- 3 支主要的**皮质吻合静脉**
  - **Trolard 静脉**：主要的上吻合静脉
  - **Labbé 静脉**：主要的下吻合静脉
  - **大脑中浅静脉**：主要的中吻合静脉

解剖关系

- 吻合静脉
  - 相互影响（如果 1 支粗大，其他通常较小或缺如）
  - 彼此吻合丰富，包括大脑深静脉、眼眶、颅外静脉丛

血管分布区

- 上组
  - 皮质静脉和上矢状窦、下矢状窦
  - 静脉引流区
    - 上外侧半球表面
    - 下矢状窦和上矢状窦之间的大部分内侧半球表面
    - 除了外侧裂周围区域外的大部分额叶
- 中组
  - 大脑中浅静脉和海绵窦
  - 静脉引流区
    - 外侧裂周围区
    - 前颞叶
- 下组
  - 基底静脉
    - 引流下岛叶、基底节、内侧颞叶
  - Labbé 静脉和横窦
    - 引流后颞叶、下顶叶

影像解剖

概述

- 变异多，通常不对称
- 上组
  - 侧位 DSA
    - 呈轮辐状排列
    - 以直角与上矢状窦汇合
    - 来自大脑外侧裂的 Trolard 静脉至上矢状窦，通常走行于顶叶上方
  - 前后位 DSA：从前至后呈阶梯状
- 中组
  - 侧位 DSA：大脑中浅静脉有单个或多个主干，沿大脑外侧裂，在颞尖部迂曲走行
  - 前后位 DSA：大脑中浅静脉引流入海绵窦及蝶顶窦，或通过卵圆孔汇入翼静脉丛
- 下组
  - 侧位 DSA：基底静脉通过中脑附近时，向下弯曲走行
  - 前后位 DSA：基底静脉环绕中脑侧方汇入大脑大静脉

解剖影像相关问题

推荐成像方法

- MRV
  - 采集垂直于感兴趣静脉的原始图像

胚胎学

胚胎发育

- 8 周
  - 原始的、薄壁的、未分化的血管丛覆盖大脑表面
  - 原始软脑膜血管丛持续存在，正常皮质静脉缺乏 → Sturge-Weber 综合征
    - 体细胞 *GNAQ* 基因突变
- 10 ～ 12 周
  - 渐进性吻合、逆向分化、静脉丛融合，最终形成皮质静脉通道
  - 未融合 → 原始静脉丛持续存在（常见于皮质发育畸形）

大脑浅静脉

图 郊一第

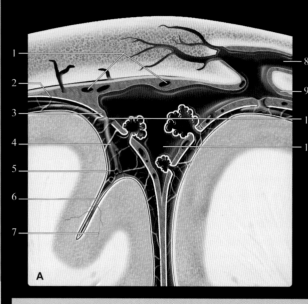
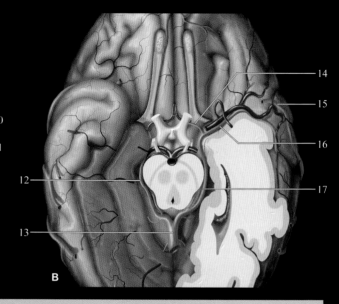

1 硬脑膜内静脉通道	6 脑沟皮质静脉属支	11 上矢状窦	16 大脑中深静脉
2 蛛网膜	7 皮质静脉，小静脉	12 右侧基底静脉	17 左侧基底静脉
3 硬脑膜内层（脑膜）	8 板障内的静脉"湖"	13 大脑大静脉	
4 蛛网膜下腔的皮质静脉	9 硬脑膜外层（骨膜）	14 大脑前静脉	
5 软脑膜	10 皮质静脉进入上矢状窦	15 大脑中浅静脉（截断）	

（**A**）上矢状窦的冠状位图像，显示大脑半球上部的静脉引流，可见小的皮质穿支静脉引流属支小静脉，然后离开皮质进入蛛网膜下腔（脑沟）。脑沟内的皮质静脉收集大量细小的引流静脉，通过蛛网膜下腔向蛛网膜，穿过蛛网膜和内层硬脑膜进入上矢状窦。蛛网膜下腔内静脉被覆薄层细胞，与软脑膜和蛛网膜的内表面相连续。（**B**）显示下部脑组织和大脑外侧裂的主要静脉。大脑中浅静脉（截断）汇入海绵窦（未显示）。大脑前静脉和大脑中深静脉与其他静脉汇合形成基底静脉

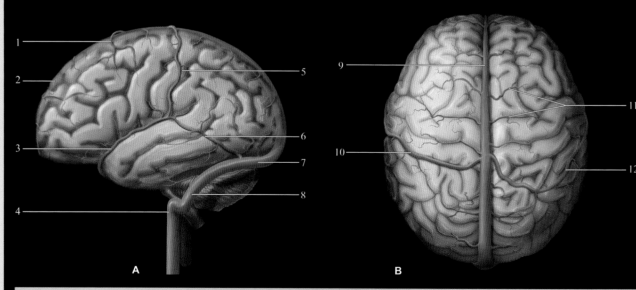

1 额叶皮质静脉	4 颈内静脉和颈静脉球	7 横窦	10 左侧 Trolard 静脉
2 上矢状窦	5 Trolard 静脉（上吻合静脉）	8 乙状窦	11 皮质浅静脉
3 大脑中浅静脉	6 Labbé 静脉（下吻合静脉）	9 上矢状窦	12 右侧 Trolard 静脉

（**A**）侧位图显示皮质浅静脉及其与硬脑膜静脉窦的关系。3 条吻合静脉［大脑中浅静脉、Trolard 静脉（上吻合静脉）、Labbé 静脉（下吻合静脉）］形态相似，通常为 1 或 2 支优势吻合静脉，其他静脉发育不全。（**B**）上面观可见上矢状窦的皮质静脉属支。该图显示双侧 Trolard 静脉的不同走行方式，左侧 Trolard 静脉从大脑外侧裂直接向上延伸，右侧 Trolard 静脉向后上延伸

大脑浅静脉

DSA 侧位图像

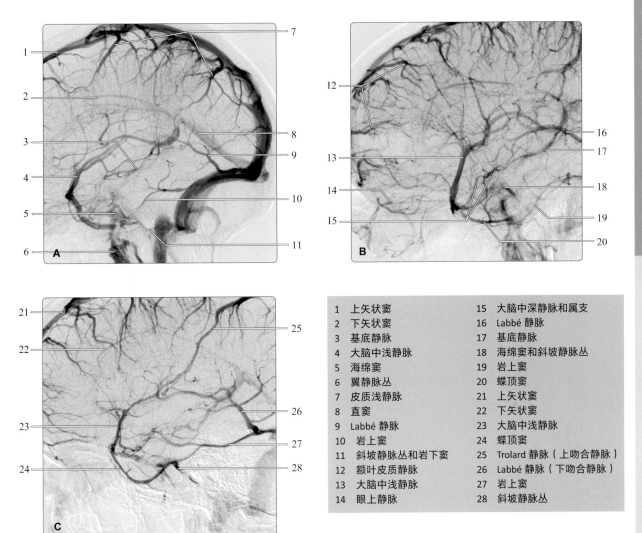

1	上矢状窦	15	大脑中深静脉和属支
2	下矢状窦	16	Labbé 静脉
3	基底静脉	17	基底静脉
4	大脑中浅静脉	18	海绵窦和斜坡静脉丛
5	海绵窦	19	岩上窦
6	翼静脉丛	20	蝶顶窦
7	皮质浅静脉	21	上矢状窦
8	直窦	22	下矢状窦
9	Labbé 静脉	23	大脑中浅静脉
10	岩上窦	24	蝶顶窦
11	斜坡静脉丛和岩下窦	25	Trolard 静脉（上吻合静脉）
12	额叶皮质浅静脉	26	Labbé 静脉（下吻合静脉）
13	大脑中浅静脉	27	岩上窦
14	眼上静脉	28	斜坡静脉丛

3 例不同患者的 DSA 侧位静脉期图像，显示大脑浅静脉。(A) 多支皮质上静脉显影，但未见 Trolard 静脉（上吻合静脉）。大脑中浅静脉较粗大，Labbé 静脉较小。大脑中浅静脉的主要引流支汇入翼静脉丛，也可以通过发育不良的岩上窦汇入乙状窦。(B) 大脑中浅静脉明显显影，可见眼上静脉，其与海绵窦（显示不清）和面静脉相通。(C) 3 条吻合静脉均清晰显示，且粗细均匀，不存在优势静脉，相对罕见

DSA 前后位图像

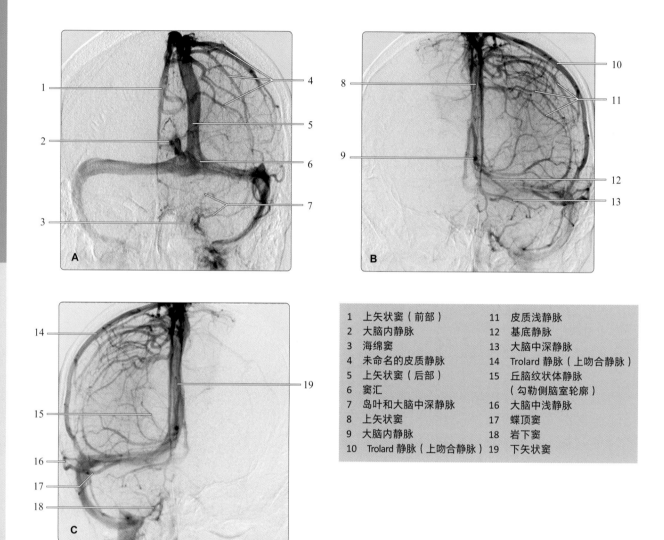

1	上矢状窦（前部）	11	皮质浅静脉
2	大脑内静脉	12	基底静脉
3	海绵窦	13	大脑中深静脉
4	未命名的皮质静脉	14	Trolard 静脉（上吻合静脉）
5	上矢状窦（后部）	15	丘脑纹状体静脉
6	窦汇		（勾勒侧脑室轮廓）
7	岛叶和大脑中深静脉	16	大脑中浅静脉
8	上矢状窦	17	蝶顶窦
9	大脑内静脉	18	岩下窦
10	Trolard 静脉（上吻合静脉）	19	下矢状窦

3 例不同患者的 DSA 前后位静脉期图像。（**A**）显示未命名的皮质静脉。标准前后位图上，皮质静脉收集大脑半球表面的血液，引流至上矢状窦，呈阶梯状。上矢状窦从前向后走行，沿途汇入多个静脉，逐渐变粗。（**B**）可见明显的 Trolard 静脉（上吻合静脉），其他未命名的较小皮质静脉表现为典型的阶梯状。（**C**）Trolard 静脉明显显影，起源于大脑外侧裂，向上通过大脑半球上方，较细的大脑中浅静脉汇入蝶顶窦，未见 Labbé 静脉（下吻合静脉）。下矢状窦较小，与上矢状窦重叠

大脑浅静脉

3T MRV，CTV

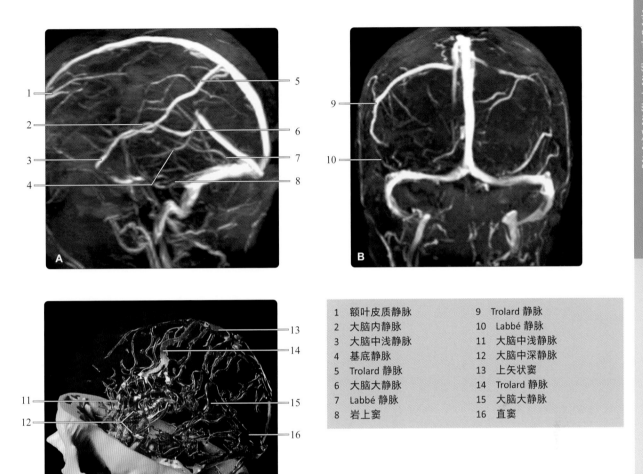

1	额叶皮质静脉	9	Trolard 静脉
2	大脑内静脉	10	Labbé 静脉
3	大脑中浅静脉	11	大脑中浅静脉
4	基底静脉	12	大脑中深静脉
5	Trolard 静脉	13	上矢状窦
6	大脑大静脉	14	Trolard 静脉
7	Labbé 静脉	15	大脑大静脉
8	岩上窦	16	直窦

（A）MRV 侧位图显示 Trolard 静脉（上吻合静脉）和大脑中浅静脉，Labbé 静脉（下吻合静脉）相对较小，额叶皮质静脉显影清晰，是上矢状窦的起源。（B）MRV 前后位图，可见明显的右侧 Trolard 静脉，Labbé 静脉较小，双侧横窦对称。（C）Adriene Eastaway、Michael Bayona 和 Edward Quigley 医生对患者的 3D CTV 进行分割，使用 Materialise Mimics、Materialise 3-matic 软件进行分析，使用 Maya 和 AfterEffects 软件进行渲染，颅盖骨呈半透明状，便于定位。3D 图像清晰显示优势型 Trolard 静脉，多支细小的无名皮质浅静脉汇入上矢状窦。大脑中浅静脉、大脑中深静脉均较小，引流颞叶多支细小的属支静脉

术语

缩写

- 隔静脉（SV）、丘脑纹状体静脉（TSV）、大脑内静脉（ICV）
- 大脑大静脉［Galen 静脉（VofG）］、基底静脉（BVR）
- 下矢状窦（ISS）、直窦（SS）

定义

- 中间帆腔：第三脑室双层脉络组织内的腔隙，向后与四叠体池相通

大体解剖

概述

- 髓静脉
  - 线性小静脉，起源于皮质下 1～2 cm 处
  - 向脑室走行，汇入室管膜下静脉
- 室管膜下静脉
  - 隔静脉
    - 沿透明隔向后走行
    - 于室间孔处和丘脑纹状体静脉汇合形成大脑内静脉
  - 丘脑纹状体静脉
    - 接收在尾状核和丘脑间向前走行的尾状核静脉／终纹静脉
    - 在尾状核上方弯曲走行
    - 与隔静脉汇合形成大脑内静脉，终止于室间孔
- 深部旁中央静脉
  - 大脑内静脉
    - 双侧，位于中线旁
    - 向后走行于中间帆腔
    - 双侧大脑内静脉、基底静脉汇合形成大脑大静脉，终止于四叠体池
  - 大脑大静脉
    - 粗短、呈 U 形，位于中线，由大脑内静脉和基底静脉汇合形成
    - 在四叠体池内胼胝体压部下方向后、向上弯曲走行
    - 于镰幕交界处顶点和下矢状窦汇合形成直窦

解剖关系

- 深静脉走行于脑室室管膜下，由此可界定脑室边界
- 大脑内静脉位于第三脑室和松果体的上方、穹窿和胼胝体压部下方

血管分布区

- 大脑内静脉、大脑大静脉及其属支引流侧脑室、第三脑室周围卵圆形区域
- 尾状核、壳核／苍白球、丘脑、内囊、大脑深部（髓质）白质、内侧颞叶

影像解剖

概述

- 髓静脉
  - DSA：细小、均匀、直线走行，以直角汇入脑

室室管膜下静脉

- 室管膜下静脉
  - DSA 侧位
    - 室管膜下静脉与髓静脉交界处位于侧脑室顶部，呈多个"点状"
  - DSA 前后位
    - 丘脑纹状体静脉呈典型的双曲线状，勾勒侧脑室的形态及其大小
    - 基底静脉、大脑大静脉的属支，始于内侧颞叶，绕中脑弯曲走行，呈蛙腿状
  - MR T1 增强图像通常显示丘脑纹状体静脉、尾状核静脉和隔静脉，较小的室管膜下静脉常难以显示
- 深部旁中央静脉
  - DSA 侧位
    - 大脑内静脉从室间孔蜿蜒向后，汇入大脑大静脉
    - 大脑大静脉呈明显的弧形，于胼胝体压部周围向后、向上弯曲走行
  - DSA 前后位
    - 大脑内静脉偏离中线 1～2 mm，呈半卵圆形
  - MR T1 增强轴位：大脑内静脉线性强化，位于第三脑室正上方的中线旁
  - CTV/MRV：能够很好地显示大脑内静脉、大脑大静脉

正常变异、异常

- 变异常见，发育异常罕见
- 大脑大静脉畸形
  - 原始的前脑正中静脉（median prosencephalic vein，MPV）永存，引流间脑、脉络膜静脉
  - 永存镰状窦 ± 直窦缺失／发育不良

解剖影像相关问题

推荐成像方法

- MRV/CTV 用于显示硬脑膜窦、粗大的深静脉（如大脑内静脉、基底静脉）
- DSA 显示深静脉及其属支最佳

胚胎学

胚胎发育

- 第 5 周：脉络丛的动脉血供来自原始脑膜血管
- 第 7～8 周
  - 脉络丛通过单支原始的正中静脉（MPV）引流
  - MPV 向后朝发育的大脑半球间硬脑膜丛（镰状窦）走行
- 第 10 周
  - 发育的大脑内静脉引流脉络丛静脉
  - 前脑正中静脉退化，尾侧残余与发育的大脑内静脉结合→形成大脑大静脉

参考文献

1. Taoka T et al: Structure of the medullary veins of the cerebral hemisphere and related disorders. Radiographics. 37(1):281-97, 2017

大脑深静脉

示意图

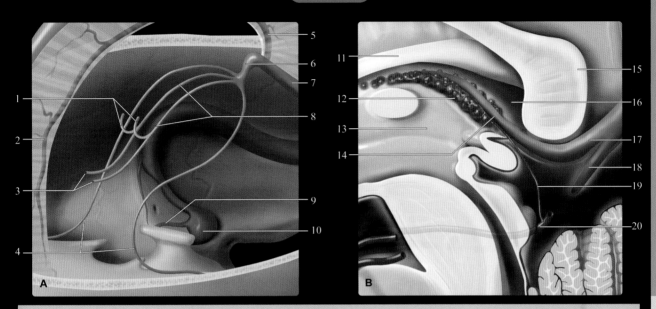

1	丘脑纹状体静脉	5	下矢状窦	9	岩下窦	13	第三脑室	17	大脑大静脉
2	下矢状窦	6	大脑大静脉	10	颈静脉球	14	大脑内静脉	18	基底静脉
3	隔静脉	7	直窦	11	穹窿	15	胼胝体压部	19	脉络膜后内侧动脉
4	基底静脉	8	大脑内静脉	12	脉络丛	16	中间帆腔	20	大脑后动脉

（A）放大图像显示主要的大脑深静脉。隔静脉和丘脑纹状体静脉汇合形成大脑内静脉，大脑内静脉和基底静脉是大脑大静脉的主要属支，下矢状窦在镰幕交界处顶点与大脑大静脉汇合。（B）侧位放大图像显示一侧大脑内静脉与相邻结构的关系。大脑内静脉在第三脑室双层脉络组织内的中间帆腔向后走行。大脑内静脉位于松果体和第三脑室体的上方、穹窿和胼胝体压部下方，基底静脉和大脑内静脉汇合形成大脑大静脉

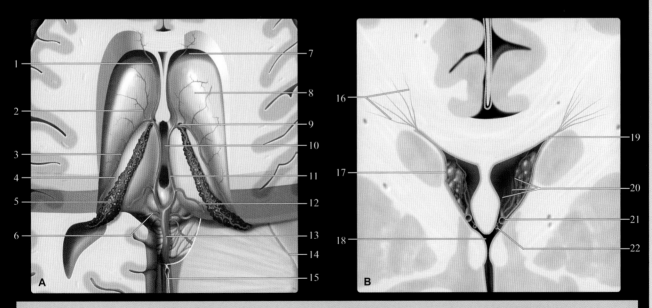

1	隔静脉	7	侧脑室前角	13	大脑大静脉	19	室管膜下静脉
2	尾状核前静脉	8	尾状核	14	岩上窦	20	脉络膜静脉、直接外侧静脉
3	终纹静脉（在丘脑纹状沟中）	9	丘脑纹状体静脉	15	直窦		和房静脉
4	丘脑	10	第三脑室	16	髓（深部白质）静脉	21	大脑内静脉
5	脉络膜静脉	11	大脑内静脉	17	尾状核前静脉	22	隔静脉
6	基底静脉	12	外侧静脉	18	室间孔（Monro 孔）		

（A）俯视图显示深（室管膜下）静脉，去除胼胝体和穹窿，以显示侧脑室。大脑内静脉在第三脑室顶部的中间帆腔内向后走行。（B）侧脑室冠状位放大图像，显示髓（深部白质）静脉和室管膜下静脉的关系，髓静脉在脑室边缘汇合为室管膜下静脉，然后汇入大脑大静脉。大脑内静脉是大脑大静脉最大的深静脉属支，大脑内静脉和基底静脉汇合形成大脑大静脉

DSA 侧位和前后位图像

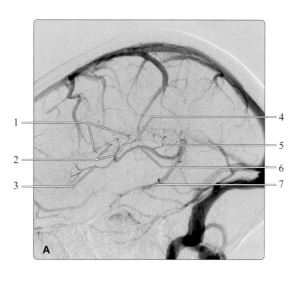

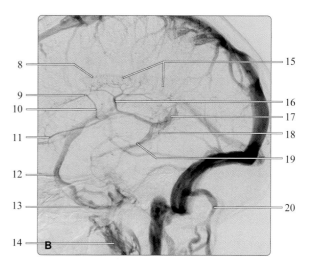

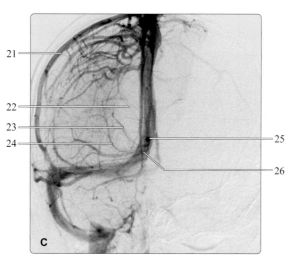

1	侧脑室顶的室管膜静脉	14	翼静脉丛
2	尾状核前静脉，丘脑	15	髓（白质）静脉
	纹状体静脉	16	直接外侧静脉
3	隔静脉	17	大脑大静脉
4	终纹静脉	18	房内侧静脉
5	直接外侧静脉	19	基底静脉
6	大脑内静脉	20	导静脉
7	基底静脉	21	Trolard 静脉（上吻合静脉）
8	下矢状窦	22	房内侧静脉
9	尾状核前静脉	23	丘脑纹状体静脉
10	丘脑纹状体静脉	24	房外侧静脉
11	隔静脉	25	大脑内静脉
12	大脑中浅静脉	26	隔静脉
13	蝶顶窦		

3 例不同患者的 DSA 静脉中期图像。（**A**）侧位图，显示深部白质（髓）静脉汇于室管膜静脉，勾勒出侧脑室顶部（呈现多个"点状"）。（**B**）侧位图，隔静脉较长，在室间孔后方连通丘脑纹状体静脉和直接外侧静脉，为正常变异。侧脑室顶部附近可见毛刷状线样影，为髓（白质）静脉。（**C**）前后位图，显示丘脑纹状体静脉，勾勒出侧脑室的外侧缘

3T MR 轴位和冠状位 T1 增强图像

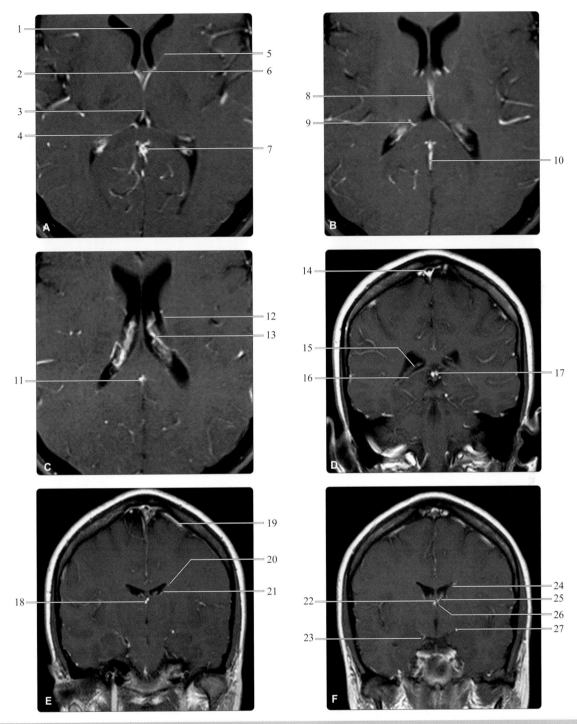

1	隔静脉	8	大脑内静脉	15	脉络丛和静脉	22	大脑内静脉
2	丘脑纹状体静脉	9	房内侧静脉	16	房外侧静脉	23	大脑中深静脉
3	大脑内静脉	10	直窦	17	大脑内静脉	24	尾状核前静脉
4	房外侧静脉	11	下矢状窦（截断）	18	大脑内静脉	25	丘脑纹状体静脉
5	尾状核前静脉	12	尾状核静脉	19	Trolard 静脉（上吻合静脉）	26	隔静脉
6	穹窿柱	13	脉络膜静脉	20	髓静脉和室管膜下静脉汇合	27	基底静脉
7	大脑大静脉	14	上矢状窦	21	外侧静脉汇入终纹静脉		

　　MR 轴位 T1 增强，从下至上 3 幅图像（**A～C**）。（**A**）室间孔层面，隔静脉沿穹窿柱旁的侧脑室前角向后走行，隔静脉与丘脑纹状体静脉汇合形成大脑内静脉。（**B**）双侧大脑内静脉于第三脑室上方的中间帆腔内向后走行。（**C**）侧脑室体层面，显示强化的脉络丛沿丘脑纹状沟向前走行，脉络丛静脉是脉络丛上突出的弯曲血管。

　　MR 冠状位 T1 增强，从后至前 3 幅图像（**D～F**）。（**D**）侧脑室房层面，显示脉络丛及其静脉，可见大脑内静脉在中间帆腔内向后走行。（**E**）侧脑室体层面，侧脑室上外侧缘轻度的点状强化，为髓（深部白质）静脉汇入室管膜下静脉。（**F**）室间孔后方层面，隔静脉和丘脑纹状体静脉汇合形成大脑内静脉

3T MR 冠状位 T2WI

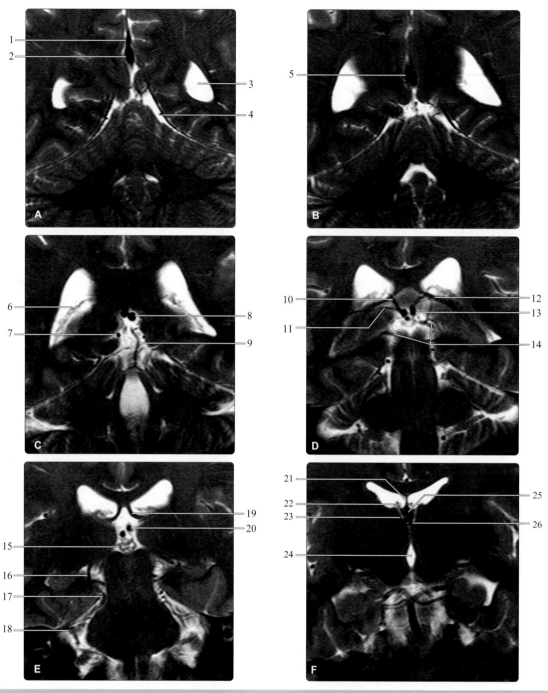

1	下矢状窦	8	大脑内静脉（中间帆腔内）	15	松果体	22	脉络丛
2	大脑大静脉和直窦交汇	9	小脑中央前静脉	16	基底静脉	23	室间孔
3	侧脑室后角	10	房内侧静脉	17	中脑外侧静脉	24	第三脑室
4	小脑幕	11	房外侧静脉	18	岩静脉	25	穹窿柱
5	大脑内静脉	12	穹窿	19	穹窿	26	大脑内静脉
6	脉络丛和静脉	13	大脑内静脉	20	大脑内静脉		
7	基底静脉	14	基底静脉	21	透明隔		

MR 冠状位 T2WI，从后至前 6 幅图像。（A）侧脑室后角层面，显示大脑大静脉和下矢状窦在镰幕交界处顶点汇合。（B）显示汇入大脑大静脉前的大脑内静脉。（C）汇入大脑大静脉前，基底静脉和大脑内静脉向后走行。小脑中央前静脉在蚓部中央小叶的前方上行，汇入大脑大静脉，尽管引流颅后窝血流，但仍属于大脑大静脉组。（D）房内侧和外侧静脉汇入大脑内静脉。基底静脉在环池和四叠体池内环绕大脑脚向内上方走行，与大脑内静脉汇合形成大脑大静脉。基底静脉虽然汇入深静脉系统，但实际是大脑浅静脉。（E）大脑内静脉在中间帆腔内向后走行，位于囊状的松果体上方。中间帆腔是含脑脊液的蛛网膜下池，解剖上是四叠体池向前延伸，位于穹窿下方和第三脑室上方。此层面也可见一些颅后窝静脉。（F）室间孔层面，显示大脑内静脉的起源

CTV 轴位图像

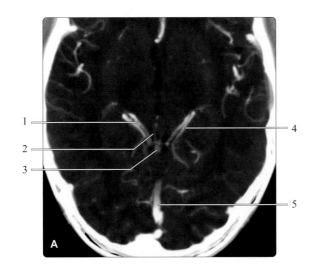

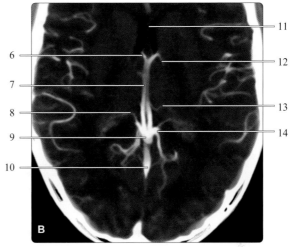

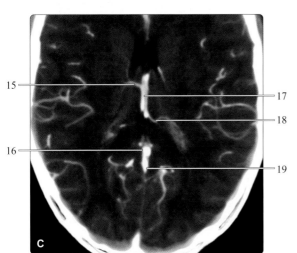

1	基底静脉	11	隔静脉
2	大脑内静脉	12	尾状核静脉
3	大脑大静脉	13	直接外侧静脉
4	大脑后动脉	14	基底静脉
5	直窦	15	直接外侧静脉
6	丘脑纹状体静脉	16	大脑大静脉
7	大脑内静脉	17	大脑内静脉
8	房内侧静脉	18	房内侧静脉
9	大脑大静脉	19	直窦
10	直窦		

CT 静脉造影轴位，从下至上 3 幅图像。（A）显示基底静脉、大脑内静脉后段和大脑大静脉。基底静脉、大脑后动脉 P2 段、滑车神经彼此相邻穿过环池。（B）丘脑纹状体静脉和隔静脉汇合形成大脑内静脉，可见多个脑室静脉属支。（C）显示大脑内静脉、大脑大静脉和直窦。直接外侧静脉引流尾状核体的静脉属支，沿终纹走行，终纹是尾状核和丘脑的分界线，如本例所示这些静脉有时显影非常明显

CTV 冠状位图像

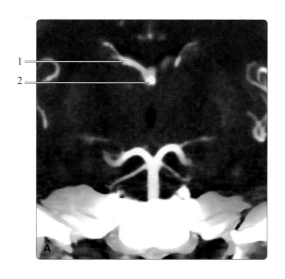

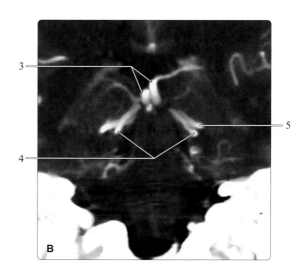

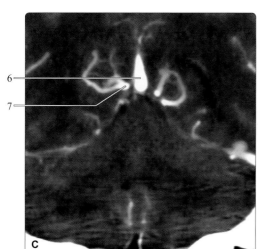

1 直接外侧静脉
2 大脑内静脉
3 大脑内静脉
4 基底静脉
5 大脑后动脉
6 大脑大静脉
7 大脑后动脉

CT 静脉造影冠状位，从前至后 3 幅图像。（A）基底动脉分叉处层面，可见大的直接外侧静脉汇入大脑内静脉，直接外侧静脉上部沿尾状核走行，下部走行于丘脑上方，终纹是尾状核和丘脑的分界。（B）可见双侧的大脑内静脉和基底静脉，汇合形成大脑大静脉。大脑后动脉位于基底静脉的外侧，两者围绕中脑向后走行于环池。（C）小脑幕顶层面，显示大脑大静脉，还可见大脑后动脉，分为顶枕动脉和距状裂动脉

大脑深静脉

CTV 矢状位图像

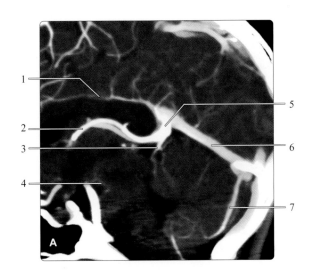

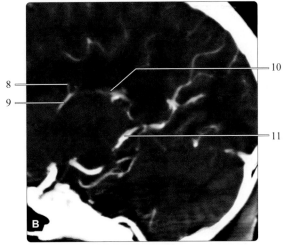

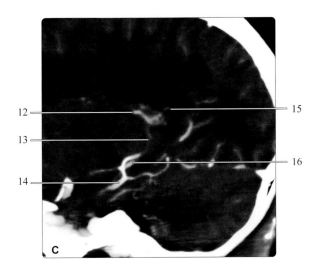

1	胼周动脉和分支	9	终纹静脉
2	大脑内静脉	10	侧脑室脉络丛
3	小脑中央前静脉	11	大脑后动脉
4	脑桥中脑前静脉丛	12	脉络丛，静脉
5	大脑大静脉	13	脉络膜后外侧动脉
6	直窦	14	大脑后动脉
7	下蚓静脉	15	房外侧静脉
8	尾状核静脉	16	基底静脉

CT 静脉造影矢状位，从内至外 3 幅图像。(A) 中线层面，大脑内静脉在第三脑室顶部上方的中间帆腔内，蜿蜒向后走行，呈"正弦曲线"样；另可见大脑大静脉及其属支小脑中央前静脉。(B) 显示侧脑室脉络丛，其沿尾状核和丘脑之间的丘脑纹状沟向前走行。终纹静脉沿此沟走行，与尾状核静脉和隔静脉汇合形成丘脑纹状体静脉。(C) 基底静脉和大脑后动脉围绕中脑在环池内走行

大脑深静脉

3D-VRT CTV

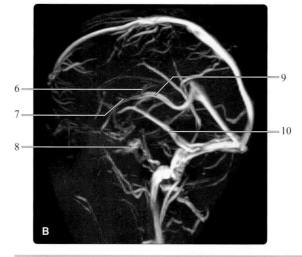

1	髓（深部白质）静脉
2	大脑大静脉
3	大脑内静脉
4	直窦

Adriene Eastaway、Michael Bayona 和 Edward Quigley 医生对特定患者的 3D CTV 进行分割，在 Materialise Mimics、Materialise 3-matic 中进行分析，并使用 Maya 和 AfterEffects 对图像进行渲染。颅盖骨呈半透明状，以便定位。透过皮质静脉和硬脑膜静脉窦，可以观察深静脉系统，包括髓（白质）静脉、大脑内静脉、大脑大静脉和直窦

3T MRV

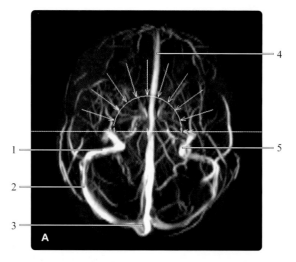

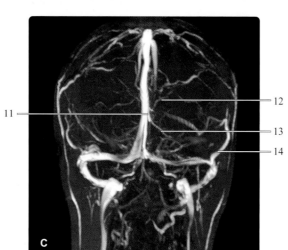

1	乙状窦	8	海绵窦，斜坡静脉丛
2	横窦	9	大脑内静脉（成对）
3	窦汇	10	Labbé 静脉（下吻合静脉）
4	上矢状窦	11	大脑内静脉
5	颈静脉球和颈内静脉	12	丘脑纹状体静脉
6	丘脑纹状体静脉	13	基底静脉
7	隔静脉	14	Labbé 静脉

3 幅不同投射方位的 3T MRV 图像。（A）颅顶位图显示主要的硬脑膜静脉窦最佳，但是许多血管重叠掩盖了大脑深静脉。（B）侧位图显示主要的大脑深静脉。血液从深静脉系统汇入大脑内静脉，然后汇入大脑大静脉。侧位图显示大脑内静脉、大脑大静脉和直窦最佳。MRV 通常不能显示室管膜下静脉和髓静脉。（C）前后位图，大脑内静脉与上矢状窦重叠。可见丘脑纹状体静脉，勾勒出侧脑室外缘的形状。左侧 Labbé 静脉清晰可见

3T MIP SWI

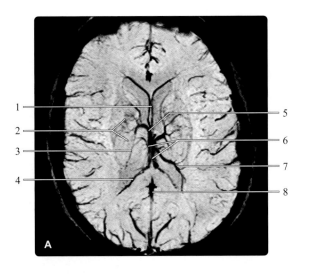

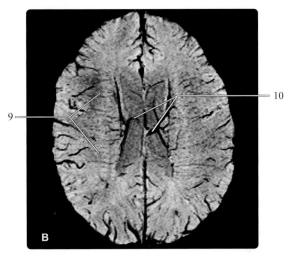

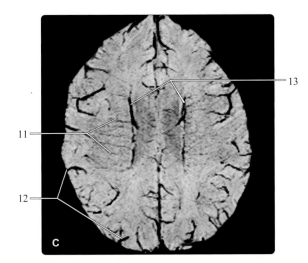

1 隔静脉	8 直窦
2 尾状核静脉	9 髓（白质）静脉
3 丘脑纹状沟中的终纹静脉	10 丘脑纹状体静脉
4 房内侧静脉	11 髓静脉
5 丘脑纹状体静脉	12 皮质静脉
6 大脑内静脉	13 室管膜下静脉
7 房外侧静脉	

T2*SWI 序列轴位 MIP 图，从下至上 3 幅图像。（**A**）显示大脑深静脉中的脱氧血红蛋白。双侧大脑内静脉由隔静脉和丘脑纹状体静脉汇合形成。图中所示的大脑深静脉勾勒出侧脑室的轮廓。（**B**）侧脑室体部层面，髓静脉清晰显示，髓静脉引流大部分深部白质的血液，垂直于侧脑室室管膜，汇入室管膜下静脉，室管膜下静脉又汇入丘脑纹状体静脉，由大脑内静脉收集。大脑深静脉、基底静脉（未显示）、Galen 静脉和直窦统称为 Galen 静脉系统。（**C**）显示深部白质（髓）静脉汇入室管膜下静脉，髓静脉和 Galen 静脉系统引流大部分深部白质和基底节区血液。皮质浅静脉引流皮质和皮层下白质的血液

术语

缩写

- 大脑大静脉（VofG）
- 小脑中央前静脉（precentral cerebellar vein，PCV）
- 脑桥中脑前静脉 / 静脉丛（anterior pontomesencephalic vein/venous plexus，APMV）
- 蚓上静脉（superior vermian vein，SVV）
- 蚓下静脉（inferior vermian vein，IVV）
- 桥小脑角（CPA）
- 内耳道（IAC）
- 岩上窦（SPS）
- 蛛网膜下腔（SAS）

定义

- 中脑、脑桥、延髓、小脑、蚓部的静脉引流

大体解剖

概述

- 3 个主要的颅后窝 / 中脑引流系统
  - **上组（Galen 静脉系统）**，主要由 3 支静脉引流至 Galen 静脉系统
    - **小脑中央前静脉**：单支，在中线处，位于蚓部小舌和中央小叶之间，在下丘后方汇入 Galen 静脉
    - **蚓上静脉**：起源于小脑蚓部附近，向上走行，在小脑蚓部上方（顶部）汇入小脑中央前静脉
    - **脑桥中脑前静脉 / 静脉丛**：覆盖大脑脚、脑桥前表面的浅静脉丛
  - 前组（岩组）
    - **岩静脉**：由小脑、脑桥、延髓的很多属支在桥小脑角区汇成的主干
  - 后组（小脑幕组）
    - **蚓下静脉**：双侧中线旁，在蚓部锥体、蚓垂下方向后上方走行

解剖关系

- **小脑中央前静脉**
  - 在中线处沿第四脑室顶、前（上）髓帆走行
  - 位于蚓部小舌和中央小叶之间
  - 在四叠体和松果体下后方汇入 Galen 静脉
- **蚓上静脉**
  - 向上走行于小脑蚓顶部
  - 位于小脑幕下方
- **脑桥中脑前静脉 / 静脉丛**
  - 位于椎基底动脉下方
  - 紧密贴附于脑桥的软脑膜表面
- **岩静脉**
  - 走行于三叉神经下方前外侧
  - 在内耳道上方汇入岩上窦

血管分布区

- 上组（Galen 静脉组）

- 中脑、脑桥、小脑半球上表面、上蚓部
- 前组（岩组）
  - 小脑半球前表面（岩面）、脑桥外侧部、脑桥臂、延髓、小脑绒球、小脑小结
- 后组（小脑幕组）
  - 小脑半球下 / 后表面、下蚓部、扁桃体

影像解剖

概述

- 上组（Galen 静脉组）
  - 行经小脑上面、蚓部、中脑前面、脑桥和延髓
  - 小脑上静脉行经小脑半球
  - Galen 静脉通常直接汇入直窦
  - 小脑半球的静脉也可向侧方汇入横窦、岩上窦，或直接汇入小脑幕内的小硬脑膜窦
- 前组（岩组）
  - 桥小脑角池中部的标志
  - 岩静脉向上走行，汇入岩上窦
- 后组（小脑幕组）
  - 下蚓部的标志

正常影像表现

- DSA 侧位
  - 小脑中央前静脉：向前弯凸，位于鞍结节和窦汇之间
  - 脑桥中脑前静脉 / 静脉丛：勾勒出脑桥、中脑的轮廓，距斜坡后方约 1 cm
  - 蚓上静脉：勾勒出小脑上蚓部的边界；距直窦下方 2 ～ 3 mm
  - 蚓下静脉：勾勒出小脑下蚓部的边界，通常距离颅骨内板至少 1 cm
- DSA 前后位
  - 岩静脉：位于桥小脑角池，呈"星"状
  - 蚓上 / 下静脉：位于中线或近中线处
- 磁共振 T1 增强
  - 脑桥中脑前静脉 / 静脉丛：表现为沿脑桥、延髓软脑膜表面的轻度丛状强化
    - 矢状位、轴位图像均可显示
- CT 增强
  - 轴位：扫描平面斜切小脑幕，小脑上静脉、蚓上静脉呈线性或蛇形强化
  - 冠状位：可以显示小脑 / 小脑蚓部、小脑幕之间的跨越蛛网膜下腔的桥接静脉

解剖影像相关问题

影像诊断注意事项

- 脑桥、延髓表面的强化为脑桥中脑前静脉 / 静脉丛，属于正常表现，不要误诊为脑膜炎
- 识别岩上静脉，避免术中损伤
  - 5% 的岩上静脉较细小，难以识别
- 识别椎静脉丛向颅内的延伸部分

颅后窝静脉

示意图

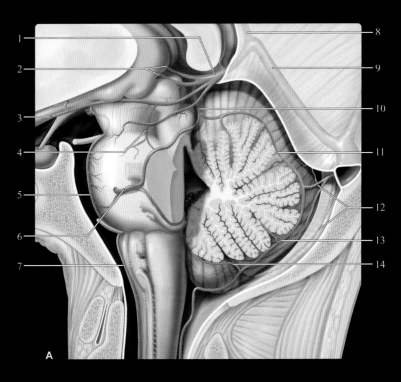

A

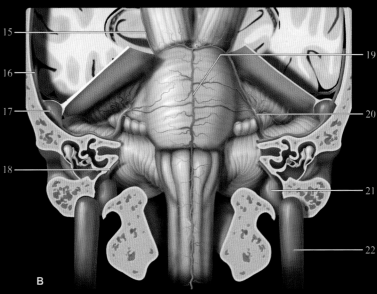

B

1	大脑大静脉（Galen 静脉）	7	髓前静脉丛	13	下蚓静脉	19	脑桥中脑前静脉 / 静脉丛
2	大脑内静脉	8	下矢状窦	14	扁桃体静脉	20	岩静脉及属支
3	基底静脉	9	直窦	15	中脑外侧静脉	21	颈静脉球
4	中脑外侧静脉	10	小脑中央前静脉	16	Labbé 静脉	22	颈内静脉
5	脑桥中脑前静脉 / 静脉丛	11	上蚓静脉	17	横窦		
6	岩静脉	12	小脑幕静脉	18	岩下窦		

（A）小脑蚓部层面，矢状位图显示正常的颅后窝引流静脉。上组（Galen 静脉组）引流小脑上部、蚓部和脑桥的血液。前组（岩组）引流脑桥外侧部、小脑、延髓和桥小脑角池的血液。后组（小脑幕组）引流小脑下蚓部和小脑幕的血液。（B）前后位图显示脑桥、延髓和小脑前外侧的主要引流静脉。脑桥中脑前静脉是覆盖脑桥和延髓表面的小静脉丛。岩静脉及其属支是桥小脑角池重要的引流静脉，与中脑外侧静脉和岩上窦汇合

DSA 侧位和前后位图像

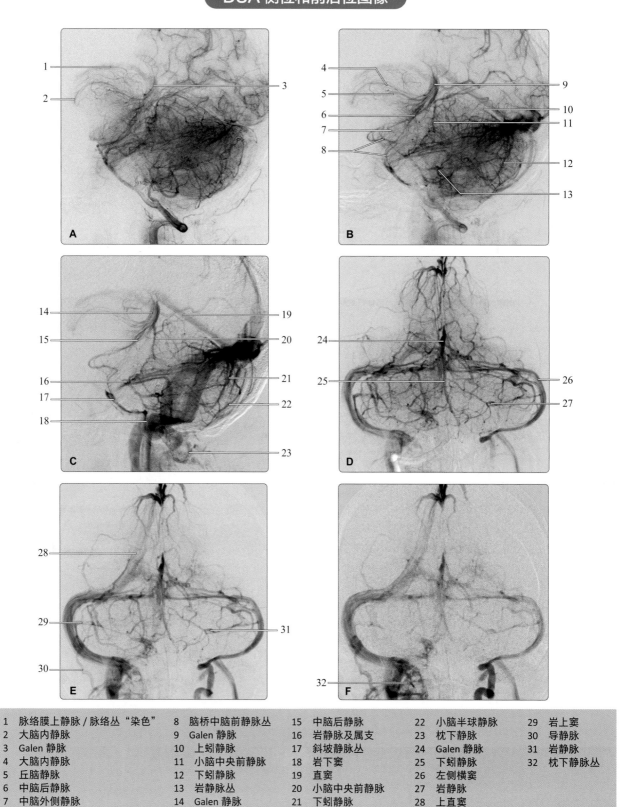

1	脉络膜上静脉 / 脉络丛 "染色"	8	脑桥中脑前静脉丛	15	中脑后静脉	22	小脑半球静脉	29	岩上窦
2	大脑内静脉	9	Galen 静脉	16	岩静脉及属支	23	枕下静脉	30	导静脉
3	Galen 静脉	10	上蚓静脉	17	斜坡静脉丛	24	Galen 静脉	31	岩静脉
4	大脑内静脉	11	小脑中央前静脉	18	岩下窦	25	下蚓静脉	32	枕下静脉丛
5	丘脑静脉	12	下蚓静脉	19	直窦	26	左侧横窦		
6	中脑后静脉	13	岩静脉丛	20	小脑中央前静脉	27	岩静脉		
7	中脑外侧静脉	14	Galen 静脉	21	下蚓静脉	28	上直窦		

　　椎基底动脉 DSA，3 幅侧位图像（A～C）。（A）动脉晚期 / 静脉早期，脉络丛 "染色"、大脑内静脉早期显影，是颅后窝血管造影的正常表现。（B）静脉中期，显示脑桥中脑前静脉丛，勾勒出脑桥腹部和大脑脚底面。很多细小的脑桥静脉属支显影。（C）静脉晚期，枕下静脉明显显影，为正常表现。斜坡静脉丛显影，经过岩下窦汇入颈静脉。由于大脑后动脉在动脉期显影（未提供图像），因此上矢状窦轻度显影。

　　椎基底动脉 DSA，3 幅前后位图像（D～F）。（D）静脉早期，显示大量小脑半球静脉和蚓部静脉，以及枕叶皮质静脉（大脑后动脉在动脉早期显影，此处未显示）。乙状窦和颈静脉球明显不对称，为正常变异。（E）静脉中期，显示岩静脉汇入岩上窦，岩上窦又汇入横窦。上矢状窦下行时偏离中线，汇入右侧横窦，为正常变异。（F）静脉晚期，右侧枕下静脉明显显影，左侧未显影，为正常表现

颅后窝静脉

3T MR 轴位 T1 增强图像

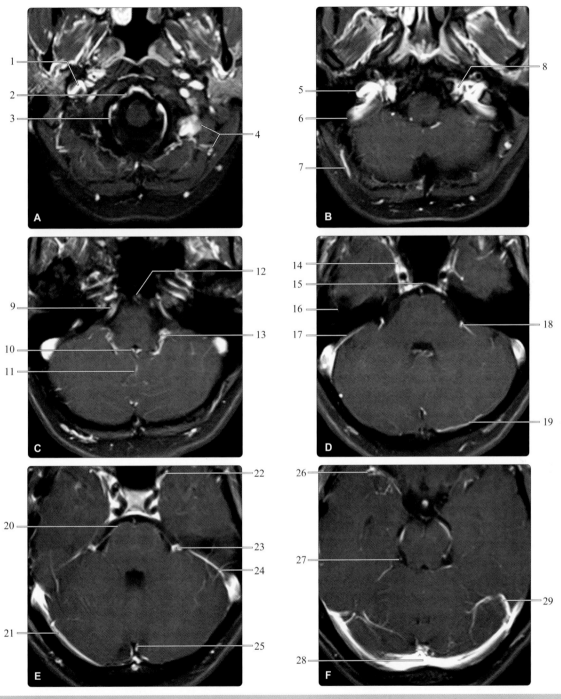

1	颈内静脉	7	导静脉	13	第四脑室侧窝内	18	岩静脉
2	斜坡静脉丛	8	舌下静脉丛		脉络丛	19	小脑幕静脉
3	枕骨大孔边缘静脉丛	9	岩下窦	14	海绵窦	20	脑桥中脑前静脉丛
4	枕下静脉丛	10	下蚓静脉（切断）	15	斜坡静脉丛	21	横窦
5	颈静脉球	11	扁桃体静脉	16	Labbé 静脉	22	蝶顶窦
6	乙状窦	12	斜坡静脉丛	17	岩上窦	23	岩静脉
						24	岩上窦
						25	上蚓静脉（切断）
						26	大脑中浅静脉（切断）
						27	中脑外侧静脉
						28	窦汇
						29	小脑幕静脉

3T MR 轴位 T1 增强脂肪抑制，通过颅后窝的 6 幅图像。（A）枕骨大孔层面，清晰显示斜坡静脉丛和枕骨大孔边缘静脉丛。枕窦变异较大，连接边缘静脉丛和窦汇。颈内静脉信号不均匀是正常表现。（B）颈静脉球层面，双侧颈静脉球通常不对称、强化不均匀，为正常表现。颈静脉球的内侧强化结构是舌下静脉丛，与舌下神经伴行通过舌下神经管。（C）第四脑室侧窝层面显示岩下窦，连接斜坡静脉丛和颈静脉球。（D）岩嵴上部层面，可见右侧岩上窦，Labbé 静脉发育不良，桥小脑角池中可见岩静脉。（E）脑桥上部层面，桥小脑角池内清晰显示双侧岩静脉及其多个属支。覆盖脑桥软脑膜表面的轻度强化是脑桥中脑前静脉丛，为正常表现，不要误诊为脑膜炎。（F）小脑上部和中脑层面，可见小脑幕静脉汇入横窦

术语

缩写

- 颈内静脉（internal jugular vein，IJV）
- 颈内动脉（internal carotid artery，ICA）
- 颈总动脉（common carotid artery，CCA）
- 眼下静脉（inferior ophthalmic veins，IOV）和眼上静脉（superior ophthalmic veins，SOV）
- 海绵窦（CS）

定义

- 颅外静脉包括头皮、颅骨（板障）、面部、颈部的静脉

大体解剖

概述

- **头皮静脉**通过导静脉与颅硬脑膜窦交通
  - 颞浅静脉引流头皮、耳廓的众多属支
    - 下行进入腮腺间隙
    - 与上颌静脉汇合形成下颌后静脉
- **板障静脉**
  - 颅骨板障内大而不规则的内衬内皮的管道
  - 可形成大的静脉"湖"
  - 与硬脑膜窦、脑膜静脉广泛交通
- **导静脉**连接颅内和颅外静脉
  - 穿过颅骨孔道
  - 连接静脉窦、颅外静脉
  - 变异很大
- **眶部静脉**（2 个主要属支）
  - 眼上静脉沟通面静脉与海绵窦
  - 眼下静脉细小，不明显
- **面部静脉**
  - **面静脉**
    - 起始于眼鼻之间的夹角
    - 沿咬肌下行，绕下颌弯曲
    - 在舌骨水平汇入颈内静脉
    - 引流眼眶（眶上、眼上静脉）、嘴唇、下巴、面部肌肉的属支
  - **面深静脉**
    - 引流面深部的属支，经翼静脉丛与面静脉交通
  - **翼静脉丛**
    - 颞肌与翼外肌之间咀嚼肌间隙的静脉丛
    - 沟通海绵窦、斜坡静脉丛以及面部和眶部的属支
    - 汇入上颌静脉
  - **下颌后静脉**
    - 由上颌、颞浅静脉汇合而成
    - 位于腮腺实质内
    - 走行于颈外动脉和面神经之间，汇入颈外静脉
- **颈部静脉**
  - **颈外静脉**
    - 来自下颌后、耳后静脉
    - 引流头皮、耳、面部的属支

- 大小、范围变异很大
  - **颈内静脉**
    - 乙状窦直接向下的延续
    - 颈静脉球＝起始部的扩张
    - 在颈动脉间隙内，沿颈内动脉、颈总动脉后外侧下行
    - 与锁骨下静脉汇合形成头臂静脉
    - 大小变异很大，双侧多不对称
  - **椎静脉丛**
    - 枕下静脉丛
    - 来自基底（斜坡）静脉丛、颈部肌肉组织的属支
    - 与乙状窦、颈段硬膜外静脉丛相连
    - 汇入头臂静脉

影像解剖

概述

- 颅外静脉常见变异，DSA、CTA、MRA 常可显示
  - **头皮静脉、导静脉**
    - DSA 上很少显影，但 T1 增强脂肪抑制图像可显示
    - 在硬脑膜动静脉瘘、硬脑膜窦闭塞时显影明显，并可见颅骨骨膜窦
  - **眶部静脉**
    - 眼上静脉的血流通常是从**颅外向颅内**
    - DSA 上通常不明显，除非存在血管畸形（如颈动脉海绵窦瘘）或海绵窦闭塞（血流逆转）时，可明显显影
  - **面部、颈部静脉**
    - 变异较大
    - 翼静脉丛在 DSA 和 T1 增强图像通常明显显影

正常变异、异常

- 颅外静脉引流常见变异
- 颅骨骨膜窦
  - 硬脑膜静脉窦、颅外静脉之间的异常交通
  - 可表现为血管性头皮肿物，经颅静脉（通过明确的颅骨缺损）与硬脑膜窦连通
  - 常合并颅内静脉发育性异常（伴或不伴眼眶静脉曲张）

解剖影像相关问题

影像诊断注意事项

- 板障静脉、静脉"湖"（"腔隙"）可表现为边缘锐利、皮质完好的颅骨透明区（不要误诊为是转移瘤或骨髓瘤）
- DSA 眼上静脉多不显影，如果看到明显、持续显影的眼上静脉均为异常；正常情况下，CT 和 MR 增强可以显示眼上静脉
- 双侧颈内静脉不对称很常见，一侧颈内静脉的大小可能是对侧颈内静脉的数倍
- 颅外静脉丛（翼静脉丛、枕下静脉丛）通常明显显影

颅外静脉

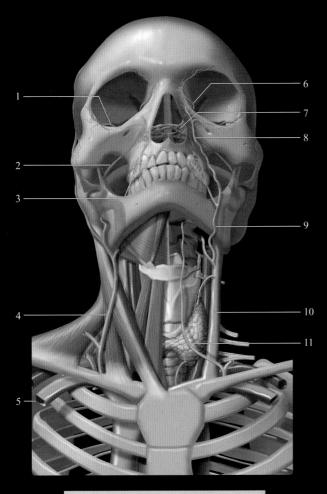

示意图

1	眼下静脉	7	海绵窦
2	岩上窦	8	面静脉，内眦支
3	翼静脉丛	9	面总静脉
4	颈外静脉	10	颈内静脉
5	头臂静脉	11	颈前静脉
6	眼上静脉		

颅外静脉系统前后位图像，显示颈部主要的静脉，与颅内静脉系统广泛交通，向纵隔引流。翼静脉丛接收海绵窦的属支血流，横窦或乙状窦闭塞时，是重要的侧支引流静脉

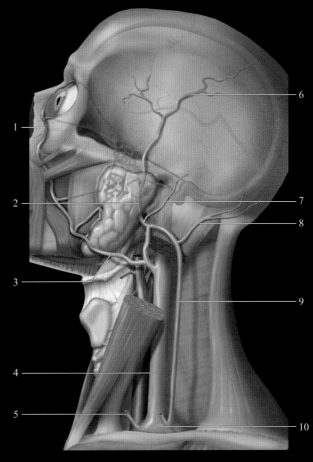

1	面（内眦）静脉	6	颞浅静脉
2	下颌后静脉	7	耳后静脉
3	面总静脉	8	枕静脉
4	颈内静脉	9	颈外静脉
5	颈前静脉	10	头臂静脉

矢状位图像，显示头皮、面部、颈部的主要颅外静脉及重要属支。颅内外静脉之间广泛交通，为硬脑膜静脉窦血栓形成时提供了静脉引流的潜在侧支通路。海绵窦前方（通过眼上静脉和眼下静脉至面静脉）、下方（通过基底孔至翼静脉丛）和后方（通过岩上窦和岩下窦）可见侧支引流。颈内静脉和颈外静脉也可见明显的交通。椎深静脉丛及其与椎内外静脉的交通在图中未显示

颅外静脉

CT 增强矢状位图像

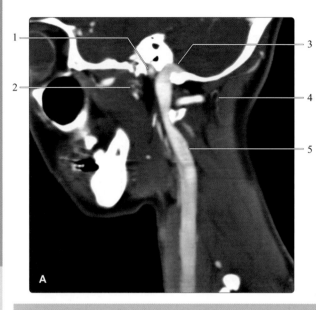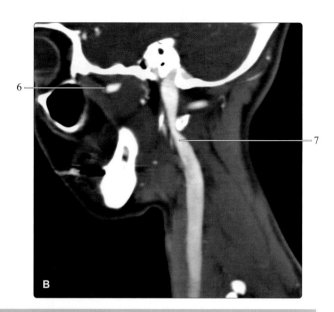

1	颈内动脉岩段	3	颈静脉球	5	颈内静脉	7 颈内静脉
2	翼静脉丛	4	枕下静脉丛	6	上颌动脉（在咀嚼肌间隙内）	

2 幅薄层 CT 增强轴位扫描重建的矢状位图，显示颈内静脉及其与颅底的关系。（A）可见颈内静脉的近端、靠近颞骨岩部的颈静脉球和颈内动脉。颈内静脉在颈动脉间隙内下行。（B）颈内静脉的大小差异较大，双侧常不对称。图中所示颈内静脉的大小为平均水平

CT 增强冠状位图像

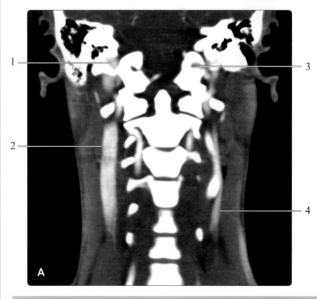

1	颈静脉球	3	舌下静脉丛	5	右侧颈内静脉	7 舌下静脉丛汇入左侧颈内静脉
2	右侧颈内静脉	4	左侧颈内静脉	6	岩上窦	8 颈外静脉

2 幅颈部薄层 CT 增强重建的冠状位图像，显示颈内静脉及其近颅底的属支。（A）双侧颈内静脉明显不对称，为常见的正常变异。（B）颅内外静脉系统广泛交通，舌下静脉丛、岩窦、斜坡静脉丛、海绵窦和翼静脉丛之间相交通

颅外静脉

3T MR 轴位 T1 增强图像

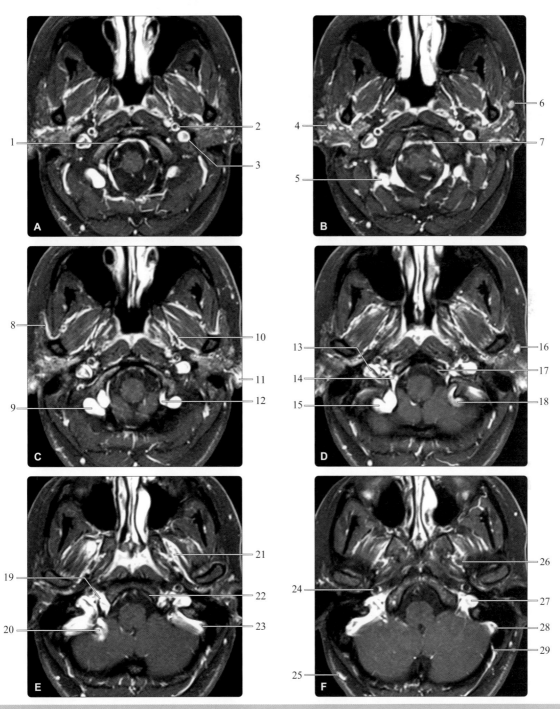

1	颈段硬膜外静脉丛	9	导静脉	17	斜坡静脉丛	25	头皮静脉
2	颈内动脉	10	翼静脉丛（环绕下颌神经）	18	导静脉	26	被翼静脉丛包绕的下颌神经
3	颈内静脉	11	耳后静脉	19	舌下静脉丛	27	颈静脉球
4	下颌后静脉	12	髁导静脉	20	导静脉	28	乙状窦
5	枕下静脉丛	13	颅外颈内静脉	21	翼静脉丛	29	导静脉
6	颈外静脉	14	舌下静脉丛	22	斜坡静脉丛		
7	硬膜外静脉丛	15	导静脉	23	乙状窦		
8	下颌静脉	16	下颌后静脉	24	颈内动脉		

MR 轴位 T1 增强，从下至上 6 幅图像。（A）可见上颈段硬膜外静脉丛，颈动脉间隙内的血管清晰显示，颈段颈内动脉位于颈内静脉的前内侧。（B）枕骨大孔层面，斜坡下部、上颈段硬膜外静脉丛和枕下静脉丛之间可见交通。髁导静脉与枕骨大孔和颈椎上段周围的颅内外静脉也存在交通。（C）颅外颈内静脉上段层面，可见由于自旋失相位引起的信号不均匀。粗大的髁导静脉与枕下静脉相通。（D）枕骨大孔上方的延髓层面，显示舌下静脉丛，及其与斜坡静脉丛和髁导静脉间的交通。双侧颈静脉球不对称，为常见的正常变异。（E）舌下神经管水平的斜坡下部层面，清晰显示穿过舌下神经管的静脉丛。斜坡静脉丛和颅外颈内静脉通过舌下静脉丛交通。（F）颈静脉球清晰显示

3T MR 冠状位 T1 增强图像

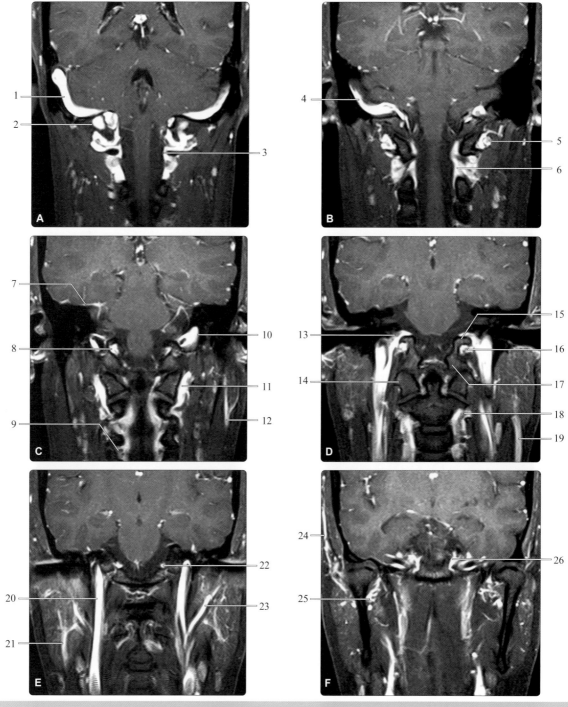

1	乙状窦	8	舌下神经管内的舌下静脉丛	15	颈静脉结节	22	岩下窦
2	枕下静脉丛	9	硬膜外静脉丛	16	舌下神经管内的舌下静脉丛	23	面深静脉
3	硬膜外静脉丛	10	颈内静脉和颈静脉球	17	枕髁	24	后颈外静脉
4	乙状窦	11	椎静脉丛	18	椎动脉周围的椎静脉	25	翼静脉丛
5	枕下静脉丛	12	颈外静脉	19	颈外静脉	26	斜坡静脉丛
6	硬膜外静脉丛	13	颈静脉孔	20	颈内动脉		
7	岩上窦	14	C1 侧块	21	下颌后静脉（位于腮腺内）		

3T MR 冠状位 T1 增强脂肪抑制，从后至前 6 幅图像。（A）颅后窝硬脑膜静脉窦和颈椎上段的静脉丛存在广泛交通。颈静脉阻塞时，这些交通提供侧支静脉引流。（B）颈髓交界处层面，可见脊柱和后颅底内及周围的静脉显影。（C）颈椎中部和枕骨大孔层面，清晰显示枕下静脉、椎静脉丛和硬膜外静脉丛之间的广泛交通。（D）颈静脉孔层面，枕髁上外侧可见明显强化的颈内静脉。颈静脉结节和枕髁共同构成两只"鹰"状结构。鹰头（颈静脉结节）将颈静脉球和颈内静脉与舌下神经管及其静脉丛分开。（E）颈内静脉前方层面，颈内动脉在颈动脉间隙内向头侧走行。颈内动脉位于颈内静脉的前内侧。（F）下颌骨髁突和斜坡下部层面，显示颅底下方翼状肌内明显强化的静脉，这些静脉构成翼静脉丛，颈部 T1 增强扫描可显示

示意图和 CT 轴位增强图像

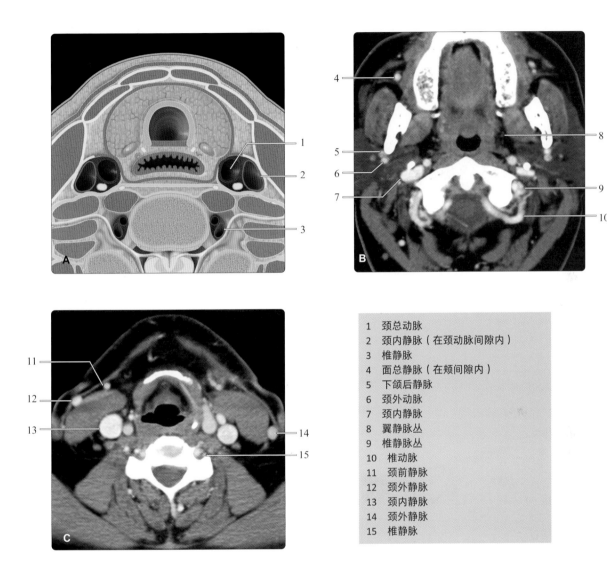

1	颈总动脉
2	颈内静脉（在颈动脉间隙内）
3	椎静脉
4	面总静脉（在颊间隙内）
5	下颌后静脉
6	颈外动脉
7	颈内静脉
8	翼静脉丛
9	椎静脉丛
10	椎动脉
11	颈前静脉
12	颈外静脉
13	颈内静脉
14	颈外静脉
15	椎静脉

示意图及相应的 CT 轴位增强图像。（A）显示颈中部的静脉结构，颈内静脉在颈动脉间隙内位于颈动脉的后外侧。（B）显示 C1 水平的颈部静脉。（C）显示舌骨水平的颈部静脉

第二篇 脊 柱
第一章 脊柱、椎间盘和椎旁肌

（崔碧霄　宋天彬　王曼　黄靖　张苗　卢洁　译）

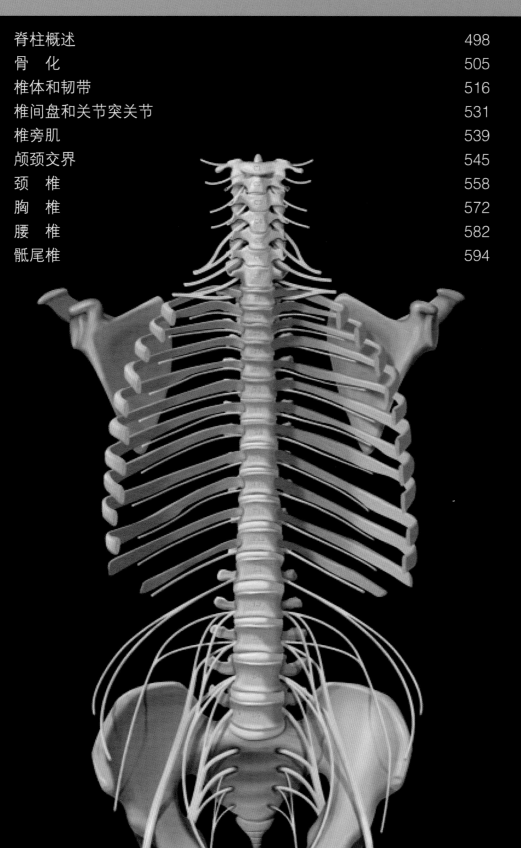

术语

缩写

- C1（寰椎），C2（枢椎）
- 寰枕的（atlantooccipital，AO）
- 前纵韧带（anterior longitudinal ligament，ALL）、后纵韧带（posterior longitudinal ligament，PLL）

大体解剖

概述

- 通常有 33 块脊椎骨（32～35 块不等）
  - 颈椎 7 块（最恒定），胸椎 12 块，腰椎 5 块
  - 5 块骶椎融合→骶骨
  - 4～5 块尾椎→尾骨（最易变）
- 经典解剖分为前部（椎体）、后部（椎弓）
- "3 柱"概念（脊柱外科医生使用）
  - 前柱
    - 椎体、椎间盘、椎体环的前 1/2
    - 前纵韧带
  - 中柱
    - 椎体、椎间盘、椎体环的后 1/2
    - 后纵韧带
  - 后柱
    - 后部结构（椎弓根、关节突关节、椎板、棘突）
    - 黄韧带
    - 相互连接的韧带（棘间韧带等）

成分

- 骨
  - **椎体**：腹侧的圆柱形骨块
  - **椎弓**：由 2 个椎弓根、2 个椎板、7 个突起（1 个棘突、2 个横突、4 个关节突）组成
    - 椎弓根：从椎体背外侧延伸，与双侧弓形的扁平椎板连接
    - 椎板：椎管背侧的弧形结构，于中线处连接并形成背侧突起（棘突）
    - 横突：起于椎弓根的两侧
    - 关节突：每个关节突关节都包含上突（关节面指向背侧）、下突（关节面指向腹侧）、峡部（小关节突之间）
- 椎间盘
  - 由内部的髓核、外部的纤维环组成
  - 黏附在椎体终板的透明软骨
  - 无血管（幼儿和成人外周环状纤维除外）
- 韧带
  - 前纵韧带
    - 沿脊柱整个腹侧面的纤维带
    - 头骨至骶骨
  - 后纵韧带
    - 椎体背面

- 头骨至骶骨
  - 颅颈韧带
  - 棘间韧带
- 神经（31 对）
  - 颈椎 8 对，胸椎 12 对
  - 腰椎 5 对（从椎间盘上方、椎弓根下方穿出）
  - 骶骨 5 对，尾骨 1 对
- 脊膜
  - 硬脊膜
  - 蛛网膜（与脑蛛网膜相连，松散附着于硬脊膜）
  - 软脊膜（覆盖脊髓、神经）
- 脉管系统
  - 动脉：节段动脉起源于椎动脉、锁骨下动脉、肋间动脉的背支
  - 静脉：Y 形椎体静脉与无瓣膜的硬膜外静脉丛相连；与腔静脉、奇静脉 / 半奇静脉系统吻合

影像解剖

概述

- MR
  - 椎体：骨髓信号强度随年龄变化
    - 造血（"红色"）骨髓在 T1 加权像上呈低信号，变为黄骨髓后呈高信号（8～12 岁）
    - 随着年龄增长，终板、骨髓出现正常的反应性变化（纤维血管、脂肪化或硬化）
  - 椎间盘：信号强度随年龄变化
    - 儿童、青年人 T2 加权像呈高信号；随着含水量逐渐↓→T2 加权像呈低信号
    - 20 岁后椎间盘退化、脱水、形状变化（凸出）属于正常
  - 韧带：T1 加权像和 T2 加权像呈低信号
  - 神经：在到达背根神经节之前不强化，在此之后因缺乏血-神经屏障，增强扫描表现强化
  - 脊膜：硬脊膜、基底 / 硬膜外静脉增强

解剖影像相关问题

推荐成像方法

- CT：同时使用骨算法和软组织算法，进行矢状位、冠状位重建
- MR：使用 STIR、脂肪抑制 T1 增强扫描检查骨髓疾病
  - 标准扫描方向＝轴位 / 矢状位，冠状位对老年脊柱侧弯患者有价值
  - 使用冠状位定位对脊柱侧弯患者进行椎间盘轴位扫描

影像诊断注意事项

- 椎体数目正常者（7-12-5-5-4）仅占 20%
- T1 高信号病灶（局灶性脂肪骨髓沉积、偶发的血管瘤）常见且正常

- 中老年患者脊椎的骨髓表现为信号非常不均匀

胚胎学

胚胎发育

- C1 的上 1/2，枕生骨节联合→枕部
  - C1 神经位于枕骨下方，C1 环上方

- 上方椎体的下 1/2、下方椎体的上 1/2 骨节联合→椎体
  - C8 神经位于最低颈椎（C7）下方
  - 胸椎和腰椎神经都位于各自的椎弓根下方

示意图

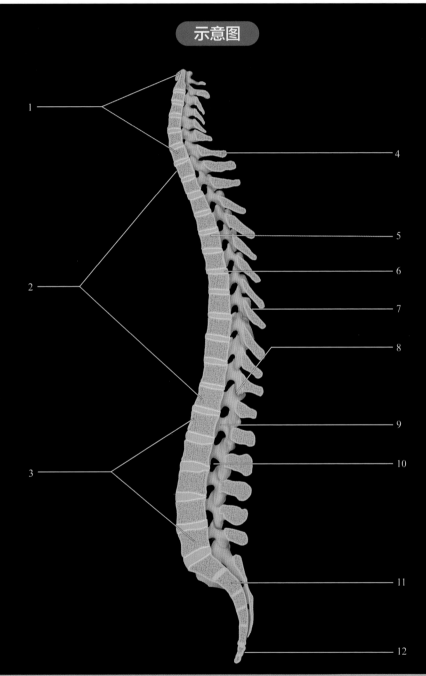

1	7 个颈椎椎体伴颈椎前凸	4	C7 棘突
2	12 个胸椎椎体伴胸椎后凸	5	椎体
3	5 个腰椎椎体伴腰椎前凸	6	椎间盘

7	后部结构	10	神经孔（椎间孔）
8	上、下关节面之间的关节	11	骶骨
9	椎弓根	12	尾骨

成人脊柱（去除软组织）矢状位示意图，完整显示整个脊柱。注意 3 个曲度：颈椎（前凸）最不明显；胸椎后凸；腰椎前凸从 T12 延伸至腰骶连接处，L3 ~ L5 的凸度最大。除了特殊的 C1、C2 和骶尾段，大多数椎骨腹侧椎体较大、背侧椎弓较薄。椎体的宽度从 C2 ~ L3 逐渐增大，反映承重功能增加。椎弓根连接椎弓和椎体。椎管从枕骨大孔延伸至骶骨，直径各不相同，一般胸腰椎连接处最大。注意胸椎的棘突像屋顶瓦片样重叠

MR 矢状位 T2WI

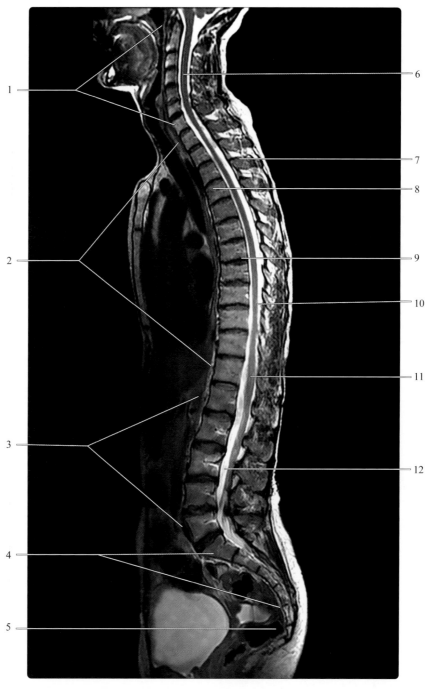

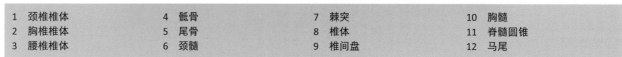

1	颈椎椎体	4	骶骨	7	棘突	10	胸髓
2	胸椎椎体	5	尾骨	8	椎体	11	脊髓圆锥
3	腰椎椎体	6	颈髓	9	椎间盘	12	马尾

脊柱 MR 矢状位 T2WI，显示整个脊柱的椎管和脊髓。脊髓沿脊柱上段的 2 个曲度平缓走行，终止于约 L1 水平的脊髓圆锥。马尾神经的多个神经根从脊髓远端向下延伸至腰椎和骶椎的出孔

脊柱概述

示意图

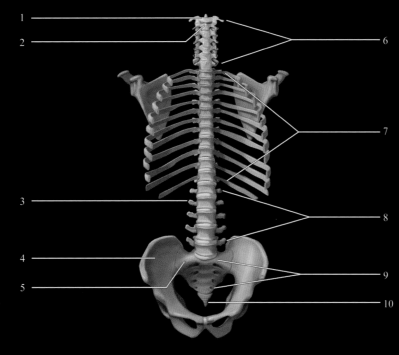

A

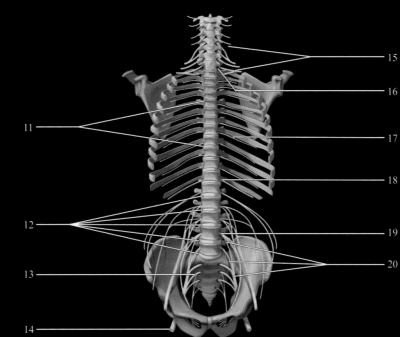

B

1	C1（寰椎）	6	7 个颈椎椎体	11	胸椎间盘	16	C8 神经根从 C7-T1 水平穿出
2	C2（枢椎）	7	12 个胸椎椎体	12	腰椎间盘	17	肋间神经
3	横突	8	5 个腰椎椎体	13	骶神经根	18	T12 神经根从 T12-L1 水平穿出
4	髂骨翼	9	5 个融合的骶骨椎体	14	坐骨神经	19	L4 神经根从 L4-L5 水平穿出
5	骶骨翼	10	4 个尾骨体	15	臂丛神经	20	腰骶丛

（A）全脊柱的冠状位图，显示 7 个颈椎、12 个胸椎、5 个腰椎、5 个融合的骶椎和 4 个尾椎。注意颈椎椎体较小，椎间孔呈 45°，C1 和 C2 形态独特。胸椎呈心形，椎间盘较薄，以保持胸廓的稳定性。腰椎更大，有粗大的横突和厚的椎间盘。骶骨具有独特形态，多个节段融合形成三角形骨。（B）冠状位图显示脊神经根由椎间隙上方、椎弓根下方穿出，C1 神经根在枕骨和 C1 之间穿出，C8 神经根在 C7-T1 水平穿出，胸椎和腰椎神经根从各自的椎弓根下方穿出

CT 平扫 3D-VRT

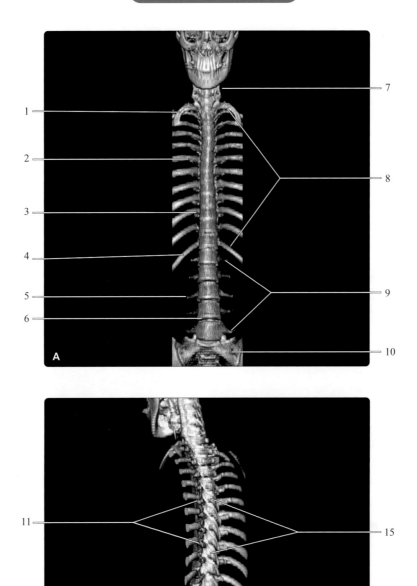

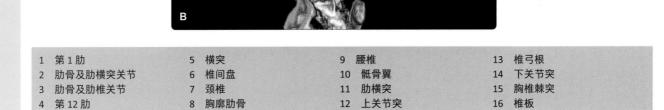

1 第 1 肋	5 横突	9 腰椎	13 椎弓根
2 肋骨及肋横突关节	6 椎间盘	10 骶骨翼	14 下关节突
3 肋骨及肋椎关节	7 颈椎	11 肋横突	15 胸椎棘突
4 第 12 肋	8 胸廓肋骨	12 上关节突	16 椎板

（A）脊柱 CT 平扫 3D-VRT 前面观，显示颈胸交界处、胸椎、腰椎和骶椎。粗大的肋横突和肋椎关节保持胸廓稳定，并限制其旋转。重建图显示腰椎间盘较厚。胸椎间盘较薄，界限不清。（B）CT 平扫 3D-VRT 左后斜位观，显示肋骨与横突的关系，胸椎横突从椎弓根交界处向侧面突出。注意胸椎棘突彼此重叠，尤其是 T5 ～ T8

CT 平扫矢状位 3D-VRT

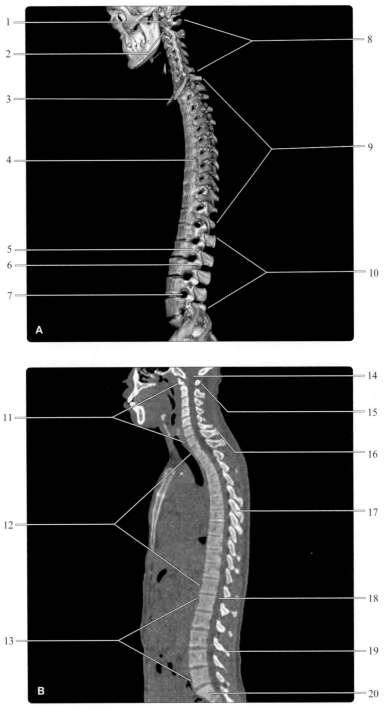

1	C1（寰椎）	6	横突	11	颈椎椎体	16	C7 棘突
2	C2（枢椎）	7	腰椎椎间孔	12	胸椎椎体	17	胸椎棘突
3	第 1 肋	8	颈椎椎体及后部附件	13	腰椎椎体	18	椎管
4	肋椎关节	9	胸椎椎体及后部附件	14	枕骨大孔	19	腰椎棘突
5	椎弓根	10	腰椎椎体及后部附件	15	C1 后弓	20	骶骨

（A）脊柱 CT 平扫矢状位 3D-VRT，显示脊柱 4 个生理曲度。出生时两个主要弯曲节段是胸段和骶段，然后发育形成前凸的颈椎和腰椎。（B）脊柱 CT 平扫矢状位重建图，显示整个椎体和椎管形态。颅骨位于轻度前凸的颈椎上方，颈椎椎体较小、棘突突出。注意胸椎的弯曲，典型为向下斜行的长棘突延伸至下方椎体水平。前凸的腰椎椎体和后部附件较大，有利于肌肉附着

CT 平扫冠状位

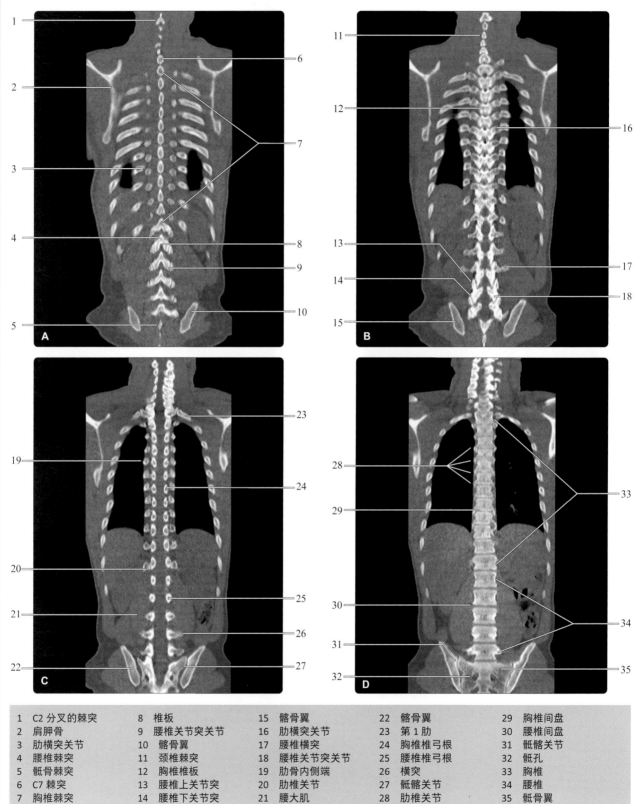

1	C2 分叉的棘突	8	椎板	15	髂骨翼	22	髂骨翼	29	胸椎间盘
2	肩胛骨	9	腰椎关节突关节	16	肋横突关节	23	第 1 肋	30	腰椎间盘
3	肋横突关节	10	髂骨翼	17	腰椎横突	24	胸椎椎弓根	31	骶髂关节
4	腰椎棘突	11	颈椎棘突	18	腰椎关节突关节	25	腰椎椎弓根	32	骶孔
5	骶骨棘突	12	胸椎椎板	19	肋骨内侧端	26	横突	33	胸椎
6	C7 棘突	13	腰椎上关节突	20	肋椎关节	27	骶髂关节	34	腰椎
7	胸椎棘突	14	腰椎下关节突	21	腰大肌	28	肋椎关节	35	骶骨翼

脊柱 CT 平扫冠状位重建，4 幅图像。（ A ）显示脊柱的背面。棘突显示为卵圆形、皮质密度的骨性结构，每个椎体后部附件旁均有对称的肋椎关节。腰椎处显示棘突与椎板的连接，以及腰椎关节突关节。（ B ）更前方的层面显示椎板和椎板上外侧的肋横突关节，腰椎显示关节突关节和对应的上、下关节突。（ C ）椎弓根层面，显示胸椎和腰椎椎管的宽度。中线两侧可见内侧肋骨头和椎弓根，呈对称的卵圆形骨密度。当椎体没有内侧肋骨，并出现水平方向的粗大横突即过渡为腰椎。（ D ）椎体中间层面，显示胸段和腰段的矩形椎体。肋椎关节见于胸椎，以椎间盘水平为中心，分别以半关节面附着于 2 个相邻的椎体。三角形骶骨顶部可见粗大的腰椎椎体，骶神经孔位于腹侧

骨 化

大体解剖

概述

- 初级（1°）骨化中心
  - 脊椎骨化的主要部位
  - 椎体软骨中血管进入的部位
  - 出生时即存在
- 次级（2°）骨化中心
  - 脊柱的次级骨化
  - 出现在青春期前后
- 环形骨骺
  - 上／下椎体边缘 2° 骨化
  - 由薄的透明软骨环与椎体其余部分分开
  - 出现在 6 ～ 8 岁（女孩）和 7 ～ 9 岁（男孩）
  - 约 21 岁时融合形成完整的骨环
  - 与椎体融合（14 ～ 21 岁）→纵向生长停止
- 软骨结合（Synchondrosis）
  - 脊椎关节面之间的软骨连接
  - 椎体、椎弓之间的软骨结合

影像解剖

概述

- 一般骨化模式
  - 椎体骨化
    - 从胎儿时的下胸椎／上腰椎开始
    - 向头部和尾部两个方向发展
  - 椎弓骨化
    - 从颈胸水平开始→上颈段→胸腰段
  - 出生时，大多数椎骨有 3 个初级和 5 个次级骨化中心，由透明的软骨结合连接
  - 不典型骨化发生于 C1、C2、C7、腰椎、骶骨、尾骨
- C1（寰椎）
  - 2 ～ 5 个（3 个最常见）初级骨化中心
    - 前弓（1）、后弓（1）+侧块（2）
  - 无次级骨化中心
- C2（枢椎）
  - 5 个初级骨化中心
    - 椎体（1）、后部椎弓（2）、齿突（2）
    - 胚胎时期的 C1-C2 残余椎间盘，将齿突根与 C2 椎体分隔开
  - 2 个次级骨化中心
    - 环形骨骺下部、齿突顶端
- C3 ～ C6
  - 每个椎体 3 个初级骨化中心
    - 椎体（1）、后部椎弓（2）
  - 每个椎体 5 个次级骨化中心
    - 棘突尖（1）、横突尖（2）、环形骨骺（2）
- C7
  - 与 C3 ～ C6 相同的初级、次级骨化中心
    - 加上 2 个肋突的初级骨化中心

- 6 个月大时出现
- 5 ～ 6 岁时与横突、椎体融合
- 如果仍然未融合→颈肋（1%）

- 胸椎（T1 ～ T12）
  - 每个椎体有 3 个初级骨化中心
    - 椎体（1）、后部椎弓（2）
  - 每个椎体 5 个次级骨化中心
    - 棘突尖（1）、横突尖（2）、环形骨骺（2）
- 腰椎（L1 ～ L5）
  - 每个椎体 3 个初级骨化中心
    - 椎体（1）、后部椎弓（2）
  - 每个椎体 7 个次级骨化中心
    - 棘突尖（1）、横突尖（2）、环形骨骺（2）、乳突基底（2）
- 骶骨（S1 ～ S5）
  - 每个椎骨有 5 个初级骨化中心
    - 椎体（1）、后部椎弓（2）、残留肋成分（2）
  - 4 个次级骨化中心
    - 骶髂关节骨骺板（约 25 岁时融合）
- 尾骨（Co1 ～ Co4）
  - Co1 有 3 个初级骨化中心：椎体（1）、角骨（2）
  - Co2 ～ Co4 各有 1 个初级骨化中心
  - Co1 在出生后不久骨化，其余的尾椎骨化可以到 30 岁之前完成
  - 无次级骨化中心

解剖影像相关问题

问题

- 椎体中心（centrum）比成人椎体小
  - 椎体中心→中央椎体
  - 椎弓前部→后外侧椎体
- 软骨结合融合的过程对影像学诊断很重要
  - C1
    - C1 前弓：8 ～ 12 个月
    - C1 后弓：1 ～ 7 岁
    - C1 侧块：7 ～ 9 岁
  - C2
    - 齿突、C2 椎体：3 ～ 7 岁
    - 上部齿突中心出现于 2 ～ 6 岁，11 ～ 12 岁时融合
    - C2 后部软骨结合：4 ～ 7 岁
  - C2 以下
    - 3 ～ 7 岁时椎弓中心软骨结合融合，4 ～ 7 岁时后部软骨结合融合

影像诊断注意事项

- 对称性、位置、皮质边缘、患者年龄有助于区分未融合的软骨结合与骨折
- 颈肋 vs. 胸肋：颈椎横突指向下方，胸椎横突指向上方
- 未成熟的骨化导致软骨处局部椎体的薄弱：小儿特异性骨折，如环形骨骺和齿突软骨结合骨折

示意图

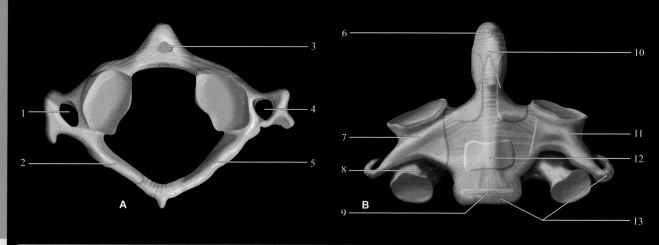

1 横突孔	3 前弓	5 后弓	7 椎弓	9 下环形骨骺	11 椎弓	13 软骨
2 后弓	4 横突孔	6 齿突尖端	8 C3椎弓	10 齿突	12 椎体	

（A）上面观，骨骼发育未成熟儿童的寰椎（C1），轴位示意图显示最常见的前弓和后弓初级骨化中心，由软骨结合连接（蓝色）。横突孔包含椎动脉和椎静脉。（B）前面观，骨骼发育未成熟儿童的枢椎（C2），冠状位图显示软骨模型内（蓝色）的5个初级骨化中心（椎体、椎弓、齿突）和2个次级骨化中心（齿突尖端、下环形骨骺）

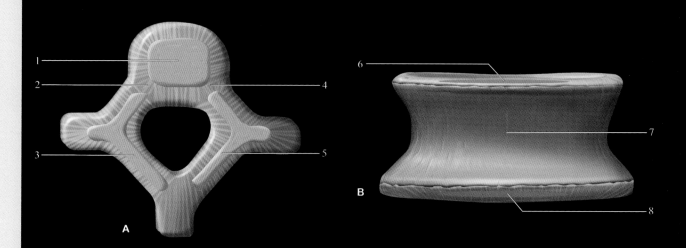

1 椎体中心	3 后部椎弓	5 后部椎弓	7 椎体
2 椎弓中心软骨结合	4 椎弓中心软骨结合	6 上环形骨骺	8 下环形骨骺

（A）骨骼发育未成熟儿童的轴位示意图，上面观，显示典型的腰椎，有3个初级骨化中心（包括椎体中心），2个后部椎弓由软骨结合分隔。（B）典型腰椎椎体示意图，显示椎体与软骨（蓝色）终板和环形骨骺的关系，上、下环形骨骺为次级骨化中心（青春期融合）

骨化

示意图

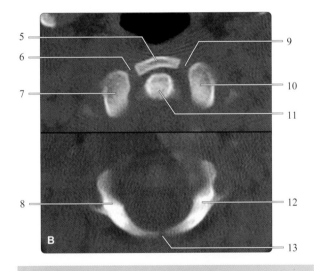

1	椎体	3	尾骨	5	骶髂关节骨骺板
2	残留肋成分	4	后部椎弓	6	残留肋成分

7	椎体	9	骶髂关节骨骺板
8	后部椎弓	10	残留肋成分

（A）婴儿骶骨的冠状位图像，前面观，显示骶骨椎体和两侧残留肋成分初级骨化中心的骨化。在这个发育阶段，大部分骶骨和整个尾骨都为软骨性（蓝色）。（B）大龄儿童骶骨的轴位图像，上面观，显示由软骨结合连接的5个初级骨化中心（1个椎体、2个后部椎弓、2个残留肋成分）（蓝色），骶髂关节骨骺板（次级骨化中心）在约25岁时融合

骨 CT 轴位图像，寰椎（C1）

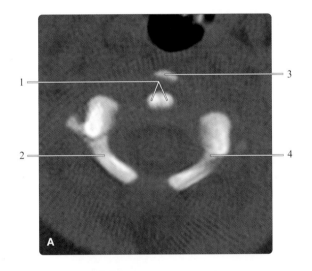

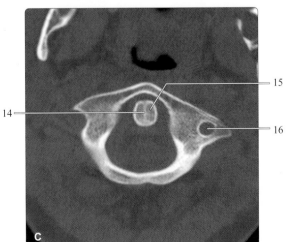

1	C2 齿突	9	软骨结合
2	后部椎弓	10	椎弓 / 侧块
3	前弓	11	C2 齿突
4	后部椎弓	12	椎弓
5	前弓	13	软骨结合
6	软骨结合	14	融合的齿突软骨结合
7	椎弓 / 侧块	15	C2 齿突
8	椎弓	16	横突孔

（A）患儿，女，2周，骨CT轴位图像，显示3个寰椎初级骨化中心。在这个年龄段，大部分寰椎都是未骨化的软骨。齿突骨化中心（C2）位于C1前弓后方。（B）患儿，男，14个月，2幅连续骨CT轴位图像的复合图像，显示3个初级骨化中心的发育，椎体和后部椎弓之间的软骨结合较小。（C）患儿，女，6岁，寰椎骨CT轴位图像，显示前部、后部椎弓初级骨化中心融合，形成完整的C1环。注意2个C2齿突初级骨化中心，显示软骨融合处残留的硬化线

骨CT轴位和冠状位图像，枢椎（C2）

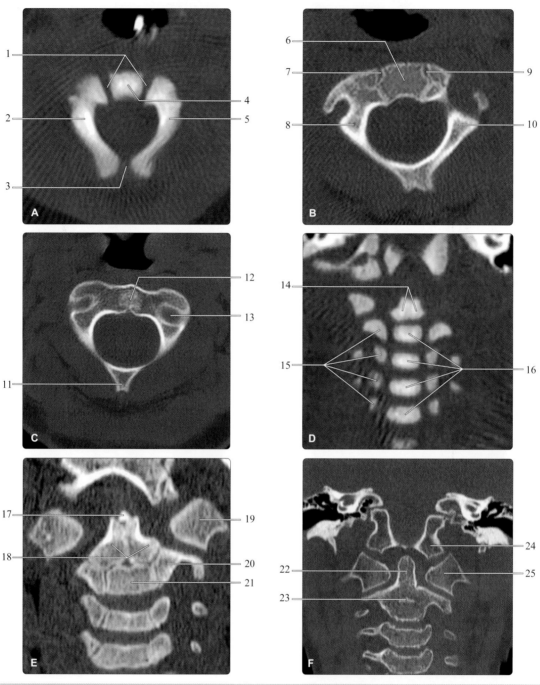

1 椎弓中心软骨结合	8 椎弓	15 椎弓初级骨化中心	22 齿突
2 椎弓	9 椎弓中心软骨结合	16 椎体初级骨化中心	23 C1-C2 残余椎间盘
3 软骨结合	10 椎弓	17 齿突尖端次级骨化中心	24 枕髁
4 椎体	11 棘突	18 齿突初级骨化中心	25 C1 侧块
5 椎弓	12 C1-C2 残余椎间盘	19 C1 侧块	
6 椎体	13 横突孔	20 椎弓	
7 椎弓中心软骨结合	14 齿突初级骨化中心	21 椎体	

（A）患儿，女，2周，骨CT轴位图像，显示被软骨结合分隔的3个枢椎初级骨化中心。（B）患儿，男，4岁，骨CT轴位图像，显示3个枢椎初级骨化中心进行性骨化。注意椎体仅包括椎体中心部分，椎弓的前部形成椎体的外侧，椎弓后部软骨结合融合。（C）患儿，男，10岁，骨CT轴位图像，显示初级骨化中心通过椎弓中心软骨结合融合。齿突基底部硬化表示原始C1-C2残余椎间盘骨化，将齿突连接至C2椎体。（D）患儿，女，2周，上颈椎CT冠状位图像，显示3个颈椎椎体初级骨化中心和2个齿突初级骨化中心。在此发育阶段，齿突尖端是软骨性的。（E）患儿，男，4岁，颈椎CT冠状位图像，显示薄软骨结合连接的椎体和椎弓进行性骨化。软骨结合的特征性位置、对称性和皮质化良好的边缘，有助于与骨折区分。此外，可见齿突尖端的次级骨化中心。（F）患儿，男，10岁，骨CT冠状位图像，显示软骨结合融合。分隔齿突与C2椎体的C1-C2残余椎间盘骨化，形成条状硬化线

骨 CT 轴位和矢状位图像，颈椎（C3 ~ C6）

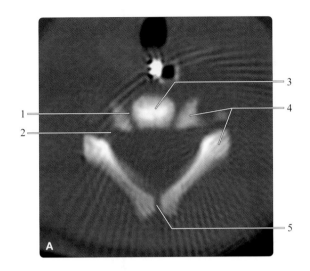

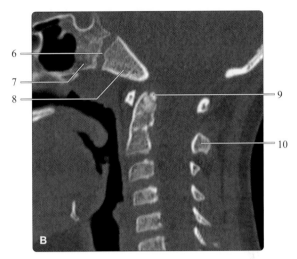

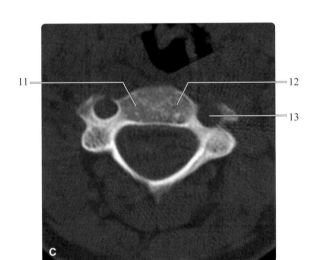

1 椎弓中心软骨结合	8 枕骨基底部
2 椎间孔	9 齿突尖端次级骨化中心
3 椎体	10 棘突
4 椎弓	11 融合的椎弓中心软骨结合
5 软骨结合	12 融合的椎弓中心软骨结合
6 蝶枕软骨结合	13 横突孔
7 蝶骨基底部	

（A）患儿，女，2 周，C5 骨 CT 轴位图像，显示椎弓中心软骨结合和椎弓的软骨结合连接处。注意外侧椎体起源于椎弓。
（B）患儿，男，6 岁，骨 CT 矢状位图像显示颈椎中段的正常外观。骨化椎体之间较宽的椎间距，代表椎间盘和非骨化环形骨骺的次级骨化中心。齿突与 C2 椎体融合处有正常的硬化，齿突尖端作为单独的次级骨化中心持续存在。（C）患儿，女，6 岁，骨 CT 轴位图像，颈椎中段椎体显示完整的软骨结合融合，椎弓中心软骨结合融合部位仅见隐约的硬化线

骨 CT 轴位图像，C7 椎体

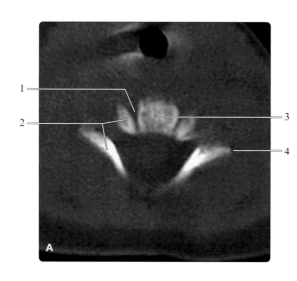

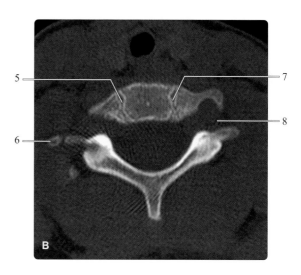

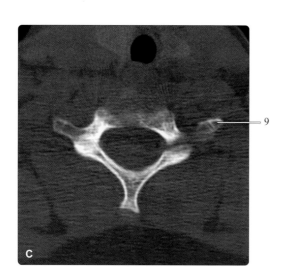

1	椎弓中心软骨结合	6	横突次级骨化中心
2	后部椎弓	7	椎弓中心软骨结合
3	椎体	8	椎间孔
4	横突	9	横突次级骨化中心
5	椎弓中心软骨结合		

（A）患儿，女，7 周，骨 CT 轴位图像，显示 C7 椎体正常外观，特征是横突比其他颈椎长，有助于识别 C7 椎体。（B）患儿，男，4 岁，骨 CT 轴位图像，显示椎弓后部融合，椎弓中心软骨结合隐约可见。可见横突次级骨化中心。（C）患儿，女，6 岁，骨 CT 轴位图像，显示椎体和后部椎弓之间软骨结合融合。横突尖端次级骨化中心和椎弓横突之间的软骨结合保持开放（通常青春期闭合）

骨 CT 轴位图像，胸椎

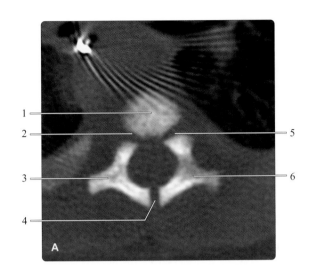

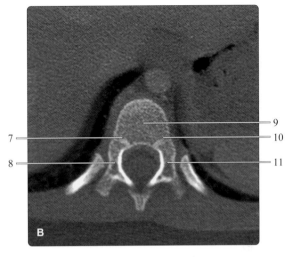

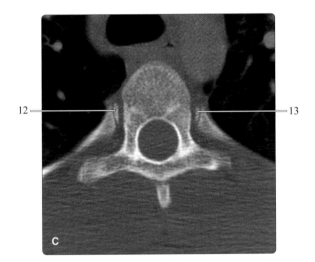

1	椎体	8	椎弓
2	椎弓中心软骨结合	9	椎体
3	后部椎弓	10	椎弓中心软骨结合
4	软骨结合	11	椎弓
5	椎弓中心软骨结合	12	肋骨头次级骨化中心
6	后部椎弓	13	肋骨头次级骨化中心
7	椎弓中心软骨结合		

（A）患儿，男，3 天，骨 CT 轴位图像，显示典型胸椎的 3 个初级骨化中心和软骨结合。（B）患儿，女，2 岁，骨 CT 轴位图像，显示椎弓中心软骨结合变窄和骨化椎体增大，肋骨次级骨化中心尚未出现。（C）患儿，男，13 岁，骨 CT 轴位图像，显示椎弓中心软骨结合和横突次级骨化中心软骨结合融合，肋骨头次级骨化中心已骨化

骨 CT 轴位图像，腰椎

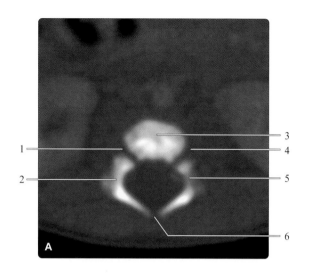

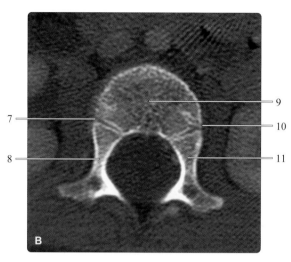

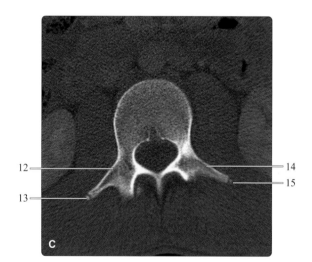

1　椎弓中心软骨结合	9　椎体
2　椎弓	10　椎弓中心软骨结合
3　椎体	11　后部椎弓
4　椎弓中心软骨结合	12　横突
5　椎弓	13　横突次级骨化中心
6　软骨结合	14　横突
7　椎弓中心软骨结合	15　横突次级骨化中心
8　后部椎弓	

（A）患儿，男，4天，骨 CT 轴位图像，显示典型腰椎的 3 个初级椎体骨化中心和软骨结合。（B）患儿，男，2岁，L1 骨 CT 轴位图像，显示初级骨化中心和椎弓中心软骨结合发育成熟，横突次级骨化中心尚未骨化。（C）患儿，男，13岁，L2 骨 CT 轴位图像，显示初级软骨结合完全融合。横突次级骨化中心骨化，但尚未与横突融合

骨 CT 轴位图像，骶骨

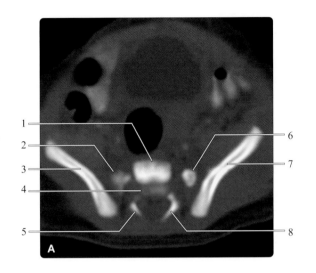

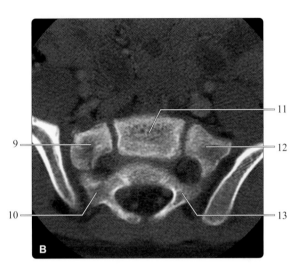

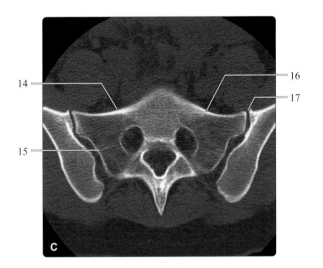

1	S1 椎体	10	椎弓
2	残留肋成分	11	椎体
3	髂骨翼	12	残留肋成分
4	S2 椎体	13	椎弓
5	椎弓	14	融合的软骨结合
6	残留肋成分	15	软骨结合
7	髂骨翼	16	融合的软骨结合
8	椎弓	17	骶髂关节
9	残留肋成分		

（A）患儿，女，3 天，S2 骨 CT 轴位图像，显示出生时 5 个初级骨化中心（椎体、残留肋成分、椎弓），被软骨结合分隔。由于骶骨在 CT 轴位上倾斜，因此可同时显示 S1 和 S2 椎体。（B）患儿，男，2 岁，骶骨 CT 轴位图像，显示 5 个初级骶椎骨化中心的典型结构。由于骶髂关节骨骺板尚未骨化，骶髂关节增宽。（C）患者，女，16 岁，骶骨 CT 轴位图像，显示软骨结合闭合，初级和次级骨化中心完全骨化，软骨结合部位可见隐约的硬化线

骨 CT 矢状位图像，尾骨

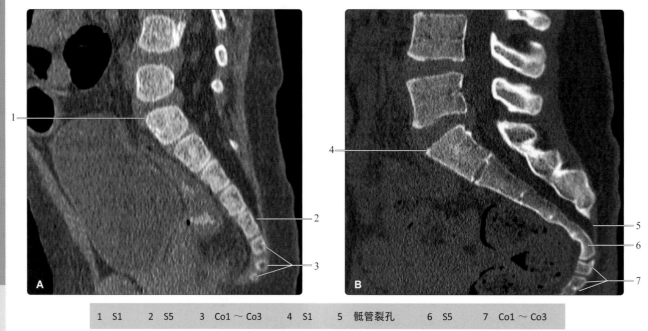

| 1 | S1 | 2 | S5 | 3 | Co1～Co3 | 4 | S1 | 5 | 骶管裂孔 | 6 | S5 | 7 | Co1～Co3 |

（A）患儿，女，24 月龄，骶骨和尾骨 CT 矢状位图像，显示第 5 节骶椎骨化，仅前 3 节尾骨显示初级骨化中心骨化，而下方尚未发生骨化的软骨呈软组织密度。（B）患者，女，16 岁，骶骨和尾骨 CT 矢状位图像，显示第 5 节骶椎和前 3 节尾椎形态发育更成熟

示意图

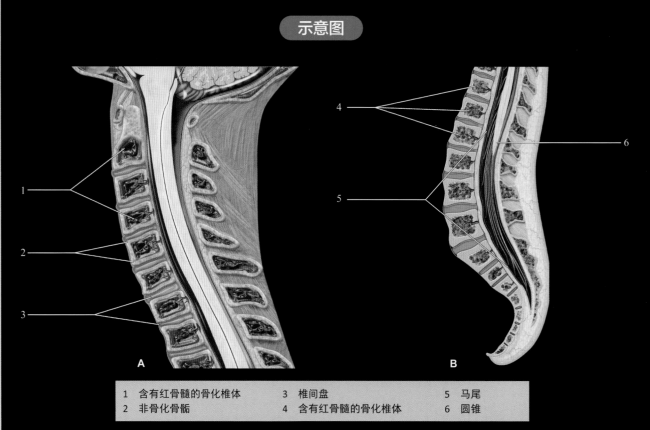

| 1 | 含有红骨髓的骨化椎体 | 3 | 椎间盘 | 5 | 马尾 |
| 2 | 非骨化骨骺 | 4 | 含有红骨髓的骨化椎体 | 6 | 圆锥 |

（A）患儿，男，6 岁，矢状位图显示颈椎椎体和椎间盘，这个年龄椎体已经骨化，含有造血（"红"）骨髓。非骨化的环形骨骺围绕椎体和棘突，非骨化骨骺和椎间盘导致影像学显示椎体间距较宽。齿突尖端作为单独的次级骨化中心持续存在。
（B）患儿，男，6 岁，中线矢状位图显示腰椎椎体、椎间盘和骶骨。与颈椎一样，椎体和棘突的中心在这个年龄段骨化，并含有造血（"红"）骨髓。腰椎椎体之间的椎间距增大

脊柱 MR 矢状位 T1WI 和 T2WI

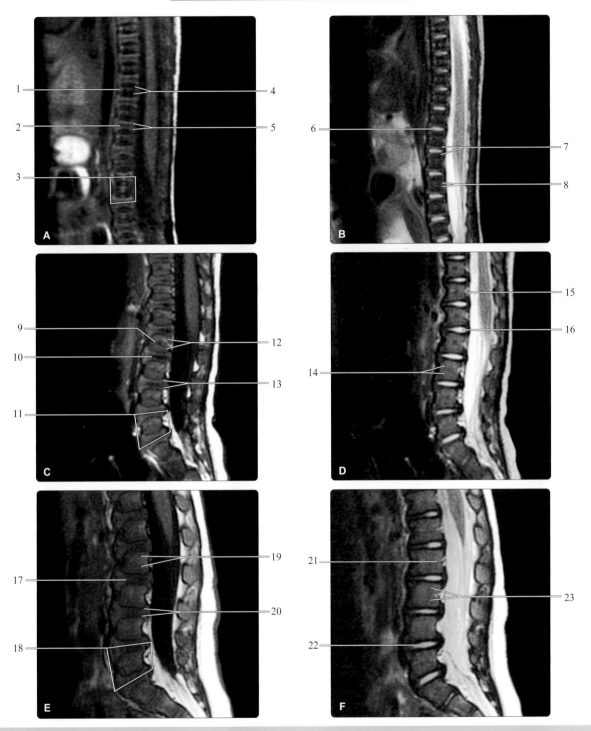

1 椎体静脉丛	6 椎间盘	11 完整椎体	16 椎间盘	21 椎体静脉
2 椎间盘	7 软骨终板	12 中央椎体骨化中心	17 椎间盘	22 椎间盘
3 完整椎体	8 椎体骨化中心	13 相邻椎体软骨终板	18 完整椎体	23 椎体
4 中央椎体骨化中心	9 椎体静脉丛	14 椎体	19 中央椎体骨化中心	
5 相邻椎体软骨终板	10 椎间盘	15 椎体静脉	20 相邻椎体软骨终板	

（A）婴儿，4 天，脊柱 MR 矢状位 T1WI，显示椎体和椎间盘的典型表现。椎体中央的骨化中心呈明显低信号，其内发育的椎体静脉丛呈水平线状高信号。软骨终板呈明显高信号，被低信号的椎间盘分隔。（B）同例 4 天大的婴儿，脊柱 MR 矢状位 T2WI，显示椎体中央低信号的骨化中心，软骨终板呈轻度高信号，椎间盘呈高信号。（C）婴儿，5 月龄，脊柱 MR 矢状位 T1WI，显示卵圆形椎体骨化中心内信号逐渐增高，高信号软骨终板的信号降低。（D）同例 5 月龄婴儿，脊柱 MR 矢状位 T2WI，显示椎体中央信号增高，与终板呈等信号。（E）婴儿，1 岁，脊柱 MR 矢状位 T1WI，椎体的骨化中心内信号持续增高，椎体外观呈矩形。软骨终板不明显，相对于椎体骨化中心，信号强度降低。（F）同例 1 岁婴儿，脊柱 MR 矢状位 T2WI，显示椎体中央同样的信号增高，边缘皮质呈低信号，椎间盘仍为高信号

术语

缩写

- 前纵韧带（anterior longitudinal ligament，ALL）、后纵韧带（posterior longitudinal ligament，PLL）

大体解剖

概述

- **椎体**
  - 大小、形状因部位而异
  - 体积一般从颈椎至腰椎逐渐增大，从骶骨至尾骨逐渐缩小
- **颈椎**：上部的 7 块椎骨
  - **C1（寰椎）**：无椎体、棘突；环形
    - 前、后弓，2 个侧块，横突
  - **C2（枢椎）**：椎体有齿突
    - 大而扁平的卵圆形关节面
    - 椎弓根宽，椎板厚
    - 横突有 L 形的椎动脉（VA）孔
  - **C3 ~ C6**：大小、形状相似
    - 相对于椎弓，椎体小而薄
    - 横径>前后径，中央管呈三角形
    - 上表面的两侧缘向上翻转，形成钩突
    - 椎弓根短小，指向后外侧
    - 侧块呈菱形，上、下关节面倾斜
    - 横突可见包含椎动脉的横突孔
    - C3 ~ C5 棘突通常短、可见分叉
  - **C7** 的棘突最长
- **胸椎**
  - 椎体呈心形，中央管呈圆形
  - 椎弓根短，指向后方
  - 椎板宽而厚
  - 棘突指向尾部、背部
  - 上关节突垂直、平坦，朝向后方
  - T12 与腰椎上段椎体类似，下关节面更向外侧
  - 椎体 / 横突上的肋关节面
    - 与肋骨头形成关节
    - T1 与第 1 肋骨有完整的关节面，与第 2 肋骨仅有下半关节面
- **腰椎**
  - 椎体大、宽、厚
  - 椎弓根粗大，朝向后方
  - 椎板宽大
  - 上关节突面向背内侧
  - 下关节突面向前外侧
- **骶骨**：5 段融合
  - 大，呈三角形，有基底部、尖端、3 个面（盆面、背面、侧面）、2 个翼
  - 基底部：圆形或卵圆形，与 L5 形成关节
  - 盆面
    - 嵴两侧的骶前孔

- 凹面，有 4 条横嵴
  - 背面
    - 骶正中嵴位于中线
    - 嵴两侧的骶骨沟
    - 骶骨沟外侧的中间嵴
    - 骶后孔位于中间嵴外侧
    - 外侧嵴位于骶孔外侧
  - 侧面：由肋、横突形成
    - 两侧的骶翼与髂骨形成关节
  - 尖端：S5 的下面，与尾骨相连
- **尾骨**：3 ~ 5 段融合
  - 前面凹陷，有横嵴
  - 后面凸出，有横嵴
  - 尖端圆形，指向尾部，可有分叉
- **韧带**
  - **前纵韧带**：脊柱腹侧从颅骨至骶骨的纤维带
    - 牢固附着于每个椎体的末端
    - 松散附着于椎间盘的中部
    - 3 组纤维：深层纤维固定 1 个椎体，中层纤维固定 2 ~ 3 个椎体，浅层纤维固定 4 ~ 5 个椎体
  - **后纵韧带**：从颅骨至骶骨椎体背侧的纤维带
    - 附着于椎间盘、椎体边缘
    - 颈 / 胸部：宽大、均匀
    - 腰部：椎体处窄，椎间盘水平处宽
  - **黄韧带**
    - 人体最大的弹性韧带
    - 连接从 C2 至腰骶交界处的相邻椎板
    - 从关节突关节囊延伸至椎板与棘突的交界处
    - 颈部薄而宽，腰部较厚
  - **横突间韧带**：位于横突之间
    - 颈部：少或缺失
    - 胸部：强韧且与肌肉相连
  - **棘间韧带**：连接相邻棘突
    - 在黄韧带、棘上韧带之间
    - 腰椎最强
  - **棘上韧带**：从 C7 棘突尖端延伸至骶骨
    - 与棘间韧带背缘融合
    - 腰椎部更宽、更厚
    - 与颈椎项韧带融合
    - 项韧带从枕外隆凸延伸至 C7

影像解剖

概述

- **腰骶移行椎**（发生率高达 25%）
  - 腰椎骶化：L5 横突宽大、与骶骨上部形成关节，或者 L5 与骶骨融合
  - 骶椎腰化：骶骨融合上部的 S1 椎体，呈现腰椎椎体形状
  - 骶椎化和腰椎化的椎体外观相似，需要观察全脊柱情况，以确定椎体准确的节段水平

椎体和韧带

示意图

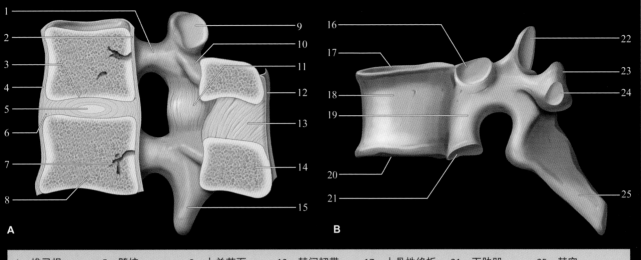

1	椎弓根	5	髓核	9	上关节面	13	棘间韧带	17	上骨性终板	21	下肋凹	25	棘突
2	后纵韧带	6	纤维环	10	椎板	14	棘突	18	胸椎椎体	22	上关节面		
3	椎体终板	7	椎体静脉	11	黄韧带	15	下关节突	19	椎弓根	23	横突		
4	前纵韧带	8	椎体	12	棘上韧带	16	上肋凹	20	下骨性终板	24	肋横突关节		

（A）左侧观，腰椎椎体的矢状位图，显示椎体的主要结构。椎体由椎间盘和前、后纵韧带连接，后部由成对的椎弓根、横突、小关节面和椎板组成，并终止于背侧的棘突。相邻的椎体后部附件由成对的黄韧带和棘间韧带连接，并且被中线的棘上韧带覆盖。（B）胸椎椎体的侧位图，显示该段脊柱的特征，独特的上、下半关节面形成凹陷，以容纳肋骨头并形成肋椎关节，上、下半关节面之间跨越椎间盘。棘突长且斜行

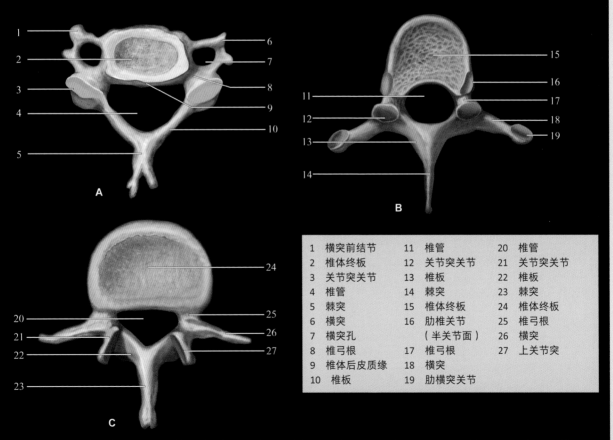

1	横突前结节	11	椎管	20	椎管
2	椎体终板	12	关节突关节	21	关节突关节
3	关节突关节	13	椎板	22	椎板
4	椎管	14	棘突	23	棘突
5	棘突	15	椎体终板	24	椎体终板
6	横突	16	肋椎关节	25	椎弓根
7	横突孔		（半关节面）	26	横突
8	椎弓根	17	椎弓根	27	上关节突
9	椎体后皮质缘	18	横突		
10	椎板	19	肋横突关节		

（A）上面观，颈椎椎体示意图，显示椎体的外侧缘由关节突关节构成，其上、下关节突相互连接。横突具有特征性的横突孔，其内走行椎动脉。（B）上面观，胸椎椎体示意图，显示胸椎的长棘突和典型横突，复杂的肋关节包括肋横突关节和肋椎关节。（C）上面观，腰椎椎体示意图，显示宽大的腰椎椎体连接到厚的椎弓根和横突，关节突关节斜行，有利于屈曲、伸展运动

颈椎 X 线片

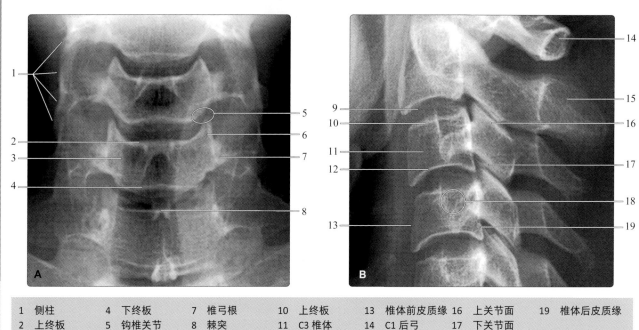

1 侧柱	4 下终板	7 椎弓根	10 上终板	13 椎体前皮质缘	16 上关节面	19 椎体后皮质缘
2 上终板	5 钩椎关节	8 棘突	11 C3 椎体	14 C1 后弓	17 下关节面	
3 椎体	6 钩突	9 C2-C3 椎间盘	12 下终板	15 C2 棘突	18 横突	

（**A**）颈椎前后位图像，显示椎体独特的形状，弯曲的侧缘与钩突形成钩椎关节（Luschka 关节）。由于椎弓根和关节突关节呈斜行状，因而均显示不清。侧块在脊柱侧面呈平滑或波浪状，上、下终板清晰可见，分叉的棘突投影至椎体。（**B**）颈椎侧位图像，上、下椎体终板清晰可见，椎弓根因向外后倾斜而显示不清。横突与椎体重叠，分界不清。适当的投照体位，可显示每侧的关节突关节及清晰的关节间隙

胸椎 X 线片

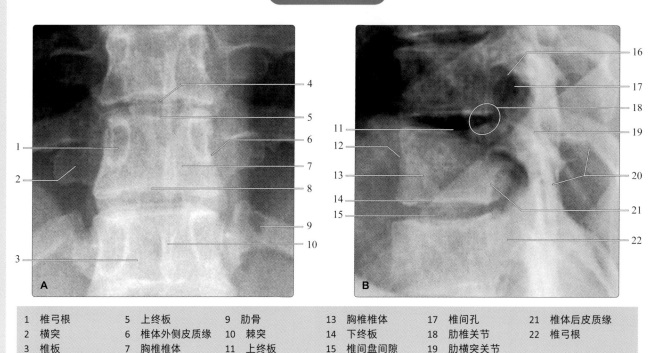

1 椎弓根	5 上终板	9 肋骨	13 胸椎椎体	17 椎间孔	21 椎体后皮质缘
2 横突	6 椎体外侧皮质缘	10 棘突	14 下终板	18 肋椎关节	22 椎弓根
3 椎板	7 胸椎椎体	11 上终板	15 椎间盘间隙	19 肋横突关节	
4 椎间盘间隙	8 下终板	12 椎体前皮质缘	16 椎弓根下皮质缘	20 左、右肋骨重叠	

（**A**）胸椎前后位（正位）图，椎体呈方形，皮质边缘清晰，椎间隙相对于腰段较小，椎弓根末端呈椭圆形。棘突长且斜行，向下延伸，此图显示与下方椎体重叠。（**B**）胸椎侧位图，胸椎前部和后部皮质边缘清晰，椎体排列整齐。骨性终板轮廓清晰，可见椎间隙。肋椎关节位于椎间孔下缘前方，边界不清。可见肋横突关节末端

椎体和韧带

腰椎 X 线片

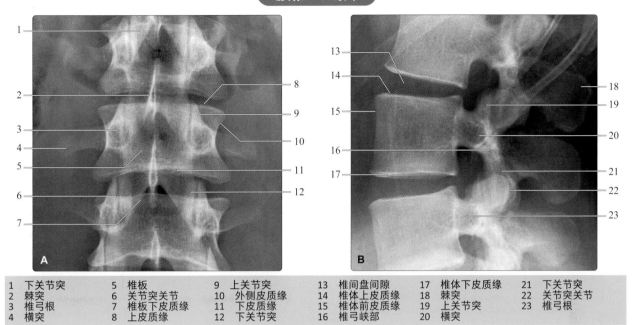

1	下关节突	5	椎板	9	上关节突	13	椎间盘间隙	17	椎体下皮质缘	21 下关节突
2	棘突	6	关节突关节	10	外侧皮质缘	14	椎体上皮质缘	18	棘突	22 关节突关节
3	椎弓根	7	椎板下皮质缘	11	下皮质缘	15	椎体前皮质缘	19	上关节突	23 椎弓根
4	横突	8	上皮质缘	12	下关节突	16	椎弓峡部	20	横突	

（A）腰椎前后位图。椎体呈矩形，可见粗大的卵圆形椎弓根，以及关节突关节的一部分。关节突关节呈矢状位，保证腰椎屈曲和伸展。H 型的后部附件包括上、下关节突和宽大的椎板。棘突位于中线，略向下方倾斜。（B）腰椎侧位图。椎体呈方形，椎间隙较大。椎体前、后皮质边缘整齐，曲度呈轻度前凸，可见椎弓根和椎间孔，重叠的骨性结构遮挡了关节突关节间隙

CT 平扫轴位图像

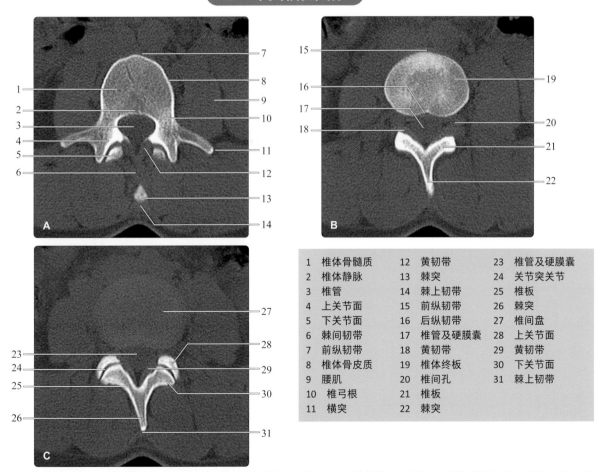

1	椎体骨髓质	12	黄韧带	23	椎管及硬膜囊
2	椎体静脉	13	棘突	24	关节突关节
3	椎管	14	棘上韧带	25	椎板
4	上关节面	15	前纵韧带	26	棘突
5	下关节面	16	后纵韧带	27	椎间盘
6	棘间韧带	17	椎管及硬膜囊	28	上关节面
7	前纵韧带	18	黄韧带	29	黄韧带
8	椎体骨皮质	19	椎体终板	30	下关节面
9	腰肌	20	椎间孔	31	棘上韧带
10	椎弓根	21	椎板		
11	横突	22	棘突		

（A）CT 平扫轴位图像，腰椎椎弓根中段水平，椎弓根延伸至上关节突，形成带有倾斜角度关节面的关节突关节。成对的黄韧带从中线沿椎板和关节突关节边缘向两侧延伸。基底静脉表现为椎体后部中线处成对的透光区。（B）CT 平扫轴位图像，终板层面显示椎板与背侧棘突延续呈三角形。椎间孔较大，朝向外侧。（C）CT 平扫轴位图像，椎间盘层面，黄韧带清晰显示，不跨越中线，沿关节突关节向两侧延伸

腰椎 CT 平扫冠状位图像

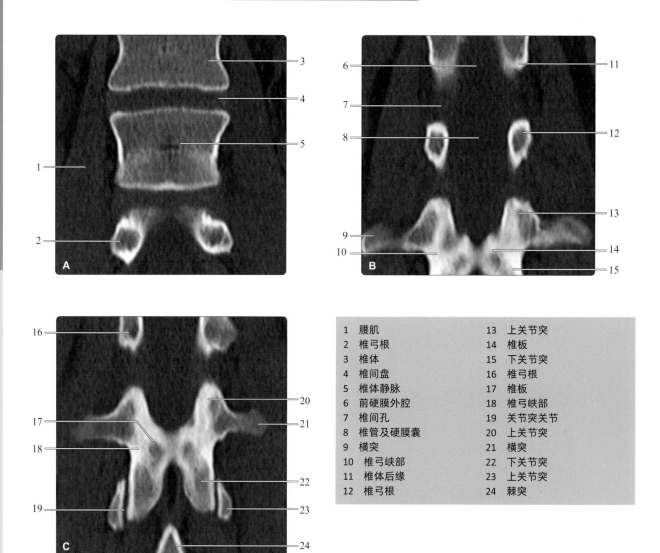

1	腰肌	13	上关节突
2	椎弓根	14	椎板
3	椎体	15	下关节突
4	椎间盘	16	椎弓根
5	椎体静脉	17	椎板
6	前硬膜外腔	18	椎弓峡部
7	椎间孔	19	关节突关节
8	椎管及硬膜囊	20	上关节突
9	横突	21	横突
10	椎弓峡部	22	下关节突
11	椎体后缘	23	上关节突
12	椎弓根	24	棘突

腰椎 CT 平扫冠状位重建图像，从前至后 3 幅图像。（A）显示腰椎椎体呈矩形，椎体静脉穿过椎体后缘，可见椎弓根起源于椎体背侧。（B）显示 3 个椎体后方的椎管层面。稍倾斜的冠状面从上部椎体后面，至中间椎体的椎弓根，再到下部腰椎的椎板。椎间孔较大，上面以椎弓根为界。（C）更后方的关节突层面，显示后部结构呈典型的 H 形，上、下关节突形成垂直结构，中间的椎板形成连接两侧的骨桥

椎体和韧带

颈椎 CT 平扫 3D-VRT

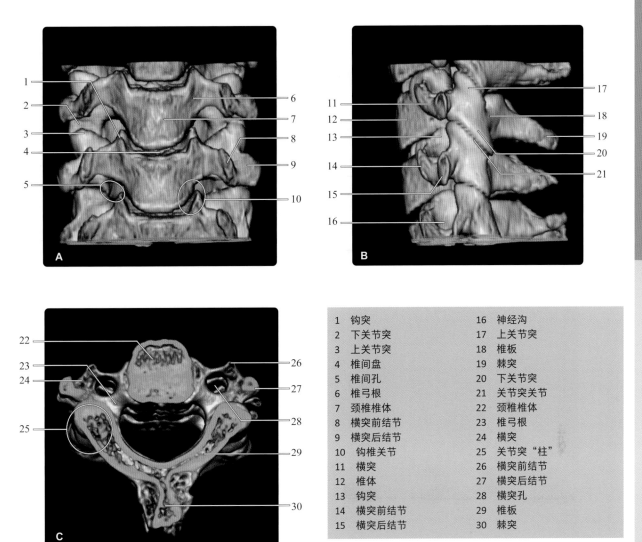

1	钩突	16	神经沟
2	下关节突	17	上关节突
3	上关节突	18	椎板
4	椎间盘	19	棘突
5	椎间孔	20	下关节突
6	椎弓根	21	关节突关节
7	颈椎椎体	22	颈椎椎体
8	横突前结节	23	椎弓根
9	横突后结节	24	横突
10	钩椎关节	25	关节突 "柱"
11	横突	26	横突前结节
12	椎体	27	横突后结节
13	钩突	28	横突孔
14	横突前结节	29	椎板
15	横突后结节	30	棘突

（ **A** ）颈椎 CT 平扫 3D-VRT 前面观。颈椎体独特的成对钩突形成钩椎关节（Luschka 关节）。椎弓根小，横突大而复杂，肌肉附着于横突前、后结节。椎动脉穿行于横突孔。（ **B** ）颈椎 CT 平扫 3D-VRT 侧面观。颈椎后柱显示清晰，包括侧块及其上、下关节突。（ **C** ）CT 平扫轴位 3D-VRT 下面观。显示通过椎动脉的大的横突孔。椎管相对于椎弓根和椎体较大。椎间孔前角呈 45°

胸椎 CT 平扫 3D-VRT

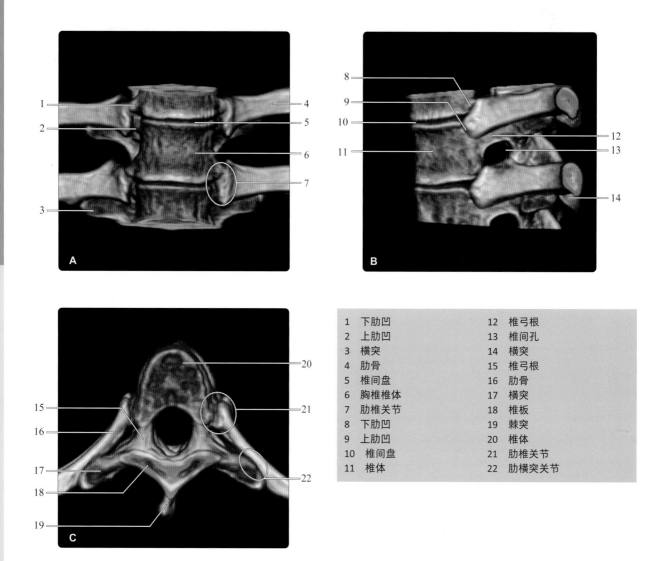

1	下肋凹	12	椎弓根
2	上肋凹	13	椎间孔
3	横突	14	横突
4	肋骨	15	椎弓根
5	椎间盘	16	肋骨
6	胸椎椎体	17	横突
7	肋椎关节	18	椎板
8	下肋凹	19	棘突
9	上肋凹	20	椎体
10	椎间盘	21	肋椎关节
11	椎体	22	肋横突关节

（ A ）胸椎 CT 平扫 3D-VRT 前面观。相对于颈椎和腰椎，胸椎的椎间盘较小。肋横突关节和肋椎关节固定椎体。肋椎关节跨过椎间盘，连接上位椎体的下关节面和下位椎体的上关节面。（ B ）胸椎 CT 平扫 3D-VRT 侧面观。椎间孔与肋骨的位置关系显示清晰。（ C ）胸椎 CT 平扫轴位 3D-VRT 下面观。肋骨有 2 个关节，外侧是肋横突关节，内侧是肋椎关节。椎体呈心形，椎管较小

椎体和韧带

腰椎 CT 平扫 3D-VRT

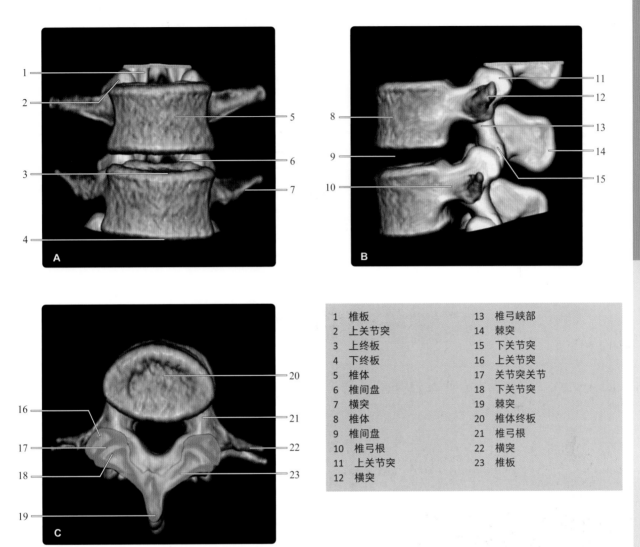

1	椎板	13	椎弓峡部
2	上关节突	14	棘突
3	上终板	15	下关节突
4	下终板	16	上关节突
5	椎体	17	关节突关节
6	椎间盘	18	下关节突
7	横突	19	棘突
8	椎体	20	椎体终板
9	椎间盘	21	椎弓根
10	椎弓根	22	横突
11	上关节突	23	椎板
12	横突		

（ A ）腰椎 CT 平扫 3D-VRT 前面观。椎体较大，横突向两侧横向走行，椎间盘大而厚。（ B ）腰椎 CT 平扫 3D-VRT 侧面观。较大的椎体被厚实而坚固的后部结构支撑，其上、下关节突在矢状位成角，使腰椎屈曲或伸展，但限制侧向旋转。横突向侧面突出，有肌肉附着。峡部连接上关节突和下关节突。（ C ）腰椎 CT 平扫轴位 3D-VRT 图。椎管呈三角形，椎弓根较厚，关节面倾斜

颈椎 MR 矢状位 T2WI

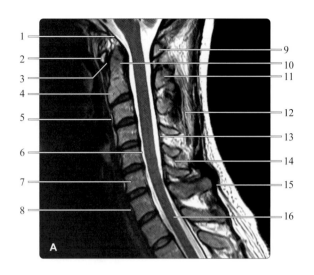

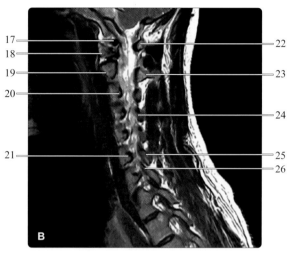

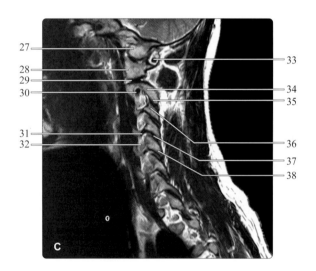

1	覆膜	20	C3 椎弓根
2	C1 前弓	21	C6 椎体与椎弓根连接处
3	寰枢关节	22	C1 后弓
4	C2 椎体	23	C2 椎板
5	椎前间隙	24	C4 椎板
6	腹侧硬脊膜缘 / 后纵韧带	25	C6 下关节突
7	C6 椎体	26	C7 上关节突
8	前纵韧带	27	枕髁
9	C1 后弓	28	C1 侧块
10	C2 齿突	29	寰枢关节
11	C2 棘突	30	通过椎动脉的 C2 横突孔
12	颈项韧带	31	C4 横突
13	背侧硬脊膜缘	32	C5 椎间孔
14	棘间韧带	33	椎动脉（V3）
15	棘上韧带	34	C2 椎弓峡部
16	脊髓	35	C2 下关节面
17	翼状韧带	36	C3 上关节面
18	C1 侧块	37	C4-5 关节突关节
19	C2 椎体	38	C5 下关节突

（A）颈椎 MR 正中矢状位 T2WI，显示颈髓、椎体和棘突之间的关系，边缘光滑、笔直且排列整齐。硬脊膜后缘与黄韧带和棘突皮质合并在一起呈低信号。硬脊膜前缘与椎体后皮质和后纵韧带合并在一起。（B）颈椎 MR 旁正中矢状位 T2WI 显示椎体和椎弓根的外侧缘，以及上节段的椎板后部和下节段的外侧关节面。（C）颈椎 MR 旁正中矢状位 T2WI 显示颈椎体外缘和关节突关节的正常排列。可见颈椎上、下关节面相互对应，形成菱形结构

胸椎 MR 矢状位 T2WI

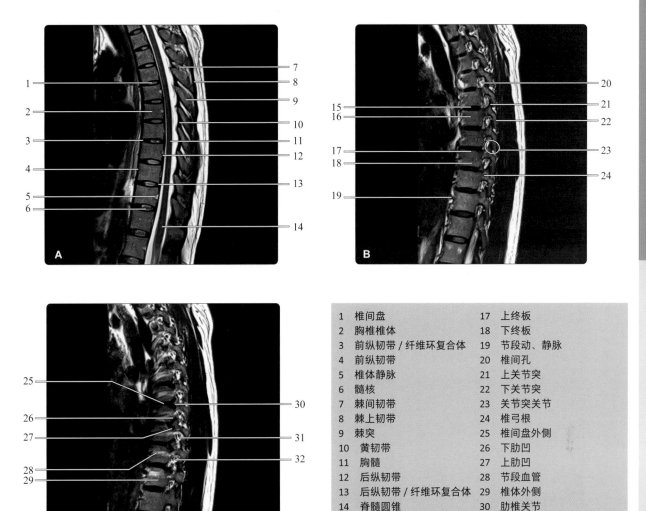

1	椎间盘	17	上终板
2	胸椎椎体	18	下终板
3	前纵韧带 / 纤维环复合体	19	节段动、静脉
4	前纵韧带	20	椎间孔
5	椎体静脉	21	上关节突
6	髓核	22	下关节突
7	棘间韧带	23	关节突关节
8	棘上韧带	24	椎弓根
9	棘突	25	椎间盘外侧
10	黄韧带	26	下肋凹
11	胸髓	27	上肋凹
12	后纵韧带	28	节段血管
13	后纵韧带 / 纤维环复合体	29	椎体外侧
14	脊髓圆锥	30	肋椎关节
15	椎间盘	31	椎间孔外侧
16	胸椎外侧	32	椎间孔内的节段神经

胸椎 MR 正中矢状位 T2WI，从内至外 3 幅图像。（A）显示棘间韧带和棘上韧带呈典型的正常低信号，附着于相邻的棘突，其皮质边缘清晰，含有脂肪的骨髓呈等信号。前纵韧带与椎体前皮质紧密贴合，呈低信号，后纵韧带与硬脊膜前缘无法区分。（B）椎体的骨髓信号延续至椎弓根，上、下关节突清晰可见。椎间孔呈椭圆形，其内可见血管和神经。（C）显示跨越椎间盘后部的肋椎关节

腰椎 MR 矢状位 T2WI

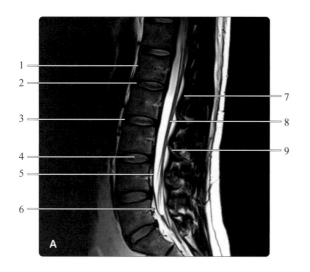

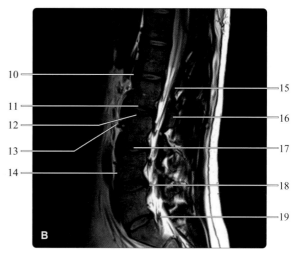

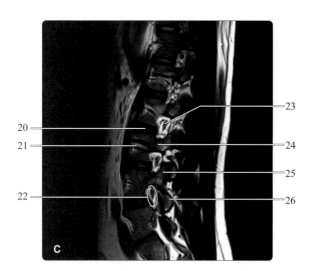

1	前纵韧带	14	椎体皮质缘
2	纤维环	15	黄韧带
3	前纵韧带 / 纤维环复合体	16	下关节突
4	髓核	17	髓核
5	后纵韧带	18	后纤维环
6	前硬膜外腔及硬膜外静脉	19	穿出的神经
7	黄韧带	20	外侧纤维环
8	马尾	21	节段动、静脉
9	棘突	22	椎间孔
10	前纵韧带 / 纤维环复合体	23	椎间孔内的节段神经
11	下终板	24	椎弓根
12	上终板	25	上关节突
13	节段动、静脉	26	下关节突

腰椎 MR 正中矢状位 T2WI，从内至外 3 幅图像。（A）显示黄韧带内侧部分在硬脊膜后缘呈线样低信号，后纵韧带和硬脊膜表现为椎间盘和椎体后缘的线样低信号，前纵韧带为沿椎体前皮质缘的线样低信号。（B）高信号脑脊液后方的卵圆形骨块为关节突。后部附件的腹侧缘为黄韧带，呈显著的低信号。（C）显示椎间孔呈锁孔状，上部较大，其上缘为椎弓根下缘

颈椎 MR 轴位 T2*WI

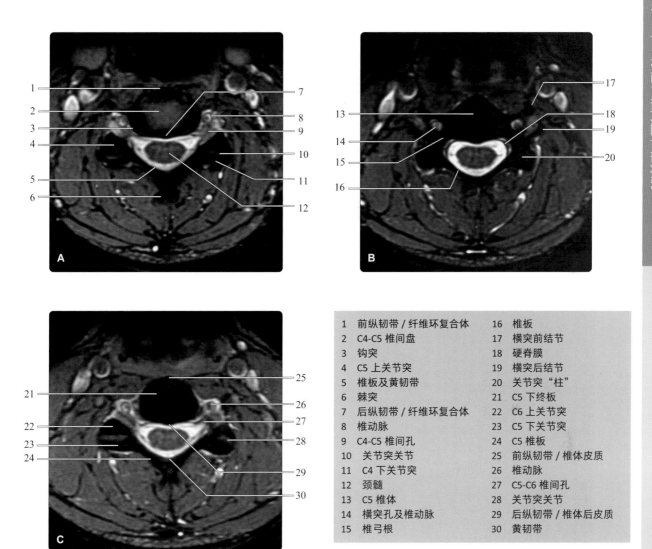

1	前纵韧带 / 纤维环复合体	16	椎板
2	C4-C5 椎间盘	17	横突前结节
3	钩突	18	硬脊膜
4	C5 上关节突	19	横突后结节
5	椎板及黄韧带	20	关节突"柱"
6	棘突	21	C5 下终板
7	后纵韧带 / 纤维环复合体	22	C6 上关节突
8	椎动脉	23	C5 下关节突
9	C4-C5 椎间孔	24	C5 椎板
10	关节突关节	25	前纵韧带 / 椎体皮质
11	C4 下关节突	26	椎动脉
12	颈髓	27	C5-C6 椎间孔
13	C5 椎体	28	关节突关节
14	横突孔及椎动脉	29	后纵韧带 / 椎体后皮质
15	椎弓根	30	黄韧带

颈椎 MR 轴位 T2*WI，从上至下 3 幅图像。（A）前、后纵韧带的低信号，与椎体皮质边缘和纤维环的低信号紧密贴合。正常情况下颈椎黄韧带很薄，不会向外侧延伸至椎间孔（与腰椎不同）。（B）清晰显示颈椎斜行的小椎弓根和椎板，椎动脉位于前外侧横突孔内。（C）椎间孔前方以钩突为界，外侧以上关节突为界

胸椎 MR 轴位 T2WI

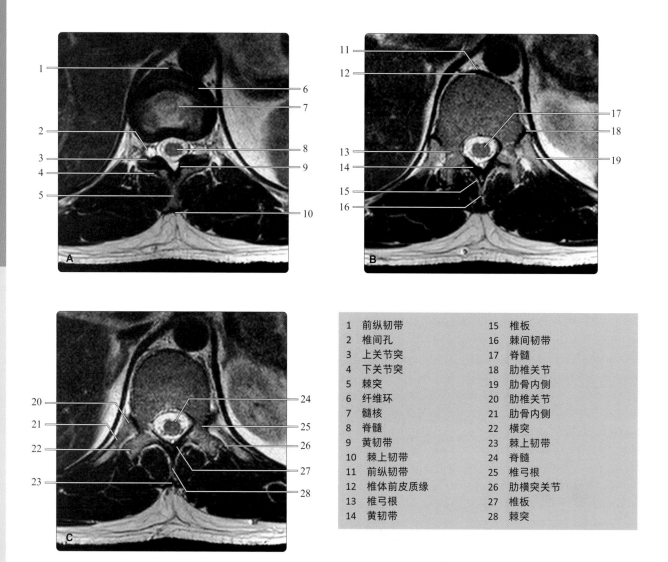

1	前纵韧带	15	椎板
2	椎间孔	16	棘间韧带
3	上关节突	17	脊髓
4	下关节突	18	肋椎关节
5	棘突	19	肋骨内侧
6	纤维环	20	肋椎关节
7	髓核	21	肋骨内侧
8	脊髓	22	横突
9	黄韧带	23	棘上韧带
10	棘上韧带	24	脊髓
11	前纵韧带	25	椎弓根
12	椎体前皮质缘	26	肋横突关节
13	椎弓根	27	椎板
14	黄韧带	28	棘突

胸椎 MR 轴位 T2WI，从上至下 3 幅图像。（A）椎间盘层面，胸椎关节突关节呈冠状位，黄韧带不明显。纤维环外缘呈低信号，与前纵韧带低信号紧密贴合，后纵韧带未显示。（B）椎体水平层面清晰显示肋椎关节，此层面未包括肋横突关节。椎弓根很短，包绕小的骨性椎管。（C）此层面显示肋椎关节和肋横突关节，亦可见矩形横突

腰椎 MR 矢状位 T1WI

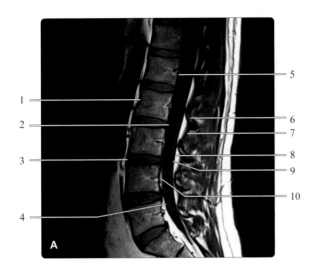

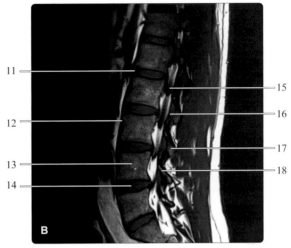

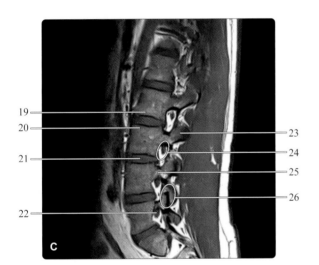

1 前纵韧带	14 椎间盘
2 后纵韧带 / 纤维环复合体	15 硬膜囊外侧缘和根袖
3 前纵韧带 / 纤维环复合体	16 黄韧带
4 硬脊膜前缘	17 下关节突
5 后纵韧带	18 椎板
6 椎板与棘突的连接	19 下终板
7 黄韧带	20 上终板
8 背侧硬膜外腔内	21 椎间盘
硬膜外脂肪	22 L5 神经自椎弓根下方穿出
9 硬脊膜后缘	23 上关节突
10 腹侧硬膜外腔	24 椎间孔
11 纤维环	25 椎弓根
12 前纵韧带	26 关节突关节
13 椎体	

腰椎 MR 矢状位 T1WI，从内至外 3 幅图像。（A）正中矢状位显示前纵韧带位于椎体和纤维环前方，呈低信号。后纵韧带为椎体后方薄的低信号带，与椎间盘的低信号纤维环紧密贴合。（B）高信号脑脊液后方的卵圆形骨块为关节突。后方附件的腹侧缘为黄韧带，显示清晰，呈低信号。（C）椎间孔呈锁孔状，上部较大，其上缘为椎弓根下缘。椎间盘位于椎间孔下方

腰椎 MR 轴位 T1WI

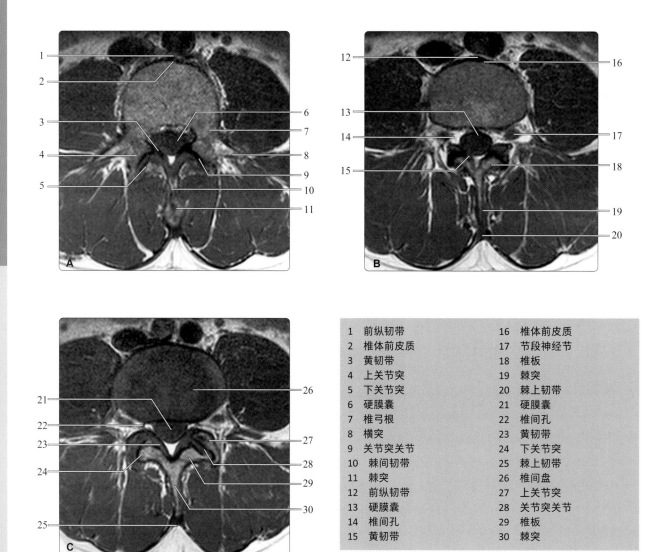

1 前纵韧带	16 椎体前皮质
2 椎体前皮质	17 节段神经节
3 黄韧带	18 椎板
4 上关节突	19 棘突
5 下关节突	20 棘上韧带
6 硬膜囊	21 硬膜囊
7 椎弓根	22 椎间孔
8 横突	23 黄韧带
9 关节突关节	24 下关节突
10 棘间韧带	25 棘上韧带
11 棘突	26 椎间盘
12 前纵韧带	27 上关节突
13 硬膜囊	28 关节突关节
14 椎间孔	29 椎板
15 黄韧带	30 棘突

腰椎 MR 轴位 T1WI，从上至下 3 幅图像。（A）椎体层面，低信号的前纵韧带与低信号的椎体前皮质缘紧密贴合。黄韧带走行于内侧，沿关节突关节向外侧延伸。关节突关节倾斜约 45°，关节间隙清晰。（B）神经节和椎间孔周围高信号的脂肪勾勒出椎间孔轮廓，椎板和棘突形成向背侧突出的 Y 形结构。（C）椎间盘层面清晰显示关节突关节及关节间隙，关节腹侧为黄韧带

术语

同义词

- 关节突关节（facet joint）：骨突关节（apophyseal joint）、椎关节突关节（zygapophyseal joint）

大体解剖

概述

- C2 → S1 椎体为三关节复合体
  - 椎体间的次级软骨关节（联合）
  - 关节突间的滑膜关节（关节突）
- 其他连接
  - 纤维（椎板、横突 / 棘突之间）
  - 钩突（C3-C7）

椎间盘

- 概述
  - 位于椎体上、下表面的薄层透明 / 纤维软骨终板之间
  - 前纵韧带（ALL）和后纵韧带（PLL）连接 C2 椎体→骶骨
  - 占脊柱高度的 1/3
    - 厚薄不一（上胸部最薄，下腰部最厚）
    - 腰椎间盘 7 ～ 10 mm 厚，直径 4 cm
  - 组成
    - 中央髓核
    - 周围纤维环
  - 主要功能
    - 可将重量或外力均匀传递至下位脊椎，具有逐渐减压的作用
    - 控制屈曲或伸展、侧弯、扭转
    - 垂直方向运动或负荷重物时，具有缓冲减震作用
- 纤维环
  - 15 ～ 25 个纤维薄片组成的同心环
    - 环绕、限制髓核
    - 每层的胶原纤维平行分布
    - 外环主要是 I 型胶原
    - 内环主要是 II 型胶原
  - 内环逐渐与髓核融合
  - 外环附着于前纵韧带和后纵韧带，并通过 Sharpey 纤维与椎体骨骺环融合
  - 神经支配：初级腹侧支的分支
  - 脉管系统：由脊髓背支分支的毛细血管供应外环
- 髓核
  - 起源：残余的脊索
  - 位于椎间盘中心
    - 靠近椎体的背侧
  - 成分
    - 水分占 85% ～ 95%
    - 松散的胶原纤维束，带有凝胶状基质的弹性蛋白
    - 分散的软骨细胞
    - 主要大分子成分＝蛋白聚糖
    - 蛋白聚糖＝蛋白核心＋附着的糖胺聚糖链

- 糖胺聚糖链含有带负电荷的硫酸根、羧基
- 阳离子吸引阴离子→高渗透压使髓核能够吸收水分
- 除外环外，椎间盘的营养来自终板血管
  - 椎间盘中心区与边缘区存在明显的代谢梯度
  - 椎间盘中心区的葡萄糖＋氧气↓，而乳酸↑
  - 主要通过糖酵解利用碳水化合物

关节突关节

- 关节突
  - 成对的后外侧关节
    - 上关节突的关节面朝向背侧
    - 下关节突的关节面朝向腹侧
    - 关节面由峡部连接
  - 真性滑膜关节
    - 透明软骨表面，还有滑膜和纤维囊构成
  - 方向
    - 腰椎为斜矢状方向（防止椎间盘轴向旋转）
    - 颈椎和胸椎为冠状方向（防止剪切力）
  - 神经支配：来自背支内侧支的伤害性感受纤维
  - 功能：在伸展和旋转运动时承受重力
- 峡部
  - 位于关节突上、下关节面之间
  - C2 比较独特
    - 上关节突的关节面位于前方，下关节突的关节面位于后方
    - C2 的峡部很长

影像解剖

概述

- MR 信号与含水量有关
  - 髓核和内环在 T2WI 上呈高信号
  - 外环在 T1WI 和 T2WI 上呈低信号
  - 随着年龄增长，胶原蛋白 / 蛋白多糖交联↑→含水量减少，从而导致 T2 信号↓
- 椎间盘突出
  - 与年龄相关的正常变化（开始于十几岁）
  - 椎间盘后缘向后凸出
  - 椎间盘向外围延伸超出终板
- 常见椎间盘后部同心环撕裂
  - T2WI 呈高信号
  - T1 增强像上血管肉芽组织强化

解剖影像相关问题

问题

- 脊椎滑脱（spondylolysis）
  - 峡部骨折
  - 上关节突向腹侧移位
  - 下关节突仍然附着于椎弓
- 脊椎前移（spondylolisthesis）
  - 一个椎体相对于相邻椎体的位置偏移
  - 多种病因（关节突的先天性发育不良、外伤、退行性变导致椎体不稳定等）

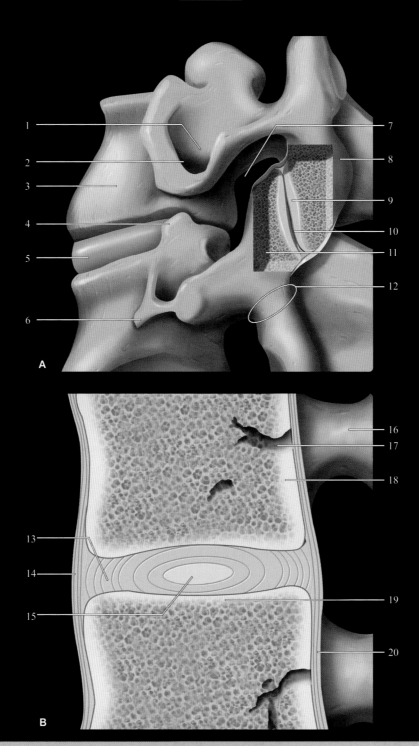

示意图

1	横突孔	6	横突前结节	11	上关节突	16	椎弓根
2	节段神经的脊神经沟	7	椎间孔（神经孔）	12	椎弓峡部	17	椎体静脉
3	颈椎椎体	8	下关节突	13	层状结构的纤维环	18	椎体皮质骨缘
4	钩突	9	透明软骨	14	前纵韧带	19	终板
5	椎间盘	10	关节突关节	15	髓核	20	后纵韧带

（A）颈椎后斜位，关节突关节剖面图，显示关节突上、下相对的关节软骨面。钩椎关节或 Luschka 关节构成椎体后外侧缘和椎间孔前缘。（B）腰椎间盘正中矢状位结构图，椎间盘由前、后纵韧带、纤维环、髓核、骨终板和软骨终板组成。纤维环有很多层，类似洋葱皮，内环与中央凝胶状的髓核联合。椎体终板通过溶质扩散方式向椎间盘供给营养

CT 平扫 3D-VRT

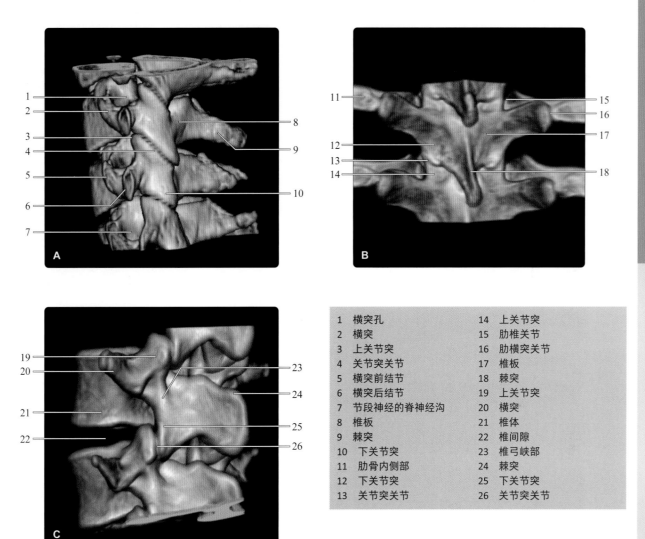

1	横突孔	14	上关节突
2	横突	15	肋椎关节
3	上关节突	16	肋横突关节
4	关节突关节	17	椎板
5	横突前结节	18	棘突
6	横突后结节	19	上关节突
7	节段神经的脊神经沟	20	横突
8	椎板	21	椎体
9	棘突	22	椎间隙
10	下关节突	23	椎弓峡部
11	肋骨内侧部	24	棘突
12	下关节突	25	下关节突
13	关节突关节	26	关节突关节

（**A**）颈椎 CT 平扫 3D-VRT 侧斜位，颈椎的关节突关节形成成对的垂直柱，与椎间盘一起支撑颈椎结构。关节突关节的倾斜角度决定屈曲、伸展和旋转的度数。（**B**）胸椎 CT 平扫 3D-VRT 冠状位后位观，上、下关节突背侧的排列顺序清晰显示，由坚韧的肋椎关节、肋横突关节及关节韧带保持结构稳定。（**C**）腰椎 CT 平扫 3D-VRT 侧斜位，显示横突、关节突和峡部呈"苏格兰犬"状

颈椎 CT 平扫轴位和矢状位

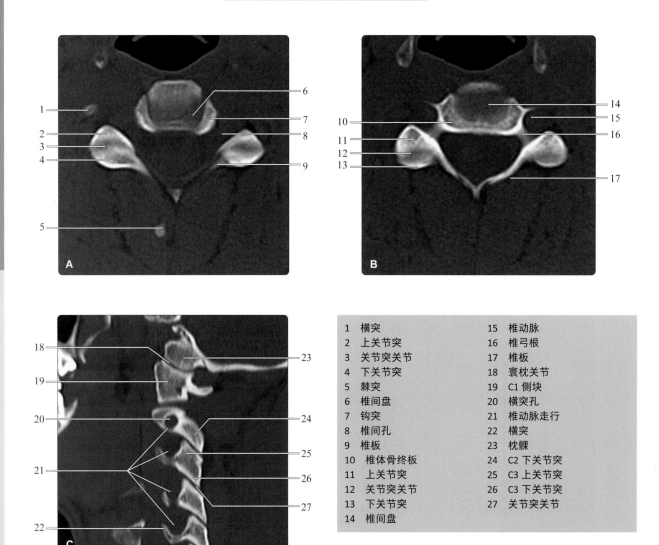

1	横突	15	椎动脉
2	上关节突	16	椎弓根
3	关节突关节	17	椎板
4	下关节突	18	寰枕关节
5	棘突	19	C1 侧块
6	椎间盘	20	横突孔
7	钩突	21	椎动脉走行
8	椎间孔	22	横突
9	椎板	23	枕髁
10	椎体骨终板	24	C2 下关节突
11	上关节突	25	C3 上关节突
12	关节突关节	26	C3 下关节突
13	下关节突	27	关节突关节
14	椎间盘		

（**A**）颈椎 CT 平扫轴位。关节突关节呈斜位，上、下关节突呈椭圆形。颈椎间盘被后方向前上走行的颈椎钩突限制，呈杯状，椎间孔前缘与椎间盘之间被钩突分隔。（**B**）颈椎 CT 平扫轴位，更下方层面。颈椎间盘被外后方的椎体终板缘限制，呈明显的杯状。关节突关节为斜行，呈椭圆形。（**C**）颈椎 CT 平扫矢状位重建，显示关节突关节的边缘及其斜下走行的关节面，椎动脉走行于关节的腹侧

胸椎 CT 平扫轴位和矢状位

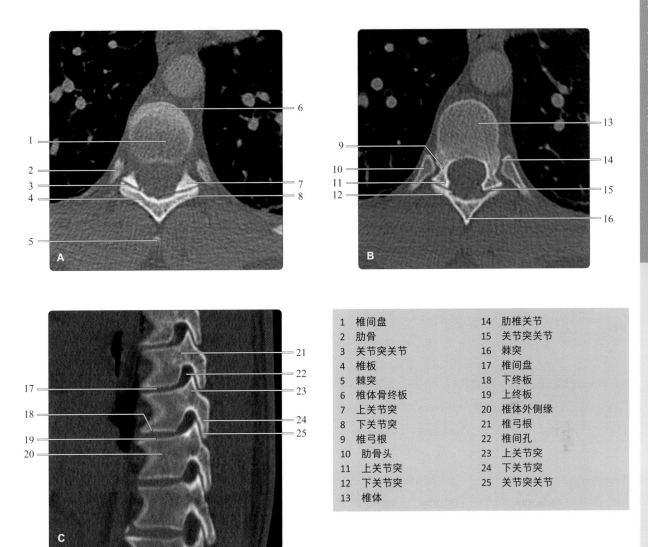

1	椎间盘	14	肋椎关节
2	肋骨	15	关节突关节
3	关节突关节	16	棘突
4	椎板	17	椎间盘
5	棘突	18	下终板
6	椎体骨终板	19	上终板
7	上关节突	20	椎体外侧缘
8	下关节突	21	椎弓根
9	椎弓根	22	椎间孔
10	肋骨头	23	上关节突
11	上关节突	24	下关节突
12	下关节突	25	关节突关节
13	椎体		

（ A ）胸椎 CT 平扫轴位。相对于颈椎关节突关节的斜冠状位（或水平位）和腰椎的斜矢状位，胸椎关节突关节为冠状位。胸椎管体积较前方胸椎体及后部附件小。（ B ）胸椎 CT 平扫轴位，更下方层面。关节突关节仍然呈冠状位，向后方延伸为椎板和向下的棘突。肋椎关节保持胸椎的横向稳定性。（ C ）胸椎 CT 平扫矢状位重建。显示胸椎关节突关节的方向，以及相邻椎体上、下关节突间的连接

腰椎 CT 平扫轴位和矢状位

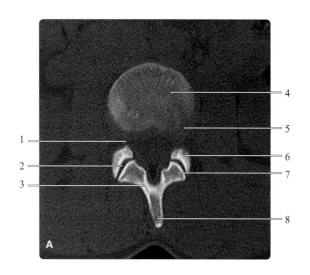

A

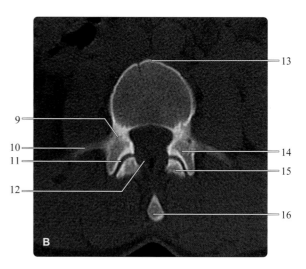

B

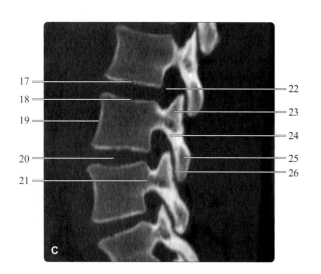

C

1　椎间孔	14　上关节突
2　关节突关节	15　下关节突
3　椎板	16　棘突
4　椎体骨终板	17　下终板
5　椎间盘	18　上终板
6　上关节突	19　椎体皮质前缘
7　下关节突	20　椎间盘
8　棘突	21　椎弓根
9　椎弓根	22　椎间孔
10　横突	23　上关节突
11　关节突关节	24　椎弓峡部
12　黄韧带	25　下关节突
13　椎体皮质前缘	26　关节突关节

（**A**）腰椎 CT 平扫轴位。关节突关节为斜矢状位，关节突构成椎管的后外侧缘。关节突关节的腹侧缘构成椎间孔的后界。
（**B**）腰椎 CT 平扫轴位，椎弓根层面。关节突关节仍为斜矢状位。（**C**）腰椎 CT 平扫矢状位重建。显示关节突关节的上、下关节突粗大，关节腹侧构成椎间孔的后缘，椎间孔前缘由上、下两个椎体的骨皮质及两者间的椎间盘构成

椎间盘 MR 矢状位 T2WI

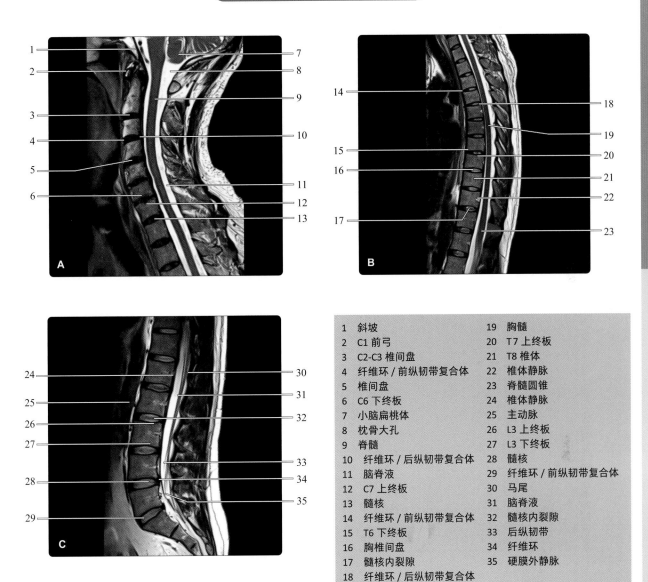

1	斜坡	19	胸髓
2	C1 前弓	20	T7 上终板
3	C2-C3 椎间盘	21	T8 椎体
4	纤维环 / 前纵韧带复合体	22	椎体静脉
5	椎间盘	23	脊髓圆锥
6	C6 下终板	24	椎体静脉
7	小脑扁桃体	25	主动脉
8	枕骨大孔	26	L3 上终板
9	脊髓	27	L3 下终板
10	纤维环 / 后纵韧带复合体	28	髓核
11	脑脊液	29	纤维环 / 前纵韧带复合体
12	C7 上终板	30	马尾
13	髓核	31	脑脊液
14	纤维环 / 前纵韧带复合体	32	髓核内裂隙
15	T6 下终板	33	后纵韧带
16	胸椎间盘	34	纤维环
17	髓核内裂隙	35	硬膜外静脉
18	纤维环 / 后纵韧带复合体		

（A）颈椎 MR 正中矢状位 T2WI。椎间盘相对较小，外周是低信号的薄层纤维环，中央是高信号的髓核，髓核内裂隙不常见。（B）胸椎 MR 矢状位 T2WI。椎体呈方形，椎间盘结构清晰，髓核内裂隙在胸椎中上段不常见，但在胸腰段逐渐明显。（C）腰椎 MR 矢状位 T2WI。椎间盘较大，纤维环呈明显低信号，髓核内裂隙是成人腰椎间盘的典型特征

关节突关节 MR 矢状位 T2WI

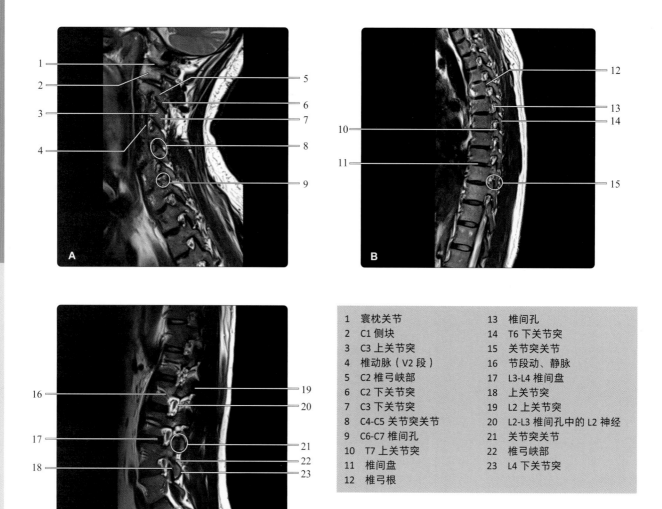

1	寰枕关节	13	椎间孔
2	C1 侧块	14	T6 下关节突
3	C3 上关节突	15	关节突关节
4	椎动脉（V2 段）	16	节段动、静脉
5	C2 椎弓峡部	17	L3-L4 椎间盘
6	C2 下关节突	18	上关节突
7	C3 下关节突	19	L2 上关节突
8	C4-C5 关节突关节	20	L2-L3 椎间孔中的 L2 神经
9	C6-C7 椎间孔	21	关节突关节
10	T7 上关节突	22	椎弓峡部
11	椎间盘	23	L4 下关节突
12	椎弓根		

（A）颈椎 MR 矢状位 T2WI。颈椎关节柱由相邻的上、下关节突和关节突关节组成，可见 C2 的下关节突，参与组成颈椎关节柱的侧缘。C2 的上关节突靠近腹侧，与 C1 的下关节面形成关节。（B）胸椎 MR 矢状位 T2WI。胸椎的关节突关节和椎间孔清晰显示。（C）腰椎 MR 矢状位 T2WI。关节突关节更加倾斜，控制屈伸运动。上关节突在下关节突的腹侧，形成椎间孔的背侧缘

术语

缩写

- 项韧带（ligamentum nuchae，LN）、棘突（spinous process，SP）、横突（transverse process，TP）

大体解剖

概述

- 背部肌肉组织分层排列
  - 浅表肌肉
    - 脊神经前支支配
    - 在上肢和中轴骨间走行
  - 深部肌肉
    - 脊神经后支支配，在胸腰筋膜深面

影像解剖

浅表肌肉

- **斜方肌**
  - 起点：枕外隆凸、项韧带以及 C7 ～ T12 棘突
  - 止点：锁骨、肩峰、肩胛冈
  - 功能：旋转、内收、上提及下移肩胛骨
  - 神经支配：CN XI、C3 和 C4 神经
- **背阔肌**
  - 起点：腰部腱膜至 T6 ～ T12 棘突、髂嵴、最下方的 4 根肋骨
  - 止点：肱骨结节间沟
  - 功能：伸展、内收、手臂内旋
  - 神经支配：胸背神经
- **肩胛提肌**
  - 起点：后结节和 C1 ～ C4 横突
  - 止点：肩胛骨内侧缘
  - 功能：抬高和旋转肩胛骨
  - 神经支配：C3 ～ C5 神经
- **小菱形肌**
  - 起点：项韧带，C7 ～ T1 棘突
  - 止点：肩胛骨内侧缘
  - 功能：肩胛骨内收
  - 神经支配：肩胛背神经
- **大菱形肌**
  - 起点：T2 ～ T5 棘突
  - 止点：肩胛骨内侧缘，肩胛冈下方
  - 功能：肩胛骨内收
  - 神经支配：肩胛背神经

深部肌肉

- **颈、胸、腰部肌肉**
  - 功能：脊柱伸展
  - 神经支配：脊神经后支
  - 头夹肌
    - 起点：项韧带、C7 ～ T3 棘突
    - 止点：枕骨、乳突
    - 功能：头后仰，头侧屈
  - 颈夹肌
    - 起点：T3 ～ T6 棘突
    - 止点：C1 ～ C3 横突
  - 竖脊肌（髂肋肌、最长肌、棘肌）
    - 起点：T1 ～ L5 棘突、最下面的 6 根肋骨、髂嵴和 T1 ～ T5 横突
    - 止点：第 1 ～ 6 肋骨的上缘、C2 ～ 7 横突、胸椎和腰椎的横突
  - 半棘肌（头、颈、胸）
    - 起点：C7 ～ T10 横突
    - 止点：C2 ～ T4 棘突、枕骨
    - 功能：头、脊柱旋转至对侧
  - 多裂肌
    - 起点：C4 ～ C7 关节突、胸椎横突和腰椎的上关节突
    - 止点：跨越 1 ～ 4 个椎骨后止于 C2 ～ L5 棘突
    - 功能：脊柱旋转至对侧
  - 回旋肌
    - 起点：横突
    - 止点：邻近椎骨的棘突
    - 功能：脊柱旋转至对侧
  - 棘间肌
    - 连接 C2 ～ L5 相邻棘突的顶点
  - 横突间肌
    - 连接相邻的横突
- **枕下肌**
  - 头直肌
    - 起点：C2 棘突、C1 后弓
    - 止点：枕骨
    - 功能：头后仰、旋转
  - 头上斜肌
    - 起点：C1 横突
    - 止点：枕骨
    - 功能：头后仰、头向同侧侧屈
  - 头下斜肌
    - 起点：C2
    - 止点：C1 横突
    - 功能：头转向同侧
- **椎前肌**
  - 头直肌
    - 起点：C1 横突
    - 止点：枕骨
    - 功能：头部屈曲
    - 神经支配：C1 ～ C2 神经
  - 颈长肌
    - 起点：C3 ～ C5 横突、C5 ～ T3 椎体
    - 止点：C1 前弓、C2 ～ C4 椎体
    - 功能：颈部屈曲、旋转
    - 神经支配：C2 ～ C7 神经

椎旁肌

- ○ 头长肌
  - 起点：C3 ～ C6 横突
  - 止点：枕骨
  - 功能：头部屈曲
  - 神经支配：C1 ～ C3 神经
- ○ 斜角肌（前、中、后）
  - 起点：横突、C2 ～ C7 椎体
  - 止点：第 1、2 肋骨
  - 功能：颈部屈曲、侧弯
  - 神经支配：C5 ～ C8 神经
- ○ 腰肌（大、小）
  - 与髂肌组成髂腰肌，参与大腿屈曲运动

示意图

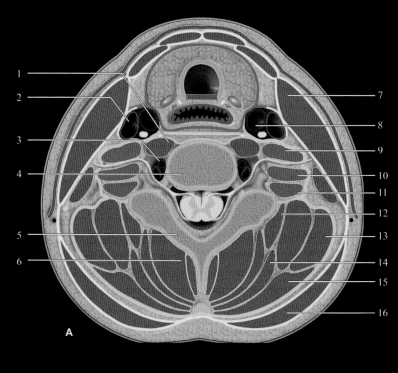

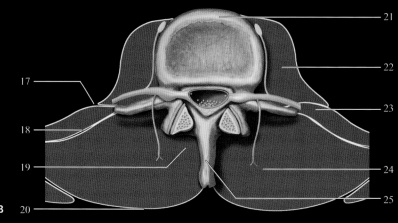

1	颈长肌	6	多裂肌	11	后斜角肌	16	斜方肌	21	椎体
2	颈静脉	7	胸锁乳突肌	12	头最长肌	17	胸腰筋膜（深层）	22	腰大肌
3	椎动脉	8	颈动脉	13	肩胛提肌	18	胸腰筋膜（中层）	23	腰方肌
4	椎体	9	前斜角肌	14	半棘肌	19	多裂肌	24	最长肌
5	椎板	10	中斜角肌	15	头夹肌	20	胸腰筋膜（浅层）	25	棘突

（A）颈部肌肉轴位示意图。颈浅表肌肉以前方的胸锁乳突肌和后方的斜方肌为主，前外侧颈深部肌肉为斜角肌，臂丛神经在前、中斜角肌之间走行。颈背侧肌肉由半棘肌、头长肌和头夹肌组成。（B）腰肌轴位示意图。腰背肌复合体包括最长肌和多裂肌，腰方肌位于胸腰筋膜中层和深层之间，腰大肌位于外侧椎旁区域

椎旁肌

颈椎 CT 增强轴位图像

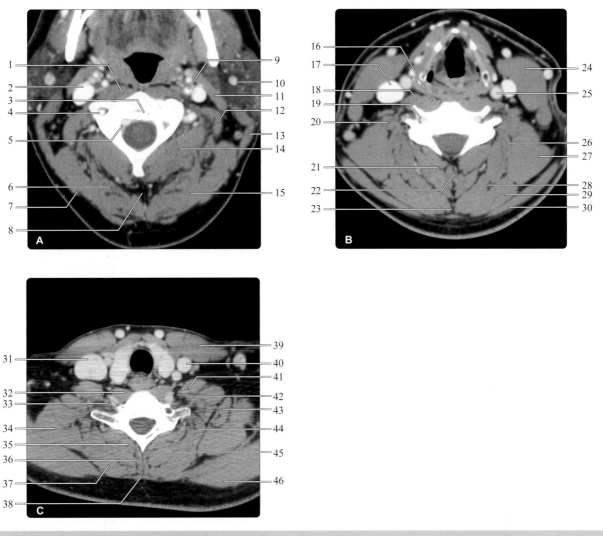

1 颈长肌	13 胸锁乳突肌	25 颈动脉	37 头夹肌
2 颈静脉	14 头下斜肌	26 头最长肌	38 项韧带
3 枢椎（C2）椎体	15 半棘肌	27 肩胛提肌	39 胸锁乳突肌
4 横突孔内走行的椎动脉	16 颈长肌	28 半棘肌	40 颈动脉
5 硬膜外静脉	17 颈静脉	29 头夹肌	41 前斜角肌
6 夹肌	18 头长肌	30 斜方肌	42 中斜角肌
7 斜方肌	19 椎动脉	31 颈静脉	43 后斜角肌
8 项韧带	20 颈夹肌	32 颈长肌	44 头最长肌
9 颈动脉	21 多裂肌	33 头长肌	45 半棘肌
10 下颌后静脉	22 棘间肌	34 肩胛提肌	46 斜方肌
11 二腹肌后腹	23 项韧带	35 多裂肌	
12 肩胛提肌	24 胸锁乳突肌	36 棘间肌	

颈椎 CT 增强轴位图像，从上至下 3 幅图像。（A）显示项韧带和多个深部颈伸肌附着于颈椎的棘突，如半棘肌（颈、胸部分）、多裂肌和棘间肌。颈长肌垂直段位于椎体前缘浅凹内。（B）颈椎中段层面，可见颈深部成对的肌肉，包括多裂肌、半棘肌和头夹肌。颈长肌附着于前结节，头长肌走行于其外侧。（C）颈椎下段层面，显示前斜角肌和中斜角肌附着于第 1 肋骨，后斜角肌附着于第 2 肋骨

胸椎 CT 增强轴位图像

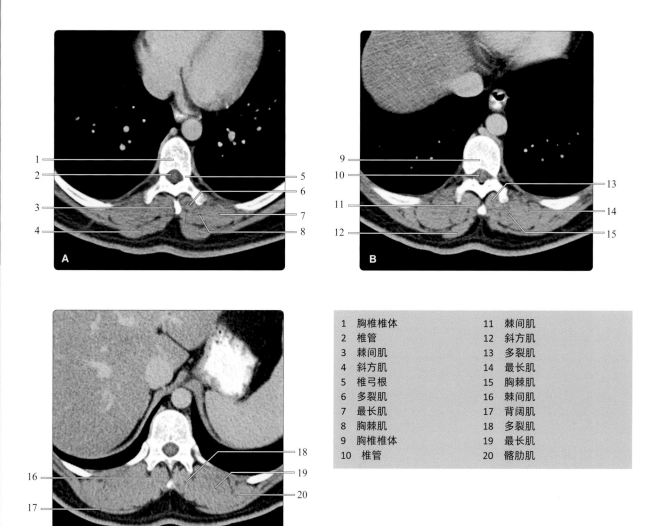

1	胸椎椎体	11	棘间肌
2	椎管	12	斜方肌
3	棘间肌	13	多裂肌
4	斜方肌	14	最长肌
5	椎弓根	15	胸棘肌
6	多裂肌	16	棘间肌
7	最长肌	17	背阔肌
8	胸棘肌	18	多裂肌
9	胸椎椎体	19	最长肌
10	椎管	20	髂肋肌

胸椎 CT 增强轴位图像，从上至下 3 幅图像。(A) 显示横突后缘为深部胸肌的附着点。竖脊肌群包括内侧胸棘肌、最长肌和外侧髂肋肌。棘突为多个肌肉群的附着点，如较浅的斜方肌、菱形肌、背阔肌、后锯肌以及深部肌群。(B) 胸椎中段层面，多个小肌群附着于后部附件。棘横肌群包括棘间肌、回旋肌、多裂肌和半棘肌。(C) 胸腰交界处层面，竖脊肌群（如内侧多裂肌和外侧髂肋肌）显示清晰

椎旁肌

腰椎 CT 增强轴位图像

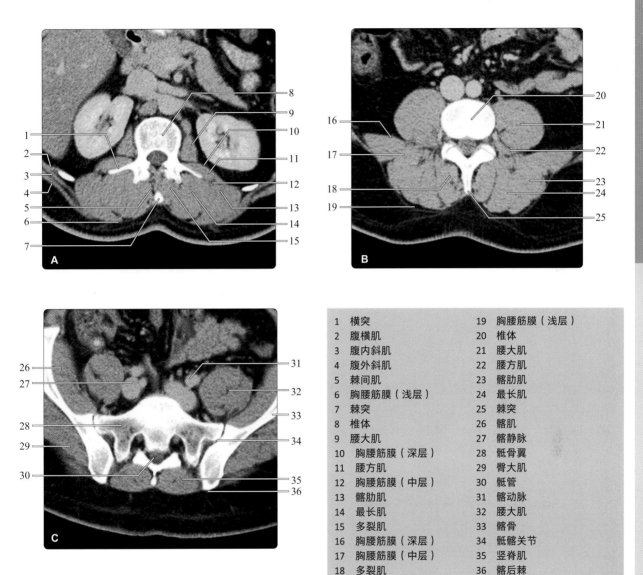

1	横突	19	胸腰筋膜（浅层）
2	腹横肌	20	椎体
3	腹内斜肌	21	腰大肌
4	腹外斜肌	22	腰方肌
5	棘间肌	23	髂肋肌
6	胸腰筋膜（浅层）	24	最长肌
7	棘突	25	棘突
8	椎体	26	髂肌
9	腰大肌	27	髂静脉
10	胸腰筋膜（深层）	28	骶骨翼
11	腰方肌	29	臀大肌
12	胸腰筋膜（中层）	30	骶管
13	髂肋肌	31	髂动脉
14	最长肌	32	腰大肌
15	多裂肌	33	髂骨
16	胸腰筋膜（深层）	34	骶髂关节
17	胸腰筋膜（中层）	35	竖脊肌
18	多裂肌	36	髂后棘

腰椎 CT 增强轴位图像，从上至下 3 幅图像。（A）显示胸腰筋膜浅层紧邻竖脊肌群。胸腰筋膜的中层、深层以腰方肌为界：腰方肌的前缘是深层筋膜，腰方肌的后缘为中层筋膜。（B）腰椎中段层面，椎体两侧的腰大肌明显可见，附着于所有腰椎椎体的上下缘。胸腰筋膜浅层是背棘肌的边界。（C）S1 层面，可见腹侧的腰大肌和髂肌、背外侧的臀大肌和背内侧的竖脊肌肌群

胸腰段 CT 增强冠状位图像

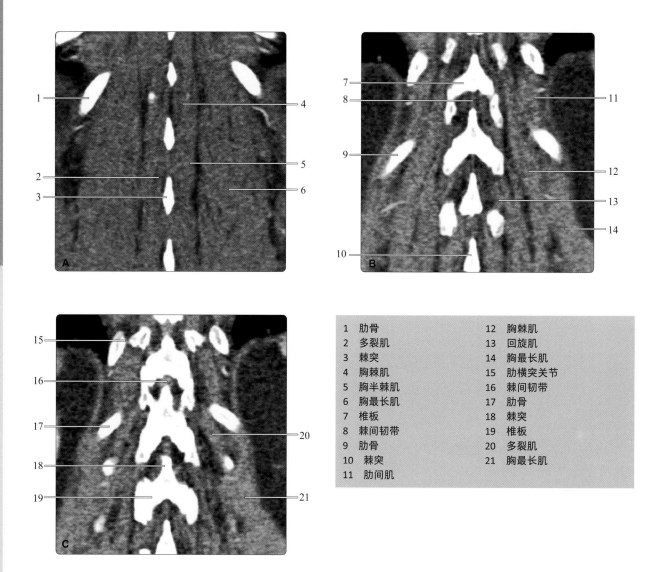

1	肋骨	12	胸棘肌
2	多裂肌	13	回旋肌
3	棘突	14	胸最长肌
4	胸棘肌	15	肋横突关节
5	胸半棘肌	16	棘间韧带
6	胸最长肌	17	肋骨
7	椎板	18	棘突
8	棘间韧带	19	椎板
9	肋骨	20	多裂肌
10	棘突	21	胸最长肌
11	肋间肌		

胸腰段背侧肌群 CT 增强冠状位，从后至前 3 幅图像。（ A ）胸最长肌负责脊柱向一侧弯曲，并可降低肋骨；胸半棘肌负责脊柱向一侧旋转，多裂肌和小回旋肌负责脊柱向对侧旋转。（ B ）前方层面，可见成对的竖脊肌、回旋肌和胸棘肌。（ C ）更前方层面，可见多裂肌从横突向棘突斜向延伸

术语

定义

- 颅颈交界（craniocervical junctio，CCJ）：C1、C2及其与颅底的连接

大体解剖

概述

- 颅颈交界包括枕骨、寰椎、枢椎及其关节、韧带

组成

- **骨**
  - **枕骨**
    - 枕髁，是枕骨外侧下方的突起，呈椭圆形，成对
    - 关节面朝向侧方
  - **C1（寰椎）**
    - 由前弓和后弓组成，没有椎体
    - 成对的侧块及上、下关节面
    - 横突很大，有横突孔
  - **C2（枢椎）**
    - 椎体很大，向上形成齿突
    - 上关节面凸起朝向侧方
    - C2 节段以下的颈椎均具有关节突关节的典型结构
    - 上关节突位置较下关节突靠前，关节间峡部狭长
- **关节**
  - **寰枕关节**
    - 枕髁下关节面：椭圆形，表面凸起，关节面朝向外侧
    - C1 上关节面：椭圆形，前后呈凹面，关节面朝向内侧
  - **寰枢正中关节**
    - 车轴式关节，由 C2 的齿突以及 C1 的前弓＋横韧带构成
    - 寰椎横韧带与齿突之间、寰椎与齿突之间形成两个滑膜腔
  - **寰枢外侧关节**
    - C1 下关节面内凹，冠状位向内侧倾斜
    - C2 上关节面朝向侧方外凸
- **韧带（从前到后）**
  - 寰枕前韧带：连接 C1 前弓与枕骨大孔前缘
  - 齿突韧带
    - 齿突尖韧带：从齿突尖延伸至颅底的小纤维带
    - 翼状韧带：厚，水平方向连接齿突尖的外侧缘与枕髁的前内侧缘
  - 十字韧带
    - 十字韧带横束（横韧带）：C1 侧块之间水平走行，中间走行于齿突背侧
    - 十字韧带纵束：横束向上向下延伸形成的纵向纤维束，向上至枕骨大孔，向下至 C2

- 覆膜：后纵韧带的延续，附着于枕骨大孔前缘（斜坡后方）
  - 寰枕后韧带
    - C1 后弓至枕骨大孔缘
    - 椎动脉走行于 C1 上表面外侧沟
- **人体生物力学**
  - 寰枕关节：50% 颈椎屈曲、伸展和轻度的侧向运动
  - 寰枢关节：50% 颈椎旋转

影像解剖

概述

- **颅颈交界侧位**
  - **C1-2 棘突间隙**
    - ≤ 10 mm
  - **寰齿间隙**
    - 颈椎屈曲状态下成人＜ 3 mm，儿童＜ 5 mm
  - **假性半脱位**
    - 8 岁前的生理性前移：C2-3 水平为 40%、C3-4 水平为 14%
    - C2 超过 C3 前移达 4 mm
  - **颈后线**：沿 C1-3 棘突前界的连线→C2 棘突前界应距此线 2 mm 以内
  - **Wackenheim 线**（斜坡延长线）
    - 沿斜坡背侧面向下延伸的直线→齿突后尖应位于线下方
    - 颈椎屈曲或伸展活动时，齿突后尖均应位于线下方
  - **Welcher-basal 角**
    - 蝶骨与斜坡后表面的夹角
    - 正常＜ 140°，平均为 132°
  - **Chamberlain 线**
    - 硬腭后缘与枕骨大孔后缘的连线
    - 齿突尖超过此线≥ 5 mm 为异常
  - **McGregor 线**
    - 硬腭与枕骨基底的连线
    - 齿突尖超过此线≥ 7 mm 为异常
  - **斜坡椎管角**
    - Wackenheim 线与椎体后缘连线的夹角
    - 伸展状态下 180°，屈曲状态下 150°，＜ 150° 为异常
  - **McRae 线**
    - 枕骨大孔前、后缘之间的连线
    - 正常直径 35 mm
- **颅颈交界前后位**
  - C1 和 C2 的侧块应该对齐
    - 儿童两侧侧块融合为正常变异
  - **寰枕关节角**
    - 冠状位双侧寰枕关节面间的夹角
    - 正常 125°～ 130°，＜ 124° 提示髁突发育不全

颅颈交界

示意图

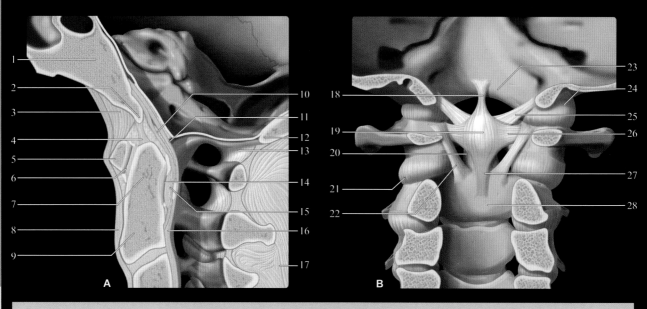

1 斜坡	8 前纵韧带	15 横韧带	22 辅助寰枢韧带
2 枕骨大孔前缘	9 C2（枢椎）椎体	16 后纵韧带	23 枕骨大孔前缘
3 寰枕前韧带	10 十字韧带	17 项韧带	24 寰枕关节
4 齿突尖韧带	11 覆膜	18 十字韧带上纵束	25 翼状韧带
5 C1（寰椎）前弓	12 枕骨大孔后缘	19 十字韧带	26 横韧带
6 前寰枢正中关节	13 寰枕后韧带	20 位于十字韧带前方的齿突	27 十字韧带下纵束
7 齿突	14 后寰枢正中关节	21 寰枢外侧关节	28 C2（枢椎）椎体

（A）颅颈交界（CCJ）正中矢状位，显示复杂的关节及其附着韧带。寰枢正中关节由前、后寰枢正中关节组成。前寰枢正中关节位于C1前弓后缘与齿突腹侧之间，后寰枢正中关节位于齿突背侧和十字韧带之间。图中显示一系列连接至颅底的韧带，包括寰枕前韧带、齿突尖韧带、十字韧带上纵束、覆膜和寰枕后韧带。（B）颅颈交界（CCJ）后面观，去除后部附件后显示十字韧带和翼状韧带

C1 示意图

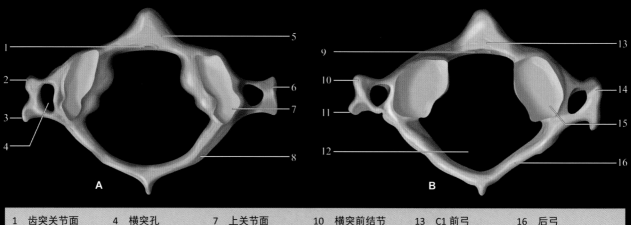

1 齿突关节面	4 横突孔	7 上关节面	10 横突前结节	13 C1前弓	16 后弓
2 横突前结节	5 前弓	8 后弓	11 横突后结节	14 横突
3 横突后结节	6 横突	9 齿突关节面	12 椎管	15 下关节面

（A）寰椎轴位上面观。典型环状外形，由前、后弓和较大的成对侧块组成。上关节面前后呈凹面，向内侧倾斜，对应寰枕关节的枕髁凸面。寰枢正中关节的前弓与齿突对应。（B）寰椎轴位下面观。较大的下关节面内侧凹陷，向内倾斜，与C2上关节面的凸面对应。寰椎椎管前后径约3 cm，脊髓、齿突和脊髓周围间隙的直径各约1 cm，前弓前正中结节和后弓棘突间的大小变化较大

颅颈交界

C2 示意图

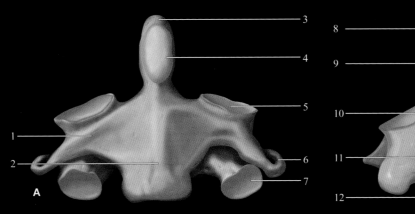
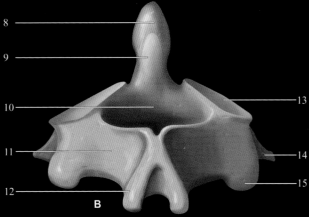

1	侧块	4	寰枢正中关节的前关节面	7	下关节面	10	椎体骨皮质后缘	13	上关节面
2	椎体	5	上关节面	8	齿突	11	椎板	14	横突
3	齿突	6	横突	9	寰枢正中关节的后关节面	12	棘突（分叉）	15	下关节突

（A）枢椎前面观。齿突起源于 C1 的胚胎椎体，与 C2 融合，形成 C2 的独特形态。C2 椎体两侧是较大的侧块，连接 C1 的下关节面。C2 的峡部延伸为下关节突，与 C3 的上关节面连接。（B）枢椎后面观。齿突前、后均有关节与 C1 连接，前正中关节与 C1 前弓连接，后正中关节（如图所示）包含横韧带

颅骨测量示意图

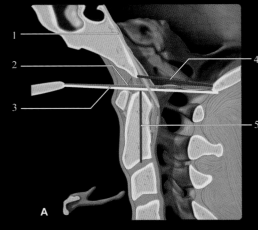
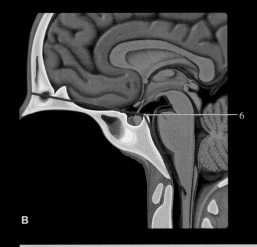
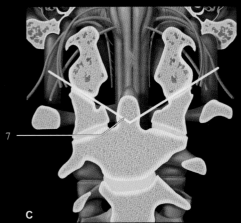

1	Wackenheim 线	5	Redlund-Johnell 线
2	Chamberlain 线	6	Welcher-basal 角
3	McGregor 线	7	寰枕关节角
4	McRae 枕骨大孔线		

（A）矢状图显示重要的颅底测量线。Chamberlain 线（橙色）是硬腭后缘与枕骨大孔后缘的连线，McGregor 线（黄色）是硬腭与枕骨基底的连线，Wackenheim 线（绿色）是沿斜坡背侧面向下延伸的直线，McRae 枕骨大孔线（蓝色）是枕骨大孔前、后缘之间的连线，Redlund-Johnell 线（红色）是从 C2 底部至 McGregor 线的垂直线。（B）正中矢状位图，Welcher-basal 角是蝶骨与斜坡后表面的夹角（从鼻根至蝶鞍，蝶鞍沿斜坡后面至枕骨大孔前缘），正常 < 140°，> 140° 为异常。（C）颅颈交界（CCJ）冠状位图，显示双侧寰枕关节面间的夹角，即寰枕关节角，正常为 125° ～ 130°，< 124° 提示髁突发育不全

颅骨测量：CT 平扫矢状位和 MR 矢状位 T1WI

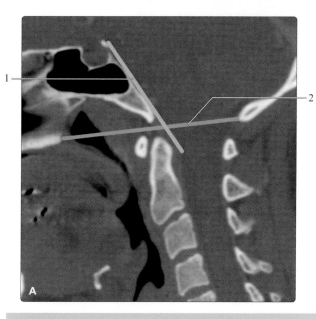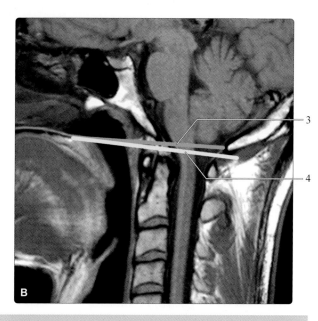

| 1 | Wackenheim 线 | 2 | Chamberlain 线 | 3 | Chamberlain 线 | 4 | McGregor 线 |

（**A**）CT 平扫正中矢状位重建图像。Chamberlain 线以橙色显示，从硬腭后缘延伸至枕骨大孔后缘，正常情况下齿突尖不超出此线 5 mm（齿突长度的 1/3）。沿斜坡的 Wackenheim 线以绿色显示，齿突尖应位于此线的下方，若与此线相交则为异常。
（**B**）MR 矢状位 T1WI。硬腭至枕骨大孔后缘橙色的线为 Chamberlain 线，齿突尖超过此线 5 mm 以上为颅底凹陷。黄色的 McGregor 线与 Chamberlain 线意义相同，齿突尖超过 7 mm 以上为颅底凹陷

颅骨测量：侧位 X 线片

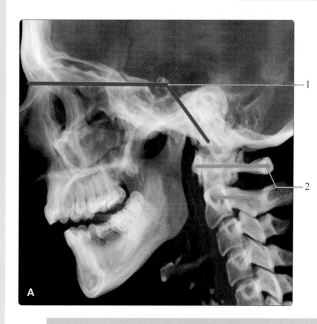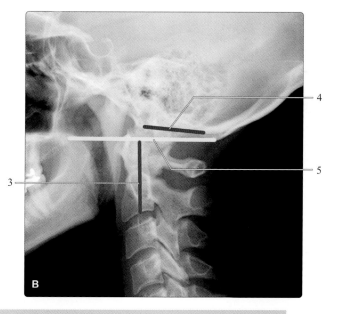

| 1 | Welcher-basal 角 | 2 | Ranawat 测量线 | 3 | Redlund-Johnell 测量线 | 4 | McRae 线 | 5 | McGregor 线 |

（**A**）颅骨侧位 X 线平片。Welcher-basal 角以红色显示，> 140° 为扁平颅底（正常 < 140°）。Ranawat 测量线以蓝色显示，评估 C1-2 关节是否脱位，即 C2 椎弓根中心至 C1 前后弓连线的距离，正常男性约为 14 mm，女性约为 13 mm（< 13 mm 为脱位）。（**B**）侧位 X 线平片。蓝色为 McRae 线，正常情况下直径约 35 mm，齿突正常时不超过此线。红色表示 Redlund-Johnell 测量线，为 C2 椎体底部至 McGregor 线（以黄色显示）的垂直距离，正常男性约为 34 mm，女性约为 28 mm

侧位 X 线片

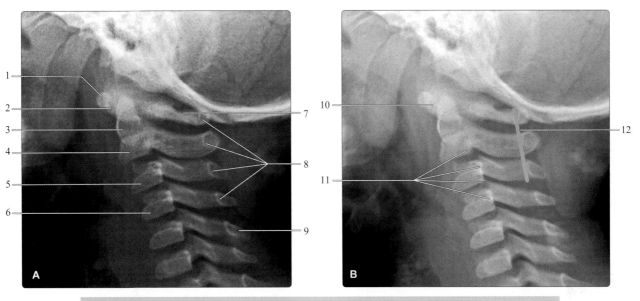

1	C1 前弓	4	C2 椎体	7	C1 后弓	10	寰齿间隙
2	寰齿间隙	5	C3 椎体	8	后部棘突椎板线的正常排列	11	C2-C3、C3-C4 的假性半脱位
3	齿突	6	C4 椎体	9	棘突	12	颈后线

（A）儿童颈椎侧位 X 线平片，显示 C2 相对于 C3、C3 相对于 C4 的生理性前移位，即所谓的假性半脱位。生理性半脱位与病理性前移的区别为：前者无椎前软组织肿胀，伸展时可复位，颈后线显示正常。（B）颈后线以橙色显示，为沿 C1-3 棘突前界的连线。C2 棘突前缘在屈伸时应位于此线 2 mm 以内。寰齿间隙在儿童＜3.5 mm，成人＜3 mm

X 线片

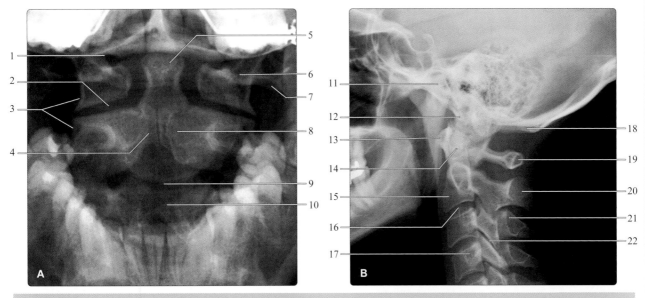

1	寰枕关节	6	C1 侧块	11	斜坡	16	C2-3 椎间盘	21	后部棘突椎板线
2	寰枢关节	7	C1 横突	12	枕骨大孔前缘	17	C4 横突	22	关节突关节
3	C1-2 外侧皮质边缘对齐	8	C2 椎体	13	C1 前弓	18	枕骨大孔后缘		
4	C2 分叉的棘突	9	C2-3 椎间盘	14	齿突	19	C1 后弓		
5	齿突	10	C3 椎体	15	C2 椎体	20	C2 棘突		

（A）前后张口位显示齿突。正确投照显示齿突位于中线，两侧是对称的 C1 侧块。齿突与 C1 侧块内侧之间的间隙应对称，C1 和 C2 侧块的外侧皮质边缘应该对齐，两侧寰枢关节骨皮质边缘光滑，C2 棘突分叉不要误认为骨折。（B）颅颈交界侧位 X 线片。椎体后缘和后部棘突椎板线平滑，顺列整齐。C1 前弓呈清晰的椭圆形，C1 前弓与齿突之间有明显边界

骨 CT 冠状位图像

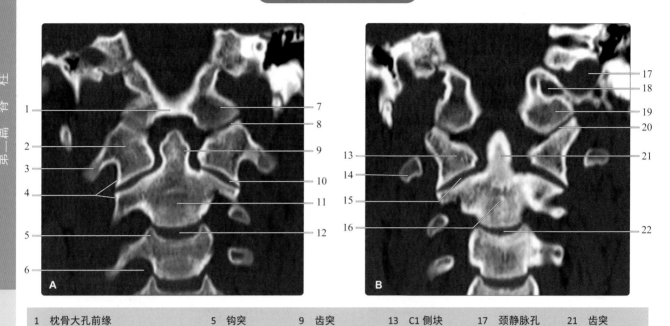

1	枕骨大孔前缘	5	钩突	9	齿突	13	C1 侧块	17	颈静脉孔	21	齿突
2	C1 侧块	6	椎间孔	10	寰枢关节	14	C1 横突	18	舌下神经管	22	C2-3 椎间盘
3	C1 横突	7	枕髁	11	C2 椎体	15	寰枢关节	19	枕髁		
4	C1 和 C2 外侧皮质边缘正常对齐	8	寰枕关节	12	C2-3 椎间盘	16	C2 椎体	20	寰枕关节		

颅颈交界区，骨 CT 冠状位重建，从前至后 2 幅图像。（A）显示位于中线的齿突边缘较锐利，两侧是对称的 C1 侧块，C1 侧块和 C2 侧块的外侧皮质边缘应对齐，两侧可见寰枕和寰枢关节，关节边缘光滑，皮质边缘锐利。（B）两侧寰枕关节显示清晰，骨皮质边缘光滑，关节面从上外侧向下内侧倾斜。寰枢关节面光整，从上内侧向下外侧倾斜

骨 CT 轴位图像

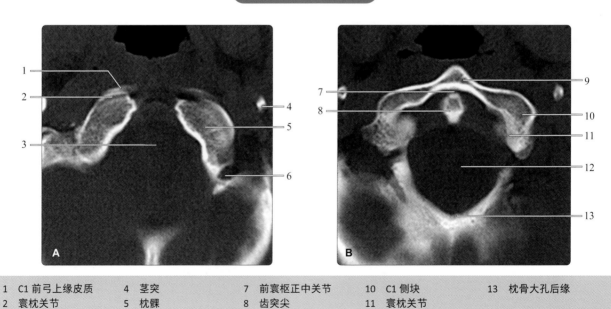

1	C1 前弓上缘皮质	4	茎突	7	前寰枢正中关节	10	C1 侧块	13	枕骨大孔后缘
2	寰枕关节	5	枕髁	8	齿突尖	11	寰枕关节		
3	枕骨大孔	6	髁后静脉	9	C1 前弓	12	枕骨大孔		

颅颈交界区，骨 CT 轴位，自上而下 6 幅图像。（A）显示枕骨大孔的前外侧缘由突出的枕髁构成，与 C1 侧块的上关节面连接。（B）下方层面，C1 前弓显示清晰，同时可见 C2 齿突。寰枕关节因角度倾斜，边缘显示不清。齿突紧邻 C1 前弓的后缘，由十字韧带强大的横韧带固定

（接下页）

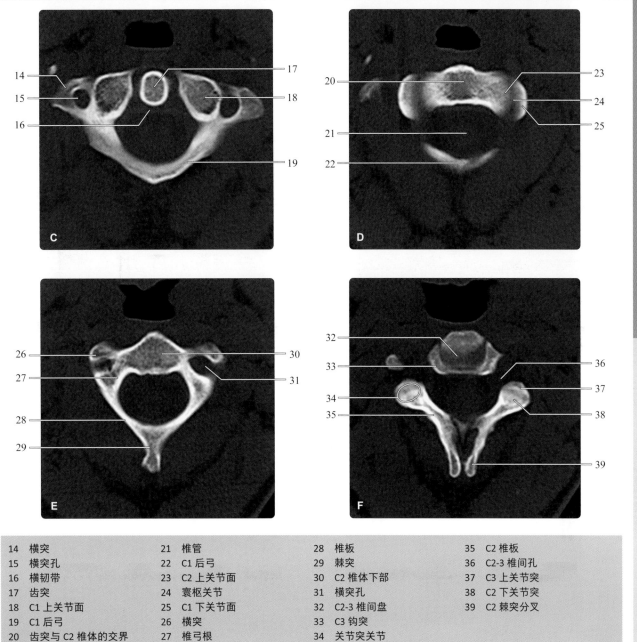

14 横突	21 椎管	28 椎板	35 C2 椎板
15 横突孔	22 C1 后弓	29 棘突	36 C2-3 椎间孔
16 横韧带	23 C2 上关节面	30 C2 椎体下部	37 C3 上关节突
17 齿突	24 寰枢关节	31 横突孔	38 C2 下关节突
18 C1 上关节面	25 C1 下关节面	32 C2-3 椎间盘	39 C2 棘突分叉
19 C1 后弓	26 横突	33 C3 钩突	
20 齿突与 C2 椎体的交界	27 椎弓根	34 关节突关节	

续。（C）寰椎水平层面，较大的横突、横突孔及环形前、后弓构成 C1 椎体的独特外形。（D）寰枢外侧关节层面，为齿突与 C2 椎体的交界面。寰枢关节呈斜位，C1 部分位于关节间隙外侧，C2 部分位于关节间隙内侧。（E）C2 椎体下方层面，显示较大的 C2 椎体，以及较薄的椎弓根和椎板构成的椎弓。（F）C2-3 椎间盘层面，C3 上关节突构成 C2-3 椎间孔的后界，C2 棘突较大，呈典型的分叉状。C2-3 椎间盘由钩突包围，呈典型的杯状

CT 平扫 3D-VRT

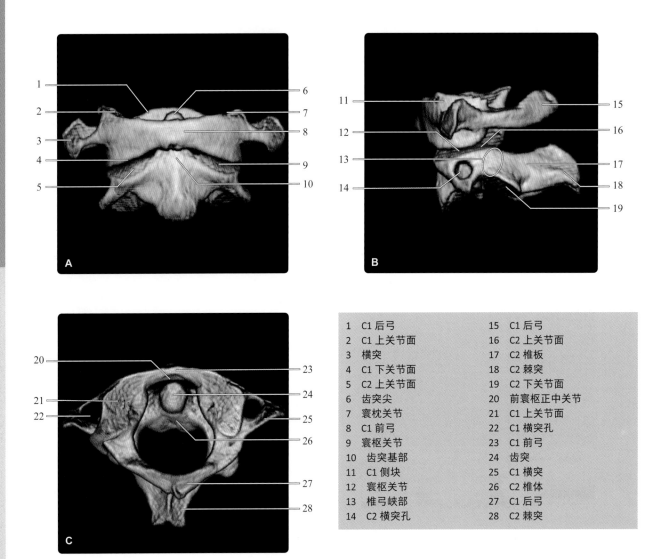

1 C1 后弓	15 C1 后弓
2 C1 上关节面	16 C2 上关节面
3 横突	17 C2 椎板
4 C1 下关节面	18 C2 棘突
5 C2 上关节面	19 C2 下关节面
6 齿突尖	20 前寰枢正中关节
7 寰枕关节	21 C1 上关节面
8 C1 前弓	22 C1 横突孔
9 寰枢关节	23 C1 前弓
10 齿突基部	24 齿突
11 C1 侧块	25 C1 横突
12 寰枢关节	26 C2 椎体
13 椎弓峡部	27 C1 后弓
14 C2 横突孔	28 C2 棘突

（A）CT 平扫 3D-VRT 前面观。齿突尖形成 C1 环的轴点，因此 C1-2 关节具有独特的旋转功能。（B）CT 平扫 3D-VRT 侧位观，显示 C1 和 C2 椎体两侧的复杂结构，C2 的上关节面位于前方，与 C1 的下关节面连接，C2 的下关节面位于稍后方，是颈椎关节柱的起始部，上、下关节面被细长的峡部隔开。（C）CT 平扫 3D-VRT 上面观，显示 C1 环与下方 C2 齿突及侧块的关系

MR 矢状位 T1WI

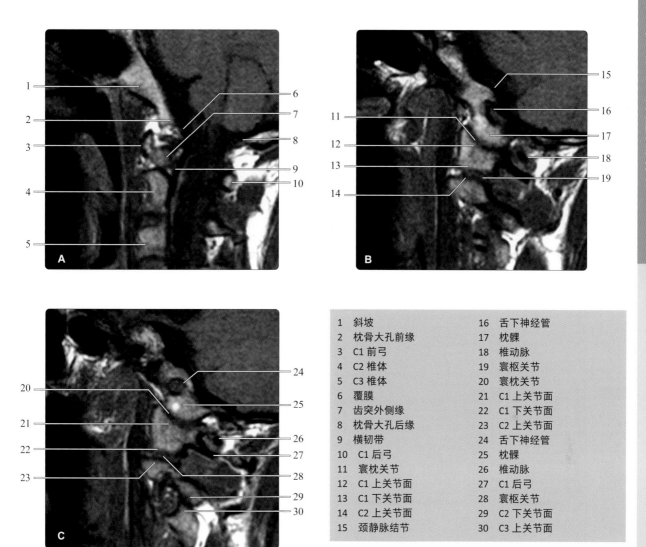

1	斜坡	16	舌下神经管
2	枕骨大孔前缘	17	枕髁
3	C1 前弓	18	椎动脉
4	C2 椎体	19	寰枢关节
5	C3 椎体	20	寰枕关节
6	覆膜	21	C1 上关节面
7	齿突外侧缘	22	C1 下关节面
8	枕骨大孔后缘	23	C2 上关节面
9	横韧带	24	舌下神经管
10	C1 后弓	25	枕髁
11	寰枕关节	26	椎动脉
12	C1 上关节面	27	C1 后弓
13	C1 下关节面	28	寰枢关节
14	C2 上关节面	29	C2 下关节面
15	颈静脉结节	30	C3 上关节面

MR 旁矢状位 T1WI，从内至外 3 幅图像。(A) 寰枕关节层面，齿突仅部分显示。C1 前弓向后外侧弯曲，横韧带延伸至外侧的部分显示清晰。(B) 显示枕髁、C1 侧块和寰枢关节的关系。枕髁的关节面凸起，C1 的上关节面下凹，此结构可以做屈曲、伸展动作。(C) 寰枕关节和寰枢关节的骨皮质边缘光滑锐利

MR 矢状位 T2WI

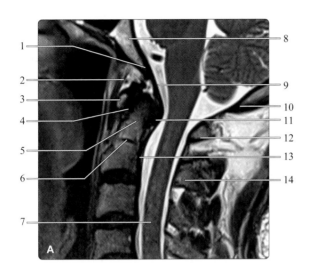

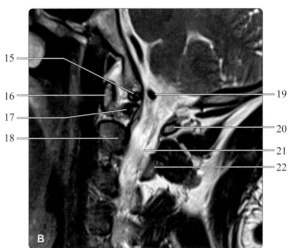

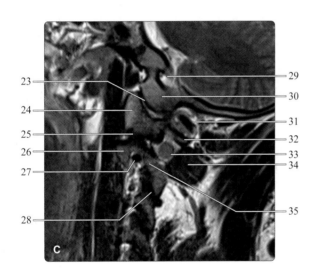

1 枕骨大孔前缘	19 椎动脉
2 寰枕前韧带	20 C1 后弓
3 C1（寰椎）前弓	21 齿突韧带
4 前寰枢正中关节	22 C2 椎板
5 齿突	23 寰枕关节
6 齿突基部	24 C1 侧块
7 颈髓	25 寰枢关节
8 斜坡	26 C2
9 覆膜	27 C2 横突孔中走行的椎动脉
10 枕骨大孔后缘	28 C2-3 关节
11 横韧带	29 舌下神经管
12 C1 后弓	30 枕髁
13 后纵韧带	31 椎动脉（V3 段）
14 C2 后弓	32 C1 后弓
15 翼状韧带	33 C2 神经
16 C1 前弓	34 头下斜肌
17 横韧带	35 C2 椎弓峡部
18 C2	

MR 矢状位 T2WI，从中线至外侧 3 幅图像。（A）正中矢状位图像显示 C1 前弓、齿突、十字韧带与枕骨大孔前、后缘的关系。（B）旁矢状位图像显示 C1 前弓与翼状韧带、横韧带的关系，后两者分别向外侧延伸附着于枕髁和 C1。（C）通过枕髁的矢状位层面，显示寰枕关节和 C1 侧块，可见椎动脉穿出 C2 横突孔，跨过 C1 后弓水平走行

CT 和 MR 矢状位图像

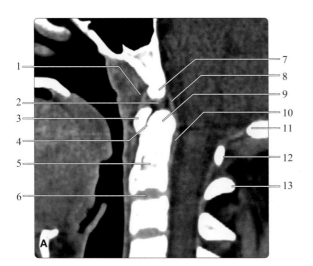

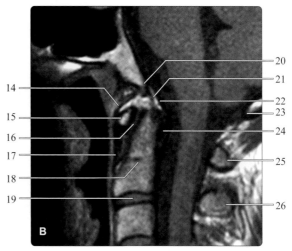

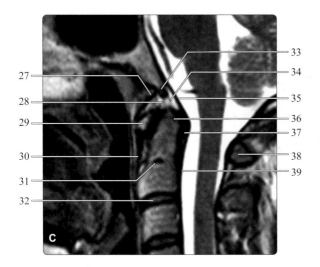

1	寰枕前韧带	21	齿突尖韧带
2	齿突尖韧带	22	覆膜
3	C1 前弓	23	枕骨大孔后缘
4	前寰枢正中关节	24	十字韧带
5	齿突基部	25	C1 后弓
6	C2-3 椎间盘	26	C2 棘突
7	枕骨大孔前缘	27	寰枕前韧带
8	覆膜	28	齿突尖韧带
9	齿突尖	29	C1 前弓
10	十字韧带	30	前纵韧带
11	枕骨大孔后缘	31	齿突基部
12	C1 后弓	32	C2-3 椎间盘
13	C2 棘突	33	枕骨大孔前缘
14	寰枕前韧带	34	十字韧带上纵束
15	C1 前弓	35	覆膜
16	前寰枢正中关节	36	齿突尖
17	前纵韧带	37	十字韧带
18	齿突基部	38	C1 后弓
19	C2-3 椎间盘	39	后纵韧带
20	枕骨大孔前缘		

（**A**）CT 正中矢状位重建图像，清晰显示颅颈交界的韧带结构。齿突尖韧带为齿突尖和斜坡之间的线状带，覆膜是后纵韧带向上延伸的部分，寰枕前韧带是前纵韧带向上延伸的部分。（**B**）颅颈交界区 MR 正中矢状位 T1WI。寰齿间隙的前缘为 C1 前弓，后缘为齿突，十字韧带是齿突背侧的低信号带。（**C**）颅颈交界区 MR 矢状位 T2WI，清晰显示覆膜、十字韧带上纵束、齿突尖韧带、寰枕前韧带

MR 冠状位 T2WI

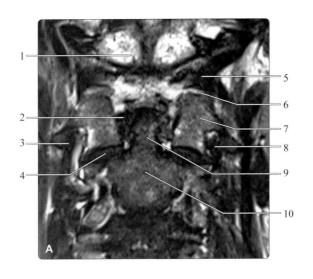

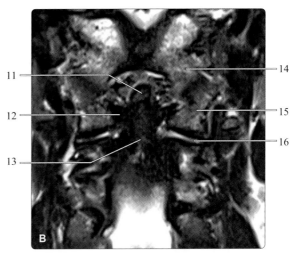

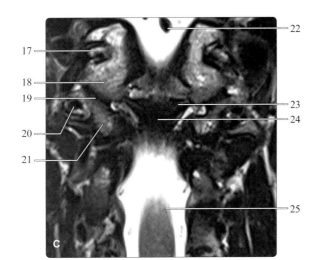

1	斜坡	14	枕髁
2	横韧带	15	C1 侧块
3	椎动脉	16	寰枢关节
4	寰枢关节	17	舌下神经管
5	C1 侧块 / 后弓交界处	18	枕髁
6	寰枕关节	19	寰枕关节
7	C1 侧块	20	椎动脉 V3 水平段
8	椎动脉	21	C1 侧块
9	齿突	22	椎动脉 V4 段
10	C2 椎体	23	翼状韧带
11	齿突尖	24	十字韧带
12	横韧带	25	颈髓
13	齿突基部与 C2 椎体交界处		

颅颈交界区冠状位图像，从前至后 3 幅图像。（ A ）显示颅底（斜坡）与 C1 侧块、寰枢关节和齿突的关系。（ B ）显示齿突后部与横韧带的关系。枕髁和 C1、C2 侧块承担垂直负重。（ C ）显示横韧带中部紧邻齿突后部，可见向上走行至枕骨的翼状韧带

MR 轴位 T2WI

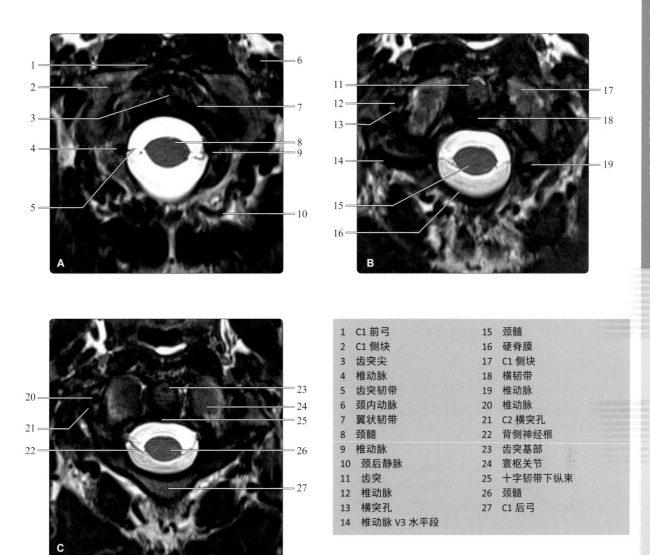

1	C1 前弓	15	颈髓
2	C1 侧块	16	硬脊膜
3	齿突尖	17	C1 侧块
4	椎动脉	18	横韧带
5	齿突韧带	19	椎动脉
6	颈内动脉	20	椎动脉
7	翼状韧带	21	C2 横突孔
8	颈髓	22	背侧神经根
9	椎动脉	23	齿突基部
10	颈后静脉	24	寰枢关节
11	齿突	25	十字韧带下纵束
12	椎动脉	26	颈髓
13	横突孔	27	C1 后弓
14	椎动脉 V3 水平段		

颅颈交界区 MR 轴位 T2WI，自上至下 3 幅图像。（A）显示枕骨大孔前缘、上段颈髓以及椎动脉走行至硬膜内的位置（V3/V4 段）。（B）横韧带和 C1 侧块层面，横韧带是齿突后方的低信号带。（C）显示齿突基部与 C1 椎体，以及两侧的 C1-C2 关节

术语

定义

- 颈椎由最上面的 7 块椎骨组成，包括寰椎（C1）和枢椎（C2），下颈椎包括 C3-C7。

大体解剖

概述

- 颈椎由 7 个椎骨组成（C1-C7）
  - **颅颈交界区（CCJ）**：由 C1、C2 和颅底关节构成
  - **下位颈椎**：C3-C7
    - C3-C6 为典型颈椎形态
    - C7 的特征与 C3-C6 略有不同

下位颈椎的组成

- **C3-C7 椎骨**
  - **椎体**
    - 椎体小，左右径比前后径宽
    - 椎体上表面后外侧缘向上翻转形成钩突
  - **椎弓**
    - 椎弓根：纤细，向后外侧突出
    - 椎板：薄而窄
    - 椎间孔：较大，呈三角形
  - **横突**
    - 侧向突出，并包含椎动脉孔
    - 横突前、后结节由上外侧沟（外侧神经隐窝）分隔，脊神经由此穿出
  - **关节突**
    - 上、下关节突的关节面，位于水平面和冠状面之间约 45° 的斜面上
    - 关节柱是指椎板和椎弓根的汇合处，从关节柱发出上关节突和下关节突
  - **棘突**：短而分叉
  - **C7 特征**
    - 棘突：长而突出
    - 横突：与 T1 横突相比，短且向下外侧突出，T1 横突较长且向上外侧突出
- **椎间孔**
  - 位于椎弓根下方的前外侧，在矢状面约呈 45°
- **关节**
  - **椎间盘**
    - 颈部最窄
    - 前厚后薄
    - 不延伸至颈椎椎体外侧缘→钩椎关节
  - **钩椎关节（Luschka 关节）**
    - 由椎体钩突的上表面和上位椎体下表面两侧缘的凹陷构成
    - 内衬椎体软骨终板
    - 不具备关节的滑膜结构，但其内含滑液类似物
    - 钩突自儿童时期发育，由椎间盘纤维环裂隙形成
  - **关节突关节**
    - 位于水平面和冠状面之间约 45° 的斜面上
    - 由上、下关节突之间的关节构成，称为关节柱
    - 双侧关节柱与椎体形成支撑颅骨的骨性三角架结构
- **韧带**
  - 包括前纵韧带、后纵韧带、黄韧带、棘间韧带和棘上韧带
  - 颅颈交界区的其他韧带包括齿突尖韧带、翼状韧带和十字韧带
- **人体生物力学**
  - 下位颈椎较其他椎体的活动度大
    - 前纵韧带和肌肉组织负责颈椎伸展
    - 关节柱和横突间韧带负责颈椎屈曲

影像解剖

下位颈椎侧位

- X 线、CT 和 MR 均可行侧位成像
- **椎前软组织**：气道与椎体前缘之间的距离
  - 成人：C2 处 < 7 mm，C6 处 < 22 mm
  - 儿童：C6 处 < 14 mm
- **椎体排列**
  - **椎体前线**：平行于椎体前缘的平滑曲线
    - 临床意义不如椎体后线大
  - **椎体后线**：平行于椎体后缘的平滑曲线
    - 平移 > 3.5 mm 为异常
    - 屈曲和伸展活动时相邻椎体后缘正常偏移 < 3 mm
  - **棘突椎板线**：由椎板与棘突交界处形成，从枕骨大孔后缘至 C7 的平滑曲线
  - **棘突成角**：颈椎棘突向后下走行，趋向于汇聚到一个公共点
    - 当棘突间隙大于上、下水平的 1.5 倍时称为棘突间隙增宽

下位颈椎正位

- **侧块**：双侧呈平滑波浪状边缘
- **棘突**：位于中线
  - 棘突间的相对侧旋是异常改变
- **棘突间隙**：始终对称
  - 棘突间隙大于或小于上、下水平的 1.5 倍均为异常

颈 椎

示意图

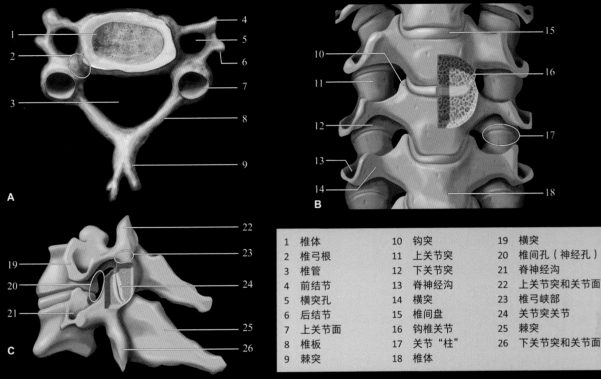

1	椎体	10	钩突	19	横突
2	椎弓根	11	上关节突	20	椎间孔（神经孔）
3	椎管	12	下关节突	21	脊神经沟
4	前结节	13	脊神经沟	22	上关节突和关节面
5	横突孔	14	横突	23	椎弓峡部
6	后结节	15	椎间盘	24	关节突关节
7	上关节面	16	钩椎关节	25	棘突
8	椎板	17	关节"柱"	26	下关节突和关节面
9	棘突	18	椎体		

（A）典型颈椎上面观，显示典型的颈椎形态。椎体左右径比前后径宽，中央椎管大，呈三角形，椎弓根指向后外侧，椎板纤细，形成带有末端分叉的棘突。侧块包含通过椎动脉和椎静脉的横突孔。（B）下位颈椎正位图，显示椎间盘和钩椎关节。成对的外侧关节"柱"由上、下关节突之间的关节连接形成。（C）颈椎侧位图，显示关节突关节的细节。注意横突上表面的沟，脊神经由此穿出

示意图

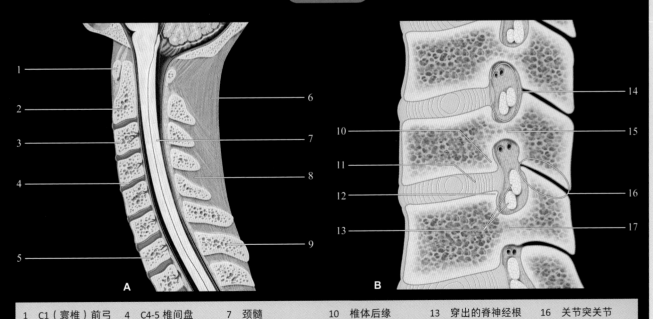

1	C1（寰椎）前弓	4	C4-5 椎间盘	7	颈髓	10	椎体后缘	13 穿出的脊神经根	16 关节突关节
2	C2（枢椎）椎体	5	C7 椎体	8	棘间韧带	11	椎间盘	14 椎间孔（神经孔）	17 椎弓根
3	C3 椎体	6	项韧带	9	C7 棘突	12	钩突	15 椎弓根	

（A）颈椎和颈髓的正中矢状位图，显示曲度轻度前凸，相邻椎体平滑排列，C1、C2 与颅底关节构成颅颈交界区。C3 ～ C7 构成下位颈椎，C3 ～ C6 具有典型颈椎形态，C7 与 C3 ～ C6 略有不同，棘突长而突出。（B）通过颈椎间孔的矢状位图，显示脊神经穿出的位置位于椎间孔下部。椎间孔朝向前外侧（与胸、腰椎区相比），椎间孔的前界由下至上依次为钩突、椎间盘和椎体，椎弓根形成上、下界，后界为关节突关节

示意图和 CT 平扫 3D-VRT

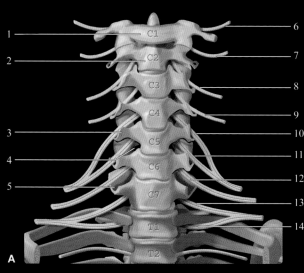 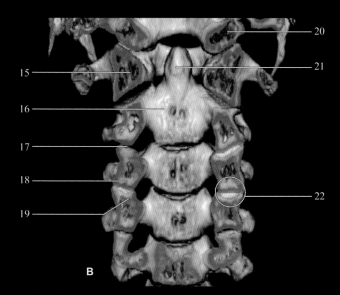

1	寰椎（C1）	7	C2 神经根在 C1-C2 椎间穿出	13	C8 神经根在 C7-T1 椎间穿出	19 C4 上关节面
2	枢椎（C2）	8	C3 神经根在 C2-C3 椎间穿出	14	T1 神经根在 T1-T2 椎间穿出	20 枕髁
3	横突	9	C4 神经根在 C3-C4 椎间穿出	15	C1 侧块	21 齿突
4	椎间孔	10	C5 神经根在 C4-C5 椎间穿出	16	C2 椎体	22 关节"柱"
5	脊神经沟	11	C6 神经根在 C5-C6 椎间穿出	17	C2-C3 关节突关节	
6	C1 神经根在 C1 上方穿出	12	C7 神经根在 C6-C7 椎间穿出	18	C3 下关节面	

（A）颈椎冠状位示意图，显示标有序号的颈椎和相应的颈神经，共有 8 对颈神经，其中 C1 神经穿出于 C1 椎体上方，C2 神经穿出于 C1-C2 间水平，C8 神经穿出于 C7-T1 间水平。自 T1 水平以下，胸神经根从相同序号椎体下方的椎间孔穿出，沿横突的脊神经沟走行。（B）颈椎 CT 平扫冠状位 3D-VRT 重建图像，去除背侧部分结构以显示椎体背面。可以直观显示颈椎的关节"柱"，由关节突关节的上、下关节面组成

示意图和侧位 X 线片

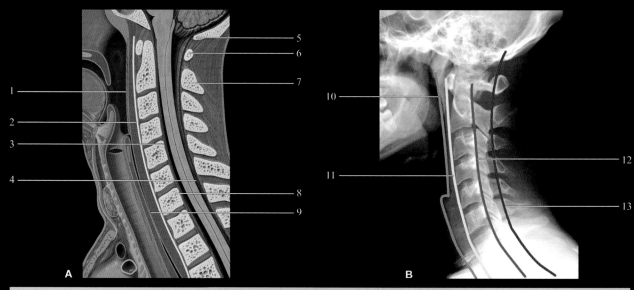

1	椎前软组织线	3	椎体后线	5	枕骨大孔后缘	7	C2 棘突	9	食管	11 椎体前线	13 棘突椎板线
2	椎体前线	4	棘突椎板线	6	C1 后弓	8	C7 椎体	10	椎前软组织线	12 椎体后线	

（A）颈椎正中矢状位图。正常颈椎曲度轻度前凸，从腹侧至背侧显示四条平滑曲线，分别为椎前软组织线（橙色）、椎体前线（黄色）、椎体后线（绿色）和棘突椎板线（蓝色）。成人椎前软组织厚度 C2 处 < 7 mm，C6 处 < 22 mm，儿童 C6 处 < 14 mm。（B）正常颈椎侧位 X 线片显示椎体排列整齐。从椎前软组织连线至棘突椎板线，这些轻度前凸的曲线构成颈椎正常曲度。此外，颈椎棘突向后下走行，趋向于汇聚到一个公共点

X 线片

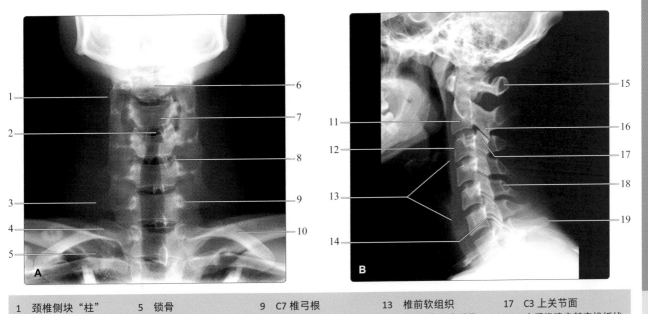

1	颈椎侧块"柱"	5	锁骨	9	C7 椎弓根	13	椎前软组织	17	C3 上关节面
2	椎间隙	6	C3 椎体	10	第 1 肋	14	C6 椎体后皮质缘	18	皮质缘确定棘突椎板线
3	C7 横突	7	C4 椎体	11	C2 椎体	15	C1 后弓	19	C7 棘突
4	T1 横突	8	C6 钩突	12	C3 椎体前皮质缘	16	C2 下关节面	

（A）颈椎前后位（正位）片。上、下关节面因角度倾斜在前后位片显示不清，两侧可见边缘平滑的关节柱。椎体上、下终板边缘清晰，椎间隙规则。棘突位于中线。C7 横突指向外下侧，而 T1 横突则指向外上侧。（B）颈椎侧位 X 线片。椎前软组织在 C4/C5 水平下咽-食管连接处最厚，局部呈边界清晰、突然出现的"搁板"状。颈椎椎体排列整齐，从前到后为椎体前缘、椎体后缘和棘突腹侧缘（棘突椎板线）

X 线片和 CT 平扫 3D-VRT

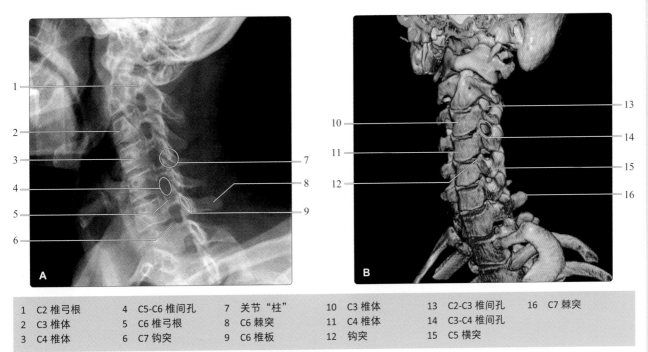

1	C2 椎弓根	4	C5-C6 椎间孔	7	关节"柱"	10	C3 椎体	13	C2-C3 椎间孔	16	C7 棘突
2	C3 椎体	5	C6 椎弓根	8	C6 棘突	11	C4 椎体	14	C3-C4 椎间孔	
3	C4 椎体	6	C7 钩突	9	C6 椎板	12	钩突	15	C5 横突	

（A）颈椎斜位 X 线片，显示椎间孔最佳，因为椎间孔与矢状位约呈 45°。当患者向左旋转时，X 线片显示右侧椎间孔。椎间孔前界为钩突、椎间盘和椎体，后界为关节突关节。关节突关节因角度倾斜在斜位显示不清，椎板末端骨皮质显示清晰。（B）颈椎 CT 平扫斜位 3D-VRT 显示椎间孔，横突上表面穿出脊神经的凹槽显示清晰

CT 平扫 3D-VRT

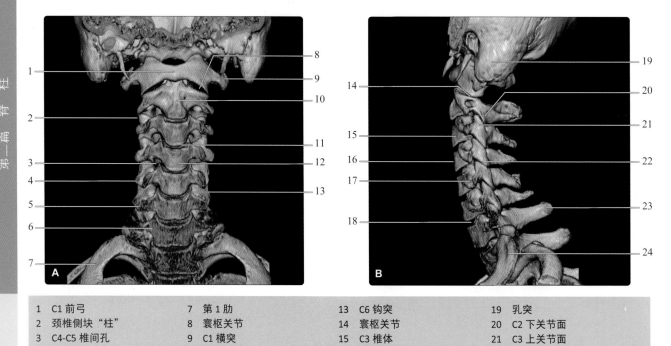

1	C1 前弓	7	第 1 肋
2	颈椎侧块"柱"	8	寰枢关节
3	C4-C5 椎间孔	9	C1 横突
4	C5 横突	10	C2 椎体
5	C6 横突	11	椎间隙
6	C7 椎弓根	12	C4 椎体

13	C6 钩突	19	乳突
14	寰枢关节	20	C2 下关节面
15	C3 椎体	21	C3 上关节面
16	C4 椎体	22	C4-C5 关节突关节
17	C5 横突	23	C7 棘突
18	椎间盘	24	第 1 肋

（A）颈椎 CT 平扫 3D-VRT 前面观，显示宽大的椎间孔以及横突上表面穿出脊神经的沟槽。横突及结节是肌肉和韧带的附着处。钩突为椎体后外侧缘上方的骨性突起，与相邻的上位椎体形成钩椎关节。（B）颈椎 CT 平扫 3D-VRT 侧面观。关节突关节的关节面，位于水平面和冠状面之间约 45°的斜面上，排列方式形似平滑的锁链，上关节面朝向后方，下关节面朝向前方

颈椎 CT 轴位图像

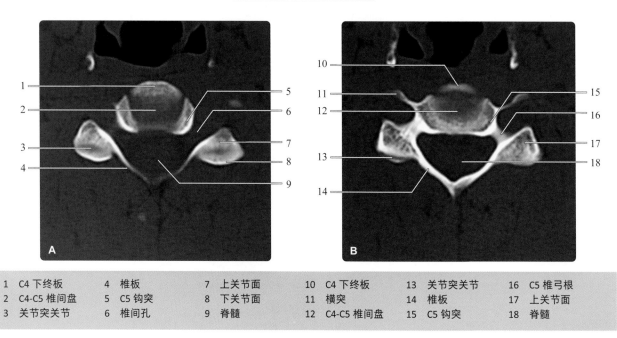

1	C4 下终板	4	椎板	7	上关节面	10	C4 下终板
2	C4-C5 椎间盘	5	C5 钩突	8	下关节面	11	横突
3	关节突关节	6	椎间孔	9	脊髓	12	C4-C5 椎间盘

13	关节突关节	16	C5 椎弓根
14	椎板	17	上关节面
15	C5 钩突	18	脊髓

颈椎 CT 平扫轴位图像，自上至下 6 幅图像。（A）C4-C5 椎间盘水平层面，中央可见杯状椎间盘，后外侧缘以钩突为界。钩突是相邻椎体间钩椎关节的重要组成部分。椎间孔在前外侧，约呈 45°，椎间孔后界为上关节突。（B）椎间盘下缘层面。椎弓根斜行起自椎体后外侧缘，椎管前大后小，呈三角形

（接下页）

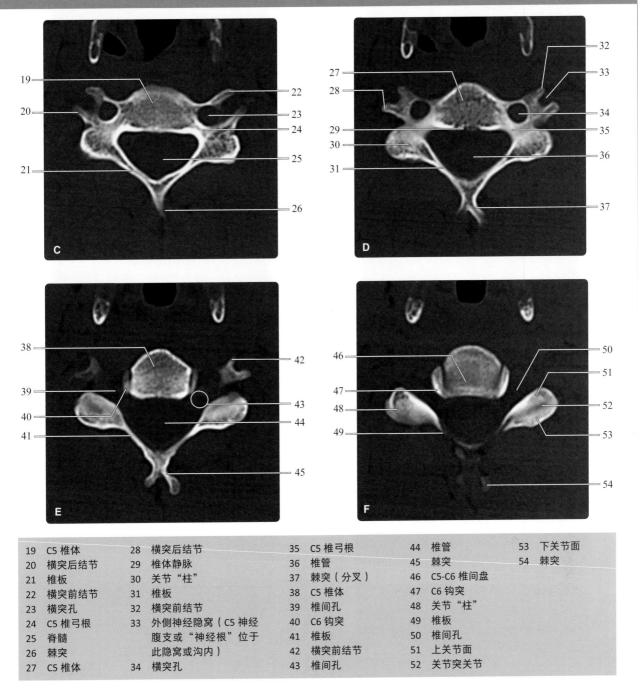

19	C5 椎体	28	横突后结节	35	C5 椎弓根	44	椎管	53	下关节面
20	横突后结节	29	椎体静脉	36	椎管	45	棘突	54	棘突
21	椎板	30	关节"柱"	37	棘突（分叉）	46	C5-C6 椎间盘		
22	横突前结节	31	椎板	38	C5 椎体	47	C6 钩突		
23	横突孔	32	横突前结节	39	椎间孔	48	关节"柱"		
24	C5 椎弓根	33	外侧神经隐窝（C5 神经	40	C6 钩突	49	椎板		
25	脊髓		腹支或"神经根"位于	41	椎板	50	椎间孔		
26	棘突		此隐窝或沟内）	42	横突前结节	51	上关节面		
27	C5 椎体	34	横突孔	43	椎间孔	52	关节突关节		

续。（**C**）C5 椎体水平层面。横突包含横突孔，其内走行椎动脉。（**D**）C5 椎体中部椎弓根水平。此层面横突孔显示清晰，呈圆形，边缘锐利，横突孔内可见垂直走行的椎动脉。横突前、后结节为颈部肌肉附着点。椎体后缘皮质中断，椎体静脉丛由此通过。（**E**）C5 椎体下缘水平，可见 C6 椎体钩突、部分横突下缘、棘突及与之相连的椎板。（**F**）C5-C6 椎间盘水平，可见 C5-C6 双侧椎间孔，前界为钩椎关节，后界为关节突关节

CT 冠状位脊髓造影

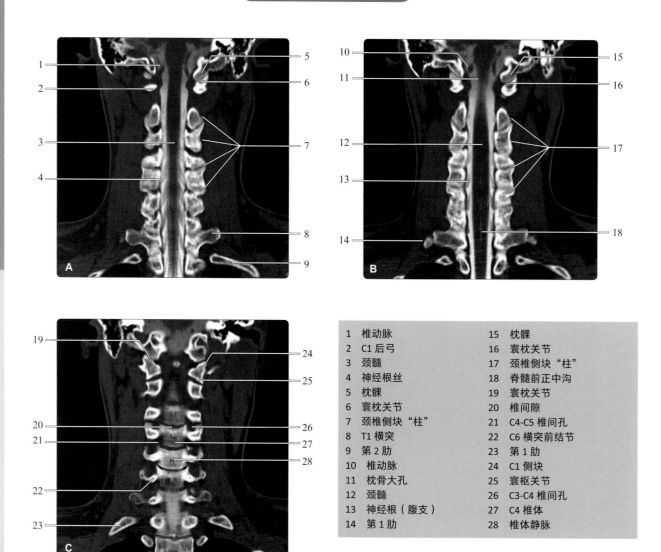

1	椎动脉	15	枕髁
2	C1 后弓	16	寰枕关节
3	颈髓	17	颈椎侧块"柱"
4	神经根丝	18	脊髓前正中沟
5	枕髁	19	寰枕关节
6	寰枕关节	20	椎间隙
7	颈椎侧块"柱"	21	C4-C5 椎间孔
8	T1 横突	22	C6 横突前结节
9	第 2 肋	23	第 1 肋
10	椎动脉	24	C1 侧块
11	枕骨大孔	25	寰枢关节
12	颈髓	26	C3-C4 椎间孔
13	神经根（腹支）	27	C4 椎体
14	第 1 肋	28	椎体静脉

颈椎 CT 冠状位脊髓造影重建图像，从后至前 3 幅图像。（A）显示颈髓及其每个节段穿出的神经根，在硬膜囊内从上至下走行。T1 横突突出，指向外上侧。（B）显示颈髓腹侧缘和前正中沟，其中包含脊髓前动脉，也可见神经根腹支。关节突关节的关节柱结构清晰显示，CT 与 X 线片的表现相似。（C）显示横突及相邻椎间孔，椎体后缘正中可见椎体静脉

CT 矢状位脊髓造影

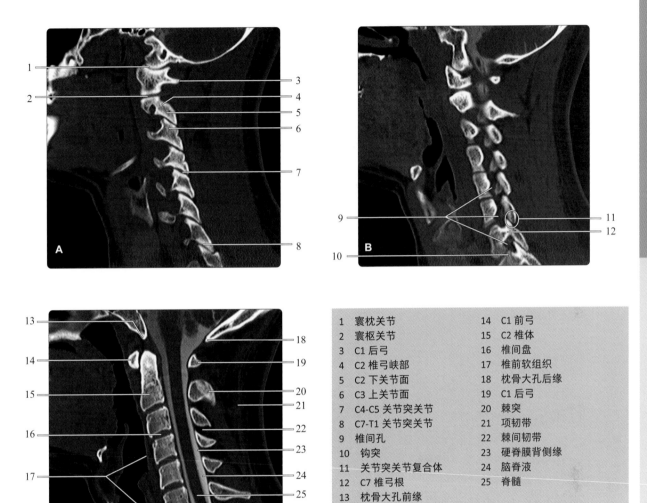

1 寰枕关节	14 C1 前弓
2 寰枢关节	15 C2 椎体
3 C1 后弓	16 椎间盘
4 C2 椎弓峡部	17 椎前软组织
5 C2 下关节面	18 枕骨大孔后缘
6 C3 上关节面	19 C1 后弓
7 C4-C5 关节突关节	20 棘突
8 C7-T1 关节突关节	21 项韧带
9 椎间孔	22 棘间韧带
10 钩突	23 硬脊膜背侧缘
11 关节突关节复合体	24 脑脊液
12 C7 椎弓根	25 脊髓
13 枕骨大孔前缘	

3 幅 CT 矢状位脊髓造影重建图像。（**A**）旁正中矢状面，清晰显示由关节突关节组成的关节柱结构，上关节面向后，下关节面向前。寰枕关节侧面轮廓显示，该关节可进行屈曲和伸展运动。（**B**）更内侧层面显示斜行椎间孔，其上下界为椎弓根，前界为钩椎关节、椎间盘和椎体，后界为关节突关节。（**C**）正中矢状位显示脑脊液内对比剂呈高密度，脊髓呈等密度。椎体排列正常，椎前软组织在食管开始的 C4-C5 水平处明显"增厚"

MR 矢状位 T1WI

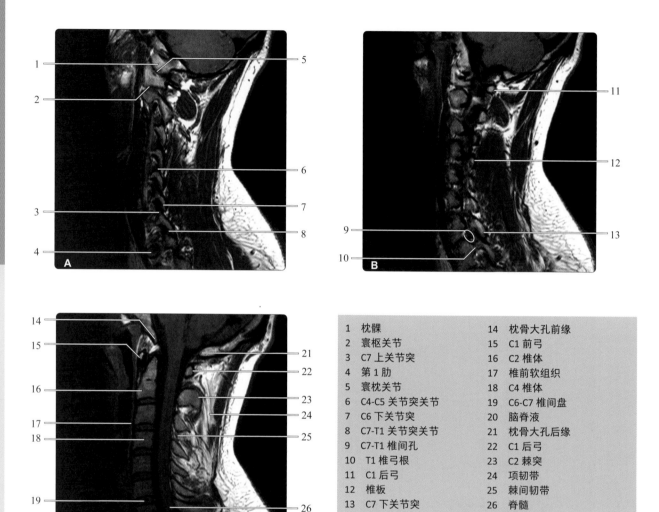

1	枕髁	14	枕骨大孔前缘
2	寰枢关节	15	C1 前弓
3	C7 上关节突	16	C2 椎体
4	第 1 肋	17	椎前软组织
5	寰枕关节	18	C4 椎体
6	C4-C5 关节突关节	19	C6-C7 椎间盘
7	C6 下关节突	20	脑脊液
8	C7-T1 关节突关节	21	枕骨大孔后缘
9	C7-T1 椎间孔	22	C1 后弓
10	T1 椎弓根	23	C2 棘突
11	C1 后弓	24	项韧带
12	椎板	25	棘间韧带
13	C7 下关节突	26	脊髓

颈椎 MR 矢状位 T1WI，从外至内 3 幅图像。（A）显示关节突关节构成的关节柱侧面轮廓。关节突关节边缘皮质清晰，呈线样低信号。（B）显示斜行的椎间孔。（C）正中矢状位图像清晰显示椎体边缘皮质呈低信号，椎体前后缘为低信号的前后纵韧带。T1WI 上相对于椎间盘，椎体骨髓为高信号，脑脊液为低信号

MR 矢状位 T2WI

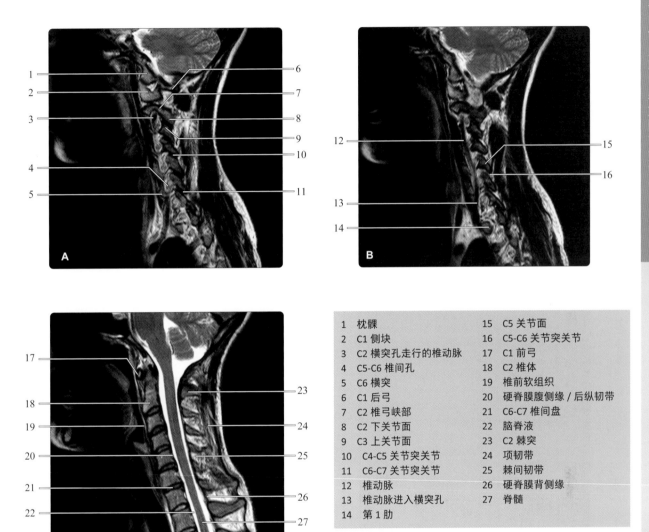

1	枕髁	15	C5 关节面
2	C1 侧块	16	C5-C6 关节突关节
3	C2 横突孔走行的椎动脉	17	C1 前弓
4	C5-C6 椎间孔	18	C2 椎体
5	C6 横突	19	椎前软组织
6	C1 后弓	20	硬脊膜腹侧缘 / 后纵韧带
7	C2 椎弓峡部	21	C6-C7 椎间盘
8	C2 下关节面	22	脑脊液
9	C3 上关节面	23	C2 棘突
10	C4-C5 关节突关节	24	项韧带
11	C6-C7 关节突关节	25	棘间韧带
12	椎动脉	26	硬脊膜背侧缘
13	椎动脉进入横突孔	27	脊髓
14	第 1 肋		

颈椎 MR 矢状位 T2WI，从外至内 3 幅图像。(A) 关节柱层面显示关节突关节排列整齐，上关节突的关节面朝后，下关节突的关节面朝前，穿出的颈神经沿横突上表面的沟槽走行。(B) 清晰显示颈椎关节突关节和横突孔内椎动脉的血液流空信号。(C) 正中矢状位图像显示颈髓、椎体和棘突之间的关系，椎体缘平滑，排列整齐。硬脊膜后缘与黄韧带和棘突皮质紧邻，硬脊膜前缘与椎体后皮质和后纵韧带紧邻，呈低信号

MR 轴位 T1 增强扰相梯度回波序列（SPGR）

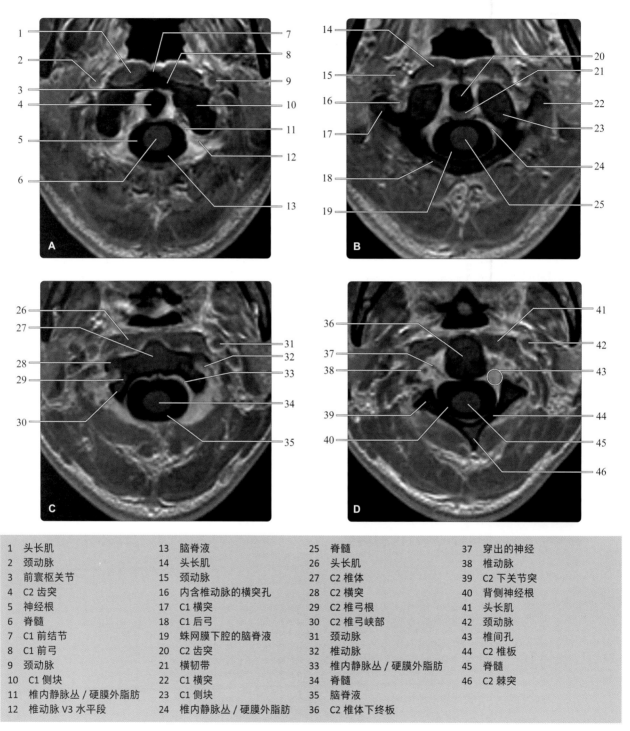

1	头长肌	13	脑脊液	25	脊髓	37	穿出的神经
2	颈动脉	14	头长肌	26	头长肌	38	椎动脉
3	前寰枢关节	15	颈动脉	27	C2 椎体	39	C2 下关节突
4	C2 齿突	16	内含椎动脉的横突孔	28	C2 横突	40	背侧神经根
5	神经根	17	C1 横突	29	C2 椎弓根	41	头长肌
6	脊髓	18	C1 后弓	30	C2 椎弓峡部	42	颈动脉
7	C1 前结节	19	蛛网膜下腔的脑脊液	31	颈动脉	43	椎间孔
8	C1 前弓	20	C2 齿突	32	椎动脉	44	C2 椎板
9	颈动脉	21	横韧带	33	椎内静脉丛 / 硬膜外脂肪	45	脊髓
10	C1 侧块	22	C1 横突	34	脊髓	46	C2 棘突
11	椎内静脉丛 / 硬膜外脂肪	23	C1 侧块	35	脑脊液		
12	椎动脉 V3 水平段	24	椎内静脉丛 / 硬膜外脂肪	36	C2 椎体下终板		

MR 轴位增强 3D 梯度回波 T1WI，从 C1 前弓水平开始从上至下 12 幅图像。（A）增强扫描可见颈动脉和椎动脉强化，椎动脉 V3 水平段位于 C1 后弓上方。（B）C1 后弓水平，C2 齿突位于 C1 侧块间，横突孔内可见强化的椎动脉，也可见强化的椎内静脉丛（又称硬膜外静脉）。（C）C2 椎体水平，显示 C2 短小的椎弓根和峡部，椎动脉从横突孔穿出。（D）C2-C3 水平，充分显示 C2-C3 椎间孔，以及强化的椎间孔静脉丛和椎动脉。C2 下关节突先于 C3 上关节突出现，颈髓后外侧可见背侧神经根

（接下页）

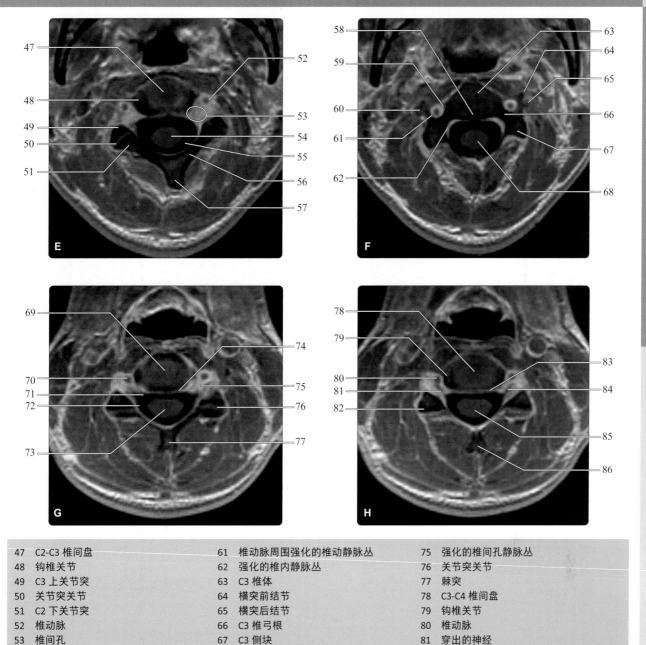

47	C2-C3 椎间盘	61	椎动脉周围强化的椎动静脉丛	75	强化的椎间孔静脉丛
48	钩椎关节	62	强化的椎内静脉丛	76	关节突关节
49	C3 上关节突	63	C3 椎体	77	棘突
50	关节突关节	64	横突前结节	78	C3-C4 椎间盘
51	C2 下关节突	65	横突后结节	79	钩椎关节
52	椎动脉	66	C3 椎弓根	80	椎动脉
53	椎间孔	67	C3 侧块	81	穿出的神经
54	脊髓	68	脊髓	82	C4 上关节突
55	背侧神经根	69	C3-C4 椎间盘	83	椎内静脉丛
56	C2 椎板	70	椎动脉	84	穿出的神经
57	C2 棘突	71	腹侧神经根	85	脊髓
58	椎体静脉	72	背侧神经根	86	棘突
59	内含椎动脉的横突孔	73	脊髓		
60	横突	74	强化的椎内静脉丛 / 硬膜外脂肪		

续。（E）C2-C3 椎间盘水平，椎间盘后外侧缘可见钩椎关节，C2-C3 关节突关节开始出现，前方可见宽大、开放的椎间孔。（F）C3 椎体上部水平，包含椎动脉的横突孔位于椎体两侧，细而薄的椎弓根向后走行至关节柱。（G）C3-C4 椎间盘上缘水平，可见背侧和腹侧神经根向椎间孔延伸。椎间孔显示强化，与椎间孔静脉丛和前部的椎动脉有关。（H）椎间盘中部水平，椎间盘后外侧缘与椎间孔之间可见钩椎关节，强化的椎间孔内可见颈神经不强化，呈线性低信号

（接下页）

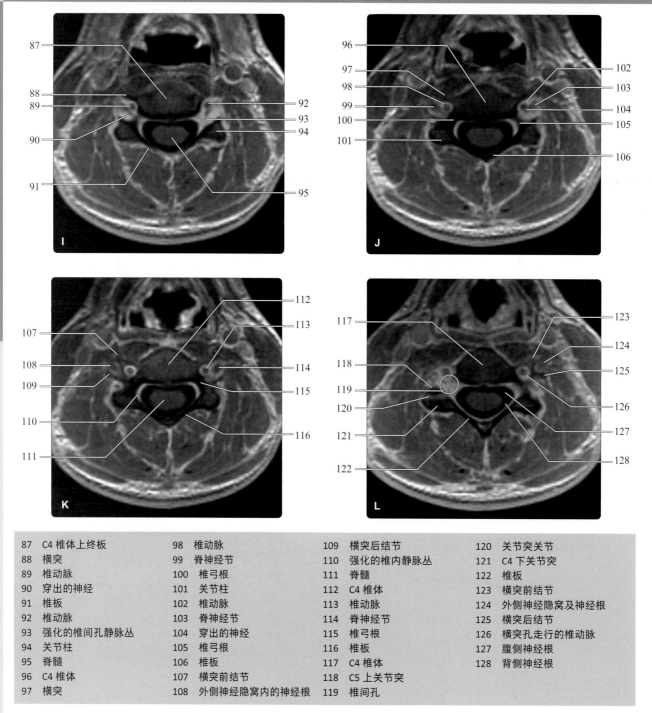

87	C4 椎体上终板	98	椎动脉	109	横突后结节	120	关节突关节
88	横突	99	脊神经节	110	强化的椎内静脉丛	121	C4 下关节突
89	椎动脉	100	椎弓根	111	脊髓	122	椎板
90	穿出的神经	101	关节柱	112	C4 椎体	123	横突前结节
91	椎板	102	椎动脉	113	椎动脉	124	外侧神经隐窝及神经根
92	椎动脉	103	脊神经节	114	脊神经节	125	横突后结节
93	强化的椎间孔静脉丛	104	穿出的神经	115	椎弓根	126	横突孔走行的椎动脉
94	关节柱	105	椎弓根	116	椎板	127	腹侧神经根
95	脊髓	106	椎板	117	C4 椎体	128	背侧神经根
96	C4 椎体	107	横突前结节	118	C5 上关节突		
97	横突	108	外侧神经隐窝内的神经根	119	椎间孔		

续。（ I ）C4 上终板水平，显示神经根与椎间孔远端椎动脉的关系。（ J ）C4 椎体中部水平，显示椎弓根、横突孔和椎动脉的关系。强化的椎内静脉丛界限清晰，位于椎管内的硬膜外腔内。（ K ）C4 椎弓根水平，薄而细的颈椎椎弓根向后延伸至关节柱，后部椎板界限清晰。（ L ）C4 椎体下部水平，显示宽大、开放的双侧椎间孔，硬膜囊内腹侧和背侧神经根清晰可见

MR 轴位梯度回波 T2WI

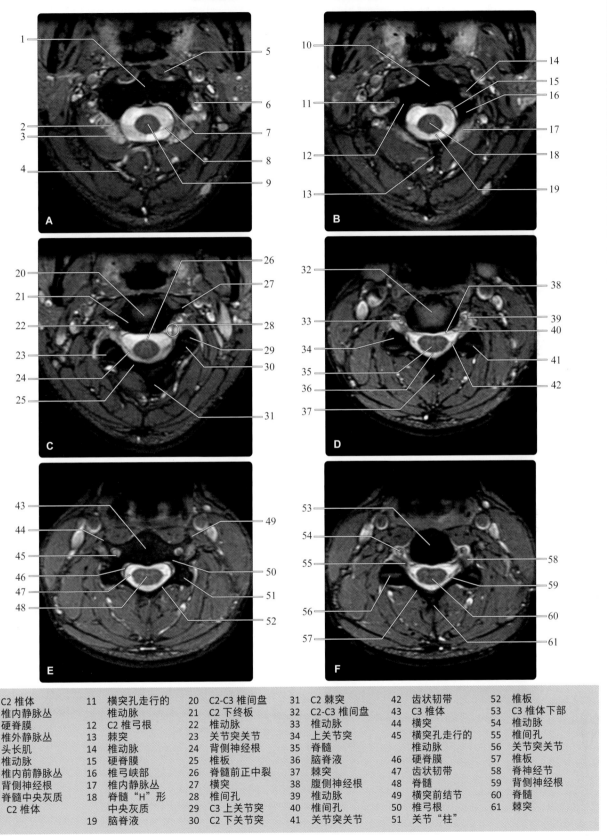

1	C2 椎体	11	横突孔走行的	20	C2-C3 椎间盘	31	C2 棘突	42	齿状韧带	52	椎板
2	椎内静脉丛		椎动脉	21	C2 下终板	32	C2-C3 椎间盘	43	C3 椎体	53	C3 椎体下部
3	硬脊膜	12	C2 椎弓根	22	椎动脉	33	椎动脉	44	横突	54	椎动脉
4	椎外静脉丛	13	棘突	23	关节突关节	34	上关节突	45	横突孔走行的	55	椎间孔
5	头长肌	14	椎动脉	24	背侧神经根	35	脊髓		椎动脉	56	关节突关节
6	椎动脉	15	硬脊膜	25	椎板	36	脑脊液	46	硬脊膜	57	椎板
7	椎内前静脉丛	16	椎弓峡部	26	脊髓前正中裂	37	棘突	47	齿状韧带	58	脊神经根
8	背侧神经根	17	椎内静脉丛	27	横突	38	腹侧神经根	48	脊髓	59	背侧神经根
9	脊髓中央灰质	18	脊髓"H"形	28	椎间孔	39	椎动脉	49	横突前结节	60	脊髓
10	C2 椎体		中央灰质	29	C3 上关节突	40	椎间孔	50	椎弓根	61	棘突
		19	脑脊液	30	C2 下关节突	41	关节突关节	51	关节"柱"		

颈椎 MR 轴位 T2* 梯度回波序列，从 C2 椎体水平开始自上至下 6 幅图像。(A) 硬膜囊周围的椎内静脉丛显著可见，信号升高。该静脉丛与上方 C0-C1 水平的枕下海绵窦相连，与椎外静脉丛也有丰富的交通。(B) C2 椎体中部水平，显示短小的椎弓根和峡部起始。硬膜囊的边缘清晰可见，椎内前静脉丛呈高信号。(C) C2-C3 椎间盘水平，关节突关节显示清晰，是宽大的椎间孔的后界。脊髓中央灰质呈典型 H 型，该层面显示脊髓前正中裂。(D) C2-C3 椎间盘水平，椎间孔清晰可见，腹侧神经根向侧面延伸。左侧可见齿状韧带，从脊髓向外侧延伸至硬膜外缘。(E) C3 椎体和椎弓根水平，清晰显示含椎动脉的横突孔，关节柱位于后外侧。(F) C3 椎体下缘水平，显示 C3 椎体下缘与 C3-C4 椎间孔交界区，腹侧神经根和背侧神经根显示清晰，向椎间孔延伸

术语

缩写
- 肋椎的（costovertebral，CV）

同义词
- 肋凹＝肋关节面

大体解剖

概述
- 由 12 个椎体组成（T1 ～ T12）
- 胸椎后凸
  - 胸椎和骶椎的曲度出生即存在，且终生保持
  - 颈椎和腰椎的前凸曲度是发育形成，更为柔韧
    - 后凸曲度变化较大（20° ～ 45°）
    - 每个椎体通过 3.8° 的成角形成后凸曲度
    - 胸椎曲度以 T7 为中心后凸
    - 曲度随年龄增长而增加
    - 男性＜女性
- 胸腰交界处
  - 从活动度小的胸椎过渡至灵活的腰椎
  - T11、T12 连接的肋骨短小
  - 不与胸骨连接（活动较自由）
  - 椎体仅有一个肋关节
- 胸椎的特征
  - 关节与胸腔相连
  - 关节面方位接近冠状位
  - 椎管体积相对于后部附件体积小

组成
- 椎骨
  - 胸椎从 T1 至 T12 逐渐增大
  - 椎体
    - 典型椎体侧面包含 2 个肋凹
    - T1 有圆形上肋凹（全关节面）和半圆形下肋凹（半关节面），T10 只有上肋凹（半关节面），T11 和 T12 为圆形肋凹（全关节面）
  - 椎弓
    - 椎弓根：直接向后延伸
    - 横突：T1 横突向上外侧走行；T1 ～ T10 的横突肋凹与肋结节形成肋横突关节
    - 关节突：上、下关节突的关节面呈冠状位
    - 椎板
    - 棘突：T1 ～ T9 向下斜行；T10 ～ T12 较为平直
- 椎间孔
  - 位于椎弓根下方的侧面
- 关节
  - 椎间盘
  - 关节突关节
    - 关节面在冠状位上接近垂直
    - 限制屈曲和伸展
  - 肋关节
    - 肋椎关节：肋骨头与同序号胸椎的上肋凹及上一胸椎的下肋凹共同组成肋椎关节
    - 肋横突关节：肋骨与 T1 ～ T10 椎体横突肋凹组成的关节
- 肌肉
  - 浅表肌层包括斜方肌、菱形肌、背阔肌、下锯肌和上锯肌
  - 深部肌肉包括竖脊肌（骶棘肌）、髂肋肌、最长肌、胸棘肌和半棘肌、多裂肌、回旋肌和棘间肌
- 韧带
  - 前后纵韧带、棘间韧带、棘上韧带和黄韧带
  - 肋椎韧带
    - 肋头辐状韧带连接肋骨头和相邻椎体
    - 肋横突韧带（外侧和上部）连接肋骨颈部和横突
- 人体生物力学
  - 完整的胸腔结构将轴向的抗压能力提高 4 倍
  - 胸腔和关节突关节限制椎体旋转

影像解剖

X 线
- C7 横突短，向侧下突出；T1 横突长，向侧上突出

磁共振
- 椎体：骨髓信号强度随年龄变化
  - 造血（"红"）骨髓在 T1WI 上呈低信号，从红骨髓转化为黄骨髓时，信号转变为高信号（年龄：8 ～ 12 岁）
  - 终板、反应性骨髓随年龄而变化（可为纤维血管性、脂肪性或硬化性）
- 椎间盘：信号强度随年龄变化
  - 儿童、青壮年 T2WI 呈高信号；随着含水量减少，T2WI 逐渐呈低信号
  - 20 岁以后椎间盘会发生退变、脱水、形状改变（膨出）
- 韧带：T1WI 和 T2WI 均呈低信号

解剖影像相关问题

问题
- 胸部脊髓受椎旁肌肉和胸腔的保护，避免发生损伤
- 由于椎体排列不齐或外伤造成胸椎椎管狭窄，容易导致脊髓压迫
- 正常后凸姿势会增加骨折风险
- 由于缺乏来自胸腔的固定保护作用，胸腰交界处的外伤风险更大

影像诊断注意事项
- 颈胸交界处
  - 0.5% 人群发现 C7 发出的颈肋
  - C7 横突短，向侧下突出
  - T1 横突长，向侧上突出

示意图

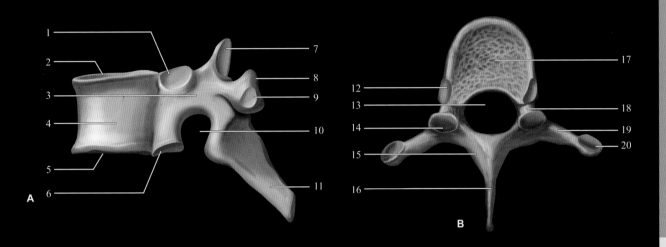

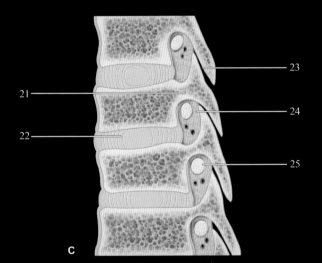

1	上肋凹	14	上关节面
2	椎体上终板	15	椎板
3	椎弓根	16	棘突
4	胸椎椎体	17	椎体终板
5	椎体下终板	18	椎弓根
6	下肋凹	19	横突
7	上关节面	20	肋横突关节
8	横突	21	椎弓根
9	肋横突关节	22	椎间盘
10	椎间孔	23	关节突关节
11	棘突	24	椎间孔（神经孔）
12	肋椎关节（半关节面）	25	穿出的神经
13	椎管		

（A）胸椎侧位图像显示该段脊柱的特征。独特的上、下半关节面形成椎体的肋凹结构，容纳肋骨头，并形成肋椎关节。棘突通常长且斜行。（B）胸椎上面观。典型胸椎的棘突和横突均较长，肋骨联合关节包括肋横突关节和肋椎关节，关节突关节呈冠状位。（C）胸椎间孔的矢状位图像，胸神经从椎间孔上方穿出，椎间孔前界为胸椎体，上界为椎弓根，后界为关节突关节。关节突关节在胸椎水平呈冠状位

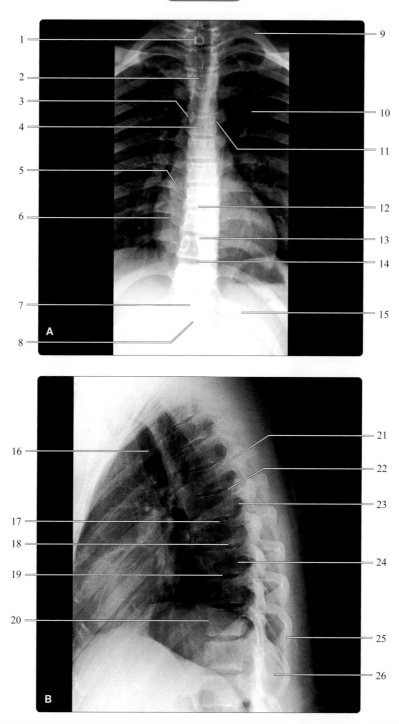

X 线片

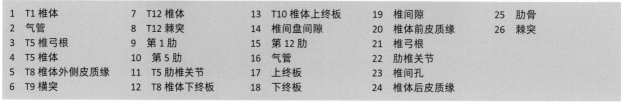

1	T1 椎体	7	T12 椎体	13	T10 椎体上终板	19	椎间隙	25	肋骨
2	气管	8	T12 棘突	14	椎间盘间隙	20	椎体前皮质缘	26	棘突
3	T5 椎弓根	9	第 1 肋	15	第 12 肋	21	椎弓根		
4	T5 椎体	10	第 5 肋	16	气管	22	肋椎关节		
5	T8 椎体外侧皮质缘	11	T5 肋椎关节	17	上终板	23	椎间孔		
6	T9 横突	12	T8 椎体下终板	18	下终板	24	椎体后皮质缘		

（**A**）胸椎前后位（正位）。方形胸椎椎体在中线排列整齐，椎弓根呈对称、成对、边缘锐利的椭圆形。终板清晰，椎间盘光滑。棘突也在中线排列整齐，尖端延伸至下一个椎体。肋骨头与两个相邻的椎体相连接（T5 肋骨与 T4 和 T5 椎体相连接）。（**B**）胸椎侧位片，椎体皮质缘清晰锐利，椎间隙清晰，胸椎轻度后凸。侧位上，椎间孔显示清晰。由于与左、右侧肋骨重叠，胸椎后部附件结构显示不清

CT 冠状位脊髓造影

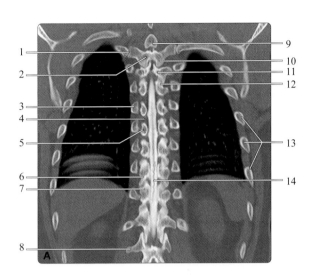

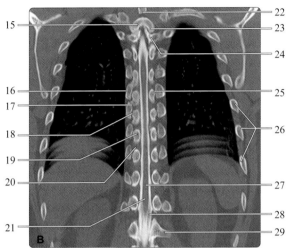

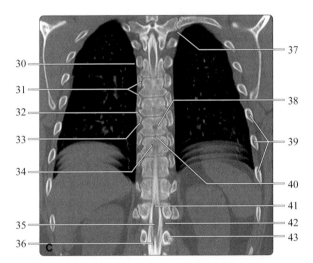

1　肋横突关节	16　肋骨内侧部	31　肋椎关节
2　椎板	17　肋椎关节（椎体下半关节面）	32　肋椎关节下半关节面
3　肋骨内侧部	18　肋椎关节（尾侧椎体上半关节面）	33　尾侧椎体的肋椎关节上半关节面
4　椎间孔	19　椎弓根	34　椎体后皮质
5　椎弓根	20　椎间孔	35　脊髓圆锥
6　下关节突	21　脊髓圆锥	36　马尾
7　上关节突	22　棘突	37　肋横突关节
8　横突	23　下关节突	38　椎体静脉
9　棘突	24　上关节突	39　肋骨
10　下关节突	25　肋椎关节	40　椎间盘
11　上关节突	26　肋骨	41　椎管
12　关节突关节	27　椎管内脊髓	42　椎间孔
13　肋骨	28　马尾	43　椎弓根
14　椎管	29　横突	
15　椎板	30　肋骨内侧部	

胸椎 CT 冠状位脊髓造影重建图像，从后至前 3 幅图像。（A）椎管后部鞘内对比剂显影，两侧有成对的肋骨和椎弓根，椎弓根为边缘清晰的、具有骨皮质的椭圆形骨密度影。正常胸椎曲度后凸，因此冠状位偏前的层面显示胸椎上段、下段较中段多。（B）椎管中央层面，清晰显示椎间孔、椎弓根和邻近内侧肋骨的关系。（C）椎体后缘层面，肋椎关节显示清晰，肋骨头的上肋凹和下肋凹（半关节面）位于椎间盘水平

CT 矢状位脊髓造影

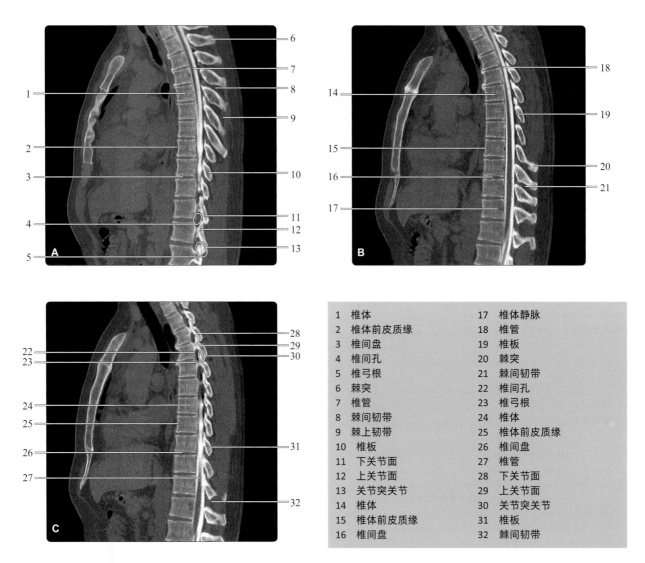

1	椎体	17	椎体静脉
2	椎体前皮质缘	18	椎管
3	椎间盘	19	椎板
4	椎间孔	20	棘突
5	椎弓根	21	棘间韧带
6	棘突	22	椎间孔
7	椎管	23	椎弓根
8	棘间韧带	24	椎体
9	棘上韧带	25	椎体前皮质缘
10	椎板	26	椎间盘
11	下关节面	27	椎管
12	上关节面	28	下关节面
13	关节突关节	29	上关节面
14	椎体	30	关节突关节
15	椎体前皮质缘	31	椎板
16	椎间盘	32	棘间韧带

CT 脊髓造影矢状位重建图像，从内到外 3 幅图像。(A) 显示上部胸椎中线的棘突和下部胸椎偏外侧的椎板和关节突关节。(B) 更外侧层面显示上部胸椎的椎板和下部胸椎的棘突。椎体呈方形，皮质边缘清晰，椎间盘相对较薄。(C) 上胸椎椎弓根延伸至上、下关节面。侧向椎间孔显示清晰，边界为椎体、椎弓根和关节突关节

CT 平扫 3D-VRT

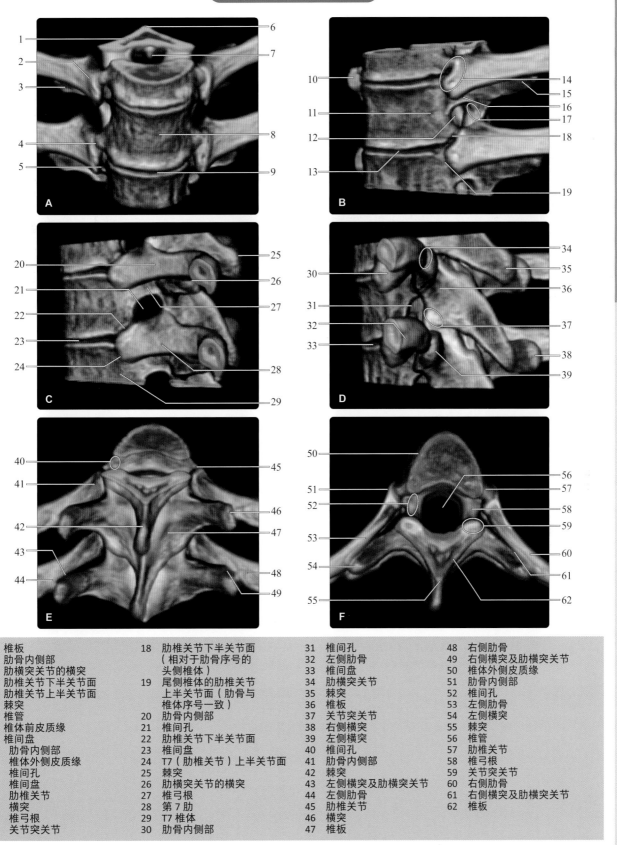

1 椎板	18 肋椎关节下半关节面	31 椎间孔	48 右侧肋骨
2 肋骨内侧部	（相对于肋骨序号的	32 左侧肋骨	49 右侧横突及肋横突关节
3 肋横突关节的横突	头侧椎体）	33 椎间盘	50 椎体外侧皮质缘
4 肋椎关节下半关节面	19 尾侧椎体的肋椎关节	34 肋横突关节	51 肋骨内侧部
5 肋椎关节上半关节面	上半关节面（肋骨与	35 棘突	52 椎间孔
6 棘突	椎体序号一致）	36 椎板	53 左侧肋骨
7 椎管	20 肋骨内侧部	37 关节突关节	54 左侧横突
8 椎体前皮质缘	21 椎间孔	38 右侧横突	55 棘突
9 椎间盘	22 肋椎关节下半关节面	39 左侧横突	56 椎管
10 肋骨内侧部	23 椎间盘	40 椎间孔	57 肋椎关节
11 椎体外侧皮质缘	24 T7（肋椎关节）上半关节面	41 肋骨内侧部	58 椎弓根
12 椎间孔	25 棘突	42 棘突	59 关节突关节
13 椎间盘	26 肋横突关节的横突	43 左侧横突及肋横突关节	60 右侧肋骨
14 肋椎关节	27 椎弓根	44 左侧肋骨	61 右侧横突及肋横突关节
15 横突	28 第 7 肋	45 肋椎关节	62 椎板
16 椎弓根	29 T7椎体	46 横突	
17 关节突关节	30 肋骨内侧部	47 椎板	

（**A**）胸椎前斜位 3D-VRT 图像，清晰显示肋椎关节和肋横突关节。肋椎关节的上、下半关节面跨越椎间盘。（**B**）胸椎侧斜位 3D-VRT 图像，显示椎间孔、后部附件和肋关节的关系。椎间孔后界为关节突关节，上界为椎弓根，前界为椎体后缘。（**C**）胸椎侧位 3D-VRT 图像，显示椎间孔侧面观，其前界为椎体，上界为椎弓根，后界为关节突关节。（**D**）胸椎左后斜位 3D-VRT 图像，由于下关节突与下一椎体的上关节突相互遮挡，所以仅显示部分关节突关节结构。胸椎棘突长，向下斜行，与下一椎体棘突叠掩，呈覆瓦状。（**E**）胸椎后位 3D-VRT 图像，显示胸椎后部附件，包括棘突、横突和肋横突关节。（**F**）胸椎轴位 3D-VRT 图像，可见双侧肋椎关节和肋横突关节，椎间孔位于肋椎关节后方

CT 轴位图像

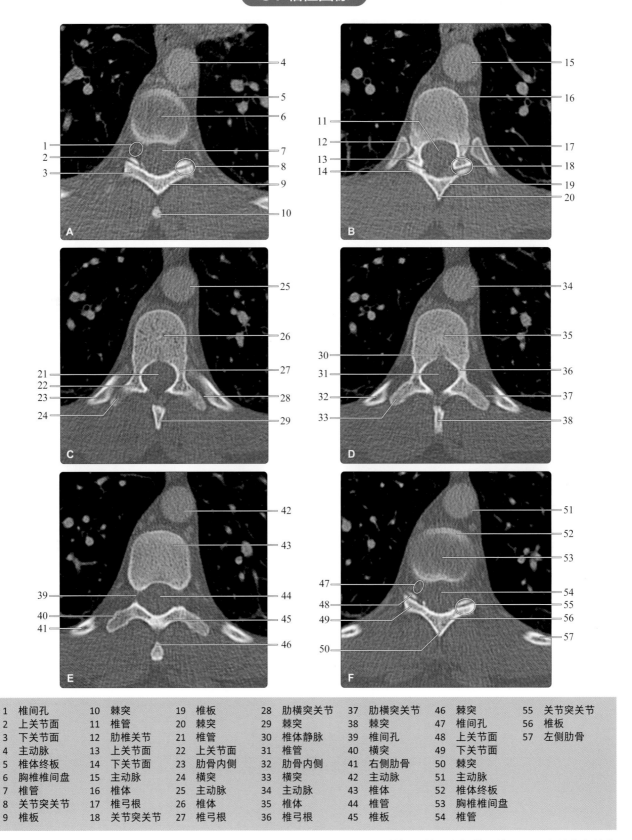

1	椎间孔	10	棘突	19	椎板	28	肋横突关节	37	肋横突关节	46	棘突	55	关节突关节
2	上关节面	11	椎管	20	棘突	29	棘突	38	棘突	47	椎间孔	56	椎板
3	下关节面	12	肋椎关节	21	椎管	30	椎体静脉	39	椎间孔	48	上关节面	57	左侧肋骨
4	主动脉	13	上关节面	22	上关节面	31	椎管	40	横突	49	下关节面		
5	椎体终板	14	下关节面	23	肋骨内侧	32	肋骨内侧	41	右侧肋骨	50	棘突		
6	胸椎椎间盘	15	主动脉	24	横突	33	横突	42	主动脉	51	主动脉		
7	椎管	16	椎体	25	主动脉	34	主动脉	43	椎体	52	椎体终板		
8	关节突关节	17	椎弓根	26	椎体	35	椎体	44	椎管	53	胸椎椎间盘		
9	椎板	18	关节突关节	27	椎弓根	36	椎弓根	45	椎板	54	椎管		

胸椎 CT 轴位图像，从上至下 6 幅图像。（A）椎间盘水平，显示椎间孔朝向外侧，前界为椎体后缘，后界为关节突关节（上关节面）。关节突关节呈冠状位，与肋椎关节一起限制椎体旋转。（B）胸椎椎弓根水平，清晰显示关节突关节呈冠状位。椎弓根宽度和厚度相对较小，与相邻肋椎关节相连。（C）胸椎椎体水平，显示胸椎后部骨质结构，包括棘突、横突和肋椎关节。（D）椎体中部水平，椎体静脉位于椎体后部正中，胸椎椎弓根宽度相对较小，横突体积大，斜行走行，与肋骨形成肋横突关节。（E）胸椎椎间孔水平，椎间孔较大，朝向外侧。如图所示，横突朝向后外侧。（F）椎间盘水平，椎间孔朝向外侧，前界为椎体后缘，后界为关节突关节（上关节面）。关节突关节呈冠状位，并与肋椎关节联合，限制椎体的旋转

MR 矢状位 T1WI

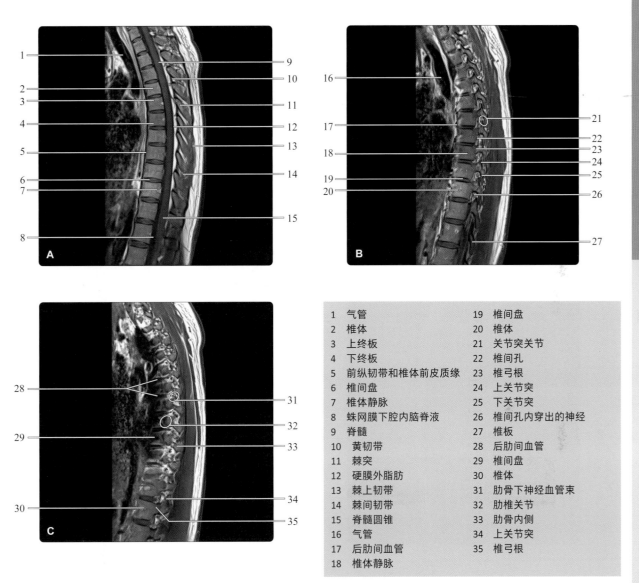

1	气管	19	椎间盘
2	椎体	20	椎体
3	上终板	21	关节突关节
4	下终板	22	椎间孔
5	前纵韧带和椎体前皮质缘	23	椎弓根
6	椎间盘	24	上关节突
7	椎体静脉	25	下关节突
8	蛛网膜下腔内脑脊液	26	椎间孔内穿出的神经
9	脊髓	27	椎板
10	黄韧带	28	后肋间血管
11	棘突	29	椎间盘
12	硬膜外脂肪	30	椎体
13	棘上韧带	31	肋骨下神经血管束
14	棘间韧带	32	肋椎关节
15	脊髓圆锥	33	肋骨内侧
16	气管	34	上关节突
17	后肋间血管	35	椎弓根
18	椎体静脉		

胸椎 MR 矢状位 T1WI，从内至外 3 幅图像。（A）显示胸椎后部韧带，包括棘间韧带、黄韧带和棘上韧带。前纵韧带呈低信号，与椎体前缘低信号的皮质紧密贴合。（B）椎间孔内因含有高信号脂肪而清晰显示，胸神经从椎间孔上方穿出。关节突关节呈冠状位。（C）肋椎关节位于椎间盘外后缘

第二篇 脊 柱

MR 矢状位 T2WI

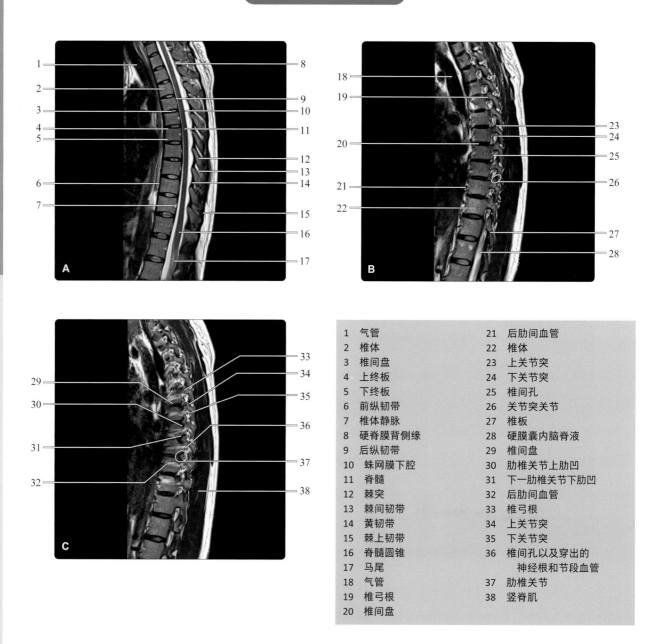

1 气管	21 后肋间血管
2 椎体	22 椎体
3 椎间盘	23 上关节突
4 上终板	24 下关节突
5 下终板	25 椎间孔
6 前纵韧带	26 关节突关节
7 椎体静脉	27 椎板
8 硬脊膜背侧缘	28 硬膜囊内脑脊液
9 后纵韧带	29 椎间盘
10 蛛网膜下腔	30 肋椎关节上肋凹
11 脊髓	31 下一肋椎关节下肋凹
12 棘突	32 后肋间血管
13 棘间韧带	33 椎弓根
14 黄韧带	34 上关节突
15 棘上韧带	35 下关节突
16 脊髓圆锥	36 椎间孔以及穿出的
17 马尾	神经根和节段血管
18 气管	37 肋椎关节
19 椎弓根	38 竖脊肌
20 椎间盘	

胸椎 MR 矢状位 T2WI，从内至外 3 幅图像。（A）正中矢状位显示胸椎体呈方形，胸椎间盘相对较小。棘突较大，是背部的主要结构。胸髓显示完整，逐渐变细，末端呈圆锥状，称为脊髓圆锥。（B）上、下关节突和椎间孔显示清晰，关节突关节呈冠状位。（C）显示椎间孔和椎间盘水平的肋椎关节。肋椎关节由上一椎体的下肋凹、肋骨头、下一椎体的上肋凹组成，肋骨序数与下位椎体相同

MR 轴位 T2WI

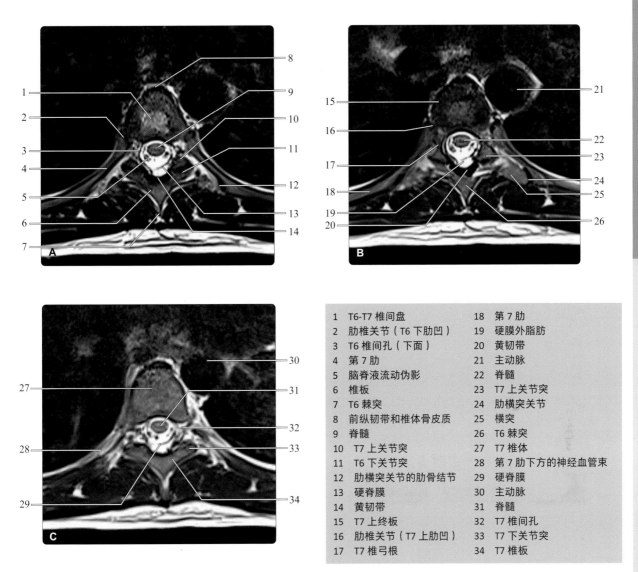

1	T6-T7 椎间盘
2	肋椎关节（T6 下肋凹）
3	T6 椎间孔（下面）
4	第 7 肋
5	脑脊液流动伪影
6	椎板
7	T6 棘突
8	前纵韧带和椎体骨皮质
9	脊髓
10	T7 上关节突
11	T6 下关节突
12	肋横突关节的肋骨结节
13	硬脊膜
14	黄韧带
15	T7 上终板
16	肋椎关节（T7 上肋凹）
17	T7 椎弓根
18	第 7 肋
19	硬膜外脂肪
20	黄韧带
21	主动脉
22	脊髓
23	T7 上关节突
24	肋横突关节
25	横突
26	T6 棘突
27	T7 椎体
28	第 7 肋下方的神经血管束
29	硬脊膜
30	主动脉
31	脊髓
32	T7 椎间孔
33	T7 下关节突
34	T7 椎板

胸椎 MR 轴位 T2WI，从 T6 ～ T7 椎间盘水平向下的 3 幅图像。（A）椎间盘水平，显示关节突关节呈冠状位，为椎间孔后界，椎间盘髓核边界清晰，呈高信号。（B）显示内侧肋骨形成肋横突关节和肋椎关节的关系。横突向后外侧走行，与肋骨形成横突关节。棘突大且朝向尾侧。（C）胸椎椎间孔水平，椎间孔朝向外侧，后界为关节突关节，前界为椎体和椎间盘

腰 椎

术语

缩写

- 前纵韧带（ALL）
- 后纵韧带（PLL）

同义词

- 关节突（articular processes）＝ facets ＝ zygapophyses

大体解剖

概述

- 5 个椎体单元（L1～L5）

组成

- 骨
  - 椎体
    - 大，椭圆形，松质骨
    - 横径大于前后径
  - 终板
    - 由椎体的上、下表面形成
    - 由 1 mm 厚的骨皮质和透明软骨板组成
    - 终板是纤维软骨盘和椎体之间的过渡区域
    - 营养物质通过终板至椎间盘
  - 椎弓
    - 椎弓根：朝向后方
    - 横突：横向走行，L1～L4 横突长而扁平，L5 横突较小
    - 关节突：上、下关节突之间为椎弓峡部，关节面倾斜
    - 椎板：宽、厚，后方微微重叠在一起
    - 棘突
- 椎间孔
  - 脊神经的出口和血管的入口
  - 位于椎弓根侧下方
  - 边界
    - 相邻两椎体的上、下椎弓根
    - 腹侧上边界为椎体背侧，下边界为椎间盘
    - 背侧边界是关节突关节和黄韧带
  - 呈竖椭圆形
    - 纵径 12～19 mm
    - 横径较小，椎间盘至黄韧带横径约 7 mm，易发生椎间孔狭窄
- 关节
  - 椎间盘
    - 外纤维环（相互交叉的胶原纤维）
    - 内纤维环（纤维软骨成分）
    - 中间过渡区
    - 中央髓核（弹性黏蛋白胶状物质，含水量高）
  - 关节突关节
    - 关节面倾斜

- 上关节面：呈凹型，朝向背内侧，对应上个椎体的下关节面
- 下关节面：朝向腹外侧，对应下个椎体的上关节面
- 韧带
  - 前、后纵韧带、棘间韧带和棘上韧带
  - 黄韧带
    - 腰段较厚
    - 连接相邻的椎板
    - 从关节突关节囊延伸至棘突椎板连接处，中线处不汇合
- 肌肉
  - 竖脊肌：由髂肋肌、最长肌、棘肌组成的肌群，肌肉间不易区分
  - 多裂肌（发育最好的腰部肌肉）
  - 深部肌肉：棘间肌、横突间肌
  - 腰方肌和腰大肌
- 人体生物力学
  - 腰椎可进行前屈、侧屈和伸展运动
  - 关节突关节限制椎体旋转
  - 强韧的髂腰韧带保证腰骶关节运动

影像解剖

X 线

- 斜位上椎体后部结构形态类似"苏格兰犬"
  - 鼻＝横突，眼＝椎弓根，耳＝上关节突，颈＝椎弓峡部，前腿＝下关节突

横断面成像

- 关节突关节角度
  - 冠状面上测量关节突关节角度
  - 正常关节突关节角度约 40°
  - L4、L5 水平的关节突关节更偏向矢状位（角度 ＞ 45°），易发生椎间盘突出和退行性腰椎滑脱

解剖影像相关问题

影像诊断注意事项

- 腰骶关节
  - 腰骶移行椎
    - 先天性脊椎畸形，通常发生于 L5 或 S1
    - 具备腰椎和骶椎的骨质特征
  - 椎体关节突关节不对称
    - 双侧关节突关节角度不对称
    - 分级：轻度（6°～10°）、中度（10°～16°）、重度（＞16°）
    - 关节突关节角度不对称和 L4～L5 椎间盘突出的关系尚不明确

示意图

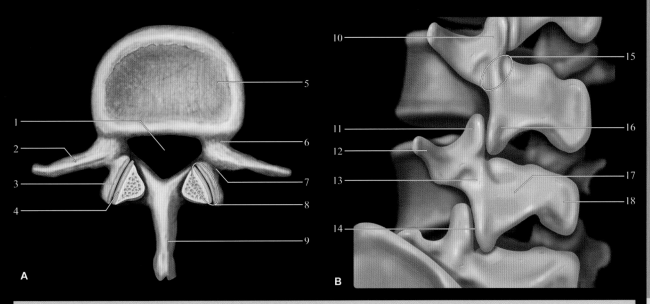

1	椎管	5	椎体	9	棘突	13	椎弓峡部（颈）	17	椎板
2	横突	6	椎弓根	10	上关节突	14	关节突关节	18	棘突
3	上关节面	7	椎板	11	上关节突（耳）	15	椎弓峡部		
4	下关节面	8	关节突关节	12	横突（鼻）	16	下关节突		

（A）腰椎上面观，显示关节突关节。腰椎椎体宽大，左右径大于前后径，椎弓根粗大，从椎体上部向后方延伸。椎管呈三角形（大小：颈椎＞腰椎＞胸椎）。棘突厚、宽，向后方延伸。上关节突呈凹型，朝向后内侧；下关节突呈凸型，朝向前外侧。（B）斜位显示腰椎后部特征性的"苏格兰犬"形态：上关节突（耳）、下关节突（前腿）和椎弓峡部（颈）。上、下关节突分别从椎弓根和椎板交界处向上和向下延伸

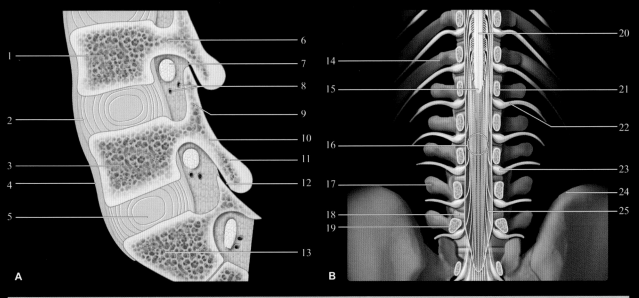

1	L4 椎体	6	椎弓根	11	下关节突	16	马尾	21	L1 椎弓根
2	纤维环	7	L4 神经根穿出	12	关节突关节	17	L4 横突	22	L1 神经根
3	L5 椎体	8	节段动脉和静脉	13	S1 椎体	18	L4-L5 椎间盘	23	L3 背根神经节
4	前纵韧带	9	上关节突	14	第 12 肋	19	L5 椎弓根	24	髂嵴
5	髓核	10	椎弓峡部	15	脊髓圆锥	20	胸髓	25	L5 硬膜内神经

（A）腰椎椎间孔矢状位图像，显示椎间孔上部发出神经的部位，节段血管位于神经下方。椎间孔前上界为椎体背侧，前下界为椎间盘，上界为椎弓根，后界为关节突关节和黄韧带。腰椎椎体和椎间盘较颈、胸椎大。椎弓根朝向后方，形成上、下关节突。（B）腰椎椎弓根的冠状位后面观，神经根在相应椎体的椎弓根下方穿过，并被神经根鞘包绕

X 线片

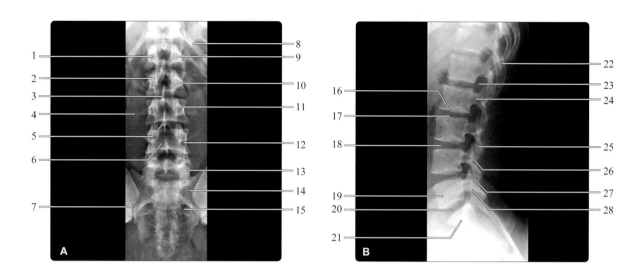

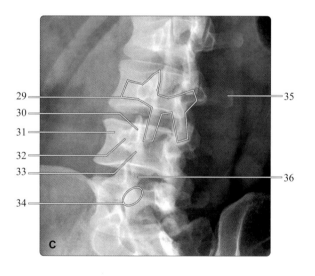

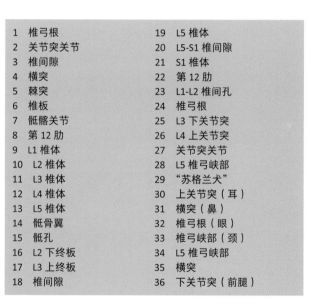

1	椎弓根	19	L5 椎体
2	关节突关节	20	L5-S1 椎间隙
3	椎间隙	21	S1 椎体
4	横突	22	第 12 肋
5	棘突	23	L1-L2 椎间孔
6	椎板	24	椎弓根
7	骶髂关节	25	L3 下关节突
8	第 12 肋	26	L4 上关节突
9	L1 椎体	27	关节突关节
10	L2 椎体	28	L5 椎弓峡部
11	L3 椎体	29	"苏格兰犬"
12	L4 椎体	30	上关节突（耳）
13	L5 椎体	31	横突（鼻）
14	骶骨翼	32	椎弓根（眼）
15	骶孔	33	椎弓峡部（颈）
16	L2 下终板	34	L5 椎弓峡部
17	L3 上终板	35	横突
18	椎间隙	36	下关节突（前腿）

（A）腰椎正位片显示腰椎椎体大，呈矩形，椎间隙相对较宽。椎弓根可见，相邻的关节突关节由于角度倾斜不能完全显示。横突较大，呈水平方向，位于椎弓根水平。（B）腰椎侧位片显示粗大的椎体、厚实的椎弓根和后部附件。椎间孔较大，朝向外侧。椎间孔后界为关节突关节，上、下界为椎弓根，前界为椎体后缘。（C）腰椎斜位片显示腰椎后部结构呈典型的"苏格兰犬"外观，犬的颈部是椎弓峡部

CT 平扫 3D-VRT

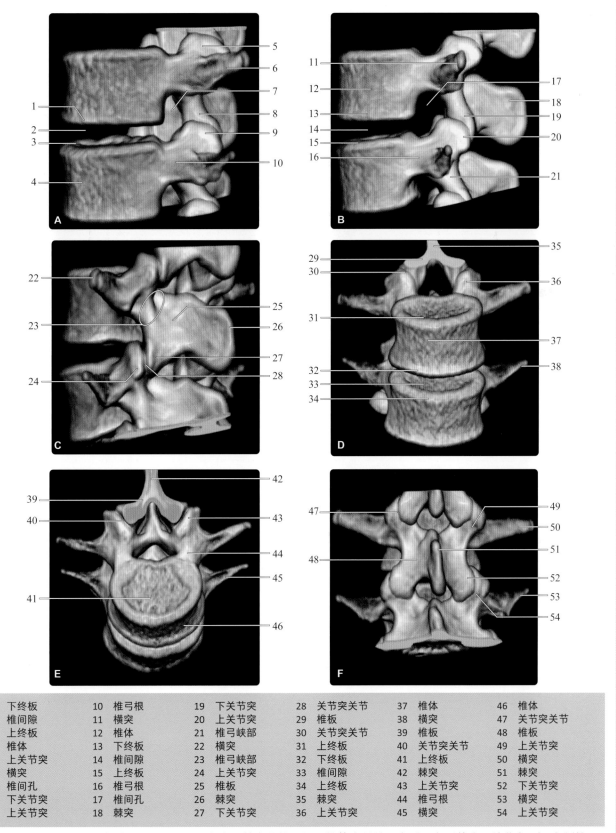

1	下终板	10	椎弓根	19	下关节突	28	关节突关节	37	椎体	46	椎体
2	椎间隙	11	横突	20	上关节突	29	椎板	38	横突	47	关节突关节
3	上终板	12	椎体	21	椎弓峡部	30	关节突关节	39	椎板	48	椎板
4	椎体	13	下终板	22	横突	31	上终板	40	关节突关节	49	上关节突
5	上关节突	14	椎间隙	23	椎弓峡部	32	下终板	41	上终板	50	横突
6	横突	15	上终板	24	上关节突	33	椎间隙	42	棘突	51	棘突
7	椎间孔	16	椎弓根	25	椎板	34	上终板	43	上关节突	52	下关节突
8	下关节突	17	椎间孔	26	棘突	35	棘突	44	椎弓根	53	横突
9	上关节突	18	棘突	27	下关节突	36	上关节突	45	横突	54	上关节突

（A）腰椎 CT 平扫左前斜位 3D-VRT，显示宽大、结实的椎弓根和椎体交界处，向后上方延伸为上关节突。（B）腰椎 CT 平扫左侧位 3D-VRT 显示椎间孔的侧面观。（C）腰椎 CT 平扫左后斜位 3D-VRT 显示"苏格兰犬"形态对应的解剖结构：横突（鼻）、上关节突（耳）、下关节突（前腿）和椎弓峡部（颈部）。椎弓根在斜位图像被遮挡而显示不清，关节突关节清晰显示，其限制腰椎旋转，控制屈曲和伸展。（D）腰椎 CT 平扫 3D-VRT 前面观，腰椎间隙较颈段或胸段宽。（E）腰椎 CT 平扫 3D-VRT 上面观，清晰显示椎体后部结构，可附着宽大的背部肌肉。（F）腰椎 CT 平扫 3D-VRT 后面观，清晰显示"H"形椎体背侧结构。"H"的上臂由上关节突构成，中间横条为椎板和棘突，下臂是下关节突

CT 轴位图像

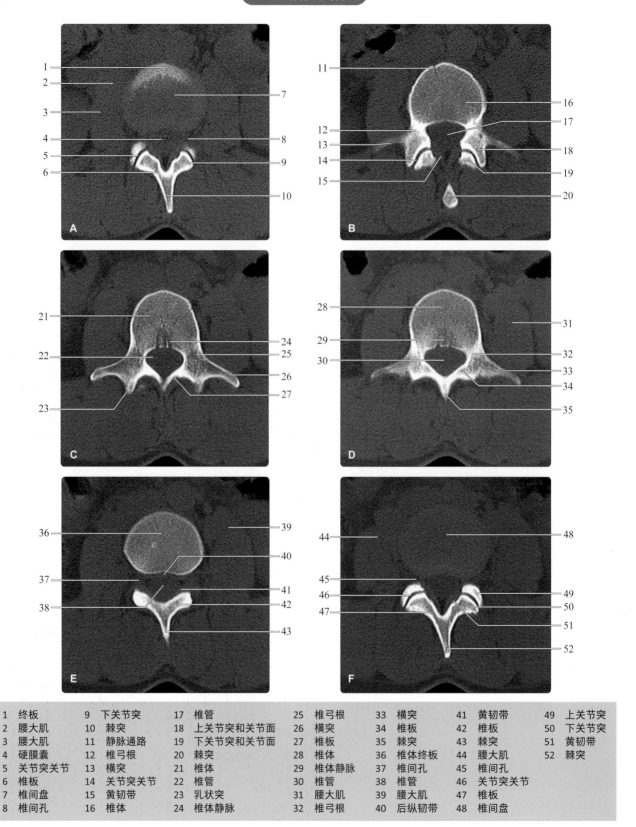

1	终板	9	下关节突	17	椎管	25	椎弓根	33	横突
2	腰大肌	10	棘突	18	上关节突和关节面	26	横突	34	椎板
3	腰大肌	11	静脉通路	19	下关节突和关节面	27	椎板	35	棘突
4	硬膜囊	12	椎弓根	20	棘突	28	椎体	36	椎体终板
5	关节突关节	13	横突	21	椎体	29	椎体静脉	37	椎间孔
6	椎板	14	关节突关节	22	椎管	30	椎管	38	椎管
7	椎间盘	15	黄韧带	23	乳状突	31	腰大肌	39	腰大肌
8	椎间孔	16	椎体	24	椎体静脉	32	椎弓根	40	后纵韧带

41	黄韧带	49	上关节突
42	椎板	50	下关节突
43	棘突	51	黄韧带
44	腰大肌	52	棘突
45	椎间孔		
46	关节突关节		
47	椎板		
48	椎间盘		

腰椎 CT 平扫轴位，从上至下 6 幅图像。（A）椎间盘和椎间孔下部水平。椎间盘后缘形成椎间孔的前下界，椎间孔内主要包含脂肪，神经从椎间孔上部穿出。（B）关节突关节水平，显示典型的腰椎关节突关节结构，上关节突关节面为凹型，下关节突关节面为互补的凸型。关节突关节的角度与冠状面约呈 40°；在 L4 和 L5 水平与冠状面的角度＞45°，则椎间盘突出和退行性腰椎滑脱的发生率增高。（C）显示三角形的中央椎管和向后延伸的椎弓根，椎体静脉通过椎体后缘皮质进入椎体。（D）椎体中部水平，显示椎体较厚的皮质缘和后部中线水平的椎体静脉。椎弓根宽大，朝向后方。横突较大，双侧横向延伸。（E）终板水平，显示椎间孔开口朝向外侧。椎体后部结构呈"T"形，棘突较大，朝向后方。（F）椎间盘水平，显示椎间孔下部前界为椎间盘后缘，后界为关节突关节。关节突关节面倾斜；双侧关节突关节角度可不对称，一侧更偏矢状位

MR 矢状位 T1WI

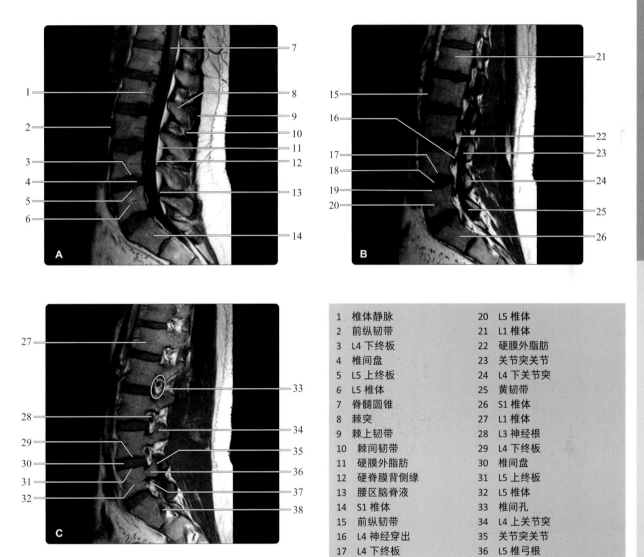

1	椎体静脉	20	L5 椎体
2	前纵韧带	21	L1 椎体
3	L4 下终板	22	硬膜外脂肪
4	椎间盘	23	关节突关节
5	L5 上终板	24	L4 下关节突
6	L5 椎体	25	黄韧带
7	脊髓圆锥	26	S1 椎体
8	棘突	27	L1 椎体
9	棘上韧带	28	L3 神经根
10	棘间韧带	29	L4 下终板
11	硬膜外脂肪	30	椎间盘
12	硬脊膜背侧缘	31	L5 上终板
13	腰区脑脊液	32	L5 椎体
14	S1 椎体	33	椎间孔
15	前纵韧带	34	L4 上关节突
16	L4 神经穿出	35	关节突关节
17	L4 下终板	36	L5 椎弓根
18	椎间盘	37	L5 神经根
19	L5 上终板	38	S1 神经根

腰椎 MR 矢状位 T1WI，从内至外 3 幅图像。（A）由于成人骨髓内脂肪含量高，正常骨髓 T1WI 的信号较相邻椎间盘信号高。椎体静脉在椎体后中线呈流空信号，周围为含脂肪的骨髓高信号。因为纤维环和髓核的信号差异小，T1WI 难以分辨椎间盘的内部结构。（B）椎体侧面清晰，呈矩形，后部主要为下关节突。（C）清晰显示椎间孔前界以及椎间盘与神经的关系

1.5T MR 轴位 T1WI

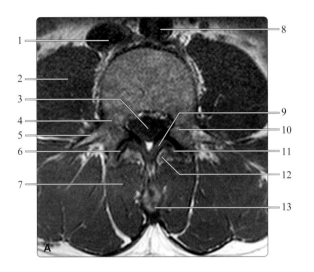

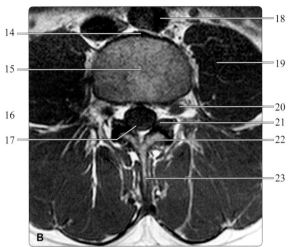

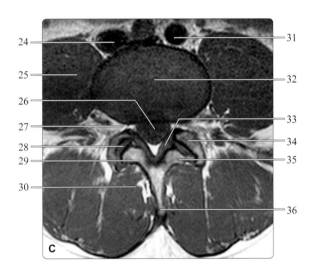

1	下腔静脉	19	腰大肌
2	腰大肌	20	穿出的神经
3	马尾及硬膜囊	21	黄韧带
4	椎弓根	22	椎板
5	横突	23	棘突
6	关节突关节	24	下腔静脉
7	多裂肌	25	腰大肌
8	主动脉	26	马尾及硬膜囊
9	黄韧带	27	椎间孔
10	上关节突	28	关节突关节
11	下关节突	29	椎板
12	椎板	30	多裂肌
13	棘突	31	左髂总动脉
14	前纵韧带	32	L3-L4 椎间盘
15	椎体终板	33	黄韧带
16	椎间孔	34	上关节突
17	椎管	35	下关节突
18	主动脉分叉	36	棘突

腰椎 1.5T MR 轴位 T1WI，从上至下 3 幅图像。（A）显示宽厚的椎弓根向后方延伸。横突较大，利于肌肉附着。（B）椎间孔上部水平，椎间孔朝向外侧，前界为椎体和椎间盘后缘，后界为关节突关节。神经在椎间孔内被高信号的脂肪包绕。（C）椎间盘和椎间孔下部水平，关节突关节显示清晰，与冠状面约呈 40°。椎管呈三角形，腹侧为椎间盘边缘，背侧为黄韧带

3T MR 轴位 T1WI

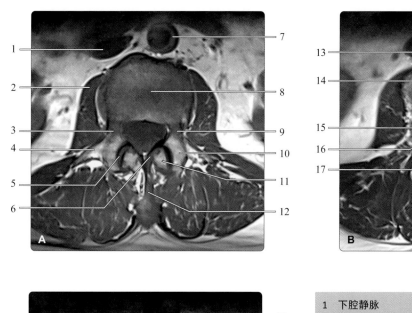

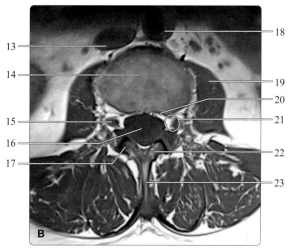

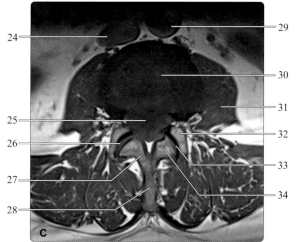

1	下腔静脉	18	主动脉
2	腰大肌	19	腰大肌
3	椎弓根	20	硬膜外脂肪
4	横突	21	椎间孔
5	关节突关节	22	椎板
6	黄韧带	23	棘突
7	主动脉	24	下腔静脉
8	L3 椎体	25	硬膜囊
9	椎弓根	26	关节突关节
10	上关节突	27	椎板
11	下关节突	28	棘突
12	棘间韧带	29	主动脉
13	下腔静脉	30	L3-L4 椎间盘
14	L3 椎体	31	腰大肌
15	背根神经节	32	L4 上关节突
16	硬膜囊内脑脊液	33	关节突关节
17	L3 下关节突	34	L3 下关节突

腰椎 3T MR 轴位 T1WI，从上至下 3 幅图像，自 L3 开始。（A）显示 L3 椎弓根与上关节突的交界处，关节突关节内侧是 L2 下关节突和 L2 部分棘突。（B）椎间孔水平，椎间孔内为高信号脂肪，L3 下关节突向后方延伸为椎板和棘突。（C）L3-L4 椎间盘水平，显示关节突关节的中部和 L3 棘突

3T MR 轴位 T1 增强脂肪抑制图像

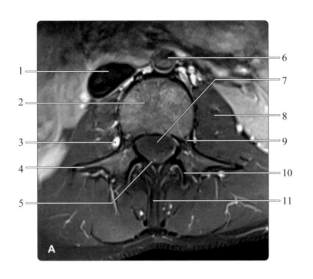

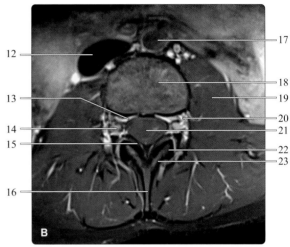

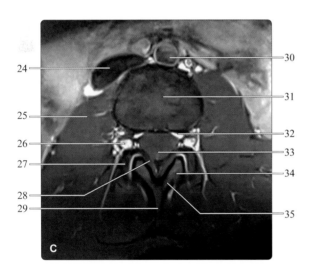

1	下腔静脉	19	腰大肌
2	L3 椎体	20	强化的椎间孔静脉丛
3	节段静脉	21	硬膜囊
4	横突	22	L3 下关节突
5	终丝周围强化的静脉	23	椎板
6	主动脉	24	下腔静脉分叉为髂静脉
7	硬膜囊	25	腰大肌
8	腰大肌	26	背根神经节
9	椎弓根	27	L4 上关节突
10	L3 上关节突	28	黄韧带
11	棘间韧带	29	棘突
12	下腔静脉	30	主动脉
13	强化的硬膜外静脉	31	L3-L4 椎间盘
14	穿出的神经	32	硬膜外静脉
15	黄韧带	33	硬膜囊
16	棘突	34	L3 下关节突
17	主动脉	35	椎板
18	椎体		

MR 轴位 T1 增强脂肪抑制图像，从上至下 3 幅图像。（A）L3 椎体水平，椎弓根信号不均匀，由前方血管的伪影所致。（B）椎间孔水平，椎间孔强化不均匀是由于椎间孔静脉丛强化，而神经根不强化。L3 的下关节突、椎板和棘突清晰可见。（C）椎间孔下部层面，显示椎间孔内明显强化的背根神经节和静脉

MR 冠状位 T1WI

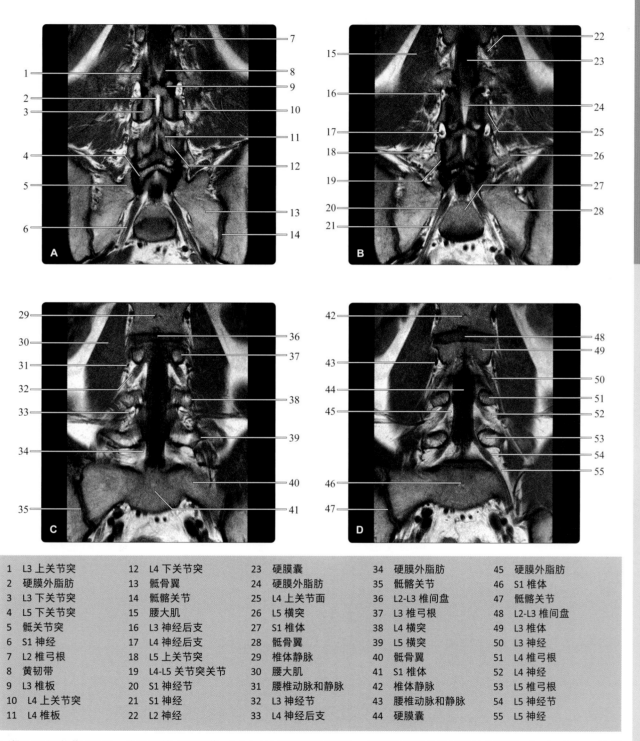

1	L3 上关节突	12	L4 下关节突	23	硬膜囊	34	硬膜外脂肪	45	硬膜外脂肪
2	硬膜外脂肪	13	骶骨翼	24	硬膜外脂肪	35	骶髂关节	46	S1 椎体
3	L3 下关节突	14	骶髂关节	25	L4 上关节面	36	L2-L3 椎间盘	47	骶髂关节
4	L5 下关节突	15	腰大肌	26	L5 横突	37	L3 椎弓根	48	L2-L3 椎间盘
5	骶关节突	16	L3 神经后支	27	S1 椎体	38	L4 横突	49	L3 椎体
6	S1 神经	17	L4 神经后支	28	骶骨翼	39	L5 横突	50	L3 神经
7	L2 椎弓根	18	L5 上关节突	29	椎体静脉	40	骶骨翼	51	L4 椎弓根
8	黄韧带	19	L4-L5 关节突关节	30	腰大肌	41	S1 椎体	52	L4 神经
9	L3 椎板	20	S1 神经节	31	腰椎动脉和静脉	42	椎体静脉	53	L5 椎弓根
10	L4 上关节突	21	S1 神经	32	L3 神经节	43	腰椎动脉和静脉	54	L5 神经节
11	L4 椎板	22	L2 神经	33	L4 神经后支	44	硬膜囊	55	L5 神经

腰椎 MR 冠状位 T1WI，从后至前 6 幅图像。（A）显示腰椎后部结构，关节突关节的外侧缘边界清晰。（B）显示 L4 神经后（背）支被椎间孔的脂肪包绕，中线水平的硬膜外脂肪将成对的黄韧带分开。（C）显示 L3 神经走行至 L3 椎弓根下方，脊神经被椎间孔内的脂肪包绕，脊神经在神经节远端分为前支和后支，后支支配背部深部肌肉的运动和背部皮肤的感觉。（D）显示神经与椎弓根的关系。神经在同节段椎弓根下外侧从椎间孔穿出（即 L5 神经根在 L5 椎弓根下方穿出）

（接下页）

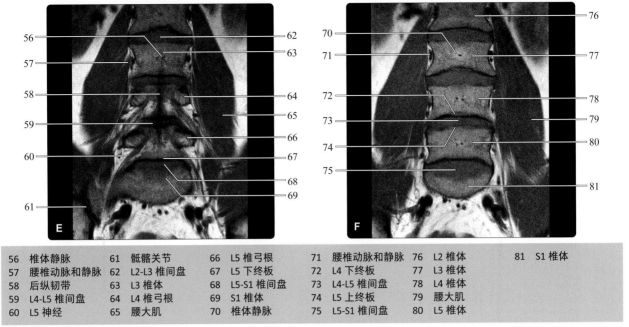

56	椎体静脉	61	骶髂关节	66	L5 椎弓根	71	腰椎动脉和静脉	76 L2 椎体
57	腰椎动脉和静脉	62	L2-L3 椎间盘	67	L5 下终板	72	L4 下终板	77 L3 椎体
58	后纵韧带	63	L3 椎体	68	L5-S1 椎间盘	73	L4-L5 椎间盘	78 L4 椎体
59	L4-L5 椎间盘	64	L4 椎弓根	69	S1 椎体	74	L5 上终板	79 腰大肌
60	L5 神经	65	腰大肌	70	椎体静脉	75	L5-S1 椎间盘	80 L5 椎体

81 S1 椎体

续。（E）显示椎体与腹侧硬膜外间隙的交界处，后纵韧带在中线处为垂直的条状低信号，相邻硬膜外脂肪为高信号，终板为椎体的上、下边界。**（F）**显示每个节段的椎体终板，中间可见较厚的椎间盘

1.5T MR 轴位 T2WI

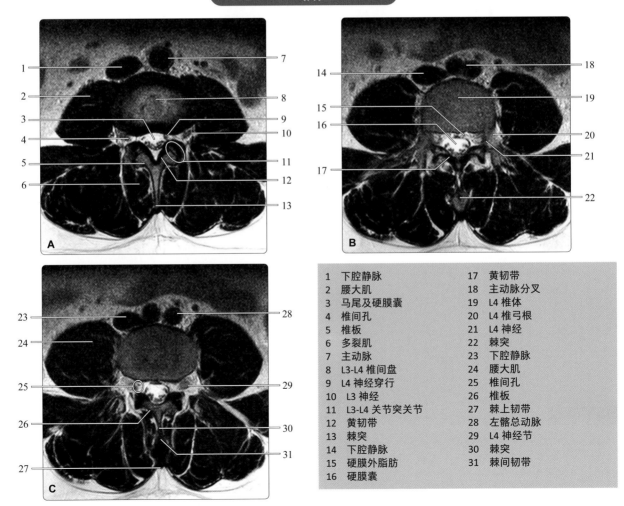

1	下腔静脉	17	黄韧带
2	腰大肌	18	主动脉分叉
3	马尾及硬膜囊	19	L4 椎体
4	椎间孔	20	L4 椎弓根
5	椎板	21	L4 神经
6	多裂肌	22	棘突
7	主动脉	23	下腔静脉
8	L3-L4 椎间盘	24	腰大肌
9	L4 神经穿行	25	椎间孔
10	L3 神经	26	椎板
11	L3-L4 关节突关节	27	棘上韧带
12	黄韧带	28	左髂总动脉
13	棘突	29	L4 神经节
14	下腔静脉	30	棘突
15	硬膜外脂肪	31	棘间韧带
16	硬膜囊		

腰椎 1.5T MR 轴位 T2WI，从上至下 3 幅图像。**（A）**椎间盘水平，中央髓核因含水量较高而呈高信号，周围纤维环呈低信号。硬膜囊边缘锐利，马尾神经为高信号脑脊液内的点状低信号。L3 神经位于椎间孔外，L4 神经穿过侧隐窝。**（B）**L4 椎弓根正下方图像，L4 神经通过椎弓根正下方从椎间孔上部发出。**（C）**显示椎间孔中部的 L4 神经节及其周围脂肪组织，椎间孔后缘为关节突关节，前缘为椎体后部

3T MR 轴位 T2WI

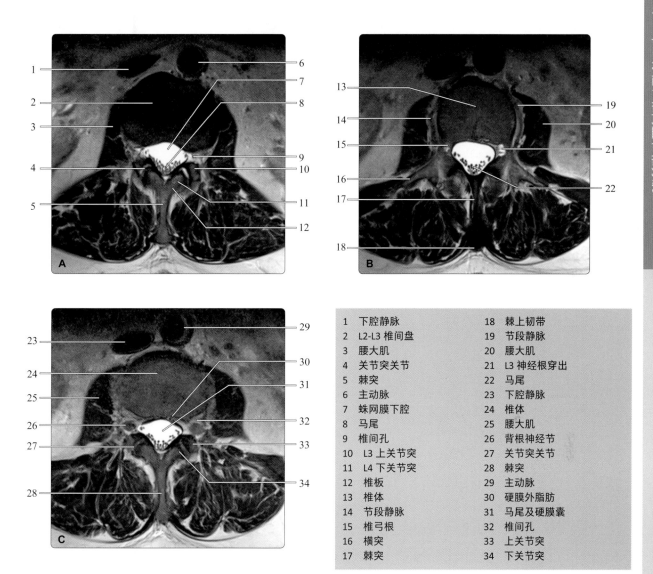

1	下腔静脉	18	棘上韧带
2	L2-L3 椎间盘	19	节段静脉
3	腰大肌	20	腰大肌
4	关节突关节	21	L3 神经根穿出
5	棘突	22	马尾
6	主动脉	23	下腔静脉
7	蛛网膜下腔	24	椎体
8	马尾	25	腰大肌
9	椎间孔	26	背根神经节
10	L3 上关节突	27	关节突关节
11	L4 下关节突	28	棘突
12	椎板	29	主动脉
13	椎体	30	硬膜外脂肪
14	节段静脉	31	马尾及硬膜囊
15	椎弓根	32	椎间孔
16	横突	33	上关节突
17	棘突	34	下关节突

（A）L2-L3 椎间盘图像，显示典型的关节突关节。上关节突关节面呈凹型，皮质缘呈低信号。关节间隙内因含关节液和软骨，呈线样高信号。下关节突关节面通常呈凸型，但有时表面平直，甚至略凹陷。（B）L3 椎间孔上部图像，L3 神经从椎弓根正下方穿出。（C）L3-L4 椎间孔水平，显示双侧背根神经节

术语

定义
- 骶骨：由脊柱底部 5 个融合椎骨形成大的三角形骨

大体解剖

概述
- 骶骨
  - 包括 5 个融合椎体（S1～S5）
  - 大的三角形，形成骨盆的背侧
  - 3 个表面：盆面、背面和外侧面
  - 骶骨底：向上连接 L5
  - 骶骨尖：向下连接尾骨
- 尾骨
  - 由 3～5 个尾椎融合而成

骶骨组成
- 骨
  - 中央体、外侧骶骨翼、后部三角状骶管
  - 腹侧和背侧骶骨孔各 4 对，分别从骶管向外延伸至盆腔和骶骨背面
  - 盆面
    - 凹面，形成骨盆的背侧
    - 4 对骶前孔
    - 骶前孔之间有 4 条横嵴
  - 背面
    - 凸面
    - 中线的**骶正中嵴**为融合的棘突
    - 嵴两侧的骶骨沟
    - 骶骨沟外侧的**骶中间嵴**为融合的关节突
    - 4 对骶后孔位于骶中间嵴外侧
    - **骶外侧嵴**，位于骶后孔外侧，为融合的横突
    - **骶管裂孔**：骶正中嵴末端背侧的骨性开口
  - 外侧面
    - 上部较宽，下部逐渐变窄
    - 腹侧关节面为骶髂关节，背侧骨面粗糙，为韧带附着点
- 关节
  - 腰骶关节
    - 通过 L5～S1 椎间盘和关节突关节与 L5 腰椎连接
    - L5 下关节突与 S1 上关节突形成关节突关节
    - S1 的上关节突朝向背侧
  - 骶尾关节
    - 骶骨尖和尾骨上部
    - 包含纤维软骨性椎间盘
  - 骶髂关节
    - 腹侧滑膜关节
    - 透明软骨覆盖的骶骨关节面和纤维软骨覆盖的髂骨关节面之间
    - 背侧联合韧带：骶髂骨间韧带
- 软组织
  - 硬膜囊
    - 大多数人硬膜囊终止于 S2 水平
    - 从 L5 椎体下部水平至 S3，终端位置差异很大
    - 终丝的硬膜外部分从 S2 延伸至第 1 节尾骨
  - 神经
    - 骶管包含骶神经根和尾神经根
    - 神经由骶前孔和骶后孔发出
  - 肌肉
    - **梨状肌**：起源于骶骨腹侧，横穿过坐骨大孔附着于股骨大转子；骶丛神经沿梨状肌前表面走行
    - 臀大肌、竖脊肌和多裂肌起源于骶骨背侧
  - 韧带
    - 前纵韧带附着于骶骨岬
    - 腰骶椎间盘背侧的后纵韧带，附着于骶管腹侧缘
    - 骶髂关节由宽大的骶髂前韧带、骶髂骨间韧带和骶髂后韧带固定
    - 骶棘韧带连接骶骨外侧与坐骨棘
    - 骶结节韧带连接骶骨外侧与坐骨结节

影像解剖

概述
- 腰骶关节
  - 移行椎体
    - 见于 25% 的正常人
    - **腰椎骶化**
      - L5 横突增大，与骶骨上部融合，L5 移行为骶椎
    - **骶椎腰化**
      - S1 未与其余骶椎融合，位于骶骨上方，呈腰椎形态
  - 骶骨位于腰骶连接处，与水平面呈 40° 倾斜
    - 腰骶关节负责轴向旋转
    - 骶结节韧带、骶棘韧带保证旋转力

解剖影像相关问题

影像诊断注意事项
- 腰椎骶化和骶椎腰化表现相似，需要从 C2 开始向下计数，以精确定位椎体

示意图

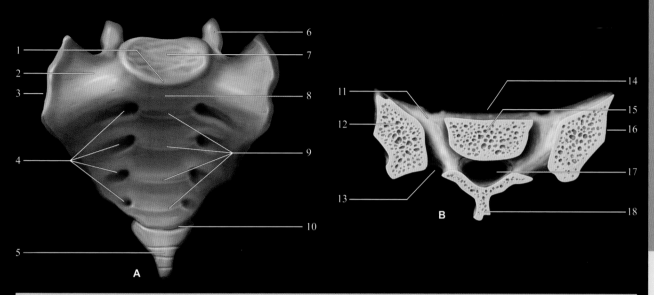

1	骶骨岬	4	骶前孔	7	S1 上终板	10	骶尾关节	13	骶后孔	16	骶髂关节
2	骶骨翼	5	尾骨	8	S1 椎体	11	骶前孔	14	骶骨盆面	17	骶管
3	骶髂关节	6	S1 上关节突	9	骶骨盆面的横嵴	12	骶骨翼	15	骶骨体	18	骶正中嵴

（A）骶骨前面观，骶骨是由 5 个椎骨融合而成的大骨，构成骨盆后部。S1 的上关节突与 L5 的下关节突相连，形成腰骶关节。（B）骶骨轴位图像，骶骨中央体、外侧骶骨翼清晰显示。骶前孔和骶后孔分别从中央骶管延伸至骶骨盆面和背面

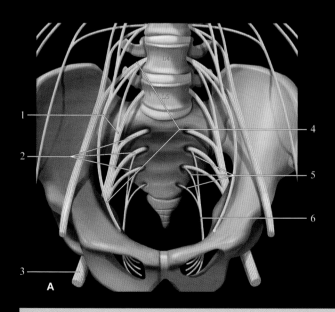
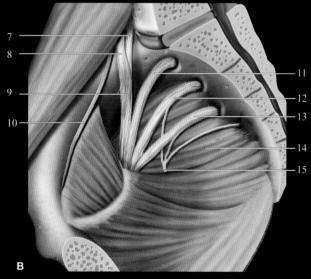

1	腰骶干	4	骶神经丛上束	7	L5 神经	10	闭孔神经	13	S3 神经
2	S1 ～ S3 腹侧神经	5	骶神经丛下束	8	L4 神经	11	S1 神经	14	梨状肌
3	坐骨神经	6	阴部神经	9	腰骶干	12	S2 神经	15	阴部神经

（A）冠状位显示骶骨与骶神经丛的关系，骶神经丛上束和下束清晰显示，上束的末端分支为坐骨神经，由腰骶干和 S1 ～ S3 腹侧骶神经组成。下束至会阴处形成阴部神经。（B）矢状位图显示骶神经丛的上、下束与盆部肌肉组织的解剖关系，上束在梨状肌腹侧面汇合成坐骨神经

CT 平扫 3D-VRT

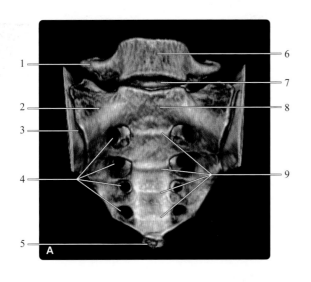

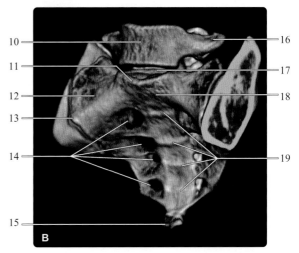

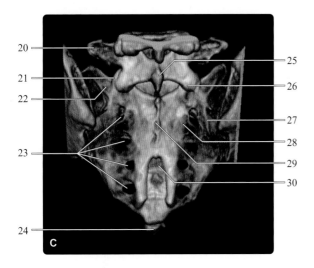

1	L5 横突孔	16	L5 横突
2	骶骨翼	17	L5-S1 椎间盘
3	骶髂关节	18	S1 椎体
4	骶前孔	19	骶骨盆面的横嵴
5	尾骨	20	L5 横突
6	L5 椎体	21	骶骨上关节面
7	L5-S1 椎间盘	22	骶骨翼
8	S1 椎体	23	骶后孔
9	骶骨盆面的横嵴	24	尾骨
10	L5 椎体	25	L5 棘突
11	骶骨岬	26	L5 下关节突
12	骶骨翼	27	骶外侧嵴
13	骶髂关节	28	骶中间嵴
14	骶前孔	29	骶正中嵴
15	尾骨	30	骶管裂孔

（**A**）骶骨 CT 平扫 3D-VRT 前面观，骶骨是由 5 个椎体融合而成的大骨块，构成骨盆的后部。多个骶神经根通过 4 对骶孔穿出。S1 的骶骨底与 L5 下终板相连。（**B**）骶骨 CT 平扫 3D-VRT 前斜位观，显示骶骨上部、骶骨岬和宽大的骶骨翼。（**C**）骶骨 CT 平扫 3D-VRT 后面观，骶骨背侧可见垂直的嵴，为上方腰椎的延续，骶正中嵴类似棘突，骶中间嵴类似关节突，骶外侧嵴类似横突

MR 轴位 T2WI

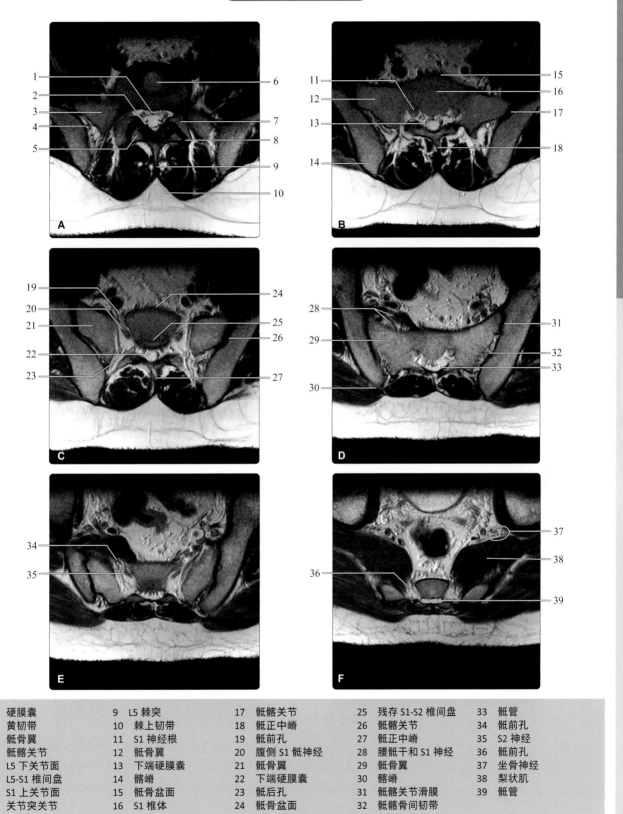

1 硬膜囊	9 L5 棘突	17 骶髂关节	25 残存 S1-S2 椎间盘	33 骶管
2 黄韧带	10 棘上韧带	18 骶正中嵴	26 骶髂关节	34 骶前孔
3 骶骨翼	11 S1 神经根	19 骶前孔	27 骶正中嵴	35 S2 神经
4 骶髂关节	12 骶骨翼	20 腹侧 S1 骶神经	28 腰骶干和 S1 神经	36 骶前孔
5 L5 下关节面	13 下端硬膜囊	21 骶骨翼	29 骶骨翼	37 坐骨神经
6 L5-S1 椎间盘	14 髂嵴	22 下端硬膜囊	30 髂嵴	38 梨状肌
7 S1 上关节面	15 骶骨盆面	23 骶后孔	31 骶髂关节滑膜	39 骶管
8 关节突关节	16 S1 椎体	24 骶骨盆面	32 骶髂骨间韧带	

骶骨 MR 轴位 T2WI，从上至下 6 幅图像。（A）显示腰骶关节突关节结构，前方为朝向背内侧的 S1 上关节突，后方为 L5 下关节突。（B）S1 椎体水平，显示骶骨体和骶骨翼向外延伸至骶髂关节，后面的骶正中嵴显示清晰。（C）S1-S2 交界处水平，显示腹侧和背侧 S1 神经分别穿过骶前孔和骶后孔。（D）S2 椎体水平，显示骶骨体和骶骨翼向外延伸至骶髂关节。骶髂关节由腹侧滑膜关节和背侧骶髂骨间韧带组成。硬膜囊在此水平（S2）终止，骶管在该水平只包含骶尾神经、脂肪和终丝的硬膜外部分。有时骶骨可见脊柱裂。（E）腹侧 S2 神经从骶前孔穿出。（F）骶骨下段水平，显示梨状肌起源于骶骨外侧，并向外侧延伸穿过坐骨大孔。梨状肌前方是坐骨神经

CT 平扫轴位图像

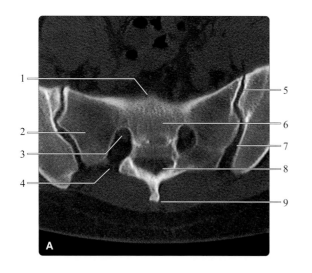

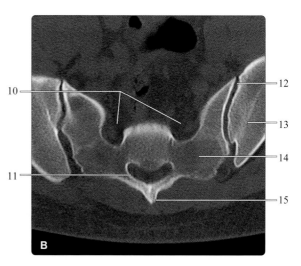

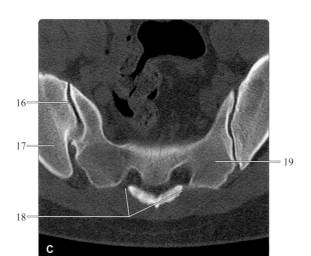

1	骶骨盆面	11	骶管
2	骶骨翼	12	骶髂关节
3	神经穿出	13	髂骨
4	骶后孔	14	骶骨翼
5	骶髂关节滑膜	15	骶正中嵴
6	骶骨体	16	骶髂关节
7	骶髂骨间韧带	17	髂骨
8	骶管	18	骶后孔
9	骶正中嵴	19	骶骨翼
10	骶前孔及发出的神经		

骶骨 CT 平扫轴位，从上至下 3 幅图像。（**A**）显示骶骨的骨性成分包括中央体、成对的外侧骶骨翼和背侧的骶管。骶髂关节由腹侧滑膜关节和背侧骶髂韧带组成。（**B**）显示 4 对骶前孔中的 1 对，S1 ～ S4 腹侧骶神经通过骶前孔进入骨盆。（**C**）骶骨中部水平，显示一对骶后孔

正位 X 线片和 CT 平扫冠状位图像

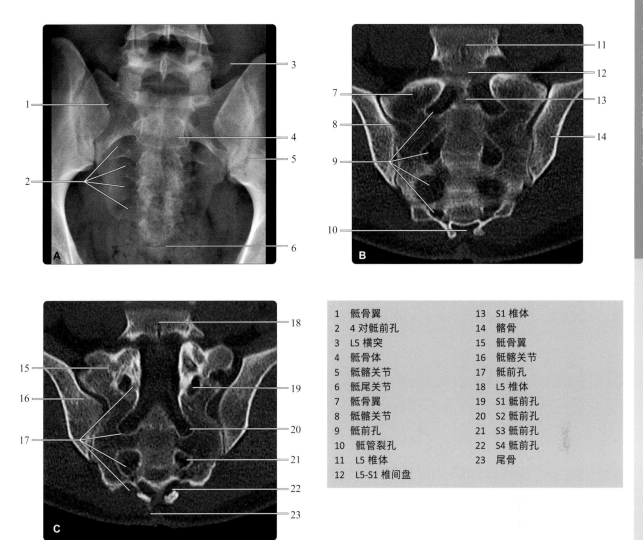

1	骶骨翼	13	S1 椎体
2	4 对骶前孔	14	髂骨
3	L5 横突	15	骶骨翼
4	骶骨体	16	骶髂关节
5	骶髂关节	17	骶前孔
6	骶尾关节	18	L5 椎体
7	骶骨翼	19	S1 骶前孔
8	骶髂关节	20	S2 骶前孔
9	骶前孔	21	S3 骶前孔
10	骶管裂孔	22	S4 骶前孔
11	L5 椎体	23	尾骨
12	L5-S1 椎间盘		

（A）骶骨正位 X 线片，显示由 5 个融合椎体组成的三角形骶骨以及双侧的骶髂关节。骶前孔的上内侧皮质缘清晰，下缘模糊。（B）骶骨 CT 平扫冠状位，显示成对的骶前孔和宽大的骶髂关节，中线处可见 5 个融合骶椎组成的三角形骶骨。（C）更后方图像显示骶前孔呈不同程度倾斜，形态为圆形或矩形

MR 冠状位 T1WI

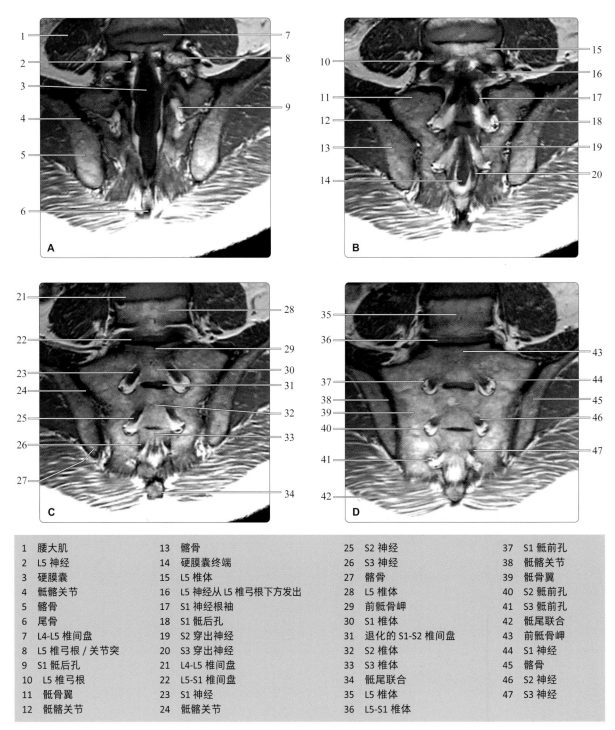

1	腰大肌	13	髂骨	25	S2 神经	37	S1 骶前孔
2	L5 神经	14	硬膜囊终端	26	S3 神经	38	骶髂关节
3	硬膜囊	15	L5 椎体	27	髂骨	39	骶骨翼
4	骶髂关节	16	L5 神经从 L5 椎弓根下方发出	28	L5 椎体	40	S2 骶前孔
5	髂骨	17	S1 神经根袖	29	前骶骨岬	41	S3 骶前孔
6	尾骨	18	S1 骶后孔	30	S1 椎体	42	骶尾联合
7	L4-L5 椎间盘	19	S2 穿出神经	31	退化的 S1-S2 椎间盘	43	前骶骨岬
8	L5 椎弓根 / 关节突	20	S3 穿出神经	32	S2 椎体	44	S1 神经
9	S1 骶后孔	21	L4-L5 椎间盘	33	S3 椎体	45	髂骨
10	L5 椎弓根	22	L5-S1 椎间盘	34	骶尾联合	46	S2 神经
11	骶骨翼	23	S1 神经	35	L5 椎体	47	S3 神经
12	骶髂关节	24	骶髂关节	36	L5-S1 椎体		

骶骨 MR 斜冠状位 T1WI，从后至前 6 幅图像。（A）骶后孔和骶前孔可以通过骨皮质、孔内脂肪、中央神经的形态差异来识别。由于骶骨和尾骨有曲度，因此仅部分显示。（B）显示骶后孔与腹侧神经根交界处层面。（C）显示骶前孔起始层面，可见骶前孔内脂肪包绕的骶神经。（D）骶骨中部水平，显示成对的圆形骶前孔，其内填充高信号脂肪，中央为低信号的神经根。宽大的骶髂关节呈现为低信号，连接骶骨翼和髂骨翼（髂骨）。中线处可见 5 个融合骶椎组成的三角形骶骨

（接下页）

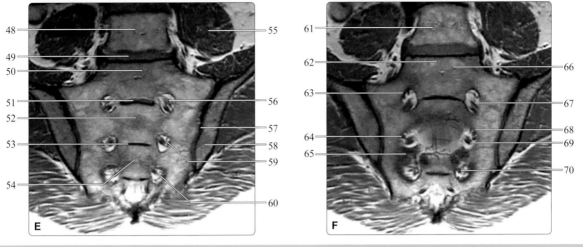

48	L5 椎体	54	S3 椎体
49	L5-S1 椎间盘	55	腰大肌
50	S1 椎体	56	S1 骶前孔内神经和静脉
51	S1-S2 椎间盘	57	骶髂关节
52	S2 椎体	58	髂骨
53	退化的 S2-S3 椎间盘	59	S2 骶前孔内神经和静脉

60	S3 骶前孔	66	S1 椎体
61	L5 椎体	67	S1 神经
62	骶骨岬	68	骶前孔内静脉
63	S1 骶前孔	69	S2 神经
64	S2 骶前孔	70	S3 神经
65	梨状肌		

续。（E）骶前孔水平，显示圆形、低信号的神经以及多个邻近的血管流空信号，主要为骶前孔内静脉。骶髂关节的髂骨翼和骶骨翼显示清晰。（F）骶前孔前部图像，可见部分梨状肌

MR 冠状位脂肪抑制 T2WI

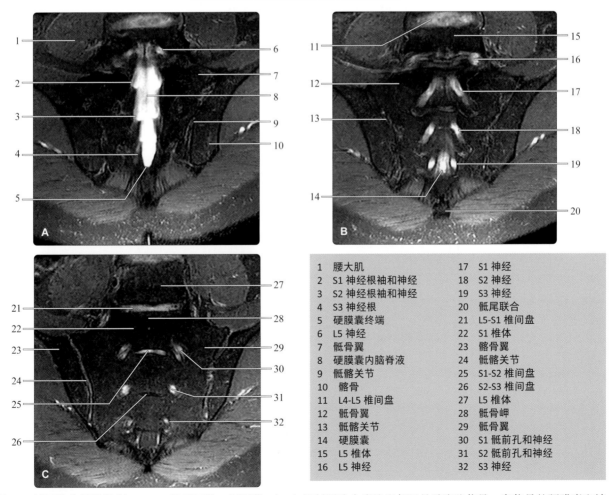

1	腰大肌	17	S1 神经
2	S1 神经根袖和神经	18	S2 神经
3	S2 神经根袖和神经	19	S3 神经
4	S3 神经根	20	骶尾联合
5	硬膜囊终端	21	L5-S1 椎间盘
6	L5 神经	22	S1 椎体
7	骶骨翼	23	髂骨翼
8	硬膜囊内脑脊液	24	骶髂关节
9	骶髂关节	25	S1-S2 椎间盘
10	髂骨	26	S2-S3 椎间盘
11	L4-L5 椎间盘	27	L5 椎体
12	骶骨翼	28	骶骨岬
13	骶髂关节	29	骶骨翼
14	硬膜囊	30	S1 骶前孔和神经
15	L5 椎体	31	S2 骶前孔和神经
16	L5 神经	32	S3 神经

骶骨 MR 斜冠状位脂肪抑制 T2WI，从后至前 3 幅图像。（A）抑制骶孔内脂肪和邻近骨髓脂肪信号，高信号的硬膜囊和神经根显示清晰。（B）骶骨中段水平，显示 S1 ～ S3 神经根。骶髂关节和邻近骨髓呈低信号，因此骶髂关节高信号的病变容易识别。（C）骶前孔前部图像，可见高信号的神经由此穿出

第一章 脊柱、椎间盘和椎旁肌

骶尾椎

侧位 X 线片和 MR 矢状位 T2WI

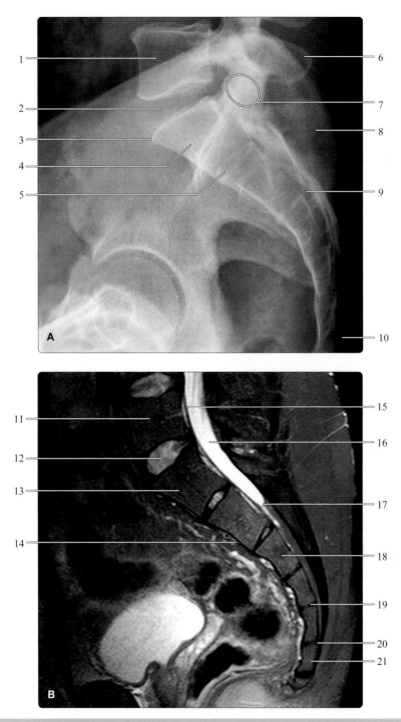

1	L5 椎体	7	L5-S1 关节突关节	13	S1 椎体	19	退化的骶骨椎间盘
2	L5-S1 椎间盘	8	骶正中嵴	14	骶骨盆面	20	骶尾关节
3	骶骨岬	9	骶管	15	后纵韧带	21	尾骨
4	S1 椎体	10	骶管裂孔	16	硬膜囊		
5	残存 S1-S2 椎间盘	11	L5 椎体	17	硬膜囊终端		
6	L5 棘突	12	L5-S1 椎间盘	18	S3 椎体		

（A）侧位 X 线片显示骶骨和腰骶关节。骶骨由 5 个融合的椎体组成，包括盆面、背面和外侧面。骶骨基底部与 L5 相连，骶骨尖与尾骨相连，外侧面与两侧髂骨相连。S1 椎体的前缘称为骶骨岬，形成骨盆入口的后缘。（B）骶骨 MR 正中矢状位 T2WI，显示典型的腰骶关节连接，L5 ～ S1 椎间盘显示清晰，L5 呈方形，S1 呈梯形。退化的骶骨椎间盘呈线样低信号。硬膜囊终止于 S2 水平

第二篇　脊　柱

第二章　脊髓、脊膜和脊膜腔

（侯亚琴　彭靖　卢洁　译）

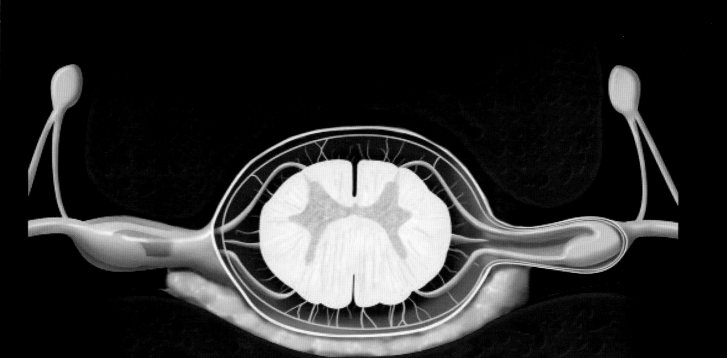

术语

缩写

- 脊髓（spinal cord，SC）
- 马尾（cauda equina，CE）

定义

- 束：起止点和功能相同的神经纤维
- 根：根丝合并成背侧（感觉）、腹侧（运动）神经根
- 脊神经：背侧与腹侧神经根组成
- 神经节：细胞体、神经纤维组成的结节状结构

大体解剖

概述

- 脊髓
  - 位于硬膜囊内
  - 由齿状韧带固定于硬脊膜
  - 延髓和周围神经系统之间的长圆柱形结构，下端呈锥状
  - 有两处膨大
    - 颈膨大（C3～T2），最大直径位于 C6
    - 腰膨大位于 T9～T12 水平
  - 脊髓逐渐变细呈锥状（脊髓圆锥）
  - 圆锥通常位于 T12 至 L2～L3 水平之间（T12～L1 水平最常见）
  - 脊髓的外部结构
    - 腹（前）正中裂较深，位于脊髓腹面
    - 背（后）正中沟较浅
    - 后外侧沟（背侧根丝由此进入脊髓）
    - 腹外侧沟（腹侧根丝由此从脊髓发出）
  - 脊髓的内部结构
    - 和大脑相反，灰质位于脊髓内侧，而白质位于脊髓周围
    - 中央灰质由柱状的神经元细胞体构成，呈"H"形
      □ 灰质前连合与后连合连接"H"两侧的灰质，与两侧灰质近乎垂直
      □ "H"的腹（前）角较短、较厚，并包含多极运动神经元
      □ "H"的背（后）角较长、较窄，接收背根神经节（dorsal root ganglion，DRG）的感觉轴突
      □ 仅 T2～L1 脊髓节段可见侧角
    - 3 个白质柱（索）：背、腹、外侧
      □ 下行运动束、上行感觉束主要位于侧索、前（腹）索
      □ 位置感觉、精细触觉的传导纤维位于后（背）索
    - 中央管内衬室管膜
- 终丝
  - 从圆锥向下延伸的结缔组织束

- 远端融合入硬脊膜，附着于尾骨背侧
- 脊神经根
  - 8 对颈神经（第 1 对颈神经出口位于颅底和 C1 之间）、12 对胸神经、5 对腰神经、5 对骶神经、1 对尾神经
  - 成对的背根、腹根从脊髓外侧（后外侧沟、腹外侧沟）发出
  - 分别下行穿过蛛网膜下腔（SAS）、硬脊膜，然后于椎间孔内或附近汇合
  - 腹根主要包含传出神经纤维和一些交感神经纤维
  - 背根主要包含传入轴突（包括躯体轴突和内脏轴突）
  - 在背根神经节水平软脊膜消失
- 马尾
  - 腰、骶、尾神经根的马尾位于圆锥下方

影像解剖

概述

- 脊髓
  - T1 加权像：与有髓鞘（高信号）白质相比，中央灰质呈 H 形低信号
  - T2 加权像：与有髓鞘白质相比，灰质呈相对高信号
  - 轴位显示脊髓最大截面随位置而不同
    - 颈膨大的脊髓横截面积可达椎管面积的 75%
    - 除腰膨大的脊髓面积略大外，胸段脊髓面积通常为 50% 或更小
  - 终丝
    - 通常直径为 2 mm 或更小
    - 有脊髓前动脉的远端分支，增强扫描通常强化
- 脊神经根
  - 走行越长，在马尾水平的倾斜角度越大
  - 鞘内神经根有血-神经屏障，增强扫描通常不强化
  - 背根神经节（DRG）无血-神经屏障，增强扫描通常强化
- 马尾
  - 轴位 T2 加权像表现为硬膜囊内 U 形结构

解剖影像相关问题

问题

- 脊髓的躯体分布提示临床表现、病理学改变
- 中央灰质＝脊髓分水岭区
- 出生后圆锥位于正常"成人"的水平

推荐成像方法

- 多平面 T2 加权像显示脊髓、神经根最佳
- T2 FSE 或 CISS 序列用于"MR 脊髓造影"

影像诊断注意事项

- 矢状位确定圆锥位置不如轴位可靠
- 脑脊液（CSF）搏动、自旋失相位导致"流空"，不要误认为血管畸形

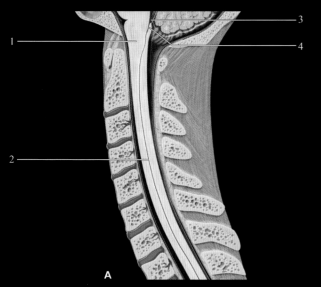

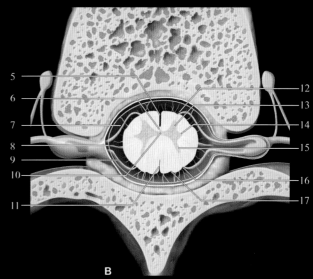

1	颈髓延髓交界	5	腹正中裂	9	背根	13	前角／灰质柱	17	背中间沟／隔
2	脊髓中央管	6	腹侧白质连合	10	中央管＋灰质连合	14	中间外侧柱		
3	闩	7	腹根	11	背正中沟／隔	15	后角／灰质柱		
4	薄束核	8	齿状韧带	12	腹外侧沟	16	背外侧沟		

示意图

（A）颈髓的矢状位图，显示脊髓中央管与脑内第四脑室的下端相连。薄束核背侧隆起为脑室与脊髓中央管的分界，在颅颈交界处的 MR 矢状位 T2WI 上很容易显示。（B）脊髓轴位图显示远端胸段脊髓的内部解剖结构。较深的腹正中裂分隔前索，而较浅的背正中沟分隔后索。背中间沟将后索分为薄束和楔束，背侧和腹侧神经根分别起源于背外侧沟和腹外侧沟

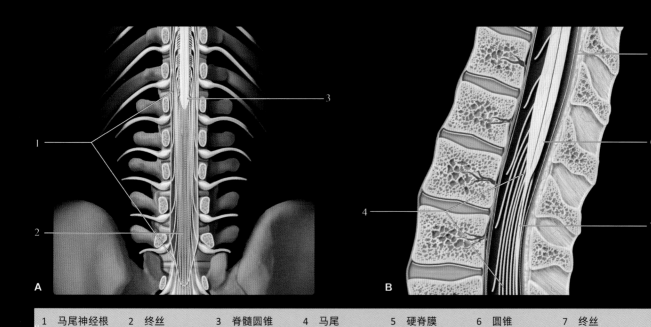

| 1 | 马尾神经根 | 2 | 终丝 | 3 | 脊髓圆锥 | 4 | 马尾 | 5 | 硬脊膜 | 6 | 圆锥 | 7 | 终丝 |

（A）椎管中央冠状位图，显示远端胸段脊髓和马尾神经根。脊髓末端变细，呈圆锥状，即脊髓圆锥。腰神经根在相同椎体节段的椎弓根下方离开硬膜囊。终丝是从圆锥向下延伸至尾骨背侧的结缔组织，通常不含功能性神经组织和脂肪。（B）胸腰交界处矢状位图，显示正常圆锥和马尾解剖结构。终丝位于马尾神经根之间，圆锥附着于终末硬膜囊

CT 冠状位脊髓造影

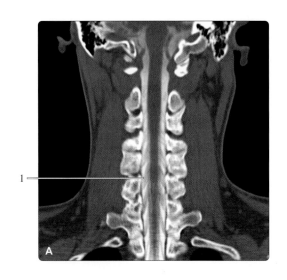

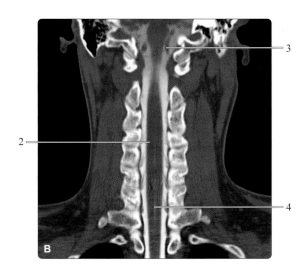

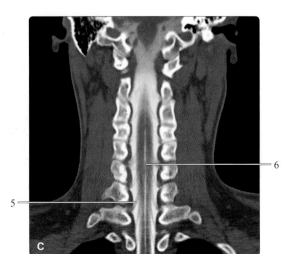

1	脊神经背根
2	脊髓
3	椎动脉
4	腹正中裂
5	脊神经腹根
6	腹正中裂

CT 冠状位脊髓造影，从后至前 3 幅图像。（A）显示脑脊液包绕的背侧（感觉）神经根。（B）显示硬膜囊内的脊髓。某些情况下（尤其延迟扫描）脊髓中央管可见对比剂，但本例脊髓中央的高密度为腹正中裂的部分容积效应导致。注意，由于 CT 检查的对比度和分辨率有限，显示脊髓内部结构信息有限。（C）显示腹侧脊髓和腹侧（运动）神经根，腹正中裂内为含有高密度对比剂的脑脊液（CSF）

CT 冠状位脊髓造影

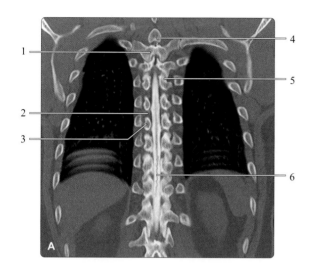

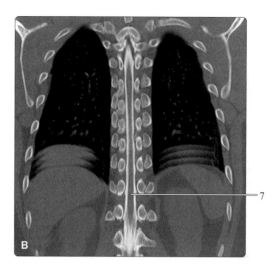

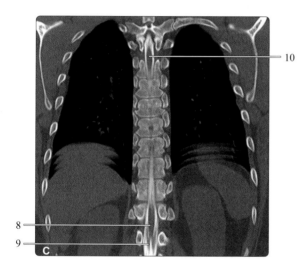

1 椎板
2 椎间孔
3 椎弓根
4 棘突
5 关节突关节
6 椎管
7 椎管内的脊髓
8 脊髓圆锥
9 马尾
10 上胸段脊髓

胸椎 CT 冠状位脊髓造影重建，从后至前 3 幅图像。（A）椎管后部经鞘内对比剂显影，两侧以成对的内侧肋骨、椎弓根为界，可见边界清楚的、具有骨皮质的椭圆形骨密度影。由于正常胸椎后凸，上、下胸椎在前部层面比在中部显示更多。（B）椎管中部水平，胸段脊髓通常占蛛网膜下腔的 50%。（C）椎体后部水平，此层面可以很好地显示脊髓圆锥。远端胸段脊髓逐渐变细为菱形圆锥之前有轻度扩张

MR 矢状位 T2WI 和冠状位 STIR 图像

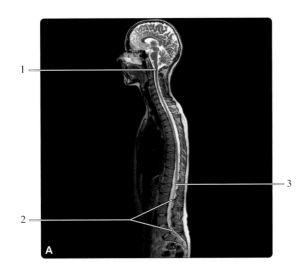

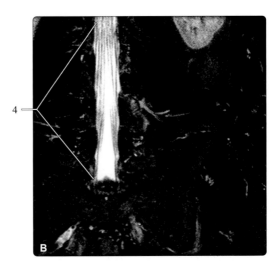

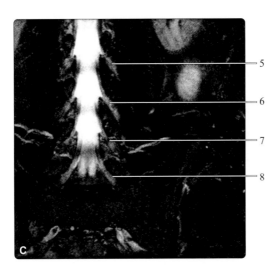

1	颈髓–延髓交界
2	马尾
3	脊髓圆锥
4	马尾
5	L3 神经
6	L4 神经
7	L5 神经
8	S1 神经

MR 矢状位 T2WI 和冠状位 STIR 图像。（**A**）MR 矢状位 T2WI 显示从颈髓延髓交界处到圆锥的整个脊髓。马尾悬垂于尾侧硬膜囊内。尽管患者为仰卧位，但由于正常胸椎后凸和腰椎前凸曲度，正常胸段脊髓位于硬膜囊前部，圆锥位于后部。（**B**）MR 冠状位 STIR 图像显示马尾神经根在硬膜囊内的分布。神经根在头侧（腰椎）水平多为向外侧分布，在尾侧（骶骨、尾骨）水平向内侧排列。（**C**）MR 冠状位 STIR 图像显示更前面的层面，腰骶部脊神经由相应的神经孔发出

MR 轴位 CISS 和 T2WI

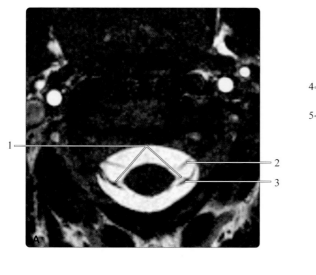

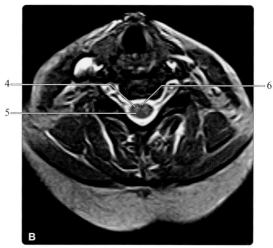

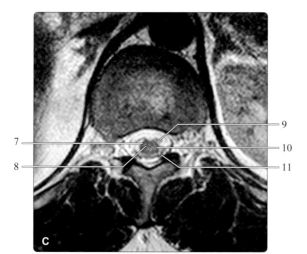

1	齿状韧带	7	周围白质
2	腹侧神经根	8	中央灰质
3	背侧神经根	9	腹侧神经根
4	前角	10	中间外侧柱
5	后角	11	背侧神经根
6	腹正中裂		

（A）MR 轴位 CISS 序列显示均匀的脑脊液高信号。双侧齿状韧带呈低信号，将脊髓固定于硬脊膜。背根和腹根在硬膜囊内分离，于神经孔处合并为相应的脊神经。（B）MR 轴位 T2WI 显示正常颈髓灰质和白质。代表交感神经系统细胞体的中间外侧灰质柱仅见于胸腰段脊髓，颈段不显示。（C）显示正常圆锥解剖。周围白质和中央灰质易于区分。注意交感神经系统中间外侧柱的特征性隆起

MR 轴位 T2WI

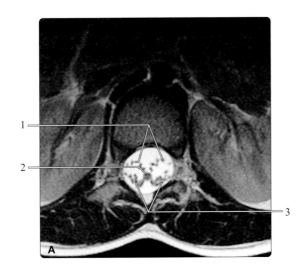

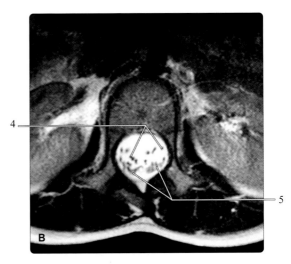

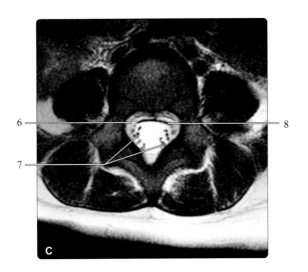

1	马尾的腹侧神经根
2	圆锥尖
3	马尾的背侧神经根
4	马尾的腹侧神经根
5	马尾的背侧神经根
6	硬膜外脂肪
7	马尾神经根
8	硬脊膜

MR 轴位 T2WI，从上至下 3 幅图像。（**A**）L1 椎间孔水平显示圆锥尖和马尾。此层面马尾的腹侧神经根和背侧神经根分别位于硬膜囊的腹侧和背侧。（**B**）L2 椎体中部水平显示马尾神经根向外侧走行以形成脊神经，并由相应的神经孔发出。注意此水平腹侧神经根仍位于腹侧，背侧神经根仍位于背侧。（**C**）L4 水平显示神经根离开腹侧或背侧，聚集在外侧硬膜囊附近，形成脊神经。此层面和更低的层面，脊神经根在硬膜囊边缘呈 U 形

脊髓纵切面超声

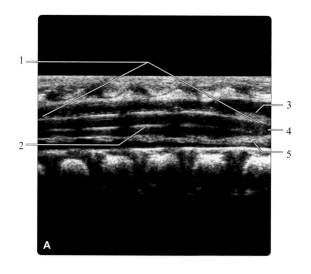

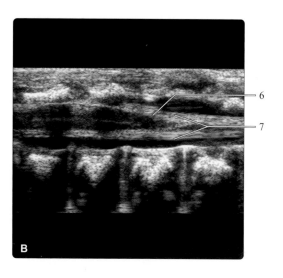

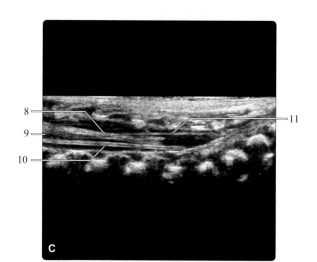

1	脊髓
2	中央回声复合体
3	背侧马尾
4	圆锥
5	腹侧马尾
6	圆锥
7	马尾
8	背侧马尾
9	圆锥尖
10	腹侧马尾
11	终丝

3 幅脊髓纵切面超声图。（A）显示正常低回声的脊髓的和高回声的中央回声复合体。中央回声复合体是腹正中裂内腹侧白质连合与脑脊液交界处回声的反射，而不是中央管回声的反射。（B）更靠尾侧的图像清晰显示低回声脊髓止于圆锥，高回声的马尾覆盖在圆锥周围，随每次脑脊液搏动而起伏。（C）显示轻度高回声的终丝将脊髓固定于硬膜囊终端，马尾神经根附着于硬膜囊内

脊髓横切面超声

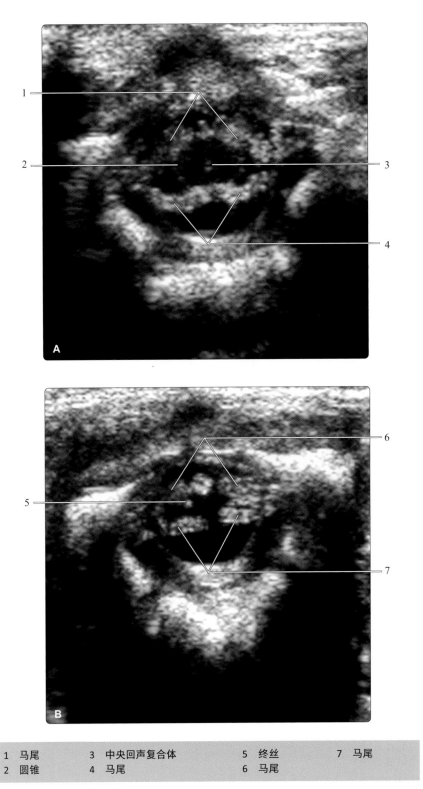

1	马尾	3	中央回声复合体	5	终丝	7	马尾
2	圆锥	4	马尾	6	马尾		

2 幅脊髓横切面超声图。（A）显示低回声圆锥被高回声马尾神经根包绕，可见清晰的中央回声复合体。（B）更靠尾侧的图像显示低回声马尾悬浮在脑脊液内，终丝位于马尾中央

术语

定义

- 脊膜为硬脊膜、蛛网膜、软脊膜的统称
  - 厚脊膜＝硬脊膜
  - 薄脊膜＝蛛网膜、软脊膜
- 腔隙＝脊膜层或相邻结构之间的真实或潜在空间
- 韧带＝将脊髓悬吊在硬膜囊内
- 间隙＝用于定位解剖结构，进行影像学鉴别诊断

大体解剖

概述

- 脊膜
  - 硬脊膜
    - 致密、坚韧的最外层结缔组织
    - 脊柱只有一层硬脊膜
    - 由纤维带附着于后纵韧带
    - 硬脊膜和蛛网膜呈管状在神经根、神经周围延伸（神经鞘），通过椎间孔，终止于背根神经节（DRG）附近
    - 硬脊膜与背根神经节远端脊神经外膜融合
  - 蛛网膜
    - 薄软的膜结构，与脑蛛网膜相连
    - 2层：外层（松散连接至硬脊膜）、中间层（连接至软脊膜）
  - 软脊膜
    - 薄软的脊膜最内层
    - 紧贴脊髓、脊神经
- 韧带
  - 齿状韧带
    - 固定脊髓的扁平、锯齿状的纤维薄膜
    - 其胶原纤维与软脊膜相连
    - 从软脊膜沿脊髓两侧向外延伸，分布于腹根、背根之间
    - 固定于硬脊膜
  - 脊髓背侧、背外侧、腹侧韧带
    - 薄的、不规则、网状结构，从脊髓延伸至蛛网膜
  - 后隔
    - 纵行、不完整的、位于中线的膜结构
    - 将背侧软脊膜或脊髓连接至硬脊膜
    - 部分分隔蛛网膜下腔（SAS），形成"假性隔室"
- 腔隙
  - 硬膜外腔（硬膜外间隙）
    - 硬膜与周围椎管之间的腔隙
    - 从枕骨大孔延伸至骶尾部后韧带
    - 含有脂肪、疏松结缔组织、小动脉、静脉、淋巴管
  - 硬膜下腔
    - 蛛网膜外表面与硬脊膜之间的潜在腔隙

- 蛛网膜下腔
  - 蛛网膜内表面与软脊膜之间的腔隙
  - 包含脑脊液、血管、脊髓韧带、神经、终丝
  - 与脑蛛网膜下腔相通
- 软膜下腔（潜在间隙）
- 间隙
  - 硬膜外间隙
    - 硬膜外腔
    - 椎体、椎弓、椎间盘、棘旁肌
  - 硬膜内髓外间隙
    - 蛛网膜下腔
    - 脊髓韧带、神经根、马尾、终丝
  - 髓内间隙
    - 脊髓、软脊膜

影像解剖

概述

- 脊膜
  - 硬脊膜
    - T2加权像（T2WI）上呈细黑线
    - 由于血管缺乏内皮紧密连接，因此硬脊膜强化明显、均匀
  - 蛛网膜
    - 正常附着于硬脊膜；不能单独显示
- 韧带
  - T2WI上表现为薄的线状"充盈缺损"
- 腔隙
  - 脊髓脑脊液与颅内脑脊液信号相同

解剖影像相关问题

问题

- 将病变定位至准确的解剖分区，有助于影像学鉴别诊断
- 腰椎穿刺、脊髓造影的穿刺针位置应在蛛网膜下腔
  - 脊髓穿刺针斜行穿入，穿过硬脊膜时，可能"撑起"蛛网膜
  - 可能导致注射后对比剂分流至蛛网膜下腔和硬膜下腔
  - 硬膜下注射通常局限于局部
  - 硬膜外注射即硬膜外造影，对比剂沿神经根在硬膜外腔内自由扩散

推荐成像方法

- T2加权，CISS序列最适合MR脊髓造影
- 清晰显示脊膜、韧带、脊髓和神经根轮廓

影像诊断注意事项

- 齿状韧带、后隔形成"假性隔室"，此处脑脊液以不同的速率、方向流动
- 自旋失相位导致脑脊液"流空"信号，不应误认为是血管畸形

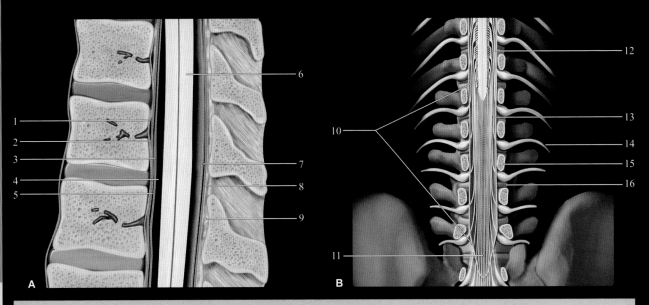

示意图

1	后纵韧带	5	硬膜下腔（潜在间隙）	9	硬膜外脂肪	13	蛛网膜
2	硬脊膜	6	脊髓	10	马尾	14	L3 神经根
3	蛛网膜	7	蛛网膜	11	终丝	15	L4 椎弓根
4	蛛网膜下腔	8	硬脊膜	12	硬脊膜	16	L4 硬脊膜神经根袖和神经

（A）胸椎水平的矢状位图，显示椎管内中央脊髓和周围脊膜的关系。厚的硬脊膜分隔硬脊膜内外的腔隙，硬膜外腔主要包含脂肪和静脉。蛛网膜与硬脊膜内侧紧密相连，形成潜在的硬膜下腔。蛛网膜下腔含有围绕脊髓的脑脊液，与颅内蛛网膜下腔脑脊液池相连。软脊膜紧密附着于脊髓表面。（B）冠状位图显示硬脊膜和神经根之间的关系。注意，神经根 / 袖出口位于同一水平的椎弓根下方

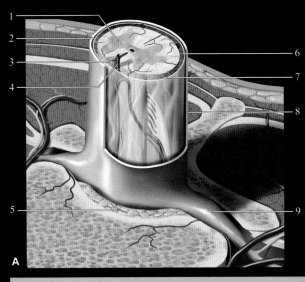

1	脊髓	6	蛛网膜下腔	11	蛛网膜	16	硬膜下腔
2	硬膜下（潜在）腔	7	蛛网膜	12	硬脊膜神经根袖	17	硬脊膜袖和脊神经外膜的连接
3	软脊膜（位于脊髓表面）	8	硬脊膜	13	齿状韧带	18	硬膜外脂肪
4	脊髓前动脉	9	硬脊膜神经根袖	14	脊髓和软脊膜	19	后隔
5	硬膜外脂肪	10	硬脊膜	15	硬膜外脂肪		

（A）脊髓及其表面被膜的剖面图显示脊膜层及与邻近结构的关系。（B）轴位图显示椎管及脊膜层的横断面解剖。神经根袖与硬脊膜直接相连，硬脊膜与神经孔外侧的周围神经外膜相连。蛛网膜衬于神经根袖的内表面，蛛网膜下腔内的网状组织代表蛛网膜的内侧小梁部分。齿状韧带起始于脊髓背侧和腹侧神经根之间，将脊髓侧向固定于硬膜囊的硬脊膜

CT 轴位脊髓造影

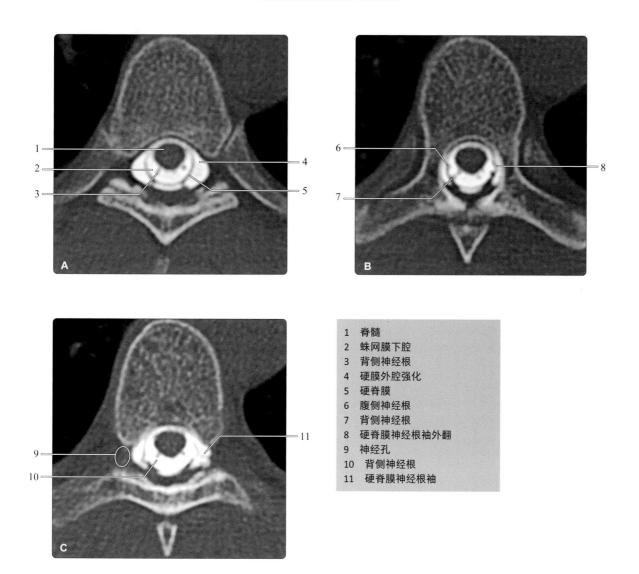

1　脊髓
2　蛛网膜下腔
3　背侧神经根
4　硬膜外腔强化
5　硬脊膜
6　腹侧神经根
7　背侧神经根
8　硬脊膜神经根袖外翻
9　神经孔
10　背侧神经根
11　硬脊膜神经根袖

脑脊液漏患者，胸椎 CT 轴位脊髓造影，从上至下 3 幅图像。（A）注射至蛛网膜下腔的对比剂渗入硬膜外腔，显示两侧被对比剂包绕的硬脊膜。（B）腹侧和背侧神经根穿过蛛网膜下腔走向硬脊膜神经根袖，此处硬脊膜和蛛网膜向外凸起。（C）包含发出神经的硬脊膜神经根袖，向外侧延伸至被硬膜外腔脑脊液包绕的神经孔。神经根袖的硬脊膜与神经孔外侧的周围神经外膜直接相连。蛛网膜下腔内可见下一水平发出的背侧神经根

脊膜和脊膜腔

脊髓纵切面和横切面超声

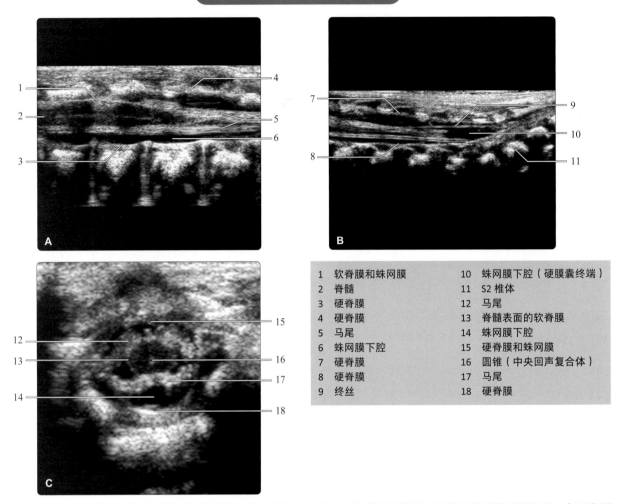

1	软脊膜和蛛网膜	10	蛛网膜下腔（硬膜囊终端）
2	脊髓	11	S2 椎体
3	硬脊膜	12	马尾
4	硬脊膜	13	脊髓表面的软脊膜
5	马尾	14	蛛网膜下腔
6	蛛网膜下腔	15	硬脊膜和蛛网膜
7	硬脊膜	16	圆锥（中央回声复合体）
8	硬脊膜	17	马尾
9	终丝	18	硬脊膜

正常婴儿，纵切面和横切面超声图像。（**A**）纵切面超声图像显示低回声的脊髓圆锥被高回声的马尾神经根包围。高回声硬脊膜为充满无回声脑脊液的硬膜囊边缘。硬膜囊的蛛网膜-硬脊膜回声复合体对应蛛网膜下腔背侧和腹侧椎管的回声边界。（**B**）纵切面超声图像显示轻度高回声终丝，于 S2 水平将脊髓固定于硬膜囊终端。马尾神经根悬垂于硬膜囊内。（**C**）横切面超声图像显示正常圆锥及其被膜悬浮于充满脑脊液的硬膜囊内

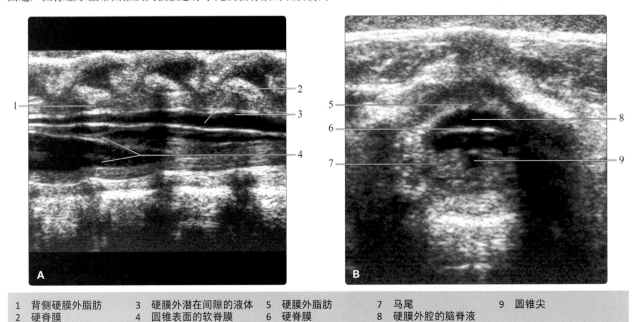

1	背侧硬膜外脂肪	3	硬膜外潜在间隙的液体	5	硬膜外脂肪	7	马尾	9	圆锥尖
2	硬脊膜	4	圆锥表面的软脊膜	6	硬脊膜	8	硬膜外腔的脑脊液		

（**A**）纵切面超声显示硬膜外腔内的无回声脑脊液。腰椎穿刺后出现硬膜外积液，伴有脑脊液漏。硬膜外液体将高回声硬脊膜与相邻的背侧高回声硬膜外脂肪分开。（**B**）横切面超声显示脑脊液位于背侧硬膜外腔内。腰椎穿刺后出现硬膜外积液，伴有脑脊液漏

CT 矢状位和轴位脊髓造影

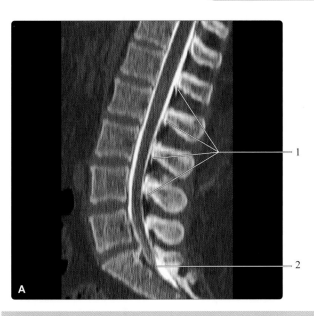
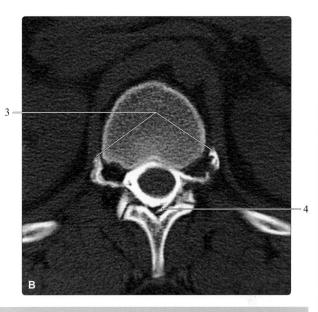

| 1 | 背侧硬膜外腔强化 | 2 | 硬膜囊终端 | 3 | 神经鞘周围硬膜外对比剂渗漏 | 4 | 对比剂渗漏入硬膜外脂肪 |

CT 矢状位和轴位脊髓造影图像。（A）CT 矢状位脊髓造影重建图像，显示对比剂意外注入硬膜外腔。硬膜囊正常终止于 S2 水平。通过显示背侧硬膜外脂肪周围的对比剂，可以确定其在硬膜外腔的渗漏位置。偶然发现 L5 ～ S1 椎间盘轻度突出。（B）硬膜外意外注射对比剂的 CT 轴位图像，显示硬膜外腔。对比剂环绕硬膜囊和硬脊膜神经根袖，通过神经孔沿神经根袖漏出。采用硬膜外神经根鞘内注射进行治疗时，会特意造成类似的效果。硬膜外对比剂也进入背侧硬膜外脂肪，证实注射入硬膜外腔

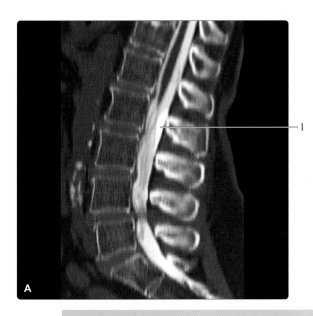
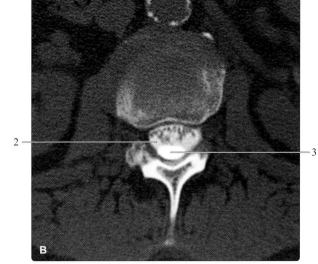

| 1 | 硬膜下腔内的对比剂 | 2 | 蛛网膜下腔 | 3 | 硬膜下腔内的对比剂 |

（A）CT 矢状位脊髓造影重建图像，显示硬膜下腔，这是由于将鞘内对比剂意外注入硬膜下腔导致。蛛网膜向腹侧移位，但硬脊膜没有破裂。（B）CT 轴位脊髓造影图像，显示硬膜下腔，因为鞘内对比剂分别注入硬膜下腔和蛛网膜下腔所致。蛛网膜轻度向腹侧移位，硬脊膜完整。硬膜囊内由硬膜下腔对比剂形成的锐利边缘，以及蛛网膜下腔内不均匀的对比剂密度，证实分次注射对比剂后，部分对比剂进入硬膜下腔

MR 轴位 T2WI

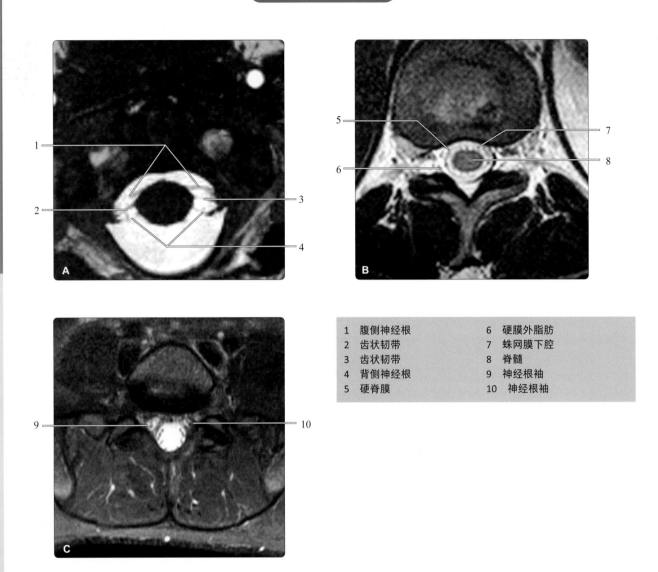

1 腹侧神经根	6 硬膜外脂肪
2 齿状韧带	7 蛛网膜下腔
3 齿状韧带	8 脊髓
4 背侧神经根	9 神经根袖
5 硬脊膜	10 神经根袖

（A）上段颈椎的 MR 轴位 CISS 序列图像，显示正常的齿状韧带将脊髓侧向固定于硬脊膜。齿状韧带位于腹侧神经根和背侧神经根之间，是外科手术的标志。（B）下段胸椎的 MR 轴位 T2WI 显示低信号硬脊膜勾勒出硬膜囊轮廓，以及其内高信号的脑脊液。MR T2 FSE 图像上，脑脊液信号强度与硬膜外脂肪相似。（C）MR 轴位脂肪抑制的 T2 FSE 图像，主要抑制脂肪信号，显示远端硬膜囊（腰池）和马尾。硬脊膜神经根袖紧邻硬膜囊，经神经孔穿出，其内充满脑脊液，内衬蛛网膜

MR 轴位 T1 增强图像，MR 平扫轴位和冠状位 T1WI

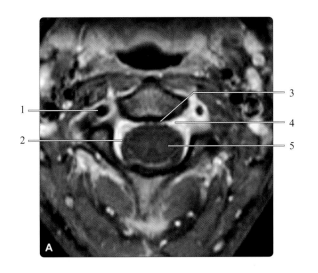

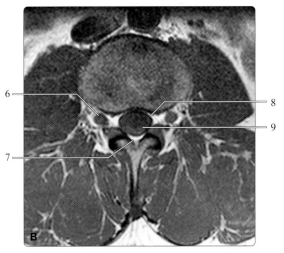

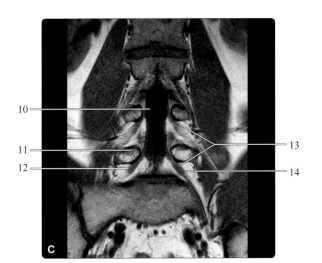

1	椎动脉流空	8	硬脊膜
2	硬脊膜	9	硬膜囊
3	腹侧硬膜外静脉丛	10	硬膜囊
4	硬膜外腔	11	L5 椎弓根
5	脊髓	12	L5 神经根
6	背根神经节	13	神经根鞘（袖）
7	背侧硬膜外脂肪	14	背根神经节

（A）颈椎 MR 轴位 T1 增强脂肪抑制图像，显示硬膜外腔内静脉丛的正常强化，硬脊膜呈等信号，脑脊液呈低信号。硬膜外腔主要包含脂肪和静脉。（B）MR 平扫轴位 T1WI（L1 水平），显示低信号的硬脊膜勾勒出充满脑脊液的硬膜囊轮廓，硬膜囊被硬膜外腔内高信号脂肪包围。注意双侧神经孔内背根神经节周围的脂肪。（C）MR 平扫冠状位 T1WI，显示低信号神经根袖，代表硬脊膜通过神经孔的外翻（神经根袖）。神经根在硬膜囊内形成马尾下行，在特定水平从椎弓根下方穿出。高信号脂肪为硬膜外腔的边界

第二篇 脊 柱
第三章 血 管

（张海琴　张苗　卢洁　译）

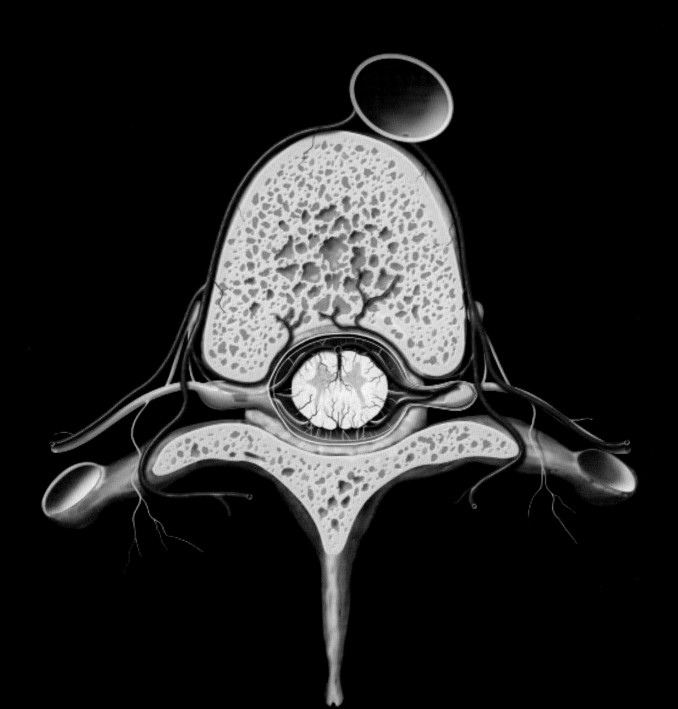

术语

缩写

- 脊髓前动脉（anterior spinal artery，ASA）、脊髓后动脉（posterior spinal artery，PSA）
- 椎动脉（vertebral artery，VA）、基底动脉（basilar artery，BA）

同义词

- 前根髓大动脉＝Adamkiewicz 动脉

大体解剖

脊椎、硬膜外软组织

- 节段排列
  - 根据动脉发出节段进行编号
  - 许多横向、纵向吻合支延伸至多个节段
  - 颈部
    - 椎动脉（背侧节段间吻合）
    - 甲状颈干（腹侧节段间吻合）
  - 胸部
    - 起源于成对的肋间动脉
    - 椎体前、后中央支
    - 椎板前、后支，供应椎管的脊髓支，椎弓支
  - 腰部：起源于成对的腰段动脉

硬脊膜、脊髓、神经根、神经

- **脊髓血液循环起源**
  - 椎动脉（脊髓前动脉、脊髓后动脉）
  - 节段动脉；颈升支、颈深支、肋间支、腰骶段分支
- **脊髓前动脉**
  - 起源于椎动脉硬膜内段交界处
  - 位于脊髓腹侧表面中线处（前正中裂）
  - 从枕骨大孔向下走行至终丝
  - 供应脊髓前 2/3
    - 前角、脊髓丘脑束、皮质脊髓束
    - 穿支（中央支）几乎没有侧支
  - 由节段动脉分支汇入补充
- **脊髓后动脉**
  - 起源于小脑后下动脉或椎动脉后支
  - 脊髓背侧神经根内侧的成对纵行血管
  - 脊髓后动脉之间有大量的丛状吻合支
  - 供应脊髓后 1/3
    - 后柱，部分皮质脊髓束
  - 由来自后根动脉的根髓支汇入补充
- **节段动脉**
  - 节段动脉背支起源于椎动脉、锁骨下动脉、胸肋间动脉、腰肋间动脉
  - 通过椎间孔进入椎管，穿过硬脊膜
    - 96% 的根动脉位于椎间孔的前上象限
  - 分为硬脊膜动脉和根髓支
    - 硬脊膜动脉供应硬脊膜、神经根袖
    - 根髓支供应神经根、脊髓
- **根髓动脉**
  - 起源于背侧节段动脉，穿过蛛网膜下腔

- 根支供应前、后根
- 髓支与脊髓前动脉、脊髓后动脉吻合，为脊髓供血

- **颈段**
  - 主要的根动脉供血血管位于 C5 ～ C7 之间
  - 2 ～ 3 支供应颈髓前部
  - 3 ～ 4 支供应颈髓后部
- **胸段**
  - 胸髓前部的供血动脉为 2 ～ 3 支
    - 通常在左侧
    - 也可能存在小的腹侧供血支
    - 腹侧根血管的数量与血管管径呈反比
    - 乏血管节段：血管少（＜ 5 条），管径大
    - 富血管节段：血管多，管径小
  - 优势型前根髓动脉＝ **Adamkiewicz 动脉**
    - 左侧起源（73%）
    - T9 ～ T12 起源（62%）
    - 腰椎起源（26%）
    - T6 ～ T8 起源（12%）
  - T3 ～ T7 之间的上胸段脊髓供血血管＝ von Haller 动脉
  - 胸髓后部的供血动脉有 9 ～ 12 支（平均 8 支）
    - 没有左、右侧优势
    - 血管直径：150 ～ 400 μm
    - 文献报道 "后根动脉粗大变异"
- **腰骶和盆段**
  - 0 ～ 1 支较大的脊髓供血动脉
  - 脊髓前动脉终止于圆锥，与脊髓后动脉存在交通支（"十字形分支"）
  - Desproges-Gotteron 动脉＝ "圆锥动脉"，起源于髂骨，延伸至 L5 或 S1 神经根，直至圆锥
  - 髂动脉后支→骶外侧下支和骶外侧上支→脊髓动脉（穿过骶前孔）
  - 髂动脉前支→臀下动脉→供应坐骨神经
  - 髂内动脉后支→髂腰动脉（在髂骨翼水平供应股神经）
- **脊髓营养血管**
  - 中央系统和外周系统
  - 中央系统→脊髓前动脉及其分支
  - 外周系统→脊髓后动脉、软脊膜丛及其分支
  - 脊髓灰质内致密毛细血管网

影像解剖

概述

- Adamkiewicz 动脉在影像学（DSA、CTA、MRA）呈特征性的 "发卡" 样
- 脊髓中央灰质易发生低血压性梗死
- 脊髓前动脉梗死影响脊髓前 2/3
- 评估血管畸形，检查范围必须包括全部脊柱血管系统（从椎动脉至髂动脉）

脊髓供血动脉

示意图

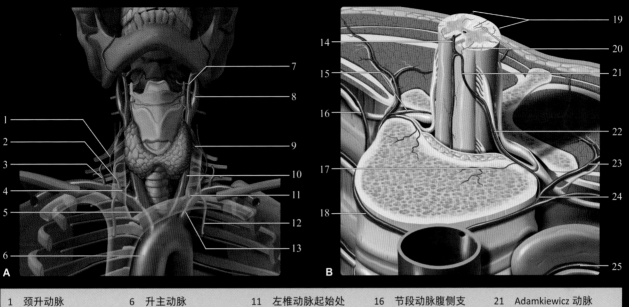

1	颈升动脉	6	升主动脉	11	左椎动脉起始处	16	节段动脉腹侧支	21	Adamkiewicz 动脉
2	右甲状颈干	7	颈外动脉	12	左胸廓内动脉	17	椎体中央后支	22	前根髓动脉
3	右肋颈动脉	8	颈内动脉	13	左锁骨下动脉	18	T10 节段动脉	23	肌支
4	右椎动脉起始处	9	前节段动脉	14	脊髓前动脉	19	脊髓后动脉	24	背支
5	无名动脉	10	左颈总动脉	15	后根髓动脉	20	髓支	25	肋间动脉

（A）前后位图，显示主动脉弓和大动脉呈红色。椎动脉发出脊髓前动脉（ASA）和脊髓后动脉（PSA）。颈升动脉是甲状颈干的分支，发出前、后节段髓动脉，与脊髓表面的脊髓前动脉和脊髓后动脉吻合。完整的脊髓血管造影包括所有这些血管。（B）T10 斜轴位图，显示节段性肋间动脉起源于下段胸主动脉。Adamkiewicz 动脉是胸髓的主要供血血管，通过脊髓前动脉供应脊髓前部。注意它的典型表现是在脊髓表面呈"发卡"样，因为其先上行，然后转向下

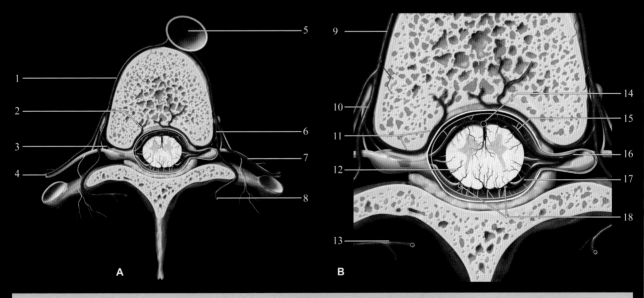

1	胸部节段（肋间）动脉	5	胸主动脉	9	肋间动脉	13	肌支	17	背侧根髓动脉
2	椎体中央后支	6	节段动脉背侧支	10	节段动脉后支	14	脊髓前动脉	18	脊髓后动脉
3	根髓动脉	7	节段动脉腹侧支	11	椎体中央后支	15	腹侧根髓动脉		
4	肋间动脉	8	肌动脉	12	髓支	16	根髓动脉		

（A）下段胸椎轴位图，显示脊柱的供血动脉及其相关血管。系列成对的节段动脉（颈部起源于椎动脉和甲状颈干，胸部起源于肋间动脉，腰部起源于腰动脉）分为前、后支。后支发出肌支、椎体支和根髓动脉，根髓动脉通过椎间孔进入椎管。（B）显示根髓前、后动脉和脊髓前、后动脉吻合。脊髓穿髓动脉大部分为终末动脉，侧支较少。脊髓"分水岭区"位于中央灰质

CT 增强 3D-VRT

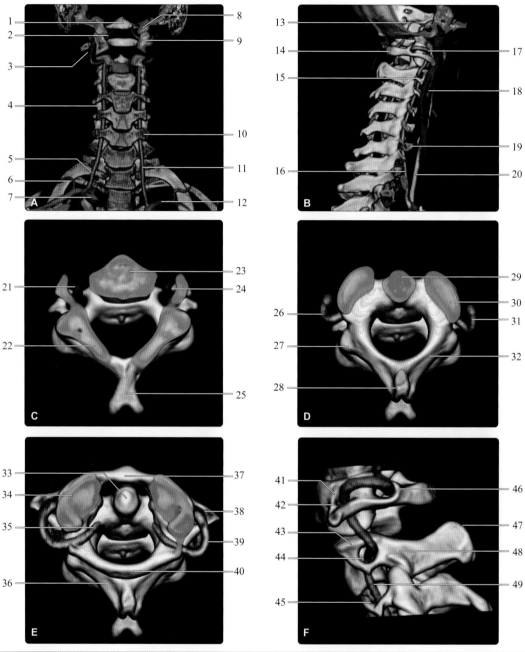

1 枕骨大孔后缘	14 C1 后弓	27 C2 下关节面	40 C1 后弓
2 右侧椎动脉硬膜内段（Ⅳ段）	15 C2 横突孔	28 C2 棘突	41 C1 侧块
3 C1 横突孔内的右侧椎动脉（Ⅲ段）	16 右侧椎动脉	29 齿突	42 C1 横突孔
4 右侧椎动脉（Ⅱ段）	17 右侧椎动脉走行于 C1 弓上方	30 C1 侧块	43 C2 侧块
5 右侧椎动脉（Ⅰ段）	18 右侧颈内静脉	31 右侧椎动脉向 C1 上行	44 C2 横突孔
6 右侧甲状颈干	19 C6 横突孔	32 C2 椎板	45 C3 横突孔
7 右侧锁骨下动脉	20 右侧颈总动脉	33 齿突	46 C1 后弓
8 枕髁	21 横突孔内的左侧椎动脉	34 C1 上关节面	47 C2 棘突
9 C1 侧块	22 C2 椎板	35 左侧椎动脉进入枕骨大孔	48 C2 椎弓峡部
10 椎动脉进入 C6 横突孔	23 C2 椎体	36 C2 后弓	49 左侧椎动脉
11 左侧椎动脉	24 横突孔内的右侧椎动脉	37 C1 前弓	
12 左侧锁骨下动脉	25 C2 棘突分叉	38 C1 横突孔	
13 椎动脉连接形成基底动脉干	26 左侧椎动脉	39 右侧椎动脉	

6 幅 CTA 的 3D-VRT 图像。（**A**）CTA 前后位 VRT 图，显示椎动脉进入横突孔并上升至枕骨大孔。该患者两条椎动脉均进入 C6 水平，此处可有多种正常变异。（**B**）颈椎 CTA 侧斜位 VRT 图，显示横突孔内椎动脉的走行。椎动脉上升至 C6 横突孔时，从腹侧走向背侧。远端椎动脉从 C2 横突孔向外侧走行，向上通过 C1 横突孔，然后向后旋转，越过 C1 后弓进入枕骨大孔。（**C**）CTA 斜轴位 VRT 图，颈椎 C2 水平，显示椎动脉与横突孔的关系。（**D**）CTA 斜轴位 VRT 图，显示椎动脉离开 C2 横突孔，向上至 C1 横突孔时，在侧块的外侧走行。该层面椎动脉向上延伸通过 C1 侧块和 C2 齿突。（**E**）CTA 斜轴位 VRT 图，C1 椎弓上方水平，显示远端椎动脉从 C1 横突孔穿出，向内侧延伸越过 C1 后弓，然后通过枕骨大孔上行。（**F**）CTA 侧位 VRT 图，显示左侧椎动脉远端穿过 C1 和水平方向的 C2 横突孔

CT 血管造影

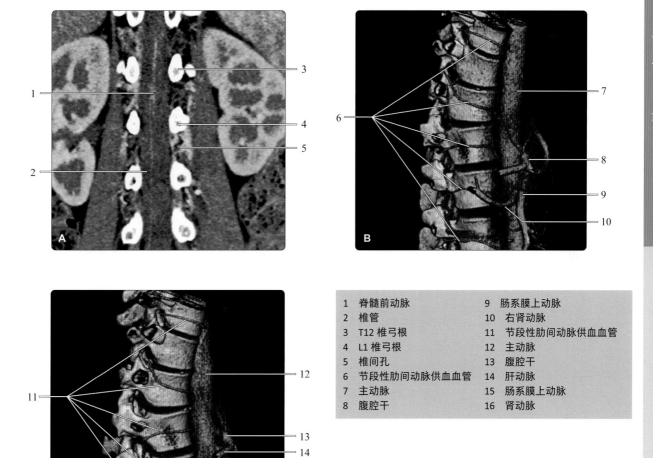

1	脊髓前动脉	9	肠系膜上动脉
2	椎管	10	右肾动脉
3	T12 椎弓根	11	节段性肋间动脉供血血管
4	L1 椎弓根	12	主动脉
5	椎间孔	13	腹腔干
6	节段性肋间动脉供血血管	14	肝动脉
7	主动脉	15	肠系膜上动脉
8	腹腔干	16	肾动脉

（A）脊柱冠状位 CTA 重建图像，显示脊髓前动脉沿圆锥和近端终丝呈线性强化。（B）CTA 右前斜位 VRT 图，显示远端主动脉分出多个节段性供血血管，围绕椎体右侧缘向椎间孔延伸。（C）脊柱 CTA 的侧位 VRT 图，显示向后延伸至胸椎椎间孔的节段性供血血管，及其与邻近椎体的毗邻关系

CT 血管造影轴位图像

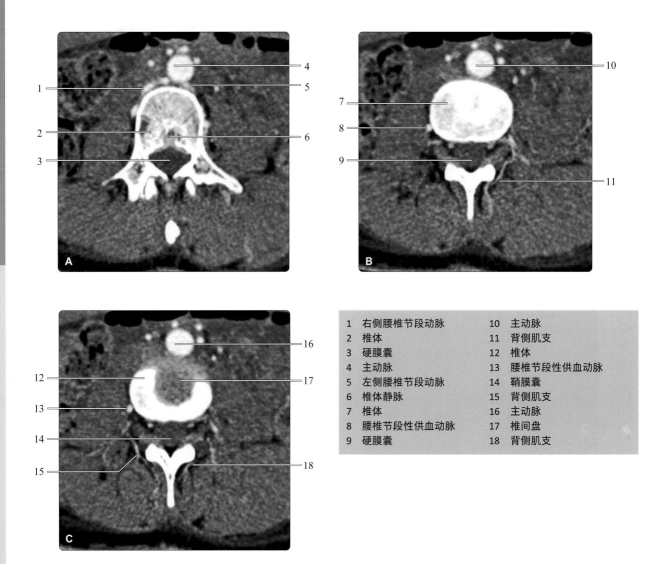

1	右侧腰椎节段动脉	10	主动脉
2	椎体	11	背侧肌支
3	硬膜囊	12	椎体
4	主动脉	13	腰椎节段性供血动脉
5	左侧腰椎节段动脉	14	鞘膜囊
6	椎体静脉	15	背侧肌支
7	椎体	16	主动脉
8	腰椎节段性供血动脉	17	椎间盘
9	硬膜囊	18	背侧肌支

CTA 轴位图像，从上至下 3 幅图像，显示通过腰椎节段动脉向脊柱供血。（A）椎体和横突水平，显示左、右腰椎节段动脉。椎体静脉在椎体中部呈漏斗形强化，向后连接至硬膜外静脉丛。（B）椎体中部水平，清晰显示腰椎节段动脉的背侧肌支。（C）椎间盘间隙水平，显示 2 条背侧肌支供应毗邻椎板和后部棘突的棘突旁肌

动脉 DSA 前后位图像

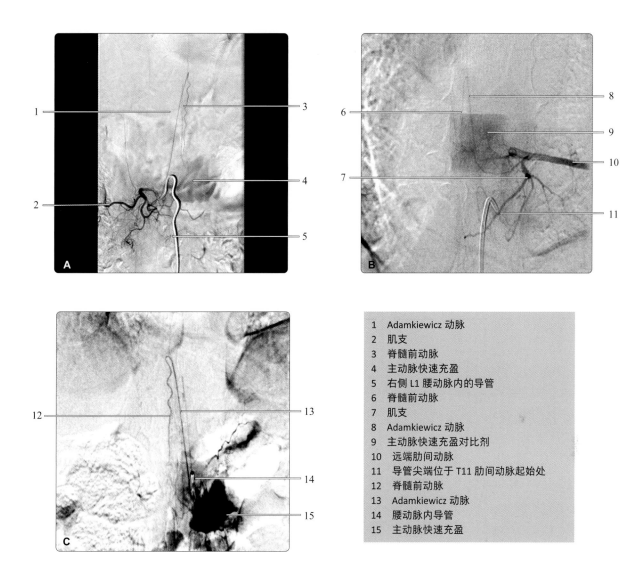

1　Adamkiewicz 动脉
2　肌支
3　脊髓前动脉
4　主动脉快速充盈
5　右侧 L1 腰动脉内的导管
6　脊髓前动脉
7　肌支
8　Adamkiewicz 动脉
9　主动脉快速充盈对比剂
10　远端肋间动脉
11　导管尖端位于 T11 肋间动脉起始处
12　脊髓前动脉
13　Adamkiewicz 动脉
14　腰动脉内导管
15　主动脉快速充盈

DSA 显示 Adamkiewicz 动脉的 3 幅图像。（A）经右侧 L1 腰动脉注射对比剂的 DSA 动脉期前后位图像，显示 L1 腰动脉发出下段胸髓的主要节段动脉（Adamkiewicz 动脉）。Adamkiewicz 动脉在与脊髓前动脉连接时呈现特征性的弯曲。脊髓前动脉的尾部较头侧延伸部粗。（B）经 T11 肋间动脉注射对比剂的 DSA 动脉晚期前后位图像，显示 Adamkiewicz 动脉典型的"发卡"状折曲。与 Adamkiewicz 动脉连接的脊髓前动脉位于中线，沿上下方向垂直走行。（C）经左侧 L1 腰动脉注射对比剂的 DSA 动脉期前后位图像。显示 Adamkiewicz 动脉从腰动脉发出后上行，供应下段胸髓和圆锥。Adamkiewicz 动脉与脊髓前动脉连接处表现出特征性的"发卡"样折曲

DSA 前后位图像

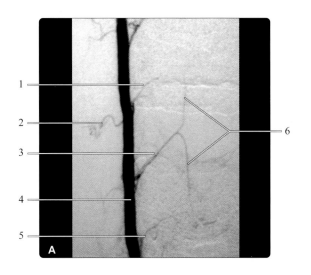

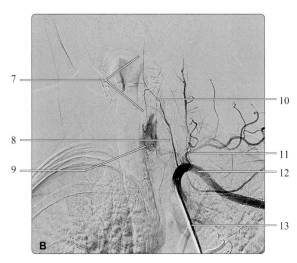

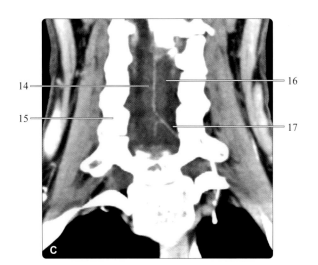

1	节段动脉	10	颈髓的主要节段供血动脉
2	肌支	11	甲状颈干
3	颈膨大动脉	12	锁骨下动脉
4	右侧椎动脉	13	锁骨下动脉内的导管
5	节段动脉	14	脊髓前动脉
6	脊髓前动脉	15	颈椎关节柱
7	脊髓前动脉	16	硬膜囊及脊髓
8	颈升动脉	17	颈部根髓动脉
9	甲状腺染色		

颈髓供血动脉前后位的 3 幅图像。(A) 右侧椎动脉造影前后位图，显示节段动脉的主要分支（颈膨大动脉），起源于同侧椎动脉，供应颈段脊髓前动脉。(B) 左侧锁骨下动脉造影前后位图，颈升动脉分支清晰显示，为颈髓的主要节段供血动脉和脊髓前动脉供血。该患者的左侧椎动脉起自主动脉弓。(C) 颈部 CT 血管造影的冠状位重建图像，显示根髓动脉为颈段脊髓前动脉供血

DSA 和 CTA

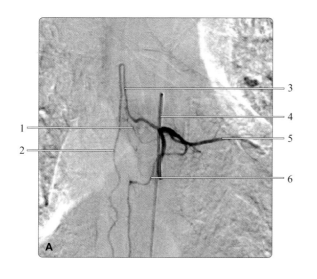

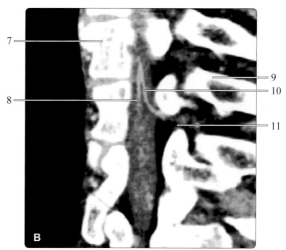

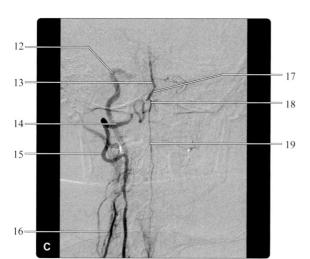

1 椎体分支	11 椎间孔
2 脊髓前动脉	12 对比剂回流至右侧颈内动脉
3 Adamkiewicz 动脉	13 基底动脉
4 导管	14 右侧椎动脉走行于 C1 弓上方
5 左侧 T8 肋间动脉	15 C2 外侧的右侧椎动脉远端
6 背侧肌支	16 甲状颈干分支
7 椎体	17 右侧椎动脉远端
8 脊髓前动脉	18 脊髓前动脉起源于椎动脉远端
9 肋骨内侧	19 脊髓前动脉（颈段）
10 Adamkiewicz 动脉	

（A）左侧 T8 肋间动脉造影前后位图，显示胸髓节段动脉的主要供血血管（Adamkiewicz 动脉），该动脉远端与脊髓前动脉形成特征性的"发卡"样弯曲连接。脊髓前动脉向下方走行，为脊髓前 2/3 供血。（B）左侧 T8 肋间节段动脉的 CTA 矢状位图像，显示胸髓节段的主要供血血管（Adamkiewicz 动脉），该动脉远端与脊髓前动脉形成特征性的"发卡"样弯曲连接。脊髓前动脉向下方走行，为脊髓前 2/3 供血。（C）右侧椎动脉造影前后位图，显示脊髓前动脉从右侧椎动脉远端向下方走行。由于右侧椎动脉远端闭塞，基底动脉侧支开放，脊髓前动脉清晰可见

术语

缩写

- 椎静脉系统（vertebral venous system，VVS），椎静脉丛（vertebral venous plexus VVP）
- 上腔静脉（superior vena cava，SVC），下腔静脉（inferior vena cava，IVC）
- 颈内静脉（internal jugular vein，IJV）

同义词

- 硬膜外静脉丛＝Batson 静脉丛

大体解剖

概述

- 椎静脉系统
  - 脊柱内或周围无瓣膜的大血管网
  - 硬膜外神经轴间隙（extradural neural axis compartment，EDNAC）的一部分
  - 范围：骶管裂孔至枕骨大孔
    - 终止于斜坡静脉丛、枕下窦
  - 广泛的侧支、吻合支
    - 上腔静脉和下腔静脉（如奇静脉系统）
    - 3 个主要组成部分：椎内静脉丛、椎体静脉、椎外静脉丛
    - 较小的硬膜内静脉
  - 功能
    - 血流方向可随胸、腹腔压力变化而改变
    - 相较于动脉供应，静脉系统容量大（20 倍以上）
- 椎内静脉丛
  - 围绕硬脊膜囊的硬膜外静脉网
    - 不规则、薄壁无瓣膜静脉
    - 呈阶梯状向上延伸、交叉排列连接的静脉丛
    - 位于硬脊膜外脂肪中
    - 分支：根静脉、后部结构的静脉
  - 椎内前、后静脉丛
    - 前丛为主要组成部分
    - 由椎弓根之间沿椎体后缘的 2 条弓形血管组成
    - 2 条弓形血管相互交叉吻合，引流椎体静脉
    - 椎体后方中央区域最密集
    - 椎间盘水平最稀疏
- 椎体静脉
  - 成对的无瓣膜的椎体内静脉
  - 走行于椎体内
  - 椎体内大量小静脉丛的引流静脉
  - 引流至椎内前静脉丛
  - 前方引流至椎外静脉丛
- 椎外静脉丛
  - 椎外前静脉丛和后静脉丛位于椎旁区域

- 围绕脊柱
- 与椎内静脉丛、奇静脉、腰静脉、下腔静脉、上腔静脉相连
- 椎外后静脉丛位于双侧椎板后方
- 与椎内静脉丛相交通
- 颈段最丰富，汇入颈深静脉、颈内静脉
- 硬膜内静脉
  - 与脊髓动脉平行
  - 对称的静脉引流模式（与不对称的动脉供血模式相比）
    - 前后、左右、节段间变异较小
  - 髓内小静脉群于脊髓表面吻合
  - 前沟中央静脉引流前角和周围白质的小静脉
    - 引流至前正中裂的前沟中央静脉
    - 汇入脊髓前静脉
  - 脊髓的外周由无瓣膜的小静脉丛引流
    - 脊髓表面的冠状静脉丛
    - Batson 硬膜外静脉丛
    - 硬膜外静脉丛与上腔静脉、下腔静脉、奇/半奇静脉系统、颅内硬膜窦连接
  - 30 ～ 70 支根髓静脉
    - 根髓静脉前后对称
    - 脊髓前静脉沿终丝末端延伸至硬膜囊末端
  - 脊髓前、后静脉与根髓静脉吻合
    - 硬膜内静脉无瓣膜，但根髓静脉在硬脊膜缘有类似瓣膜功能
    - 防止硬膜外血液回流至硬膜内
    - 根髓静脉于神经根袖处从硬膜内走行至硬膜外

影像解剖

概述

- CT
  - 椎体后部呈断续的"漏斗状"低密度影
  - 提示椎体静脉引流至椎内前静脉丛
- MR 增强 T1WI 上，脊髓静脉、静脉丛明显强化
  - 椎内、椎外静脉丛围绕脊柱、硬膜囊
  - 椎体静脉呈 Y 形强化
  - 吻合静脉常在脊髓表面呈线性强化
  - 正常终丝呈轻度强化

解剖影像相关问题

问题

- 脊柱静脉丛是沟通上腔和下腔静脉、颅内和颅外静脉的重要通道
  - 盆腔肿瘤、感染由此侵入颅内
- 咽椎静脉穿过寰枕前膜包绕寰枢关节
  - 非外伤性寰枢椎半脱位（Grisel 综合征）

示意图

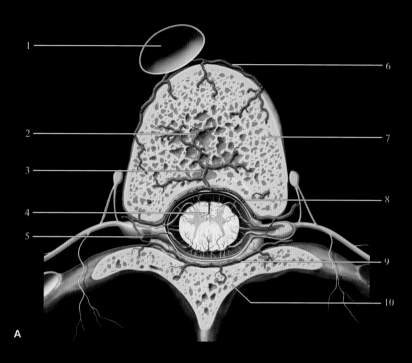

A

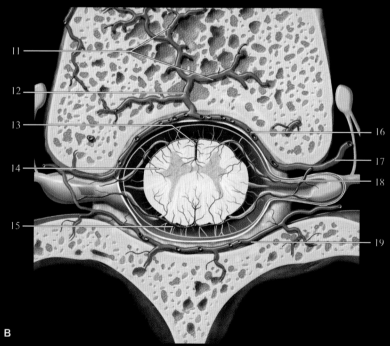

B

1	下腔静脉	5	椎间孔	9	椎内后静脉丛	13	脊髓前正中静脉	17 节段静脉
2	椎静脉管	6	椎外前静脉丛	10	椎板	14	髓静脉	18 根静脉
3	椎体静脉	7	椎体	11	椎静脉管	15	脊髓背侧冠状静脉丛	19 椎内后静脉丛
4	脊髓	8	椎内前静脉丛	12	椎体静脉	16	椎内前静脉丛	

（A）胸椎轴位示意图，显示胸椎体及其静脉解剖。椎体由前穿通支静脉和椎体静脉丛引流。前穿通支静脉是椎外前静脉丛的分支，椎体静脉是椎内前静脉丛分支。脊髓中央管边缘显示椎内前、后静脉丛（VVP）。（B）椎内静脉丛的放大图，显示根髓静脉沿背侧和腹侧走行，汇入椎内前或后静脉丛，然后汇入节段静脉，最后汇入上腔或下腔静脉

MR 增强轴位 T1WI

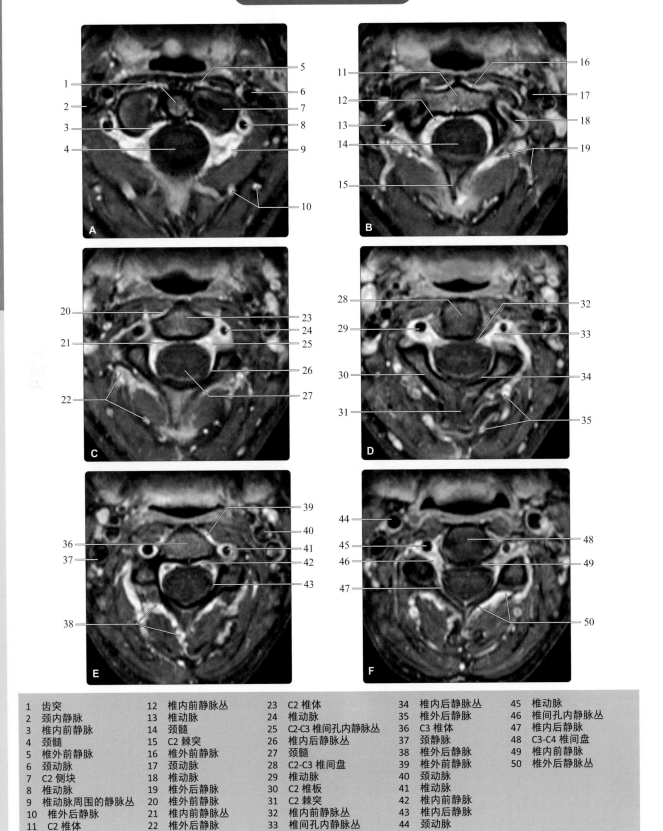

第二篇 脊柱

1 齿突	12 椎内前静脉丛	23 C2 椎体	34 椎内后静脉丛	45 椎动脉
2 颈内静脉	13 椎动脉	24 椎动脉	35 椎外后静脉丛	46 椎间孔内静脉丛
3 椎内前静脉	14 颈髓	25 C2-C3 椎间孔内静脉丛	36 C3 椎体	47 椎内后静脉
4 颈髓	15 C2 棘突	26 椎内后静脉丛	37 颈静脉	48 C3-C4 椎间盘
5 椎外前静脉	16 椎外前静脉	27 颈髓	38 椎外前静脉	49 椎内前静脉
6 颈动脉	17 颈动脉	28 C2-C3 椎间盘	39 椎外前静脉	50 椎外后静脉丛
7 C2 侧块	18 椎动脉	29 椎动脉	40 颈静脉	
8 椎动脉	19 椎外后静脉	30 C2 椎板	41 椎动脉	
9 椎动脉周围的静脉丛	20 椎外前静脉	31 C2 棘突	42 椎内前静脉	
10 椎外后静脉	21 椎内前静脉丛	32 椎内前静脉丛	43 椎内后静脉	
11 C2 椎体	22 椎外后静脉	33 椎间孔内静脉丛	44 颈动脉	

颈椎 MR 增强轴位脂肪抑制 T1WI，从上至下 6 幅图像。（**A**）显示椎动脉周围的颈部静脉丛分布。椎外后静脉丛为棘突两侧的 2 列平行的静脉。（**B**）C2 椎体层面图像，显示不同静脉丛间的吻合，例如椎板背侧及椎动脉周围可见椎外后静脉丛与椎内前静脉丛吻合。（**C**）C2-C3 椎间孔层面，显示位于椎动脉流空信号周围的静脉丛，与位于硬膜囊周围的椎内静脉丛吻合。（**D**）C2-C3 椎间孔下方层面，显示位于椎动脉流空信号周围的静脉丛，与位于硬脊膜囊周围的椎内静脉丛吻合。椎外后静脉丛与椎间孔静脉丛之间的吻合清晰显示。（**E**）C3 椎体层面图像，位于硬脊膜外的椎内前静脉丛可见明显强化，椎管前外侧缘强化最明显。（**F**）C3-C4 椎间盘层面，显示椎间孔静脉丛明显强化，与小关节面外侧的椎外静脉丛吻合

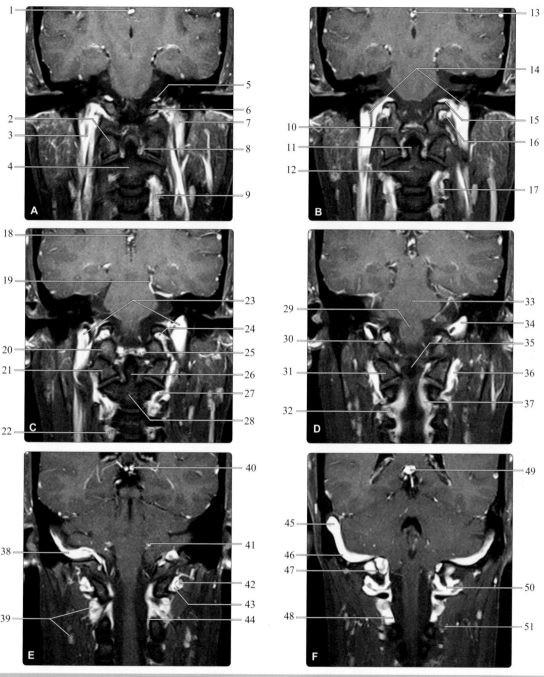

MR 增强冠状位 T1WI

1 大脑内静脉	12 C2 椎体	23 颈内静脉	34 颈静脉球	45 横窦
2 C1 侧块	13 大脑内静脉	24 舌下神经管及静脉丛	35 齿突后皮质缘	46 乙状窦
3 颈内静脉	14 颈内静脉	25 椎内前静脉丛	36 椎外静脉丛	47 髁后静脉
4 C2 椎体	15 岩下窦	26 齿突	37 椎内前静脉丛	48 椎内后静脉丛
5 岩下窦	16 舌下神经管及静脉丛	27 椎外前静脉丛	38 乙状窦	49 Galen 静脉
6 斜坡	17 椎外前静脉	28 C2 椎体	39 椎外后静脉	（大脑大静脉）
7 颈静脉	18 大脑内静脉	29 延髓	40 大脑内静脉	50 椎动脉周围静脉丛
8 椎内前静脉	19 Rosenthal 基底静脉	30 舌下神经管及静脉丛	41 Luschka 孔内的脉络膜	51 椎外后静脉
9 椎外前静脉丛	20 枕髁	31 C1 侧块	42 椎动脉	
10 枕髁	21 C1 侧块	32 椎间孔内静脉丛	43 静脉丛	
11 齿突	22 椎间孔内静脉丛	33 脑桥	44 椎内后静脉	

MR 增强冠状位脂肪抑制 T1WI，从前至后 6 幅图像。（**A**）显示颈静脉球下方走行的颈内静脉（IJV），及其与岩下窦和蝶骨基底部的关系。（**B**）齿突中段层面，显示岩下窦引流入颈静脉和邻近的舌下神经管静脉丛。上段颈椎的椎外前静脉丛可见明显强化。（**C**）齿突后缘层面，清晰显示左侧颈静脉球与舌下神经管、椎外前静脉丛的关系。（**D**）齿突后缘层面，显示颈静脉球和舌下神经管的后缘。椎内前静脉丛显示清晰，并与每个椎间孔内的静脉丛吻合。（**E**）上颈椎管中间层面，脑静脉回流至颅底，右侧乙状窦清晰显示。椎动脉周围的静脉丛明显强化，位于 C1～C2 椎内静脉丛上方。（**F**）上颈椎管中间层面，显示颅底的脑静脉引流，横窦和乙状窦沿枕骨走行略弯曲。髁后静脉系统与颈外静脉丛上端吻合

CT 增强扫描轴位、矢状位和冠状位 MIP

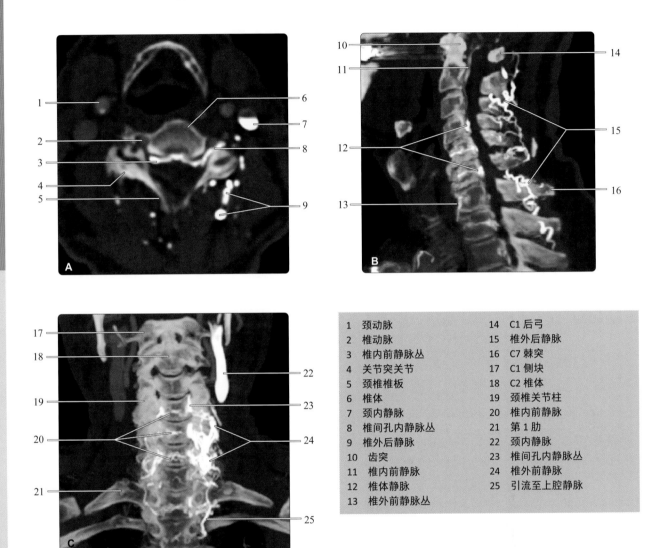

1 颈动脉	14 C1 后弓
2 椎动脉	15 椎外后静脉
3 椎内前静脉丛	16 C7 棘突
4 关节突关节	17 C1 侧块
5 颈椎椎板	18 C2 椎体
6 椎体	19 颈椎关节柱
7 颈内静脉	20 椎内前静脉
8 椎间孔内静脉丛	21 第 1 肋
9 椎外后静脉	22 颈内静脉
10 齿突	23 椎间孔内静脉丛
11 椎内前静脉	24 椎外前静脉
12 椎体静脉	25 引流至上腔静脉
13 椎外前静脉丛	

（A）CT 增强扫描轴位 MIP 图像，显示椎内和椎外静脉丛，左侧颈内静脉呈混杂密度。（B）CT 增强扫描矢状位 MIP 图像，显示颈椎静脉系统，包括椎体静脉、棘突周围的椎外后静脉丛。（C）CT 增强扫描冠状位 MIP 图像，显示椎外和椎内前静脉丛，椎内前静脉丛呈典型的"阶梯状"走行

CT 增强扫描轴位和矢状位 MIP

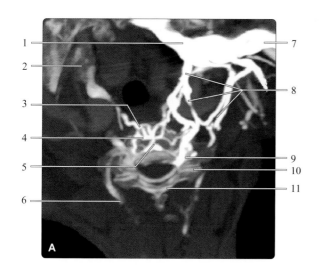

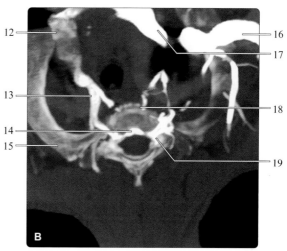

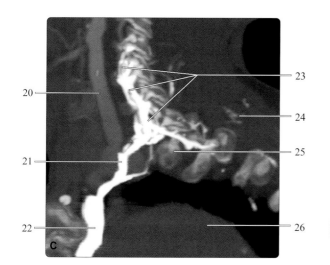

1 无名静脉	15 第 1 肋
2 右侧锁骨下静脉	16 左侧锁骨下静脉
3 椎外前静脉丛	17 无名静脉
4 脊椎内静脉窦	18 椎外前静脉丛
5 椎体静脉	19 椎间孔静脉丛
6 椎外后静脉	20 颈动脉
7 左侧锁骨下静脉	21 颈静脉引流至上腔静脉
8 颈静脉引流至上腔静脉	22 无名静脉
9 椎间孔静脉丛	23 椎外前静脉和椎间孔
10 关节突关节	静脉丛
11 颈椎椎板	24 椎外后静脉
12 右侧锁骨下静脉	25 第 1 肋
13 颈静脉引流至上腔静脉	26 主动脉弓
14 椎体静脉	

经左臂静脉注射对比剂后，3 幅连续的颈部 CT 增强 MIP 图像。(A) 颈胸交界处轴位 MIP 图像，显示椎内和椎外静脉丛，位于椎间孔周围的椎外静脉丛引流入锁骨下静脉系统。(B) T1 水平轴位 MIP 图像，椎内前静脉丛与椎体静脉在椎体后缘正中吻合。颈静脉引流至左、右锁骨下静脉系统。(C) 颈椎左侧小关节层面的矢状位 MIP 图像，显示椎外静脉丛沿椎间孔引流至无名静脉

第二篇　脊　柱

第四章　神经丛和周围神经

（张越　张苗　张春　卢洁　译）

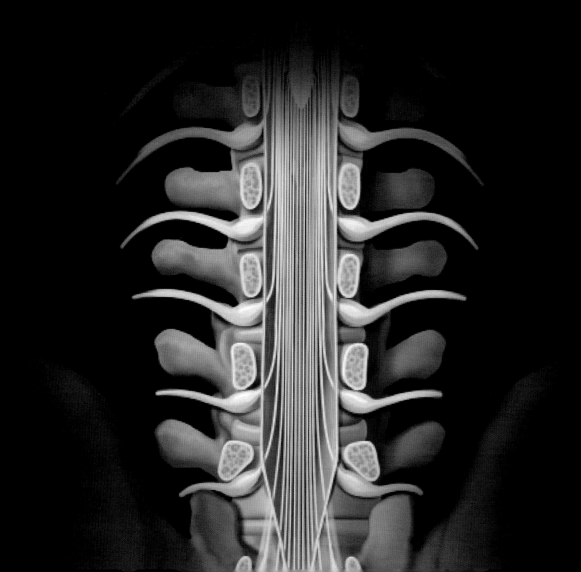

臂 丛

术语

缩写

- 臂丛（brachial plexus，BP）

定义

- 由下段颈神经（C5～C8）和第1胸神经（T1）组成，主要支配上肢的皮肤感觉和运动

大体解剖

概述

- 颈髓
  - 白质纤维束位于脊髓的周围
  - 灰质由排列在脊髓中央的垂直柱状神经元细胞体构成
  - 灰质柱在轴位（横截面）上呈H形排列，其中两侧部称为角，横向连接两侧部的横梁为灰质连合
  - 前角粗而短，包含多极运动神经元
  - 后角细而长，包含自背根神经节（DRG）接收感觉轴突的细胞体
- 颈神经根丝、神经根和近端神经
  - 在每一颈椎水平，前角形成运动轴突，这些轴突形成小的（＜1 mm）神经根丝从同侧颈髓腹外侧沟发出
  - 每一颈椎水平发出的前角神经根丝在数毫米内结合形成同侧脊神经腹根（也称前根，约1 mm）
  - 后角在脊髓后外侧沟接收多个微小的神经根丝
  - 后角神经根丝在数毫米内结合形成同侧脊神经背根（也称后根）
  - 脊神经背根自脊髓侧向走行，在神经孔（neural foramen，NF）内与背根神经节（DRG）融合
  - 在颈神经孔的外侧，背根神经节与脊神经腹根融合成为脊神经干
  - 形成脊神经干后发出细小向后的背支，支配后部棘旁肌和颈部软组织的运动和感觉
  - 其他较大的脊神经为腹支
    - 由于腹支为颈段脊神经的主要组成部分，所以通常简称为脊神经
    - C5～T1脊神经腹支也称为臂丛神经根
  - 第1颈神经从枕骨和C1之间的椎管穿出，即C1神经于C1（寰椎）椎体上方出椎管
    - C2神经在C1和C2椎体之间穿出，以此类推
    - C8神经在C7和T1椎体之间穿出
- 颈丛
  - 由C1～C4的腹支和C5的小分支组成
  - 包括浅升支、浅降支、深支
  - 支配颈项肌、膈肌、头颈部皮肤
- 臂丛
  - 由C5～T1的腹支和C4、T2的小分支组成

- 含有起源于臂丛神经干上方的一些近端分支
  - 肩胛背神经
  - 胸长神经
  - 支配斜角肌、颈长肌的神经
  - 膈神经分支
- 其余的小分支及主要的外周分支都来自臂丛神经干
- 臂丛的解剖节段从内向外依次分为：支/根、干、股、束、终末支
  - 臂丛的腹支/根
    - 起源于脊髓C5至T1层面
    - 臂丛神经根代表C5～T1神经的腹支
    - 这里的"根"不要与神经根混淆，后者代表椎管内和近端神经孔内的小神经
    - 有些神经直接起源于神经根：肩胛背神经（C5）、膈神经（主要是C5）、胸长神经（C5、6和7）
  - 神经干
    - 在斜角肌间隙内，臂丛的上根（C5～C6）合成上干
    - 下根（C8～T1）合成下干
    - C7根向外侧走行形成中干
    - 直接起源于上干的小神经：肩胛上神经、支配锁骨下肌的神经
  - 神经股
    - 臂丛从第1肋骨外侧缘上方越过斜角肌间隙外侧，开始向腋窝下降时，每个神经干分成2个主要神经分支：前股和后股
    - 因此，每个臂丛总共包含6股：3个前股和3个后股
    - 前股支配前部（屈肌）肌群
    - 后股支配后部（伸肌）肌群
    - 无名小神经直接起自股
    - 股位于锁骨水平、锁骨下动脉和腋动脉交界处上方
  - 神经束
    - 当臂丛进入腋窝时，各股融合形成束
    - 束与腋动脉密切相关，并根据其与动脉的关系命名
    - 外侧束（上干和中干的前股）支配前部（屈肌）肌群
    - 内侧束（下干前股）支配前部（屈肌）肌群
    - 后束（所有3条干的后股）支配后部（伸肌）肌群
  - 终末支
    - 神经束大约在胸小肌外侧缘水平处形成臂丛终末支
    - 肌皮神经（C5～C6）起源于外侧束

- 内侧束发出**尺神经**（C8 ～ T1）
  - □ 内侧束也发出胸内侧神经、臂内侧皮神经、前臂内侧皮神经
- 腋神经（C5 ～ C6）、桡神经（C5 ～ T1）、胸背神经（C6 ～ C8）以及上（C6 ～ C7）、下（C5 ～ C6）肩胛下神经均起源于后束
- **正中神经**（C5 ～ T1）由内侧束和外侧束融合形成

解剖关系

- **神经孔**
  - C5 神经穿过 C4-5 间的神经孔
    - C6 神经穿过 C5-6 间的神经孔
    - C7 神经穿过 C6-7 间的神经孔
    - C8 神经穿过 C7-T1 间的神经孔
    - T1 神经穿过 T1-2 间的神经孔
  - 神经孔中最明显的神经结构是背根神经节，即背根的球状扩大
- **外侧神经沟**
  - C3 ～ C6 横突的解剖学外观相似，椎动脉穿过横突孔，外侧神经沟（横突的上外侧沟）走行相应的颈神经
    - 例如，当 C5 神经在 C4-5 间神经孔穿出后，向外侧下行走行于 C5 横突的外侧神经沟
  - 轴位横突水平观察 C3 ～ C6 椎体，可见小骨片（分隔横突孔和外侧神经沟）将椎动脉与近端颈神经腹支分开
- **斜角肌间隙**
  - 前斜角肌起源于第 3 至第 6 颈椎的横突前结节，向前止于第 1 肋骨的上表面
  - 中斜角肌起源于第 2 至第 7 颈椎的横突后结节，止于第 1 肋骨侧面
  - 斜角肌间隙的边界
    - 前界：前斜角肌的后缘
    - 后界：中斜角肌的前缘
    - 下界（基底）：第 1 肋的上缘，两块肌肉的独立附着点之间
    - 斜角肌间隙也可以视为具有外侧界和内侧界的三维空间
    - 内侧界为前斜角肌和中斜角肌内侧缘延伸的平面，外侧界为前斜角肌和中斜角肌外侧缘延伸的平面
  - 斜角肌间隙的最宽部分位于沿第一肋的底部
    - 前斜角肌和中斜角肌肋骨附着点间的距离约为 1 cm（范围：1.0 ～ 2.5 cm）
  - 斜角肌间隙内含有数量不等的脂肪
    - 斜角肌间隙脂肪在间隙的下半部分最明显
    - 更重要的是，前斜角肌和中斜角肌紧邻，肌间脂肪很少或没有

- 存在脂肪，尤其是神经周围的脂肪，有助于 MR 和 CT 图像区分斜角肌间隙内的臂丛近端部分
  - C5 ～ C7 的臂丛神经根位于斜角肌间隙上部，穿过斜角肌间隙时形成上干和中干
  - C8 ～ T1 的臂丛神经根最初位于斜角肌间隙内侧，进入斜角肌间隙内侧缘时开始形成下干
  - 斜角肌间隙包含臂丛的上、中、下干
- **锁骨下动脉**
  - 锁骨下动脉进入斜角肌间隙前发出椎动脉和胸廓内动脉
  - 锁骨下动脉穿过斜角肌间隙基底部时，走行于第 1 肋骨的上缘
  - 在斜角肌间隙内，锁骨下动脉与近端臂丛关系密切
  - C5 ～ C7 神经根位于锁骨下动脉上方，C8 和 T1 神经根通常位于锁骨下动脉后方
  - 前斜角肌将锁骨下动脉和臂丛与锁骨下静脉分开
  - 锁骨下动脉在第一肋骨外侧缘移行为腋动脉
- **腋动脉**
  - 锁骨下动脉经过第一肋时，移行为腋动脉
  - 腋动脉近端上方臂丛通常包括前股和后股
  - 神经股然后形成与腋动脉关系密切的神经束，并根据其与动脉的关系命名
  - 神经束通常在通过肩胛骨喙突之前形成
- **膈神经**
  - 主要是 C4 腹支的分支，有时变异支出现在 C5，偶尔也见于 C3
  - 经过前斜角肌外侧缘，沿前斜角肌前表面下行
  - 在前斜角肌底部附近，膈神经穿过锁骨下静脉和锁骨下动脉之间，然后通过胸廓内动脉前部进入纵隔
  - 支配膈肌的运动和感觉

影像解剖

概述

- 了解正常臂丛的解剖结构以及与周围结构的关系，对评估臂丛至关重要
- MR 表面线圈进行多平面高分辨率成像是臂丛的最佳检查方法
- 臂丛组成复杂，难以用 MR 单个序列或单平面进行识别和全面评估
- T1WI 上神经周围的脂肪使神经清晰显示，同时将神经与邻近软组织区分开
- 相对于 T2WI，STIR 序列评估神经的内部信号和结构最佳
- 正常神经的 MR 特征
  - 轴位上神经呈明显的椭圆形

○ 高分辨成像可以识别分散的神经束
- 神经束的大小、形状一致
○ T1 加权像信号与邻近肌肉组织相同
○ 脂肪抑制 STIR T2 加权像，相对于邻近肌肉呈稍高信号
○ 正常神经的信号强度与相邻及对侧的正常神经相似
○ 静脉注射钆造影剂，除背根神经节强化外，臂丛的主要组成部分正常情况下不强化

解剖影像相关问题

推荐成像方法

- MR 表面线圈的多平面高分辨率成像是臂丛的最佳检查方法
- 颈椎 MR 适用于初步评估脊髓病变以及常见的退行性病变，包括椎管狭窄和神经孔狭窄，这些病变可引起臂丛症状
- 颈部或胸部 CT 增强可用于评估累及臂丛的颈部肿物或肺尖肿物（Pancoast 肿瘤）
- CT 脊髓造影可有效评估创伤性神经根撕脱和创伤性假性脑膜膨出
- 颈椎 CT（骨窗）是颈椎骨折首选检查
- 颈部 CTA 可显示近端臂丛的肿物，及其与椎动脉的关系
- 超声检查亦可用于探查臂丛
  ○ 高频传感器的空间分辨率高
  ○ 纵切面扫查时在脂肪回声的背景下，臂丛显示为长管状低回声结构
  ○ 横切面扫查时前斜角肌和中斜角肌之间的下后三角区，可见几个小卵圆或圆形低回声结节
  ○ 臂丛缺乏血流，可与血管相鉴别

成像方法

- 首选线圈：柔性相控阵表面线圈

- 替代线圈：神经血管相控阵线圈
- 最佳成像平面：从 C3（头侧）至 T2（足侧）、从神经根（内侧）至腋窝（外侧）的冠状位和斜矢状位
- 最佳成像序列：冠状位 T1 加权、冠状位 STIR、斜矢状位 T1 加权和斜矢状位 STIR
- 可选序列
  ○ 斜矢状位和冠状位增强压脂 T1WI（已知或疑似肿瘤、瘢痕或感染）
  ○ 大视野（FOV）冠状位成像包括对侧臂丛，以进行两侧比较

影像诊断注意事项

- 视野过大会降低空间分辨率，影响臂丛内部结构的观察
- 评估锁骨上神经丛比锁骨下神经丛相对简单
- STIR 序列比化学脂肪饱和 T2WI 的脂肪抑制效果更佳
- 运动伪影（尤其是胸部呼吸运动）会降低图像质量
- 锁骨下血管和腋下血管（尤其是静脉）在快速自旋回波或反转恢复序列显示线性高信号，很难与臂丛鉴别
  ○ 饱和带有助于减少血管信号
- 增强检查血管结构和正常神经周围的静脉丛，可能与病理性的臂丛强化相似

临床意义

- 多种疾病可影响臂丛，包括特发性炎症、创伤性损伤、肿瘤和压迫综合征
- 由于臂丛的解剖结构复杂、病理类型多样，临床表现既包括仅累及远端分支的局灶性神经系统症状，也有累及多条神经的广泛臂丛神经症状
- 神经系统评估结合 MR 检查是明确和定位病变，以及制订治疗计划的关键

臂 丛

示意图：概览

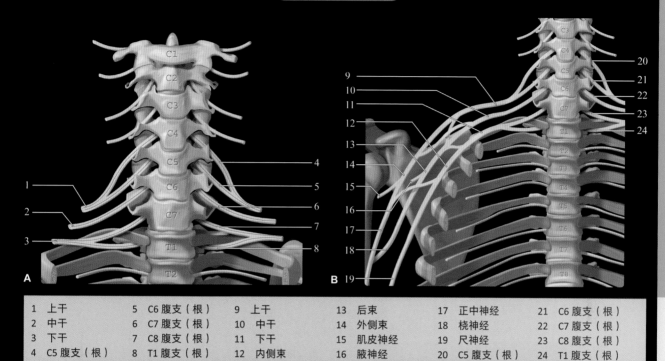

1	上干	5	C6 腹支（根）	9	上干	13	后束	17	正中神经	21	C6 腹支（根）
2	中干	6	C7 腹支（根）	10	中干	14	外侧束	18	桡神经	22	C7 腹支（根）
3	下干	7	C8 腹支（根）	11	下干	15	肌皮神经	19	尺神经	23	C8 腹支（根）
4	C5 腹支（根）	8	T1 腹支（根）	12	内侧束	16	腋神经	20	C5 腹支（根）	24	T1 腹支（根）

（**A**）冠状位图像显示颈椎和锁骨上臂丛神经，颈神经腹侧初级支（腹支）为构成臂丛的主要部分。C1～C7 颈神经在同一水平的椎弓根上方穿出，C8 神经在 T1 椎弓根上方穿出，再下方的神经根则在同一序号的椎弓根下方穿出。（**B**）臂丛的冠状位图像，显示延伸至腋窝的更远端神经丛。神经干形成前、后两股，然后形成神经束。后束形成桡神经和腋神经，内侧束形成尺神经，外侧束形成肌皮神经。正中神经由外侧束和内侧束的分支组成

示意图：臂丛

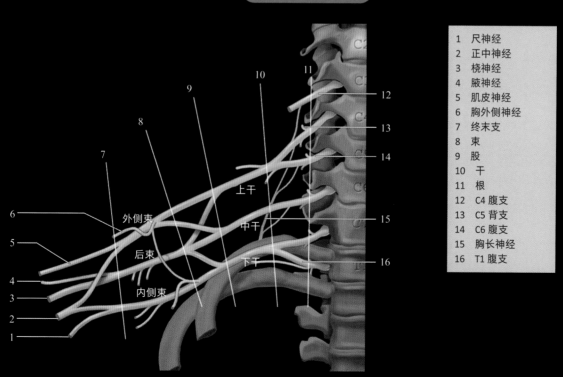

1	尺神经
2	正中神经
3	桡神经
4	腋神经
5	肌皮神经
6	胸外侧神经
7	终末支
8	束
9	股
10	干
11	根
12	C4 腹支
13	C5 背支
14	C6 腹支
15	胸长神经
16	T1 腹支

图示为臂丛的组成部分。发出的神经分为小背支和大腹支，C5～T1 的腹支（根）进入斜角肌间隙合成神经干，上干由 C5 和 C6 腹支构成，中干由 C7 腹支延续形成，下干由 C8 和 T1 腹支合并而成。每个神经干分为前、后两股，3 个后股形成后束，上干和中干的前股合并形成外侧束，下干的前股形成内侧束。这些神经束最终形成上肢的终末支

臂丛冠状位图像

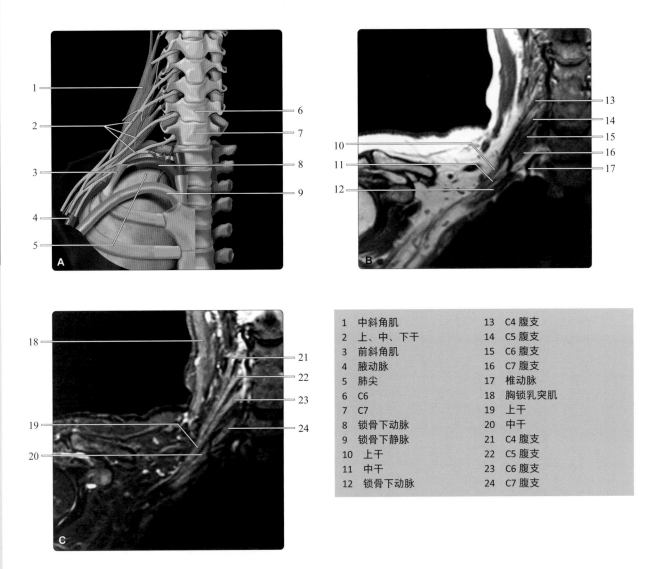

1	中斜角肌	13	C4 腹支
2	上、中、下干	14	C5 腹支
3	前斜角肌	15	C6 腹支
4	腋动脉	16	C7 腹支
5	肺尖	17	椎动脉
6	C6	18	胸锁乳突肌
7	C7	19	上干
8	锁骨下动脉	20	中干
9	锁骨下静脉	21	C4 腹支
10	上干	22	C5 腹支
11	中干	23	C6 腹支
12	锁骨下动脉	24	C7 腹支

（A）图示近端臂丛与椎体、中斜角肌、锁骨下动脉和肺尖的关系。去除前斜角肌，暴露斜角肌间隙。注意：锁骨下静脉从前斜角肌下方附着点的前方通过，锁骨下动脉从该附着点的后方通过。锁骨下动脉可作为影像学寻找臂丛的标志。注意，如果肺尖肿瘤向上侵犯，通常在侵犯臂丛之前先侵犯锁骨下动脉。（B）前方层面显示近端颈神经根/腹侧初级支（VPR）形成臂丛的上干和中干。MR 平扫 T1WI 上，正常神经与肌肉的信号相似。注意臂丛与锁骨下动脉关系非常密切。（C）近端颈神经腹支（根）形成臂丛的上干和中干。MR 平扫 STIR 和脂肪抑制 T2WI 上，正常神经相对于肌肉呈稍高信号

轴位解剖：近端颈神经

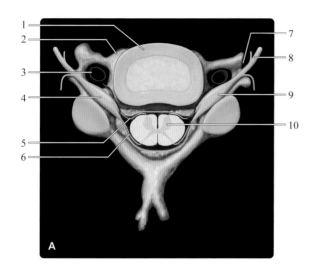

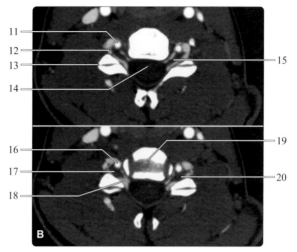

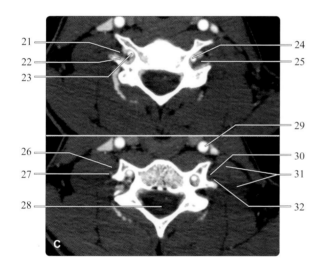

1	C5-C6 椎间盘	17	背根神经节
2	C6 脊椎	18	神经周围静脉丛
3	椎动脉	19	C5-C6 椎间隙
4	背根神经节	20	背根神经节
5	腹根	21	C6 神经
6	背根	22	神经周围静脉丛
7	外侧神经沟	23	椎动脉
8	C6 神经	24	椎动脉
9	C6 背根神经节	25	C6 神经
10	前角	26	C6 神经
11	椎动脉	27	神经周围静脉
12	神经周围静脉丛	28	脊髓
13	关节突关节	29	颈总动脉
14	脊髓前动脉	30	C6 神经
15	C6 神经	31	斜角肌
16	椎动脉	32	C6 外侧神经沟

（A）图示 C6 神经腹根、背根在上内侧神经孔（NF）处汇合，背根神经局限性扩大形成背根神经节（DRG）。注意背根神经节通过神经孔时与椎动脉关系密切。神经孔外神经在进入斜角肌间隙之前，沿外侧神经沟略下行。神经位于外侧神经沟内时，外侧突的薄骨桥将其与横突孔内的椎动脉分隔开。（B）CTA 轴位图像，C5-C6 椎间隙层面，显示硬膜外和神经周围静脉丛明显强化。（C）轴位图像，C5-C6 椎间隙向下至 C6 椎体，显示神经离开神经孔，向下外侧走行，并与椎动脉分离。神经孔外神经在外侧神经沟内向外侧穿过横突，为 C3 ～ C6 颈神经的可靠标志。影像上通常无法区分斜角肌

MR 冠状位 T1WI 和 STIR 图像

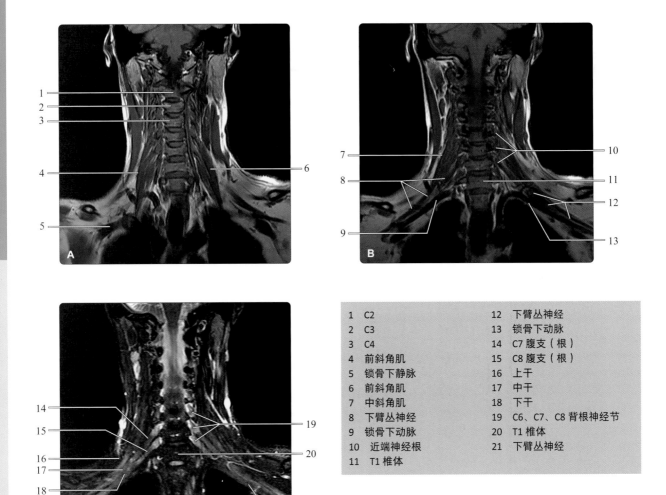

1	C2	12	下臂丛神经
2	C3	13	锁骨下动脉
3	C4	14	C7 腹支（根）
4	前斜角肌	15	C8 腹支（根）
5	锁骨下静脉	16	上干
6	前斜角肌	17	中干
7	中斜角肌	18	下干
8	下臂丛神经	19	C6、C7、C8 背根神经节
9	锁骨下动脉	20	T1 椎体
10	近端神经根	21	下臂丛神经
11	T1 椎体		

（A）MR 冠状位 T1WI 显示椎体（上部）和前斜角肌（下部）。前斜角肌起源于颈椎的横突，附着于第 1 肋骨侧面。锁骨下静脉于前斜角肌附着处的前方穿过。（B）MR 冠状位 T1WI 难以区分正常神经组织和邻近肌肉。低信号神经组织呈斜带样横穿中斜角肌的腹面，但很难与肌肉的斜向肌腱附着点区分。斜角肌间隙脂肪极少，难以形成清晰的对比。锁骨下动脉是确定臂丛神经近端，尤其是神经干的最佳标志。神经干穿过第 1 肋时，通过锁骨下动脉上方。（C）MR 冠状位 STIR 图像，显示正常神经相对于肌肉呈高信号，脂肪信号被抑制，以提高神经的对比分辨率。注意：背根神经节为近端神经在神经孔内局限性膨大，很容易识别。由于臂丛各部分走行迂曲，一个层面很难显示全貌

MR 轴位 STIR 图像

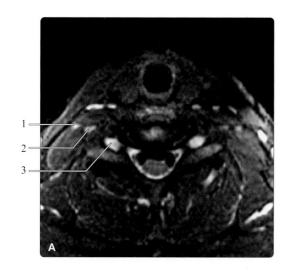

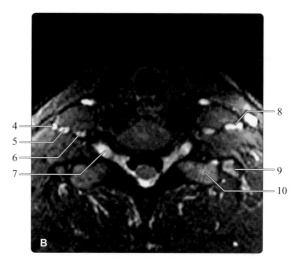

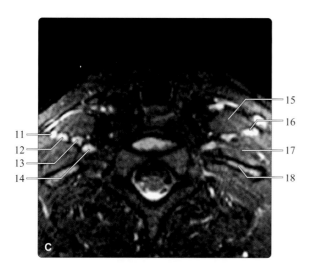

1	C5 神经	10	T1 横突
2	C6 神经	11	C5 神经
3	C7 神经	12	C6 神经
4	C5 神经	13	C7 神经
5	C6 神经	14	C8 神经
6	C7 神经	15	前斜角肌
7	C8 神经	16	上干（C5 + C6）
8	上干（C5 + C6）	17	中斜角肌
9	第 1 肋	18	第 1 肋

MR 轴位 STIR，从上至下 3 幅图像。（ A ）显示上臂丛的组成部分（ C5 ～ C7 腹侧初级支）走行于前斜角肌和中斜角肌之间，形成臂丛。（ B ）C7/T1 水平，显示 C5 ～ C8 腹侧初级支呈线样对齐。C5 和 C6 非常接近，形成左侧上干。（ C ）C7/T1 水平，显示左侧上干。注意臂丛神经从颈部前斜角肌和中斜角肌之间穿出

MR 斜矢状位 STIR 图像

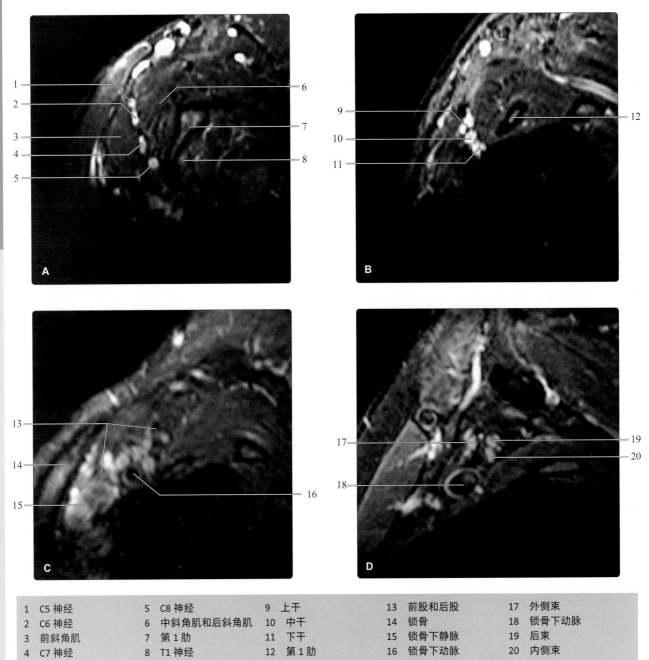

1	C5 神经	5	C8 神经	9	上干
2	C6 神经	6	中斜角肌和后斜角肌	10	中干
3	前斜角肌	7	第 1 肋	11	下干
4	C7 神经	8	T1 神经	12	第 1 肋

13	前股和后股	17	外侧束
14	锁骨	18	锁骨下动脉
15	锁骨下静脉	19	后束
16	锁骨下动脉	20	内侧束

MR 斜矢状位 STIR，从内至外 4 幅图像。(A) 显示神经干近端 C5 ～ T1 的腹侧初级支，C8 从第 1 肋上方穿出，T1 从第 1 肋下方穿出。臂丛神经通常位于前斜角肌和中斜角肌之间。(B) 显示上、中、下干在斜角肌之间垂直排列，此层面 C5 和 C6 腹侧初级支在上干内仍然可以区分。(C) 神经股层面，显示神经干组成前股和后股。注意这些神经股位于锁骨后。后股形成后束，前股形成外侧束和内侧束。通常无法完整显示从神经干到神经束的各个分支。(D) 显示 3 条神经束（外侧束、内侧束和后束）。外侧束最重要的终末支是肌皮神经，后束形成腋神经和桡神经终末支，内侧束终末支是尺神经

解剖－病理学联系

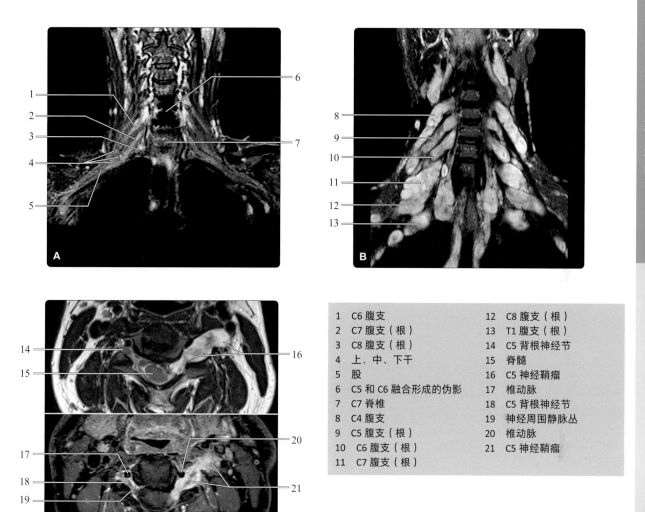

1	C6 腹支	12	C8 腹支（根）
2	C7 腹支（根）	13	T1 腹支（根）
3	C8 腹支（根）	14	C5 背根神经节
4	上、中、下干	15	脊髓
5	股	16	C5 神经鞘瘤
6	C5 和 C6 融合形成的伪影	17	椎动脉
7	C7 脊椎	18	C5 背根神经节
8	C4 腹支	19	神经周围静脉丛
9	C5 腹支（根）	20	椎动脉
10	C6 腹支（根）	21	C5 神经鞘瘤
11	C7 腹支（根）		

（A）MR 冠状位脂肪抑制 T2WI，显示特发性神经丛炎患者右侧臂丛神经呈弥漫性稍高信号。（B）MR 冠状位 STIR 图像，显示 1 型神经纤维瘤病患者所有近端颈神经和锁骨上臂丛神经明显增粗，几乎所有神经均可见神经纤维瘤。（C）MR 轴位 T2WI 和脂肪抑制 T1 增强图像，C4-C5 神经孔水平，显示患者左侧近端 C5 神经孤立、膨大的梭形强化肿块，病变向前挤压左侧椎动脉。健侧背根神经节正常强化

术语

缩写
- 腰丛（lumbar plexus，LP）
- 腰骶丛（lumbosacral plexus，LSP）、腰骶干（lumbosacral trunk，LST）

大体解剖

概述
- 腰丛
  - 组成
    - L2 ～ L4 腹支
    - L1、T12 的小分支
  - 2 个主要分支
    - **股神经**（后股，L2 ～ L4）
    - **闭孔神经**（前股，L2 ～ L4）
  - 小分支、组成支
    - 髂腹下神经（L1）
    - 髂腹股沟神经（L1）
    - 生殖股神经（L1、L2）
    - 股外侧皮神经（L2、L3）
    - 臀上神经（L4 ～ S1）
- 腰骶干
  - 组成
    - L5
    - L4 腹支（小分支）
- 腰骶丛
  - 组成
    - 腰骶干（L5、L4 小分支）
    - S1 ～ S4

解剖关系
- 腰丛
  - 位于腰大肌后部
  - 腰椎横突前方
  - 在腰大肌内侧、腰方肌腹侧走行
- 股神经
  - 腰丛最大和最主要的终末支
  - 起源于 L2 ～ L4
  - 在腰大肌下、内侧走行
  - 穿行于腰大肌和髂肌之间
  - 从腹股沟韧带后面进入大腿
  - 分成前、后分支
  - 感觉、运动纤维混合
  - 股动脉位于股神经内侧

影像解剖

概述
- 一般概念
  - 神经周围有脂肪包绕，有利于更好显示腰丛
  - 正常神经束大小、形状一致
- MR
  - 神经束内信号强度与以下因素有关
    - 神经内液
    - 轴浆液
  - 神经束间信号强度

- 纤维脂肪结缔组织
- 易受脂肪抑制影响

解剖影像相关问题

问题
- MR
  - T1WI 和脂肪抑制 T2WI/STIR 序列互补
  - T1WI
    - 正常的腰丛呈卵圆形
    - 分散的神经束与邻近肌肉信号一致
  - 脂肪抑制 T2WI/STIR
    - 腰丛相对于邻近肌肉呈稍高信号
    - 相对于邻近血管呈低信号
    - 分散的神经束边界清晰，由低信号结缔组织分隔

推荐成像方法
- 线圈
  - 首选表面线圈（取决于患者身材）或特殊定制
  - 选择脊柱相控阵线圈
    - 信噪比（signal to noise ratio，SNR）较低
    - 尤其腹盆腔后部两侧信噪比更低
  - 体线圈
    - 空间覆盖范围广
    - 低信噪比严重限制临床使用
- 平面
  - 冠状位、斜矢状位
  - 从 L3 上方至坐骨结节下方
  - 从脊柱内侧至大转子外侧
- 序列
  - 冠状位 T1WI
  - 冠状位 STIR 或者脂肪抑制 T2WI
  - 轴位或斜轴位 T1WI
  - 轴位或斜轴位脂肪抑制 T2WI/STIR
  - 可选：T1 增强（如果已知或疑似肿瘤、瘢痕、感染）
- 具体建议
  - 神经孔、近端 L4 ～ L5 腹支、腰骶干、坐骨神经成像：首选冠状位、轴位
  - 腰丛内部结构的最佳成像方式：首选斜轴位

影像诊断注意事项
- 神经、血管可能难以区分
  - 神经
    - 圆形或卵圆形、线样
    - 没有流空信号
    - 以锐角分支
    - 轻度强化
    - 显示独特的"束状"结构
  - 血管
    - 圆形或卵圆形、线样
    - 内部有流空信号
    - 分支角度大
    - 明显强化
- 正常周围神经、病变（如神经鞘瘤）在 T2WI 均呈高信号
  - 神经呈明显的束状结构
  - 肿块使神经束模糊或移位

示意图

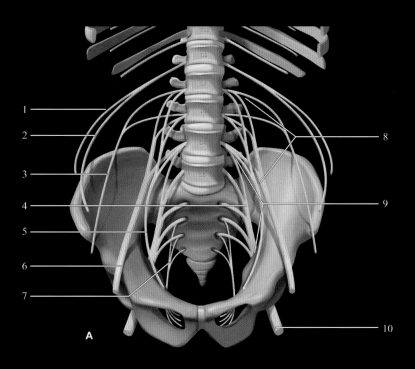

A

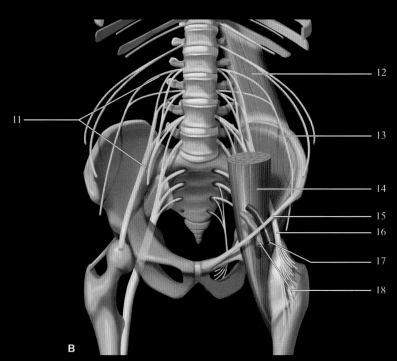

B

1	髂腹下神经	4	腰骶干	7	阴部神经	10	坐骨神经	13	髂肌	16	股神经
2	髂腹股沟神经	5	闭孔神经	8	腰丛	11	腰丛	14	腰大肌	17	股动脉
3	股外侧皮神经	6	股神经	9	腰骶丛	12	腰方肌	15	腹股沟韧带	18	股静脉

（A）冠状位图像显示腰骶部脊柱、骨盆、尾骨和神经。腰丛由 L2 ～ L4 腹支组成，后部分出一个较大分支形成股神经，前部分出一个较小分支形成闭孔神经。（B）冠状位图像显示腰丛与盆腔肌肉和软组织的关系。腰丛在腰方肌和髂肌的腹侧、腰大肌的内侧走行。股神经是腰丛的主要终末支，在髂骨和腰大肌之间的神经沟中穿行，并下行穿过腹股沟韧带，在股管处离开骨盆。股动脉和股静脉位于股神经内侧

MR 冠状位 T1WI

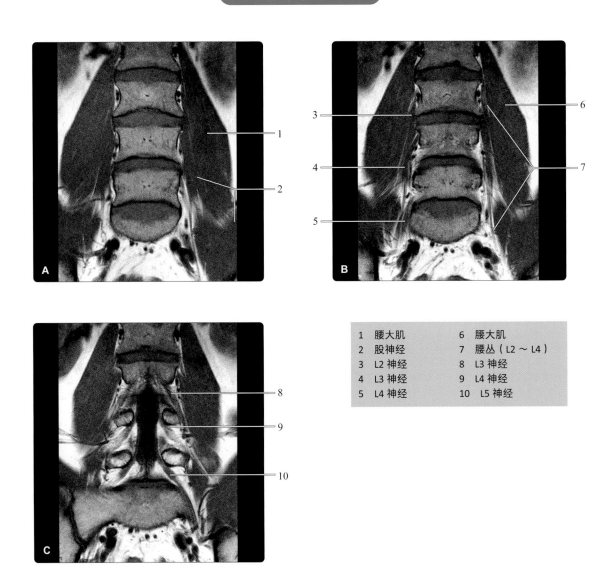

1	腰大肌	6	腰大肌
2	股神经	7	腰丛（L2～L4）
3	L2 神经	8	L3 神经
4	L3 神经	9	L4 神经
5	L4 神经	10	L5 神经

MR 冠状位 T1WI，从前至后 3 幅图像。（A）显示腰丛和同侧股神经沿腰大肌内侧穿行。（B）显示正常腰丛，起源于 L2～L4 神经。正常神经和肌肉信号一致，腰丛很容易通过位于腰大肌的内侧边界识别。（C）显示正常的近端 L3、L4 和 L5 神经根从椎弓根下方穿出。L3、L4 与 L2 共同组成腰丛，然后分成前、后两部分，形成闭孔神经和股神经。L5 与 L4 的小分支共同组成腰骶干，腰骶干是骶丛的重要组成部分

腰　丛

MR 冠状位脂肪抑制 T2WI

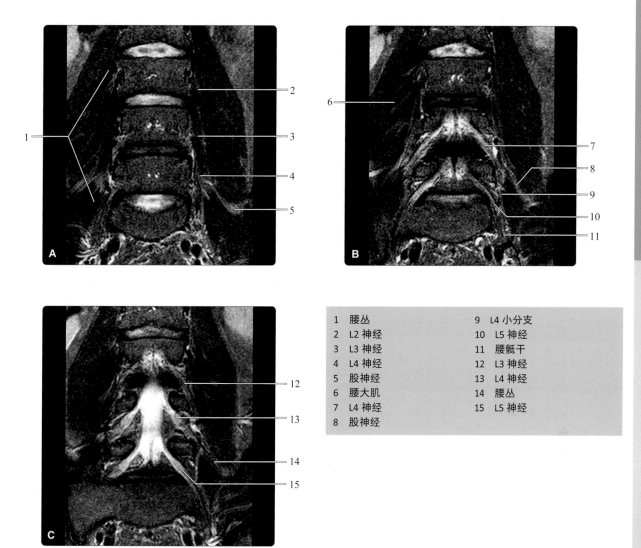

1	腰丛	9	L4 小分支
2	L2 神经	10	L5 神经
3	L3 神经	11	腰骶干
4	L4 神经	12	L3 神经
5	股神经	13	L4 神经
6	腰大肌	14	腰丛
7	L4 神经	15	L5 神经
8	股神经		

MR 冠状位脂肪抑制 T2WI，从前至后 3 幅图像。（**A**）显示腰丛及其组成部分 L2 ～ L4 根（支），还显示近端股神经沿同侧腰大肌内缘进入髂腰肌神经沟。MR 脂肪抑制 T2WI 或 STIR 图像，正常神经相对于肌肉呈稍高信号。（**B**）显示 L4 根（支）参与腰丛和近端腰骶干，近端腰骶干是骶丛的重要组成部分。（**C**）显示近端 L3 和 L4 根和支在椎弓根下方穿出，沿腰大肌内侧缘形成腰丛

MR 轴位 T1WI

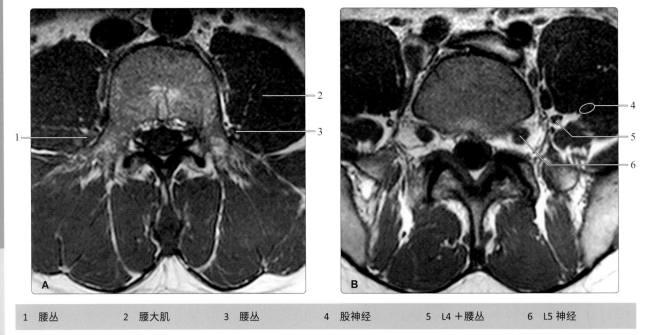

| 1 腰丛 | 2 腰大肌 | 3 腰丛 | 4 股神经 | 5 L4＋腰丛 | 6 L5 神经 |

MR 轴位 T1WI，自上至下 2 幅图像。（**A**）显示腰丛（由 L2 和 L3 组成）在邻近腰大肌内侧穿行，隐约可见束状结构，周围高信号脂肪有助于识别神经丛。（**B**）显示股神经沿腰大肌内侧走行。由于股神经与肌肉的信号相同，因此 T1WI 很难识别股神经。L4 在此层面连接腰丛的其余部分，同时参与腰丛和腰骶干的组成

MR 轴位脂肪抑制 T2WI

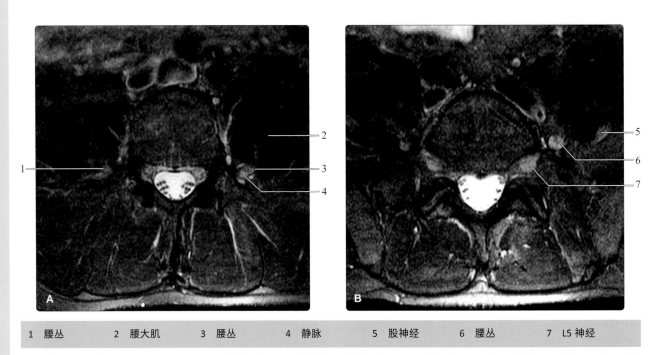

| 1 腰丛 | 2 腰大肌 | 3 腰丛 | 4 静脉 | 5 股神经 | 6 腰丛 | 7 L5 神经 |

MR 轴位脂肪抑制 T2WI，自上而下 2 幅图像。（**A**）显示腰丛正常位置，位于同侧腰大肌内侧。此层面腰丛由 L2 和 L3 组成，L4 在此层面下方加入腰丛。（**B**）显示 L4 加入腰丛后的更下方层面，可见股神经穿行于髂腰肌神经沟

术语

缩写

- 腰骶干（LST）、腰骶丛（LSP）
- 骶髂（SI）关节、坐骨神经（sciatic nerve，SN）

大体解剖

概述

- **腰骶干**
  - 由 L4（小分支）和 L5 组成
  - 支配骨盆、下肢；盆腔内脏自主神经
  - 腰部
    - 走行于腰大肌内侧缘
    - 下行越过骶髂关节前方的骨盆缘
    - 加入 S1
  - 骶部
    - S2、S3 汇合于坐骨大孔的腰骶干→**坐骨神经**
- **骶丛**
  - 组成
    - 腰骶干
    - S1 ～ S3 腹支
    - S4 小分支
  - 2 束
    - 上束：腰骶丛（L4、L5）＋ S1 ～ S3 →**坐骨神经**
    - 下束：S2 ～ S4 →**阴部神经**
- **坐骨神经**
  - 骶丛的主要分支
  - 在梨状肌腹侧面与骶丛汇合
  - 神经支配
    - 髋关节囊
    - 大腿后部（股二头肌、半腱肌、半膜肌、大收肌）
    - 所有腿部肌肉（通过腓总神经、胫神经）
- **阴部神经**
  - 由 S2 ～ S4 腹支组成
  - 由梨状肌、坐骨尾骨肌之间的坐骨大孔穿出骨盆
  - 神经支配
    - 直肠下神经
    - 会阴神经
    - 阴茎或阴蒂
- **尾丛**
  - 组成
    - S4 小分支（形成肛尾神经）
    - S5 腹支
    - 尾神经腹支

解剖关系

- **骶丛**
  - 邻近骨盆后壁、骶前筋膜后方
    - 梨状肌前
    - 输尿管后
    - 髂内血管后方

- 乙状结肠之后
  - 髂腰动脉与 L5 神经伴行
  - 骶外侧动脉分支与骶神经伴行
  - 臀上动脉在 L5、S1 神经之间向后走行
  - 臀下动脉位于 S1、S2 或 S2、S3 之间
- **坐骨神经**
  - 体内最粗的神经
  - 穿出骨盆
    - 通过坐骨大孔
    - 在梨状肌下方
  - 在股骨大转子、坐骨结节之间下行
  - 沿大腿后部下行
  - 分为 2 支（通常在腘窝顶端附近）
    - 胫神经
    - 腓总神经
- **阴部神经**
  - 经过梨状肌、坐骨尾骨肌之间的坐骨大孔
  - 位于脊柱阴部内血管的内侧
  - 伴随阴部内动脉经坐骨小孔进入阴部管

解剖影像相关问题

成像方法

- **坐骨神经**
  - 线圈
    - 首选体部或心脏表面线圈（覆盖范围小，信噪比高）
    - 替代方案为柔性肢体表面线圈（覆盖范围广，信噪比低）
  - 平面：冠状位、斜轴位和轴位
  - 序列
    - 冠状位 T1WI、冠状位 STIR 或脂肪抑制 T2WI
    - 轴位或斜轴位 T1WI
    - 轴位或斜轴位脂肪抑制 T2WI 或 STIR
    - 可选：冠状位、轴位或斜轴位脂肪抑制 T1 增强

临床意义

- 压迫综合征
  - 梨状肌
    - 坐骨神经病
    - 梨状肌劳损 / 紧张（尚有争议）
  - 坐骨管
    - 坐骨神经病
    - 闭孔内肌与臀大肌之间受压
    - 在坐骨水平
  - 骶丛
    - 致密骶前筋膜保护骶丛
    - 恶性盆腔肿瘤很少直接累及骶丛
    - 骶丛可被间接压迫
- 腰骶丛和坐骨神经在影像上易于观察；正常的阴部神经由于太细小通常无法识别

示意图

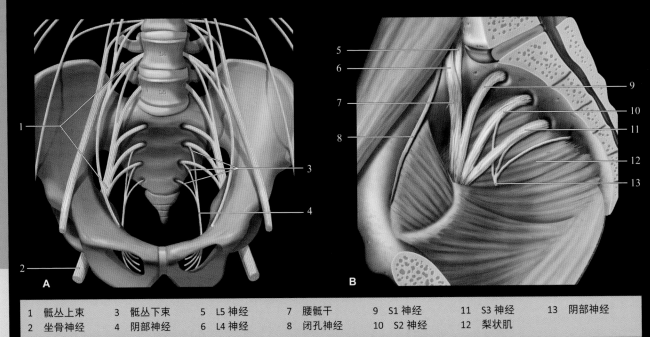

1	骶丛上束	3	骶丛下束	5	L5 神经	7	腰骶干	9	S1 神经	11	S3 神经	13	阴部神经
2	坐骨神经	4	阴部神经	6	L4 神经	8	闭孔神经	10	S2 神经	12	梨状肌		

（A）冠状位图像显示骶丛的上、下束。骶丛上束的主要终末支是坐骨神经，支配许多大腿肌肉和所有小腿肌肉（通过胫神经和腓总神经）。骶丛下束形成阴部神经分布于会阴。（B）矢状位图像显示骶丛上、下束与盆部肌肉组织的解剖关系。骶丛上束在梨状肌腹侧面汇入坐骨神经

MR 冠状位 T1WI

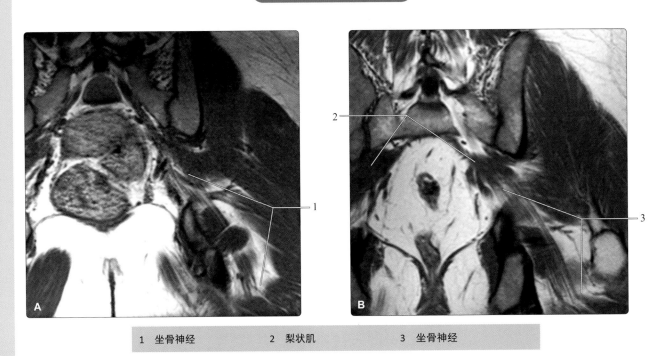

1	坐骨神经	2	梨状肌	3	坐骨神经

骨盆 MR 冠状位 T1WI，从后至前 2 幅图像。（A）显示 S2 神经参与组成骶丛和坐骨神经。（B）显示骶丛在梨状肌腹侧汇入坐骨神经

MR 斜轴位 T1WI 和脂肪抑制 T2WI

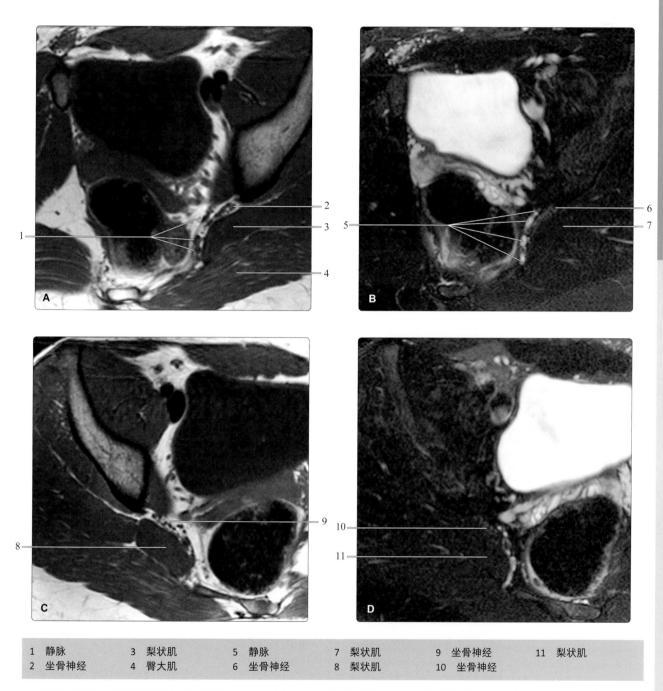

1	静脉	3	梨状肌	5	静脉	7	梨状肌	9	坐骨神经	11	梨状肌
2	坐骨神经	4	臀大肌	6	坐骨神经	8	梨状肌	10	坐骨神经

（A）坐骨神经在梨状肌腹侧与骶丛汇合。T1WI 上神经束与肌肉呈等信号，高信号的纤维脂肪结缔组织可将二者区分开。神经束结构与血管容易区分。（B）坐骨神经在梨状肌腹侧与骶丛汇合。脂肪抑制 T2WI 上，神经束相对于肌肉呈稍高信号，低信号（脂肪抑制）的纤维脂肪结缔组织可将二者区分开。神经束结构与血管容易区分。（C）MR 斜轴位 T1WI 显示梨状肌腹侧的坐骨神经。虽然坐骨神经（体内最粗大的一条神经）被神经外膜包裹，但因神经外膜含有丰富的脂肪，因此使其仿佛单根神经束游离于盆腔脂肪中。（D）脂肪抑制 T2 或 STIR 图像，坐骨神经结构较为分散，表现为稍高信号的神经束，被低信号（脂肪抑制）的纤维脂肪结缔组织分隔

MR 轴位 T1WI 和脂肪抑制 T2WI

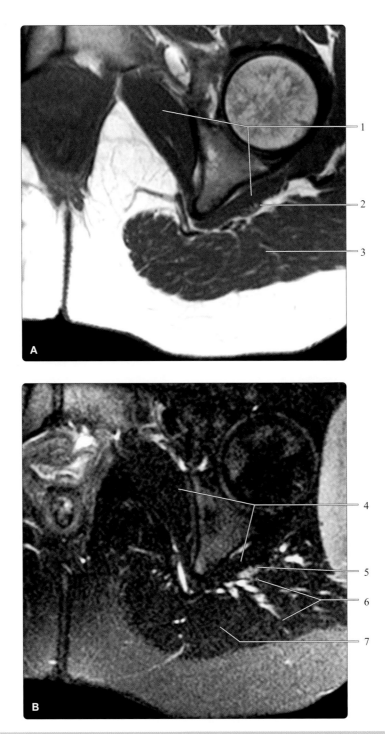

1 闭孔内肌	2 坐骨神经	3 臀大肌	4 闭孔内肌	5 坐骨神经	6 静脉	7 臀大肌

（A）闭孔内肌水平，MR 轴位 T1WI，位于闭孔内肌和臀大肌之间的坐骨神经容易识别。正常坐骨神经在此层面比梨状肌层面小且呈扁平状。（B）闭孔内肌水平，MR 轴位 T2WI，位于闭孔内肌和臀大肌之间的坐骨神经容易识别，独特的神经束结构很容易与相邻静脉区分

术语

缩写

- 周围神经系统（peripheral nervous system，PNS）
- 背根神经节（DRG）

大体解剖

一般概念

- 支
  - 脊神经第 1 分支
    - 腹侧初级支（ventral primary ramus，VPR）（大支）→腹侧肌肉组织、关节突关节
    - 背侧初级支（dorsal primary ramus，DPR）（小支）→棘旁肌、关节突关节
- 神经
  - 4 ~ 10 个或更多纤维，被神经外膜包裹
- 神经束
  - 被结缔组织包裹的神经纤维（数百条）
- 结缔组织（覆盖神经纤维）
  - 神经外膜
    - 最外层结缔组织
    - 纵向分布
    - 与周围结缔组织相连
    - 若干纤维束汇成神经，限制伸展
  - 神经束膜
    - 中间层结缔组织
    - 包裹神经束的多层鞘膜
    - 从神经根延伸至神经末梢
    - 具有血-神经屏障的功能
  - 神经内膜
    - 最内层结缔组织
    - 神经束内，包裹单个神经纤维
- 周围神经
  - 一个或多个分支的组合
  - ± 施万细胞髓鞘
  - 通常为感觉、运动纤维混合
    - 一些周围神经分支为纯感觉神经
- 神经丛
  - 吻合神经网络

概述

- 臂丛
  - 由 C5 ~ T1 腹支 ±C4、T2 小分支组成
  - 主要分支
    - 桡神经
    - 正中神经
    - 尺神经
    - 肌皮神经
    - 腋神经
- 腰丛
  - 组成
    - L2 ~ L4 腹支
    - T12、L1 小分支
  - 主要分支
    - 闭孔神经
    - 股神经

- 腰骶干（LST）
  - 组成
    - L5 + L4 腹支（小分支）
  - 骶丛功能部分
- 骶丛
  - 组成
    - 腰骶干 + S1 ~ S3 腹支
    - S4 的小分支
  - 主要分支
    - 坐骨神经
    - 腓总神经
    - 胫神经

解剖关系

- 神经通常与名称相似的动脉、静脉伴行
  - 支配相似的靶组织
  - 形成"神经血管束"

影像解剖

正常

- MR 表现
  - 神经呈圆形或卵圆形
  - 边界清晰的内部束状结构
  - 形态、走行自然
  - STIR/ 脂肪抑制 T2WI
    - 神经束表现为稍高信号
    - 周围伴低信号的纤维脂肪结缔组织

异常

- 大小异常（通常增大）
- ± 正常神经束结构消失
- 形态或走行发生突然变化
- 内部肿块
- STIR/ 脂肪抑制 T2WI
  - 高信号；接近血管的信号

推荐成像方法

- 高分辨率 MR
  - MR T1WI（与相邻结构的关系）
  - STIR/ 脂肪抑制 T2WI（神经束解剖）
  - 脂肪抑制 T1 增强（神经炎 *vs.* 肿瘤等）

影像诊断注意事项

- 神经、血管有时难以区分
  - 神经
    - 圆形或卵圆形、线样
    - 没有流空信号
    - 以锐角分支
    - 轻度强化
    - 独特的束状结构
  - 血管
    - 也是圆形或卵圆形、线样
    - 内部有流空信号
    - 分支角度大
    - 明显强化

临床意义

- 特定神经异常引起神经病变综合征
- 影像检查与临床检查、电生理检查相互补充

示意图

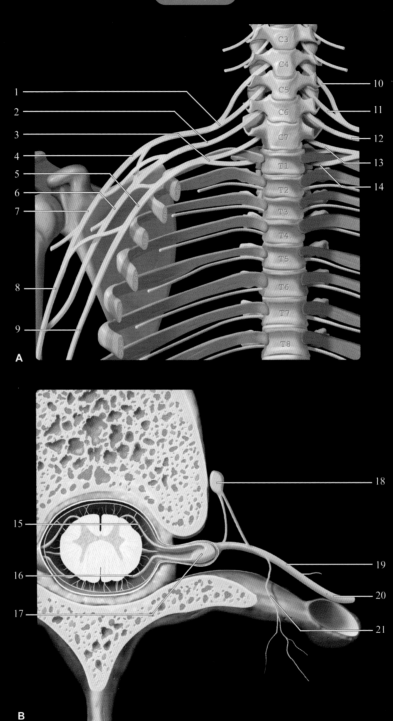

1	上干	7	外侧束	13	C8 腹侧初级支	19 前（腹）支
2	中干	8	正中神经	14	T1 腹侧初级支	20 周围神经干
3	下干	9	尺神经	15	腹根	21 后（背）支
4	股	10	C5 腹侧初级支	16	背根	
5	内侧束	11	C6 腹侧初级支	17	脊髓（背根）神经节	
6	后束	12	C7 腹侧初级支	18	交感神经节	

（**A**）下部颈神经和上部胸神经前面观。显示腹侧初级支（VPR）组成神经丛和分出周围神经。上部的 4 条颈神经腹支组成颈丛，下部的 4 条颈神经腹支和第 1 条胸神经腹支组成臂丛。腹侧初级支组成干，然后分成股和束。周围神经起源于神经干，支配肩部和上肢。（**B**）放大的轴位图像显示典型脊神经，发出腹侧和背侧初级支。图示为下胸椎节段。腹支支配腹侧肌肉组织，背支较小，支配棘旁肌

周围神经和神经丛概述

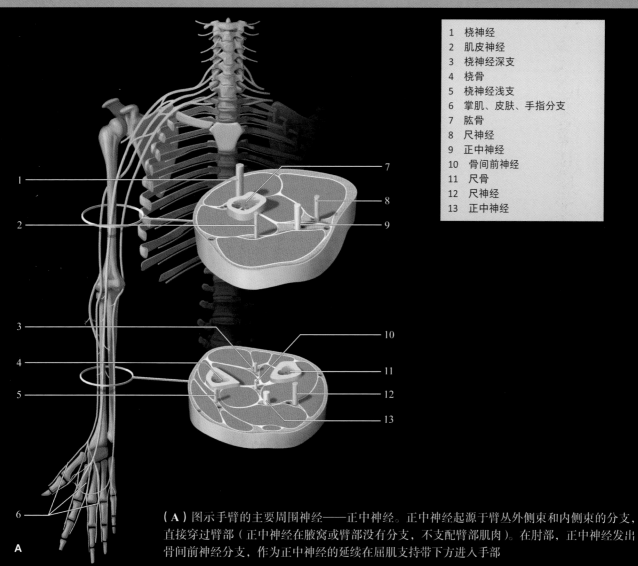

1	桡神经
2	肌皮神经
3	桡神经深支
4	桡骨
5	桡神经浅支
6	掌肌、皮肤、手指分支
7	肱骨
8	尺神经
9	正中神经
10	骨间前神经
11	尺骨
12	尺神经
13	正中神经

（A）图示手臂的主要周围神经——正中神经。正中神经起源于臂丛外侧束和内侧束的分支，直接穿过臂部（正中神经在腋窝或臂部没有分支，不支配臂部肌肉）。在肘部，正中神经发出骨间前神经分支，作为正中神经的延续在屈肌支持带下方进入手部

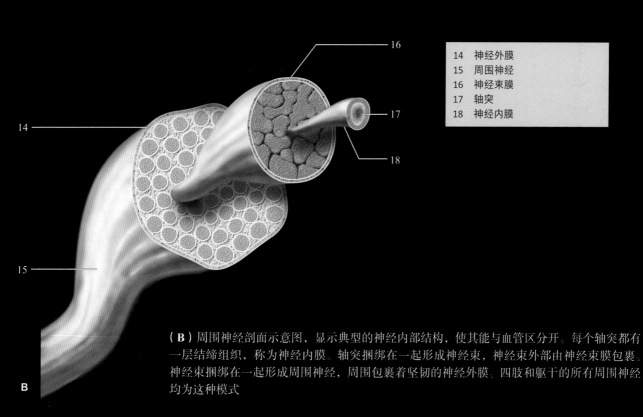

14	神经外膜
15	周围神经
16	神经束膜
17	轴突
18	神经内膜

（B）周围神经剖面示意图，显示典型的神经内部结构，使其能与血管区分开。每个轴突都有一层结缔组织，称为神经内膜。轴突捆绑在一起形成神经束，神经束外部由神经束膜包裹。神经束捆绑在一起形成周围神经，周围包裹着坚韧的神经外膜。四肢和躯干的所有周围神经均为这种模式

MR 冠状位 T1WI 和 STIR 图像

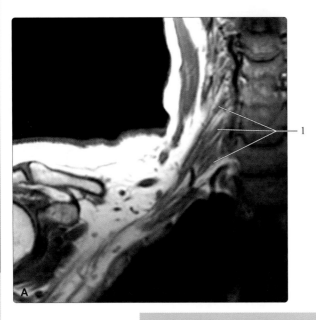
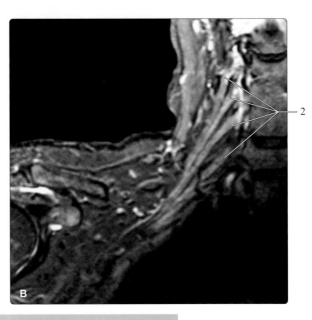

| 1 臂丛神经根 | 2 臂丛神经根 |

（A）右侧臂丛及其神经根的 MR 冠状位 T1WI，显示周围神经的正常纵切面形态。T1 像上，周围神经与正常肌肉呈等信号。
（B）右侧臂丛的 MR 冠状位 STIR 图像，显示周围神经的正常纵切面表现。脂肪抑制 T2 或 STIR 图像上，周围神经相对于正常肌肉呈稍高信号。需要注意，神经束结构在纵切面图像可能显示不清

MR 轴位 T1WI 和脂肪抑制 T2WI

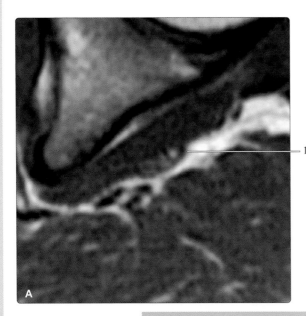
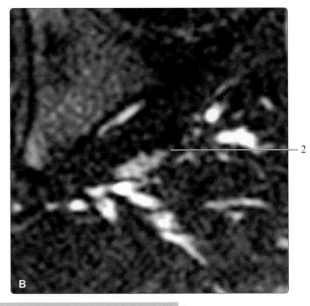

| 1 坐骨神经 | 2 坐骨神经 |

（A）MR 轴位 T1WI，放大的坐骨神经，显示周围神经特有的横向排列的束状结构。坐骨神经是人体内最大的单一神经，适合识别正常神经内部结构。神经束与肌肉呈等信号，周围有高信号的纤维脂肪组织。周围神经被高信号的脂肪包绕，有助于清晰显示神经轮廓。（B）左侧坐骨神经，MR 轴位脂肪抑制 T2WI，显示周围神经的正常表现。神经束与邻近肌肉比较呈稍高信号，低信号纤维脂肪结缔组织（脂肪抑制或 STIR 成像）与神经束形成对比